U0188861

Atlas of

GENITOURINARY PATHOLOGY

A Pattern Based Approach

泌尿生殖病理学图谱

基于模式的诊断方法

原著 [美] Sara E. Wobker [美] Sean R. Williamson

主译 陈文芳 杨诗聪

中国科学技术出版社

· 北 京 ·

图书在版编目（CIP）数据

泌尿生殖病理学图谱：基于模式的诊断方法 /（美）莎拉 · E. 沃克尔 (Sara E. Wobker)，（美）肖恩 ·R. 威廉姆森 (Sean R. Williamson) 原著；陈文芳，杨诗聪主译 . — 北京：中国科学技术出版社，2024.3

书名原文：Atlas of Genitourinary Pathology:A Pattern Based Approach

ISBN 978-7-5236-0461-8

Ⅰ . ①泌… Ⅱ . ①莎… ②肖… ③陈… ④杨… Ⅲ . ①泌尿生殖系统—泌尿系统疾病—病理学—图谱 Ⅳ . ① R690.2-64

中国国家版本馆 CIP 数据核字 (2024) 第 042889 号

著作权合同登记号：01-2023-4257

策划编辑 丁亚红　孙　超
责任编辑 丁亚红
文字编辑 陈　雪
装帧设计 佳木水轩
责任印制 李晓霖

出　　版 中国科学技术出版社
发　　行 中国科学技术出版社有限公司发行部
地　　址 北京市海淀区中关村南大街 16 号
邮　　编 100081
发行电话 010-62173865
传　　真 010-62179148
网　　址 http://www.cspbooks.com.cn

开　　本 889mm × 1194mm　1/16
字　　数 604 千字
印　　张 26.5
版　　次 2024 年 3 月第 1 版
印　　次 2024 年 3 月第 1 次印刷
印　　刷 北京盛通印刷股份有限公司
书　　号 ISBN 978-7-5236-0461-8/R · 3197
定　　价 280.00 元

版权声明

This is a translation of *Atlas of Genitourinary Pathology: A Pattern Based Approach.*
ISBN-13: 978-1-4963-9766-9

Published by arrangement with Wolters Kluwer Health Inc., USA.

译者名单

主　译　陈文芳　杨诗聪

副主译　汪琪桦　徐正圆

译校者　（以姓氏笔画为序）

王　珏　王红蕾　姜泽樱　郭方州　黎　燕　滕云菲

内容提要

本书引进自 Wolters Kluwer 出版集团，由深耕泌尿系统专科病理多年的国际知名专家倾力打造，由国内中山大学附属第一医院病理医师精心翻译。著者从形态特点、鉴别诊断、诊断陷阱及经典图例等方面对泌尿生殖系统的各种病变进行了详尽介绍，并对 2022 年版泌尿生殖系统肿瘤 WHO 分类进行了有益的补充。本书内容深入浅出，图文并茂，能够帮助初学者快速掌握泌尿生殖病理的诊断思路、要点及方法，可作为病理科住院医师规范化培训和泌尿生殖病理亚专科培养的教学辅导书，也可供对泌尿生殖病理诊断有兴趣的肿瘤科医师及医学相关专业人士阅读参考。

译者前言

随着病理检查手段的进步，作为金标准的形态学地位日益受到挑战。形态学相似的肿瘤，如透明细胞肾细胞癌与 *ELOC* 突变的肾细胞癌，经分子检测被证实为独立的两个肿瘤亚型；同样分子改变的肿瘤，形态学也可能截然不同。那么，传统形态学在病理诊断中的地位是否日渐式微？也许读者在本书中能得到答案。

本书的两位原著者均为在泌尿系统专科病理深耕多年的知名专家。Sara E. Wobker 博士来自美国北卡罗来纳大学教堂山分校病理与检验医学系（Department of Pathology and Laboratory Medicine, University of North Carolina, Chapel Hill, NC, USA），对泌尿系统肿瘤研究有相当独到的见解及诸多建树。Sean R. Williamson 教授是克利夫兰诊所泌尿生殖病理学主任（The Robert J. Tomsich Pathology and Laboratory Medicine Institute, Cleveland Clinic, Cleveland, Ohio, USA），也是 2022 年版泌尿生殖系统肿瘤 WHO 分类（下称新版 WHO 分类）的编者之一。Williamson 与 Wobker 共同或独立发表过多篇泌尿生殖系统疾病的重要文献，包括 2019 年前列腺病理分级白皮书，以及 2021 年国际泌尿病理学会（ISUP）的肾肿瘤新类型介绍、乳头状肾细胞癌分型进展、泌尿生殖细胞肿瘤分子病理等，这些文献是新版 WHO 分类更新的重要参考，也是本书的重要依据。与提纲挈领的新版 WHO 分类不同的是，本书对泌尿生殖系统的各种病变从形态特点、鉴别诊断、诊断陷阱及经典图例等方面均进行了详尽呈现，是对 WHO 分类非常有益的补充。

秉承本系列丛书的风格，著者结合各种病变的形态学共有特点，根据相似“病变模式”进行划分，符合病理阅片过程中第一步“低倍浏览”的重要环节。划分为不同模块后，读者可以非常便捷地从自己最熟悉的形态学着手，“按图索骥”般地找到相应模块，进一步了解其中形态类似而发生机制、组织来源及分子病理不同的肿瘤。其优点在于，读者可以有效且快速获取特定疾病的关键形态特征及辅助检查指标，同时不会遗漏鉴别诊断过程中需要考虑的类似病变。相信读者在使用本书时，能够感受到“始于形态特征、终于疾病本质”这一诊断流程的完整呈现。

付梓之际，衷心感谢中山大学附属第一医院泌尿外科陈旭教授对有关临床检查手段、治疗及随访等英文术语翻译的指正与解惑；特别感谢中山大学附属第一医院皮肤病理科王卓教授在外生殖器疾病部分对皮肤病变的解释及确认。翻译过程中，译者团队反复通读翻译稿件，对聱牙佶屈的词句进行了修饰，确保中文表述贴题确切且通俗易懂。感谢一直支持我们工作的出版社编辑。由于中外术语规范及语言表述习惯有所不同，中文翻译版中可能存在一些疏漏之处，恳请各位同行读者不吝赐教！

陈文芳　杨诗聪

原书前言

诊断病理学的基础知识内容繁多且日渐扩展，对于病理学习者，尤其是初学者而言，有必要建立一个概念性框架。目前已出版的图书中，大多全面涵盖并详细阐述了每种疾病的诊断要点，而本书基于形态学模式，提供了一种广义的基于形态学概念的方法，这些形态学模式既能被初学者识别，也可供有一定基础、需进一步加强疾病鉴别诊断的病理医生参考运用。我们的目标是通过搭建框架，对常见的泌尿生殖系统疾病进行诊断，并辅以丰富的图片，突出各种疾病最有用的诊断特征。为此，本书收录了 1350 余张图片，涵盖了所有泌尿生殖病理，包括前列腺、膀胱、肾脏、睾丸和外生殖器。对于每个器官，在讨论异常改变之前，我们都会先对正常和“近乎正常”的情况进行概述，然后根据广义的形态学模式对疾病进行划分，这种形态学的评估通常来源于“低倍镜”，用于引导读者准确找到书中对应的章节。书中各章则会根据该病变其他有用的形态学模式及其特有的诊断特征对病变进行描述。

该系列丛书的主创人员包括 Christina Arnold 博士、Dora Lam-Himlin 博士及 Elizabeth Montgomery 博士，我们有幸得以“站在巨人的肩膀上”完成本书的撰写工作。在本书之前的系列病理学图谱取得成功后，本书以类似的风格进行编撰，秉承相同的理念，即根据形态学模式对疾病进行分组可以帮助学习并提高诊断效率。为此，书中包含了许多备忘列表、关键特征、经验与教训、常见问题、述评示例。其目的是使初学者易于接受理解，同时在病理医生签发报告时也能作为实际参考。

- 各章均以“正常结构及非肿瘤性改变”来引导读者认识器官，并指出可能令初学者备感困惑的各种正常情况的变异。
- “经验与教训”贯穿全书，旨在突出在教学过程中，镜下实际阅片时经常遇到的问题，重点关注实际工作中的难题。
- “常见问题”，用于展示病理学家及培训医生所提出的经得起推敲且实用的问题。
- “关键特征”，用列表的形式总结归纳了诊断要点以供参考。
- 某些疾病类型常存在特殊的诊断难点，为此“述评示例”提出报告模板，用以展示如何简明扼要地阐述复杂信息，同时附带重要文献以利于临床下一步决策。
- “易错病变”用于提醒读者不要步入“误诊”歧途，对于疑难病例提供了一些避免诊断陷阱的提示。
- 书末按章设有“自测题”，用于强调各章的关键要点，以巩固读者的学习情况。题目中包含了诊断的疑难点及美国执业医师考试的知识点。

致　谢

衷心感谢在本书编撰过程中给予我们帮助的各界支持者。Wobker 博士在此对 Elizabeth Montgomery 博士提出特别感谢，是她促成了本书的编写及出版。同时感谢 Steven Billings 博士对本书外生殖器部分皮肤病理学内容的审阅，以及 Khaleel I. Al-Obaidy 博士、Giovanna Giannico 博士、Ondrej Hes 博士、Chia-Sui "Sunny" Kao 博士、Andres Matoso 博士、Ankur R. Sangoi 博士、Steven C. Smith 博士和 Matthew J. Wasco 博士提供的图例。感谢编辑团队全程对我们的鼓励。

献　词

三人行必有我师。致敬我的师长们，以及所有使我获益良多的患者。感谢我的挚友 Ben，在遇到困难的日子里，他常常赠我美言或飨以美食。

Sara E. Wobker, MD, MPH

感谢我的妻子 Alexandra，她使我成为更好的人。缅怀我的恩师 David J. Grignon 博士，他终身如一日投身于泌尿生殖病理并乐在其中。

Sean R. Williamson, MD

目　录

第1章 前列腺
PROSTATE

一、前列腺的正常结构及非肿瘤性改变

（一）解剖学和组织学

由于前列腺切除标本和穿刺活检标本在外科病理工作中都很常见，了解其解剖学知识和正常前列腺的分区结构将有助于在显微镜下对标本进行定位，并避免一些特定的诊断陷阱。这一章主要讲述与诊断密切相关的前列腺解剖学及分区相关知识及其在疾病诊断中的意义；当然，若要进行更细致的讨论，可以查阅其他更详细的综述[1]。现今对前列腺解剖分区的认识得益于 McNeal 等[2-5]的工作，正是他们开创性的研究确立了主要的前列腺分区。

关键特征：前列腺的分区

主要的前列腺分区[1]如下。

- 外周带（大多数癌被认为起源于此）：一个月牙形的区域，环绕前列腺的外侧和后部。
- 移行带（良性前列腺增生的中心）：是位于尿道周围包围尿道两侧的结节，有时可不对称。
- 中央带（相对较少被癌累及）：一个锥形的区域，毗邻射精管，在前列腺基底部变得更为明显。
- 前部的纤维肌性间质：该区域常缺乏腺体结构，但也有例外。

大多数经直肠超声引导下芯针穿刺活检获取的组织都是主要针对前列腺的后外侧（特别是外周带）进行取材，旨在提高前列腺癌的诊断率，并尽量减少取到良性结节性增生的可能。当然，随着近年来多种新型活检技术的发展，其他的活检手段也常被采用，包括对特定病变进行磁共振成像（magnetic resonance imaging，MRI）定位活检，以及经会阴饱和活检——旨在“绘制”前列腺癌的位置和任何潜在癌灶的范围[6, 7]。这些活检的组织学大同小异，经会阴活检可包含皮肤碎片而非结直肠组织，以及如果取材不是定位于外周带，那么样本可能会以纤维肌性间质为主。

对前列腺解剖学分区的认识有助于对切片上的前列腺组织进行定位。一般而言，对前列腺根治术后的标本进行大切片处理更容易辨别方位[8]；然而，由于在病理工作中常规应用起来具有一定难度，故使用者较少，在国际泌尿病理学会（International Society of Urological Pathology，ISUP）的共识中，只有16%的参与者使用大切片技术[8]。因此，在常规切片中，如果切片没有标记清楚或担心标记错误，一些细微的线索可能有助于区分前列腺的不同解剖区域。

关键特征：在显微镜下对玻片上的前列腺组织进行定位

- 在前列腺前部和尖部，间质中混有骨骼肌。如果担心没有正确标记尖端和基底部边缘，发现骨骼肌通常提示其为前列腺尖部位置（图1-1）。
- 由于在前列腺尖部和前部常混有骨骼肌，故骨骼肌内的腺体不一定是恶性的（图1-2）。
- 骨骼肌内存在恶性腺体不一定意味着前列腺外扩散，但这通常表明癌灶部位接近前列腺尖端（见述评示例）[10]（图1-3）。

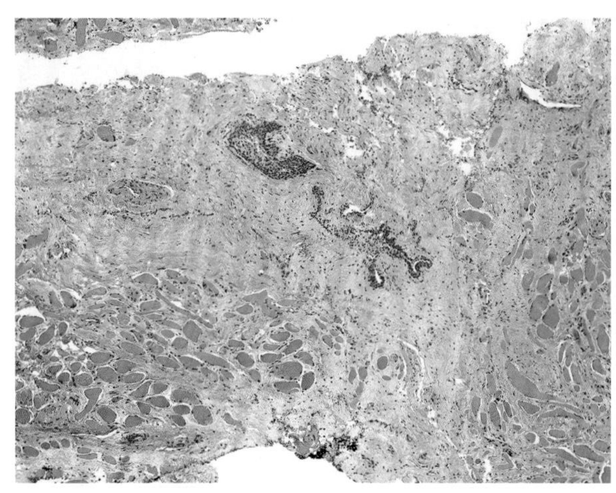

▲ 图 1-1　前列腺尖部（如图所示）和前部常混有骨骼肌，有助于组织切片的定位

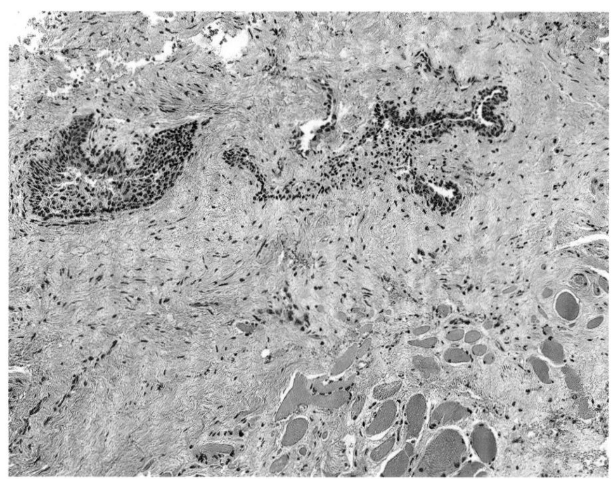

▲ 图 1-2　良性腺体可与骨骼肌混合，这并不一定提示恶性肿瘤

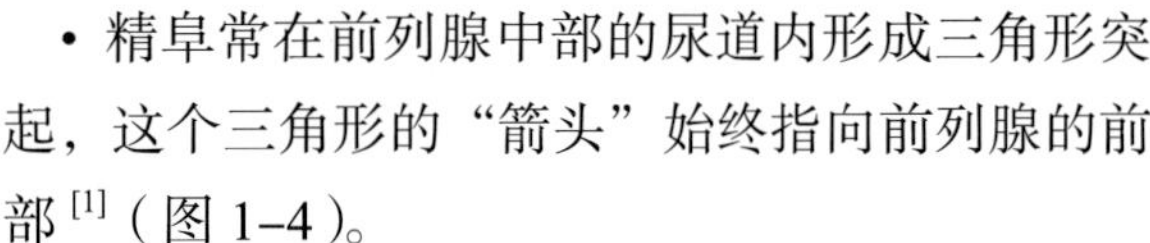

• 精阜常在前列腺中部的尿道内形成三角形突起，这个三角形的“箭头”始终指向前列腺的前部 [1]（图 1-4）。

• 成对的射精管位于中线两侧、尿道后方，通常在前列腺中部和基底部取材的切片可见（图 1-5）。在传统的包埋制片中，在每侧前列腺（左/右）的后部切片中可出现一个射精管。在后方中线经常可见丰富的血管网包绕射精管（图 1-6）。

• 根据手术切除的范围，前列腺基底部的切片可能包含更粗大的、与膀胱固有肌层类似的肌束，其与前列腺的融合性纤维肌性间质形成对比（图 1-7）。当镜下发现这些大的肌束被癌组织累及的时候意味着 pT_{3a} 期的前列腺癌（膀胱颈部浸润）[9]（图 1-8）。

• 前部纤维肌性间质通常缺乏腺体组织，在组织切片中可据此将它与后方的外周带相区别。

• 中央带位于前列腺中线后部，主要朝向前列腺基底部，具有独特的组织学特征，通常包括致密的纤维肌性间质、细胞核稍大且排列更不规则，以及形成“罗马桥”[1, 11]（图 1-9 和图 1-10），可能会被误认为是前列腺高级别上皮内瘤变（prostatic intraepithelial neoplasia，PIN），但缺乏

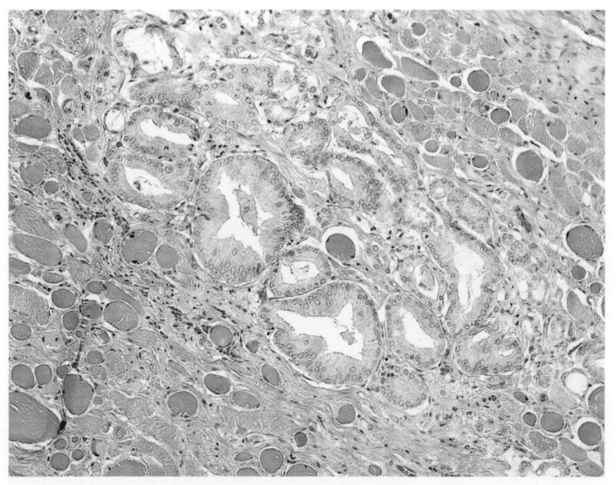

▲ 图 1-3　骨骼肌内的腺癌不一定代表前列腺外扩散，但这通常表明癌灶位置接近前列腺尖部

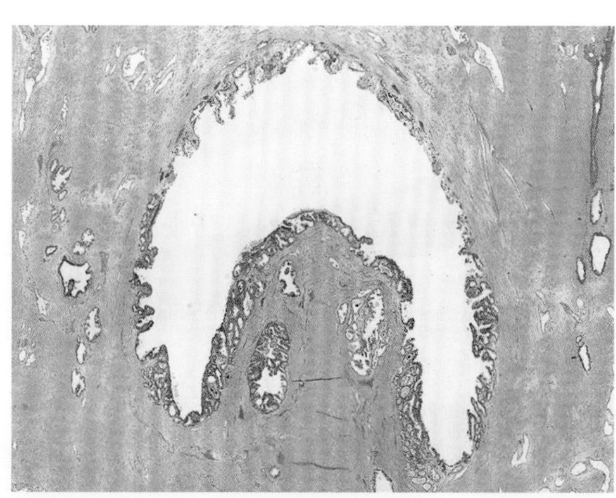

▲ 图 1-4　精阜是前列腺尿道内的突起，指向前方，有助于定位

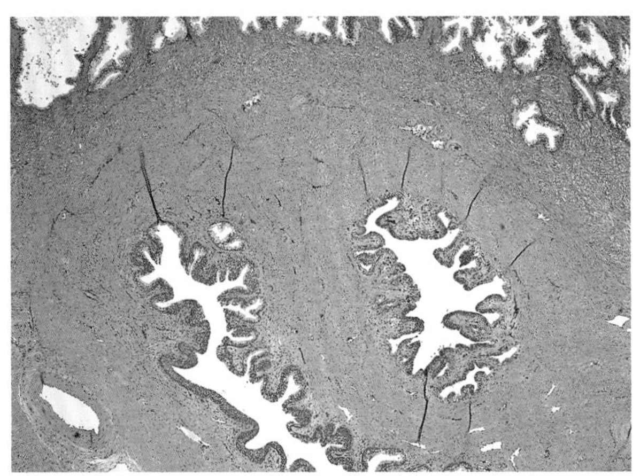

▲ 图 1-5　射精管位于前列腺基底部尿道的后方，正中线的左右两侧

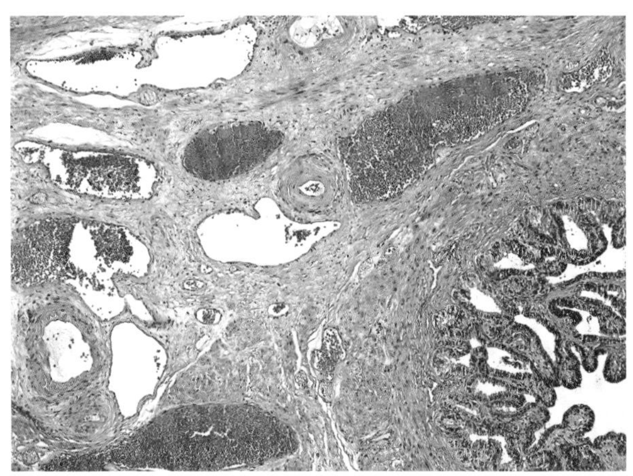

▲ 图 1-6　射精管（右）周围通常有丰富的血管网（左）

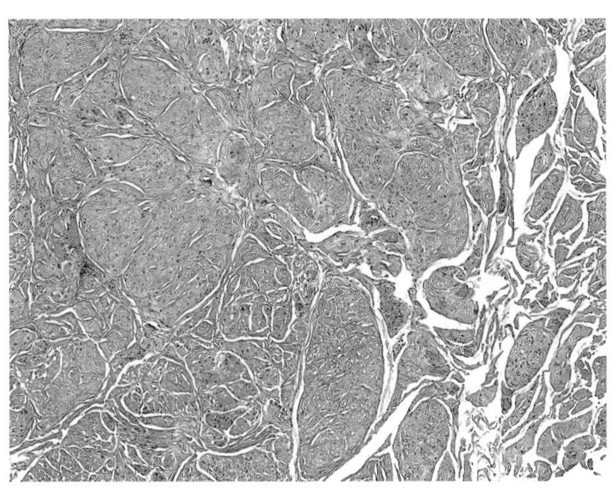

▲ 图 1-7　相比前列腺的融合性平滑肌间质，显微镜下膀胱颈的肌束更粗大、排列分散

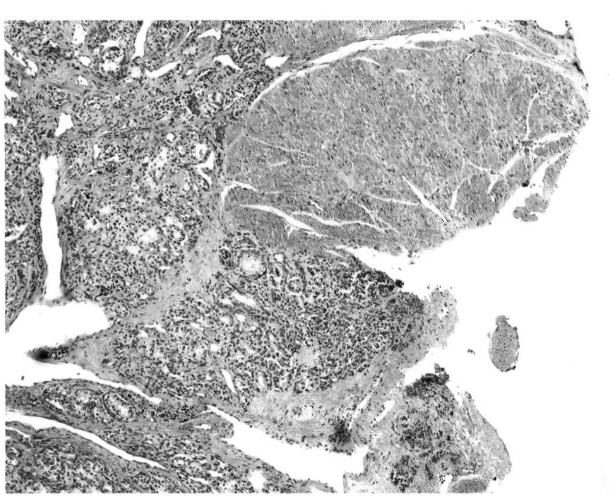

▲ 图 1-8　前列腺癌侵犯膀胱颈肌层，达 $\mathbf{pT_{3a}}$ 期

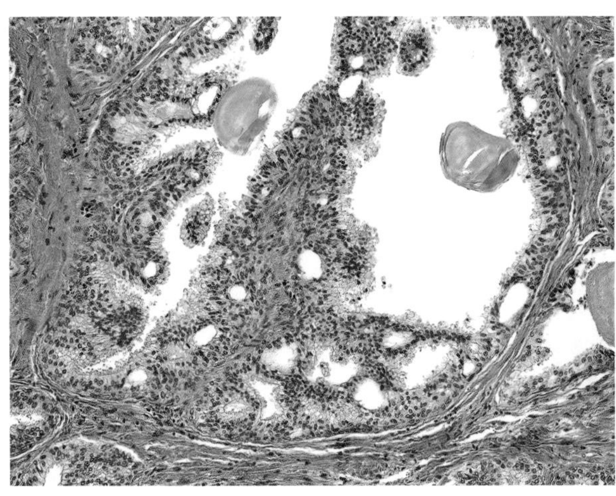

▲ 图 1-9　正常的前列腺中央带形态学上呈筛孔状，容易与前列腺上皮内瘤变或癌相混淆

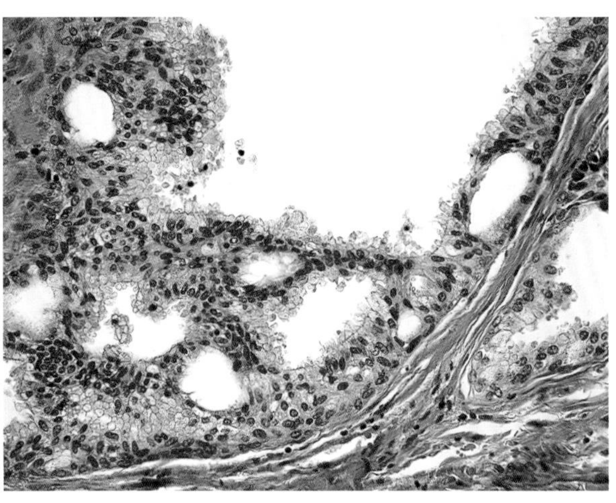

▲ 图 1-10　前列腺中央带的腺上皮细胞常形成“罗马桥”结构

PIN 中细胞核深染或核仁明显的特点。然而，真正的 PIN 也有可能侵及中央带（图 1–11）。

述评示例：穿刺活检标本显示癌累及骨骼肌

前列腺，左外侧中部，穿刺活检

- 前列腺腺癌，Gleason 评分 3+3=6 分（分级分组 1），病变累及活检组织长度的 40%（癌灶直径 4mm）
- 癌累及骨骼肌：见述评

述评：在该样本中，前列腺腺癌累及骨骼肌。这并不一定提示癌有前列腺外扩散，可能提示癌灶紧邻前列腺的尖端（见参考文献）

参考文献：Sadimin ET，Ye H，Epstein JI. Should the involvement of skeletal muscle by prostatic adenocarcinoma be reported on biopsies? Hum Pathol. 2016;49:10-14.

（二）前列腺“包膜”和边界

虽然临床用语中常用前列腺“包膜”一词，但从解剖学上讲，前列腺并没有真正的包膜[11]。一般而言，在前列腺后外侧区域（该区域对于评估前列腺外扩散至关重要），通常认为肿瘤是否超出脂肪组织平面是区分癌是否存在前列腺外扩散的最确切依据[9]。“包膜”一词，泌尿科医生也可以用它来指代移行带和外周带之间的平面，常在此处行前列腺结节性增生的手术切除。因此，应尽量避免使用诸如包膜侵犯或穿透包膜之类的术语，而应使用诸如前列腺外扩散或局限于前列腺内之类的术语。

经验与教训：穿刺活检标本中的前列腺外扩散

- 在穿刺活检中，脂肪组织内发现恶性肿瘤细胞时，可判定为前列腺外扩散
- 癌细胞若只是紧邻脂肪组织，并不一定构成前列腺外扩散

（三）前列腺腺上皮

前列腺腺上皮本身由两种细胞组成：分泌细胞和基底细胞。典型的良性分泌细胞层呈起伏状，细胞胞质淡染，细胞核卵圆形，核仁不明显[12]（图 1–12）。脂褐素是良性的腺上皮内常见的正常改变，它在切片上有不同的颜色（棕色、金色或灰色及蓝色，图 1–13 至图 1–15）[13, 14]。不同实验室的预处理可影响基底细胞层，在基底层清晰可见时，其细胞核通常呈卵圆形，几乎没有细胞质，垂直于分泌细胞[15]。基底细胞核通常呈蓝灰色（图 1–16 至图 1–18），相比之下分泌细胞核则为深紫色或蓝紫色[16]。在良性（及恶性）病

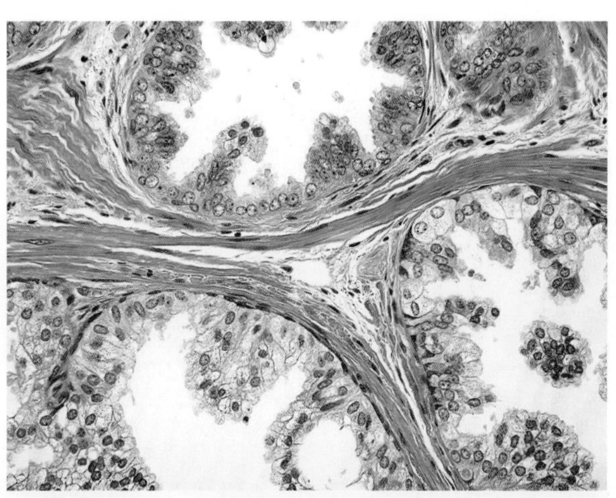

▲ 图 1–11　尽管中央带腺体的形态（下）可能与前列腺上皮内瘤变（PIN）混淆，但真正的 PIN 也有可能累及中央带（上）

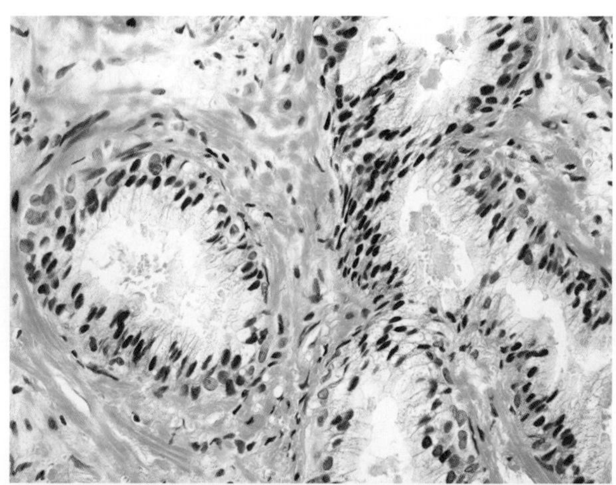

▲ 图 1–12　正常的前列腺腺上皮含有分泌细胞，胞质淡染，核呈卵圆形，蓝紫色

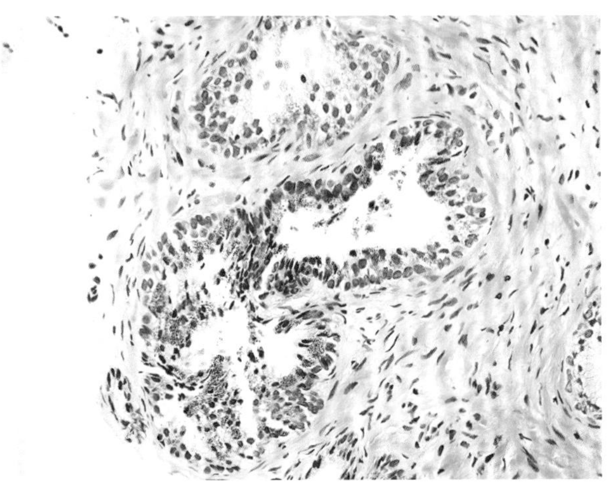

▲ 图 1-13　良性前列腺腺上皮中的色素颜色不一，此图显示为棕色

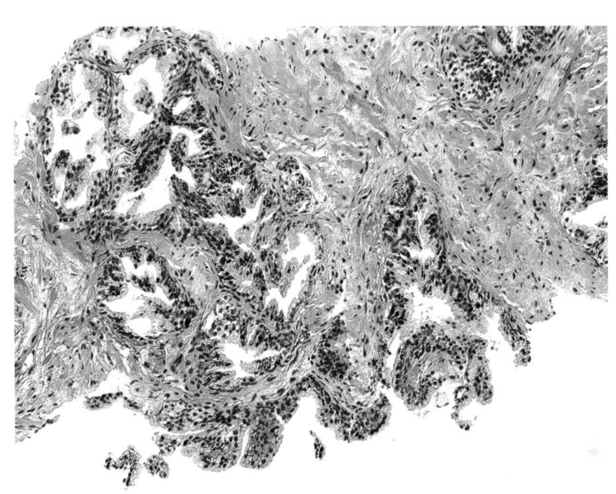

▲ 图 1-14　由于存在胞质内色素，低倍镜下这一灶良性前列腺腺体明显深染

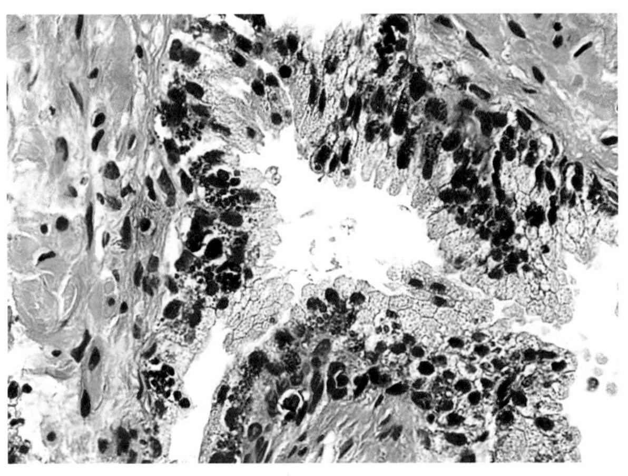

▲ 图 1-15　为图 **1-14** 中的同一病灶，在高倍镜下显示深蓝色和紫色的色素沉积

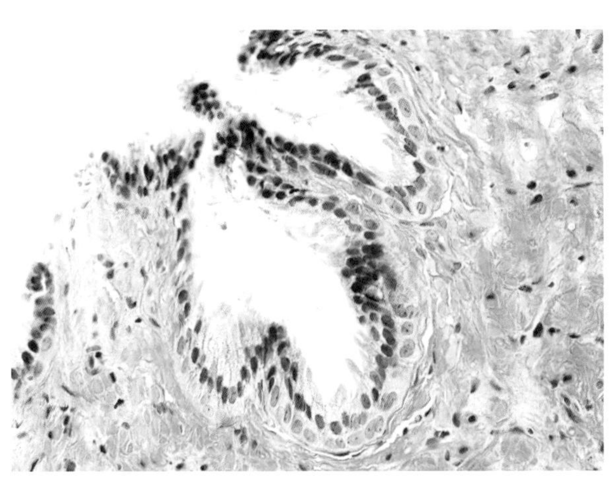

▲ 图 1-16　在清晰可见的良性腺体中，基底细胞层的细胞核呈蓝灰色，与分泌细胞的蓝紫色细胞核截然不同

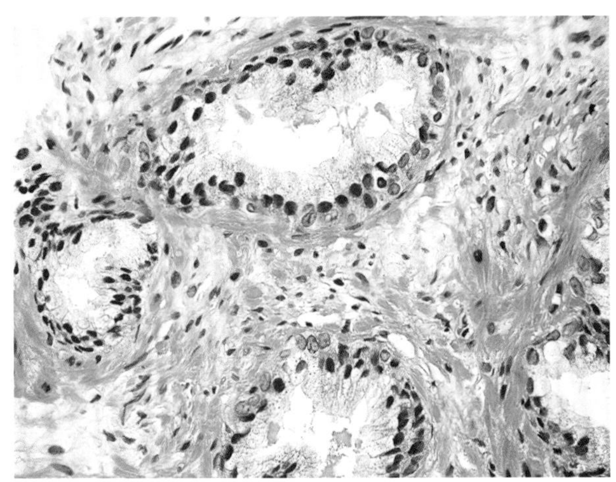

▲ 图 1-17　基底细胞也可见小核仁

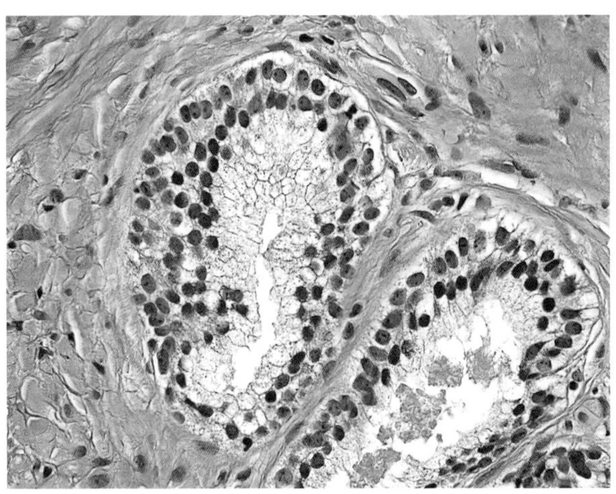

▲ 图 1-18　在一些良性腺体中，基底细胞出现明显核仁，易与前列腺上皮内瘤变或癌相混淆

变中偶尔能遇到所谓的 Paneth 细胞样神经内分泌细胞这一不常见的改变。此类细胞零星点缀于前列腺腺上皮内，细胞内有鲜艳的嗜酸性颗粒 [17, 18]（图 1-19）。尽管被称为“Paneth 细胞样”，但这个术语可能并不恰当，因为这些细胞的神经内分泌标志物免疫组化染色呈阳性 [17]（图 1-20），更类似于胃肠道神经内分泌细胞，而不是真正的 Paneth 细胞。由于散在的神经内分泌细胞也可以存在于正常的前列腺组织和经典的腺癌中，因此目前认为这种改变无临床意义 [17]。

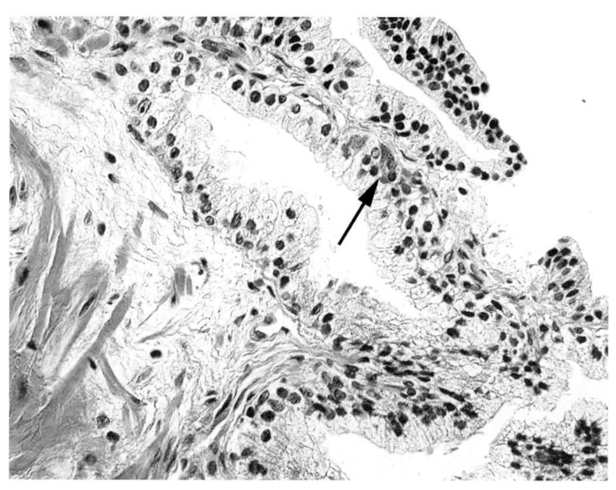

▲ **图 1-19　良性前列腺组织中可见所谓的 Paneth 细胞样神经内分泌细胞（箭）。这些偶然出现的细胞通常位于腺上皮的基底部，胞质内可见嗜酸性颗粒**

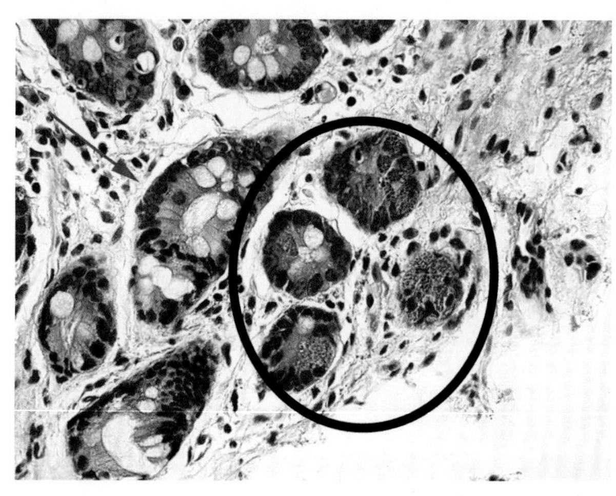

▲ **图 1-20　前列腺中的 Paneth 细胞样细胞的命名可能不太恰当，因为它们更类似于这张小肠的图片中位于基底部的神经内分泌细胞（箭），嗜酸性颗粒位于细胞核下方，而真正的 Paneth 细胞（圆圈）在细胞核的上方有更粗大的嗜酸性颗粒**

经验与教训：通过形态学区分基底细胞与分泌细胞

- 在理想的组织切片中，根据核的染色可以很容易地区分良性腺体的基底细胞（蓝灰色或石板色）与分泌细胞（紫色或蓝紫色），两者的着色有细微的不同（图 1-16 至图 1-18）
- 在可疑为癌的病变中，腺上皮基底部受压的细胞核不一定是基底细胞，尤其是当它们与可疑癌细胞的细胞核没有明显着色差异时（图 1-21 和图 1-22）
- 对于形态学上可疑的病变，即使这些在腺体基底部被压扁的细胞核可能属于基底细胞，仍应常规进行基底细胞的免疫组化检查
- 基底细胞可以具有相对显著的核仁，类似于癌细胞，尤其是当基底细胞显著增生使腺腔变窄，甚至遮盖了分泌细胞时更易混淆（图 1-23）。结合基底细胞的免疫组化标记，以及同毗邻良性腺体中基底细胞形态进行比对有助于两者的鉴别

（四）单纯性萎缩

单纯性萎缩在前列腺组织中很常见，几乎可以被看作是相对正常的表现。一般情况下，它被认为与老年相关，或者可能是炎症性损害后的改变；但是即使是 30—40 岁男性的前列腺标本中，也有可能遇到前列腺腺体萎缩 [11, 19]。单纯性萎缩由胞质稀少的腺体组成，通常形成尖锐的成角结构（图 1-24），不易与恶性肿瘤相混淆。萎缩的腺体可被不同程度的纤维性间质包绕 [19]（图 1-25 和图 1-26），相比之下，前列腺癌通常不引起间质改变。其他更具迷惑性的萎缩模式，如部分性萎缩，将在后述的小腺体病变部分再进行讨论。

（五）前列腺结节性增生

前列腺结节性增生由不同比例的腺体和间质构成，排列呈局限性的结节状。在较大的手术病理标本中，如在经尿道前列腺切除术、根治性或单纯前列腺切除术标本中，结节性增生更容易被识别。而在穿刺活检标本中，大多无法识别腺体增生，因为结节性增生的腺体成分除了排列成结

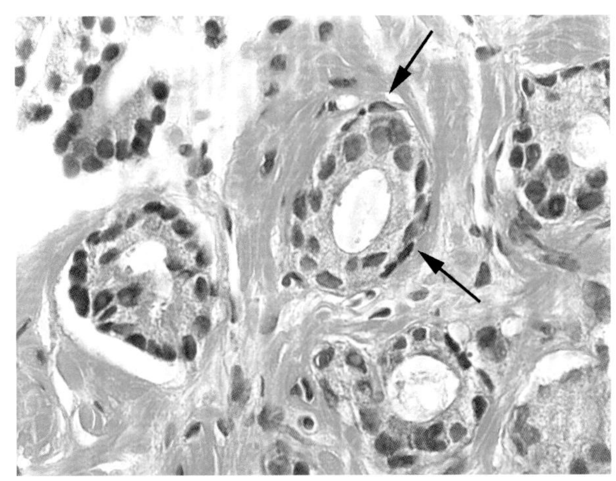

▲ 图 1-21　一些前列腺癌在腺体的基底部可见受压的细胞核，类似于基底细胞（箭）

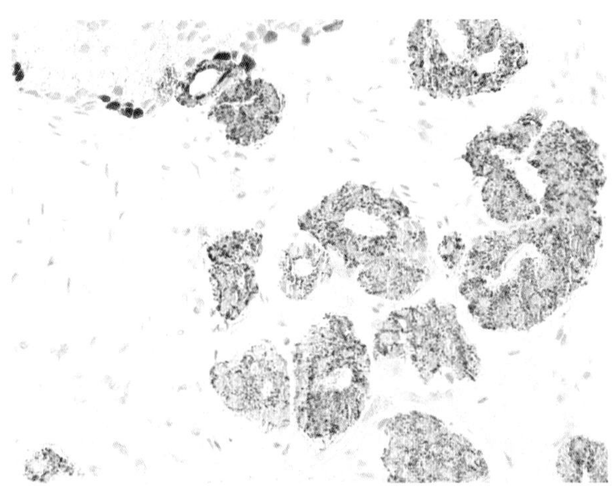

▲ 图 1-22　为图 **1-21** 中的同一病例，经 **AMACR** 和 **p63** 免疫组化双染显示 **AMACR** 阳性，而基底细胞缺失

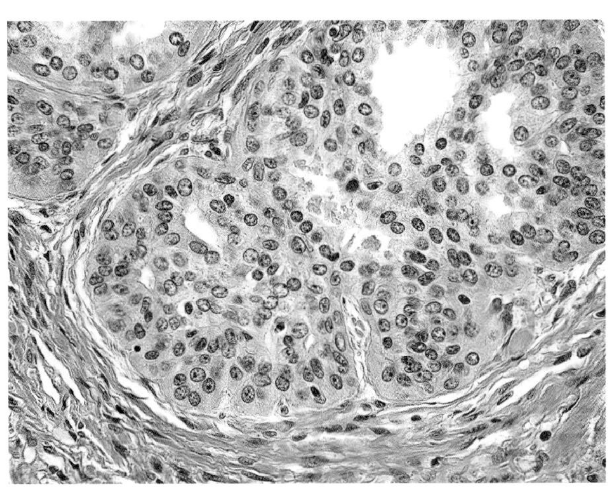

▲ 图 1-23　基底细胞增生可使受累腺体的管腔变窄。由于核仁明显，可能会被误认为癌

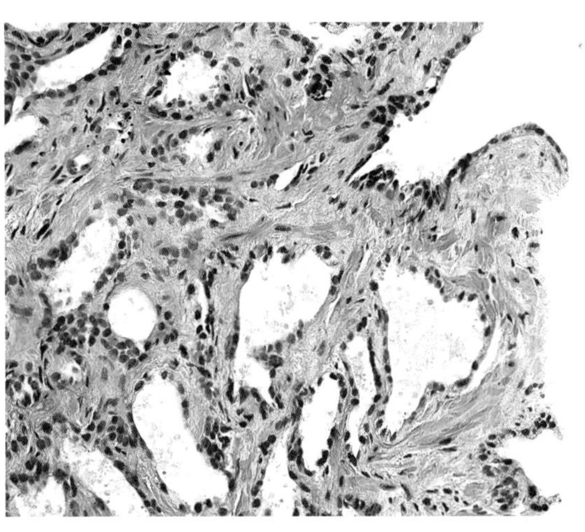

▲ 图 1-24　单纯性萎缩的腺体由细胞质稀少的腺上皮组成，常排列成带有尖角的不规则腺样形态

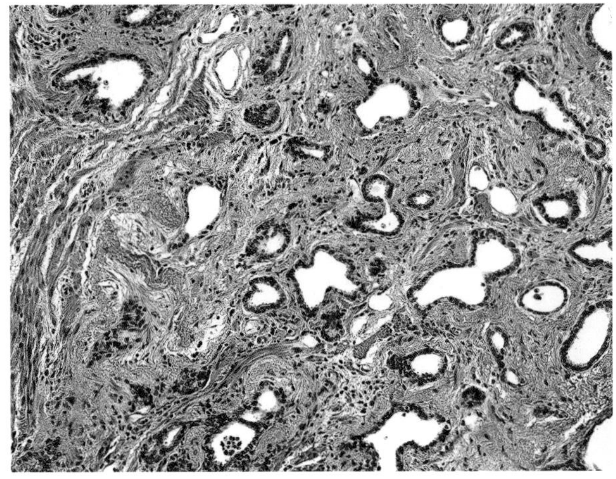

▲ 图 1-25　与前列腺癌相比，萎缩常被纤维化的间质或炎症所包围

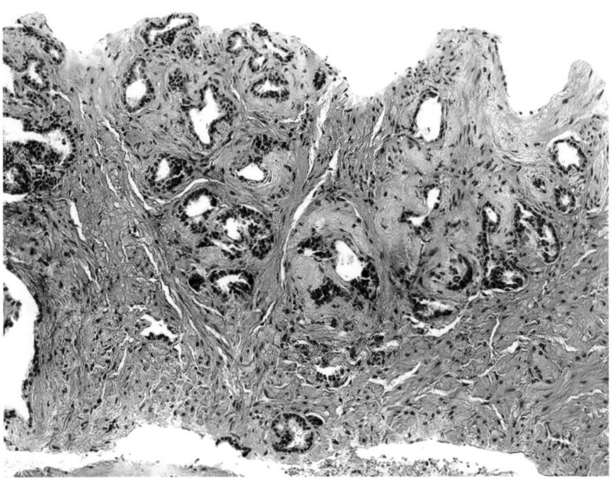

▲ 图 1-26　此例穿刺活检显示萎缩腺体周围有明显的间质玻璃样变

节外，形态与正常腺体基本相同。因此，通常应避免在穿刺活检标本中诊断前列腺腺体增生[20]。不过，在穿刺活检标本中，一些形态学线索可协助识别以间质为主的结节性增生。

关键特征：穿刺活检标本中的前列腺结节性增生

有助于识别间质增生结节（图 1–27 至图 1–31）的组织学特征如下。

- 间质细胞密度增加。
- 小血管散在分布，管壁轻微增厚 / 玻璃样变。
- 散在的淋巴细胞。

在穿刺活检标本中，是否对出现的间质增生结节进行述评取决于报告医生；然而，随着更精确的活检技术使用增加，如核磁共振定位的活检[6, 7]，需在报告中相应地提及这些间质增生结节，以解释一些活检未发现癌的临床“病变”。

（六）良性精囊腺和射精管组织

由于精囊腺和射精管细胞自身具有非典型性且有时腺体结构拥挤，在穿刺活检中遇到这些组织时偶尔会造成诊断上的混淆[21]。

经验与教训：活检样本中识别良性精囊腺 / 射精管组织的线索

- 前列腺癌中癌细胞核的大小相对较为一致，良性精囊腺和射精管组织的细胞核大小差异程度远超前列腺癌细胞（图 1–32 和图 1–33）
- 细胞质内常出现大的滴状棕黄色色素颗粒（图 1–34）
- 良性精囊腺 / 射精管组织的细胞核可能存在内陷的胞质（核内假包涵体），这在前列腺癌中相对少见（图 1–35）
- 在活检标本中，精囊腺组织通常位于活检组织的尖端或边缘，可能是活检针进入到囊腔内，无法再获取更多的组织所致（图 1–36）
- 可出现核仁，类似前列腺癌（图 1–37 和图 1–38）

良性精囊腺和射精管组织的一个有趣的特征是，在上皮周围的间质中有时会出现淀粉样沉积

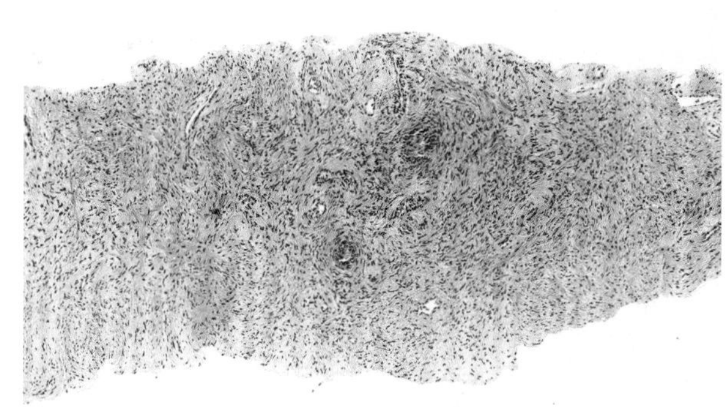

▲ 图 1–27　前列腺穿刺活检偶尔可发现间质增生结节。本例显示间质细胞显著增生而腺体稀少

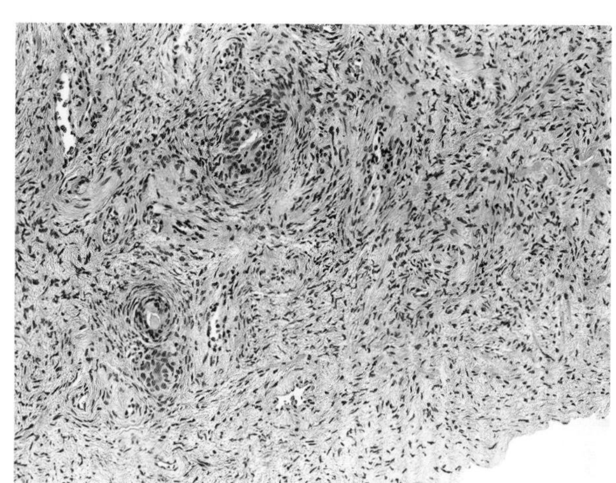

▲ 图 1–28　为图 1–27 中的同一病例，高倍镜下腺体稀少，间质富于细胞，伴有散在淋巴细胞

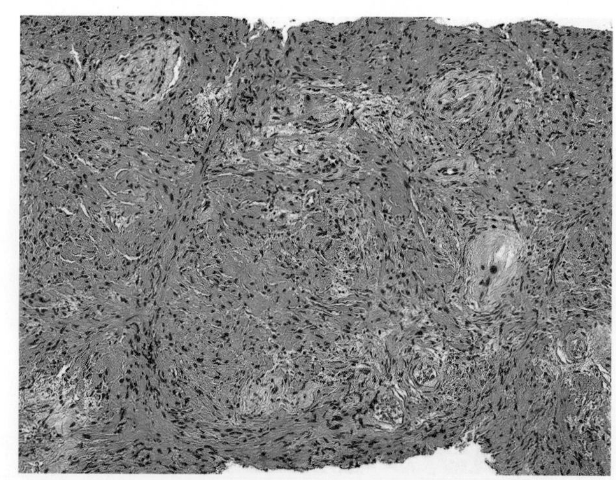

▲ 图 1–29　前列腺间质增生结节示嗜酸性纤维肌间质，伴有散在的轻微玻璃样变的血管

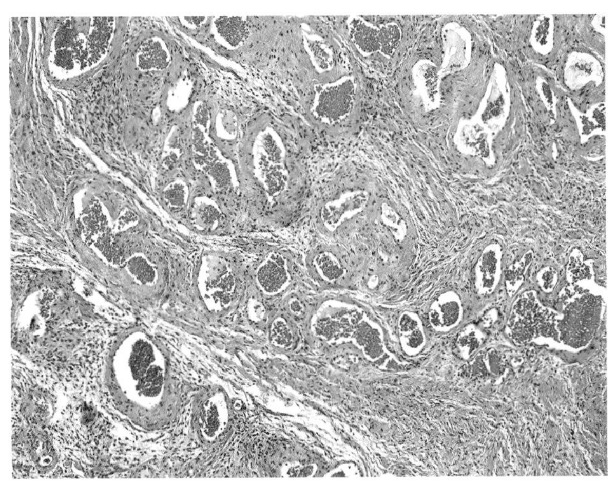

▲ 图 1-30 少数情况下，前列腺间质增生结节内可见丰富的血管，形态类似血管瘤

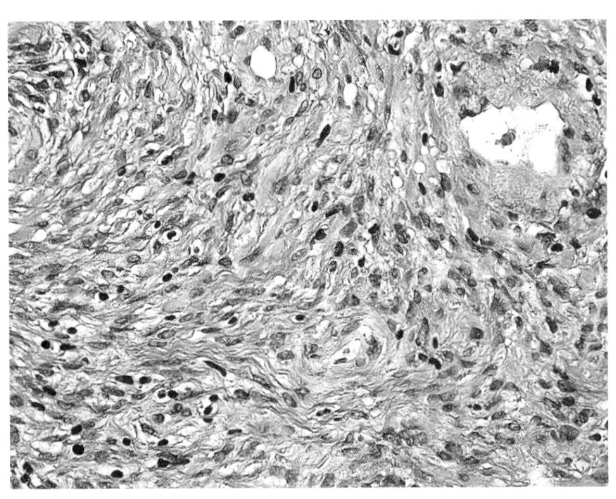

▲ 图 1-31 高倍镜下，前列腺间质增生结节偶见散在的淋巴细胞

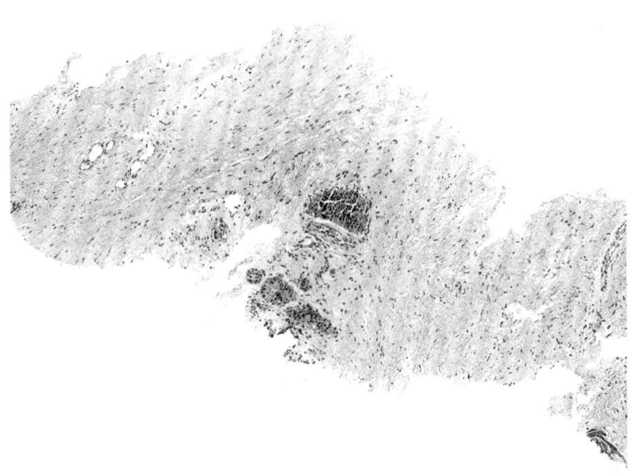

▲ 图 1-32 穿刺活检标本中精囊腺组织可能具有欺骗性。这个例子展示了穿刺组织边缘有几个拥挤的腺体

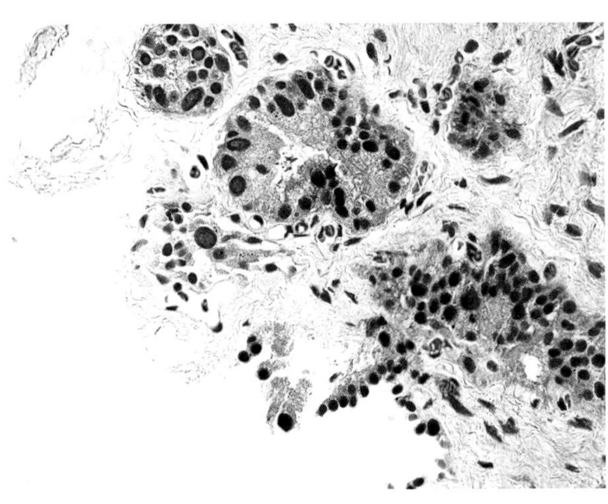

▲ 图 1-33 为图 1-32 中的同一病例，在高倍镜下显示腺上皮细胞核的异型性较前列腺癌更明显

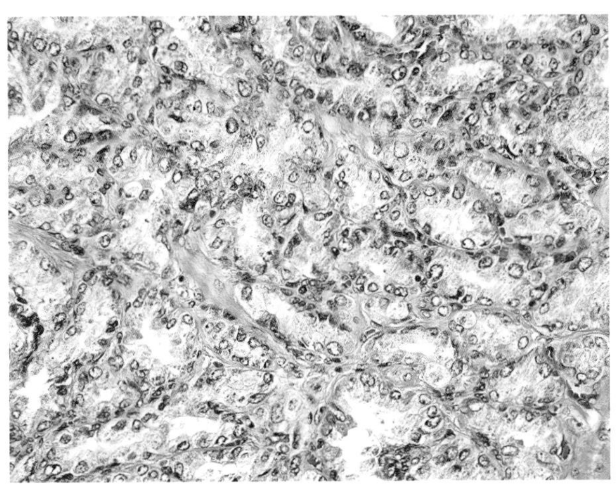

▲ 图 1-34 精囊腺组织常有黄褐色色素颗粒，便于识别

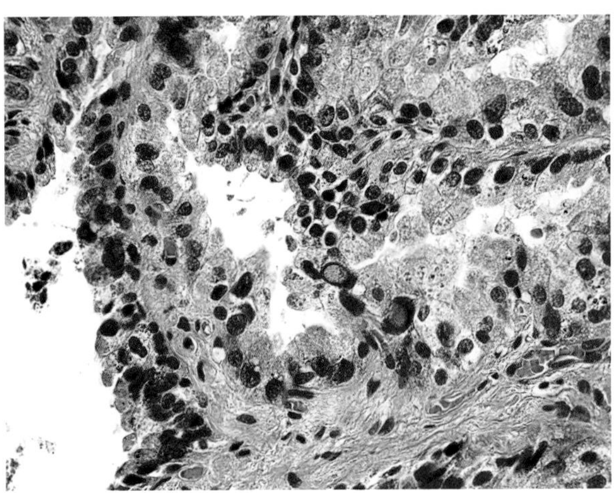

▲ 图 1-35 核内假包涵体或胞质内陷是识别精囊腺组织的一个线索，该形态在前列腺癌中很少见

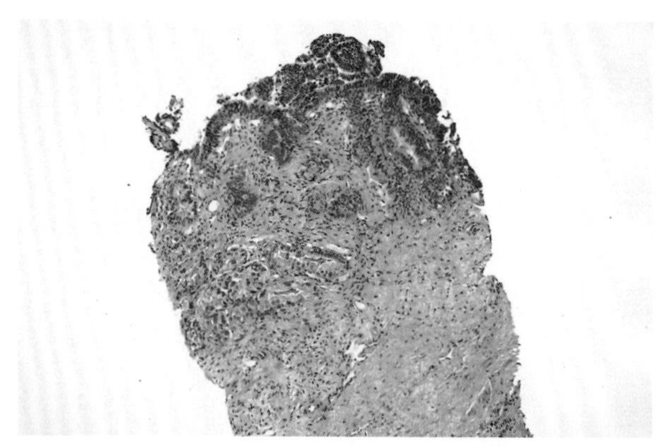

▲ 图 1–36 由于活检有可能穿刺到大的精囊腺囊腔，穿刺活检标本中的精囊腺组织通常位于组织的末端或边缘

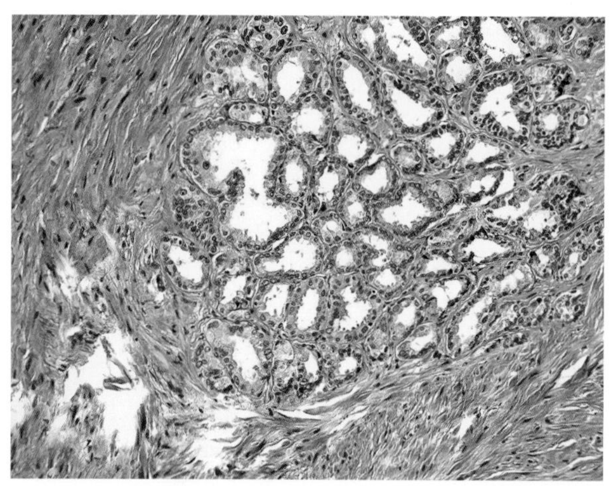

▲ 图 1–37 该视野下的精囊腺腺体呈排列密集的圆形腺体，易与前列腺腺癌混淆

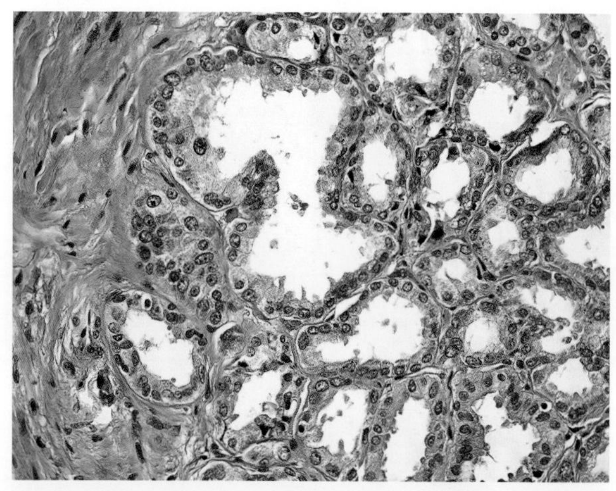

▲ 图 1–38 为图 1–37 中的同一病例，含有一些明显的核仁。然而，散在的棕黄色色素颗粒和大小不等的细胞核是辨认精囊腺组织的线索

物，这种改变被认为与年龄相关（图 1–39 至图 1–42）。这种淀粉样物质沉积似乎与系统性淀粉样变没有关系，被认为是由精囊凝固蛋白 I 组成[22]。由于这种现象缺乏明显的临床意义，它是否应该记录在外科病理报告中存在争议。尽管这种现象无明确的临床意义；但它的临床影像学表现可能类似肿瘤浸润而被临床关注[23–25]（见述评示例）。

述评示例：良性精囊腺 / 射精管组织中的淀粉样物质

- 精囊腺淀粉样物质沉积：见述评

述评：淀粉样物质沉积在精囊腺和射精管被认为是一种与射精蛋白（可能是精囊凝固蛋白）相关的局限性淀粉样变性，与系统性淀粉样变性无关。在本例中，在其他部位（血管周围等）未发现明确的淀粉样物质，因此不考虑为系统性淀粉样变性

相反，如果淀粉样物质出现在其他部位，如整个前列腺间质，或者特异性位于前列腺及软组织小血管周围时，则需评估系统性淀粉样变性的临床可能性（图 1–43 和图 1–44）。可以用免疫组化来对淀粉样物质进行分型，如用 κ 和 λ 轻链（AL 型）或淀粉样蛋白 A（AA 型）等抗体；然而，这种评估并不一定能得出最终结论。当组织取材有限而临床又需要分型时，一个实用的方法便是将石蜡包埋的组织样本提交到能够对淀粉样蛋白亚型进行质谱分析的实验室。

（七）神经节和副神经节

在前列腺标本中，神经节相对常见，由神经纤维和较大的神经节细胞构成，结构明显，故通常很少造成诊断混淆（图 1–45）。然而，副神经节则较少见，其与分化较差的腺体或实性型腺癌相似，这可能是造成诊断困难的一个原因[26–29]（图 1–46 和图 1–47）。与前列腺癌不同，副神经节的神经内分泌标志物如嗜铬蛋白呈阳性，而前列腺特异性标志物如前列腺特异性抗原（prostate-specific antigen，PSA）则呈阴性[26–29]。值得注意的是，最近发现副神经节瘤和嗜铬细胞瘤常表

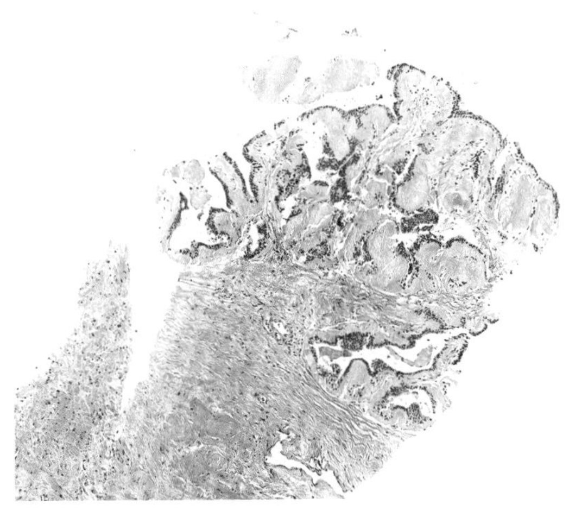

▲ 图 1-39　淀粉样物质沉积偶尔出现在精囊腺或射精管中，被认为没有临床意义

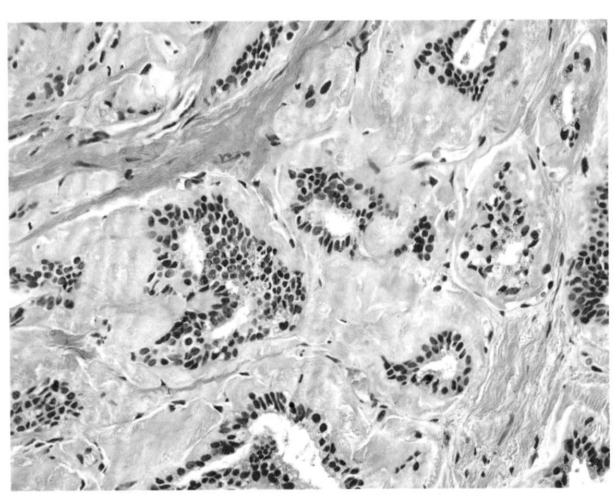

▲ 图 1-40　淀粉样物质围绕含有棕黄色色素颗粒的良性精囊腺

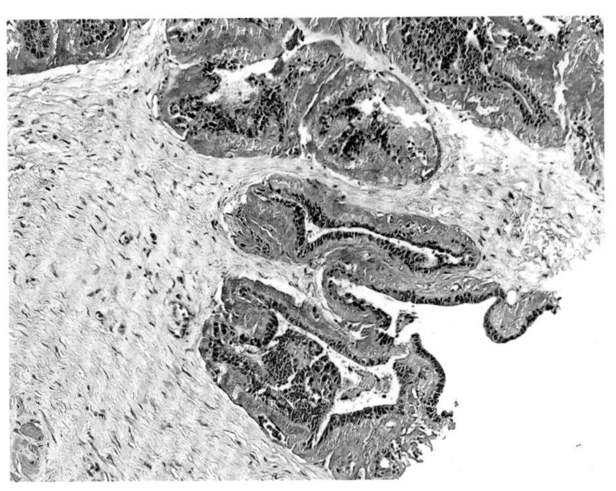

▲ 图 1-41　刚果红染色显示精囊腺淀粉样物质，与其他类型的淀粉样蛋白类似

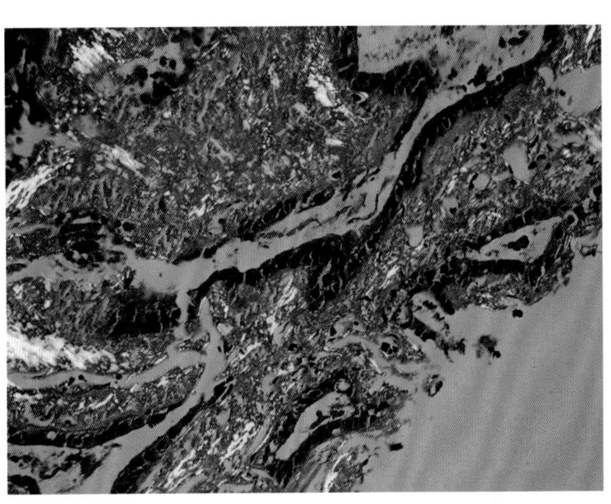

▲ 图 1-42　在偏振光下观察，淀粉样物质显示典型的绿色双折光

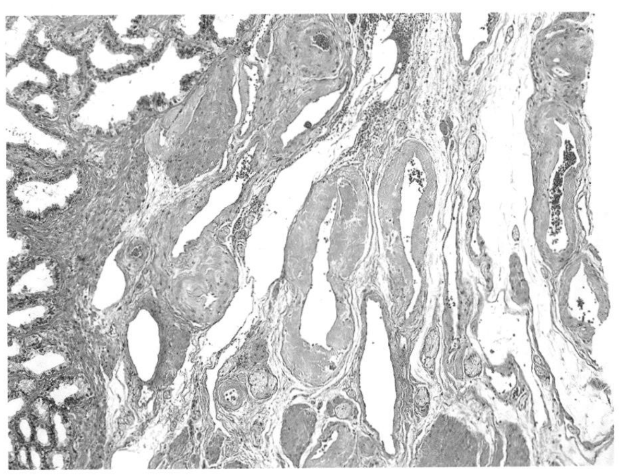

▲ 图 1-43　与临床意义可能不大的精囊腺淀粉样物质沉积不同，前列腺血管壁的淀粉样物质沉积可能是系统性淀粉样变性的标志。本例右侧为管壁增厚的血管，左侧为良性前列腺组织

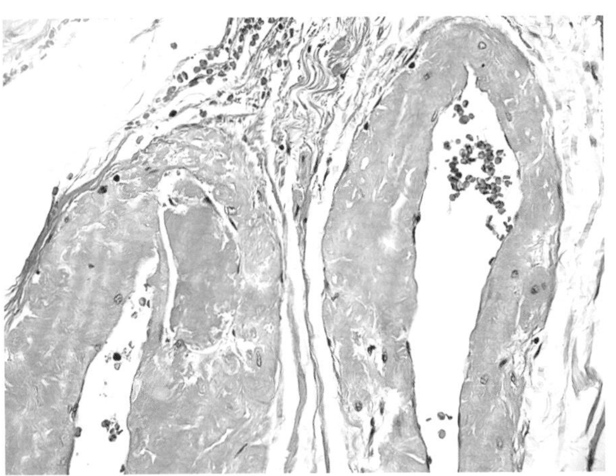

▲ 图 1-44　为图 1-43 中的同一病例，在高倍镜下显示血管壁蜡样、伴有裂隙的沉积物，形态符合淀粉样物质

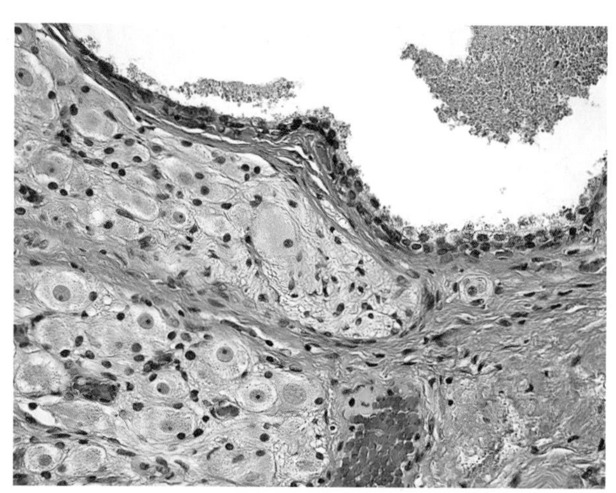

▲ 图 1-45 在前列腺周围组织中可见到神经节，偶尔紧邻良性前列腺腺体

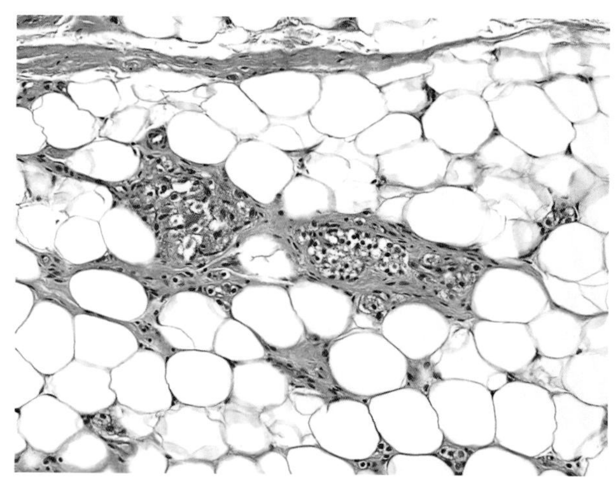

▲ 图 1-46 前列腺内及周围的副神经节会更具有欺骗性，单核细胞形成的小巢与脂肪组织混杂在一起，可能被混淆为癌细胞或前列腺外扩散的癌细胞

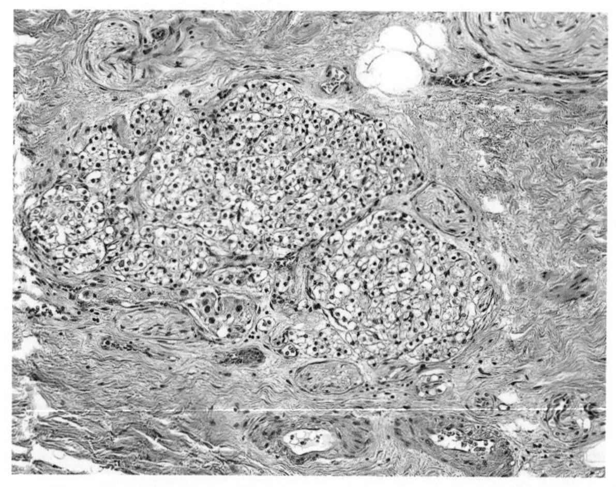

▲ 图 1-47 图示前列腺周围的副神经节，由于其实性的细胞巢构造及淡染甚至透明的胞质，容易被混淆为 4 级或 5 级前列腺腺癌

达 GATA3，这可能增加了与尿路上皮癌鉴别的难度[30, 31]。据我们所知，GATA3 在正常副神经节中的表达情况尚无文献报道，但副神经节表达 GATA3 也是有可能的。

（八）免疫组化

免疫组化在前列腺标本，尤其是活检标本的诊断中起着重要的作用；然而，应该有侧重地使用免疫组化进行诊断。在所有良性活检或明确为癌的活检中常规应用免疫组化是不合适的[32]。使用多重染色或使用包含 α- 甲基酰基辅酶 A 消旋酶（alpha-methylacyl-CoA racemase，AMACR）抗体和一个或多个基底细胞标志物抗体的“鸡尾酒”式检测通常有助于诊断。当然，这种方法有着不止一种的抗体组合方式（表 1-1）。

前列腺癌的常规染色模式中也有一些例外情况值得注意。例如，尽管前列腺癌本身缺乏基底细胞，但已经有罕见的病例报道前列腺腺癌中癌细胞异常表达 p63[33-38]。与具有真正的基底细胞的病变不同，p63 在这些异常表达的病例中显示阳性细胞并非位于腺体基底部位（图 1-48 和图 1-49），而是大部分甚至全部为癌细胞本身。p63 异常表达的前列腺癌通常呈萎缩状。同样，少数前列腺癌中肿瘤腺体可出现高分子量细胞角蛋白异常表达。通常是高级别的肿瘤[39-42]（图 1-50）。所幸这些（异常角蛋白阳性的）肿瘤通常不会同时异常表达 p63，所以如果这两种标志物互补应用，就可以检测出真正的基底细胞的缺失。

诊断中需要应用免疫组化染色的情况

不可否认的是，在前列腺活检样本中使用免疫组化取决于签发报告的病理医师的临床判断，同时还可能受到不同医疗机构针对患者随访监管和治疗的相关标准的影响。然而，也有一些更常见的强烈提示需要或不需要免疫组化的情况（表 1-2，图 1-51 和图 1-52）。

表 1-1 前列腺癌的免疫组化抗体组合

抗 体	色 原	优 点	缺 点
AMACR + p63	单色（胞质 vs. 核）	技术上比双染容易，相比在玻片上逐一使用单一的抗体更节约组织	AMACR 的强阳性可能类似或遮盖基底细胞，缺乏同时显示基底细胞的高分子量角蛋白
AMACR+p63+ 高分子量细胞角蛋白（CK5/6、14、34β E12 及其他）	双色	基底细胞显色和 AMACR 显色不同，相比在玻片上逐一使用单一的抗体更节约组织	技术难度高于单染
单独 p63	单色		缺乏同时表达的阳性标记时，更难进行评估
单独高分子量细胞角蛋白	单色		缺乏同时表达的阳性标记时，更难进行评估
ERG	单色或与其他结合	阳性强烈支持（诊断）腺癌，偶尔见于前列腺上皮内瘤变	只在大约 40% 的前列腺癌中阳性
PTEN	单色或与其他结合	异常阴性（"丢失"）支持恶性肿瘤和高级别 / 侵袭性癌	染色缺失时结果的判读有难度

AMACR. α– 甲基酰基辅酶 A 消旋酶；引自 Epstein JI, Egevad L, Humphrey PA, Montironi R. Members of the ISUP Immunohistochemistry in Diagnostic Urologic Pathology Group. Best practices recommendations in the application of immunohistochemistry in the prostate: report from the International Society of Urologic Pathology consensus conference. Am J Surg Pathol. 2014; 38 (8): e6-e19.

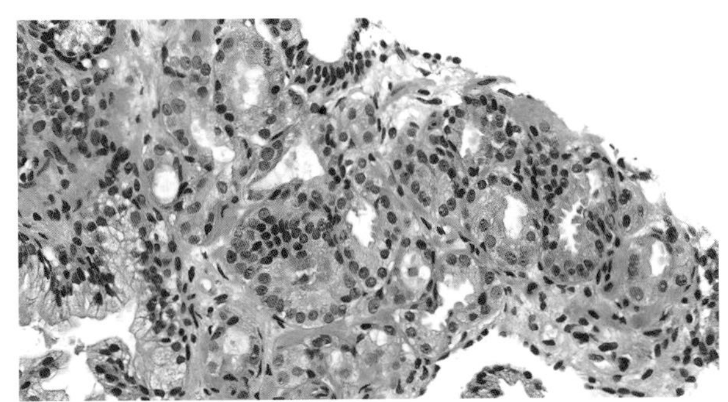

▲ 图 1–48 **极少数前列腺癌可呈 p63 阳性。本例显示伴有明显核仁的小腺体增生（图片由 Ankur R. Sangoi, MD, El Camino Hospital 提供）**

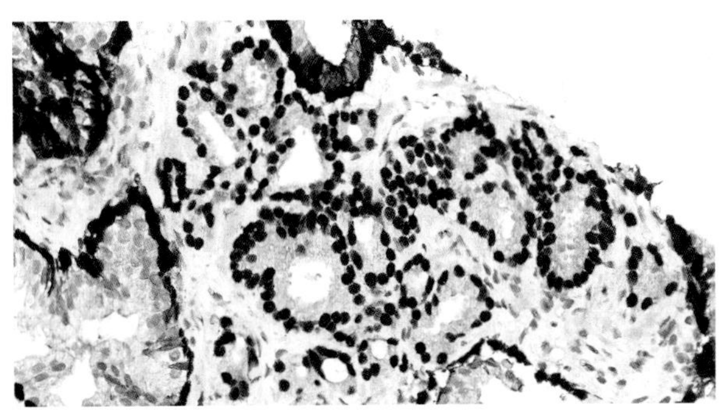

▲ 图 1–49 **为图 1–48 中的同一病例，前列腺腺癌，p63 在肿瘤性腺体中核阳性。相邻的良性腺体的基底细胞同时显示胞质（高分子量 CK）和核（p63）阳性，癌性腺体仅显示 p63 核阳性，提示其与真正良性的基底细胞不同（图片由 Ankur R. Sangoi, MD, El Camino Hospital 提供）**

（九）前列腺标本中的人工假象及组织污染

前列腺标本中最常见的非前列腺组织是超声引导下经直肠活检时取到的结直肠组织（图 1–53）。在大多数情况下这些直肠组织容易识别，不会给诊断带来挑战。然而，在特殊情况下，可能会有：①黏膜的异常，如息肉或炎症[43]；②直肠组织与前列腺组织紧邻，类似非典型腺体或癌[44]。在其他情况中，由于结直肠腺体缺乏基底细胞，且偶见 AMACR 阳性，做免疫组化检查时结果具有迷惑性，导致诊断难度增加。

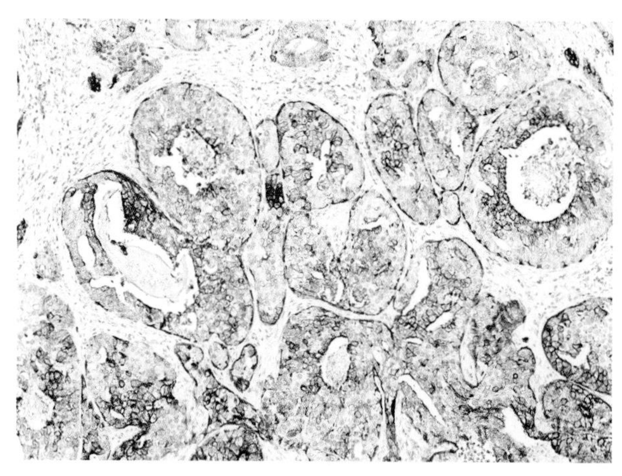

▲ 图 1–50　极少数前列腺癌，尤其是高级别癌，可呈高分子量细胞角蛋白阳性。本例显示导管内癌中可见高分子量细胞角蛋白阳性的基底细胞，也可见大量癌细胞呈阳性

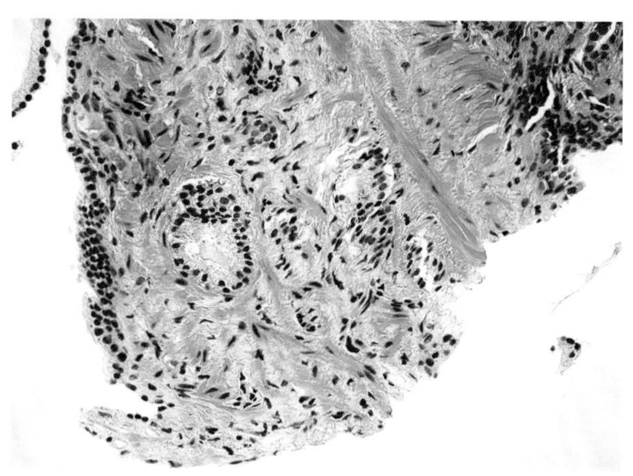

▲ 图 1–51　当前列腺穿刺活检中出现一小灶非典型腺体，而在其余标本中又没有明确的癌时，免疫组化常常是有价值的。在图示病例中，良性腺体附近有几个排列拥挤的圆形腺体

表 1–2　前列腺活检中需要应用免疫组化的情形

情　形	必要性	备　注
单条活检组织中出现非典型腺体	通常需要	诊断可能从良性（基底细胞存在支持良性类似病变的诊断，如部分性萎缩，见图 1–51 和图 1–52）到非典型性甚至恶性
多于 1 条组织内出现非典型腺体，显示 Gleason 评分 3+3=6 分（分级分组 1）	可能需要	根据阳性的穿刺组织数量（2～3 个穿刺点）和活检中癌组织占比（50%）来判定是否需采用主动监测，尽管这些标准在不同的医生及机构有所不同
多于 1 条组织内出现非典型腺体，显示 Gleason 评分 3+4=7 分（分级分组 2）	可能需要	一般情况下，前列腺癌的治疗方案取决于活检结果中最高级别的成分，因此在总体 Gleason 评分为 3+4=7 分（分级分组 2）的病例中是否需要确认额外存在 Gleason 评分 3+3=6 分（分级分组 1）的病灶，取决于不同医疗机构的治疗标准。在大多数病例，有无额外的小灶 Gleason 评分 3+3=6 分（分级分组 1）的对肿瘤的治疗方案无显著影响
多于 1 条组织内出现非典型腺体，显示 Gleason 评分 4+3=7 分（分级分组 3）或更高级别病变	不太需要	对于高级别的腺癌，额外的小灶 Gleason 评分 3+3=6 分（分级分组 1）或 Gleason 评分 3+4=7 分（分级分组 2）不太可能改变临床治疗方案
大的筛状结构提示可能完全为导管内癌	通常需要	如果有大片的筛状增生可能完全是导管内癌时，通过免疫组化进行确定是合理的。虽然有些人认为导管内癌本身就是治疗指征，但无浸润或微浸润的病例，侵袭性可能并没有同时伴有高级别浸润癌者强。这是一个有意思的新研究方向
高级别浸润性癌伴有可能的导管内癌	不太需要	虽然导管内癌通常无须分级，但对于高级别（4 级或更高）浸润性癌，目前尚不清楚分级中排除导管内癌成分是否能改善预测价值
对所有活检进行常规免疫组化	应避免	并不鼓励免疫组化检查优先于形态学检查或将其应用于所有良性活检。因为一些良性病变中基底细胞可能呈斑驳分布，在某些层面中偶见完全缺乏基底细胞，这可能导致鉴别诊断更加困难

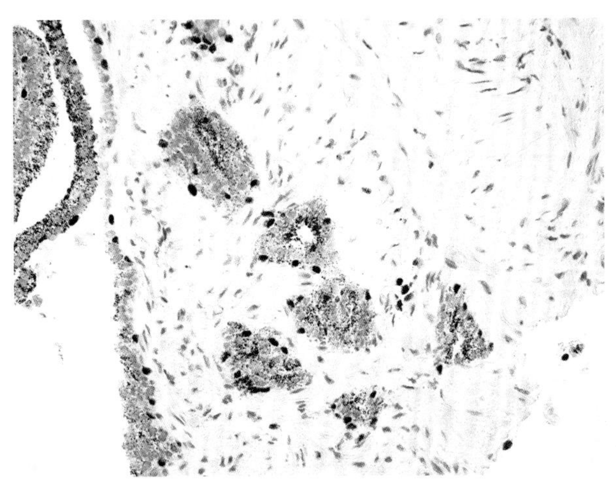

▲ 图 1-52 为图 **1-51** 中的同一病例，使用 **p63** 和 **AMACR** 单色免疫组化染色，显示完整的斑片状基底细胞层，**AMACR** 中等强度阳性，支持良性诊断。尽管 **AMACR** 阳性，该病灶在形态学上未表现出前列腺上皮内瘤变特征

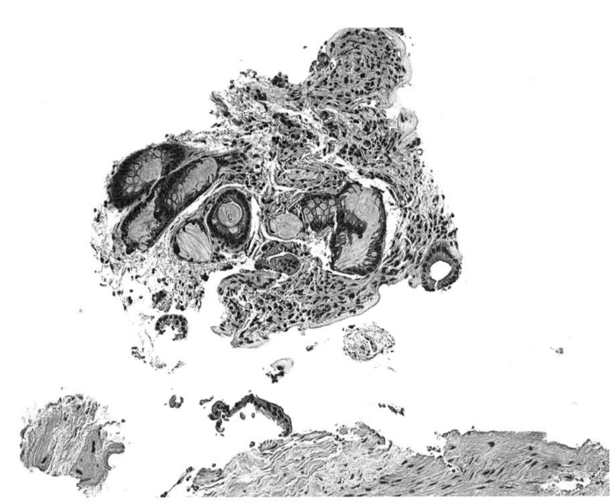

▲ 图 1-53 结直肠组织是前列腺穿刺活检中常见的污染物。当这些碎片是游离的，并含有明显的蓝染黏液、固有层和杯状细胞时，可直接判断为结直肠组织

经验与教训：在前列腺活检中辨认扭曲的直肠组织

- 当直肠组织紧邻或混杂于前列腺组织时，下列特征可易与癌混淆，包括腔内蓝染的黏液、拉长的细胞核、出现核仁、核分裂象、免疫组化显示基底细胞缺失及 AMACR 阳性 [44]（图 1-54 至图 1-57）
- 下列线索可协助辨别直肠组织，包括具有固有层（图 1-58）、游离的组织碎片，以及炎症细胞（位于固有层）、杯状细胞或出现固有肌层 [44]

经直肠或经会阴前列腺活检中出现来自肛门或会阴区域的异常鳞状上皮的情况虽然少见，但也是可能遇到的。一般来说，如果非典型或恶性细胞游离存在，而不是位于活检标本中，则需要先排除标本污染，而不是首先诊断为前列腺恶性肿瘤。一些实验室可以用分子技术识别组织来源，以确定某些组织的成分是属于同一患者，还是样本污染物。

二、小圆形腺上皮病变

在前列腺癌病理诊断中最常见的挑战就是组织学上表现为小圆形腺体结构的病变，因为低级别前列腺癌最常表现为小的、环状单层排列的腺体。本文以基于前列腺病变形态模式的方法讨论小腺体病变，包括低级别前列腺腺癌及其类似病变。

（一）类似癌的良性病变

1. 腺病（非典型腺瘤性增生）

腺病和非典型腺瘤性增生是同义词，可以互换使用 [21]。一些学者认为腺病一词不太容易引起混淆，因为它不包含“非典型”一词，这一措辞可能与其他的一些可疑的诊断（如非典型腺体或非典型小腺泡增生）相混淆 [45]。然而，这两个名字在科学文献中都得到了广泛的使用。

经验与教训：腺病 / 非典型腺瘤性增生

- 发生于前列腺的移行带，是结节性增生的病变组成部分，典型表现为局限性增生结节（图 1-59）
- 主要由正常良性、有分支的腺体组成
- 在外侧缘，腺体小而圆，与低级别前列腺癌相似 [21, 46, 47]（图 1-60 和图 1-61）
- 免疫组化染色基底细胞可能呈斑片状或不连续（图 1-62 至图 1-65），以及部分细胞 AMACR 阳性，使其更类似于前列腺癌 [21, 46, 47]
- 可见核仁及腔内结晶状物（图 1-62），通常形成具有一定几何形状的嗜酸性结构 [47]
- 然而，缺乏（或貌似缺乏）基底细胞的小圆形腺体和含有基底细胞的腺体在细胞学上没有明显的差异

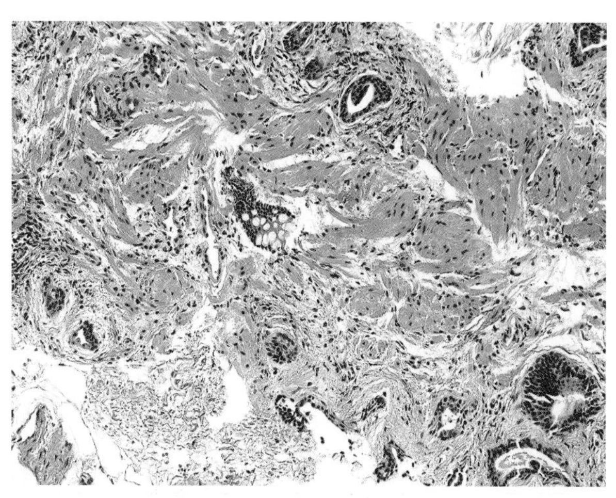

▲ 图 1-54　结直肠腺体陷入前列腺组织时，可能造成前列腺活检的诊断困难。本例显示在活检组织的中央有一个结直肠腺体，这可能会被误认为前列腺腺癌或伴有胞质空泡的前列腺上皮内瘤变

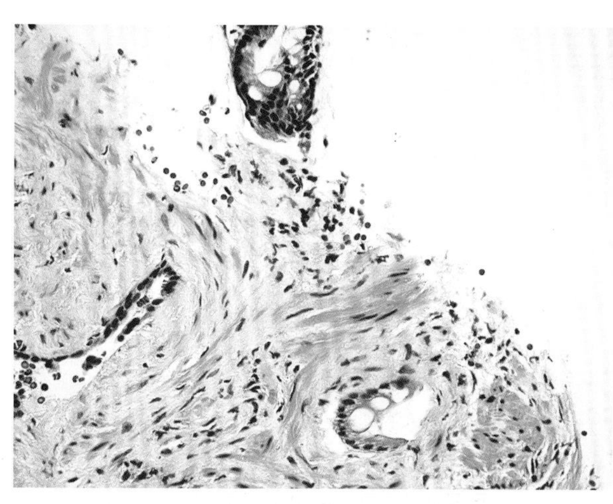

▲ 图 1-55　本例显示前列腺活检中的结直肠组织，除了活检物中（右下）植入的一个结直肠腺体外，还有一个游离的结直肠腺体（上方）

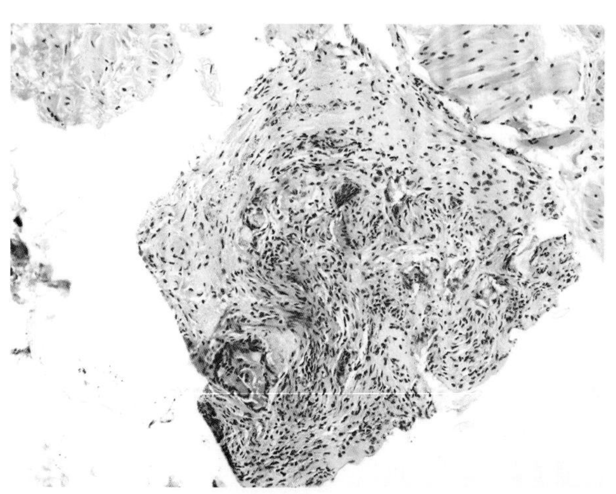

▲ 图 1-56　本例前列腺活检中的结直肠组织，被误诊为可疑癌灶。腺体形态较为扭曲，但可见固有层

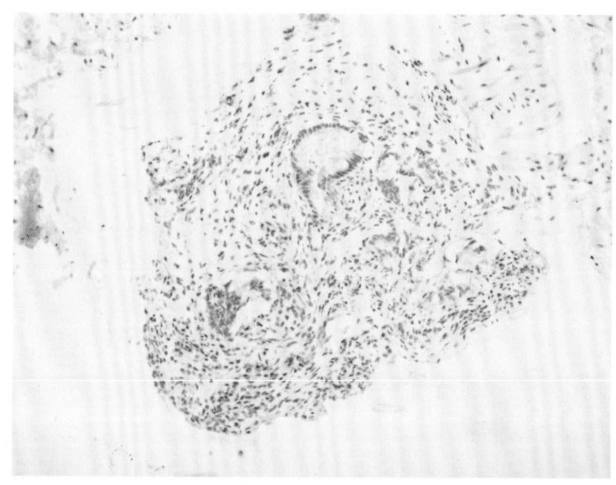

▲ 图 1-57　在这片结直肠组织中基底细胞标志物染色缺失，更易与前列腺腺癌混淆。此例在进行“鸡尾酒”免疫组化染色时，未发现明显的 AMACR 阳性；然而，这并不一定意味着诊断已经明确，因为 AMACR 在一些前列腺癌中是阴性的，而部分结肠直肠组织中却是阳性

常见问题：如何评估前列腺内缺乏基底细胞的腺上皮

当对基底细胞进行形态学或免疫组化评估时，应始终将前列腺的病灶作为一个整体进行评估。数种前列腺病变都有可能出现基底细胞层不连续或斑驳分布，因此部分腺体可能会存在基底细胞完全缺失的情况。最常见的例子包括腺病（非典型腺瘤性增生）、硬化性腺病、部分萎缩和上皮内瘤变。然而，当对病灶进行整体评估时，如果显示缺少基底细胞的小腺体的腺上皮细胞和周围其他显示良性且包含明确基底细胞腺体的细胞学基本相同时，则通常应诊断为良性（或最多非典型）。相反，如果缺乏基底细胞的腺体和具有基底细胞的腺体在细胞学上有明显的差异（如核增大、核深染或出现明显的核仁），将支持恶性的诊断（或至少非典型，取决于其他特征）。换言之，一些在形态学上与邻近的良性腺体没有区别的腺体，即使缺乏基底细胞，也不能理所当然地诊断为非典型或恶性

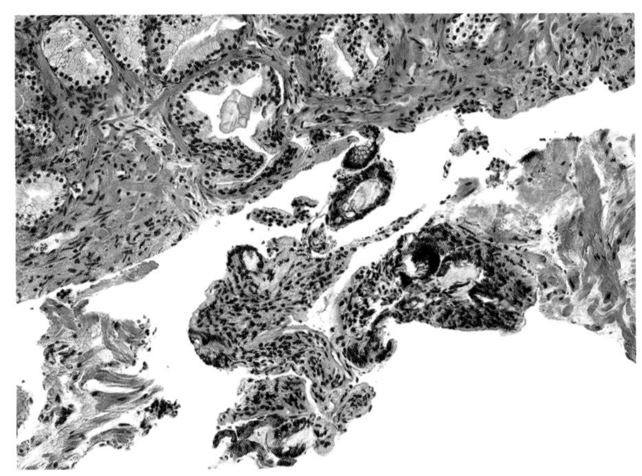

▲ 图 1-58 尽管在前列腺活检中结直肠腺体可能深染，但组织呈游离状态，固有层的存在有助于与前列腺腺癌鉴别

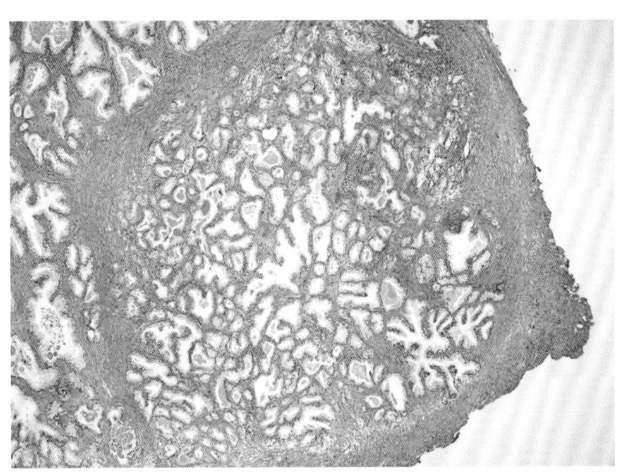

▲ 图 1-59 腺病 / 非典型腺瘤性增生通常表现为边界清楚的结节，类似结节状增生

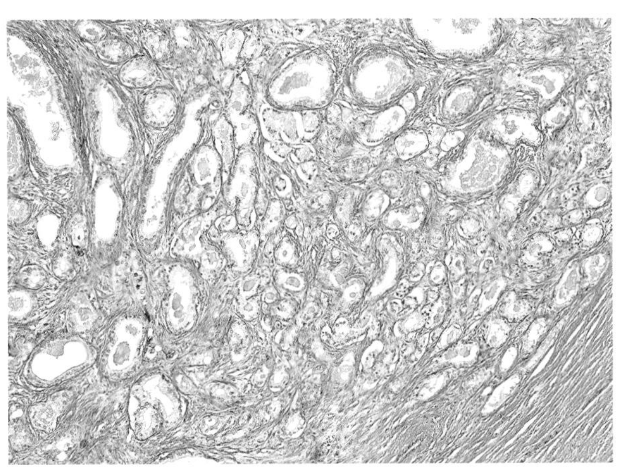

▲ 图 1-60 在腺病中，可见大的良性腺体转变为小而拥挤的圆形腺体

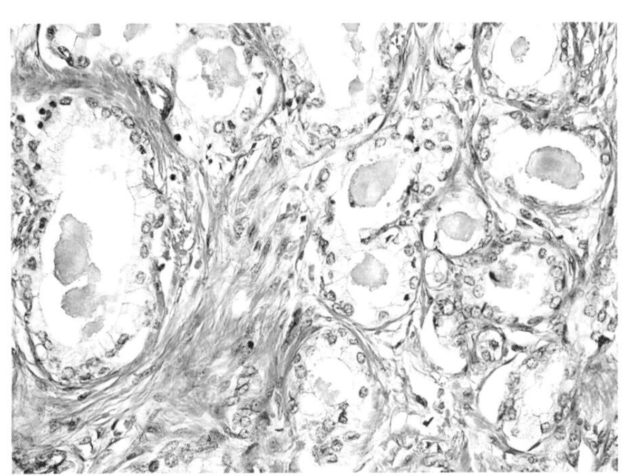

▲ 图 1-61 高倍镜下，腺病 / 非典型腺瘤性增生的小圆腺体在形态上与典型的良性腺体相似

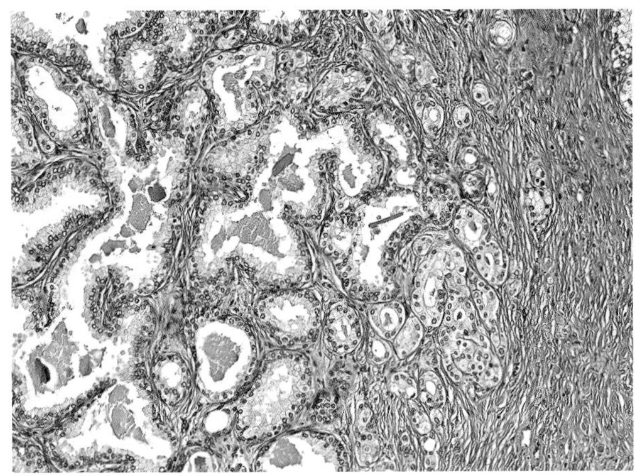

▲ 图 1-62 由于有大量小而拥挤的腺体存在于病变边缘，此例腺病 / 非典型腺瘤性增生特别具有欺骗性。一些腺腔内存在结晶样物，使之更像癌

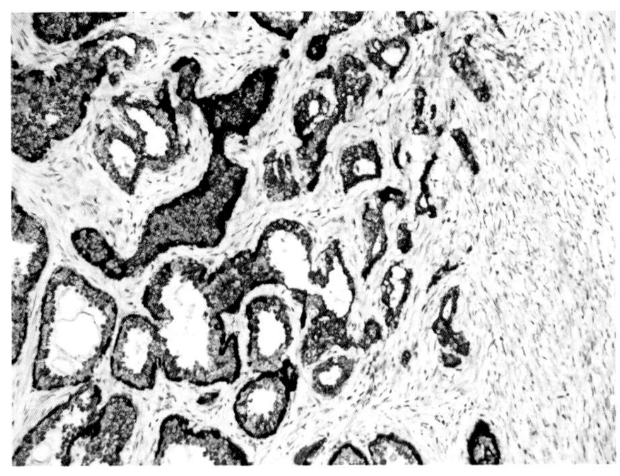

▲ 图 1-63 为图 **1-62** 中的同一病例，采用 **AMACR** 和基底细胞双重染色免疫组化检查，部分小腺体缺乏基底细胞，整个病变呈 **AMACR** 阳性。然而，部分小腺体有斑片状的基底细胞层，不符合癌的诊断

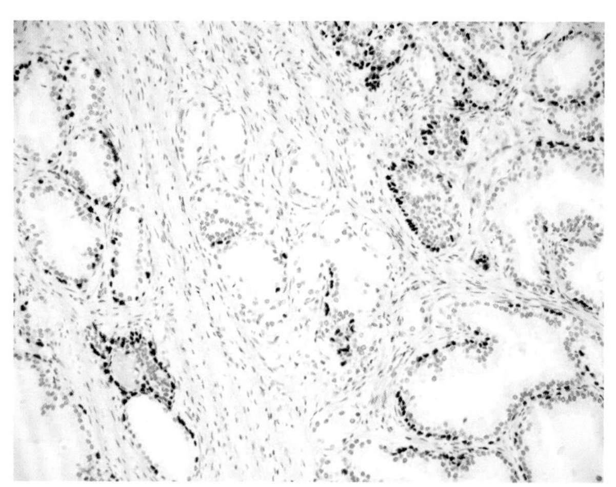

▲ 图 1–64　此例腺病中，p63 显示小腺体基底细胞排列稀疏；然而，有基底细胞的腺体和没有基底细胞的腺体之间没有明显的细胞学差异

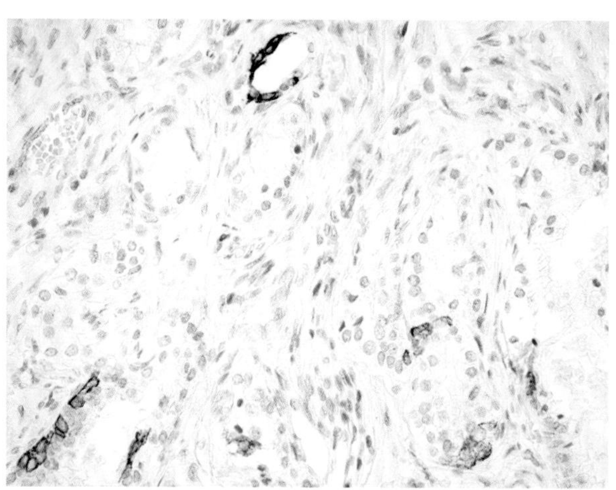

▲ 图 1–65　为图 1–64 中的同一病例，使用高分子量细胞角蛋白染色，同样有数个小腺体缺乏基底细胞，但形态上与其他存在基底细胞的小腺体相似

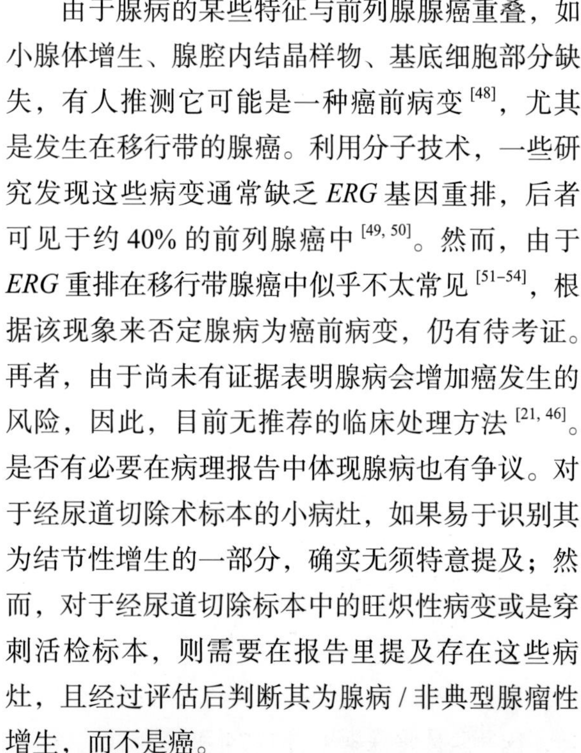

由于腺病的某些特征与前列腺腺癌重叠，如小腺体增生、腺腔内结晶样物、基底细胞部分缺失，有人推测它可能是一种癌前病变[48]，尤其是发生在移行带的腺癌。利用分子技术，一些研究发现这些病变通常缺乏 *ERG* 基因重排，后者可见于约 40% 的前列腺癌中[49, 50]。然而，由于 *ERG* 重排在移行带腺癌中似乎不太常见[51–54]，根据该现象来否定腺病为癌前病变，仍有待考证。再者，由于尚未有证据表明腺病会增加癌发生的风险，因此，目前无推荐的临床处理方法[21, 46]。是否有必要在病理报告中体现腺病也有争议。对于经尿道切除术标本的小病灶，如果易于识别其为结节性增生的一部分，确实无须特意提及；然而，对于经尿道切除标本中的旺炽性病变或是穿刺活检标本，则需要在报告里提及存在这些病灶，且经过评估后判断其为腺病 / 非典型腺瘤性增生，而不是癌。

2. 硬化性腺病

硬化性腺病在许多方面与腺病 / 非典型腺瘤性增生相似。例如，它由大的、分支的（典型的良性）腺体和较小的、排列拥挤的腺体共同组成。基底细胞层可能不连续，一些小而拥挤的腺体似乎缺乏基底层细胞[21, 46, 47]。然而，硬化性腺病和普通腺病的主要区别在于，硬化性腺病同时包含富于细胞的间质成分，这些间质会压迫一些腺体，形成小的细胞簇，类似更高级别的癌[55–58]（图 1–66 至图 1–71）。在正常的良性前列腺组织中，基底细胞不是肌上皮细胞（与乳腺不同）。然而，前列腺的硬化性腺病比较独特，其基底细胞确实会出现肌上皮表型，免疫组化标志物除了基底细胞常见的 p63 及高分子量细胞角蛋白阳性之外，还有如 S100 及肌特异性的肌动蛋白阳性[55–58]（图 1–68 和图 1–71），硬化性腺病偶尔可以出现较明显的核异型性，使之更像前列腺腺癌；然而，这些病例仍保留有肌上皮细胞层，同时缺乏明确证据表明其具有侵袭性，支持其为经典的硬化性腺病[55]。

3. 外周带弥漫性腺病

外周带弥漫性腺病是一种罕见的病变，迄今为止只有一项研究对其进行了描述[59]。与传统的腺病在移行带形成境界清楚的结节不同，研究显示这些罕见的病例在外周带可见排列拥挤的、非小叶状的但外观呈良性的腺泡（图 1–72 和图 1–73），通常发生在较年轻的患者（平均年龄 49 岁）[59]。在进行了免疫组化评估的病例中，55% 的病例包含完整或呈斑片状的基底细胞层[59]。尽管弥漫性腺病本质为良性病变，但文章作者也提到本病与腺癌的相关性，提示其为前列腺腺癌的一个潜在

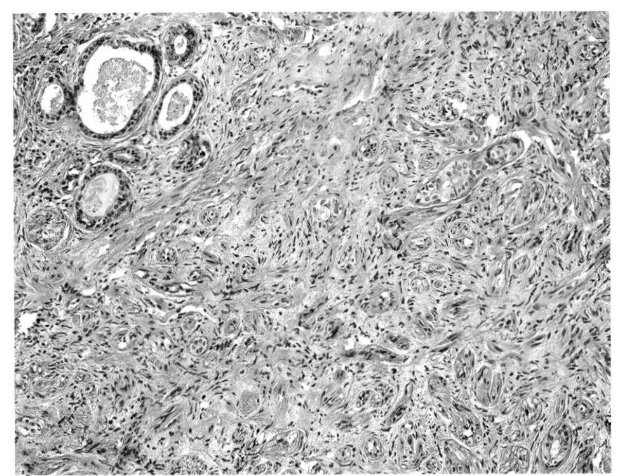

▲ 图 1-66 硬化性腺病由小的良性腺体组成，间质富于细胞，可能类似 4 级或更高级别的腺癌。此例显示从左上方的良性腺体到右下方富于细胞的间质的过渡

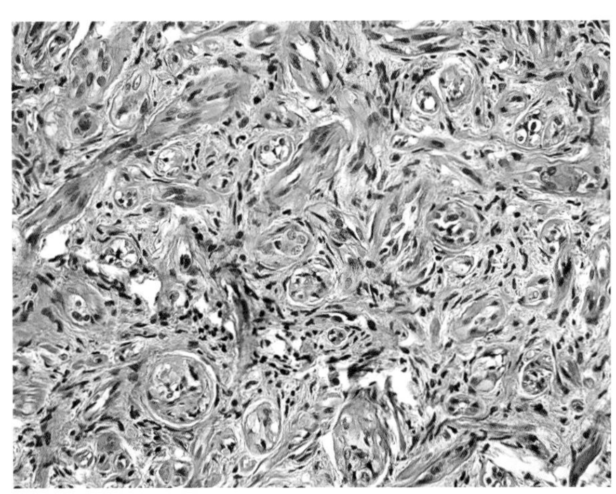

▲ 图 1-67 为图 1-66 中的同一病例，高倍镜下可见较多腺体受压，难以与血管或间质细胞区分。然而，一些小的上皮细胞簇可能导致误诊为腺体形成不良的前列腺腺癌

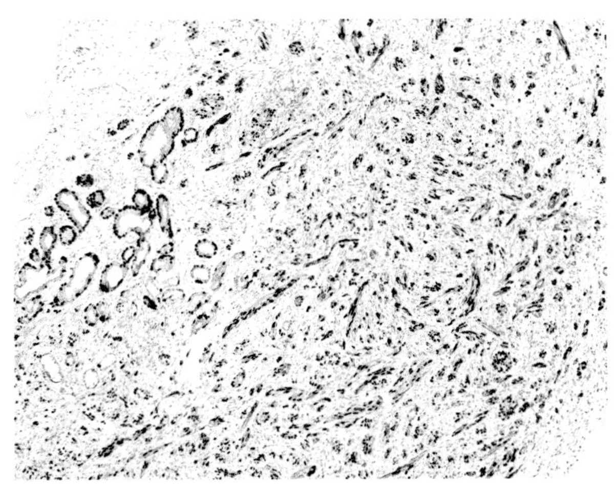

▲ 图 1-68 为图 1-66 和图 1-67 中的同一病例，p63 和 AMACR 单色免疫组化检查可见大量含基底细胞的腺体结构，数量多于 HE 染色所能辨识的腺体

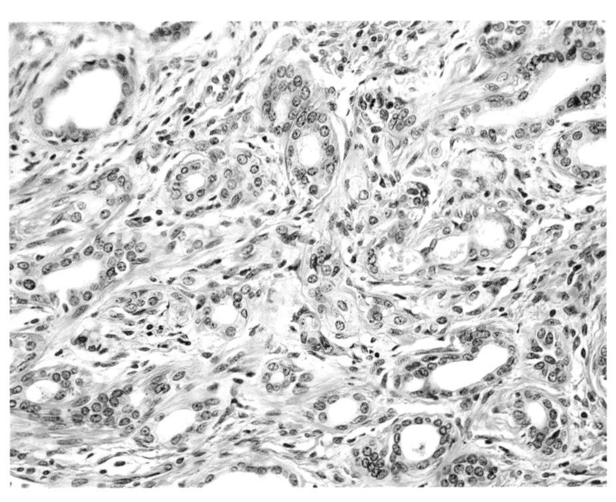

▲ 图 1-69 在其他硬化性腺病的病例中，腺体可能更明显但排列拥挤，易于使人想到前列腺腺癌中的融合性腺体或腺体形成不良的情况

危险因素 [59]。

4. 萎缩

正如在“前列腺的正常结构及非肿瘤性改变”中提到的，萎缩在前列腺病理中很常见，因此被认为是一种相对正常的发现。特别是单纯性萎缩（前面已讨论）很少引起诊断困难。不过其他的几种萎缩形式包括单纯性萎缩伴囊肿、硬化性萎缩、萎缩后增生（也被称为增生性或小叶性萎缩）以及部分性萎缩均有描述 [19, 60]。萎缩后增生本质上指的是萎缩但排列拥挤的腺体形成的小叶状结构，这些腺体常深染（图 1-74 和图 1-75）。这个名称暗示了萎缩的腺体会出现增生这一假说；然而，腺体是否先出现小叶状增生然后再发生萎缩仍存在争议。这里的大部分讨论将主要针对部分性萎缩，它的形态最易与前列腺腺癌混淆。

5. 部分性萎缩

之所以被称为部分性萎缩，是因为与正常腺体相比，本病腺上皮的细胞质有所减少，但程度

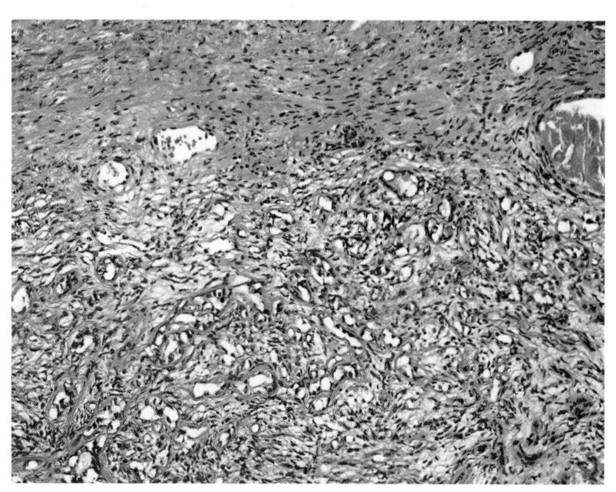

▲ 图 1-70 此例硬化性腺病显示富于细胞的间质，腺体难以识别

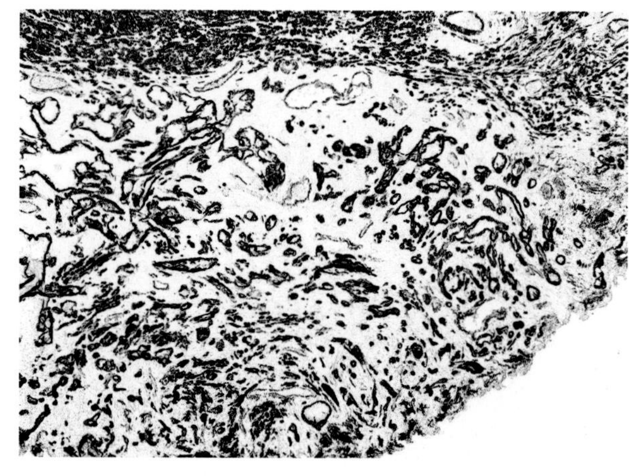

▲ 图 1-71 此例硬化性腺病中，免疫组化显示腺体周围有平滑肌肌动蛋白阳性的细胞层，支持其为肌上皮分化，与平常前列腺中非肌上皮性的基底细胞不同

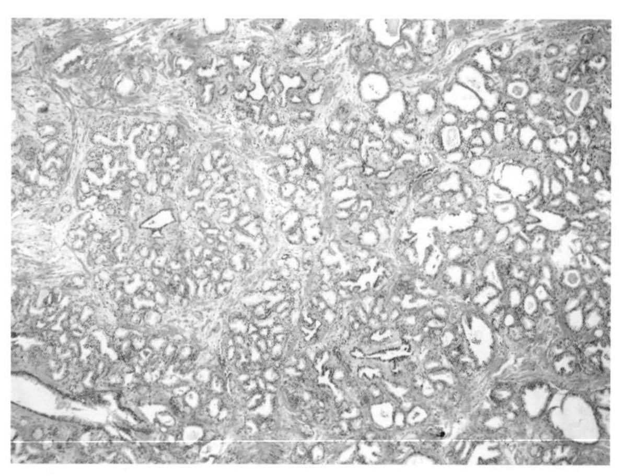

▲ 图 1-72 外周带的弥漫性腺病是一种少见的良性腺体增生，腺体排列拥挤，常发生在年轻患者。此例为 45 岁男性，左侧为小叶状分布的拥挤的腺体，其他区域腺体小叶结构不明显

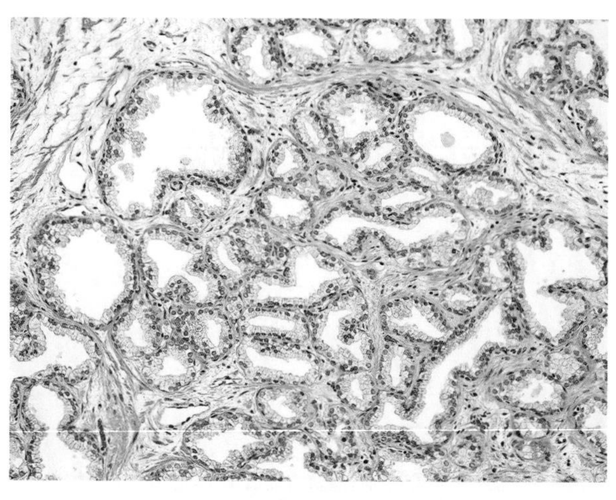

▲ 图 1-73 外周带的弥漫性腺病，小圆形腺体形态学良性但排列拥挤，小叶结构通常不明显

不如其他类型的萎缩。这意味着腺体不一定是嗜碱性的，这可能会与前列腺腺癌混淆 [19]。此外，在组织学切片中，部分性萎缩的上皮细胞的高度通常与细胞核的高度大致相当（图 1-76），但在相邻的两个细胞核之间有丰富的侧向胞质（图 1-77 至图 1-83）。核仁也通常可见，至少部分腔缘变平坦，使其形态上类似前列腺腺癌 [61-63]。单独通过形态学判断，基底细胞通常不明显；但是，免疫组化通常能显示出基底细胞保留但呈斑片状分布。尽管一些病例中免疫组化未显示明确的基底细胞，但有时仍不能排除部分性萎缩的诊断。部分性萎缩中偶见 AMACR 阳性 [61]，但其强度通常很弱且范围局限 [62]。

6. 基底细胞增生（小腺体模式）

基底细胞增生可表现为多种不同的组织学形式，将会在不同的章节讨论。有时候，基底细胞增生可形成小而圆的腺体（图 1-84 和图 1-85），这可能与前列腺腺癌的常见模式相混淆。大多数情况下基底细胞的这种增生占据了结节性增生的大部分或全部，由于病变局限在境界清楚的结节内，可以借此判断病变性质。然而，少数基底细

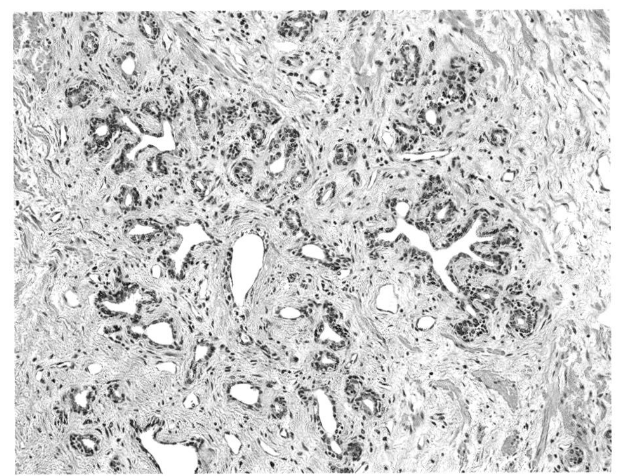

▲ 图 1–74　萎缩后增生通常是由萎缩的腺体排列成小叶状结构。虽然从形态学上看这些腺体可能显得小而拥挤，但小叶状排列是诊断良性的线索

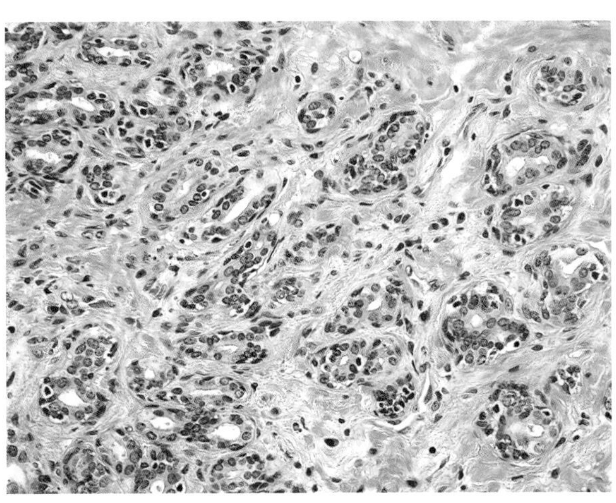

▲ 图 1–75　高倍镜下，这例萎缩后增生可见深染的小团簇状的腺体，类似腺癌，但存在正常的基底细胞层

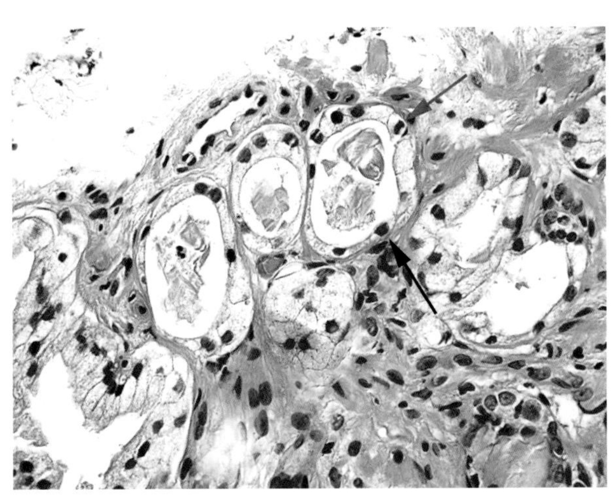

▲ 图 1–76　在部分性萎缩中，腺体小而拥挤。部分细胞核小，固缩，似被“压夹”过（红箭）。胞质的高度与细胞核的高度相当（黑箭），相邻的两个细胞核之间有丰富的侧向胞质

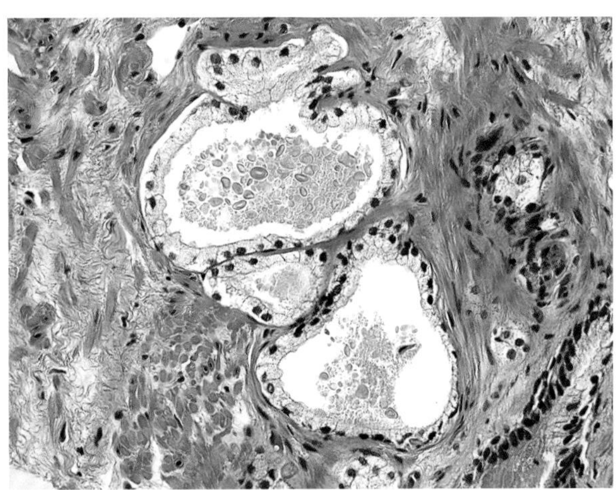

▲ 图 1–77　这例部分性萎缩由大而扩张的腺体构成。尽管基底细胞从形态学上看不明显，在一些区域胞质仅略高于胞核，核异型性不明显

经验与教训：部分性萎缩的诊断

可能的陷阱

- 基底细胞形态不明显
- 小而拥挤的圆形腺体，胞质淡染
- 腔缘平坦
- 部分可见核仁

有用的诊断线索

- 细胞的基底至顶端高度减小（胞质仅略高于胞核）
- 侧向胞质宽大（至相邻细胞核之间的胞质丰富）
- 偶见小而深染“被压夹的”胞核
- 免疫组化显示基底细胞常呈斑片状分布（有些腺体可能完全缺失）
- AMACR 染色通常微弱阳性或呈阴性（但有时可呈阳性）

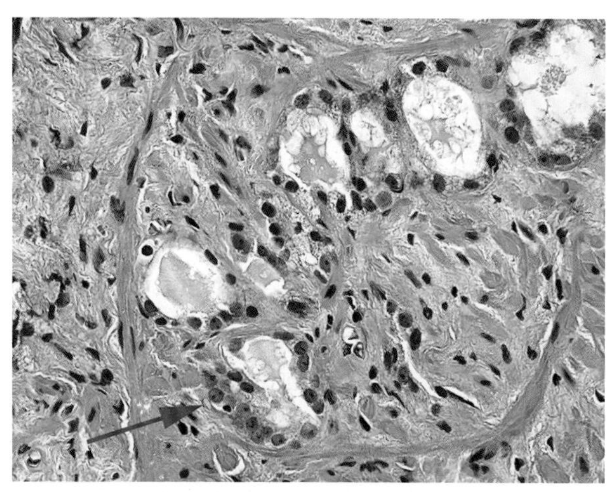

▲ 图 1-78 前列腺癌可偶见萎缩样特征。此例腺体的胞质矮而宽，类似于部分性萎缩；然而同样存在腺癌常见的明显核仁（箭）

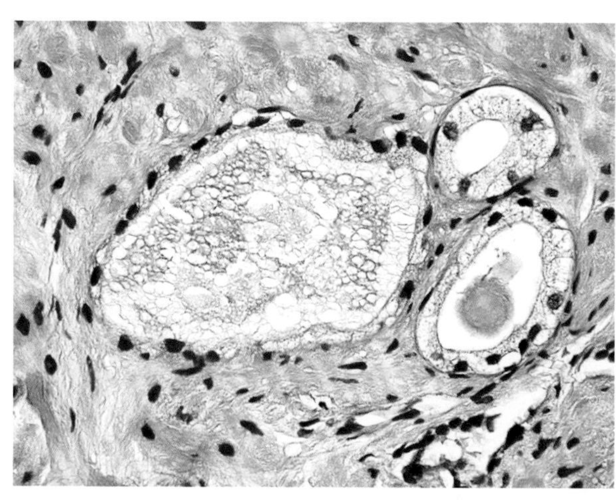

▲ 图 1-79 此例部分性萎缩中，一个腺体细胞质减少，两个小圆形腺体腔缘锐利

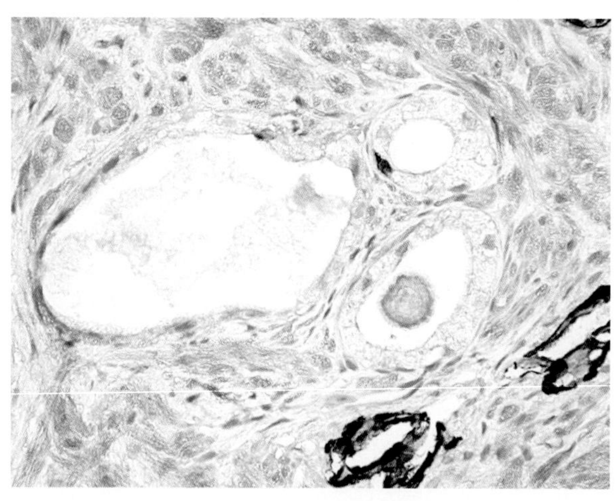

▲ 图 1-80 使用基底细胞和 AMACR“鸡尾酒”双色免疫组化染色，图 1-79 中的相同视野显示极少的基底细胞，AMACR 未见明显阳性。尽管基底细胞稀少，但仍为良性病变

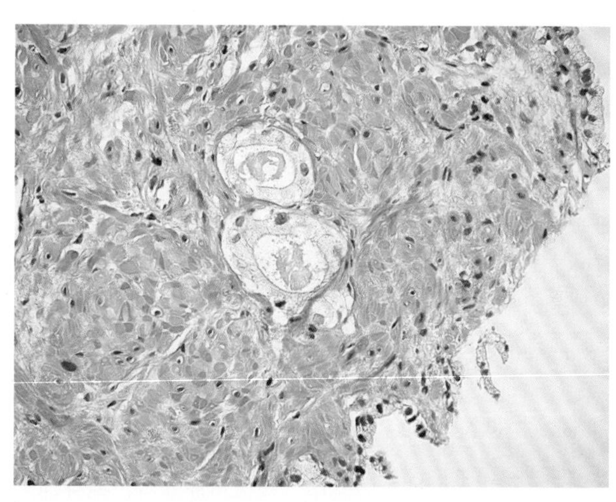

▲ 图 1-81 此病灶部分性萎缩由三个小圆形的腺体组成，与前列腺癌极为相似

胞增生只占据增生结节的部分区域，形成假浸润性表现[64]（图 1-86 至图 1-90）。正常和增生的基底细胞都可见到核仁，从而增加诊断难度（图 1-88）。此外，基底细胞增生也可以出现核分裂象及结晶状物质[64]。

需要时刻警惕的是，极少数前列腺癌 p63 可以呈阳性[33-35, 37]，其他病变，尤其是高级别癌也可以呈高分子量细胞角蛋白阳性[39-42, 66]。然

经验与教训：辨别基底细胞增生

- 具有与毗邻良性腺体中基底细胞相似的细胞核及核仁（图 1-91）
- 尽管有核仁或非典型性，但仍能识别明显的两种细胞群
- 免疫组化：虽然基底细胞看似充满腺体，但有时基底细胞标记显示细胞呈单层或多层围绕在腺体周围，或者呈棋盘状排列[65]（图 1-92 和图 1-93）

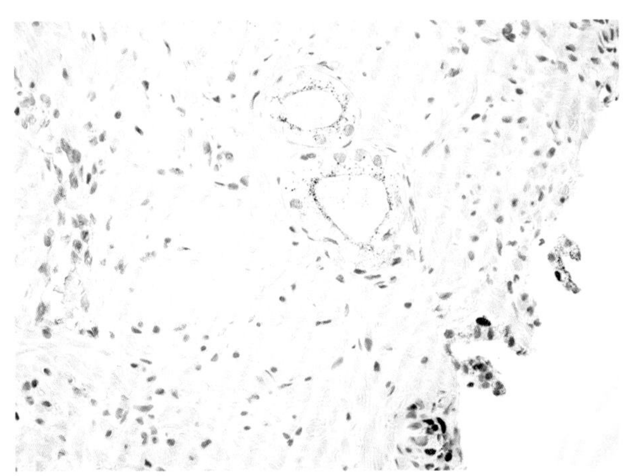

▲ 图 1-82　为图 1-81 中的同一病灶，p63 和 AMACR 单色免疫组化染色未见基底细胞，未见明显的 AMACR 阳性

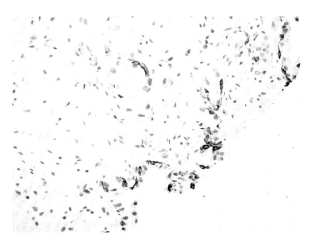

▲ 图 1-83　为图 1-81 和图 1-82 中的同一病灶，高分子细胞角蛋白染色显示有极少量基底细胞，支持其为部分性萎缩

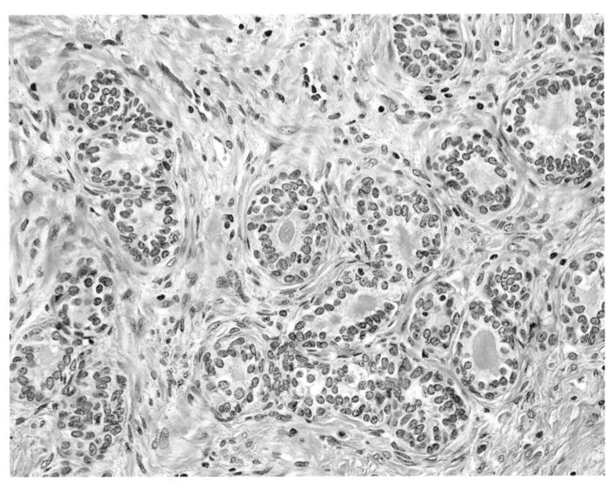

▲ 图 1-84　基底细胞增生可表现为小而圆的腺体。此例可见两群明显不同的细胞

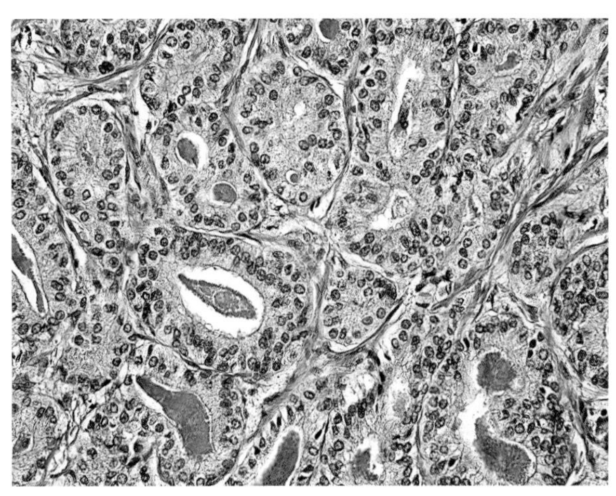

▲ 图 1-85　此例基底细胞增生含有排列极其拥挤的圆形腺体，类似低级别前列腺腺癌

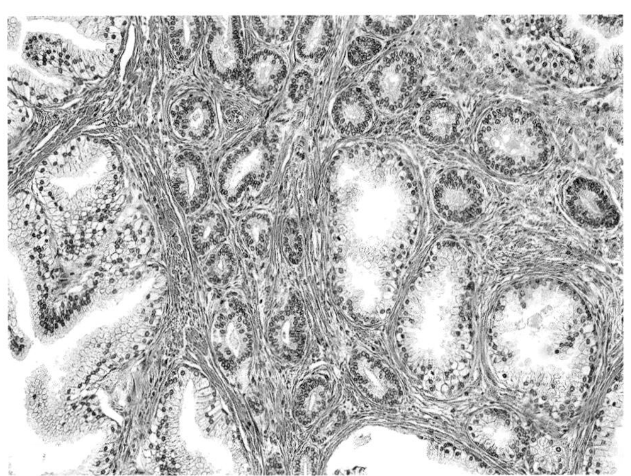

▲ 图 1-86　有时，增生结节内仅部分腺体伴有基底细胞增生，可能被认作浸润于良性腺体之间的腺癌，呈假浸润性外观

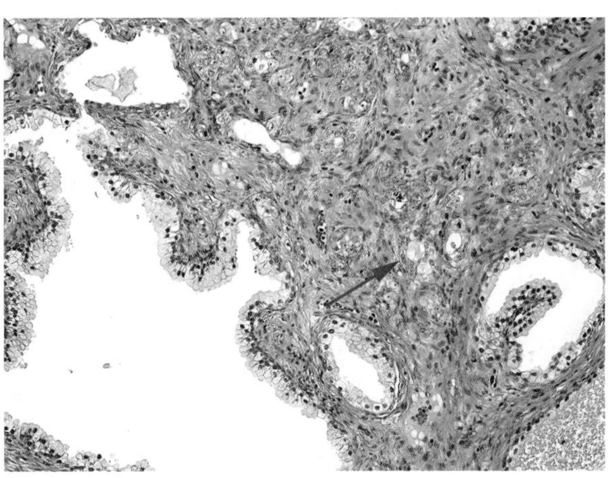

▲ 图 1-87　由于仅存在于增生结节内的部分腺体，此例基底细胞增生极具欺骗性。一些基底细胞增生的腺体内含有蓝染黏液（箭），类似腺癌浸润于良性腺体之间

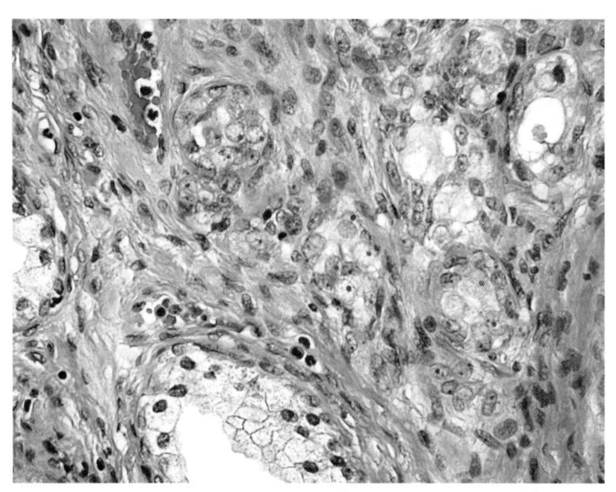

▲ 图 1-88　为图 1-87 中的同一病例，高倍镜下可见明显的核仁和蓝染黏液。亦可见于图 1-89 和图 1-90

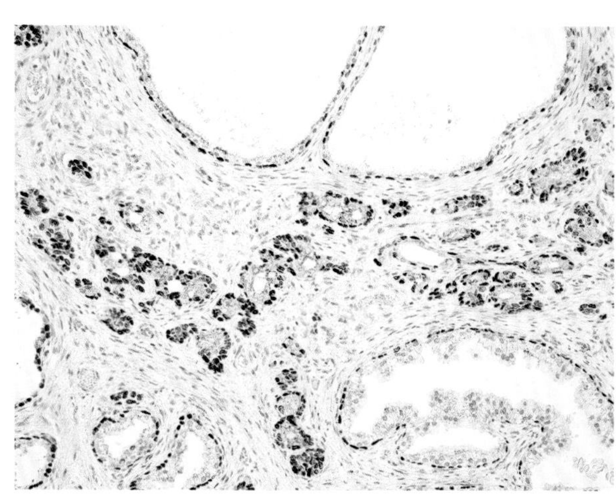

▲ 图 1-89　为图 1-87 和图 1-88 中的同一病例，p63 和 AMACR 免疫组化单色染色，显示所有假性浸润的腺体中均有一层密集的基底细胞

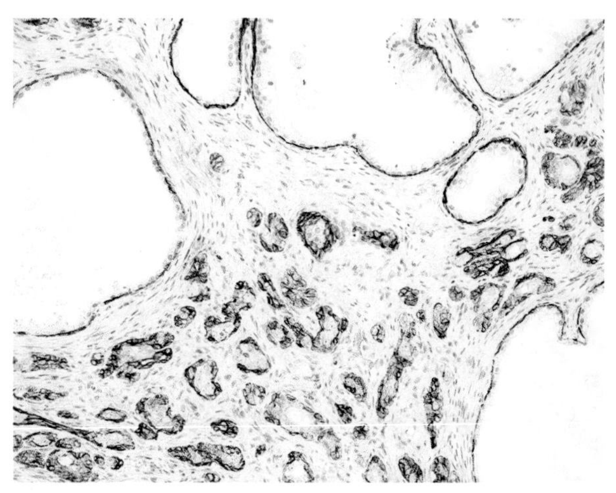

▲ 图 1-90　为图 1-87 至图 1-89 中的同一病例，高分子量细胞角蛋白显示密集的基底细胞层

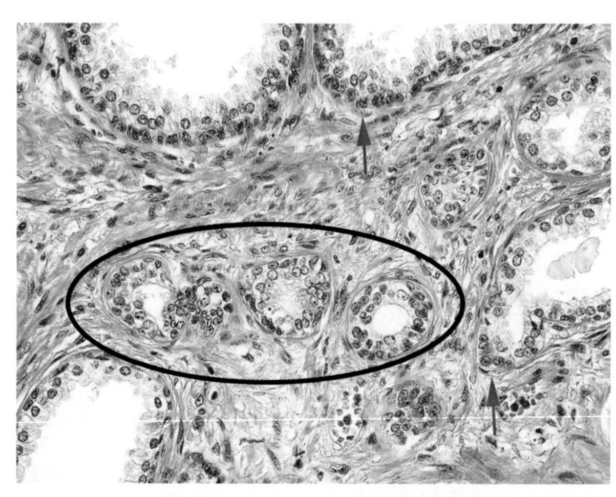

▲ 图 1-91　鉴别基底细胞增生和前列腺癌时，将可疑腺体（圆圈）与明显良性腺体的基底细胞（红箭）进行比较是有帮助的

而，同一个病例中往往不会出现两种标志物同时阳性，并且在这些病例中阳性细胞并不是在基底部，而呈非基底分布的弥漫阳性。

7. 正常和增生的精阜黏膜腺体

精阜是在前列腺尿道部双侧射精管开口交汇处的一个标志，在组织切片中通常形成一个环形或三角形的驼峰样隆起，指向前列腺的前部[1, 11, 67, 68]。其可能包含小的、圆形的、排列拥挤的腺体，在初步检查时可能疑为腺癌[67]（图 1-94 和图 1-95）。在根治性前列腺切除术标本

常见问题：前列腺癌可以表达基底细胞的标记吗

可以的，极少数前列腺癌 p63（图 1-48 和图 1-49）或高分子量细胞角蛋白可呈阳性。然而，在同一肿瘤中，这两种标志物同时阳性几乎是不可能的。p63 异常阳性的前列腺癌通常表现为肿瘤细胞弥漫阳性而非基底部位（腔侧阳性）[33-35, 37]。值得注意的是，在这些病例中有一些独特的形态学表现，包括浸润性的腺体、肿瘤细胞巢团和条索，伴胞质萎缩性改变（胞质稀少）或呈基底细胞样[33, 40]。尽管这一发现的意义尚不完全清楚，但一些数据表明，传统的前列腺癌分级不能完全反映这些肿瘤的生物学行为，在这种情况下，可以不使用传统分级[33]

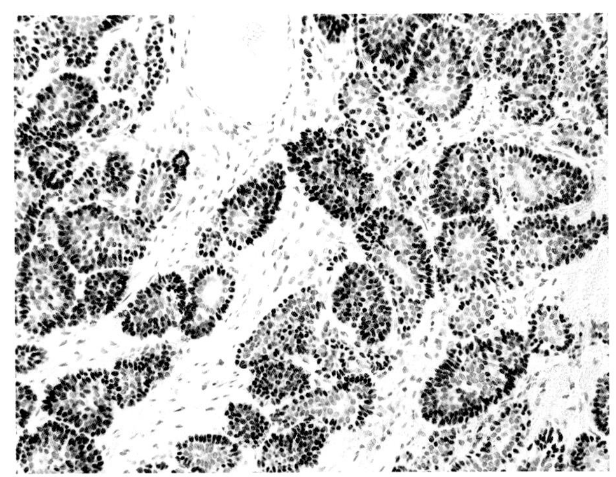

▲ 图 1–92　应用 **p63** 免疫组化染色观察基底细胞增生时，虽然在形态学上腺体似乎完全被基底细胞充满，但染色结果显示仅周边阳性，或者呈棋盘状分布，部分形态似基底细胞的成分不表达 **p63**

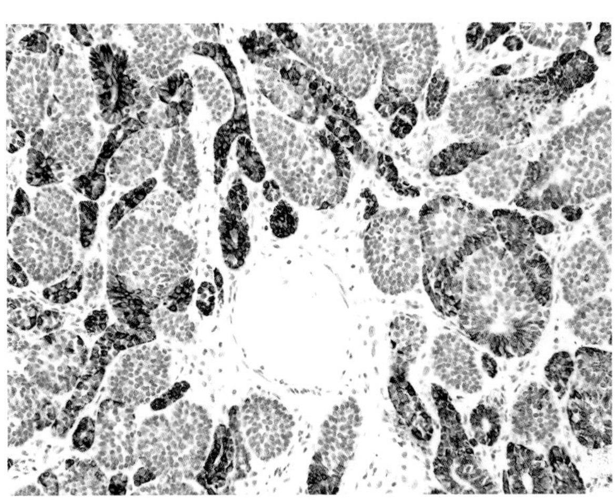

▲ 图 1–93　为图 **1–92** 中的同一病例，基底细胞增生，尽管形态上这些腺体中充满基底细胞，但大多数腺体中高分子量细胞角蛋白仅部分表达

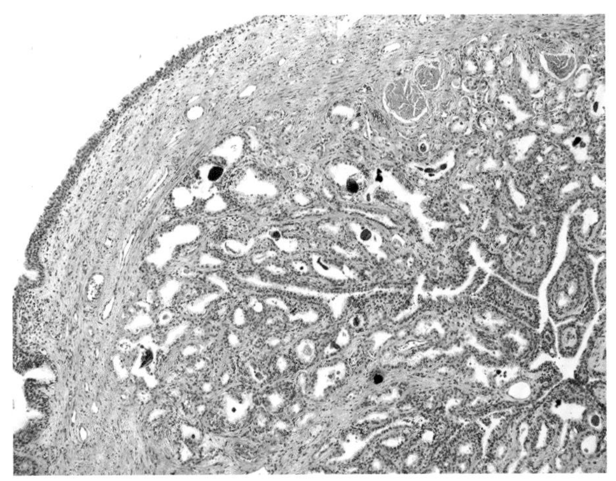

▲ 图 1–94　虽然精阜通常呈小叶状结构，但有时其内会出现拥挤的小圆形腺体

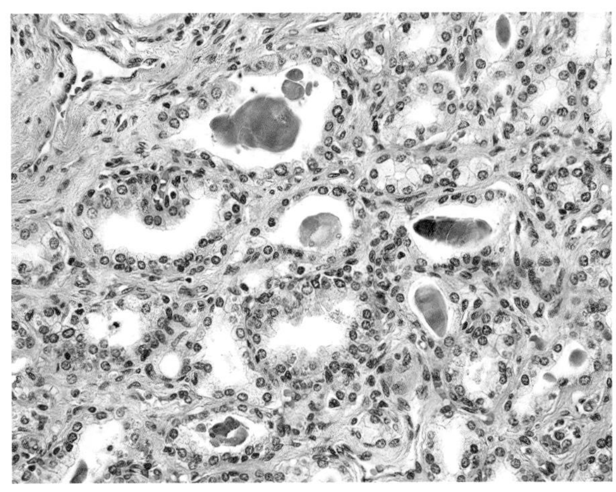

▲ 图 1–95　高倍镜下，精阜腺体细胞学良性，常见深染的管腔内凝聚物

中，这种增生局限于精阜所在的特定解剖区域，通常不会造成诊断困难。然而，在活检标本中遇到这种旺炽性增生的腺体结构时，可能会具有迷惑性[68]。这些腺体内通常有类似淀粉小体的浓稠成分，比正常组织更多，并且这些小体通常呈橘红色、棕褐色或深紫色（图 1–96 至图 1–98），不同于淀粉小体的典型粉红色外观[68]。尽管病变呈拥挤的腺泡状外观，但通过形态学或免疫组化仍可以看到明确的基底细胞，与扩散至尿道的腺癌相比，其细胞通常较温和[67, 68]。

经验与教训：精阜黏膜腺增生的诊断线索[68]

- 小叶状结构为主
- 通常紧贴尿路上皮下方
- 常有许多淀粉样小体 / 橘红色的浓稠物质
- 形态学和免疫组化可见基底细胞

8. 肾源性腺瘤

肾源性腺瘤相对常见，形态表现为具有肾小管细胞表型的增殖性病变，尤其在膀胱多见；然

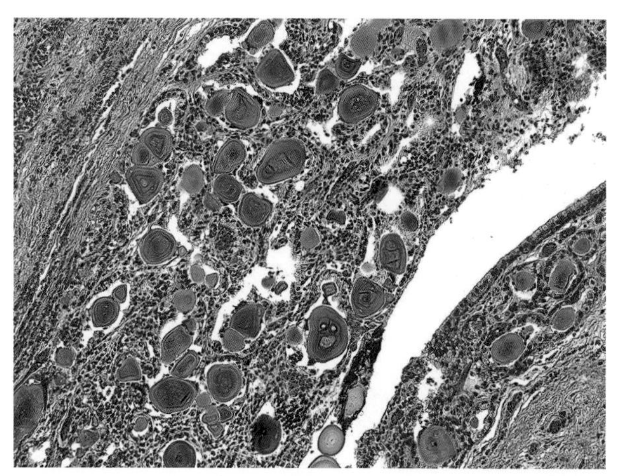

▲ 图 1-96　在某些精阜黏膜腺（或增生）中，腺腔内深染的凝固物可能非常多，如果在活检标本中发现，可作为诊断线索

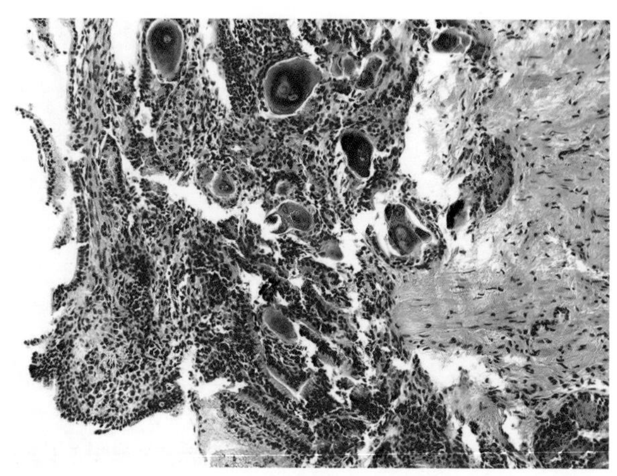

▲ 图 1-97　在此例中，穿刺活检中的精阜腺体表现为复杂的腺体增生，伴有明显深染的腔内容物

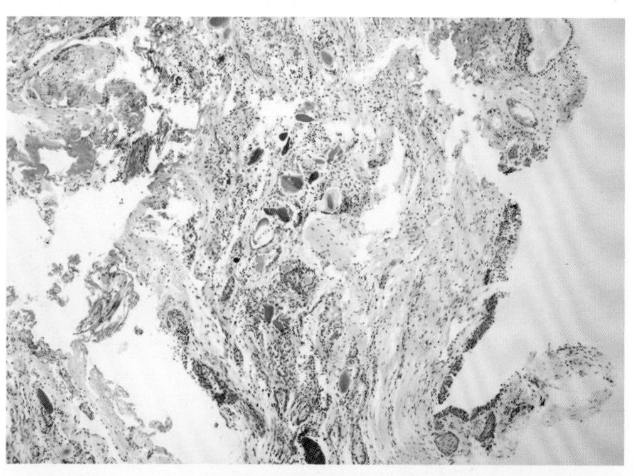

▲ 图 1-98　在此例中，经尿道切除标本中的精阜腺体扭曲变形；然而，这些深色的腔内容物是避免误诊为癌的有用线索

而，当病变出现在前列腺尿道时可能造成诊断难题。肾源性腺瘤的生长模式包括管状、乳头状和扁平状[16, 46, 47, 69–71]。这里主要讨论管状生长模式，因为这种模式可能与前列腺癌相混淆[71]（图 1–99 至图 1–102）。由于肾源性腺瘤常与尿道炎症及刺激有关，提示可能是损伤所致的化生反应，因此最初被认为是一种化生过程。然而，一项有趣的研究发现，在肾移植受体中，该病变携带供肾而非受者的性染色体，提示其可能为脱落的肾小管细胞在尿道黏膜损伤处种植和生长而形成[72]。因此，肾源性腺瘤几乎是恒定表达肾小管标志物 PAX8[73, 74]（图 1–103），但是它们可显示类似于不同部位的肾小管细胞的免疫表型，故其他标志物如 AMACR 和 GATA3 表达不一[75]（图 1–104）。

经验与教训：前列腺标本中的肾源性腺瘤

- 肾源性腺瘤免疫组化可呈现与前列腺腺癌相同的表达模式（基底细胞缺失和 AMACR 阳性）（图 1–104）
- 小管的 PAX8 阳性及高分子量细胞角蛋白呈非基底阳性模式[75]可协助明确诊断
- 其他形态学上的线索
  - 许多小管/腺体周围有明显的基底膜（图 1–105）
  - 常定位于尿道黏膜附近
  - 与炎症相关（图 1–105），有时细胞呈鞋钉状或伴明显核仁[71]（图 1–106）

9. 中肾残余及增生

中肾残余有时可在前列腺或前列腺周围组织中发现，是极少见的良性病变，类似于女性生殖道中的相同病变[21, 76–78]。发生部位包括膀胱颈平滑肌、前列腺基底部精囊腺周围的软组织、前列腺前部纤维肌性间质内，以及前列腺腺泡之间[76]。在一些病例中病变可能与萎缩的前列腺腺体小叶重叠而变得不易察觉；但是更旺炽性增生的病例会被误认为前列腺腺癌或癌的前列腺外扩散（当位于前列腺周围组织中时）[76]。中肾残余的部分特征类似肾源性腺瘤，包括免疫组化 PAX8 阳性，

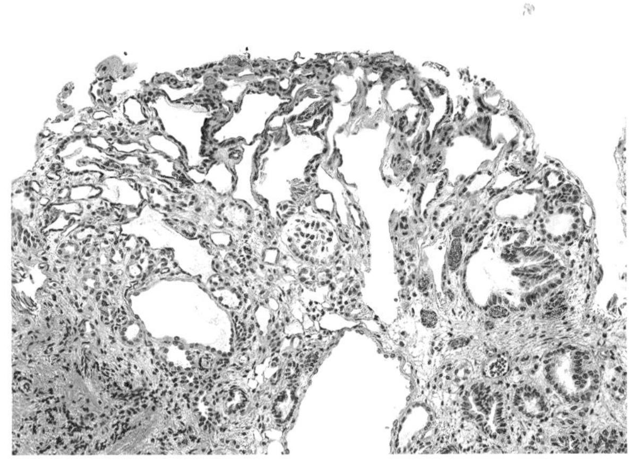

▲ 图 1-99　肾源性腺瘤累及前列腺尿道，通常表现为尿道黏膜下拥挤的腺体或管状结构

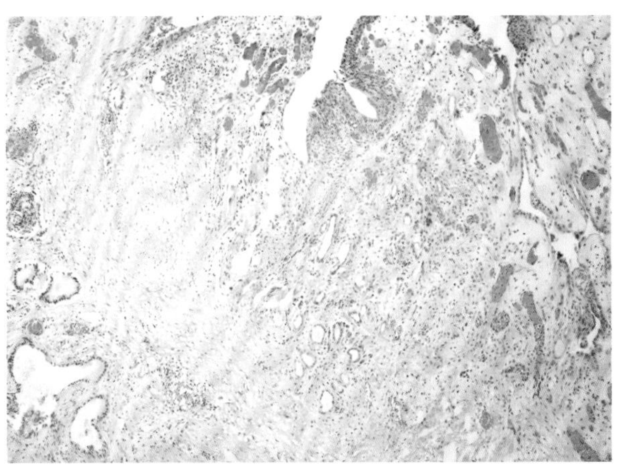

▲ 图 1-100　此例经尿道切除前列腺标本中发现的肾源性腺瘤，几个管状结构出现在尿道黏膜下方

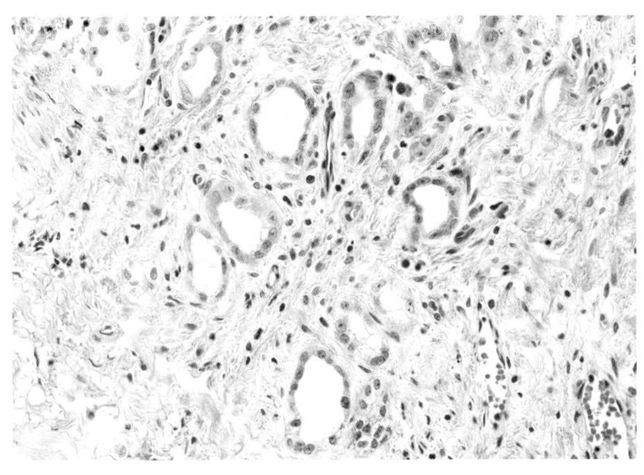

▲ 图 1-101　肾源性腺瘤的经典形态是形成小管或腺体，可能会与前列腺癌混淆

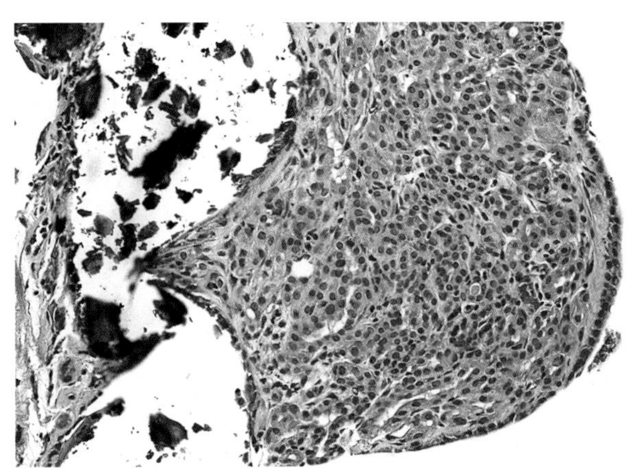

▲ 图 1-102　穿刺活检中的肾源性腺瘤，可见增生的密集管状结构位于活检组织的顶端，该处很可能是尿道腔

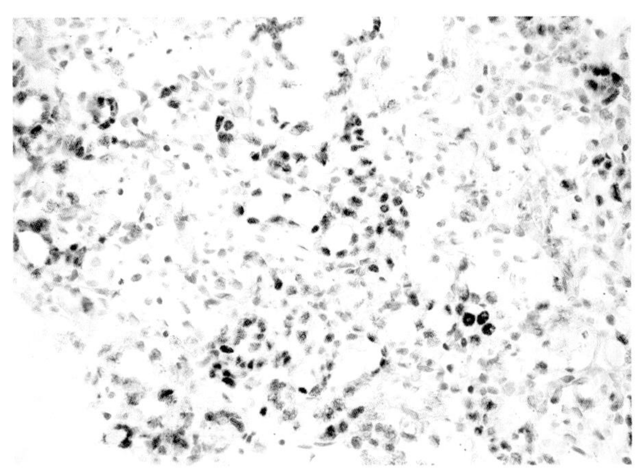

▲ 图 1-103　免疫组化 **PAX8** 恒定阳性有助于确认肾源性腺瘤，在前列腺腺癌中 **PAX8** 阳性极其罕见

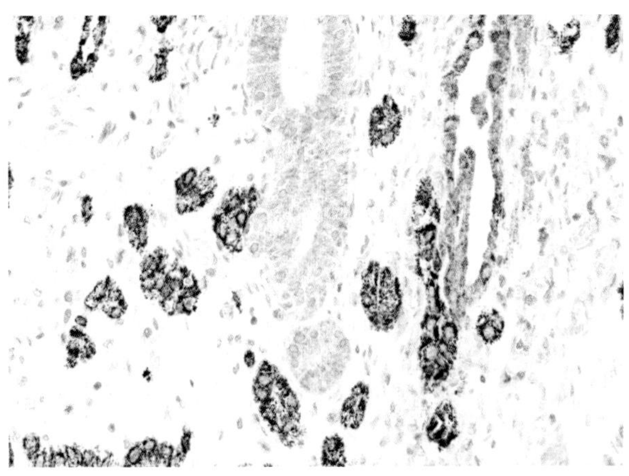

▲ 图 1-104　在肾源性腺瘤中，使用前列腺的“鸡尾酒”免疫组化，如 **p63** 和 **AMACR** 单色检测时，可能会与前列腺腺癌混淆，这是由于肾源性腺瘤缺乏基底细胞层，且通常胞质中 **AMACR** 阳性

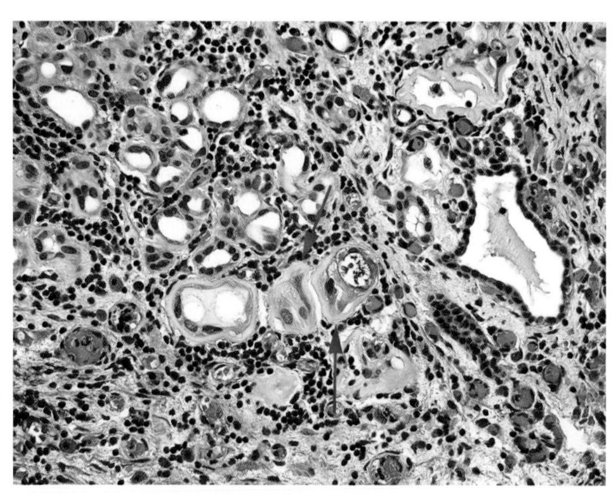

▲ 图 1-105　肾源性腺瘤的其他特征包括常见慢性炎症背景和腺体周围明显的基底膜（箭）

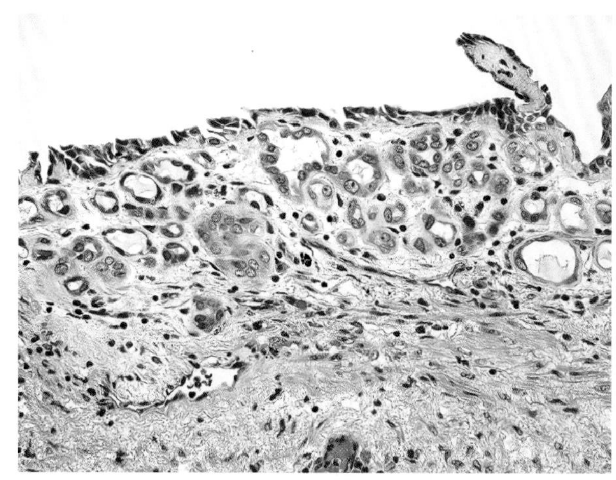

▲ 图 1-106　此例发生于前列腺尿道的肾源性腺瘤有明显的核仁，这使其容易误判为前列腺腺癌。病变位于尿道黏膜之下是一个诊断线索

以及由立方细胞构成的小腺体结构。中肾残余往往出现在远离尿道黏膜的位置，而肾源性腺瘤多发生在尿路上皮黏膜附近（如前列腺尿道部）。中肾残余的其他特征包括小叶状结构、管腔内胶样物质（图 1-107）、扩张的小管或囊腔、微乳头状细胞簇等[76]。良性前列腺组织中发现中肾残余时，如果被当作为萎缩的腺体忽略掉是没有太大临床意义的；然而，当有可能被混淆为前列腺癌或癌的前列腺外扩散时，其前列腺癌标志物（PSA 等）阴性和 PAX8 阳性（图 1-108）可协助诊断[76, 78]。

10. 良性腺体的放疗后非典型性改变

前列腺标本组织病理学中的一条普遍规则是，显著的核多形性并不支持前列腺腺癌的诊断，而提示其他诊断，如良性精囊腺或射精管组织、腺体伴放疗后改变及尿路上皮癌等。因此，前列腺组织内腺上皮细胞核大小差异明显时，应注意是否为放疗后引起的改变。另外，在标本送病理检查时，患者的放疗史经常未作说明，需要病理医师在医疗记录中明确病史。在有放疗后改变的良性组织中，腺体常出现萎缩，腺腔细胞或分泌细胞的胞质稀少，而基底细胞体积增大，有时相当异型，胞核深染，核仁明显[79, 80]（图 1-109 和图 1-110）。尽管形态学改变令人担忧，但仍能辨别其小叶结构。软组织的放疗后改变，如明

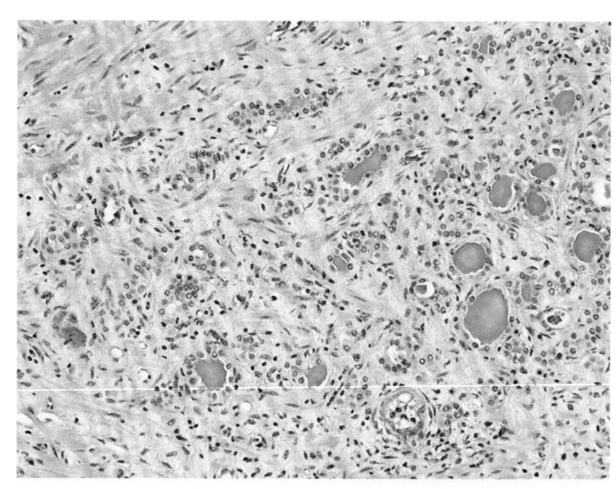

▲ 图 1-107　中肾残余是前列腺内及周围组织的罕见病变。此例（中肾残余）可能会被当作良性的萎缩性改变而将其忽略；然而，当在前列腺周围组织发现这种病变时，可能导致诊断的不确定。此例由伴嗜酸性胶样物质的小管组成

显的血管破坏（图 1-111）、小血管闭塞或神经束内的非典型细胞等，在未了解病史信息的情况下，都可以作为判断其为放疗后改变的线索。最近报道的一项有趣的研究表明，这些基底细胞也可能表现为 GATA3 免疫组化阳性[81, 82]（图 1-112 至图 1-114），可能与尿路上皮癌相混淆。虽然在接受放疗的前列腺组织中发现了这种现象，但在没有放疗史的良性前列腺组织中也发现了低水

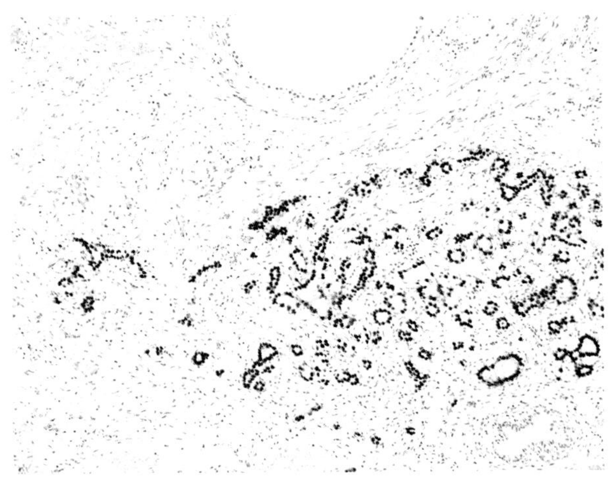

▲ 图 1-108 **PAX8** 阳性有助于诊断中肾残余，此例中也突出显示了小叶结构

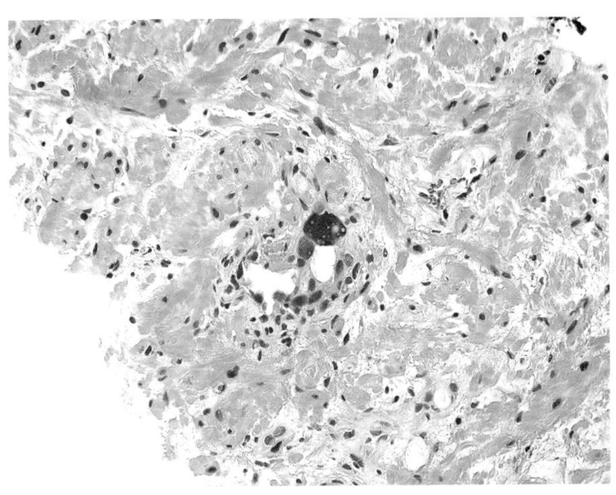

▲ 图 1-109 良性前列腺组织伴放疗效应中，基底细胞可表现出显著的细胞核异型性而令人担忧。然而，多形性在前列腺癌中并不常见，故应想到放疗后改变的可能

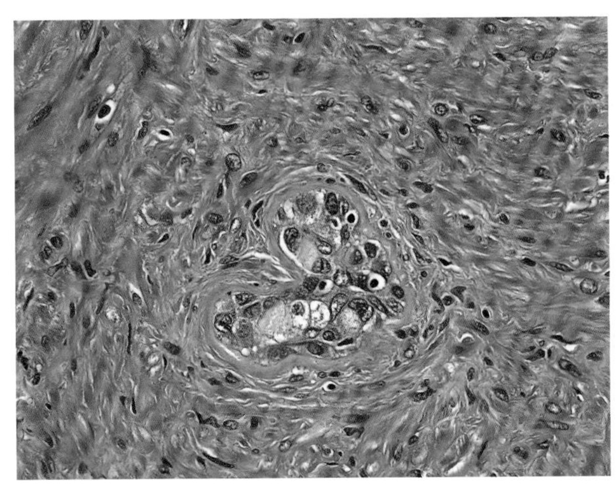

▲ 图 1-110 此例良性前列腺组织伴放疗后改变，出现了程度较轻的核异型性，在没有了解病史信息的情况下，这可能是判断其为放疗后改变的线索

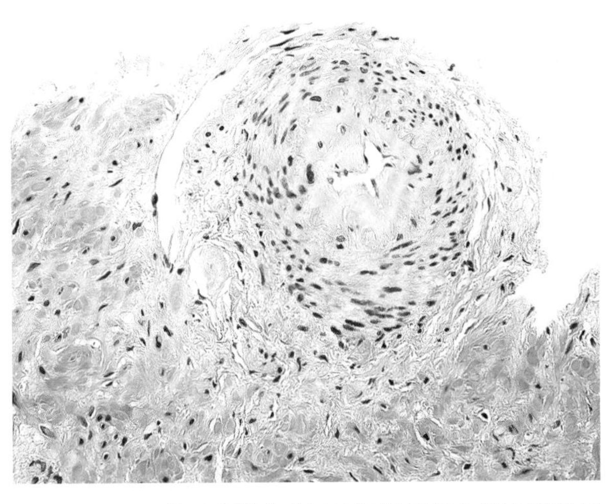

▲ 图 1-111 前列腺放疗后活检组织显示血管内膜增厚和管壁细胞核增大，提示前列腺曾接受过放射治疗

平的 GATA3 表达 [81, 83]。相比之下，前列腺癌的 GATA3 始终为阴性，且极少有例外报道 [81, 83–87]。如果担心其为前列腺腺癌，免疫组化可显示这些非典型腺体的基底细胞标志物呈阳性。

11. Cowper 腺体

良性 Cowper 腺体（尿道球腺）在前列腺标本中极少见，因为其位置超出了前列腺尖部、位于阴茎基底部周围；然而，它们偶尔也会在活检中被取到，尤其是在从前列腺尖端获得的活检组织中 [16, 46, 47, 88]。小而拥挤的、泡沫状的腺体（图 1-115）可能与前列腺腺癌中的泡沫细胞亚型相混淆。围绕在中央导管周围、界限清楚的小叶状结构，以及具有骨骼肌背景，是判断其为非肿瘤性腺体的线索。偶尔相关的良性腺体可逐渐过渡为黏液腺（图 1-116）。如果不确定，免疫组化可以帮助识别 Cowper 腺体，因为 Cowper 腺体中，导管细胞高分子量细胞角蛋白染色阳性，呈基底样分布在一些小叶中。同理，p63 通常也会显示

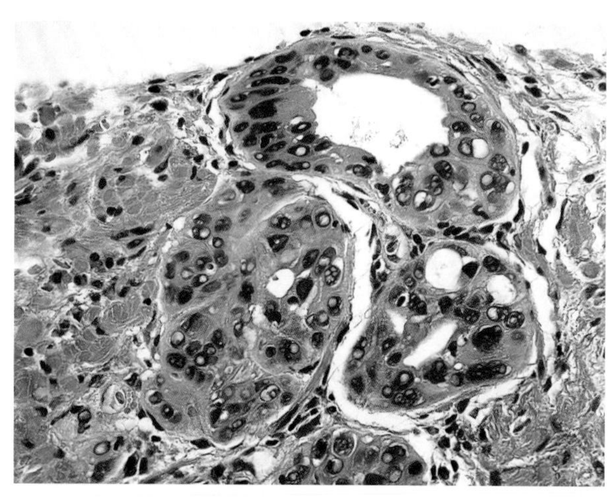

▲ 图 1–112　此例前列腺放疗后腺体出现非典型性改变，可见大量基底细胞核增大，且大小不一

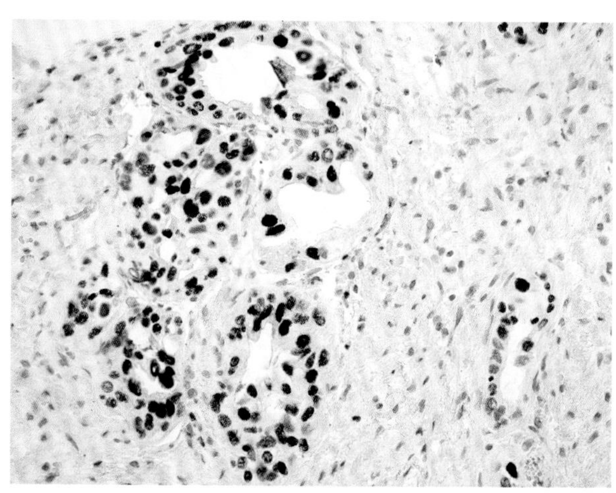

▲ 图 1–113　为图 1–112 中的同一病例，免疫组化显示放疗后良性腺体多数细胞 GATA3 阳性，此现象最近已被报道

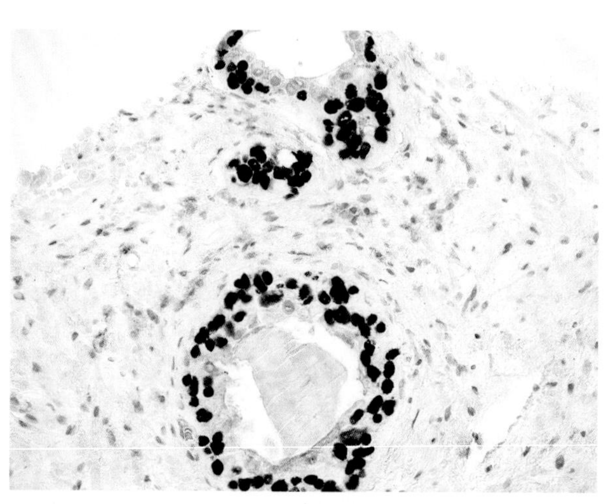

▲ 图 1–114　为图 1–112 和图 1–113 中的同一病例，p63 的免疫组化显示大多数细胞为基底细胞，不支持前列腺癌的诊断

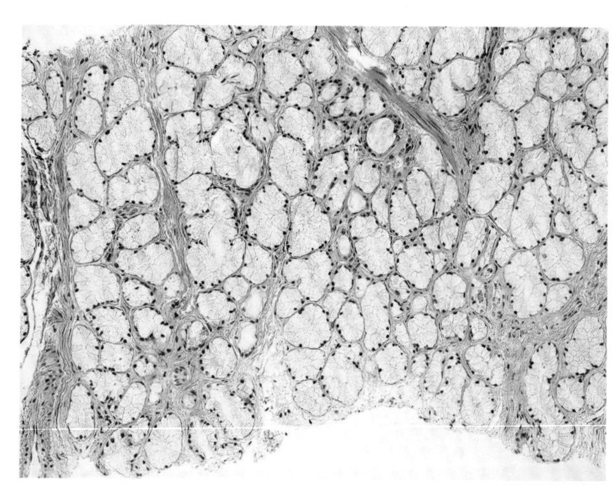

▲ 图 1–115　在穿刺活检，尤其是前列腺尖部的标本中，Cowper 腺或尿道球腺可以表现为伴有黏液样特征的拥挤的小圆形腺体

至少为斑片状的基底细胞阳性（图 1–117）。

（二）前列腺腺泡腺癌

前列腺腺泡腺癌当属诸多“小腺体”病变中最受关注的，这也是我们之所以在本章讨论众多良性类似病变的主要原因。经典的前列腺腺癌由拥挤的、小的、环状的、呈单层排列的腺体结构组成。细胞核增大，有时深染，至少有局灶区域核仁明显（图 1–118）。与周围的良性上皮相比，细胞质深染或双嗜性[69]（图 1–119 和图 1–120）。然而，前列腺癌不同于许多其他癌，肿瘤细胞通常形态比较单一（非多形性），腺体形状呈圆形/规则，而且肿瘤通常不会引起间质/促纤维增生反应。

1. 微小前列腺癌诊断标准

虽然大的前列腺腺癌病灶通常因为其拥挤的小腺体模式，细胞异型性和浸润性生长模式而容易被识别，但在外科临床病理中，一个常见的挑战便是，确定活检标本中局灶的非典型腺体病灶是否足以诊断为恶性肿瘤，绝大部分情况是 Gleason 评分为 3+3=6 分（分级分组 1）[89, 90]。评

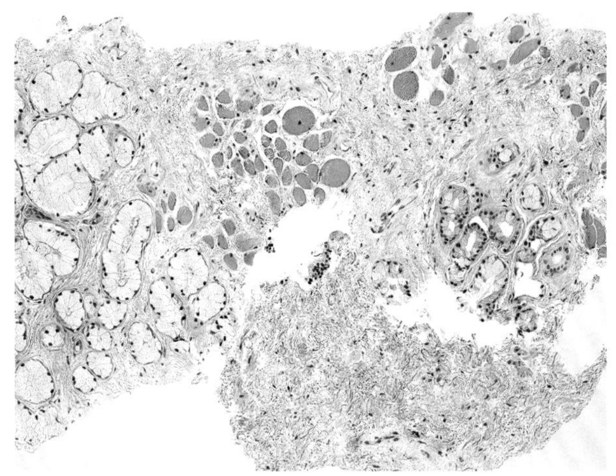

▲ 图 1-116　在前列腺活检中识别 **Cowper** 腺体的线索包括其与骨骼肌和相关良性导管（右侧）联系密切

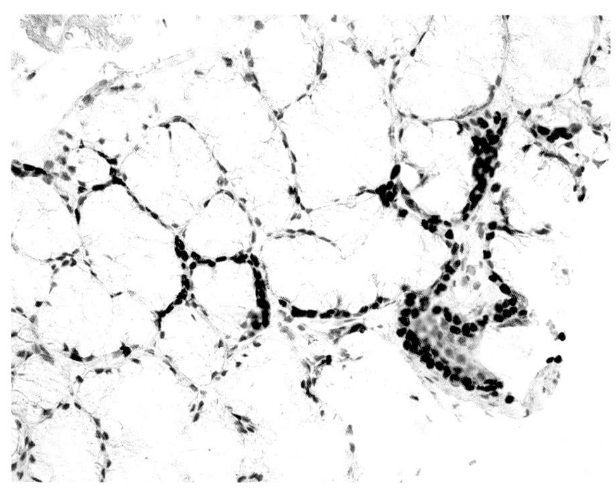

▲ 图 1-117　此例前列腺穿刺活检中的 **Cowper** 腺体未见明显 **AMACR** 染色，两种标志物单色双染显示有 **p63** 阳性的细胞层

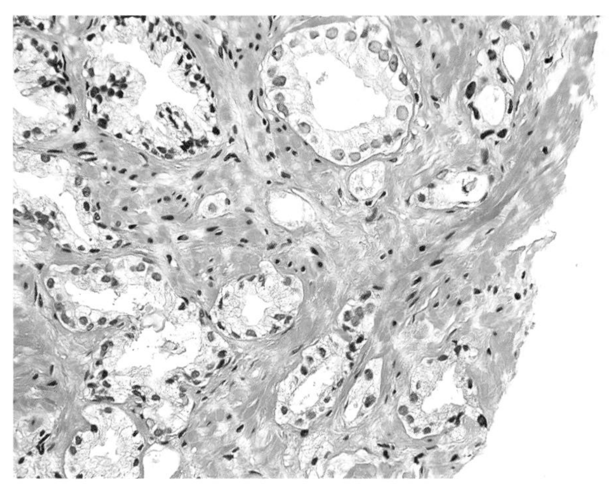

▲ 图 1-118　诊断前列腺腺癌的最有力的组织学特征之一是出现明显的核仁，如此例所示，在相对苍白的圆形腺体中，有些含有明显的核仁

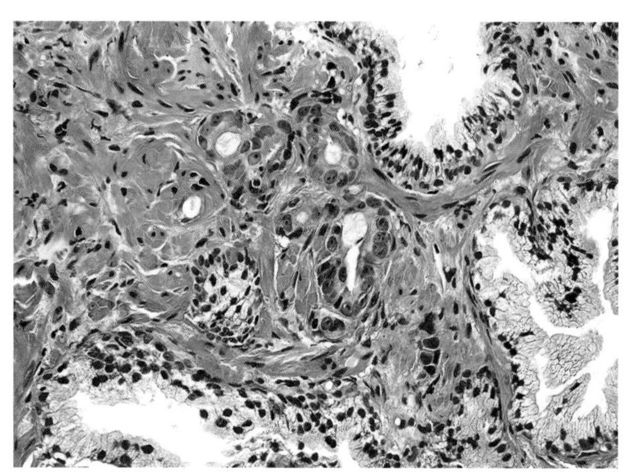

▲ 图 1-119　与邻近的良性腺体相比，这一小灶前列腺腺癌深染或双嗜性染色

估这种非典型病灶的一种常用方法是通过统计支持为癌和不支持为癌的组织学特征进行全面的评估[89]（表 1-3，图 1-121 至图 1-144）。假如有许多支持诊断为癌的特征，并且不支持的特征很少甚至没有，通常很容易作出前列腺腺癌的诊断。假如支持和不支持为癌的特征都有，两者混杂，诊断则需要考虑鉴别类似癌的一些良性病变，可以使用免疫组化进一步明确。有一种情况是，当不能满意解释标本中出现的非典型性腺体时，可以报告为非典型性腺体 / 非典型性小腺泡增生。同样，假如有多个不支持诊断为癌的特征，而疑

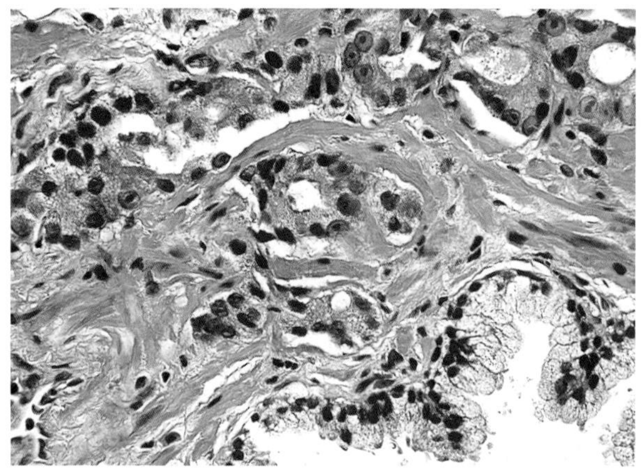

▲ 图 1-120　高倍镜下，前列腺腺癌可见明显的核仁，整体呈深染或双嗜性染色，颜色与邻近的良性腺体形成明显对比（底部）

表 1-3　活检标本中支持和不支持前列腺癌诊断的形态特征			
	支持癌	支持良性	类似病变，例外，备注
小圆形腺体	√		类似病变：部分性萎缩、非典型腺瘤性增生（腺病）、肾源性腺瘤（通常靠近尿道）、中肾残余（罕见，PAX8+，前列腺标记阴性）
簇状腺上皮		√	例外：PIN 样癌、假增生性癌
明显的核仁	√		类似病变：显著的基底细胞、基底细胞增生、PIN、部分性萎缩（有时）
拥挤的腺体（图 1–121）	√		类似病变：结节状增生、非典型腺瘤性增生（腺病）、外周带腺病、精阜黏膜腺增生、精囊腺或射精管组织
核分裂象（图 1–122 和图 1–123）	√	少见	备注：在癌中更常见，但在 PIN、良性腺体中也能发现
胞质深染或呈双嗜性染色（图 1–124）	√		备注：如果同邻近的良性腺体形成对比，则更支持
核深染及增大	√		类似病变：PIN、良性基底细胞放疗后非典型性改变
浸润性生长方式（图 1–125 和图 1–126）	√		
间质透明样变（图 1–127）		√	备注：前列腺癌通常缺乏其他器官的癌的间质反应或纤维组织增生；间质透明样变常出现在萎缩腺体周围；最近的证据表明，真正的促纤维组织增生（间质来源恶性肿瘤）是一种更具侵袭性的特征
蓝染黏液（图 1–128 至图 1–130）	√		类似病变：基底细胞增生、结直肠上皮（依赖于染色技术）
腔内结晶样物质（图 1–131 和图 1–132）	√	少见	备注：常见于癌，但也可在良性腺体和 PIN 中发现
淀粉体 / 腔内浓稠物 / 钙化（图 1–133 和图 1–134）		√	备注：极少见于癌，但不绝对
腺体腔缘锐利	√		类似病变：部分性萎缩
基底细胞缺乏	√		• 类似病变：在 PIN、部分性萎缩、非典型腺瘤性增生（腺病）中基底细胞常减少 • 备注：这些类似病变中的一些腺体可能完全缺乏基底细胞，但在其他腺体中有时还是有少量基底细胞存在
基底细胞存在（图 1–135 和图 1–136）		√	• 备注：在腺癌中有时可见体积较小、呈压缩状的核，但其基底细胞标志物阴性。前列腺癌在癌细胞可罕见异常表达 p63 染色（非基底部位） • 例外：导管内癌表现为高级别特征（通常为筛状），但基底细胞层完整
肾小球样结构（肾小球样变）（图 1–137）	√		• 备注：癌的特征性病理改变（从未在良性前列腺中发现） • 类似病变：良性上皮套叠入腺腔（不是筛状）（图 1–138）

（续表）

	支持癌	支持良性	类似病变，例外，备注
神经周围浸润（图 1–139）	√		备注：如果真正包裹神经，则是癌的特异性改变，但也有极少数良性腺体会紧邻神经（图 1–140）
胶原微结节（黏液性纤维增生）（图 1–141 和图 1–142）	√		备注：癌的特征性病理改变
AMACR 阳性	√	少见	备注：癌的特征性表现，但也见于 PIN，有时可见于非典型腺瘤性增生（腺病）、部分性萎缩
AMACR 阴性或弱表达（图 1–143）	少数亚型	√	例外：AMACR 强阳性是癌的特征，但少数癌是阴性或弱阳性（高达 20%）
ERG 阳性（图 1–144）	√		备注：往往是癌的特异性改变，极少数 PIN 病例会出现
ERG 阴性	√	√	备注：只有 40%～50% 的癌有 *ERG* 重排

AMACR. α– 甲基酰基辅酶 A 消旋酶；PIN. 前列腺上皮内瘤变

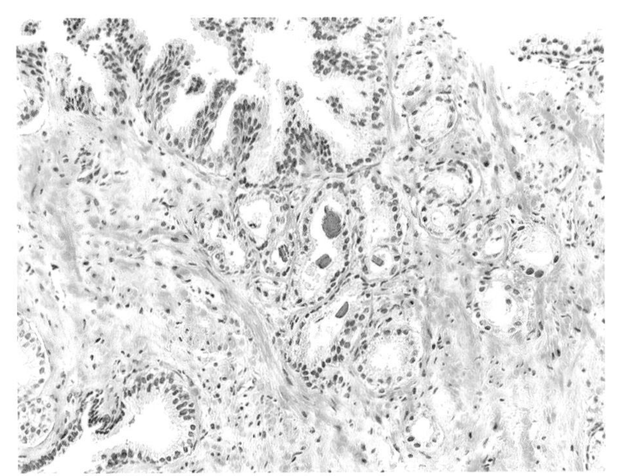

▲ 图 1–121 腺体排列拥挤是诊断前列腺腺癌的一个线索，本例中腺体密集，且胞质相对淡染，同时腺腔内存在晶体物

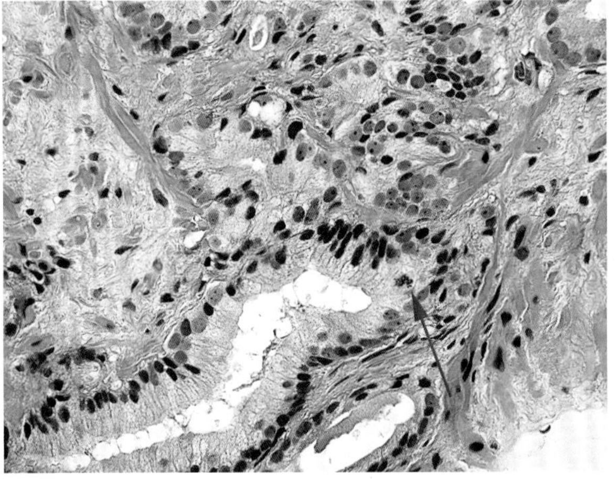

▲ 图 1–122 核分裂象在前列腺癌中更常见（箭），但出现核分裂象并不是癌的特有现象

诊为癌的特征数量很少时，也需要鉴别良性的类似病变和非典型增生。

除了这些对前列腺癌具有高度特异性的形态特征（见上述常见问题）以外，许多其他特征也与癌有关，但对诊断不完全具有特异性。明显的核仁通常被认为是最重要的特征[93]（图 1–118 和图 1–120）；然而，只有核仁出现并不完全是特异性的，良性病变也可见核仁[89]。显著的核仁对腺癌的诊断敏感性也不足，尽管几乎总是能在大

备忘列表：小的前列腺癌灶的诊断[a]

- 存在多种可疑细胞学及组织结构特征（表 1–3）
- 在所有形态非典型的腺体中，免疫组化显示基底细胞均完全缺失
- 不能用形态相似的良性类似病变解释所有的形态特征
- 一般不少于 3 个非典型腺体（伴有其他异常改变时对数量的要求可不相同）
- 可能的情况下，需另一位病理医生同意

a. 如果不符合这些标准，则诊断为非典型腺体（非典型小腺泡增生）通常更为合理

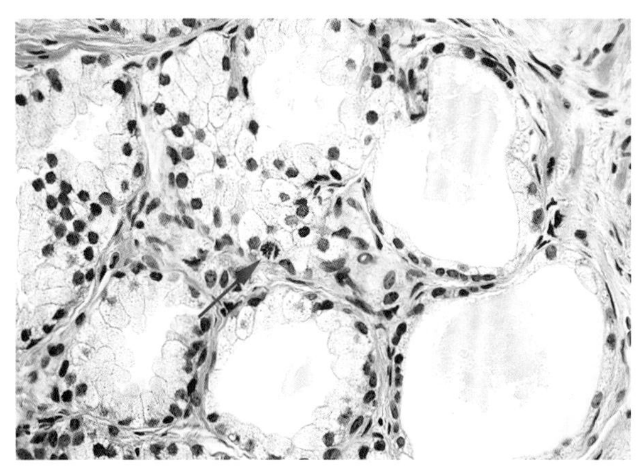

▲ 图 1-123　在良性腺体中同样可见核分裂象（箭）

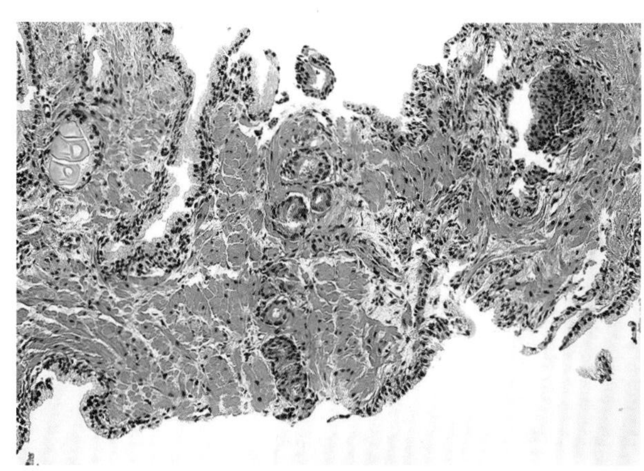

▲ 图 1-124　穿刺活检标本中，浸润性生长是诊断前列腺腺癌的重要线索。此例可见腺体结构呈线样横跨活检组织，可认为是一种浸润性生长模式。在此病例中，癌性腺体比邻近的良性腺体更为深染

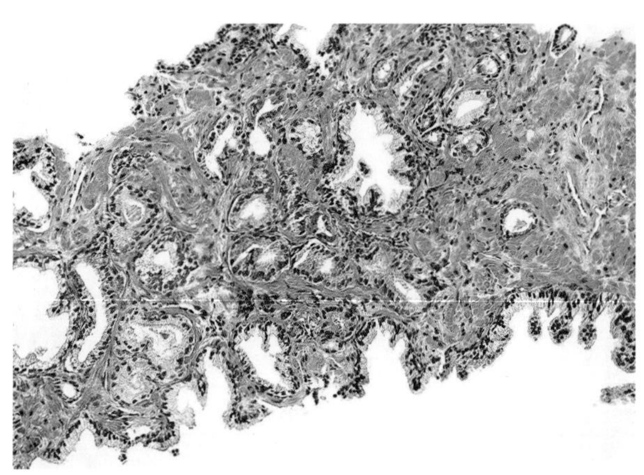

▲ 图 1-125　此例前列腺腺癌穿刺活检中，两侧的良性腺体之间可见多个非典型腺体浸润

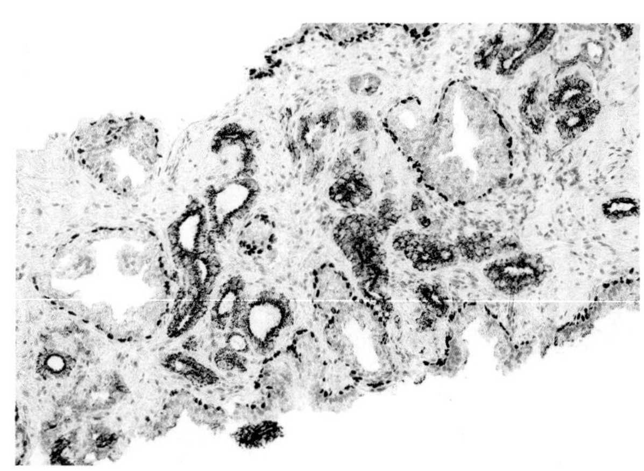

▲ 图 1-126　为图 **1-125** 中的同一病例，免疫组化 **AMACR** 和 **p63**（单色）显示良性腺体周围见腺癌成分浸润

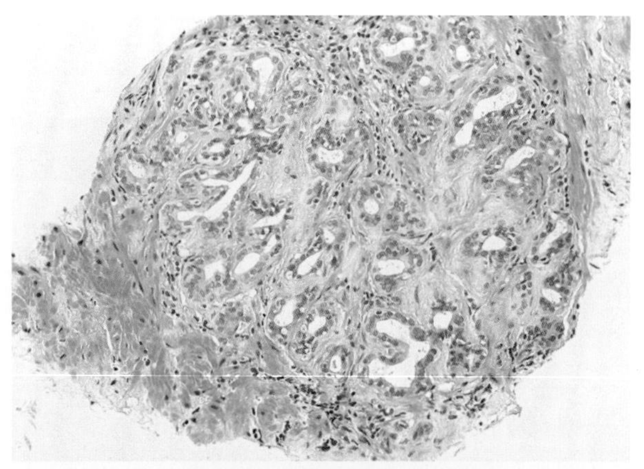

▲ 图 1-127　硬化性间质在良性病变中更常见，如此图所示的萎缩，但是极少数前列腺癌也可有间质反应

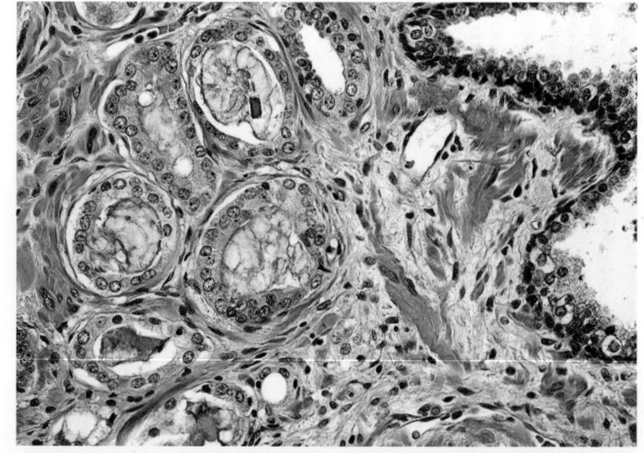

▲ 图 1-128　蓝染的黏液是诊断前列腺癌的有用线索，可能因实验室染色步骤不同而存在显著程度差异。与良性腺体（右侧）相比，腺癌（左侧）显示非常明显的蓝染黏液

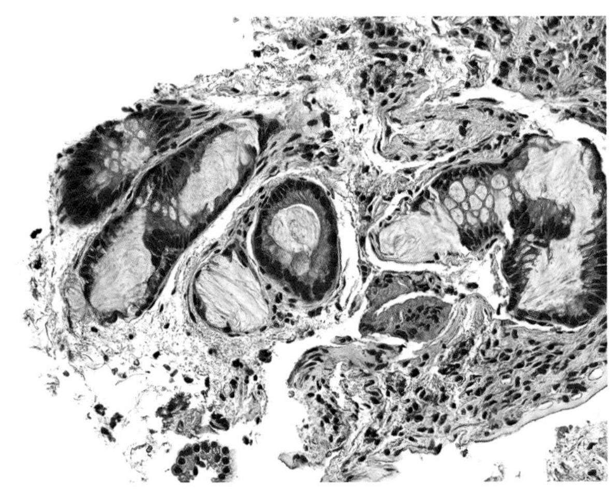

▲ 图 1–129 其他类似病变也可以有明显的蓝染黏液，包括如图所示的前列腺穿刺活检组织中出现的结直肠组织

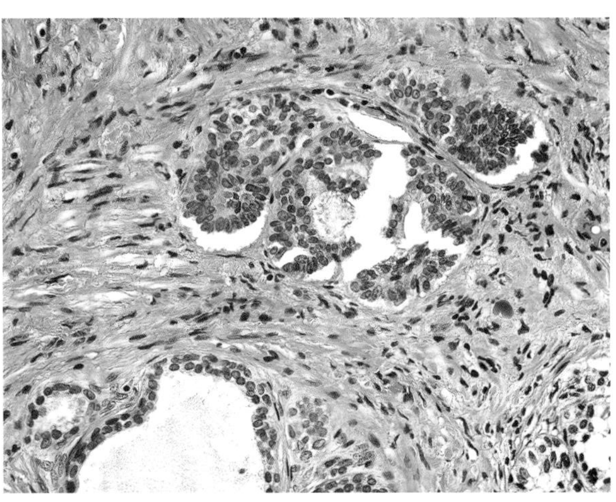

▲ 图 1–130 基底细胞增生也可能含有腔内蓝染黏液，所以这并不是腺癌所特有的

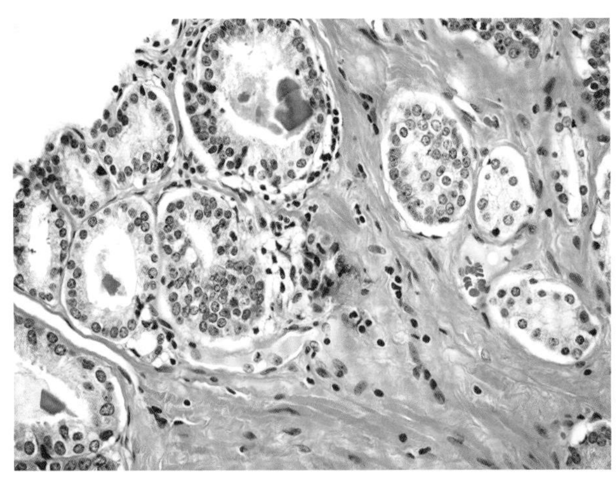

▲ 图 1–131 形状各异的结晶样物在腺腔内呈明亮的嗜酸性结构。这些结晶样物在癌性腺体中更常见，但并非腺癌所特有

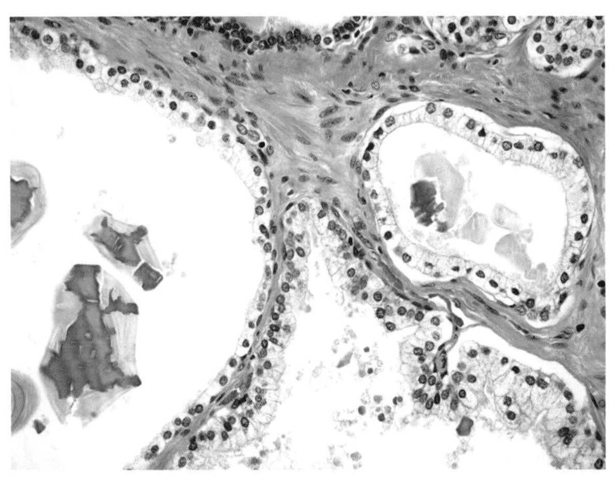

▲ 图 1–132 此例显示良性腺体内的结晶样物，说明该发现对前列腺癌缺乏特异性

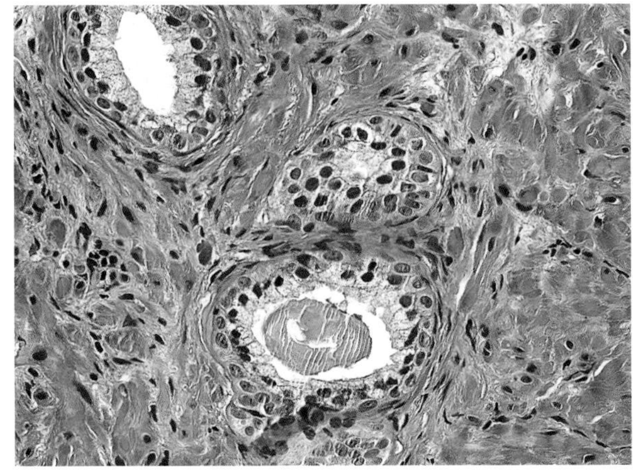

▲ 图 1–133 淀粉样小体更常见于良性腺体，而罕见于前列腺癌

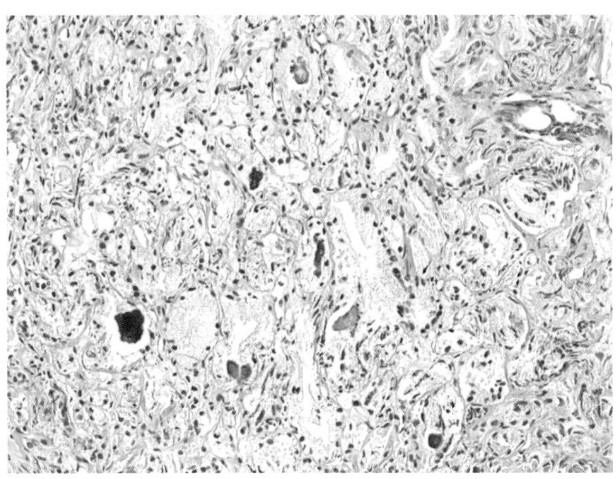

▲ 图 1–134 极其罕见的情况下，前列腺癌包含淀粉样小体或钙化

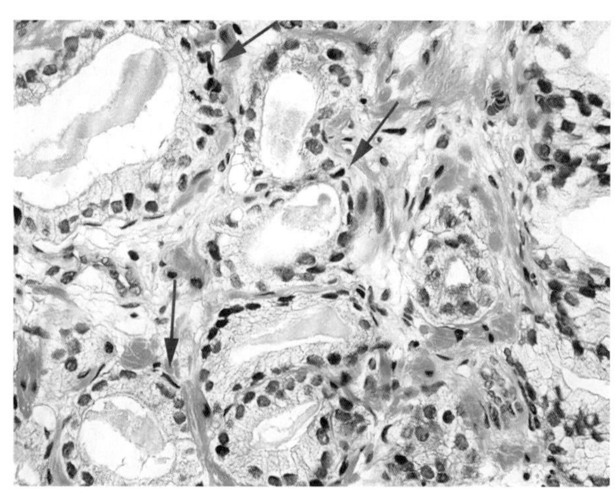

▲ **图 1-135** 虽然基底细胞的存在不支持恶性肿瘤的诊断，但前列腺癌的腺体外缘可见显著受压的细胞核（箭），类似于基底细胞

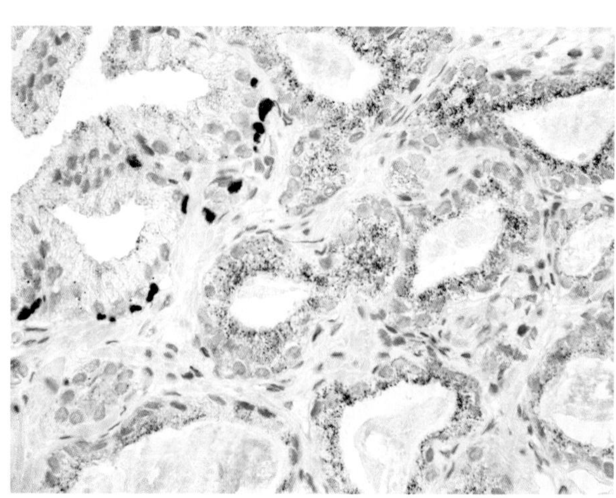

▲ **图 1-136** 为图 **1-135** 中的同一病例，**p63** 和 **AMACR** 单色免疫组化染色显示基底细胞缺失

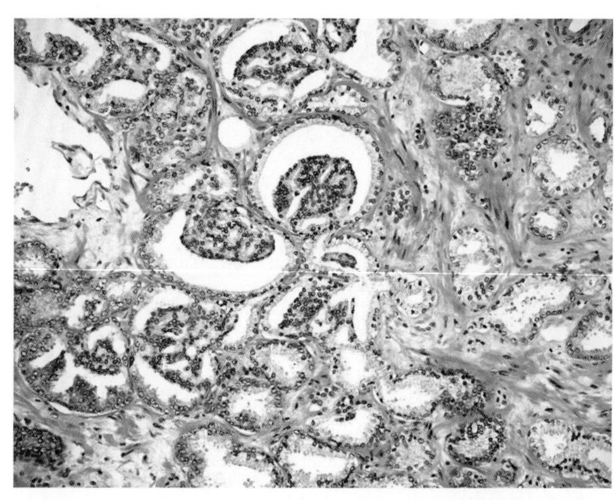

▲ **图 1-137** 肾小球样结构或肾小球样变是指类似肾小球结构的形成，其中央为筛状腺体，通常附着于外围圆形腺体的一侧。这些形态被认为对前列腺癌具有高度特异性，评分为 **4** 级

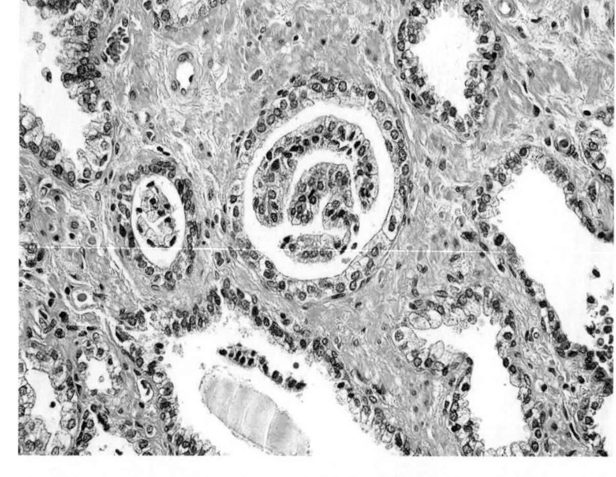

▲ **图 1-138** 良性腺体上皮细胞套叠缩入腺体腔内，可能类似肾小球样结构

片的癌中找到核仁显著的癌细胞，然而在癌灶较小，尤其是在活检样本中，或者在小灶的泡沫细胞亚型的腺癌中（图 1-145），可能没有核仁[94, 95]。其他有帮助的特征包括浸润性生长模式，表现为非典型腺体出现在良性腺体的两侧，或者呈线性横跨活检组织（图 1-124 和图 1-125）。典型的前列腺癌的腺体小而圆，排列拥挤；然而，少数腺癌可能形成簇状增生或起伏的腺体轮廓，类似于PIN（图 1-146 和图 1-147）。腺体周围的透明样变通常支持良性或萎缩（图 1-127），只有少数前列腺癌会类似其他脏器的癌，引起间质反应或促纤维组织增生。

2. 分级

自 Gleason 对前列腺癌分级的最初版本开始，此分级系统经历了数次修订[96-98]。目前 ISUP 和 WHO 推出的版本对先前的 Gleason 评分（表 1-4）新增加了内容，采用了 5 组分级分组的办法[99]。这相比过去单一使用 Gleason 评分有其优越性。

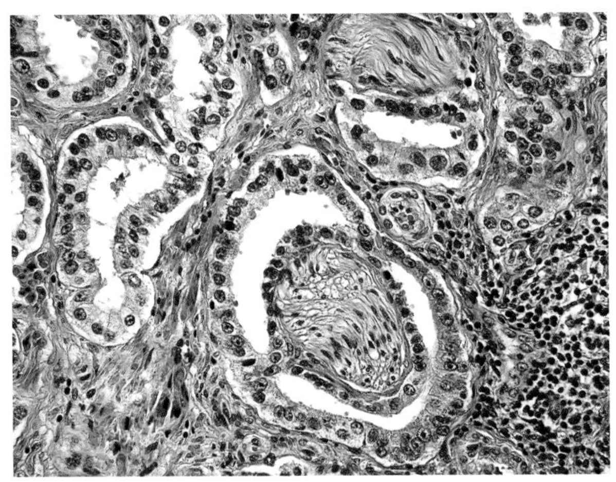

▲ **图 1-139** 神经侵犯在一定情况下对前列腺腺癌具有高度特异性，非典型的腺体包围神经束

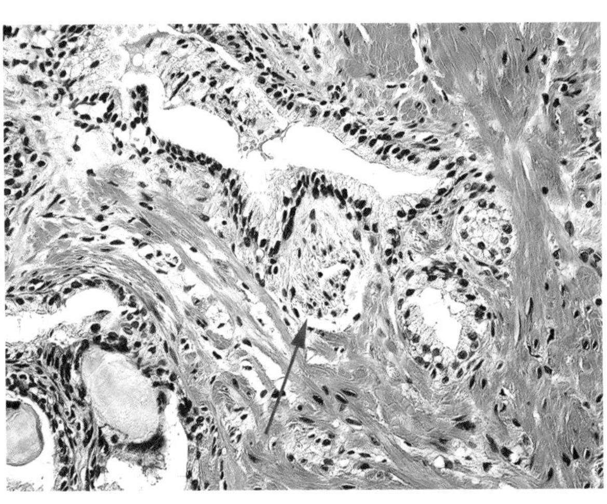

▲ **图 1-140** 良性腺体可以紧靠神经（箭），因此腺体紧邻神经不足以诊断为恶性肿瘤

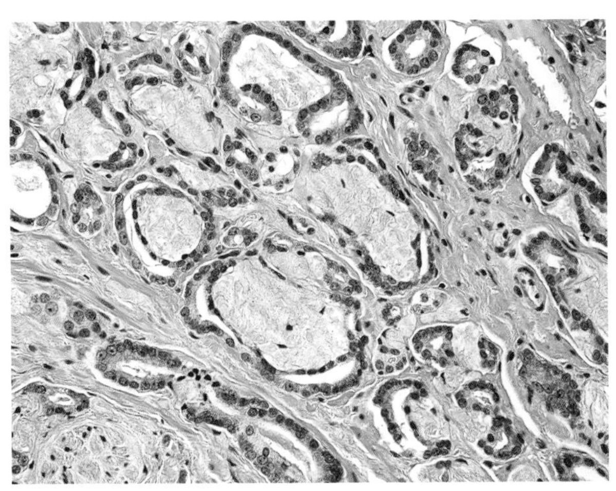

▲ **图 1-141** 胶原微结节或黏液性纤维增生对前列腺癌具有诊断性。这些结构是浅染的嗜酸性胶原沉积，被认为是腺体中的黏液外溢而形成的

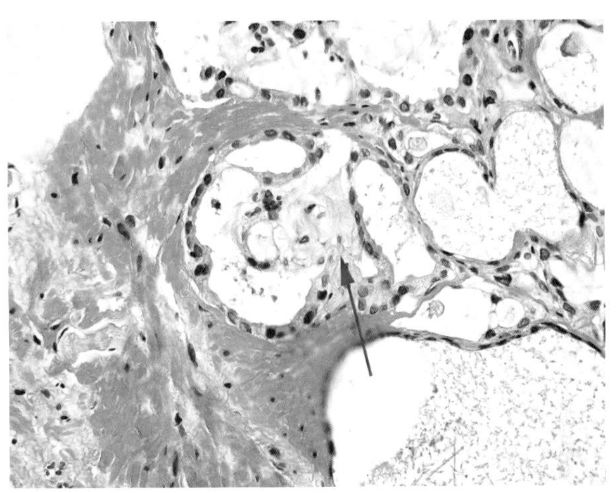

▲ **图 1-142** 图示腺体中的黏液外溢的背景下，早期胶原微结节 / 黏液纤维增生（箭）

常见问题：哪些特征对前列腺癌具有高度特异性

通常认为明显的核仁是诊断前列腺腺癌最为重要的特征之一；然而，这并不完全是特异的，部分良性类似病变也可见明显核仁。只有极少数的特征对前列腺腺癌是高度特异的

- 黏液性纤维增生或胶原微结节（图 1-141 和图 1-142）是指肿瘤性腺体伴有由细胞外胶原物质形成的淡染结节[91]。推测这些胶原沉积是黏液外溢并机化形成的结节[92]
  - 该病变与分级有关，因为它可以使腺体扭曲变形明显，这将在后述分级中讨论
- 肾小球样结构或肾小球化[92]表现为腺腔内含有筛状结节的圆形腺体结构，结节附着于腺体一侧，形态与肾小球相似（图 1-137）。当其形态典型时，被认为对腺癌有诊断意义；然而，一个可能的类似病变是腺上皮脱落或“套叠”缩入腺腔（图 1-138）。当管腔内增殖并非真性筛状结构时，对癌的诊断不具有特异性
- 在活检标本中神经侵犯被认为对诊断前列腺癌具有特异性。但有时良性腺体也可以紧靠神经（图 1-140），所以，如果要诊断神经侵犯，需要出现肿瘤性腺体沿神经周围的空隙完全包裹神经[89, 90-92]（图 1-139）

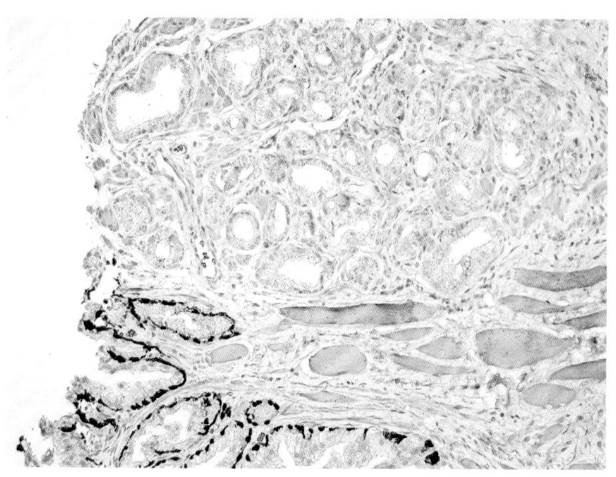

▲ 图 1-143 虽然 **AMACR** 阳性有助于前列腺腺癌的诊断，但本例双色免疫组化染色显示基底细胞缺失，而 **AMACR** 很少量阳性甚至阴性（**AMACR** 红色、高分子量细胞角蛋白棕色、**p63** 棕色）

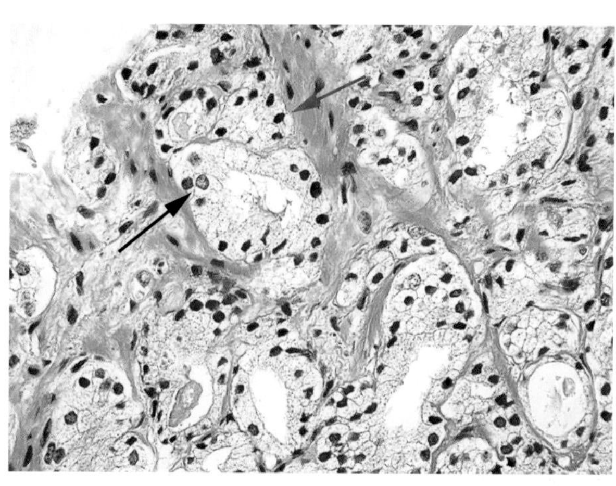

▲ 图 1-145 在一些病例中，尤其是前列腺腺癌的泡沫细胞亚型中，癌细胞核可以小而致密（红箭）；然而，在其他区域一般可发现增大的细胞核，与经典癌细胞相似（黑箭）

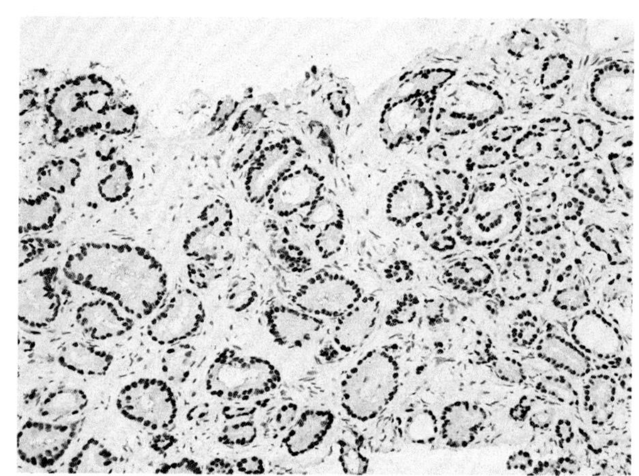

▲ 图 1-144 **ERG** 核阳性支持前列腺腺癌的诊断；然而，这仅出现在 **40%～50%** 的前列腺癌中

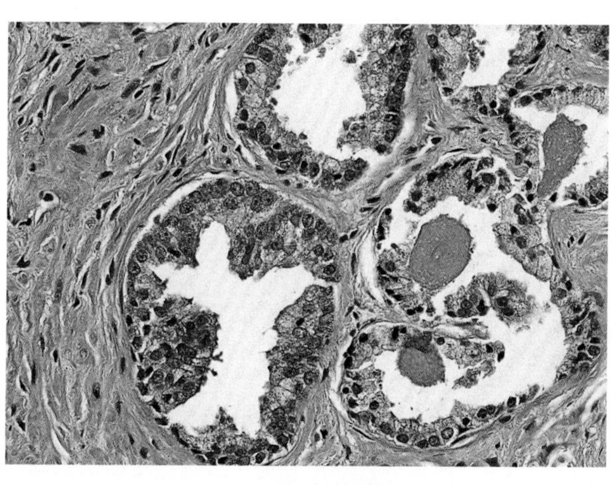

▲ 图 1-146 有些前列腺癌含簇状增生的腺体结构，类似于前列腺上皮内瘤变或良性腺体

常见问题：非典型腺体或非典型小腺泡增生有何意义

非典型腺体和非典型小腺泡增生是同义词，指的是可疑为腺癌的小灶前列腺腺体，但是尚不能明确诊断其为腺癌。这通常是因为腺体数量不多，或者是腺癌的特征仍未足够。对于诊断为癌的腺体数量并没有做出明确规定；但当满足腺癌诊断标准的腺体少于 3 个，尤其是仅有 1 个病灶的时候，几乎不诊断为腺癌

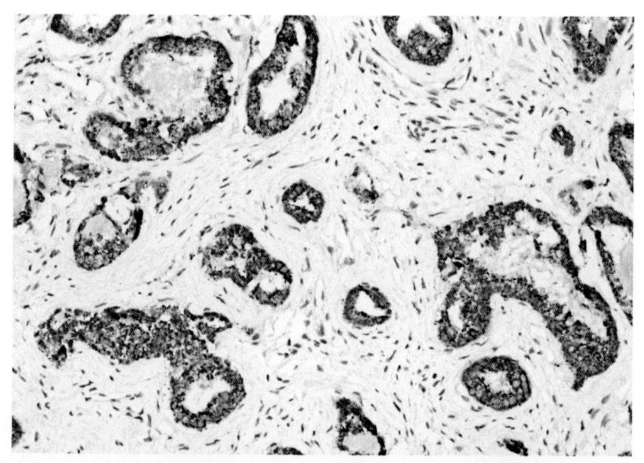

▲ 图 1-147 为图 **1-146** 中的同一病例，在双色免疫组化制片中显示基底细胞缺失（棕色）和 **AMACR** 阳性（红色）

首先，它让临床医生对患者的判断更简单，如 Gleason 评分 3+3=6 分有可能被误认为是高级别（6/10），而分级分组 1 则清楚地表明其为最低级别。其次，它要求将 Gleason 评分 3+4=7 分（分级分组 2）和 Gleason 评分 4+3=7 分（分级分组 3）分开，两者存在显著不同的预后，而在传统评分中因其均为 7 分而没有被区别对待[99]。

除了少量修改，每个分级下的基本组织构型绝大多数都和原来保持一致，首要的变化便是，现在认为筛状结构均为 4 级肿瘤（即没有 3 级的筛状结构）[96]。其他的改变包括肾小球样结构归为 4 级，以及弃用“hypernephroid”这一术语，因为这种形态相当少见且不同医生间缺乏一致性。关于各个等级的不同形态模式总结见表 1–5 和图 1–148 至图 1–163。

（三）基底细胞癌（小腺体模式）

虽然绝大多数基底细胞明显的小腺体增生意味着基底细胞增生，罕见情况下确实也可为基底细胞癌，并且很难与基底细胞增生相鉴别。提示小圆形腺体增生病变为基底细胞癌而非基底细胞增生最有帮助的改变包括神经侵犯、前列腺外扩散（图 1–164 和图 1–165），以及病变发生于或扩散到外周带[100]。未见上述发现时，特别是在小标本中，诊断前列腺基底细胞癌应格外谨慎。

表 1–4 由 ISUP 和 WHO 认可的前列腺癌分级分组系统

分级分组 1	Gleason 评分 3+3=6 分或更低
分级分组 2	Gleason 评分 3+4=7 分
分级分组 3	Gleason 评分 4+3=7 分
分级分组 4	Gleason 评分 4+4=8 分 Gleason 评分 3+5=8 分 Gleason 评分 5+3=8 分（少见）
分级分组 5	Gleason 评分 4+5=9 分 Gleason 评分 5+4=9 分 Gleason 评分 5+5=10 分

ISUP. 国际泌尿病理学会；WHO. 世界卫生组织

三、腺体形成不良的病变以及类似病变

（一）副神经节

副神经节组织可见于前列腺切除标本，在穿

表 1–5 每个分级的组织形态构成

组织学	分级模式	例 外
独立的、形态良好的腺体（图 1–148 和图 1–149）	3 级	
腺体形成欠佳（图 1–150 至图 1–153）	4 级	
融合的腺体（图 1–154 和图 1–155）	4 级	
筛状腺体（图 1–156 至图 1–158）	4 级	
导管癌亚型（图 1–159）	4 级	一些作者认为，PIN 样癌是一种导管癌亚型的变异型，可视作 3 级
单个细胞（图 1–160 和图 1–161）	5 级	
实性（图 1–162）	5 级	
粉刺状坏死（图 1–163）	5 级	伴有粉刺状坏死的导管内癌是否必须用免疫组化证实并不作分级，目前存在争论。大部分粉刺状坏死灶出现于导管内癌中

PIN. 前列腺上皮内瘤变

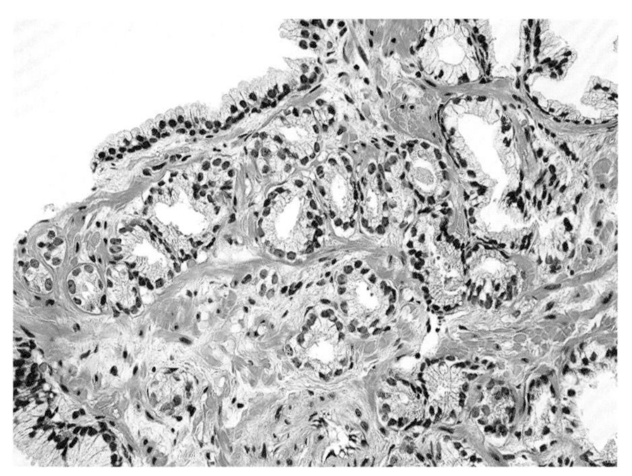

▲ 图 1-148　此例活检标本显示，3 级的腺癌由分散的、腺体形成良好的圆形腺体构成

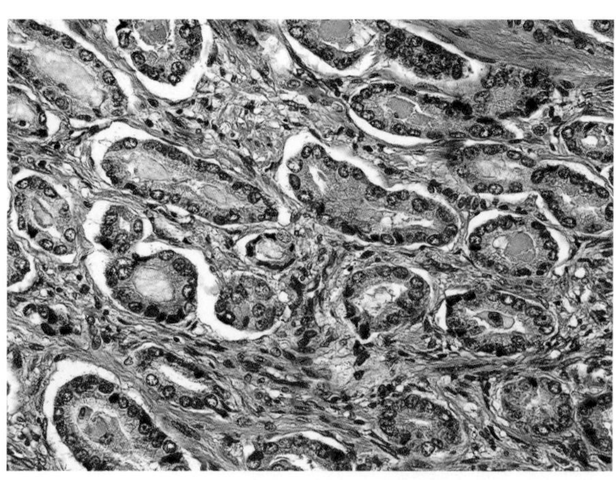

▲ 图 1-149　此例为 3 级的前列腺腺癌，可见拥挤的小圆形腺体，易见核仁和腺腔内蓝色黏液

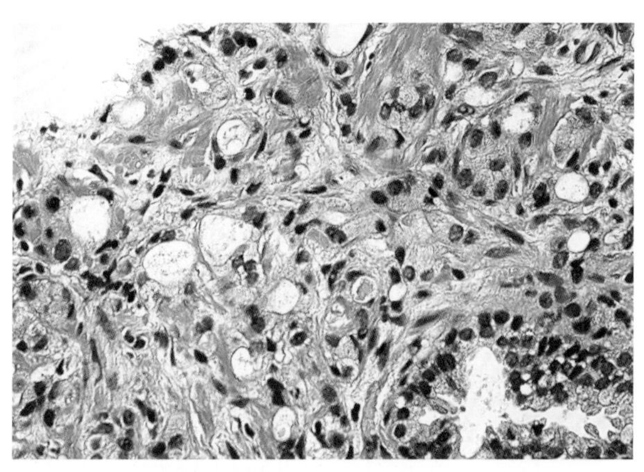

▲ 图 1-150　腺体形成不良，由腺腔大小不等的细胞团组成，被归类为 4 级。这种形态应该在同一区域内形成多个腺体，才能被诊断为 4 级，以避免将 3 级腺体的边缘组织过诊断为 4 级

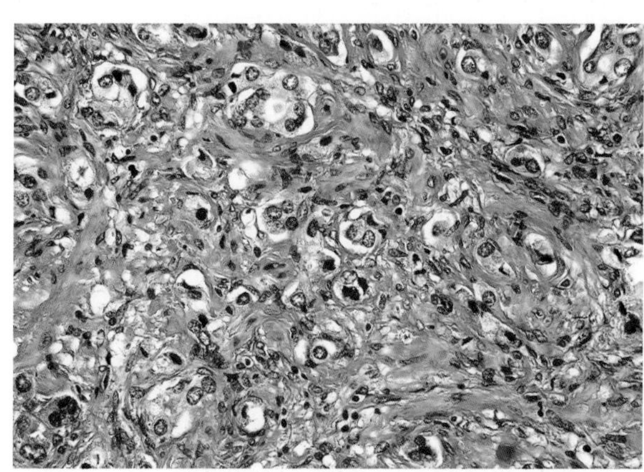

▲ 图 1-151　此例 4 级病变，腺体形成不良，由很多小簇细胞构成，形成不同程度的腺腔结构，其内单个细胞数量是否足以诊断为 5 级尚存在争议

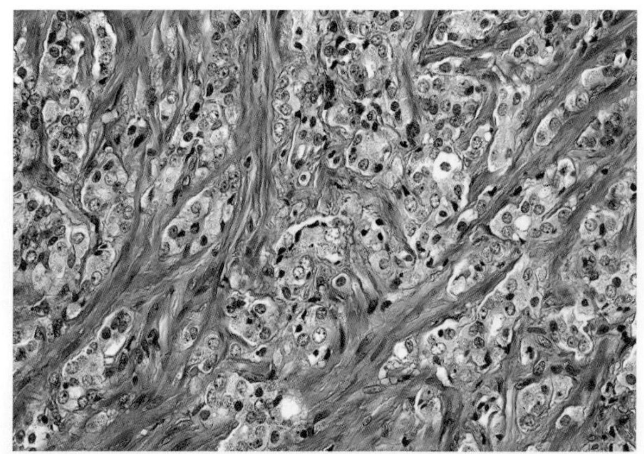

▲ 图 1-152　此例 4 级病变显示分化欠佳的腺体，可见簇状细胞及条索状结构，提示腺体形成，但大部分缺乏确切的腺腔

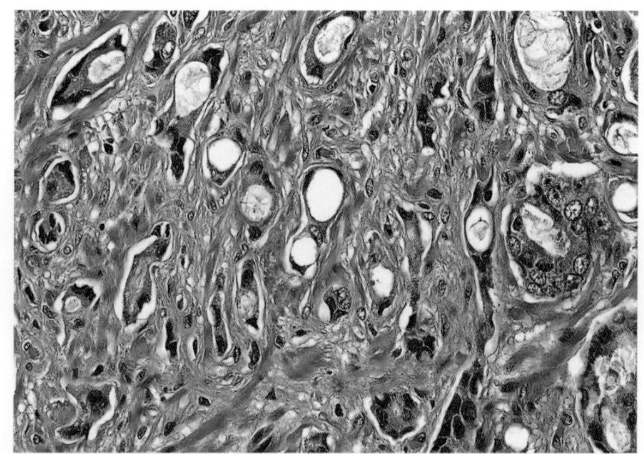

▲ 图 1-153　此区域显示同时存在 3 级和 4 级结构。可见分化欠佳的腺体，其中一些腺体只有 2～3 个细胞核及偏心性的腺腔

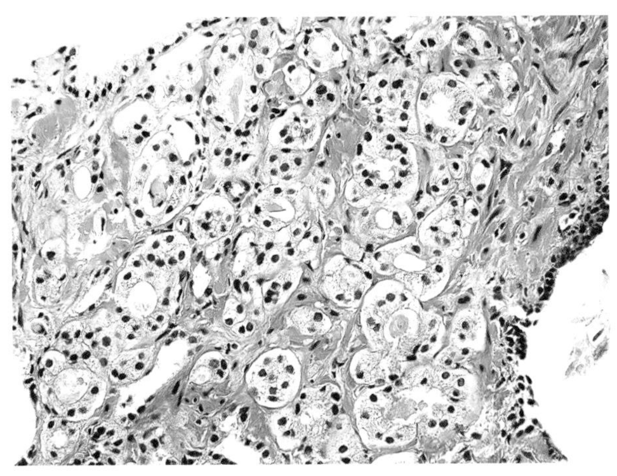

▲ 图 1-154 环状腺体彼此相贴，腺体之间缺乏间质，导致腺体融合，评分为 4 级。图示区域 Gleason 评分可能会被评为 3+4=7 分（分级分组 2）

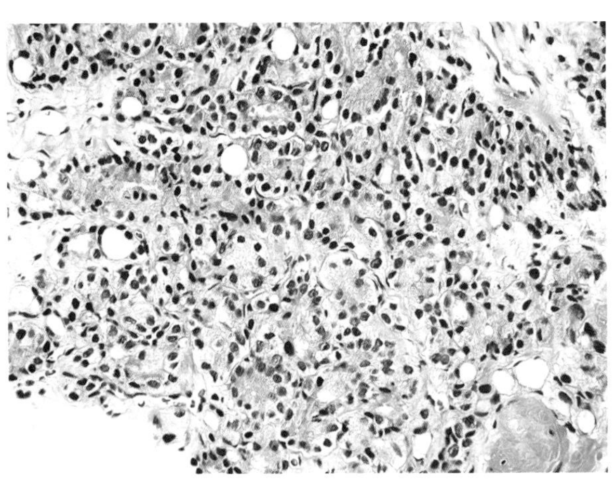

▲ 图 1-155 该视野显示小腺体排列拥挤伴明显的腺体融合

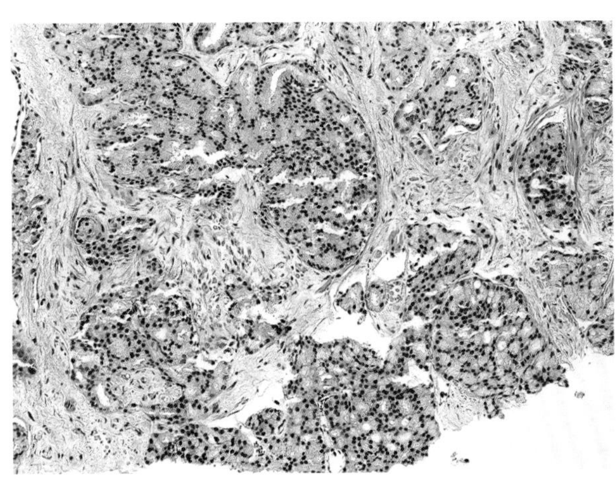

▲ 图 1-156 前列腺腺癌的筛状生长模式是由大片的癌细胞组成，癌细胞间呈多个“打孔样”的腺腔，被认为是 4 级

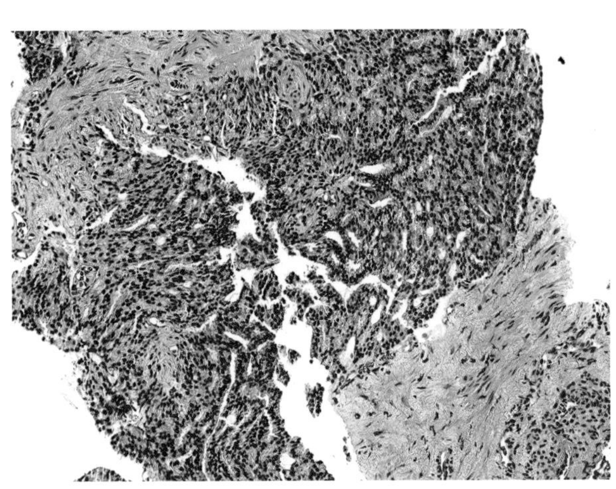

▲ 图 1-157 活检穿刺物显示大片筛状癌（4 级），横跨整个穿刺组织的宽度，经常导致活检组织断裂

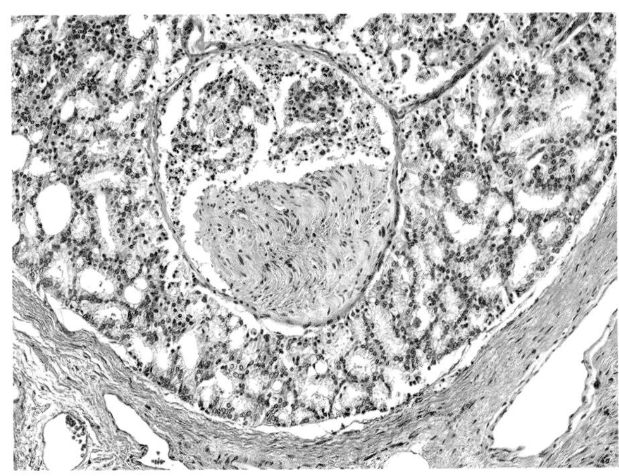

▲ 图 1-158 筛状浸润性前列腺腺癌“吞噬”神经，支持浸润性腺癌（4 级）而不是导管内癌

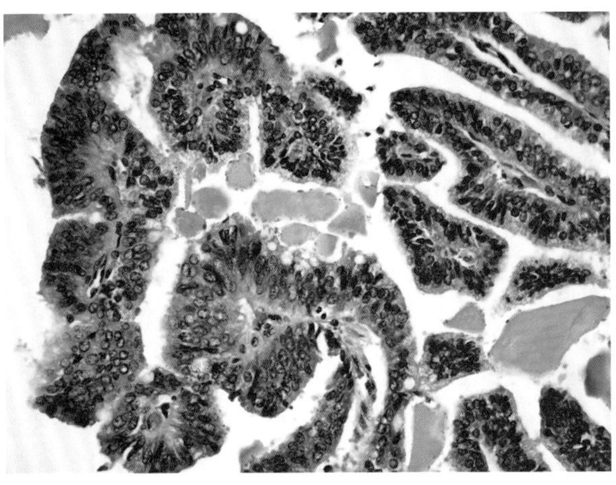

▲ 图 1-159 前列腺腺癌的导管腺癌亚型是由假复层柱状细胞组成，类似于结肠的腺瘤性息肉，评分为 4 级

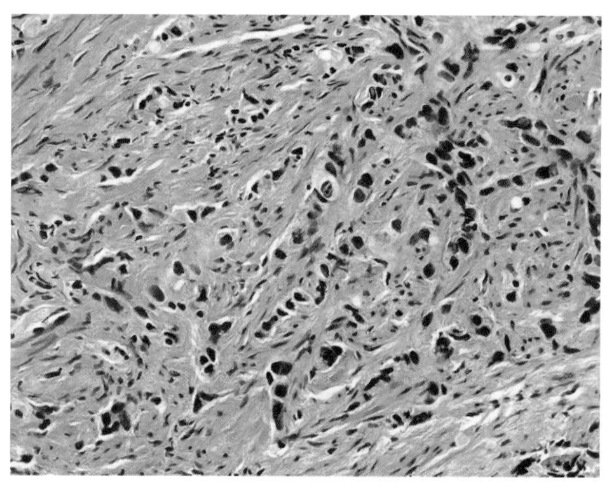

▲ **图 1-160** 单个细胞浸润，呈单行或条索状，评分为 5 级

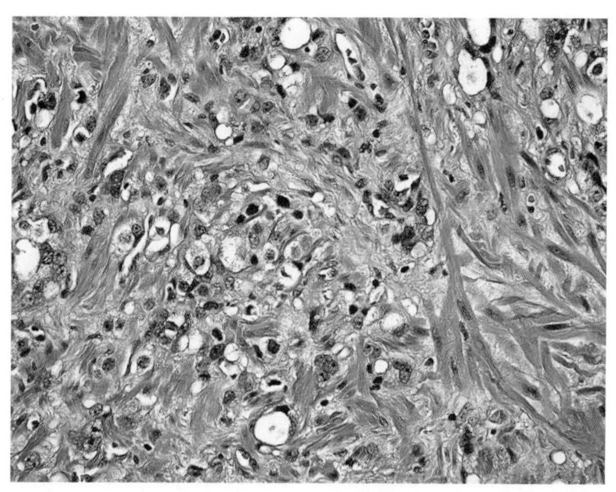

▲ **图 1-161** 单个细胞构成的细胞簇，不伴有腺体形成，评分为 5 级

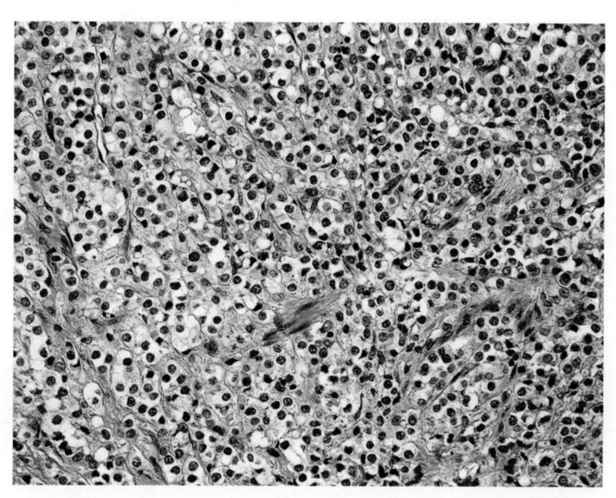

▲ **图 1-162** 实性生长不伴腺管形成，评分为 5 级

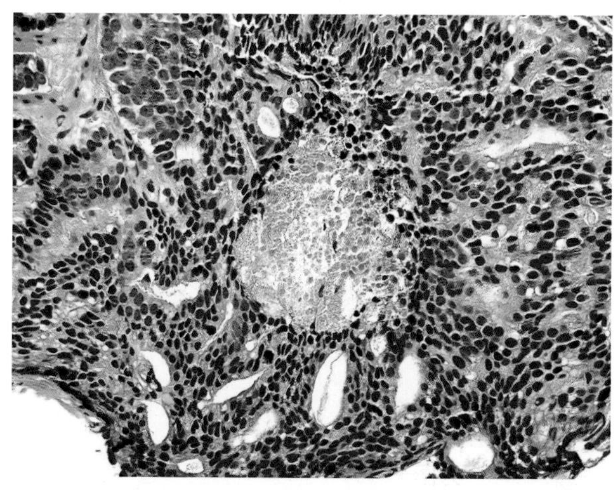

▲ **图 1-163** 前列腺腺癌伴粉刺状坏死被认为是 5 级，然而，最近发现这些病灶往往是导管内癌。由于目前的观点认为导管内癌不应被分级，因此如何处理这些病例是存在争议的。应避免仅仅为了判断病灶需要评分而使用免疫组化，评分主要的依据是基于腺体的形态学，除非我们担心所有的肿瘤都是导管内癌

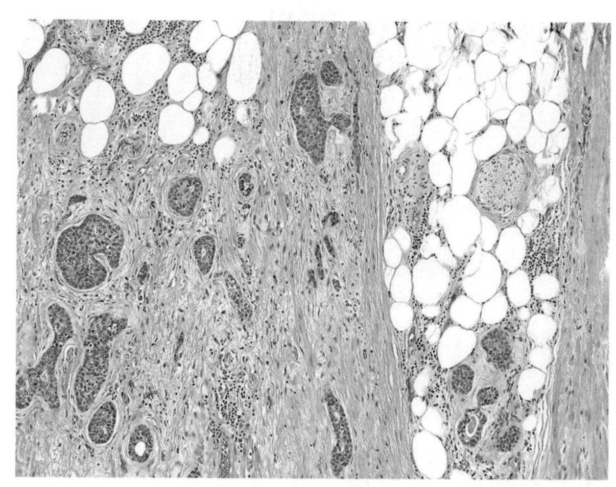

▲ **图 1-164** 基底细胞癌是前列腺癌的罕见亚型。本例病变由小腺体构成，形似基底细胞增生；然而，该成分已越过前列腺并累及脂肪组织，支持恶性肿瘤的诊断

刺活检标本罕见[21, 26–29]。由于神经节细胞巢团缺乏腺腔（图 1–166 和图 1–167），可能会被误诊为腺体形成不良的前列腺癌（Gleason 4 级）。为了避免误诊，需留心这类情况并使用免疫组化（神经内分泌标志物和前列腺癌特异性标志物）进行鉴别诊断。同时使用阳性和阴性的标志物有助于甄别可疑病例，单一使用前列腺癌标志物可能由

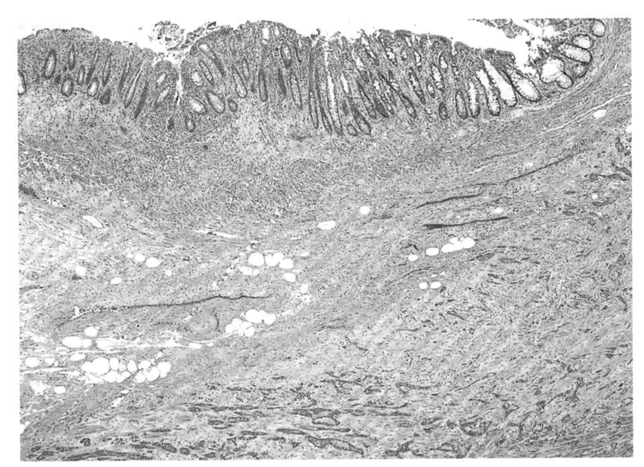

▲ **图 1-165** 为图 **1-164** 中的同一病例，还可见到基底细胞癌侵犯直肠壁

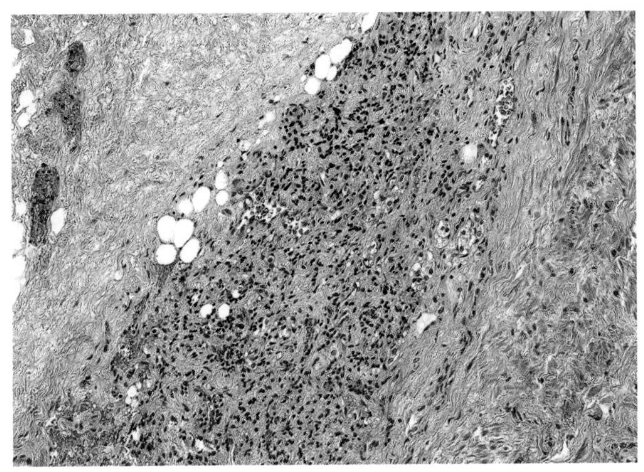

▲ **图 1-166** 副神经节组织在前列腺标本中极具迷惑性，形似 **4** 级或 **5** 级的前列腺腺癌，甚至类似前列腺外扩散。在疑难病例中，行前列腺和神经内分泌免疫组化标记检查有助于确认副神经节组织

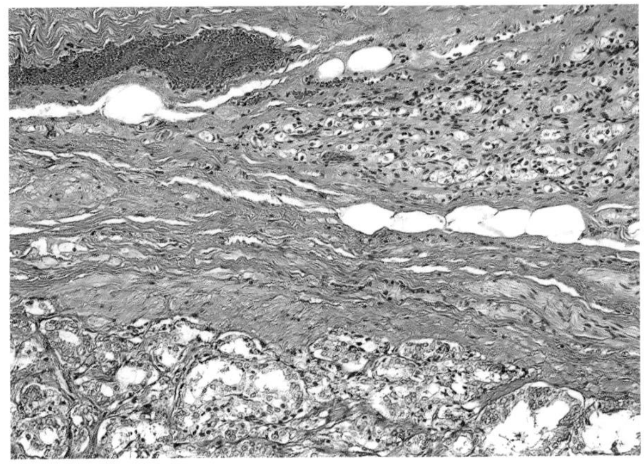

▲ **图 1-167** 在这个病例中，副神经节组织位于前列腺以外（上方），与前列腺腺癌（下方）相邻。这种情况很容易被误诊为前列腺腺癌突破了前列腺

于出现弱的非特异性阳性而导致混淆。同时，在前列腺癌中神经内分泌的标记亦可呈现斑片状阳性表达。

（二）黄色瘤

前列腺黄色瘤（图 1–168 至图 1–170）是一类少见的良性病变，很容易被误诊为 4 级或 5 级前列腺腺癌，因为高级别的前列腺癌亦可表现为伴有泡沫样胞质的单个或实性细胞巢团 [101]。在诊断前列腺腺癌，尤其是当病变缺乏典型前列腺癌相关腺样结构时，需知晓这类良性病变以避开诊断陷阱。黄色瘤细胞表达组织细胞标志物 CD68（CD163 亦可能阳性，目前未见相关报道），CK 阴性。黄色瘤细胞一般不表达 PSA、PSAP 等前列腺癌标志物，偶见阳性病例，可能与组织细胞的吞噬作用或是弱的非特异性着色有关 [101]。黄色瘤细胞高分子量 CK 和 p63 均阴性，不应将其作为支持癌的诊断依据。需要留意的是黄色瘤细胞可能少量表达 AMACR[101]。

（三）腺体形成不良的前列腺腺癌

腺体形成不良的前列腺腺癌在分级更新中日益受到关注 [97, 102, 103]。在 ISUP 2005 年的分级共识中，该形态划分为 4 级，表现为腺体形成不良的腺体呈簇状分布，其数量足够多，可与 3 级前列腺腺癌中部分腺体斜切所形成的改变区分开来 [97]。通常这样的形态可以直接诊断为腺癌；然而，腺体形成不良的前列腺腺癌仍需与其他类似病变，如硬化性腺病（如前所述）和良性腺上皮斜切后未显示腺腔等改变相鉴别。在后一种情况中，可以通过观察其他切面的组织与腺癌相鉴别，在其他切面中这些可疑结构可能从属于一个更大的良性腺体。腺体形成不良的前列腺腺癌通常是由一小簇形成管腔的细胞组成，但缺乏典型腺体结构。例如，由 2～3 个核偏位细胞的胞质组成腺腔结构（图 1–171）。有时镜下仅有腺腔形成的趋势或完全不形成腺腔，但又未见足够量的单个细胞或实性生长的肿瘤成分以诊断为 5 级。一项研究建议，当仅见到≤5 个此类腺样结构，或者此类结构散在分布于形成良好的腺体之间时

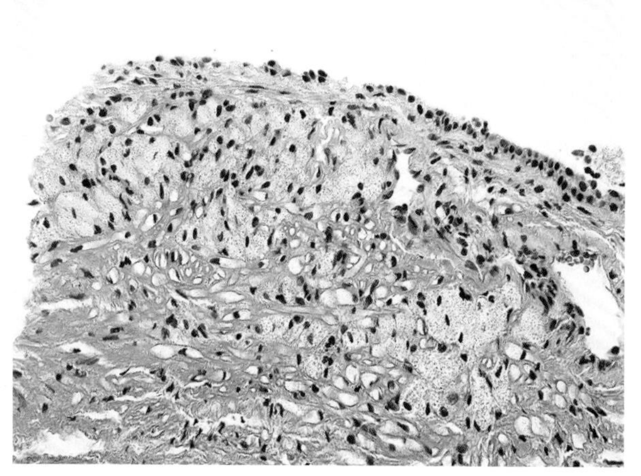

▲ **图 1-168** 前列腺黄色瘤需要和高级别前列腺腺癌鉴别

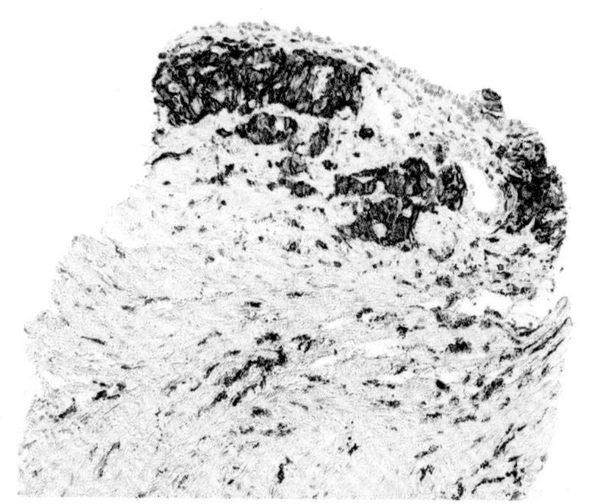

▲ **图 1-169** 为图 **1-168** 中的同一病例，巨噬细胞标志物 **CD163** 阳性，不支持腺癌

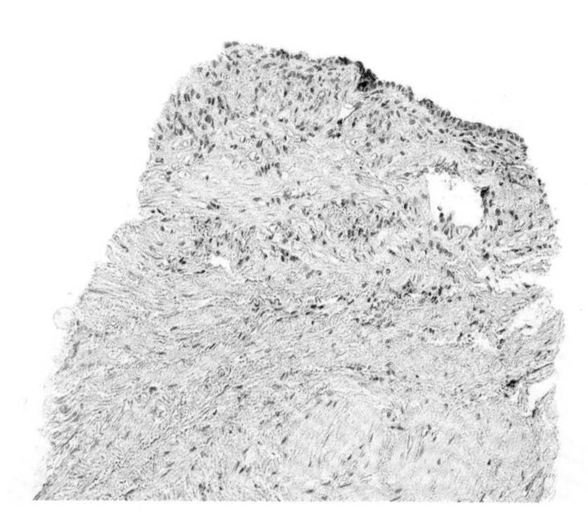

▲ **图 1-170** 为图 **1-168** 和图 **1-169** 中的同一病例，泡沫细胞前列腺特异性抗原（**PSA**）阴性，不支持腺癌

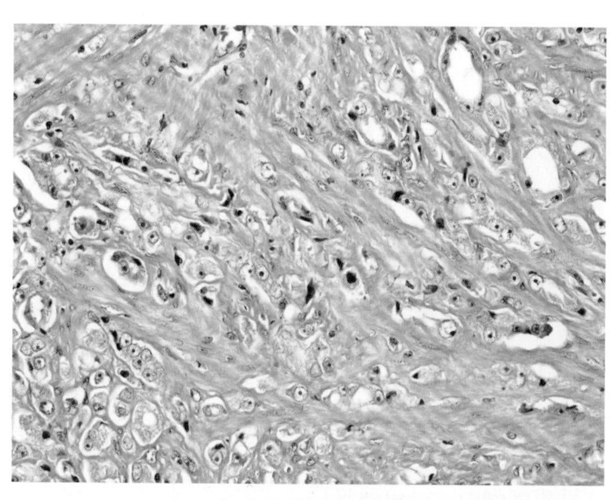

▲ **图 1-171** 腺体形成不良的前列腺腺癌由腺体和簇状分布的细胞构成。此例可见明显的核仁，提示恶性特征

（提示可能是形态良好的腺体的横切面），不评作 4 级。如有 10 个以上的腺体形成不良的结构存在，则评为 4 级 [102]。

（四）前列腺腺癌伴治疗效应

前列腺腺癌在放疗或雄激素阻断治疗后，镜下常见单个或小簇细胞，呈腺体形成不良改变 [79, 80]（图 1-172 至图 1-176）。由于至少部分肿瘤细胞对治疗存在反应，而形态表现为腺体形成不良或单个细胞将会被划分为 4 级或 5 级，这将会错误的提高前列腺癌的分级，因此目前建议具有治疗后效应的前列腺腺癌不参与分级 [80]。但有些时候，治疗后的前列腺癌依旧表现为经典的腺癌形态，此时仍应进行分级，并加以说明“治疗后肿瘤组织未见明显形态学改变并可以按正常标准分级”[79]。有证据表明，放疗后的随访中活检显示肿瘤组织有明显放疗后反应者与活检未检出癌组织者预后无明显差异，而未见显著治疗效应的患者局部复发率更高 [104–106]。因此，病理医生识别前列腺癌的治疗效应十分重要，如此可避免不必要的挽救治疗。然而在很多机构不常规开展治疗后活检，仅当生化指标提示治疗失败（如 PSA 升高），或者明确存在复发时才

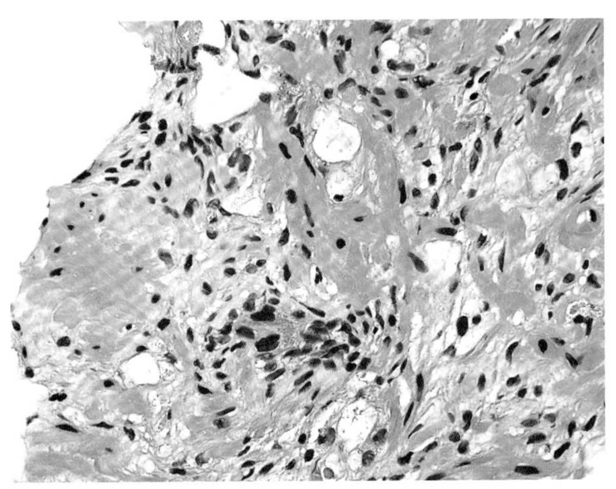

▲ **图 1–172** 放疗后的前列腺腺癌常明显变形，组织中出现泡沫状“空洞”，常伴小而致密的细胞核。底部中间可见一个良性的腺体伴有基底细胞非典型性改变

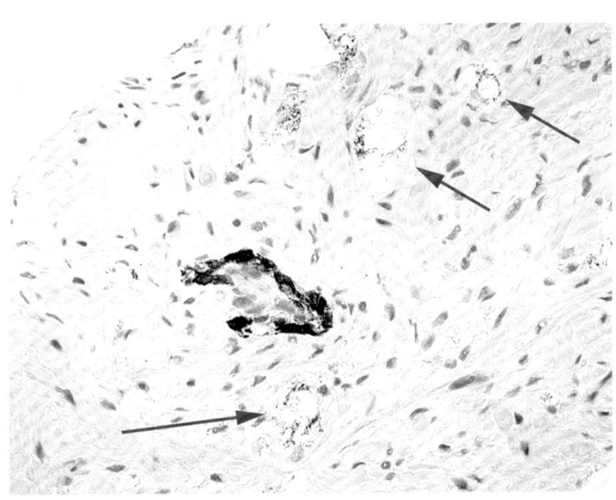

▲ **图 1–173** 为图 **1–172** 中的同一病例，显示良性腺体中的基底细胞，腺癌组织（箭）存在治疗效应，**p63** 和 **AMACR** 免疫组化检查显示基底细胞缺失

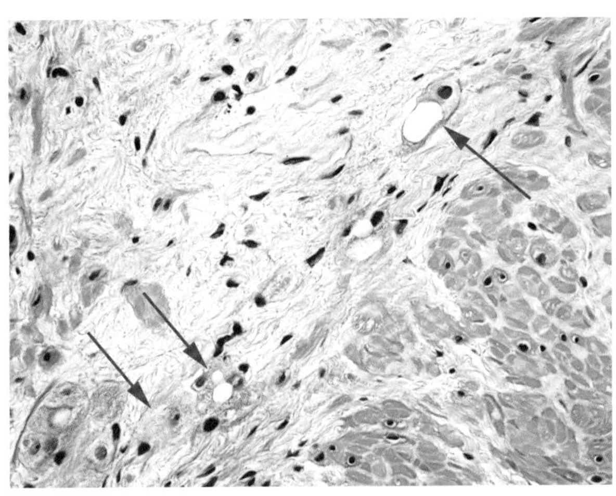

▲ **图 1–174** 前列腺腺癌伴放疗效应，腺体形成不良，仅见少量细胞核（箭）与胞质内偏心性的管腔样结构。左下方可见局灶明显核仁

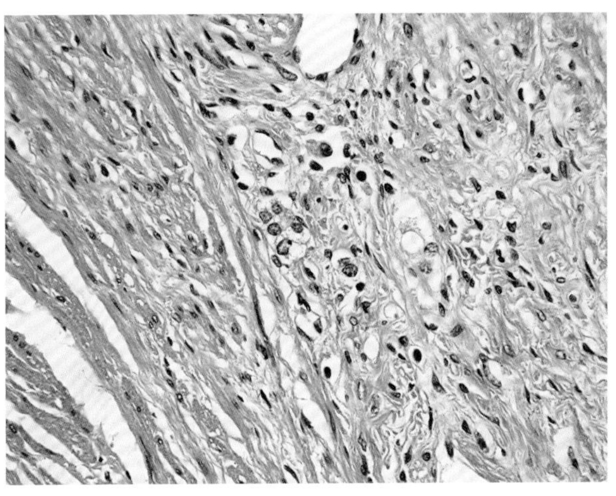

▲ **图 1–175** 本例为前列腺腺癌雄激素阻断治疗后效应，可见单个或簇状分布的细胞，类似 **4** 级或 **5** 级肿瘤。然而，因其提示肿瘤至少具有部分治疗效应，故不建议对此形态分级

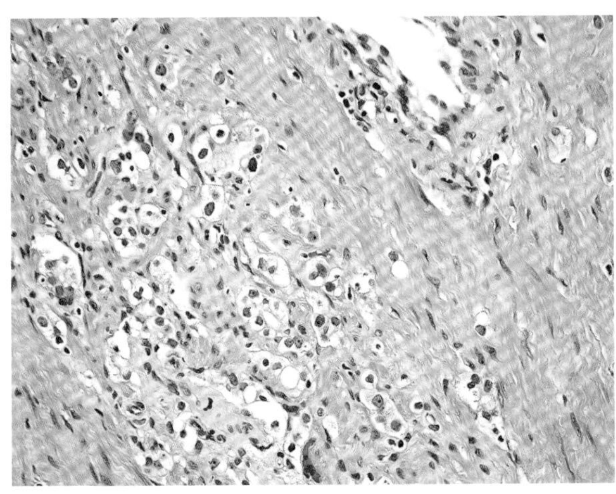

◀ **图 1–176** 另一例前列腺腺癌伴雄激素阻断治疗效应的病例，可以看到温和的细胞巢团和细胞簇，细胞核小，形成微型腺样结构

进行活检。因此可能出现人群统计偏差，数据偏向明确复发的患者。5α- 还原酶抑制药如非那雄胺和度他雄胺是一类较温和的雄激素阻断疗法，此类疗法后可出现治疗后效应的形态学改变。然而一项大宗研究发现，泌尿系统病理医生无法正确区分前列腺癌是否经过上述药物治疗[107]。因此建议 5α- 还原酶抑制药治疗后前列腺癌常规进行组织学分级。其他疗法以消融前列腺组织为主，如高强度聚焦超声（high-intensity focused ultrasound，HIFU）、冷冻消融、激光消融等。存活区域组织学形态不受这些治疗的影响，因此，对于残存肿瘤仍常规进行组织学分级。

常见问题：治疗后的前列腺癌何时能分级

- 一般而言，前列腺腺癌放疗或雄激素阻断治疗后，镜下腺体形成不良、细胞单个分布，至少有一部分细胞核形态温和时，则不应进行分级，因为这通常是肿瘤性腺体的固缩，为治疗效应
- 分散的腺体（3 级）和筛状结构（4 级）不太可能是治疗后改变，通常可以进行分级（需标注：尽管有治疗史，但未见治疗后相应改变）
- 治疗后存在 / 缺乏治疗效应的腺体混合存在时不应进行分级，但可在注释中说明可分级病灶的大致级别
- 其他破坏性 / 消融治疗后的存活前列腺癌组织，如高强度聚焦超声或冷冻消融（图 1–177），通常可以正常分级，因为未被消融的残留部位的形态不受治疗影响

常见问题：怎么判别前列腺癌是否经过治疗

雄激素阻断疗法

- 良性腺体中的基底细胞层显著异常（图 1–178）
- 良性结节性增生组织中可能包含骤然的鳞状上皮化生（图 1–179）
- 肿瘤主要表现为腺体形成不良、萎缩性癌或单个细胞，至少部分细胞核形态温和

放疗

- 良性组织中基底细胞层可能出现核增大、异型的细胞，比典型的前列腺癌细胞的细胞核差异程度更大（图 1–180）

（续框）

- 可能存在间质纤维化
- 血管和神经可能表现为慢性损伤 / 纤维化或非典型细胞核
- 肿瘤主要表现为腺体形成不良、萎缩性癌或单个细胞，至少部分细胞核形态温和

述评示例：前列腺腺癌的治疗效应

注：前列腺癌与良性前列腺组织的形态变化提示（有 / 无）治疗的效果。复查患者的医疗记录，显示患者经过（疗法）治疗。在此前提下，Gleason 分级通常是不适用的，因为治疗后的肿瘤细胞通常皱缩和融合，从形态学上看形似更高级别改变（4 级或 5 级），而这至少部分为治疗效应。本标本中的肿瘤细胞显示（轻度至显著）治疗效应

四、大 / 复杂的腺体病变

（一）形似大腺体病变的良性病变

1. 基底细胞增生（大腺体模式）

基底细胞增生伴小腺体形态前文已讨论。基底细胞增生也可形成大腺体，有时呈筛状[65]（图 1–181 至图 1–183）。通常这很容易与腺癌相鉴别，因为这些大的筛状腺体是由类似于邻近的正常腺体的基底细胞所构成的。然而旺炽性增生的病例则具有欺骗性。一些特殊的病变被命名为旺炽性基底细胞增生、基底细胞腺瘤、腺样基底细胞肿瘤和腺样囊性样肿瘤[64, 100]。此类病变与罕见的基底细胞癌和腺样囊性癌（本文稍后讨论）的主要区别特征包括基底细胞增生的患者年龄较大、主要位于移行区、病变局限（无浸润）、无神经侵犯[100]。值得注意的是，少数腺样囊性样良性增生可出现包含胶原小球的筛状结构，十分类似涎腺的腺样囊性癌，但目前认为，只要该病变局限于结节性增生内，且不具有浸润性，则仍纳入结节性增生的谱系[100]（图 1–184 和图 1–185）。如前所述，高分子量细胞角蛋白和 p63 在基底细胞增生中恒定阳性，通常呈多层模式，

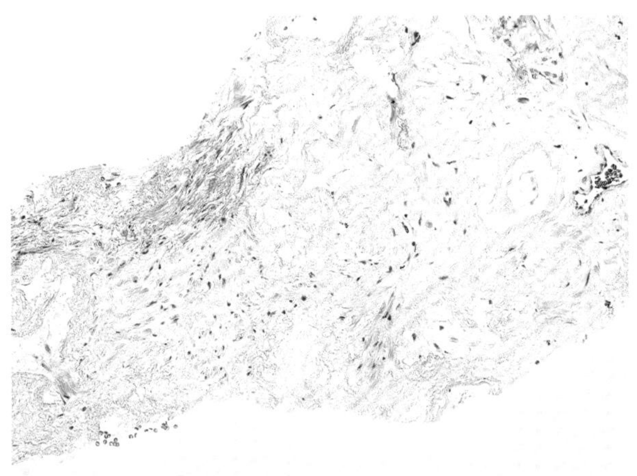

▲ 图 1-177　冷冻治疗是一种消融治疗，治疗后可能出现纤维化或透明变性。未被消融的存活癌组织形态未发生改变，目前认为可以常规分级

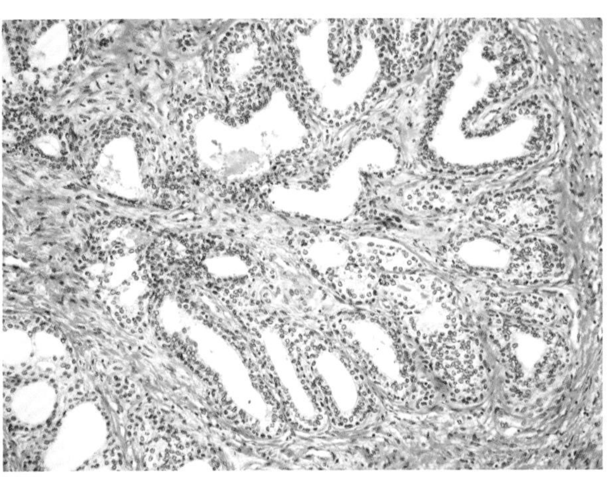

▲ 图 1-178　如果未提供既往治疗史，良性组织中显著的基底细胞可能是既往雄激素阻断治疗后的线索

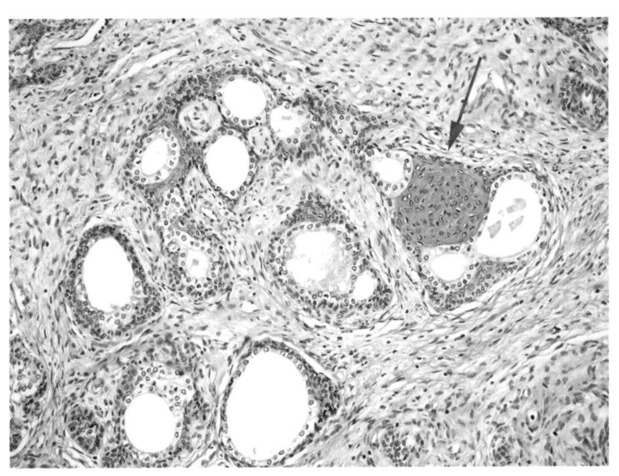

▲ 图 1-179　结节性增生的良性组织中出现骤然鳞状上皮化生（箭）是雄激素阻断治疗后的有力线索

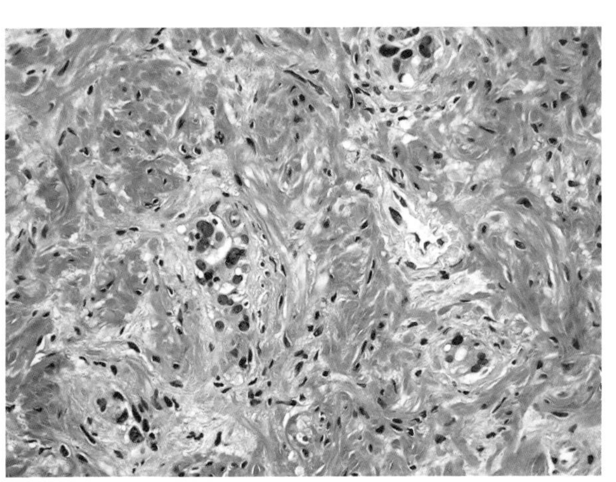

▲ 图 1-180　良性腺体中基底细胞核大小差异显著是先前经过放疗的线索

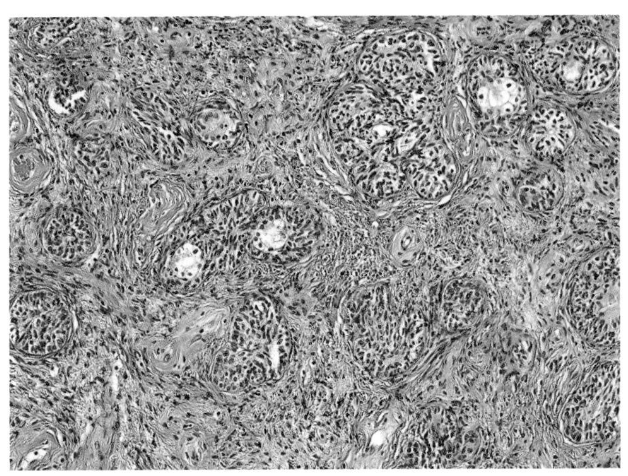

▲ 图 1-181　基底细胞增生有时可形成大的腺体结构，需与大腺体为主的恶性病变鉴别

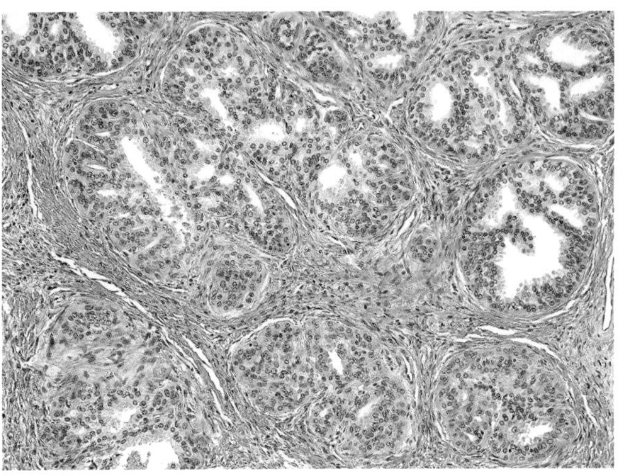

▲ 图 1-182　基底细胞增生形成筛状结构，但增生的基底细胞与正常良性腺体有相似的细胞特征

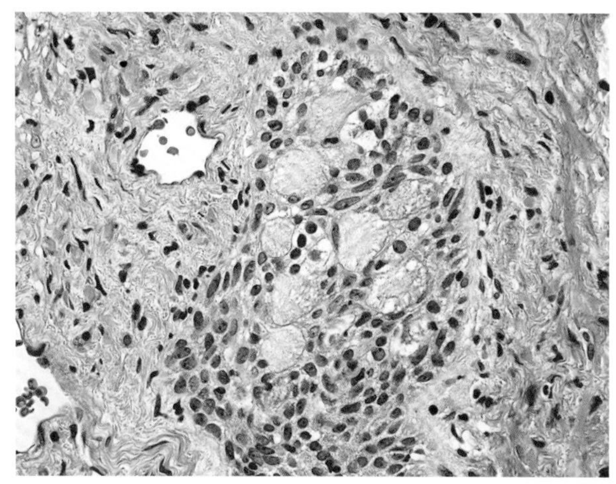

▲ 图 1-183　基底细胞增生的腺体呈筛状且包含蓝色黏蛋白，而其细胞核细长，有别于前列腺腺癌

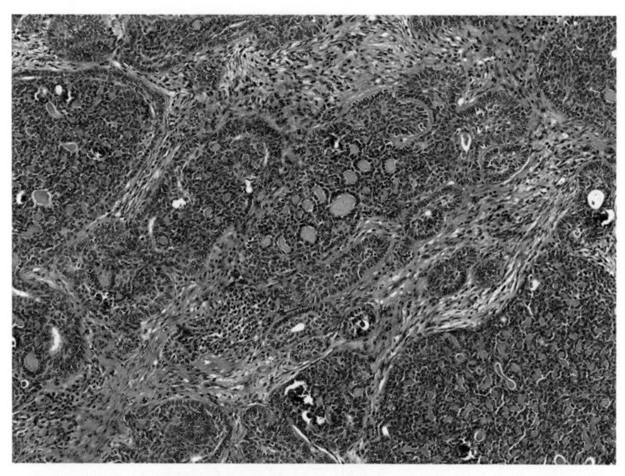

▲ 图 1-184　极少数情况下，基底细胞增生形成大型筛状结构，形似涎腺来源的腺样囊性癌

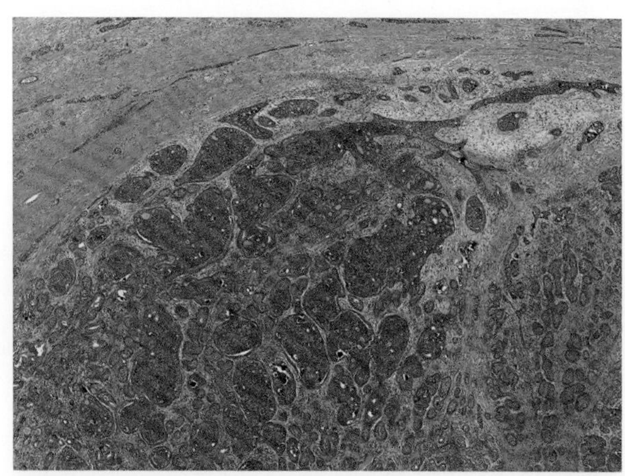

▲ 图 1-185　如图所示，若腺样囊性样基底细胞增生区域境界清楚，且局限于结节性增生内，提示基底细胞增生而非基底细胞癌

但在最接近腔缘的内层细胞阴性。

2. 透明细胞筛状增生

透明细胞筛状增生是一种罕见的病变，通常见于前列腺的移行区，是前列腺结节性增生的一种[21, 47, 108, 109]。尽管筛状结构可能会让人误认为是 4 级前列腺腺癌或导管内癌，但细胞特征更符合前列腺组织良性改变（图 1-186 至图 1-189），包括苍白的泡沫状 / 透明的细胞质、温和的细胞核、核仁不明显。如果需要确诊，可行免疫组化标记正常的基底细胞层。虽然这种病变看起来异于寻常，但仍被认为是良性结节性增生病变谱系里的一部分。

3. 中央带腺体

正如前文（前列腺非特异性及非肿瘤病变）所述，中央带组织具有不同于典型的良性前列腺组织之处。与大腺体病变一样，它可能包含罗马桥样结构（图 1-190 至图 1-192），形成筛状结构，与 PIN、导管内癌或浸润癌非常类似。有时 PIN 的确可能累及中央带，但中央带腺体与 PIN 以及浸润癌的不同之处在于，中央带腺上皮细胞核仁相对不明显。中央带主要位于中线后方的底部，因此了解标本取材位置也有助于识别中央带。

4. 前列腺梗死

前列腺梗死相对常见，在结节性增生的标本（经尿道前列腺切除术或单纯前列腺切除术）中尤其多见，少见于前列腺活检组织。镜下前列腺梗死可包含反应性腺体增生或鳞状上皮化生，呈大腺体病变改变，可能会被误认为尿路上皮癌或鳞癌累及前列腺[110, 111]。

关键特征：前列腺梗死

- 带状分布。
  - 中央有坏死或透明样变。
  - 反应性腺体的边缘伴有鳞状上皮化生（图 1-193 至图 1-196）。
  - 被正常前列腺组织包围。

这种现象的原因尚不完全明确。虽然普遍推测它可能与血管疾病有关[112]，但部分研究表明

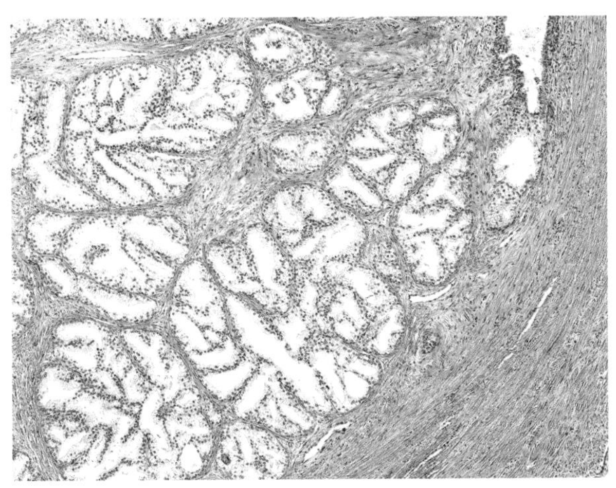

▲ 图 1-186　透明细胞筛状增生是前列腺结节性增生病变谱系里的一种，增生结节内可见复杂或筛状的腺体

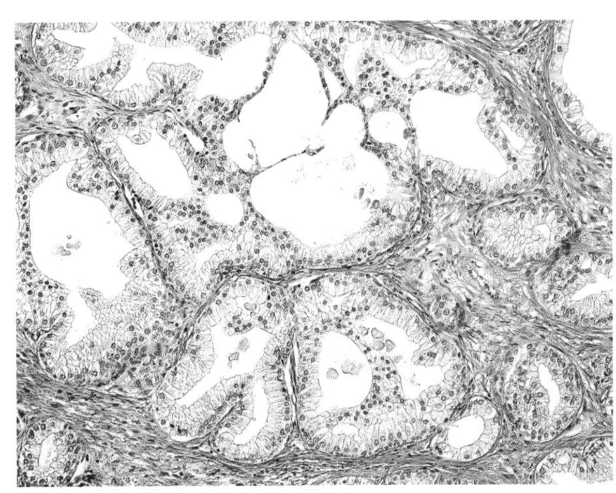

▲ 图 1-187　筛状增生可见腺体桥接现象，但腺体的细胞学改变与良性腺体相似

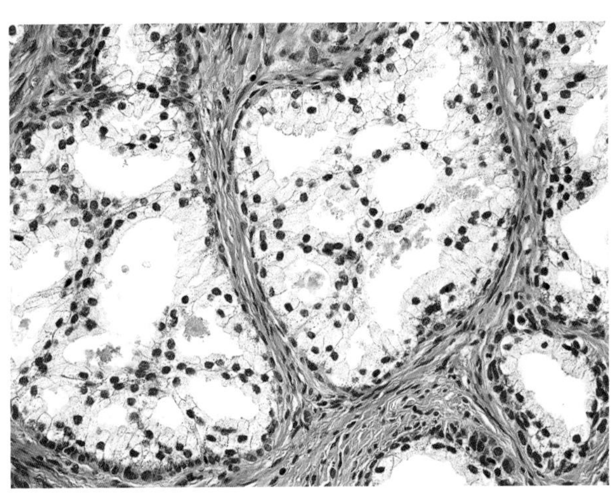

▲ 图 1-188　高倍镜下筛状增生有多个腺腔呈“打孔”样，但未见核异型性，且基底细胞明显

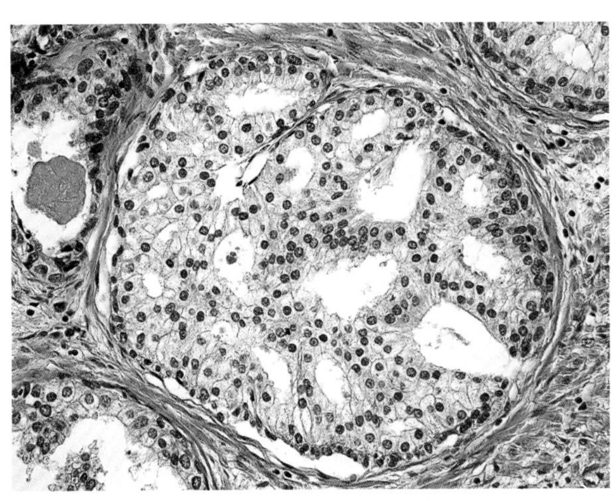

▲ 图 1-189　筛状增生病灶细胞密度增加，但可观察到基底层且核仁不明显

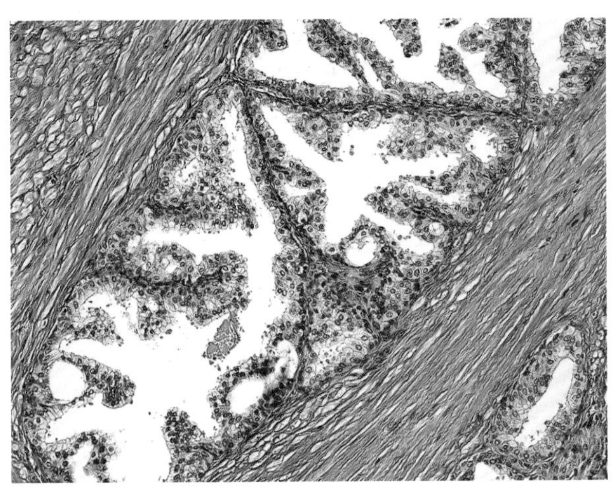

▲ 图 1-190　正常的中央带可包含“罗马桥”样结构，注意不要与前列腺上皮内瘤变或导管内癌相混淆

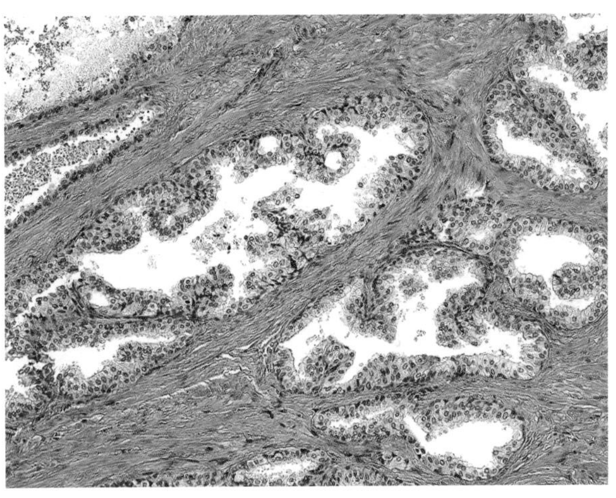

▲ 图 1-191　良性的中央带组织显示致密的嗜酸性间质和簇状分布的腺体，伴有少量“罗马桥”样结构

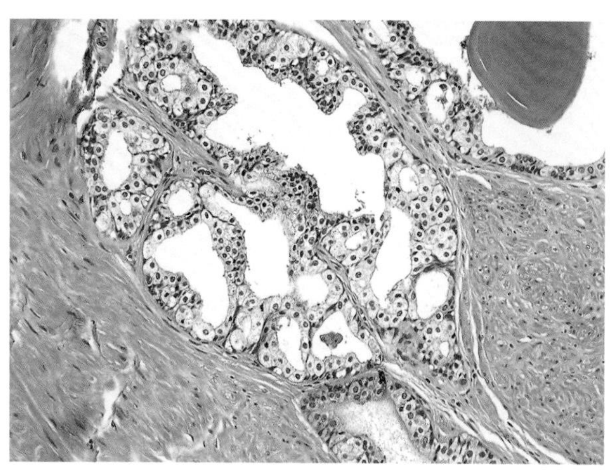

▲ 图 1-192　中央带的组织偶可呈筛状，类似于筛状增生

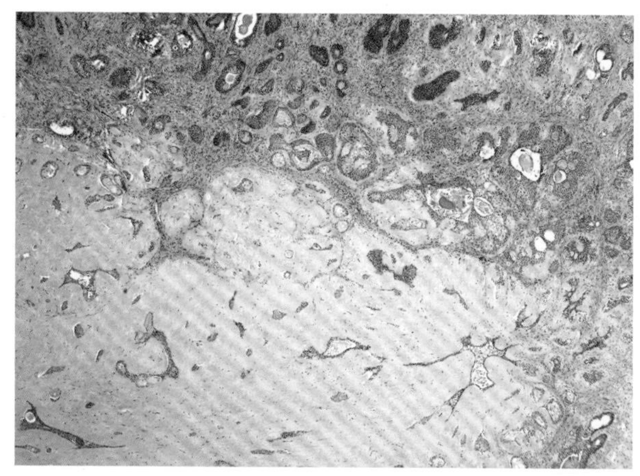

▲ 图 1-193　前列腺梗死由梗死区或纤维化区构成，通常被鳞状上皮化生围绕，外周为正常前列腺组织区，呈“靶心”型

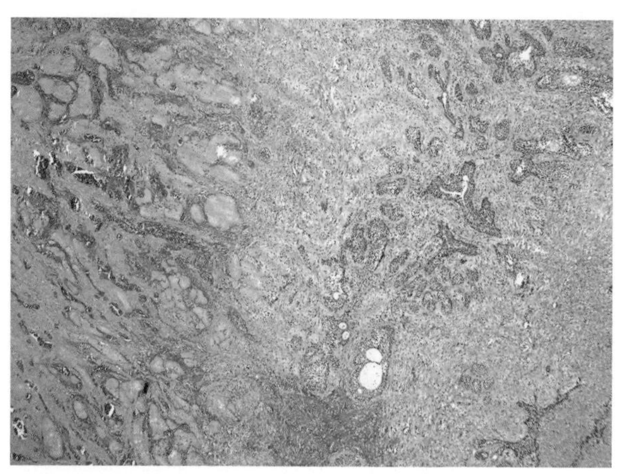

▲ 图 1-194　图示的前列腺梗死有更多的坏死出血区域，周围有鳞化的腺体

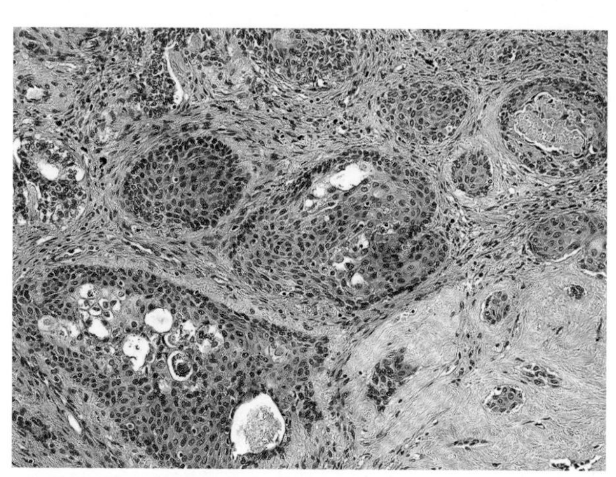

▲ 图 1-195　前列腺梗死灶内的鳞状上皮化生需要鉴别鳞癌或尿路上皮癌累及前列腺导管；但鳞化区域的异型性相对轻微。右下角的纤维化区提示此为带状梗死区

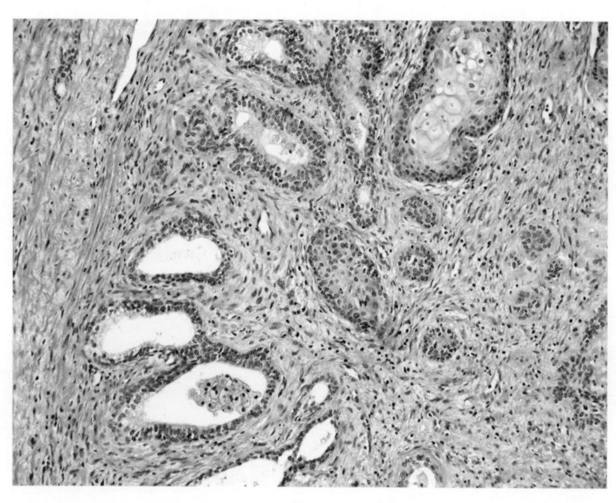

◀ 图 1-196　在梗死灶外，环绕梗死灶的前列腺腺体由鳞状上皮转变为正常腺体

这种现象与血管疾病没有关系[110]，而可能与前列腺大小相关。或许是前列腺体积达到临界尺寸时，增大的腺体和盆腔有限空间之间相互作用，影响到了部分区域的血液供应而引发前列腺梗死。值得注意的是，血清 PSA 可以随着前列腺梗死迅速升高，一些患者的 PSA 甚至骤然超出基线水平 200ng/ml 或以上[110]。

5. 雄激素阻断治疗后的良性腺体（鳞状上皮化生）

在治疗效果的常见问题（见“常见问题：怎么判别前列腺癌是否经过治疗”）中提到，在雄激素阻断治疗后，可出现少见的大腺体病变，在良性腺体内可有骤然的鳞化填充腺体（图 1–197）。这一现象以前曾被认为与雌激素相关治疗有关[79, 80, 113]；然而，在现代的抗雄激素治疗中，我们仍能遇到这种情况。此现象有助于鉴别鳞状上皮癌或尿路上皮癌沿固有空间蔓延，以及作为标本存在治疗效应的参考依据，尤其是在未能提供病史的情况下。

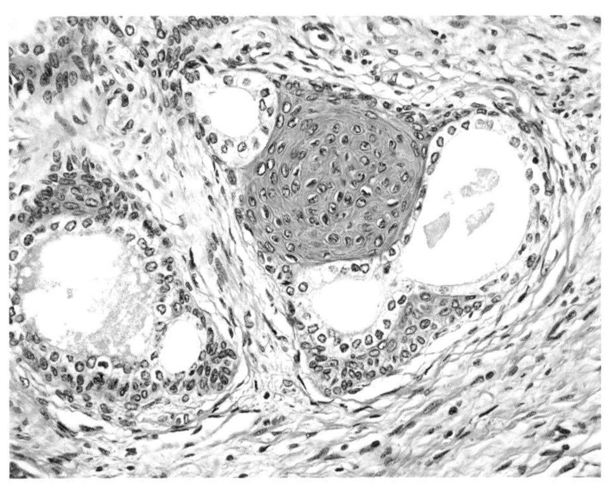

▲ **图 1–197 良性腺体内的骤然鳞化是曾接受雄激素阻断治疗的组织学线索**

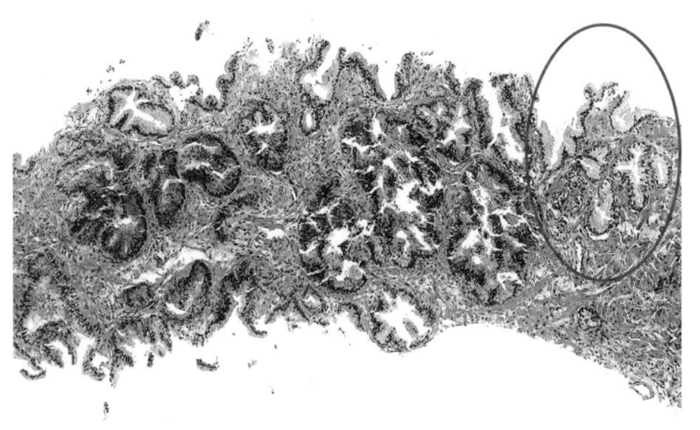

▲ **图 1–198 前列腺上皮内瘤变（PIN）是前列腺癌主要的前驱病变。在这一穿刺活检中，可以很明显地看出大片腺体的细胞质和细胞核的染色比相邻的正常腺体（圆圈）深，提示应在高倍镜下确认是否为 PIN，尤其是观察有无明显的核仁**

（二）高级别前列腺上皮内瘤变

前列腺上皮内瘤变（PIN）被认为是前列腺癌最重要的癌前病变（图 1–198）。值得注意的是当 PIN 单独出现时，它的意义相对有限。在活检中，诊断 PIN 后再次活检发现前列腺癌的概率约为 22%。与此相比，初次活检诊断为良性病变，再次活检发现前列腺癌的概率为 15%～19%。通常 PIN 本身无须治疗[114]。在多条活检组织中发现广泛的 PIN 高度提示存在前列腺癌风险。在一项研究中，≥4 灶 PIN 可定义为“广泛的” PIN[115]。

形态学上，PIN 可以有几种模式，包括扁平状（图 1–199 和图 1–200）、簇状（最常见，图 1–201 至图 1–203）、微乳头状（图 1–204 和图 1–205）、极向反转型或鞋钉 PIN（细胞核位于细胞顶端，图 1–206 至图 1–208）[116]。其他罕见的类型包括 PIN 伴空泡改变等[114]。过去认为筛状 PIN 是 PIN 的主要模式之一，但是现在越来越多人认为，筛状导管内增生可能是导管内癌（高风

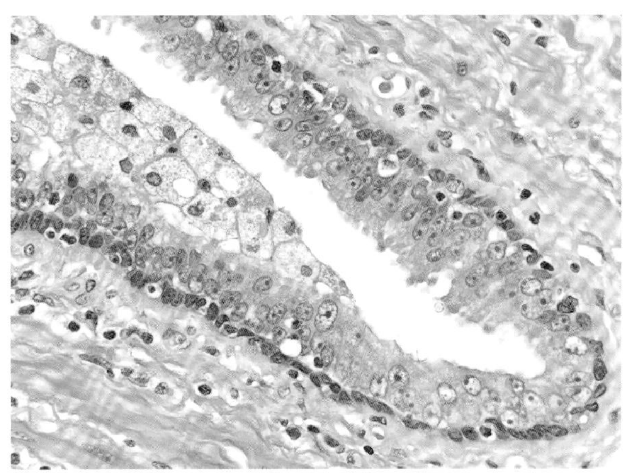

▲ **图 1–199 有时，前列腺上皮内瘤变表现为扁平结构，细胞核增大，核仁明显，无明显簇状或乳头状结构**

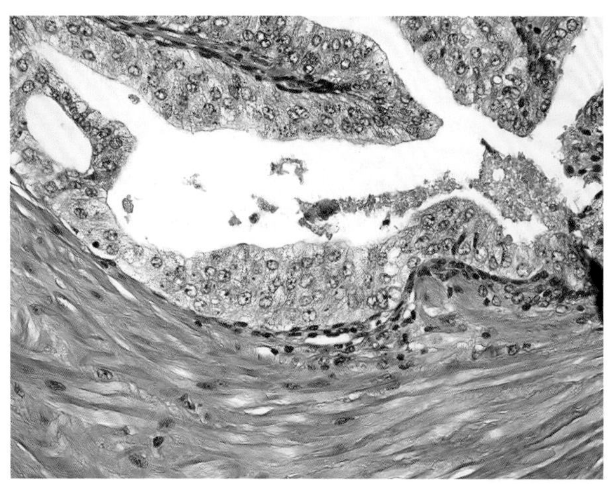

▲ 图 1-200 扁平状的前列腺上皮内瘤变

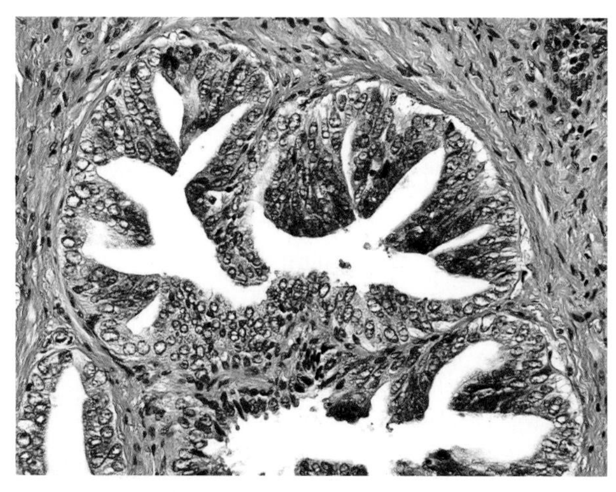

▲ 图 1-201 簇状生长是前列腺上皮内瘤变最常见的类型，伴有腺腔内起伏不平

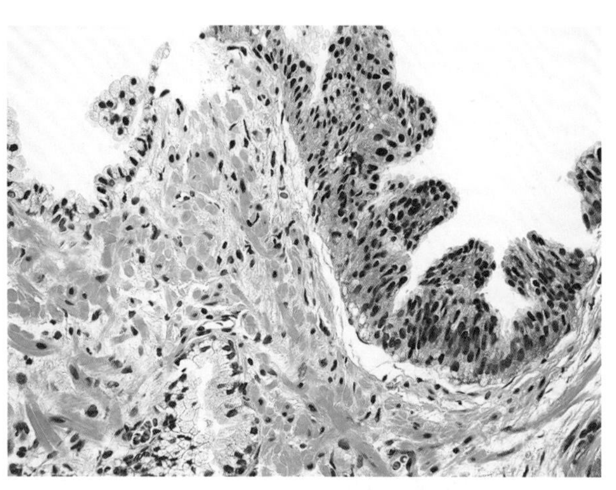

▲ 图 1-202 在簇状前列腺上皮内瘤变的病灶中，异常腺体（右）的细胞质和细胞核明显比相邻的正常腺体（左）染色深

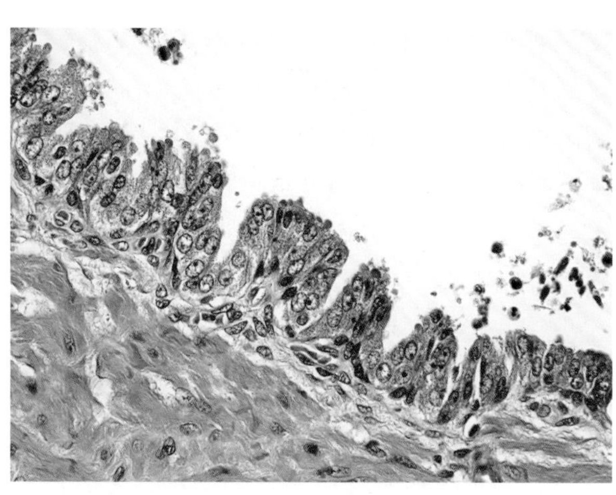

▲ 图 1-203 高倍镜下，簇状的前列腺上皮内瘤变病灶可见明显核仁

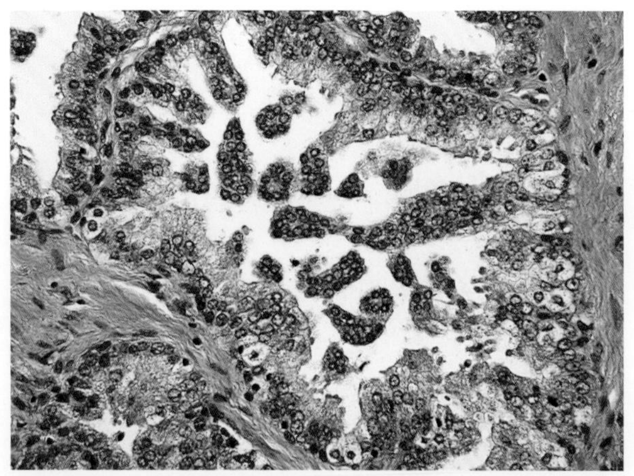

▲ 图 1-204 微乳头状前列腺上皮内瘤变由缺乏纤维血管轴心的出芽结构组成，部分脱落在管腔内

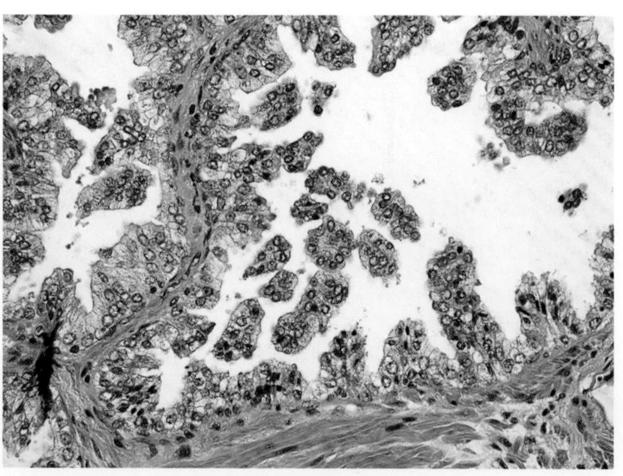

▲ 图 1-205 这例微乳头状前列腺上皮内瘤变的管腔内有多个小的上皮细胞簇，细胞核具有异型性

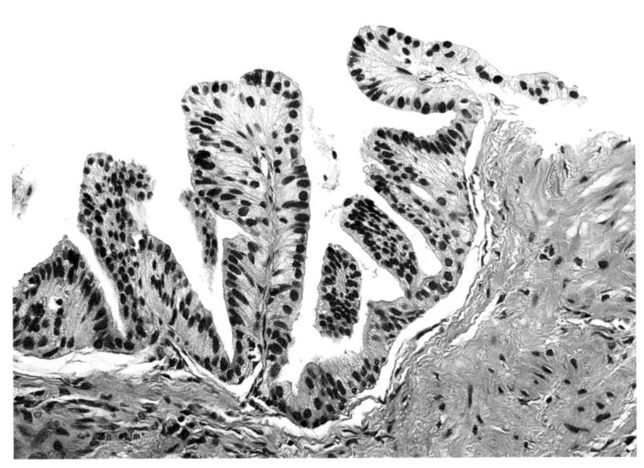

▲ 图 1-206 极向反转型或鞋钉状前列腺上皮内瘤变（PIN）是一种相对不常见的形态，其细胞核向腔缘侧排列。有时细胞核的异型性比普通 PIN 小；然而看到这种奇特的排列模式应该考虑极向反转型 PIN

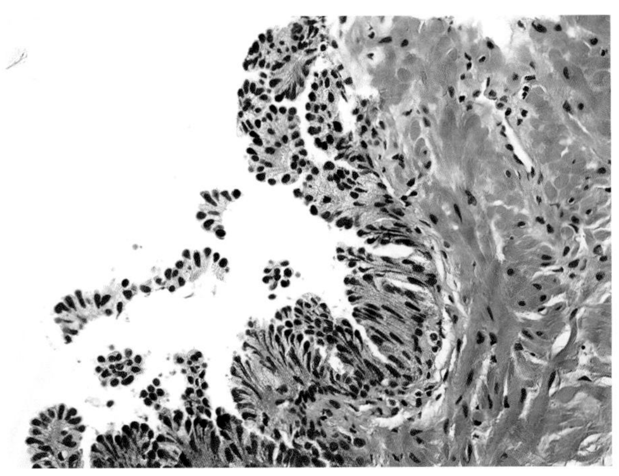

▲ 图 1-207 鞋钉状前列腺上皮内瘤变，细胞核在细胞顶部排列成鞋钉状外观

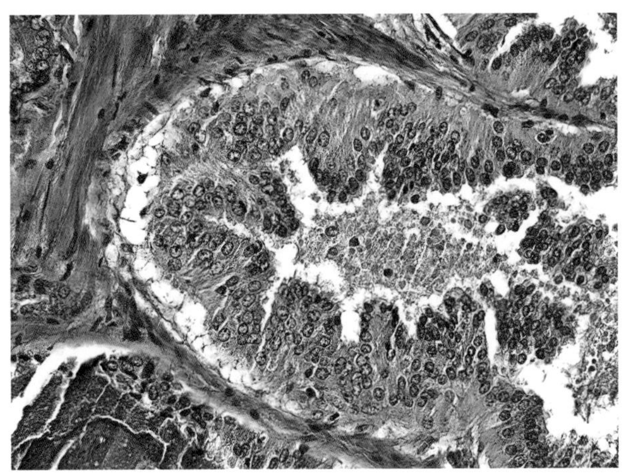

▲ 图 1-208 本例极向反转型前列腺上皮内瘤变（PIN）形似于更常见的簇状 PIN，但是细胞核大部分远离基底膜排列

险）。后文讨论导管内癌时将述及，对于那些超出 PIN 形态学改变但还没有达到导管内癌标准的病变，可使用"非典型导管内增生"这个概念[117, 118]。这通常需要标注以提示临床需要重复取检。临床工作中，伴有高级别的核特征（核增大、深染、核仁增大，类似腺癌）的病变应诊断为 PIN，而低级别或中级别 PIN 的诊断重复性差，因此不再建议作出诊断，因为即使高级别 PIN 也仅提示患前列腺癌的风险轻微提高，部分作者认为在 20 倍物镜下能看到明显的核仁才诊断为 PIN[114]。

备忘列表：前列腺高级别上皮内瘤变（PIN）的诊断

- 原有腺腔内的上皮细胞核深染（簇状、扁平或微乳头状）
- 核仁明显（在 20 倍物镜下可见）和（或）与邻近的良性组织相比，细胞核增大
- 不伴有缺乏基底细胞的小圆形腺体（如有，可诊断为 PIN 伴非典型腺体或小灶腺癌）
- 没有明显的筛状增生（如有，可诊断为导管内癌或非典型导管内增生）
- 没有明显的核多形性（如有，可诊断为导管内癌或非典型导管内增生）
- 没有粉刺样坏死（如有，可诊断为导管内癌或非典型导管内增生）

（三）恶性大腺体病变及腺样病变

1. 筛状癌

尽管筛状导管内癌最近引起了广泛的关注[117, 118]，但筛状生长方式确实也是浸润性癌的一种形态学改变。越来越多的学者认为筛状生长方式是 4 级前列腺癌里最具侵袭性的改变之一，或者需在病理报告中特别注明[119-125]。筛状癌表现为大片状腺体增生伴大量"打孔样"管腔形成（图 1-209 和图 1-210）。筛状癌可出现神经侵犯或粉刺状坏死，但是约 50% 伴有粉刺状坏死的前列腺癌实际上是导管内癌[126]。

2. 导管内癌

在前列腺中具有筛状生长方式的病变，既往

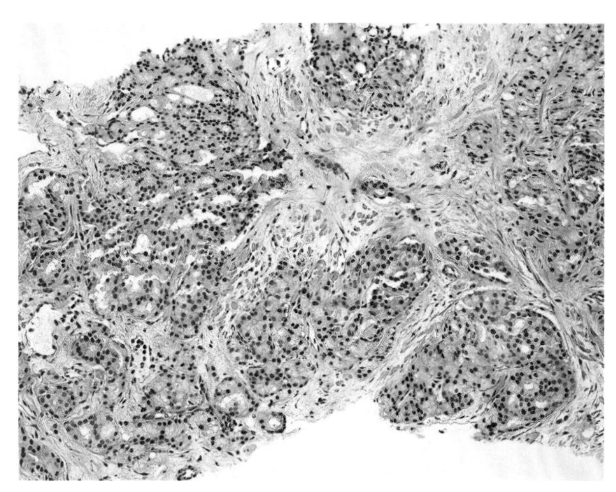

▲ 图 1-209 这例穿刺活检可以看到大片腺体筛状增生，提示筛状浸润性前列腺腺癌

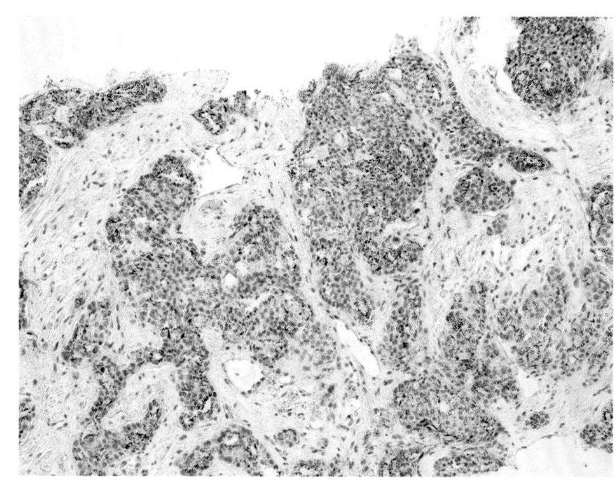

▲ 图 1-210 为图 1-209 中的同一病例，免疫组化显示 AMACR 胞质强阳性，基底细胞缺失（p63 和 AMACR 单染）

都认为是浸润性癌，而现在越来越多人认为这实际上是导管内癌 [117, 118]。导管内癌几乎总是伴有高级别浸润性前列腺癌，因此把导管内癌误认为浸润性癌，不算特别严重的错误。不过，少部分病例仅有导管内癌，不伴有或仅有低级别浸润性癌 [127]，后者也称为“前驱病变样”导管内癌 [128]。由于存在这些例外情况，在诊断时应将导管内癌与浸润性癌区分开来，且不进行分级，这是因为导管内癌不伴有浸润性癌的患者预后远优于 4 级前列腺腺癌患者。然而，在存在浸润性癌成分时，先剔除原位癌成分再进行分级是否比笼统对肿瘤成分进行分级更能提供精确的预后参考，目前尚不确定。因此，在鉴别诊断时是否需要尽量明确导管内癌的意义仍存在争议。大多数专家都同意，当存在明显的高级别（4 级甚至更高）浸润性癌时，不必仅仅为了在分级中剔除导管内癌而专门进行免疫组化检查 [117, 118]。

在较大的标本中，通常仅根据形态学就可以识别导管内癌，因其基底细胞层通常特别突出（图 1-211），筛状增生有时可以部分累及良性腺体（图 1-212 至图 1-214）。在活检标本中，鉴别筛状增生是浸润性癌还是导管内癌难度更大。同样，鉴别 PIN 和导管内癌也是非常重要的，因为 PIN 不影响既定的临床处理（如有），而导管内癌至少提示需要重复活检，甚至可能是确定治疗的指征。

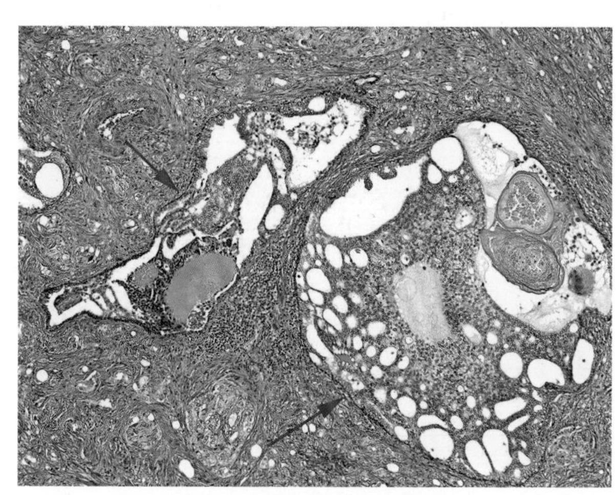

▲ 图 1-211 导管内癌通常有非常明显的基底细胞层（箭所指），与癌细胞的显著异型形成对比

关键特征：鉴别导管内癌和 PIN

- 拟诊断导管内癌的特征。
  - 实性或紧密的筛状增生（细胞至少占管腔的 50%～70%）。
  - 疏松筛状或微乳头状增生，伴有明显的核异型性或非局灶性粉刺状坏死 [117, 129]。
    - ◆ 注：最初核异型性的标准为大于正常细胞核的 6 倍 [129]；此标准具有争议性（若按直径计算，达到该标准的核少见，若

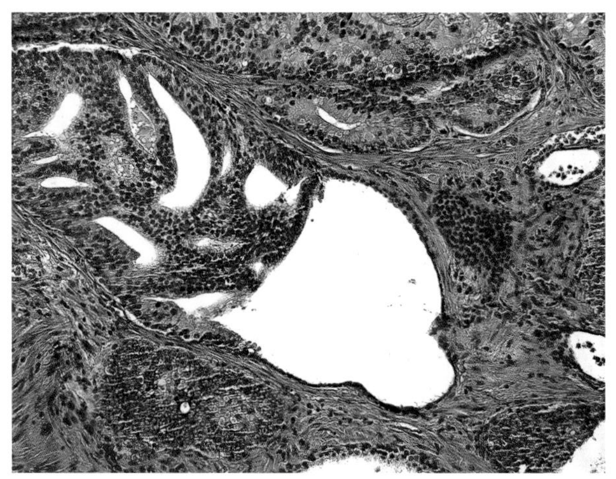

▲ 图 1-212 部分视野可见导管内癌累及良性腺体

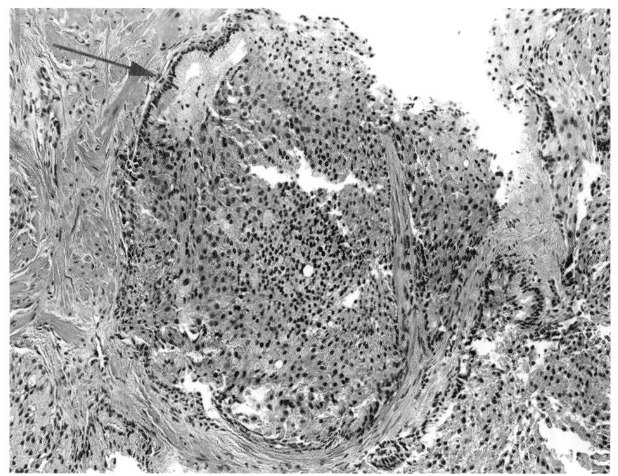

▲ 图 1-213 以实性生长为主的导管内癌，边缘可见未受累的良性腺体（箭）

按照核的面积算则更常见）[130]。所以我们将标准变通为判别核的异型性是否明显超出 PIN 的范围（图 1-215）。

常见问题：什么是“非典型导管内增生”

“非典型导管内增生”或“非典型筛状病变”本身并不是一种特定的病变，而是在活检样本中遇到这种病变的诊断术语，这些病变超出了上皮内瘤变的范围（图 1-216 至图 1-220），但尚未达到导管内癌的诊断标准。因此，该术语可用于向临床医生表达患者需要进一步的检查，如前列腺影像学检查或再次活检，以进一步评估有无导管内癌或浸润性癌

评述示例：非典型导管内增生

前列腺，左侧基底，粗针穿刺活检

- 非典型导管内增生：见述评

述评：活检显示腺上皮异型增生，但基底细胞层仍然保存。本例需鉴别高级别上皮内瘤变和导管内癌。建议重复活检（有 / 无 MRI 引导）

3. 前列腺导管腺癌

前列腺导管腺癌最初被描述为“子宫内膜样”，是前列腺癌的一种特殊类型，主要特征为

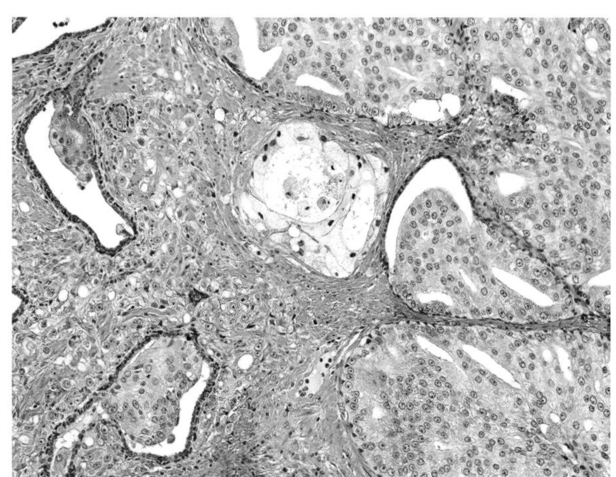

▲ 图 1-214 在这例导管内癌中，导管内成分与邻近浸润癌的细胞学改变非常相似，部分病变填充在具有基底细胞层的良性腺体中

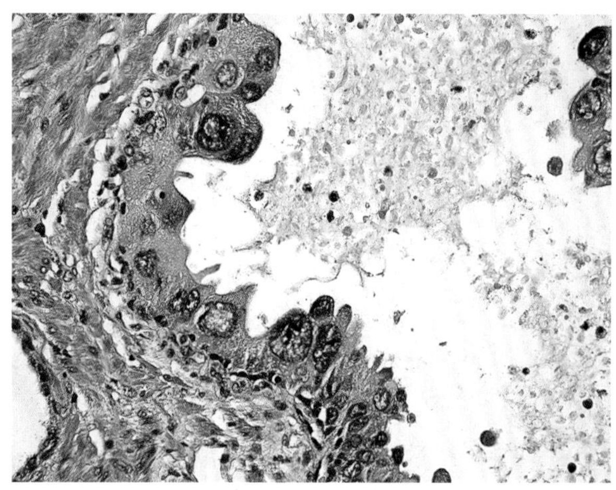

▲ 图 1-215 以往曾提出导管内癌中显著的细胞异型性的诊断标准为细胞核大于正常的 6 倍，实际工作中可解读为核的异型性远超前列腺上皮内瘤变范围

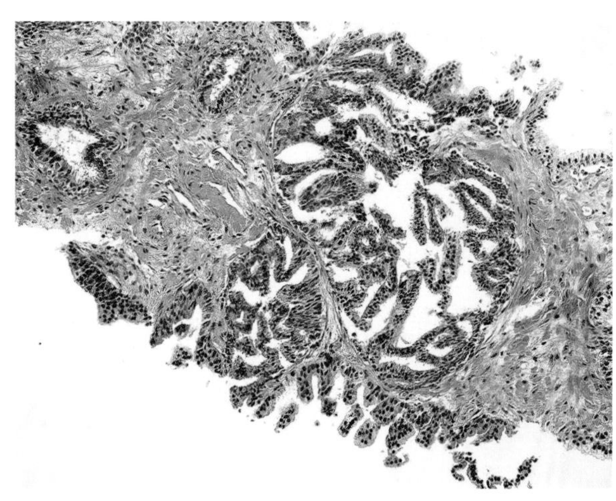

▲ 图 1-216 对于未能完全满足导管内癌诊断标准的病变，如本例活检中的疏松筛状增生，可采用“非典型导管内增生”或“非典型筛状病变”这样的术语。这意味着该病变比前列腺上皮内瘤变更严重，但仍未能诊断为导管内癌

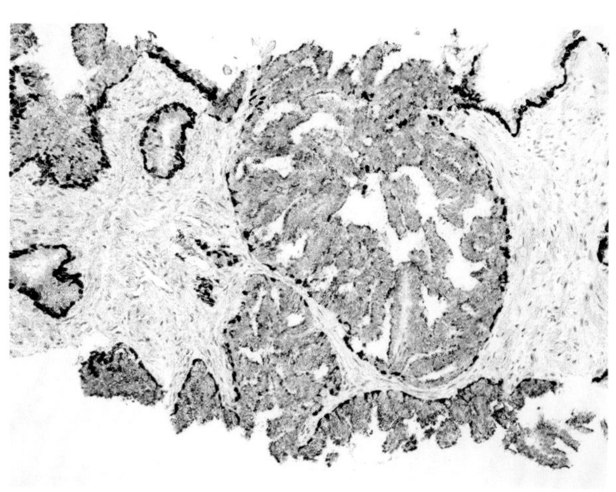

▲ 图 1-217 为图 1-216 中的同一病灶，基底细胞和 AMACR 双染显示基底细胞层（棕色），以及 AMCAR 阳性（红色）

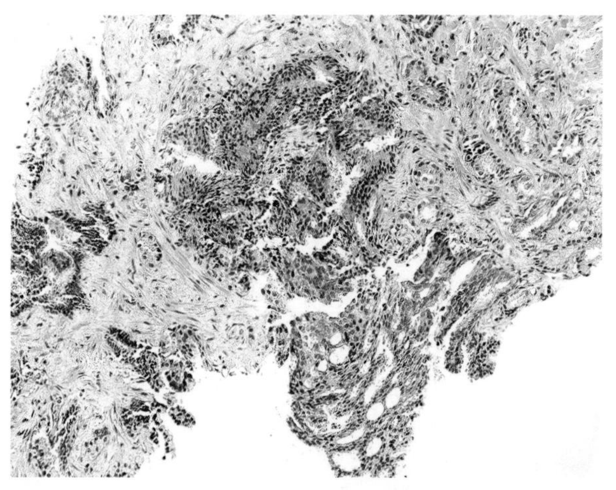

▲ 图 1-218 该病灶是患者的整个前列腺活检中的孤立病灶，可见单个筛状腺体伴有数个小圆形腺体

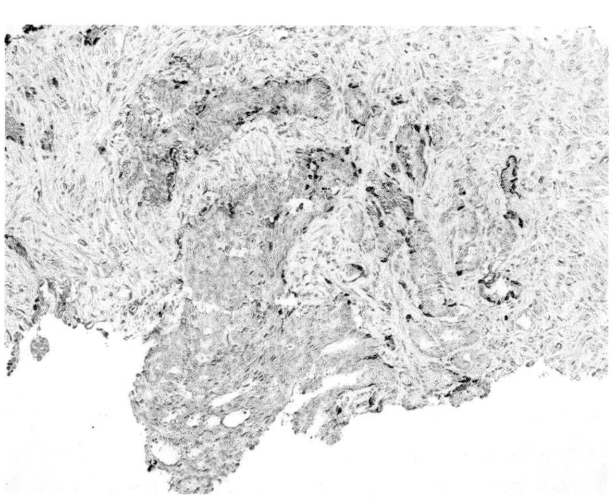

▲ 图 1-219 为图 1-218 中的同一病灶，基底细胞和 AMACR 双重染色显示筛状的腺体中有斑片状的基底细胞层（棕色），AMACR 染色较弱（红色）。大多数小圆形腺体至少有局灶基底细胞，不支持腺癌。此例诊断为非典型导管内增生，建议进一步检查（影像学或重复活检）

柱状细胞，假复层排列的细胞核，类似于结肠腺瘤性息肉[117, 118, 131, 132]（图 1-221 和图 1-222）。单纯的前列腺导管腺癌一般分级为 4 级，或者 Gleason 评分 4+4=8 分（分级分组 4），若有实性生长或坏死将被分为 5 级。

前列腺导管腺癌免疫组化可能表现出一些不寻常的表型，包括 CK20 或 CDX2 阳性，这可能会与结直肠癌或其他腺癌相混淆。但是，前列腺癌标志物（如 PSA 和 NKX3.1）的染色始终阳性[134, 135]。前列腺导管腺癌有时也可像前列腺导管内癌一般沿固有腔隙生长，局部基底细胞层完整。前列腺导管腺癌大部分都是浸润癌，因此即使有局灶仍见到基底细胞层，一般还是可以作出前列腺导管腺癌的诊断并分级，这点是与累及腺泡的导管内癌的不同之处[117]。

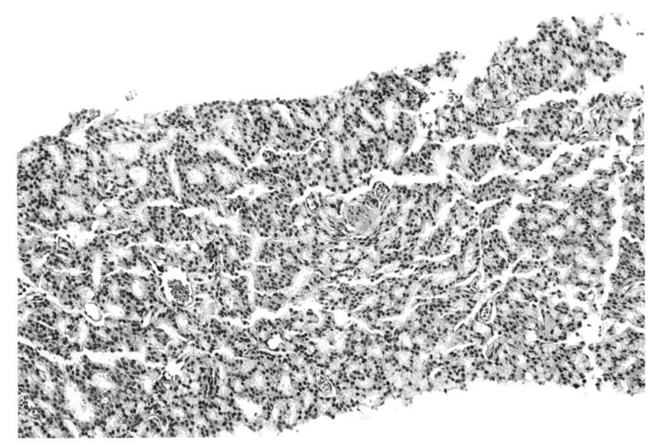

▲ 图 1-220 为图 **1-218** 和图 **1-219** 中的同一病例，首次重复活检只看到小灶浸润癌[**Gleason** 评分 **3+3=6** 分（分级分组 **1**）]（未提供图片）。**MRI** 引导下的再次（第三次）活检最终发现了大片筛状癌区域［**Gleason** 评分 **4+4=8** 分（分级分组 **4**）］，如图所示

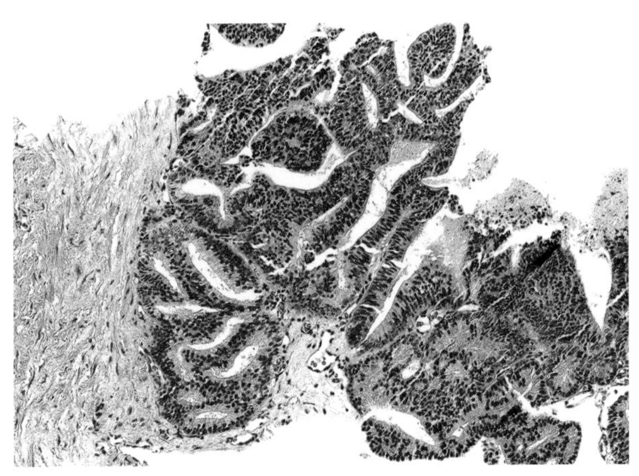

▲ 图 1-221 穿刺活检标本中的前列腺导管腺癌，由于大片筛状增生区域缺乏间质成分，无法连接肿瘤组织而出现组织碎片。这个视野可见导管癌位于活检标本一端

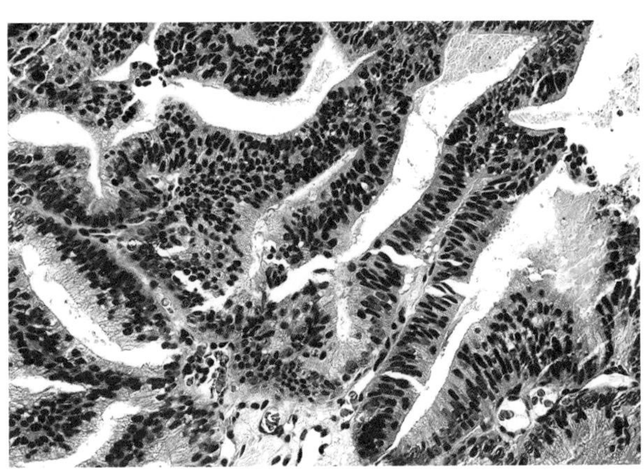

▲ 图 1-222 为图 **1-221** 中的同一病例，高倍镜下可以看到柱状细胞，形似结肠腺瘤性息肉

常见问题：前列腺导管腺癌的诊断标准是什么

前列腺导管腺癌最常见的诊断标准是细胞呈柱状，形似于结肠腺瘤性息肉，具有拉长的假复层细胞核[117]。然而，对于导管腺癌诊断范围的明确界限存在争论。一些病理医生认为，乳头状结构是高度支持诊断的组织学特征[133]（图 1-223 和图 1-224）。虽然在前列腺导管腺癌里筛状结构也很常见，但它是非特异性的[133]，通常只对有柱状细胞和假复层样细胞核的肿瘤作出导管腺癌的诊断

经验与教训：前列腺导管腺癌独特的临床病理特征

- 可表现为前列腺尿道或膀胱肿块，在临床上类似于尿路上皮肿瘤（图 1-225），并导致梗阻或血尿
- 在一些病例中，可能发生在前列腺中央带，累及尿道周围大型导管或精阜
- 与普通前列腺癌一样，可以发生在外周带
- 一般分为 4 级，如果只有前列腺导管腺癌，Gleason 评分 4+4=8 分（分级分组 4）
- 临床病理分期通常较高

常见问题：导管腺癌和导管内癌的区别是什么

前列腺导管腺癌和导管内癌的名字很容易混淆。在前列腺导管腺癌中，“导管”一词指的是核呈假复层排列的柱状细胞。这是一种恶性病变，如未见其他形态，Gleason 评分为 4 级。相反，导管内癌是指肿瘤细胞生长在原有导管内，通常具有腺泡状（立方）细胞学特征。绝大多数导管内癌与弥漫性高级别浸润癌相关；鉴于存在仅有导管内癌而无浸润的罕见情况，目前的诊断路径中，导管内癌不予分级[117]，但仍存在争议

4. PIN 样（导管）癌

这种所谓的“PIN 样导管癌”或“PIN 样癌”是一种特殊类型的前列腺癌，是否与前列腺导管腺癌有关还存在争议[136, 137]。此种肿瘤可见与典型前列腺导管腺癌相似的柱状细胞；但是腺体更小，腺腔面扁平或波浪状，类似 PIN（图 1-226

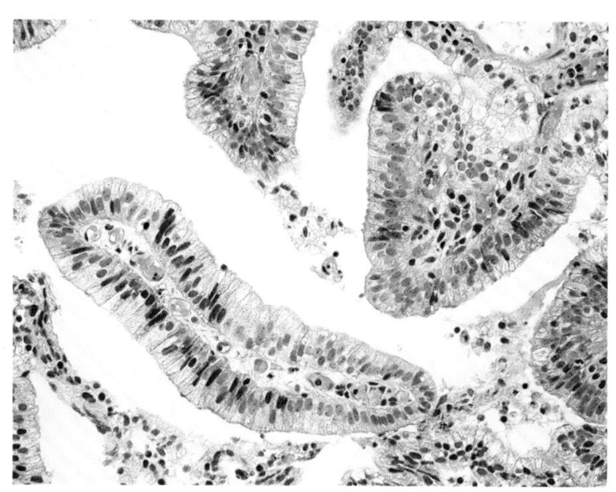

▲ 图 1-223　前列腺导管腺癌常有乳头状结构。本例细胞质更透明、浅染，而核仍为细长形

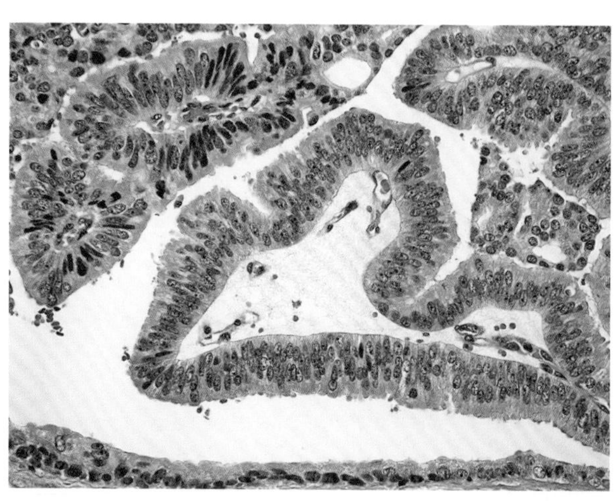

▲ 图 1-224　这例前列腺乳头状导管腺癌可以看到胞质红染的柱状细胞

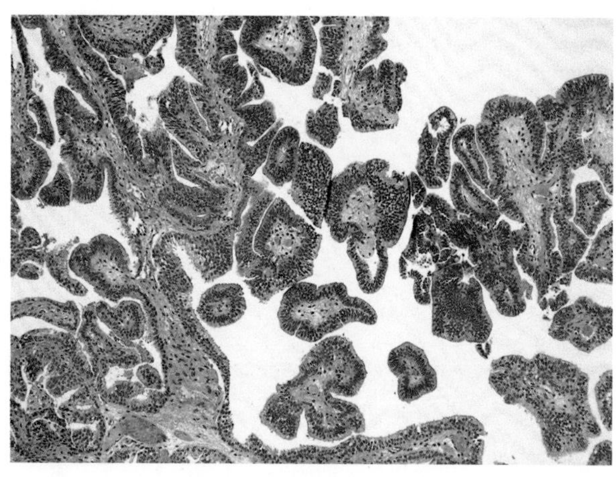

▲ 图 1-225　这例前列腺导管腺癌表现为前列腺尿道的病变，并进行了会诊，以鉴别良性前列腺尿道息肉。注意细长的异型核将有助于避开这一诊断陷阱

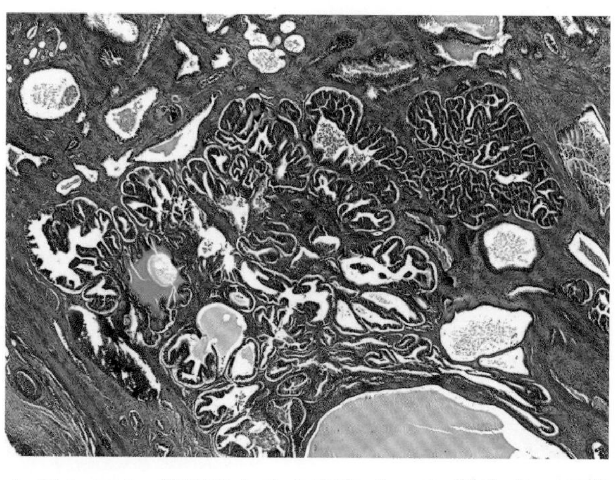

▲ 图 1-226　前列腺上皮内瘤变（PIN）样癌或 PIN 样导管癌是前列腺腺癌的少见类型，十分类似 PIN。此例可以见一个腺样排列的较大病灶，其轮廓不规则，形似 PIN（图片由 Giovanna Giannico, MD, Vanderbilt University Medical Center 提供）

和图 1-227）。在活检标本中，这个亚型常表现为组织边缘的条带状异型腺上皮，提示穿刺针穿过了大腺体。免疫组化显示 PIN 样导管癌内多个缺乏基底细胞层的类似 PIN 的腺体。由于 PIN 的基底细胞层往往呈斑片状分布，仅极少腺体缺乏基底细胞层，所以见到多个类似这样的腺体时，应诊断为 PIN 样癌，因为多个腺体的基底细胞缺乏不太可能是由于斑片状分布的 PIN 改变所引起的。尽管 PIN 样癌属于前列腺导管腺癌还是前列腺腺泡腺癌仍有争议，但是目前认为这种模式可分为 3 级（典型导管腺癌为 4 级）[137]。最近研究表明，伴纤细乳头突入腺腔的 PIN 样癌与肿瘤前列腺外扩散相关，故该文作者建议，这种特殊形态的 PIN 样癌应视为例外情况，与典型导管腺癌一样分到 4 级，而不是 3 级 [136]。

5. 基底细胞癌（大腺体模式）

前文讲述小腺体病变时已提及，尽管与基底细胞增生相比相当罕见，但前列腺基底细胞癌确实偶有发生 [138]。在形态学为大腺体样的病变中，一些基底细胞癌由大的筛状腺体组成，形似涎腺腺样囊性癌，另一些则呈实性生长（图 1–228）。现已证明部分病例（≤50%），尤其是腺样囊性样形态的基底细胞癌存在 *MYB* 基因重排，与涎腺腺样囊性癌相似[139, 140]。免疫组化通常可见复层细胞表达基底细胞标志物，如高分子量细胞角蛋白和 p63（图 1–229），最内层细胞阴性[138]。由于基底细胞增生有时会有较大的筛状腺体。鉴别基底细胞癌和增生的最有用的特征包括神经侵犯及前列腺外扩散、累及或蔓延至前列腺外周带[100]。如前所述，个别基底细胞增生也可能具有腺样囊性样的形态，因此单纯的腺样囊性形态不应看作是恶性特征。

6. 尿路上皮癌累及前列腺

虽然大多数前列腺的肿瘤是原发性前列腺腺癌，但其他恶性肿瘤也可偶尔累及前列腺，以尿路上皮癌最为常见。尿路上皮癌累及前列腺导管可能会与导管内癌或高级别前列腺癌混淆（图 1–230 至图 1–233）。有效识别尿路上皮癌累及前列腺的组织学线索包括细胞核大小差异与异型性

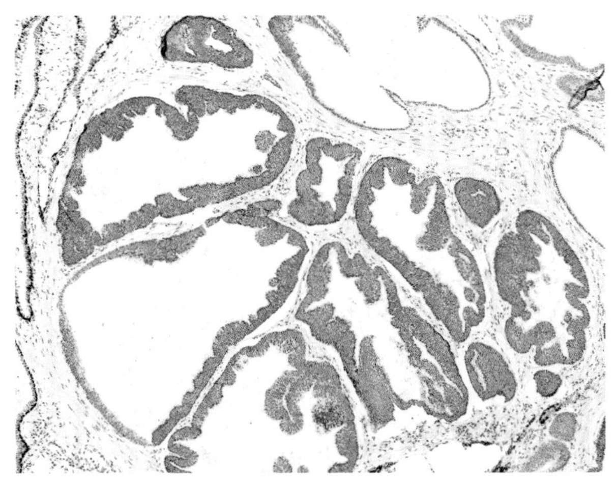

▲ 图 1–227　为图 1–226 中的同一病例，可以看到基底细胞缺失（棕色），AMACR 表达增加（红色），支持浸润性癌（图片由 Giovanna Giannico, MD, Vanderbilt University Medical Center 提供）

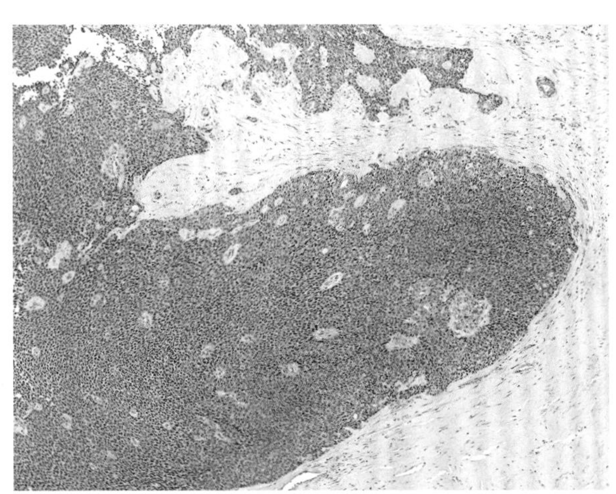

▲ 图 1–228　前列腺基底细胞癌罕见，肿瘤组织类似腺样囊性癌或实性浸润性生长

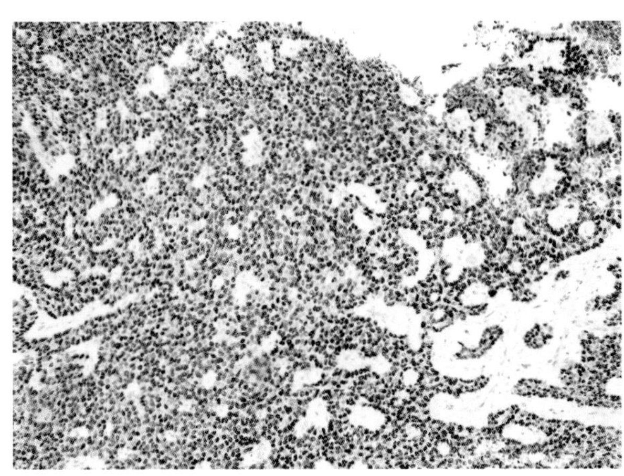

▲ 图 1–229　为图 1–228 中的同一病例，示 p63 弥漫阳性，而腺腔细胞阴性，这是基底细胞癌中经典的免疫组化表达方式。同一病例 GATA3 阴性（未提供图片），除外尿路上皮癌

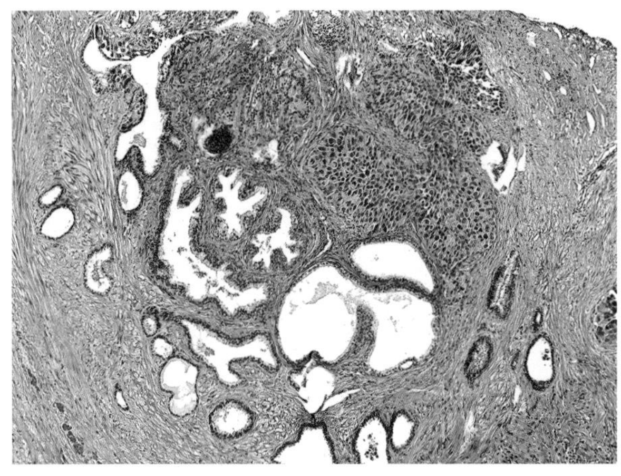

▲ 图 1–230　尿路上皮癌累及前列腺可沿前列腺导管生长，形似前列腺导管内癌

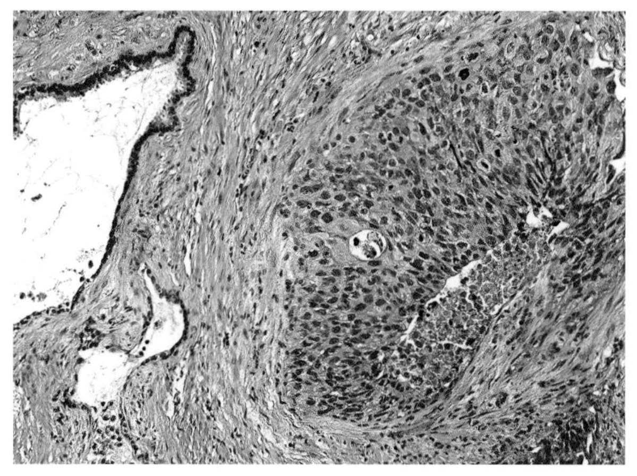

▲ 图 1-231 诊断前列腺内尿路上皮癌的一个线索为，尿路上皮癌的细胞异型性以及细胞核大小差异均明显超过前列腺癌

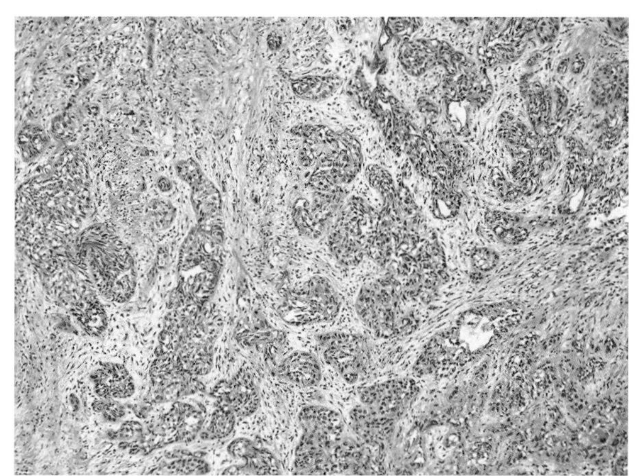

▲ 图 1-232 尿路上皮癌累及前列腺可以看到促纤维组织增生，提示间质侵犯

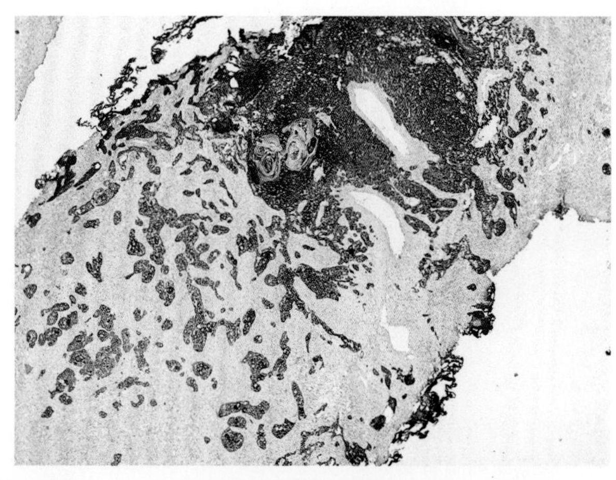

▲ 图 1-233 本例免疫组化显示高分子量细胞角蛋白弥漫阳性，符合尿路上皮癌累及前列腺

更高，以及尿道原位癌成分。免疫组化在疑难病例中非常有用，尿路上皮癌 p63 和 GATA3 阳性，而前列腺癌则表达 PSA、NKX3.1 以及前列腺素 [84, 141–144]。由于尿路上皮癌和前列腺癌的治疗方法迥异，即使高级别或中晚期前列腺癌治疗也不同于尿路上皮癌，因此准确区分肿瘤来源相当重要。有些前列腺腺癌甚至可形成少见的乳头状结构（图 1–234 至图 1–236），增加了两者的鉴别难度 [145]。因此，对于任何组织学特征有疑虑的肿瘤，应考虑尽量行免疫组化进行鉴别。

7. 累及前列腺的其他恶性肿瘤

累及前列腺的其他继发性恶性肿瘤相当罕见，但如果出现不典型的形态，仍需首先想到其他恶性肿瘤累及前列腺的可能。多数情况下其他部位已有明确的中晚期恶性肿瘤，罕见情况如结直肠癌或其他少见恶性肿瘤（图 1–237 和图 1–238）累及前列腺，可能具有迷惑性 [146]。

（四）多形性肿瘤

如前所述，尿路上皮癌比前列腺癌的多形性更明显，因此，在前列腺标本中发现高级别的肿瘤，伴有明显的多形性，需要考虑鉴别尿路上皮癌累及前列腺。

备忘列表：低分化前列腺腺癌

- 尿道中未见尿路上皮癌或尿路上皮原位癌（除罕见的碰撞瘤外，常需免疫组化协助诊断）
- 前列腺癌标志物阳性 [PSA、NKX3.1、前列腺素（p501s）、PSAP 中的一个或多个]
- 不表达尿路上皮免疫组化标记 [a]（GATA3、p63、高分子量角蛋白）
- 不具有神经内分泌肿瘤形态 / 免疫组化阴性
- 其他：高分化前列腺腺癌成分（腺泡状或筛状）有助鉴别，但不常见到

a. 可能存在个别例外

1. 前列腺腺癌伴显著多形性

虽然大多数前列腺腺癌的细胞相对一致（细胞核增大，核仁明显），少数病例可能会出现多

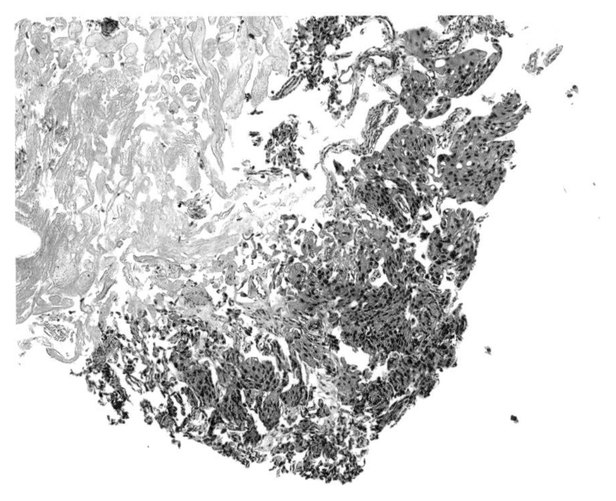

▲ 图 1-234　少数前列腺癌呈高度多形性或乳头状，形似尿路上皮癌。因此，对于形态学不典型的尿路上皮癌或既往有前列腺癌病史的患者，应高度警惕罕见亚型前列腺癌的可能

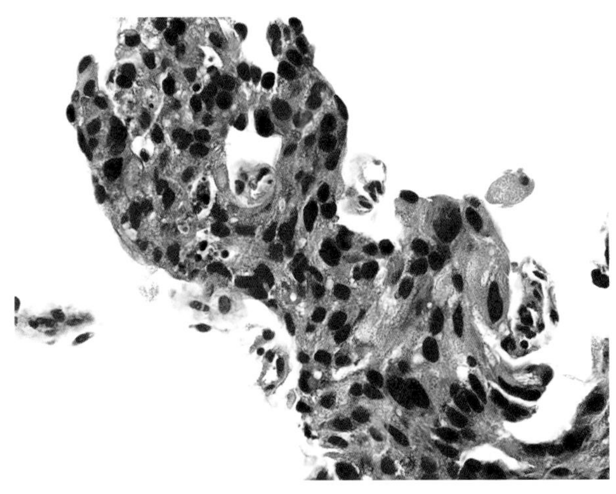

▲ 图 1-235　为图 **1-234** 中的同一病例，可见本例前列腺癌的细胞核大小差异比典型的前列腺癌显著

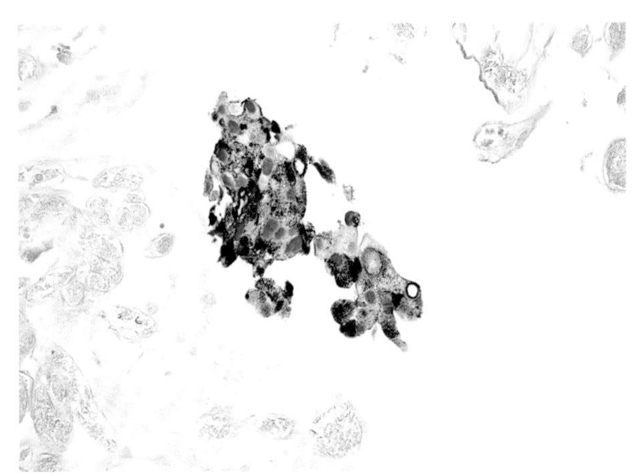

▲ 图 1-236　为图 **1-234** 和图 **1-235** 中的同一病例，免疫组化显示前列腺特异性抗原（**PSA**）阳性，支持前列腺癌复发。同时 **GATA3** 阴性，前列腺素灶性阳性（未提供图片）

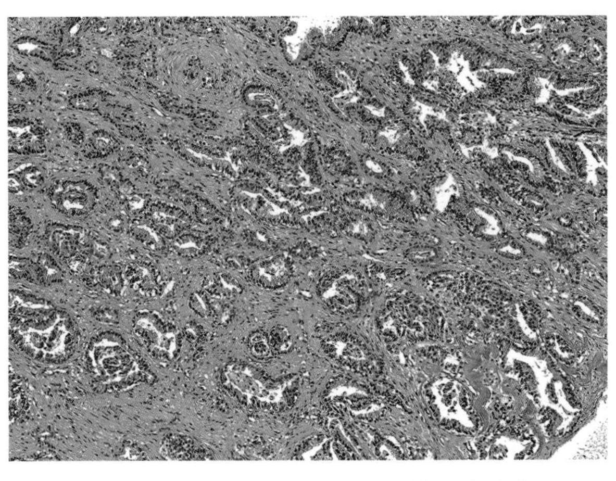

▲ 图 1-237　极少数情况下，其他非前列腺肿瘤可累及前列腺。本例为肺腺癌转移到前列腺，如果不了解肺癌病史，此形态与原发性前列腺癌非常相似（图片由 **Matthew J. Wasco, MD, St. Joseph Mercy Health System** 提供）

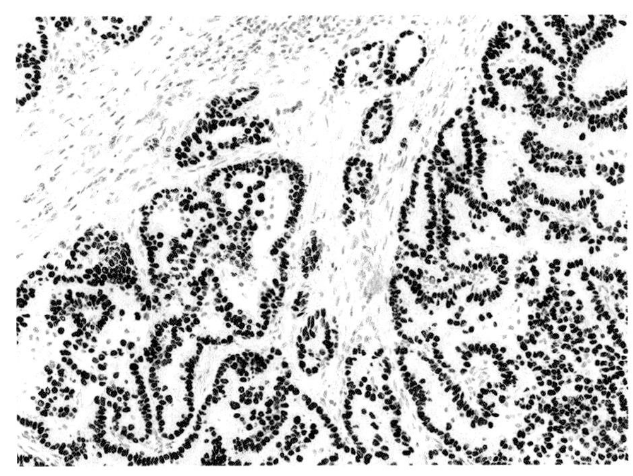

◀ 图 1-238　为图 **1-237** 中的同一病例，**TTF1** 阳性（图片由 **Matthew J. Wasco, MD, St. Joseph Mercy Health System** 提供）

形性增加，而并未形成可识别的特殊亚型（图1–239）。因此，前列腺腺癌常需与其他类型的癌进行鉴别诊断，特别是与尿路上皮癌累及前列腺相鉴别。同时需悉知某些前列腺腺癌也可表现为明显的多形性。

2. 具有多形性巨细胞特征的前列腺腺癌

具有多形性巨细胞的癌是前列腺腺癌的一种罕见的特殊类型，并且具有高度侵袭性[147–149]。最近的一项研究发现，即使病变异常局限（<5%），其生物学行为仍极具侵袭性[147]。肿瘤一般能观察到从典型的前列腺腺癌过渡到显著异型性伴巨细胞形成（图1–240）。诊断难点在于，前列腺癌标志物如PSA和前列腺素在巨细胞中表达减弱甚至阴性（图1–241）。尽管NKX3.1在巨细胞成分中的表达可能会减弱或偶尔阴性，但它仍是目前最敏感的指标[147]（图1–242）。

3. 前列腺腺鳞癌

当肿瘤组织兼有前列腺腺癌与鳞状细胞癌或尿路上皮癌特征时，必须先确认这是不是同时发生了前列腺癌和尿路上皮癌。前列腺癌确实可以

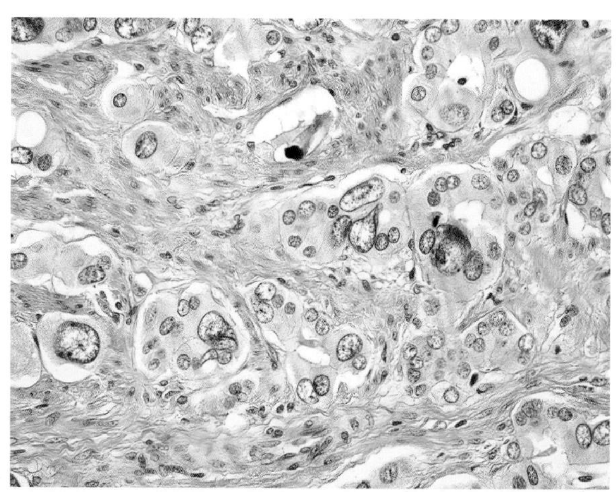

▲ **图1–239** 罕见情况下，前列腺癌病例可见更显著的异型性。本例可见典型的腺体形成；然而有些细胞核比一般的前列腺腺癌细胞核明显增大

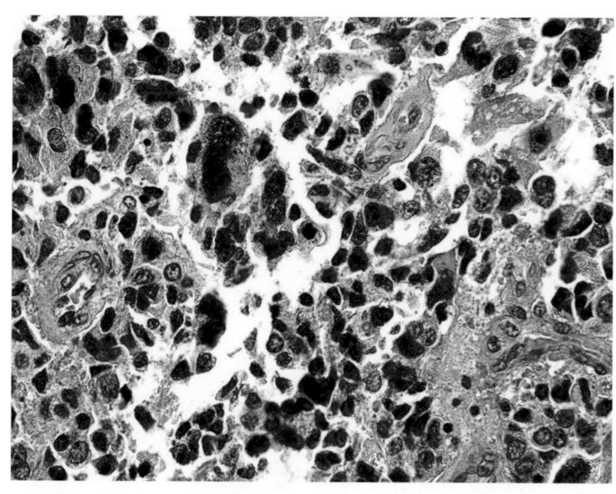

▲ **图1–240** 前列腺腺癌的多形性巨细胞亚型是预后很差的特殊亚型，由分化差的伴有巨大奇异核的肿瘤细胞组成，与传统的腺癌差异很大

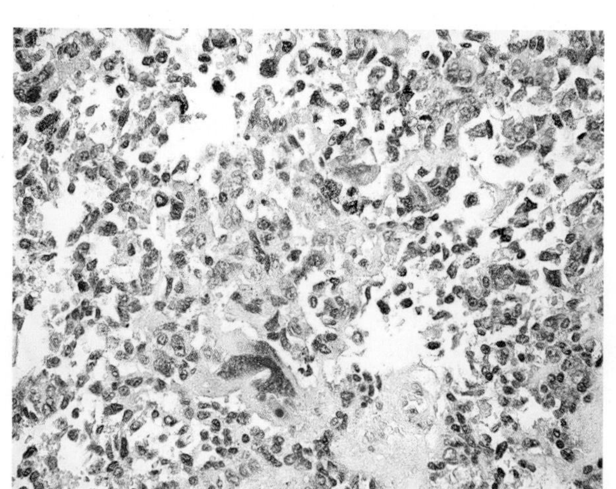

▲ **图1–241** 为图**1–240**中的同一病例，多形性巨细胞中前列腺特异性抗原（**PSA**）染色阴性，邻近的单核肿瘤细胞弱阳性

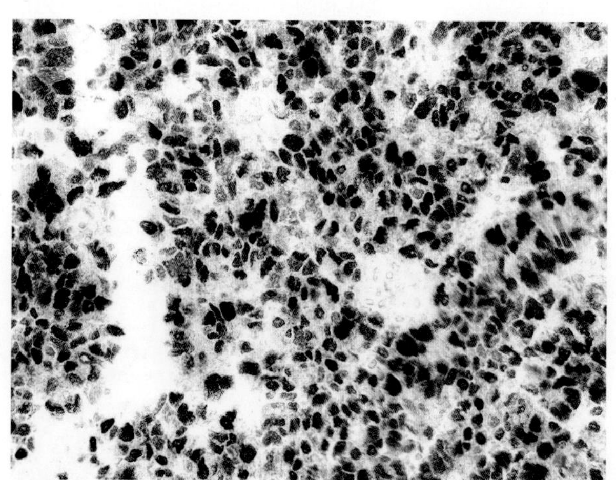

▲ **图1–242** 为图**1–240**和图**1–241**中的同一病例，**NKX3.1**免疫组化染色是确认多形性巨细胞起源于前列腺癌的最有用的标志物之一

偶见从腺癌向鳞癌分化（图 1-243 和图 1-244），有时发生在治疗后[150, 151]。支持这一诊断的证据包括：①无尿路上皮癌病史或邻近区域未见尿路上皮癌；②前列腺腺癌（前列腺免疫组化标记阳性）和鳞癌紧密混合。偶尔，使用分子技术可显示两种成分中出现相同的基因融合（如 *ERG* 重排）[151]。然而，*ERG* 融合只出现在 40%～50% 的前列腺癌中，所以阴性结果并不能排除前列腺起源。尽管基因水平上可出现 *ERG* 融合，但由于蛋白的表达依赖于雄激素信号通路，因此在低分化或神经内分泌肿瘤中，ERG 免疫组化染色也不一定阳性[152, 153]。有鉴于此，对于 ERG 免疫组化阴性病例，采用荧光原位杂交（fluorescence in situ hybridization，FISH）或其他分子技术仍有可能检测到基因的融合。

常见问题：如果临床医生要求检测前列腺癌是否有神经内分泌分化（小细胞癌），应如何处理

临床医生有时会询问病理医生，一个形态为典型前列腺癌的病例是否能找到神经内分泌分化的证据，尤其是当患者出现不典型的转移病变或对治疗缺乏反应时。如果病理应临床要求行免疫组化检查，可发现神经内分泌标志物呈斑片状阳性，可能引起肿瘤存在神经内分泌表型的疑惑。在这种情况下，除非在形态学上疑有小细胞癌或其他特殊类型的神经内分泌癌，否则通常不建议进行神经内分泌标记免疫组化，因为在普通前列腺癌中，即便神经内分泌标志物在瘤组织中呈中等程度表达，其临床意义仍不清楚[17]。若已行免疫组化染色，显示斑片状阳性，形态学并无小细胞癌或其他类型神经内分泌癌的特点时，可以报告有灶性或斑驳阳性，但整体形态特征未达小细胞癌或其他类型神经内分泌癌的标准，当前临床意义尚不明确

（五）具有神经内分泌形态特点的肿瘤

1. 神经内分泌标志物阳性的前列腺腺癌

前列腺癌的组织学本质类似于神经内分泌肿瘤，其细胞相对一致，偶尔形成菊形团样结构。需要注意，30%～100% 典型前列腺癌可能含有神经内分泌标志物阳性的细胞[17]。神经内分泌标志物可呈斑片状分布于具有典型前列腺癌形态的癌细胞中，没有组织学证据支持，不宜理解为前列腺癌向神经内分泌肿瘤转变。

2. 伴 Paneth 细胞样神经内分泌细胞的前列腺腺癌

这是前列腺腺癌的一种特殊类型，肿瘤细胞的胞质中含有明显的嗜酸性颗粒[18, 154, 155]。因与胃肠道 Paneth 细胞相似，这类细胞被称为 Paneth 细胞样神经内分泌细胞；然而，这可能是一个错误的命名，因为真正的 Paneth 细胞不是神经内分

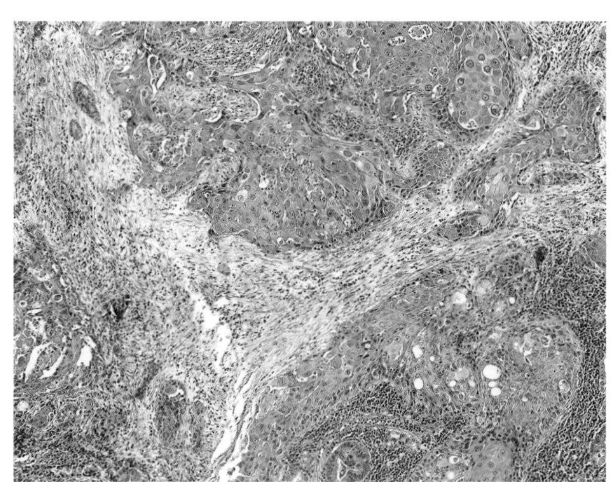

▲ 图 1-243 前列腺癌罕见鳞状分化。此例淋巴结转移癌来自前列腺癌患者，仅在淋巴结转移灶中看到骤然的鳞化

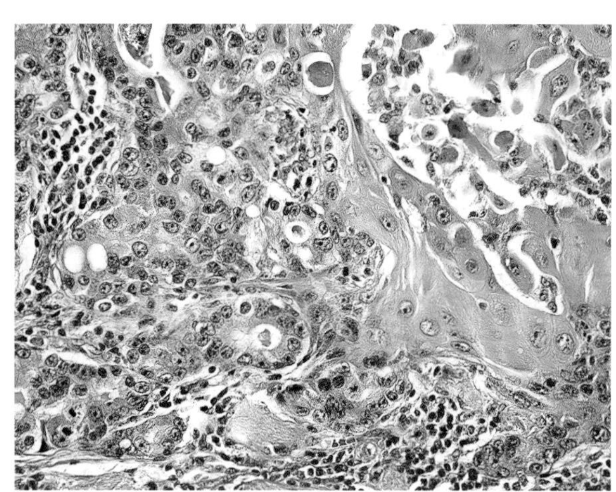

▲ 图 1-244 为图 1-243 中的同一病灶，可见前列腺腺癌（左）向鳞癌（右）转变。免疫组化显示前列腺和鳞状上皮标志物的细胞呈混杂分布（未提供图片）

泌细胞。其实这些细胞可能更类似于胃肠道中的嗜酸性神经内分泌细胞[17]（图 1–245）。目前认为在普通前列腺腺癌中存在这类细胞没有任何临床意义（图 1–246 和图 1–247）。唯一和病理医生相关的是，在肿瘤中偶尔会发现由这些细胞组成的实性巢团，分级符合 4 级或 5 级（图 1–248）。然而，一些资料显示，这种罕见肿瘤不具有 4 级或 5 级的典型前列腺癌一样强的侵袭性[155]。因此，目前建议这种实性巢团不作分级，伴腺体形成的且带有散在 Paneth 细胞样细胞的前列腺癌可如常分级（3～4 级）[155]。

除了上述这些胞质伴有明显嗜酸性颗粒的肿瘤之外，最近还发现一些类似的神经内分泌细胞，其胞质呈嗜碱性或双嗜性（且无颗粒）[156]（图 1–249）。因缺乏嗜酸性颗粒以提示这些细胞实际上也属于神经内分泌细胞，在评级的时候更容易把这类神经内分泌细胞划分为 Gleason 5 级。不过，嗜酸性颗粒细胞常与这些无颗粒细胞混杂出

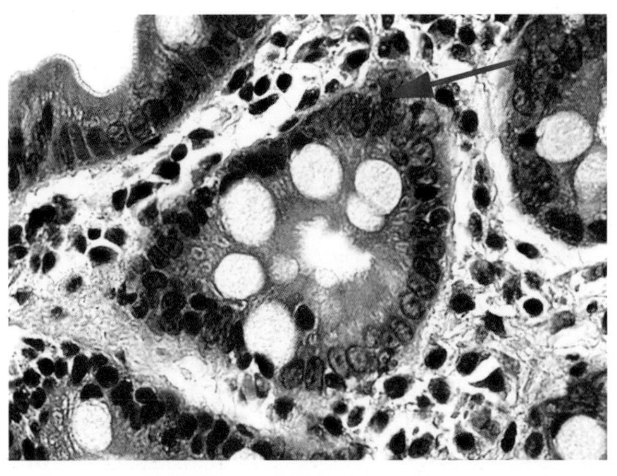

▲ **图 1–245** 前列腺中所谓的 **Paneth** 细胞样神经内分泌细胞可能更类似于胃肠道的神经内分泌细胞（箭），而不是真正的 **Paneth** 细胞，后者在细胞核顶部有更大的颗粒

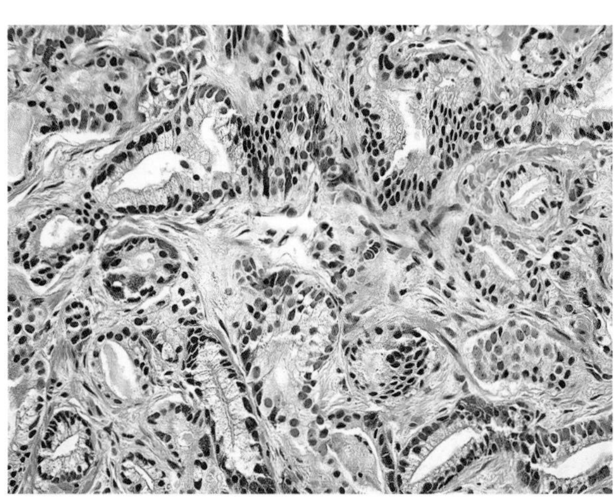

▲ **图 1–246** 前列腺癌偶尔可见散在分布的，伴有鲜艳的嗜酸性颗粒的细胞，即所谓的 **Paneth** 细胞样神经内分泌细胞。本例肿瘤形态学与普通前列腺癌相似，见散在分布的嗜酸性细胞，可如常分级

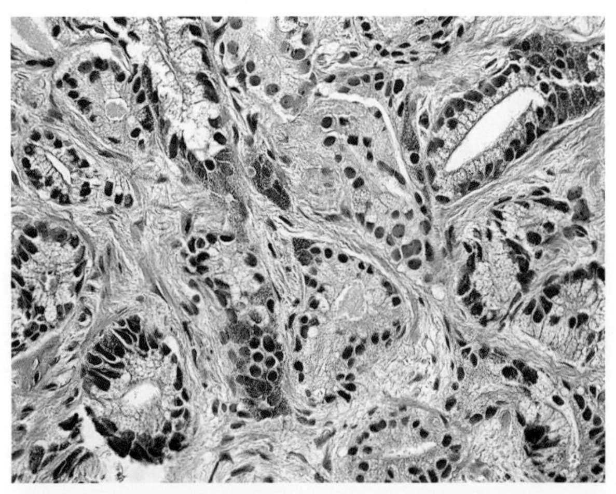

▲ **图 1–247** 高倍镜下观察图 **1–246** 中散在分布的、伴有鲜艳嗜酸性颗粒的细胞。这些细胞的突出程度根据染色技术不同而有所改变

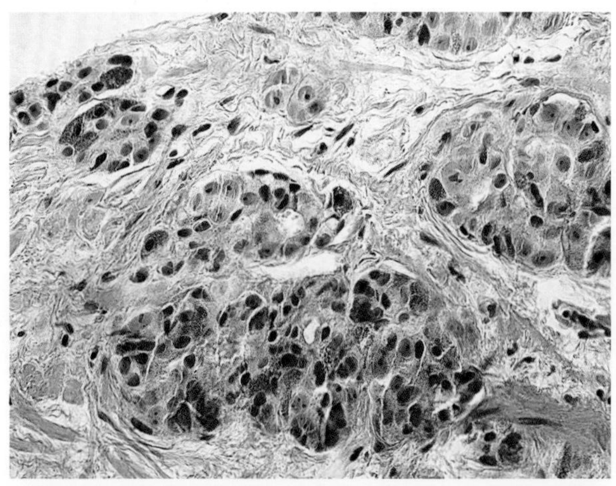

▲ **图 1–248** 当 **Paneth** 细胞样神经内分泌细胞在前列腺癌中形成实性巢团时，不宜进行分级，有限的随访数据表明，这些成分并不具有 **4** 级或 **5** 级前列腺癌的侵袭性

现，可作为鉴别诊断的有用线索（图 1–250）。正如其嗜酸性细胞亚型，关于这些罕见类型病变的认识有限，这种特殊亚型建议不作分级，其生物学行为似乎比典型的 5 级肿瘤更温和 [155, 156]。免疫组化可见伴或不伴颗粒形成的神经内分泌细胞均表达突触素（Syn）和嗜铬粒蛋白（CgA），Ki-67 增殖指数很低，符合其为非侵袭性肿瘤的假说 [155, 156]。

3. 类癌（高分化神经内分泌肿瘤）

前列腺类癌（高分化神经内分泌肿瘤）已有报道；然而，在现行的分类中，这些肿瘤很可能是伴有神经内分泌标记阳性或伴有 Paneth 细胞样成分的前列腺腺癌 [17]。因此，在诊断前列腺类癌之前，应采用严格的标准进行把控。在诊断前，应确定这个病变缺乏相应前列腺腺癌形态，具有典型的类癌形态且 PSA 阴性。

4. 伴有弥漫性神经内分泌标志物阳性的前列腺癌

这是目前在前列腺腺癌中出现的一个意义不确定的新类别，缺乏明确的神经内分泌或小细胞形态，但广泛表达的神经内分泌标志物 [17, 157]。这些肿瘤中的前列腺癌标志物（如 PSA、NKX3.1）和神经内分泌标志物通常同时阳性，常为高级别，发生在雄激素阻断治疗后的患者中 [17]。这些肿瘤的组织学特征各不相同，无法像小细胞癌一样归纳为一类肿瘤。因此，这种情况在诊断和临床治疗中的确切作用仍有待进一步研究。

五、小蓝细胞肿瘤

（一）小细胞癌

前列腺癌可由经典的腺癌进展为小细胞神经内分泌癌（图 1–251 和图 1–252），尤其是在长期治疗，如雄激素阻断治疗过程中出现。不过，小细胞癌也可见于未经过治疗的患者 [17]。形态学上，前列腺中的小细胞癌与其他部位小细胞癌相似，神经内分泌标志物染色阳性［Syn（图 1–253）、CgA、CD56］，TTF1 常阳性（图 1–254）。PSA（图 1–255）或 NKX3.1 常阴性，且增殖指数较高（Ki-67＞50%，甚至达到 90% 或 100%，图 1–256）[17]。因此，免疫组化不能帮助我们识别小细胞癌是起源于前列腺或是其他部位。*ERG* 基因重排支持前列腺起源（仅见于 40%～50% 的前列腺癌）；需要注意，在这些肿瘤中即便分子检测证实了 *ERG* 基因融合，免疫组化仍为阴性，因为蛋白的表达依赖雄激素信号通路 [17, 153]。鉴别小细胞癌来源于前列腺或膀胱存在困难时，对于临床而言问题

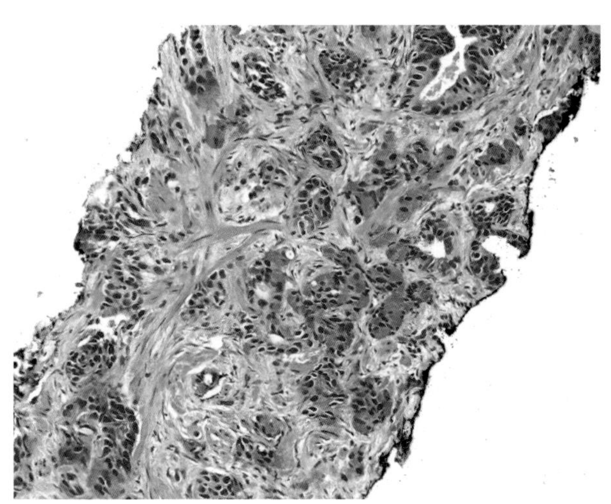

▲ 图 1–249 伴 Paneth 细胞样神经内分泌细胞的前列腺癌的罕见变异型偶见报道，胞质缺乏颗粒，但双嗜性明显

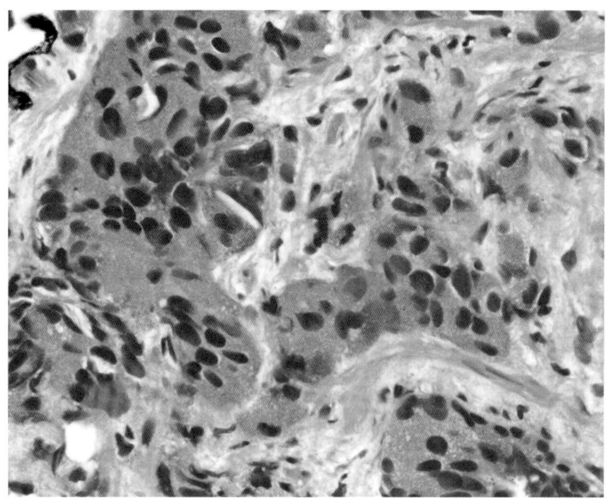

▲ 图 1–250 少许胞质嗜酸的肿瘤细胞混杂在由胞质双嗜性的肿瘤细胞构成的癌巢中，可作为识别 Paneth 细胞样神经内分泌前列腺癌这一罕见亚型的线索

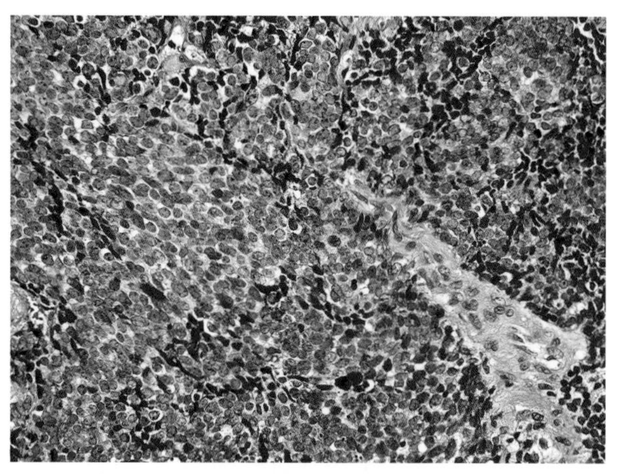

▲ 图 1-251　前列腺腺癌偶可进展为小细胞神经内分泌癌，表现出与其他器官相似的小细胞癌特征，包括小蓝细胞、挤压人工假象、核铸型和胡椒盐样染色质

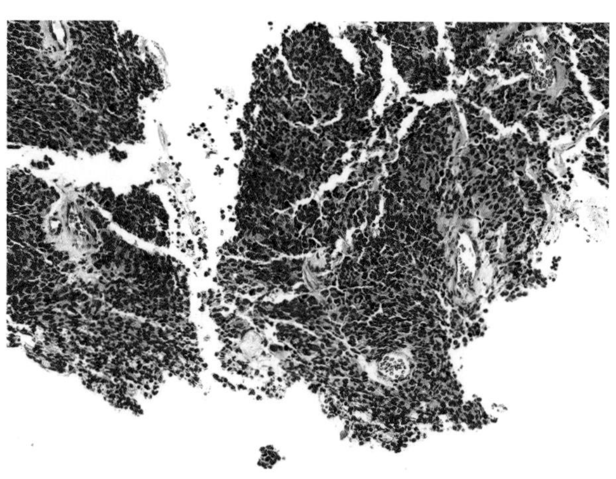

▲ 图 1-252　这例明确起源于前列腺的小细胞癌可见排列密集的小蓝细胞伴有组织碎片

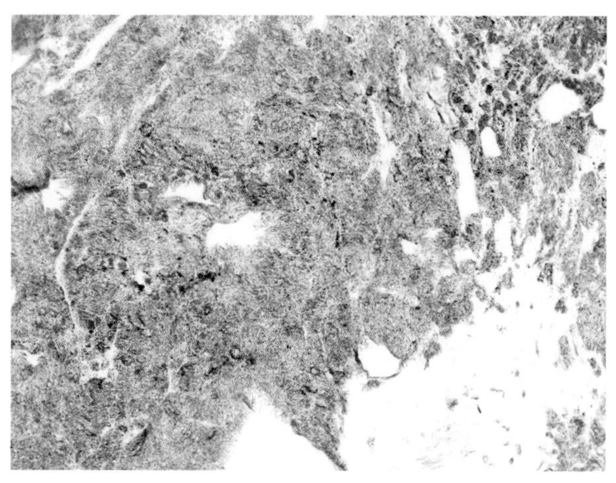

▲ 图 1-253　前列腺小细胞癌 **Syn**（如图所示）和其他神经内分泌标志物常阳性

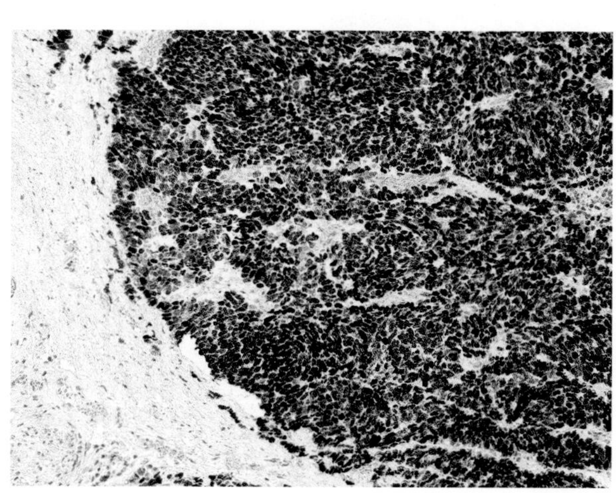

▲ 图 1-254　前列腺小细胞癌 **TTF1** 阳性，不能据此判断其为肺来源

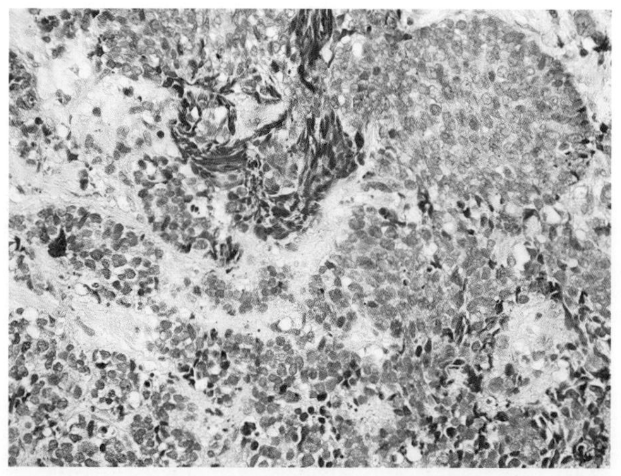

▲ 图 1-255　前列腺起源的小细胞癌的前列腺癌标志物常常阴性，如 **PSA**（如图所示）和 **NKX3.1**

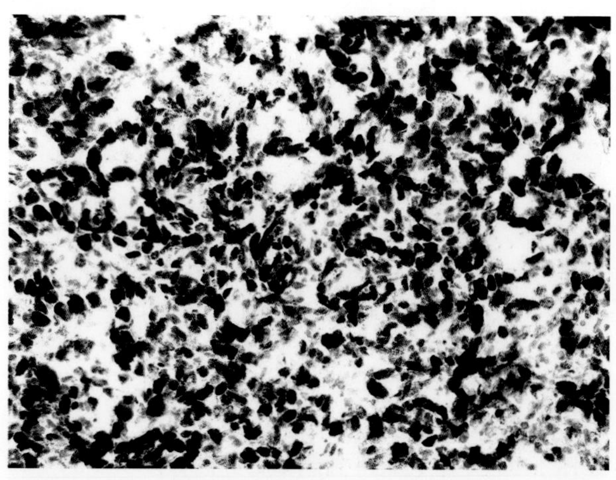

▲ 图 1-256　前列腺小细胞癌的 **Ki-67** 或 **MIB-1** 增殖指数通常极高，此特征可协助鉴别经典的高级别前列腺腺癌

不大，因为在确诊小细胞癌后，临床诊疗路径会转向小细胞癌的方案，无须考虑组织起源。

（二）前列腺肿瘤中的小细胞样改变

前列腺肿瘤（包括 PIN、浸润性癌和导管内癌）中可见一种不寻常的形态结构，称为小细胞样改变[158, 159]。这种模式常为伴筛状结构的大腺体，外周细胞具有典型的前列腺腺癌的细胞学特征，中央区域为一群嗜碱性、胞质稀少的细胞，形态类似小细胞癌（图 1–257 和图 1–258）。虽然这种形态容易使人联想其是肿瘤神经内分泌分化的早期改变，但这些细胞不表达神经内分泌标志物，Syn 和 CgA 通常阴性，且 Ki-67 增殖指数较低。耐人寻味的是这些细胞偶可表达 TTF1[158, 159]。与外层细胞相比，这些管腔内的细胞是退行性变还是成熟目前仍未清楚；然而，在筛状结构中，细胞之间的一致性更为常见（图 1–259 和图 1–260），提示小细胞样改变可能是这种病变谱系的一个极端。

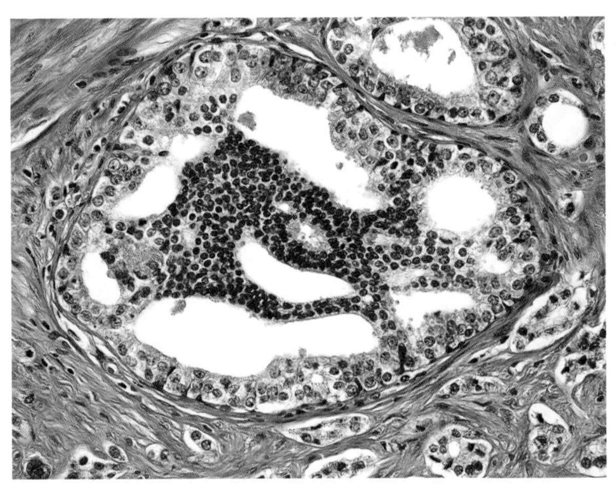

▲ 图 1–257 前列腺肿瘤中的小细胞样改变，小细胞不表达神经内分泌标志物，增殖活性低，与真正的神经内分泌分化无关

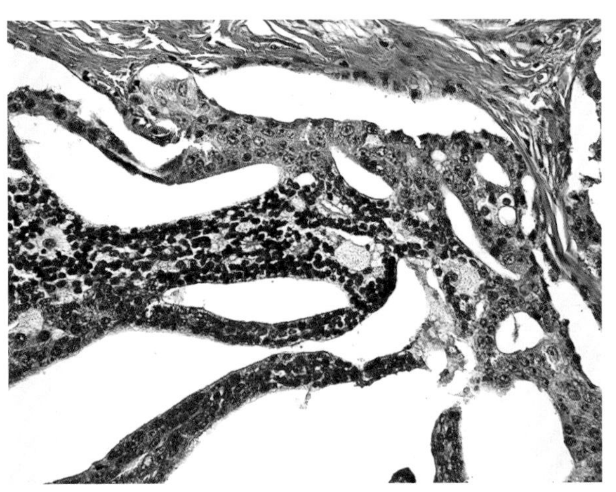

▲ 图 1–258 在小细胞样改变中，周边的细胞具有典型的前列腺腺癌特征，核仁明显，而中央区细胞体积更小，蓝染，细胞核拥挤

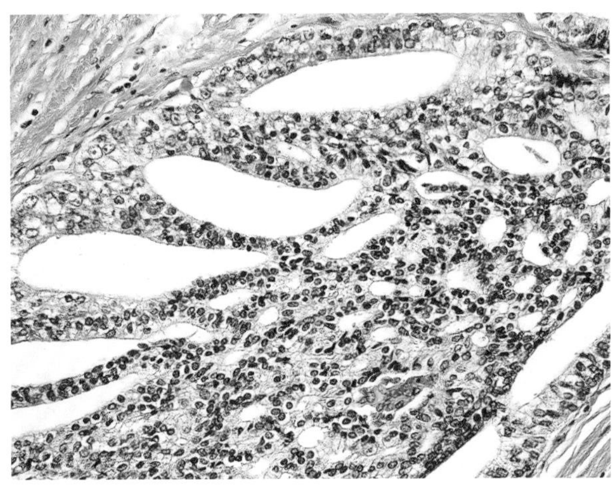

▲ 图 1–259 小细胞样改变可能是常见组织学类型形态学谱系中的一个极端。在此例前列腺腺癌中，筛状结构的外周可见典型的前列腺癌细胞核，中央区域细胞体积小，核染色质致密

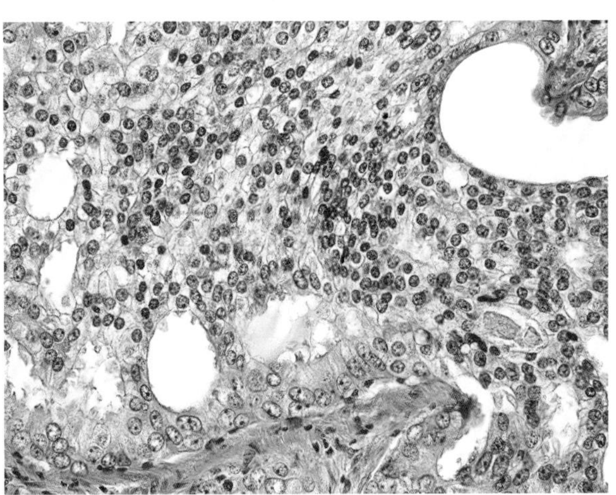

▲ 图 1–260 前列腺癌的筛状结构中，外周细胞核仁明显，而中央区细胞核较小，核仁不明显。这可能是小细胞样改变形态学谱系中的早期

（三）分化差的前列腺腺癌

在转移灶或前列腺原发灶标本中，Gleason 评分为 5+5=10 分或分级分组 5 的分化差的前列腺腺癌需与小细胞癌进行鉴别（图 1–261）。此时，免疫组化可行神经内分泌标记，前列腺癌标志物（如 PSA、NKX3.1），还有 Ki-67 及 TTF1 等以鉴别。小细胞癌通常缺乏前列腺标志物，神经内分泌标志物阳性，TTF1 偶可阳性。Ki-67 通常极高（＞50%，通常接近 90%），而即便是高级别前列腺腺癌，增殖指数也不会如此高 [17]。

（四）其他小蓝细胞样肿瘤

其他小蓝细胞样肿瘤在前列腺中相对罕见。淋巴瘤可累及前列腺 [160, 161]。在儿童，前列腺和膀胱可发生胚胎性横纹肌肉瘤 [162, 163]。

六、间质病变

（一）炎性病变

在前列腺中慢性或急性炎症细胞浸润并不罕见（图 1–262），而急性和慢性前列腺炎属于临床诊断，因此不能单凭病理所见作出判断。前列腺标本中存在局灶性炎症也可不在病理报告中提示。通常前列腺的急性和慢性炎症与腺体有关，可能是对导管阻塞的炎症反应。如果慢性炎症细胞的分布广泛、形态单一，且不在腺体周边聚集，应考虑到淋巴瘤累及前列腺（图 1–263），因为老年人前列腺病变很常见，且慢性淋巴细胞性白血病 / 小淋巴细胞性淋巴瘤等疾病的发病率也较高，故淋巴瘤累及前列腺是需要考虑到的 [161]。需注意部分前列腺腺癌也可呈单个细胞浸润性生长，易与炎症性病变混淆（图 1–264 和图 1–265）。

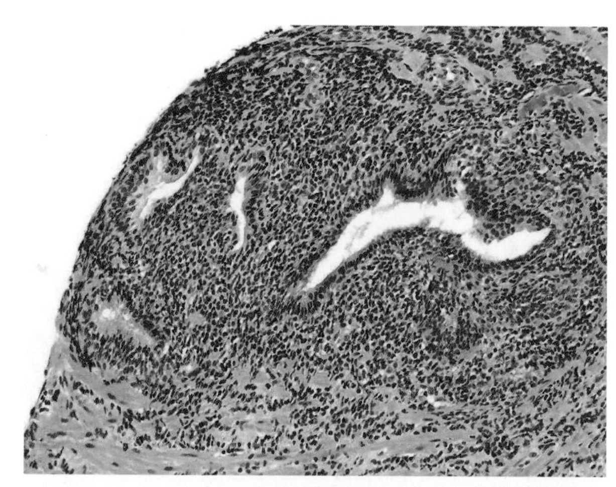

▲ 图 1–262　前列腺标本中有慢性或偶见急性炎症细胞浸润并不鲜见，在腺体周围尤甚。作为一个临床诊断，通常不建议病理医生诊断急性 / 慢性前列腺炎，仅做出描述即可

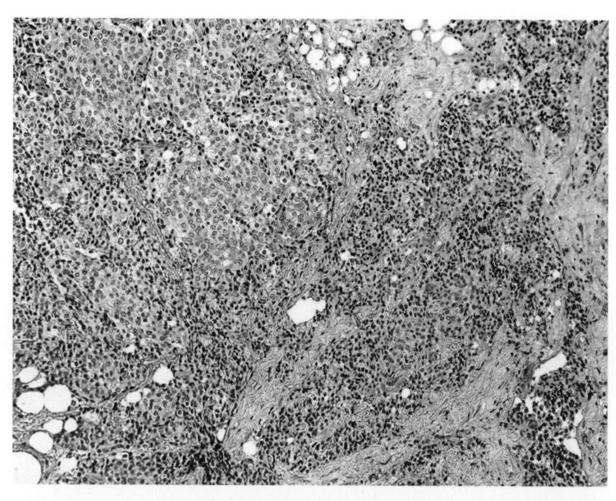

▲ 图 1–261　这例高级别前列腺癌细胞从实性的 5 级形态过渡到排列拥挤的且胞质稀少的细胞团，需鉴别小细胞或神经内分泌分化。本例神经内分泌标志物阴性，免疫组化表型与邻近腺癌相似，不支持小细胞癌

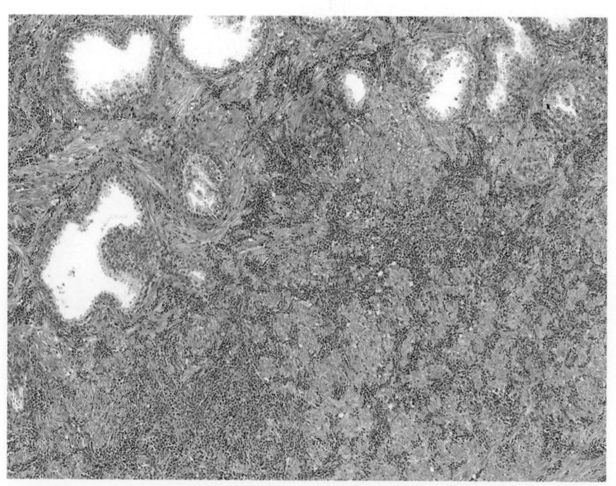

▲ 图 1–263　当前列腺标本中慢性炎症范围广泛，且不围绕在腺体周围时，应考虑淋巴瘤累及前列腺。本例可见慢性淋巴细胞白血病 / 小淋巴细胞淋巴瘤累及前列腺。这在前列腺癌高发的老年人中也相对常见

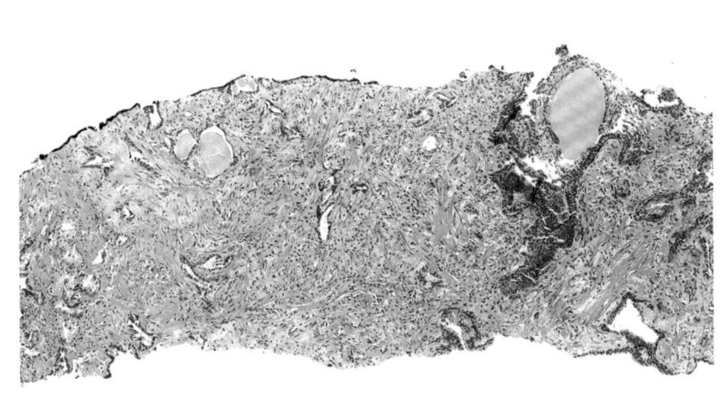

▲ 图 1-264 偶尔，前列腺癌呈单个细胞浸润性生长，可酷似炎症病变。本例在一片萎缩的前列腺组织中见呈单个细胞浸润性生长的前列腺癌，低倍镜下可能误认为是炎性细胞

1. 非特异性肉芽肿性前列腺炎

非特异性肉芽肿性前列腺炎比较常见[16, 164]。病因是特发性导管阻塞或破裂，通常由组织细胞和慢性炎症细胞共同形成明显结节，有时组织细胞呈梭形或上皮样改变，酷似肿瘤（图 1-266 至图 1-269）。直肠指检所导致的医源性损伤也可能是病因之一。由导管和散在分布的巨细胞之间的关联，可以发现这是炎症而不是肿瘤；必要时可做上皮（CK）或前列腺（PSA 或 NKX3.1）的免疫组化以鉴别上皮性肿瘤。

2. 其他类型的前列腺肉芽肿性炎

除了非特异性肉芽肿性炎以外，其他明确的病变包括尿路上皮癌卡介苗（bacillus Calmette-Guérin，BCG）灌注治疗后的前列腺肉芽肿性炎。通常可见大型坏死性肉芽肿（图 1-270），通过了解患者曾有膀胱癌 BCG 化疗史可明确病因。经尿道电切术也能形成肉芽肿样结构，形似类风湿结节，中央为纤维素性碎屑，周围可见栅栏样围绕的组织细胞[164]（图 1-271 和图 1-272）。同理，了解患者既往经尿道电切手术史即可明确病因，无须行微生物特殊染色。如肉芽肿并不呈上述两种形态改变，需要考虑特殊病原体，如真菌或分枝杆菌感染。

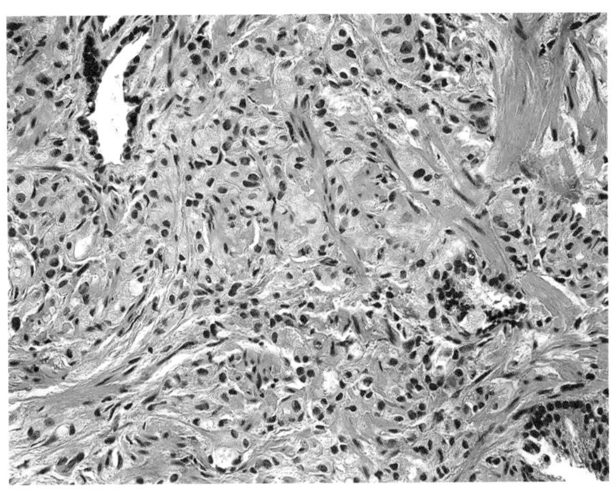

▲ 图 1-265 为图 1-264 中的同一病例，在高倍镜下单核细胞为癌细胞

3. 软斑病

软斑病有时可发生于前列腺，镜下改变和其他器官的软斑病类似。软斑病的发生与长期尿路感染有关，大肠埃希菌感染最常见，肺炎克雷伯菌次之，然后是其他细菌。一些病例可能伴发于前列腺癌[165]（图 1-273）。与其他部位一样，软斑病可见片状分布的上皮样组织细胞（von Hansemann 细胞），其内可见靶环样结构（Michaelis-Gutmann 小体），该结构 PAS 染色和 von Kossa 染色阳性。

（二）非肿瘤性疾病

良性前列腺增生（间质）

前列腺结节性增生形态多变，可以类似正常的前列腺腺体，或者腺体混杂富于细胞的间质，或者全部由间质成分构成。全部由间质细胞组成的结节易被认为是间质结节，两者形态学相似；如果间质结节呈广泛生长或形态学不典型，或者是表现为膀胱肿物时，作出诊断并不困难（见第 2 章）。当前列腺表现为广泛性间质为主的结节性增生，尤其是经尿道切除的标本，需鉴别前列腺间质肿瘤与间叶源性肿瘤。间质结节的三大组织学特点分别是：间质富于细胞、显著的厚壁血管和淋巴细胞散在分布（图 1-274 至图 1-277）。如果多张切片都见到广泛间质增生，可通过识别有无独立的结节以鉴别增生及肿瘤（稍后讨论）。

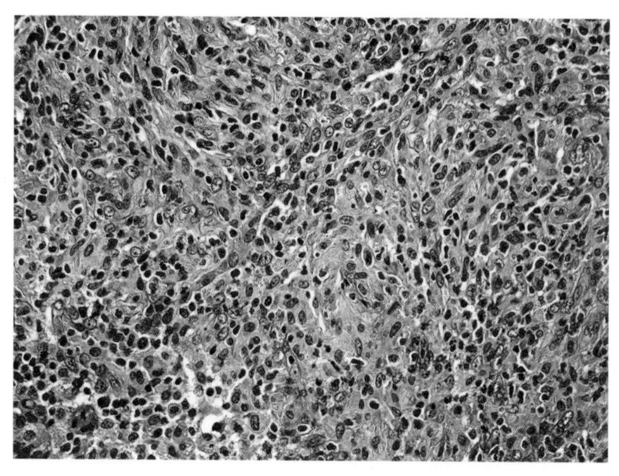

▲ 图 1-266 非特异性肉芽肿性前列腺炎表现为片状组织细胞增生，可呈梭形，伴慢性炎症细胞浸润。直肠指检时可能会触及前列腺结节

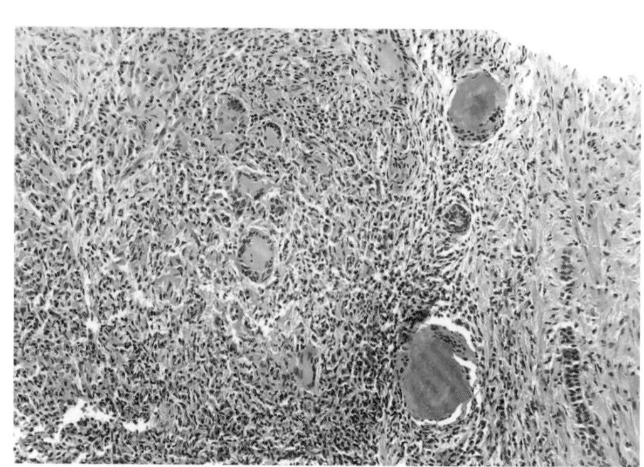

▲ 图 1-267 组织细胞性多核巨细胞可作为非特异性肉芽肿性前列腺炎的形态学线索

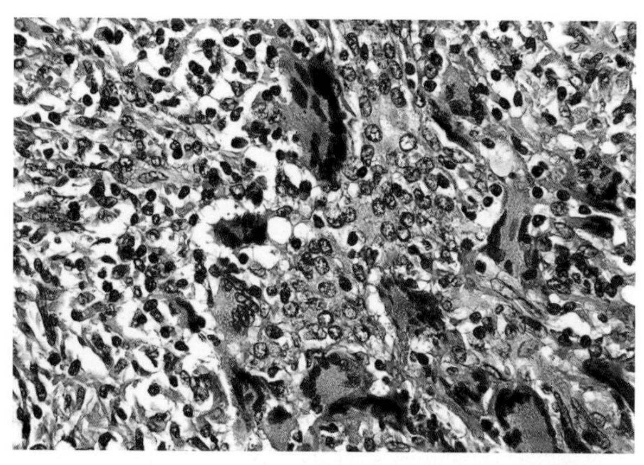

▲ 图 1-268 需注意不能将前列腺非特殊性肉芽肿性炎诊断为肿瘤，特别是当组织细胞呈上皮样形态或类似瘤巨细胞时

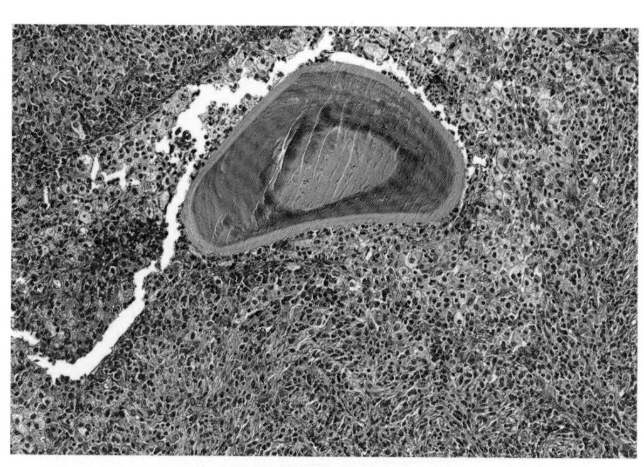

▲ 图 1-269 本例非特殊性肉芽肿性炎中，淀粉样小体陷入炎症病灶内，提示炎症可能是导管破裂所致

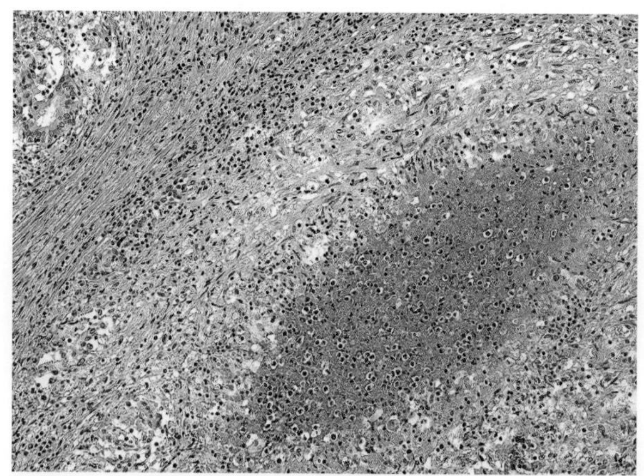

▲ 图 1-270 体积较大的坏死性肉芽肿性炎与尿路上皮癌卡介苗（BCG）治疗有关。如果患者曾有膀胱癌 **BCG** 治疗史，可高度提示该肉芽肿为 **BCG** 治疗后改变

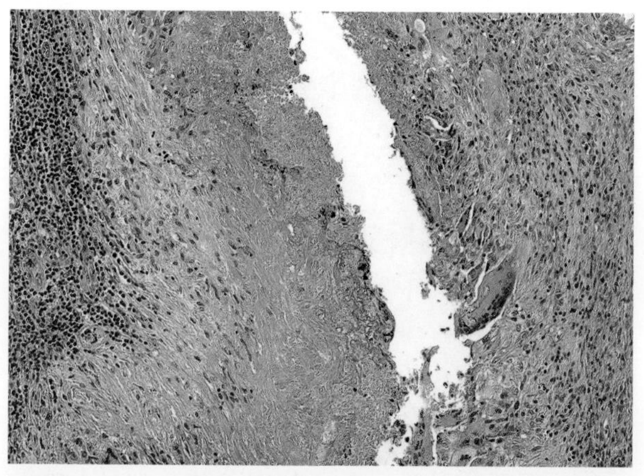

▲ 图 1-271 经尿道前列腺切除所致肉芽肿病变常以坏死碎屑为中心，周边为栅栏状排列的组织细胞，类似类风湿结节

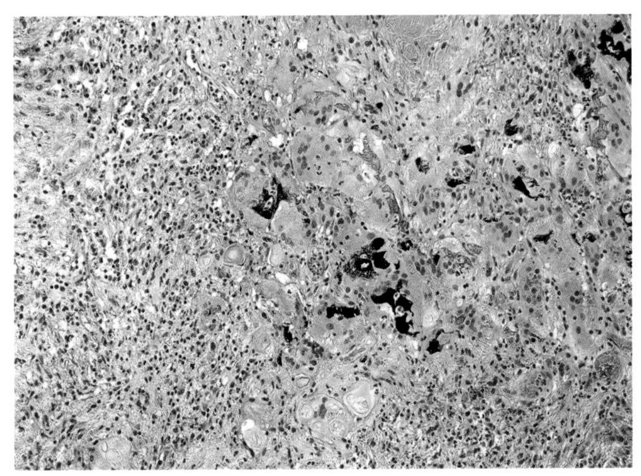

▲ 图 1-272 经尿道前列腺切除后的肉芽肿病变，可见吞噬了红棕色物质的组织细胞，可能是先前切除造成的烧灼组织

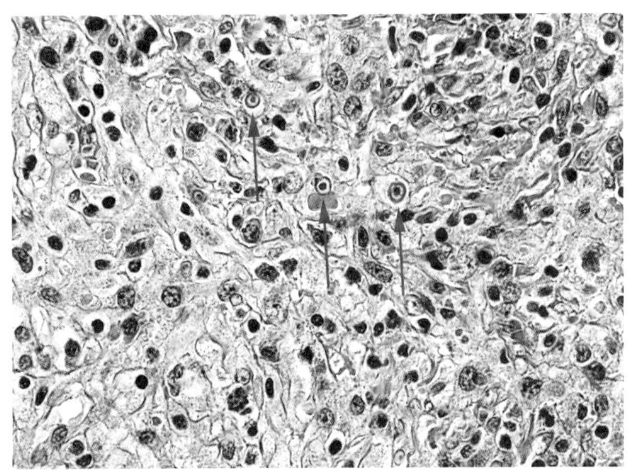

▲ 图 1-273 软斑病偶尔会累及前列腺，形态类似其他部位软斑病。箭为 **Michaelis-Gutmann** 小体

▲ 图 1-274 前列腺间质结节由排列密集的梭形细胞组成，偶在穿刺活检标本中发现

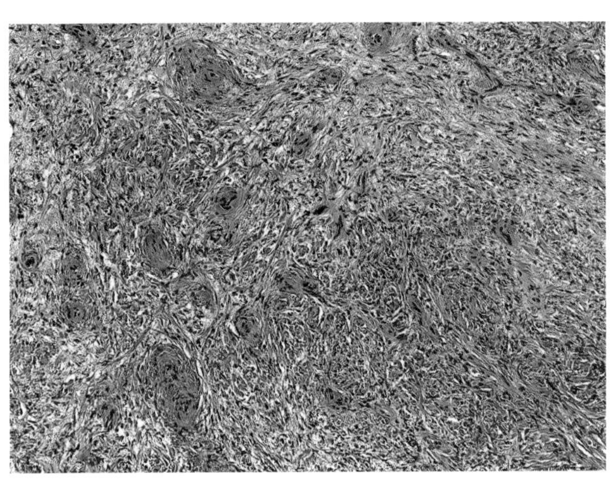

▲ 图 1-275 前列腺间质结节的典型特征包括富于细胞的间质和伴轻度透明变性的厚壁血管

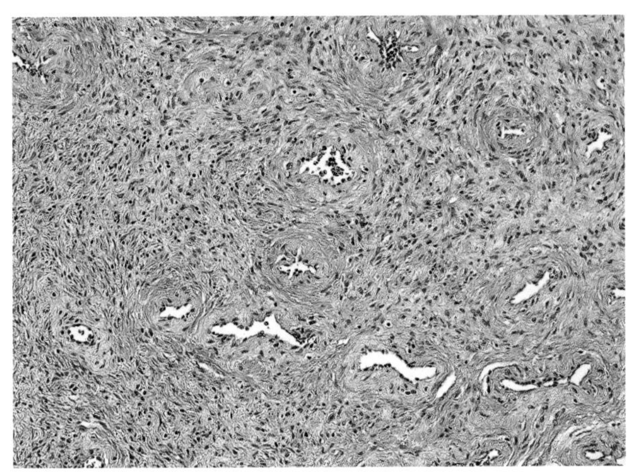

▲ 图 1-276 此例前列腺间质结节可见明显的血管和疏松的细胞性间质，散在淋巴细胞浸润

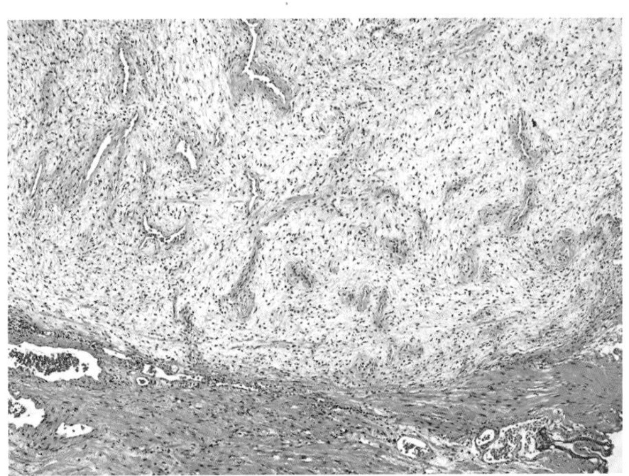

▲ 图 1-277 前列腺间质结节偶见黏液样改变

虽然血管透明样变是间质结节的典型特征，但有些学者认为，这些血管改变在弥漫性生长的前列腺间质肿瘤中并不常见[163, 166]。

（三）肿瘤性病变

1. 恶性潜能未定的间质肿瘤

前列腺最常见的间叶源性肿瘤是所谓的恶性潜能未定的间质肿瘤（stromal tumor of uncertain malignant potential，STUMP），有多种不同的名称，包括非典型性间质增生、伴有奇异核的前列腺间质增生和叶状肿瘤等[163, 166]。如未见明确肉瘤，前列腺 STUMP 通常为惰性，手术完整切除肿物后一般可以治愈。前列腺 STUMP 主要表现为以下几种形态学改变。最常见为类似结节状增生，伴有非典型间质细胞，细胞核退变，染色质模糊（图 1-278 和图 1-279）。其他还包括富于细胞性间质成分过度生长（不伴有大且异型的细胞，图 1-280 至图 1-282）、黏液样（图 1-283）、叶状生长伴舌状结构内陷于上皮成分中（图 1-284）和圆形细胞样的组织学形态[167, 168]。STUMP 还可伴有上皮增生、腺体排列拥挤、基

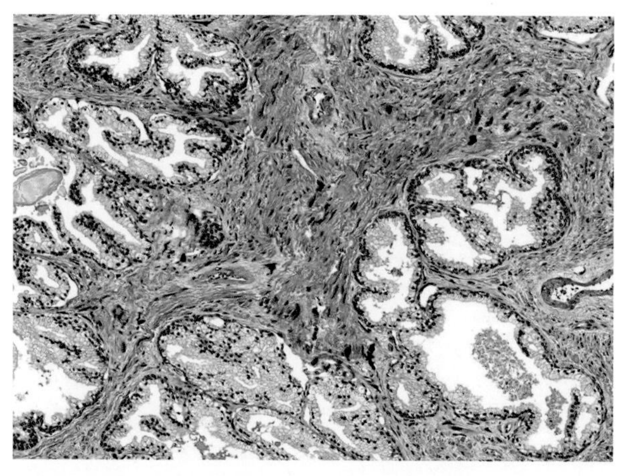

▲ **图 1-278** 恶性潜能未定的间质肿瘤最常见组织学类型呈结节状增生样改变，伴有体积大且核深染的非典型间质细胞

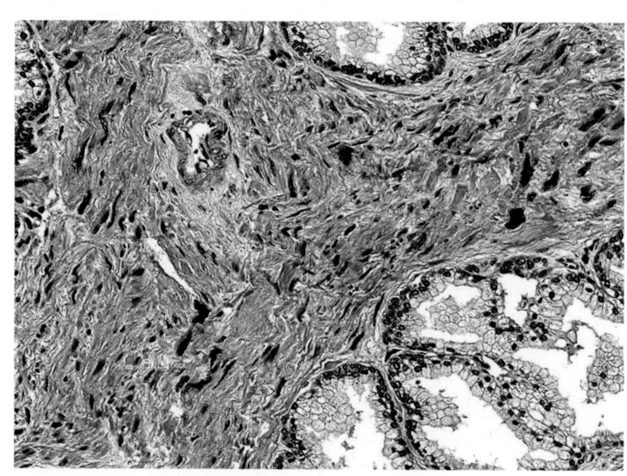

▲ **图 1-279** 恶性潜能未定的间质肿瘤中的间质细胞常有模糊、呈退行性变的染色质

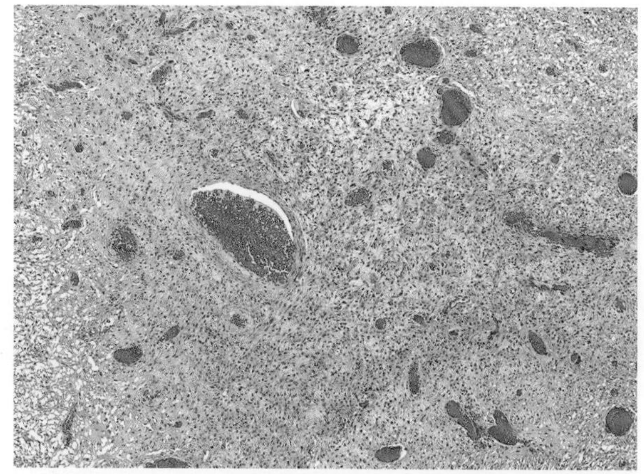

▲ **图 1-280** 恶性潜能未定的间质肿瘤的另一种生长方式是间质呈弥漫性增生，不伴有非典型大细胞，缺乏结节状增生的构象。本例血管增生明显，易诊断为结节性增生

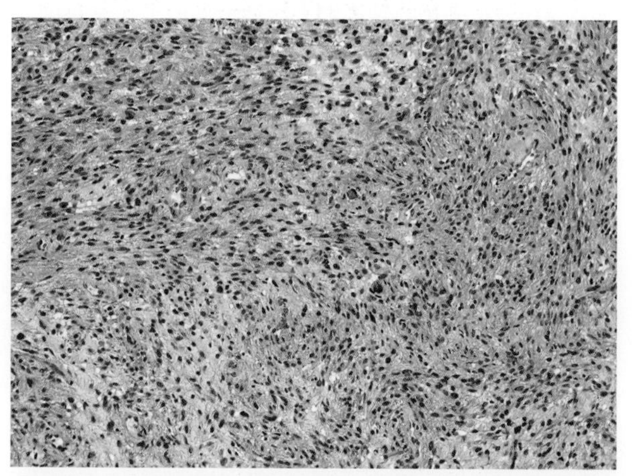

▲ **图 1-281** 为图 **1-280** 中的同一病例，高倍镜下可见单一形态的前列腺间质细胞增生，不形成明显结节

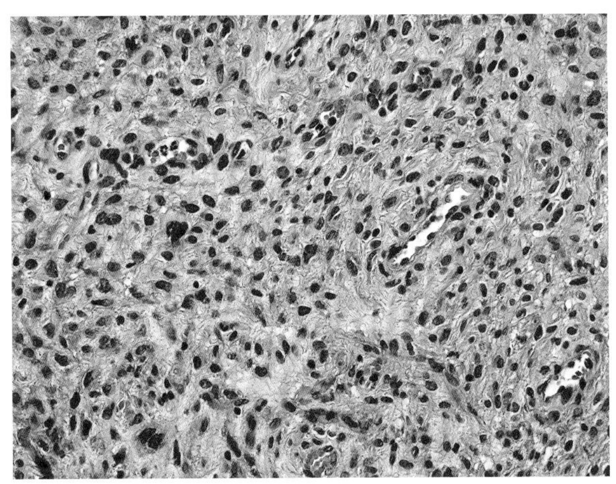

▲ 图 1-282 高倍镜下，恶性潜能未定的间质肿瘤具有非常轻微的细胞异型性，而结节性增生中细胞异型性罕见

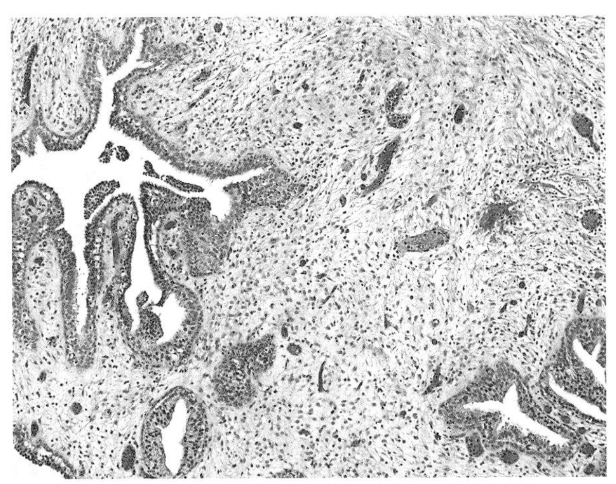

▲ 图 1-283 恶性潜能未定的间质肿瘤（**STUMP**）的其他生长方式还包括间质黏液样变。本例尚可见腺上皮周围明显的基底细胞，属于 **STUMP** 上皮增生的一种形态

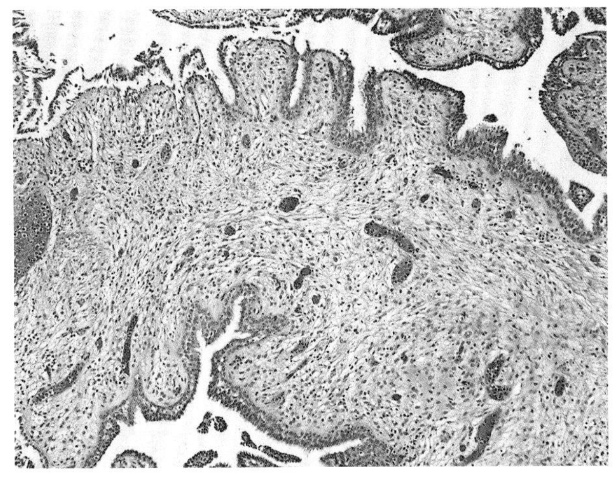

▲ 图 1-284 本例恶性潜能未定的间质肿瘤有轻微的黏液样间质，呈叶状突出于上皮层。腺上皮中有明显的基底细胞

底细胞显著（图 1-283 和图 1-284）、乳头状突起、基底细胞增生、筛状增生、尿路上皮或鳞状上皮化生[169]。

结节性增生伴有明显增大且退变的间质细胞是诊断 STUMP 的有力证据。然而，对于其他类型而言，与常规结节性增生鉴别最有效的形态学特征是：结节性增生中存在散在分布的小结节，而 STUMP 则表现为单一间质成分呈片状过度增长。免疫组化对于鉴别诊断用处不大。STUMP 通常 CD34 和 PR 阳性，ER 和平滑肌标志物（如 Actin 和 Desmin）呈不同程度的阳性[163, 166]。这些免疫表型与其他的间叶肿瘤如胃肠道间质瘤（gastrointestinal stromal tumor, GIST）、平滑肌瘤、平滑肌肉瘤或孤立性纤维性肿瘤存在重叠。类似结节性增生的生长方式是区别于其他间叶源性肿瘤最有用的特征，辅以免疫组化检查，如 STAT6 用于鉴别孤立性纤维性肿瘤（阳性）和 STUMP（阴性或局灶性阳性）[170]，DOG1 用于鉴别 GIST（阳性）。

2. 间质肉瘤

前列腺间质肉瘤较 STUMP 更为罕见，可能是 STUMP 发生转化或去分化[167]。两者的鉴别要点包括细胞增多、细胞异型性、核分裂象活跃（或病理性核分裂象）、坏死[163, 166, 167, 171]（图 1-285 至图 1-287）。与 STUMP 相反，间质肉瘤是侵袭性肿瘤，与其他肉瘤一样需要多学科共同诊治。

3. 肉瘤样癌

在膀胱肿瘤中，肉瘤样癌是梭形细胞肿瘤中首要的鉴别诊断，发生于前列腺的肉瘤样癌虽然极为罕见，但也存在这种可能性[172]。此种病变应与尿路上皮肉瘤样癌累及前列腺、STUMP、肉瘤及其他间叶源性肿瘤进行鉴别。提示为前列腺肉瘤样癌的组织学特征包括同时存在的高级别腺癌（图 1–288）或上皮成分存在向肉瘤转化的证据且前列腺标志物阳性。患者一般没有邻近组织的尿路上皮癌，也没有相关病史，除非组织学证据提示碰撞瘤。在疑难病例中偶尔会使用分子检测如 *TMPRSS2-ERG* 融合等来证实其起源自前列腺 [151]。

4. 孤立性纤维性肿瘤

孤立性纤维性肿瘤值得探讨，因为泌尿生殖道是其好发部位 [166, 171, 173–175]，与 STUMP（间质增生样亚型，不伴有异型细胞）在形态学上高度相似（图 1–289 至图 1–291）。CD34 在两者均呈阳性，意义不大。研究发现孤立性纤维性肿瘤中存在 *STAT6* 基因融合，STAT6 免疫组化已成为一种有用的鉴别诊断标记。虽然有报道提示 STUMP 可存在 STAT6 的局灶阳性，但在孤立性纤维性肿瘤中 STAT6 表达更为恒定且弥漫分布 [170]。此外，孤立性纤维性肿瘤可见血管外皮瘤样的血管结构，有别于 STUMP 或前列腺结节性增生中偶然发现的玻璃样变性的圆形血管。

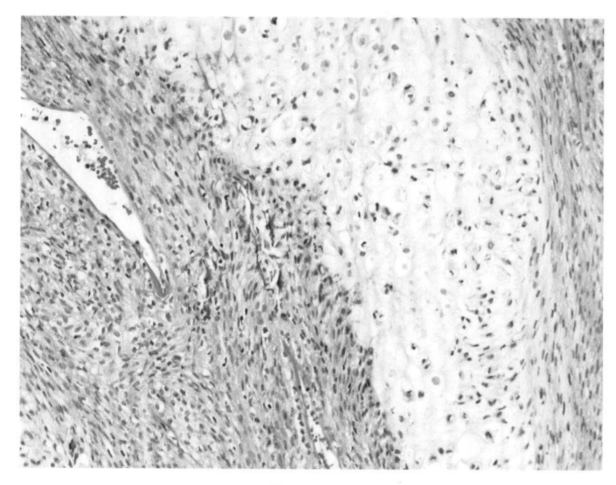

▲ **图 1–287　前列腺间质肉瘤伴软骨分化**

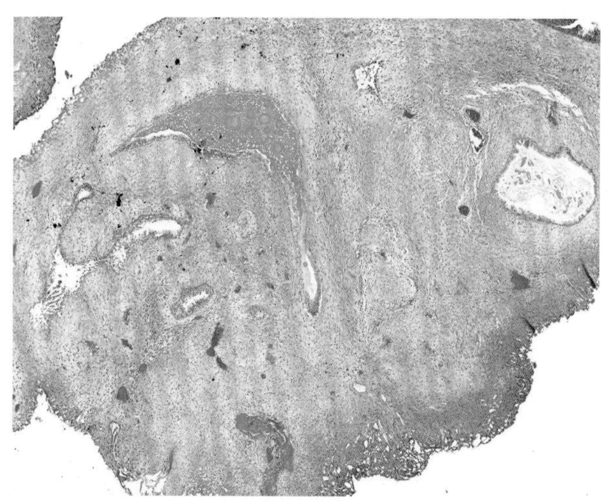

▲ **图 1–285　前列腺间质肉瘤，背景可见恶性潜能未定的间质肿瘤和富于细胞的间质**

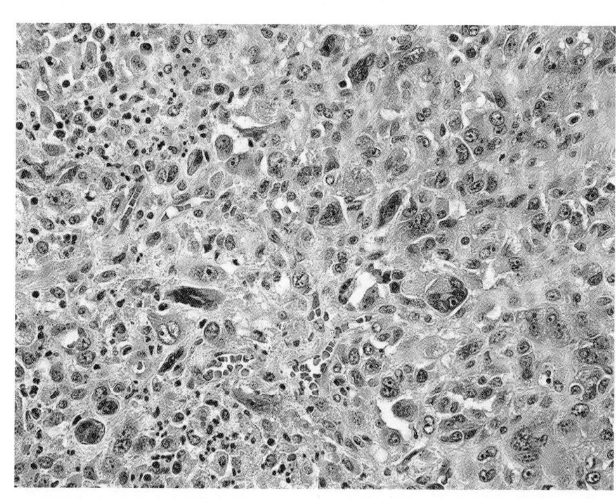

▲ **图 1–288　前列腺腺癌偶可呈肉瘤样，但远比肉瘤样尿路上皮癌少。该患者既往有高级别前列腺腺癌切除史，后来肿瘤复发并围绕直肠生长，具有肉瘤样形态，免疫组化上皮标志物微弱阳性**

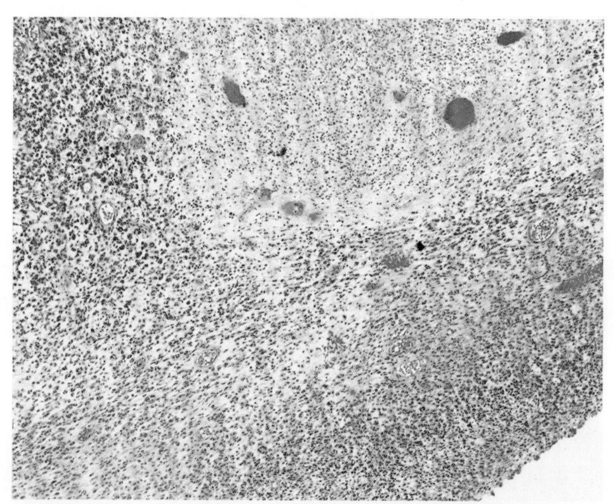

▲ **图 1–286　为图 1–285 中的同一病例的其他区域肿瘤，细胞密度增加伴有异型性**

5. 其他梭形细胞病变

前列腺的间质细胞肿瘤是最常见的梭形细胞

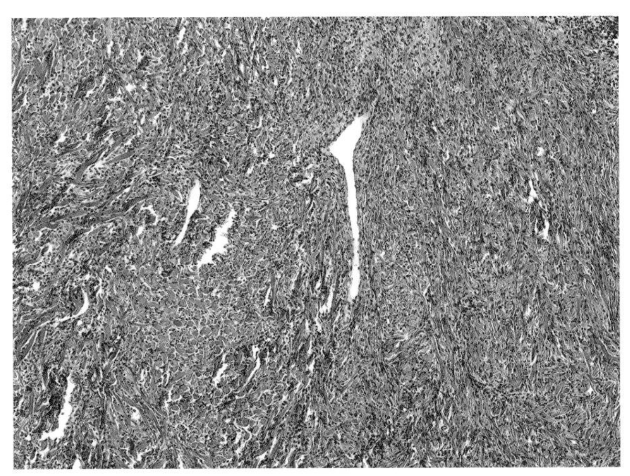

▲ **图 1-289　孤立性纤维性肿瘤可发生于前列腺，形态上可与恶性潜能未定的间质肿瘤重叠。本例显示梭形细胞构成的孤立性纤维性肿瘤存在鹿角状或血管外皮瘤样血管**

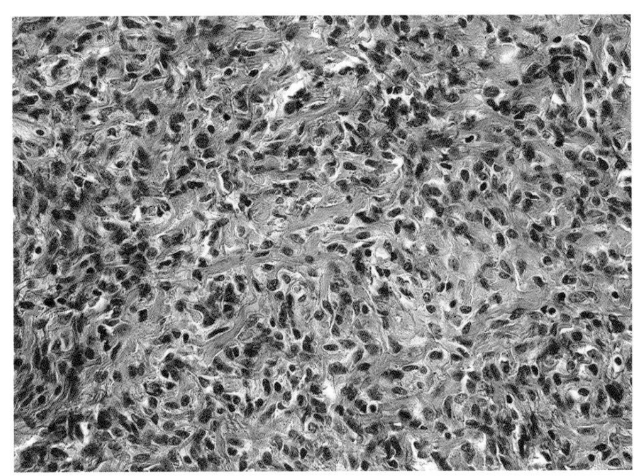

▲ **图 1-290　高倍镜下，孤立性纤维性肿瘤可见胶原组织穿插于梭形细胞间。STAT6 免疫组化阳性（未提供图片），提示为孤立性纤维性肿瘤，而非恶性潜能未定的间质肿瘤**

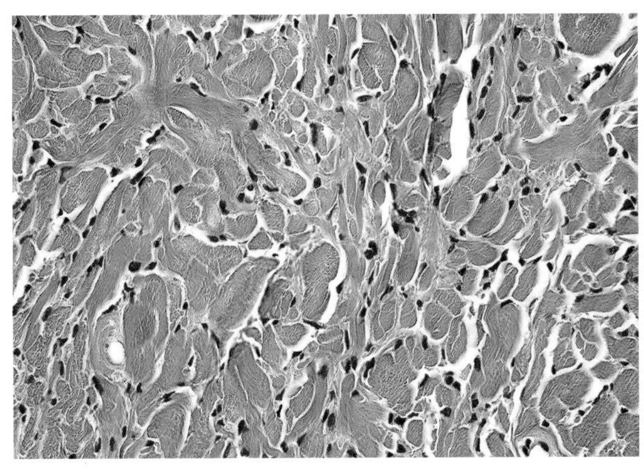

▲ **图 1-291　孤立性纤维性肿瘤可见明显的细胞间胶原**

病变，但其他肿瘤也可出现在前列腺中，如平滑肌肉瘤、横纹肌肉瘤、孤立性纤维性肿瘤和肌纤维母细胞增生。罕见情形下前列腺穿刺标本可见到GIST，这可能是发生于直肠的GIST被误认为存在于前列腺，或者是经直肠穿刺时无意间取到[176]。平滑肌瘤极少发生在前列腺，过去诸多报道可能实际上都是 STUMP。因此，诊断平滑肌瘤应当谨慎，在大体标本（经尿道电切或手术切除）广泛取材后得出结论，而不能通过活检诊断[163]。相反，前列腺可发生平滑肌肉瘤，形态与其他部位相似，肿瘤细胞具有平滑肌分化（如经典平滑肌细胞形态，或者 Actin、Caldesmon 和 Desmin 这三个标志物最好有两项表达）。肿瘤同时还存在细胞异型性、核分裂活跃等恶性特征，缺乏前文所述 STUMP 的形态改变。横纹肌肉瘤可见于膀胱或前列腺，主要发生在儿童，几乎都是胚胎型横纹肌肉瘤。其余软组织肿瘤包括血管肉瘤和罕见的其他肿瘤，偶见报道。

七、精囊腺肿瘤

（一）精囊腺癌

原发性精囊腺癌罕见，只有在证据明确显示肿瘤主要起源于精囊腺而非前列腺、膀胱、直肠或其他器官时才予以诊断[177]。这些肿瘤可能较大，呈实性或囊性。通常呈乳头状或腺样生长（图 1-292），免疫组化 CK7 可以阳性，有时 CK20 阳性，PSA 通常阴性[177, 178]。极为罕见的精囊腺鳞状细胞癌已有报道。

（二）混合性上皮间叶肿瘤

精囊腺混合性上皮间叶肿瘤，也称为囊腺瘤、纤维腺瘤、叶状肿瘤等，是一种罕见的精囊腺良性肿瘤，由梭形细胞间质和良性腺上皮形成[177, 179]。

（三）精囊腺间叶源性肿瘤

文献报道显示精囊腺可发生多种间叶肿瘤，形态通常与发生在其他软组织部位的肿瘤相似，包括平滑肌瘤（有些可能是混合性上皮间叶肿瘤）、神经鞘瘤、乳腺型肌纤维母细胞瘤和孤立

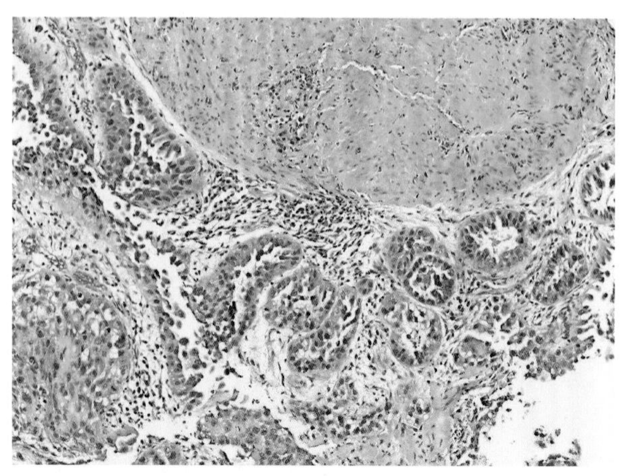

▲ 图 1-292 原发性精囊腺癌非常罕见。此病例在前列腺穿刺活检中发现，PAX8 和 CK7 阳性，GATA3、CK5、p63、前列腺特异性抗原（PSA）和前列腺特异性膜抗原（PSMA）阴性，支持原发性精囊腺癌（图片由 Matthew J. Wasco, MD, St. Joseph Mercy Health System 提供）

性纤维性肿瘤等[177]。

八、前列腺标本的报告要素

已有著作详细描述了前列腺标本的推荐报告内容[180-183]。本章将强调前列腺癌报告中的一些实用内容，包括新进展和有争议的部分。

（一）活检报告

活检样本中，公认需要报告的参数为每个标本（每罐 / 瓶）中前列腺癌的分级和占比。对于怎样报告占比没有统一标准（肿瘤占比或长度），但建议采用量化指标（见述评示例）。目前仍需同时给出 Gleason 评分和分级分组（见述评示例），随着对评分系统共识性的提高，将来可能仅需报告分级分组，不必报告 Gleason 评分。

述评示例：描述芯针穿刺标本中的前列腺癌

前列腺，左侧中部，穿刺活检

- 前列腺腺癌，Gleason 评分 3+3=6 分（分级分组 1），累及穿刺组织全长的 40%（病灶大小约 4mm）

常见问题：如果一张切片中有多条穿刺组织，需要逐条报告吗

当同一标本容器中存在多条组织时，是否需要每条组织单独报告是存在争议的。临床医生将多条组织放于同一标本容器，意味着不需要每条标本的独立报告。然而，如果不同组织中肿瘤成分有显著差异，如一条是 Gleason 评分 3+4=7 分（分级分组 2），另一条是 Gleason 评分 4+4=8 分（分级分组 4），需要将这个信息告知临床，分开报告，因为这种情况可能意味着前列腺中有两个独立的肿瘤。我们的建议是，如果对整体评分会造成明显差异时，则进行单独报告。否则，可统一诊断（见述评示例）。在一些样本中，如果可见多条穿刺组织标本和（或）见到大量碎片，可能难以确定有多少条穿刺标本受累[182]。在这种情况下，仅报告肿瘤成分总体占比（如占穿刺碎组织的 20%，诸如此类用语）即可

述评示例：描述多条穿刺组织中具有同等分级的前列腺腺癌

前列腺，左侧中部，穿刺活检

- 前列腺腺癌，Gleason 评分 3+3=6 分（分级分组 1），累及约 40% 穿刺组织，2 条组织均受累（病灶约 5mm）

述评示例：描述多条穿刺组织中具有不同分级的前列腺腺癌

前列腺，左侧中部，穿刺活检

- 前列腺腺癌，Gleason 评分 4+4=8 分（分级分组 4），累及其中一条组织全长的 20%（病灶大小约 3mm）
- 前列腺腺癌，Gleason 评分 3+4=7 分（分级分组 2），累及另一穿刺组织全长的 30%（病灶大小约 4 mm）；Gleason 4 级区域占癌组织的 30%

关键特征：前列腺活检报告

- 多变量分析显示前列腺癌神经束侵犯并不总与预后相关，因此目前可选择性报告或不报告[182]。如果在活检组织中出现典型的前列腺癌神经侵犯，我们一般会在报告中指出，在前列腺

癌根治性切除术中因其普遍存在，有时不一定会报告。

• 如果穿刺组织中存在良性精囊腺/射精管组织，应体现在报告中以作为组织学证据。活检样本很难区分精囊腺和射精管。因此，如果前列腺癌侵犯该组织，应给予报告，同时说明如果累及的只是前列腺内射精管，不一定为 pT_{3b} 期。

• 如果在穿刺活检中见到前列腺癌累及脂肪组织，特别肿瘤细胞出现在脂肪细胞两侧时（图1-293和图1-294），可以报告存在前列腺外扩散（至少 pT_{3a} 期）。

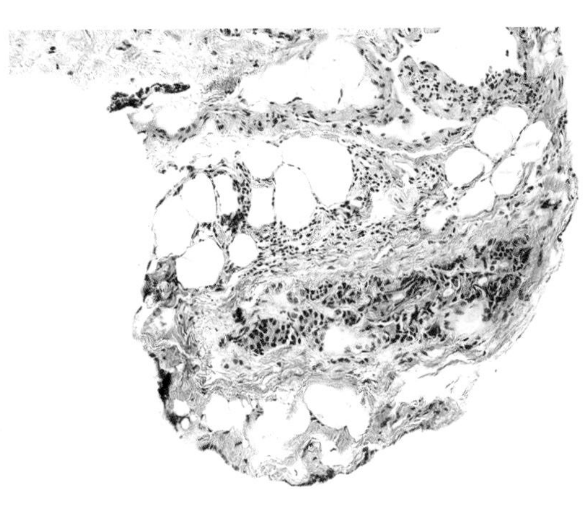

▲ 图 1-293 如果肿瘤成分明确位于脂肪组织内，芯针穿刺活检可诊断肿瘤前列腺外扩散，如本例在癌细胞两侧均可见脂肪成分

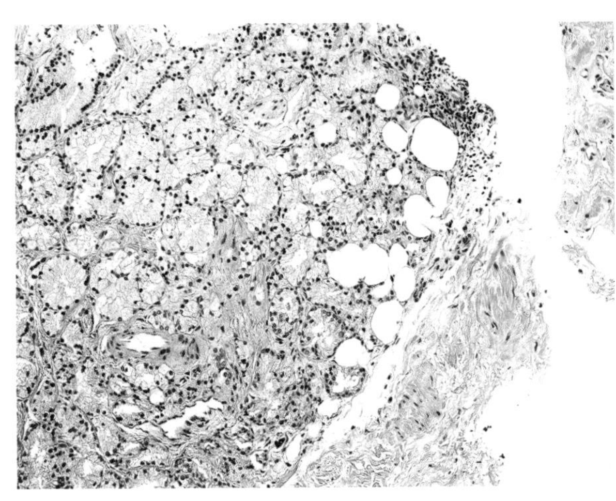

▲ 图 1-294 前列腺癌穿刺活检，镜下癌细胞与脂肪细胞混合，可以诊断为前列腺外扩散

常见问题：什么是前列腺活检的整体或综合分级

对于每份单独送检的样本，目前一致认为应分别分级和评判占比。此外部分病理学家提出综合评分的观点，即对所有存在前列腺癌的标本进行整体分级，可能对临床更有帮助[184-186]。当多个标本中肿瘤组织 Gleason 评分为 3+4=7 分（分级分组 2），而仅 1 条组织出现 Gleason 评分为 4+4=8 分（分级分组 4）的小病灶时，按常规诊断路径应将患者划分至分级分组 4 群体。然而，如果肿瘤实际是分级分组 2，仅在活检中肿瘤边缘偶然取到小块 4 级区域，那么这样的分组显然过高[184]。其他持有不同意见的病理学者则认为，应将决策权交给临床医生，临床上可结合其他因素如影像学等综合分析[96]。目前，除了给每个标本单独分级，不强制要求对所有标本作出综合分级

常见问题：哪些活检指标对主动监测最为重要

需主动监测的最常见的病理标准[187-189]包括以下几个方面

• Gleason 评分 6 分或以下
• 不多于两处（穿刺）活检可见肿瘤
• 最大累及范围＜50%

然而，不同机构用作主动监测的病理指标各不相同。例如，将发现肿瘤活检组织数量的最小值增加到三条，或者肿瘤累及范围占标本 33%～50%。也有诊断路径将 Gleason 评分 3+4=7 分（分级分组 2）纳入监测指标[187-189]。病理医生不一定知晓泌尿科医生采用的是何种指标作为主动监测的依据，我们建议在每个重要的节点时应审慎对待，如在一个原为分级分组 1 的前列腺腺癌中，首次判断存在 Gleason 评分为 4 级的病灶时，应慎之又慎

在活检及前列腺切除标本中，目前推荐报告 Gleason 分级，尤其是 4 级的百分比[98]。新的分级分组系统已经将 Gleason 评分 3+4=7 分（分级分组 2）和 Gleason 评分 4+3=7 分（分级分组 3）区分开来，汇报病灶为 Gleason 分级 4 级的百分比，连同分级分组系统一起，临床医生将更加清楚分级分组是更接近 1（4 级占比少）还是更接

常见问题：前列腺癌组织之间存在良性区域时应有如何报告

由于仅单条组织受累且癌组织累及范围＜50%是进行主动监测的常见必要条件，病理医生测量前列腺癌的方法将决定患者是否需要主动监测。如果癌组织间的良性区域较大，且将这些良性区域包括在癌组织测量范围内（图1–295和图1–296），可能会使得肿瘤累及范围超过50%，使患者不符合主动监测的条件。有几项研究探讨了这个问题[190–194]。总体而言，将良性区域纳入肿瘤占比测量范围，还是人为将其剔除仍未达成一致意见。一些数据表明，这种现象意味着肿瘤体积更大，而不是多个散在的小肿瘤[190, 191]。我们的方法是将良性病变范围包含在肿瘤占比内，但加以解释说明（见述评示例），这一做法最近获得专家共识的认可[189]

述评示例：标注活检中不连续的前列腺腺癌

前列腺，左侧中部，穿刺活检

- 前列腺腺癌，Gleason评分3+3=6分（分级分组1），肿瘤分布不连续，累及标本全长的70%（两处病灶均为1mm，总跨度8mm）：见述评

述评：样本A包含两个直径为1mm的腺癌病灶，两病灶总跨度范围达8mm。在此种组织中量化肿瘤占比的最佳方法仍存在争议（20%或70%）。两项研究[192, 193]发现将此类病灶作为连续性病变进行评估，前列腺外扩散和手术切缘阳性的相关性更高，优于人为减去中间良性区域片段而仅测量两端肿瘤长度的方法。但是另一项研究发现，两种计量方法在预测生化指标复发方面均无明显优势[194]。其他资料表明，约75%的上述病例，在前列腺全切标本中实际上都属于一个大肿瘤，而不是数个小肿瘤[190]。分子生物标志物可见同等比例（75%）的病变，其肿瘤细胞来源一致[191]，仅约25%显示不同病灶的分子标志物不一样

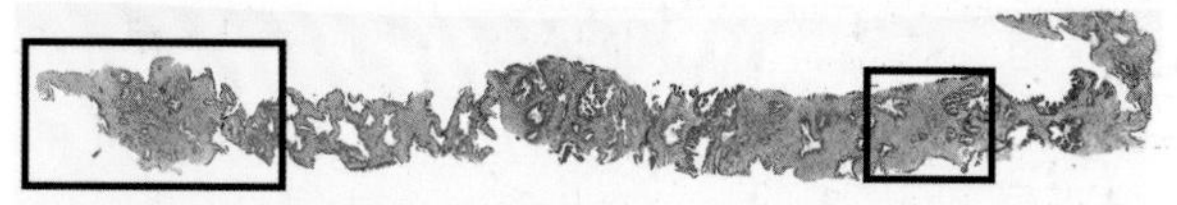

▲ 图1–295 如何量化活检中不连续的前列腺癌病灶存在争议。本例显示两灶前列腺癌（方框），被大片良性组织分隔

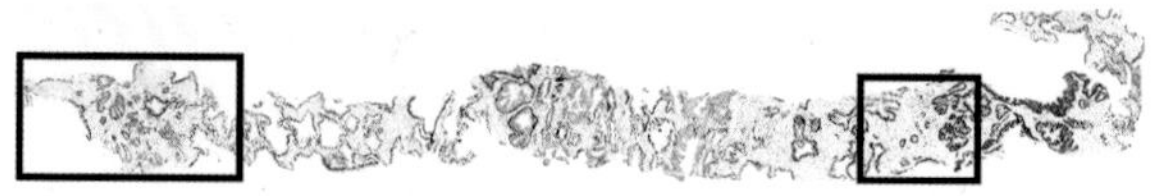

▲ 图1–296 基底细胞和AMACR双重染色免疫组化显示图1–295病例中的两个病灶（方框），右侧病灶与前列腺上皮内瘤变相关。这种混合染色还包括ERG蛋白，仅右侧病灶阳性，提示病灶来源不同

近3（4级占比多）。后者被纳入主动监测的可能性较低。

述评示例：报告Gleason 4级腺体的占比

前列腺，左侧中部，穿刺活检

- 前列腺腺癌，Gleason评分3+4=7分（分级分组2），累及标本全长的30%（病灶约3mm）；Gleason 4级占比为10%。

（二）根治性前列腺切除术的报告和分期

本章将着重介绍在前列腺癌病理分级及报告中的诊断难点和有争议的内容，病理报告中其他相关病理指标的更新可参见其他文献［195］。

1. 前列腺外扩散

诊断前列腺外扩散的最简单的标准是可见肿瘤蔓延到脂肪组织或突破相邻脂肪组织的边界（图1–297和图1–298）。这种情况相对直观，因为前列腺内通常没有脂肪组织[196]。罕见情况下，脂肪组织也可异常出现于前列腺内，其形态异常，脂肪细胞数量不等，范围大小不一，与良性腺体或神经关系密切[197]（图1–299和图1–300）。肿瘤呈膨胀性生长并明显超出前列腺轮廓但未累及脂肪组织也是诊断前列腺外扩散的标准，但是更具争议性[9]（图1–301）。有学者认为这种情况出现在前列腺后外侧区，周围缺乏致密的平滑肌间质带的时候可以诊断为前列腺外扩散。建议将前列腺外扩散量化后分为局灶性或非局灶性两种情况。局灶性前列腺外扩散的2个最普遍的标准是：仅有少数几个腺体位于前列腺外[198]，或者仅1～2张切片中见到不超过一个高倍视野的前

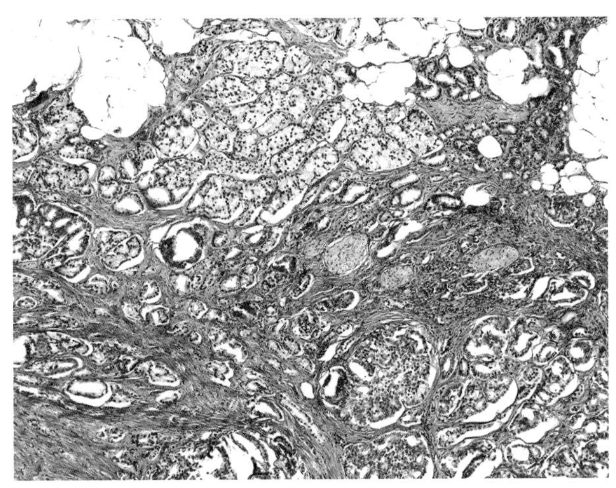

▲ 图 1-297 当前列腺癌突破脂肪组织层或直接累及脂肪组织时，可诊断为前列腺外扩散

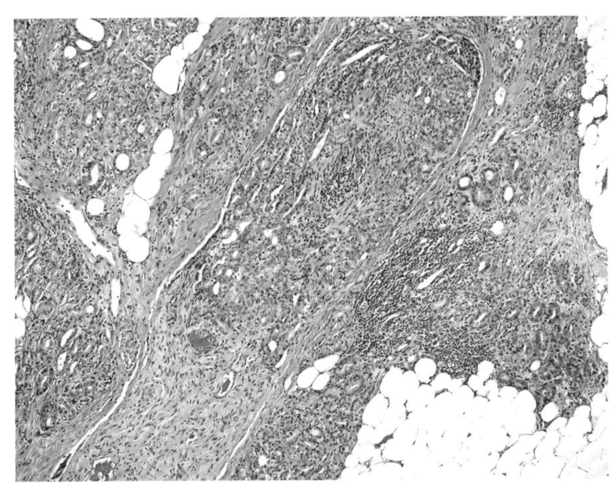

▲ 图 1-298 肿瘤组织前列腺外扩散，多个层面的脂肪组织内可见前列腺癌成分，伴大的神经束侵犯

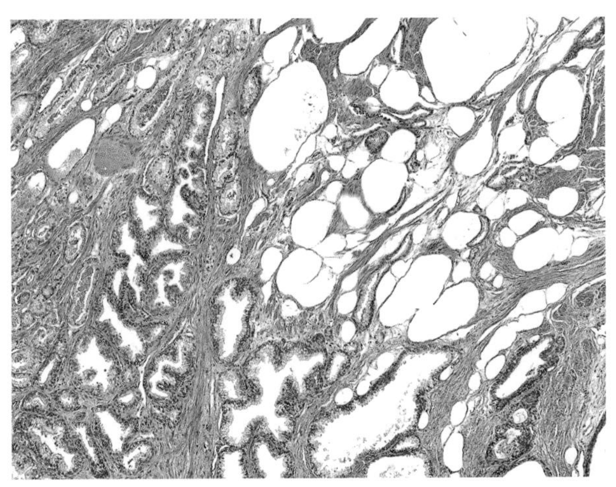

▲ 图 1-299 极少数情况下前列腺组织内可混有脂肪组织。这些脂肪组织排列异常，细胞大小不等，穿插于腺体或神经之间。本例左侧视野可见腺癌；但良性腺体间出现脂肪成分（中部和右侧）

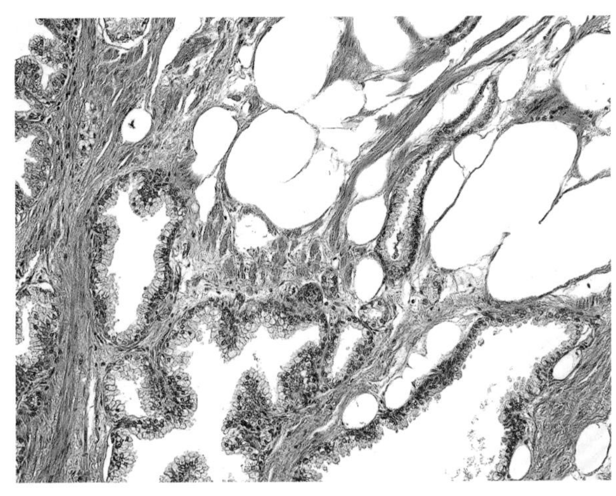

▲ 图 1-300 这例显示罕见的前列腺内脂肪成分，异常的体积小的脂肪细胞紧挨良性腺体（图片底部），其余脂肪细胞大小不等

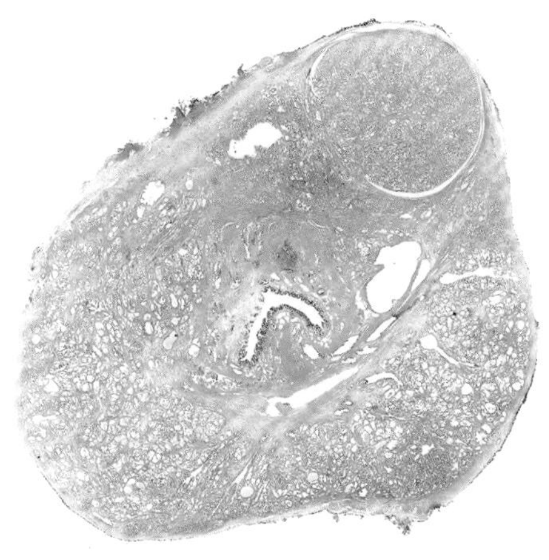

◀ 图 1-301 前列腺癌膨出于前列腺轮廓以外，不与脂肪成分混合的情况下是否视作前列腺外扩散仍存在争议。这个例子可见一个大的、边界清楚的低级别腺癌结节位于前列腺前部，前列腺轮廓明显变形扭曲；然而，肿瘤境界清楚，且被薄层的纤维平滑肌包绕

列腺外癌灶[199]。

2. 肿瘤同时存在三种分级成分（或次要高级别）

在前列腺的病理报告中仍存有争议的观点是如何报告第三种或次要高级别肿瘤成分。一派意见认为如果第三种成分的比例＞5%，则应该视为第二常见成分，比如一份标本中如果4级占60%，3级占30%，5级占10%，则应该诊断为Gleason评分4+5=9分（分级分组5）[200, 201]。有学者则持相反意见，认为应报告为Gleason评分4+3=7分（分级分组3），伴有第三种成分（5级）或伴有次要高级别成分。目前大部分的泌尿专科病理医生及专家共识主张采用前一种方法[200, 201]。一些以摘要形式显示的数据也支持5%～10%的次要高级成分与生化指标复发相关[202]。因此，我们目前以5%作为报告的阈值，但该阈值仍有待商榷。

3. 导管内癌和筛状癌

对于导管内癌如何报告仍存在较大争议。一般不建议对导管内癌进行分级，因为罕见情况下，肿瘤成分可仅在导管内增生，或者肿瘤仅有微浸润。大多数专家都同意，当存在明显且广泛分布的高级别（4级甚至更高）浸润性癌时，不必仅仅为了将导管内癌剔出分级而专门进行免疫组化[117, 118]。目前未有证据表明将导管内癌从前列腺癌分级中剔除出去后，可提供更优的预后预测，这与先前一些将Gleason分级与预后进行相关分析的大型对照研究结果相反，这些实验进行的时候，人们尚未广泛认可导管内癌，免疫组化也还未常规使用。因此，仅在怀疑整个肿瘤都是导管内癌的时候，我们才进行免疫组化，因为这种肿瘤预后比起Gleason评分4+4=8分（分级分组4）患者要好。

除了导管内癌，越来越多的证据表明筛状癌是更具侵袭性的前列腺癌的组织学类型之一[119–125]。虽然这暂不作为病理报告的必要指标[195]，但一些病理学家开始考虑在未来的诊断方案中将此作为重要的病理指标[122]。

九、易错病变

（一）腺病（非典型腺瘤性增生）

腺病或非典型腺瘤性增生在前列腺标本中具有欺骗性，由排列密集的小圆形腺体构成。此种形态与前列腺腺癌的多个特征重叠，包括部分缺乏基底细胞、管腔内结晶和小的圆形腺体结构。图1–302为一例经尿道前列腺电切标本的疑难病例，其形态学与低级别腺癌非常接近。AMACR染色（红色）强弱不等。不过许多腺体可见斑片状的基底细胞（图1–303），高倍镜下可见部分腺

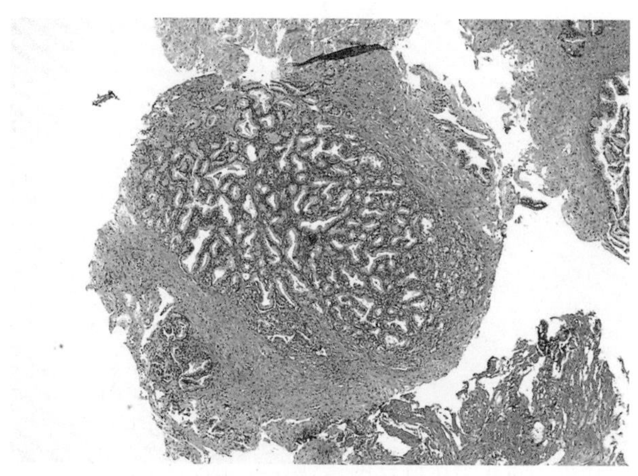

▲ **图1–302　腺病（或非典型腺瘤性增生）有时非常具有欺骗性，如本例取自前列腺尿道电切的标本。病灶内腺体排列拥挤，疑为低级别腺癌**

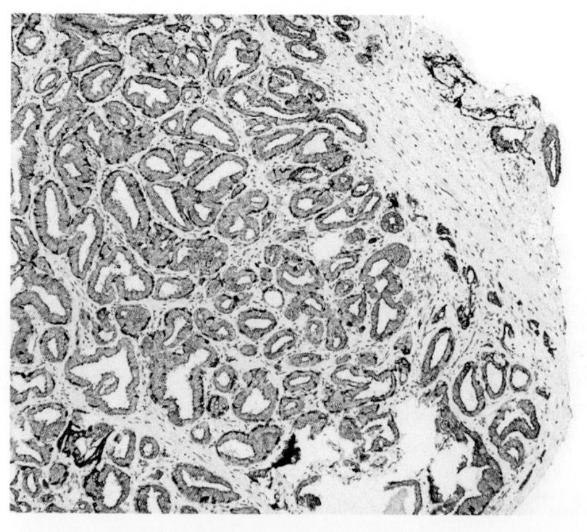

▲ **图1–303　为图1–302中的同一病灶，基底细胞（棕色）和AMACR（红色）双重免疫组化染色标记可见大多数腺体基底细胞标记至少斑驳状阳性，AMACR强弱不等**

体缺乏基底细胞，AMACR 阳性增强（图 1–304）；但将病变形态进行整体分析，更支持非典型腺瘤性增生（腺病）。

（二）前列腺导管腺癌累及尿道

在活检或全切标本中，导管腺癌由于其复杂的筛状和乳头状结构，通常易于辨识。然而，当导管腺癌累及尿道形成可疑尿道肿瘤时，则容易造成误诊（图 1–305 和图 1–306）。尽管典型的乳头状导管癌可见柱状细胞呈假复层排列，核深染，诊断较为直观，但有些乳头状导管癌区域肿瘤细胞具有低度异型性，可类似于前列腺尿道息肉。

（三）副神经节组织

神经节在前列腺中比副神经节更常见。然而，副神经节可能更具欺骗性，因为其主要是由淡染细胞构成的实性结构（图 1–307 至图 1–310），形

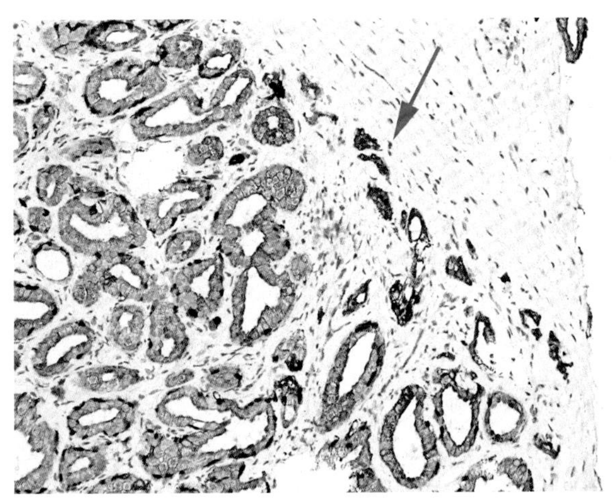

▲ 图 1–304 为图 **1–301** 和图 **1–302** 中的同一病例，在高倍镜下可见数个腺体的 **AMACR** 阳性且基底细胞缺失（箭）；由于这些腺体处在整体为腺病的背景中，不宜诊断为腺癌，仍应诊断为腺病

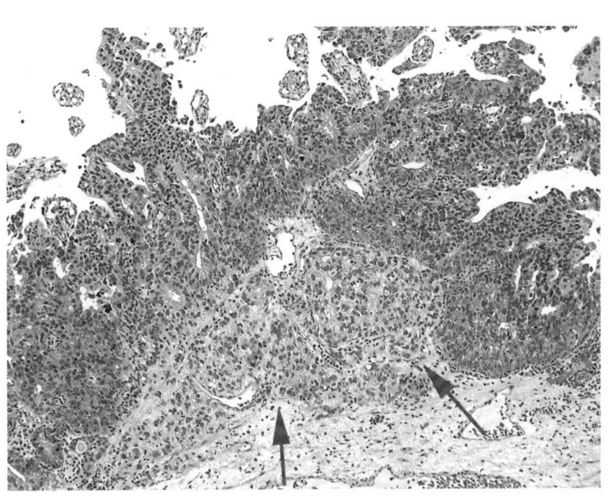

▲ 图 1–305 当肿瘤累及尿道或膀胱时，前列腺导管腺癌偶可与尿路上皮癌混淆。本例病变位于尿道内，表面由乳头状肿瘤成分构成，类似尿路上皮肿瘤；然而基底部可见筛状腺体（箭），提示前列腺癌

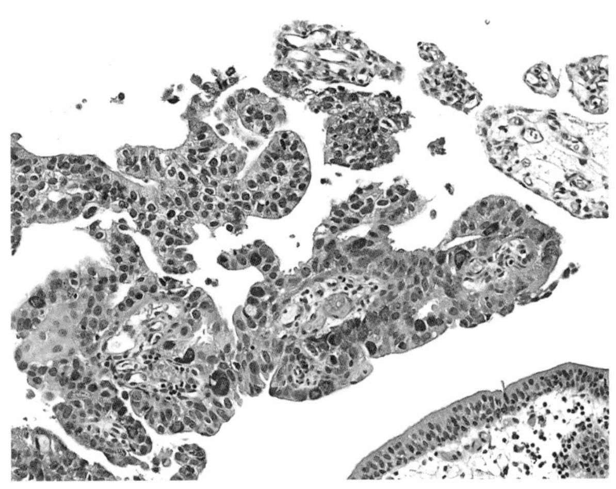

▲ 图 1–306 为图 **1–305** 中的同一病例，乳头状成分也可能误诊为乳头状尿路上皮癌；注意此处可见具有鲜红色颗粒的 **Paneth** 细胞样神经内分泌细胞，同样提示前列腺癌

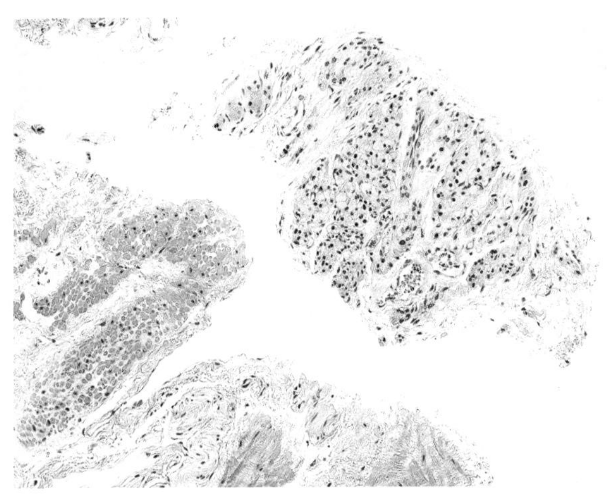

▲ 图 1–307 副神经节组织在前列腺活检中可能具有迷惑性。这个视野可见一灶胞质淡染的实性上皮样细胞巢团。副神经节一般位于穿刺组织边缘，缺乏与之相连的腺体

似 4 级或 5 级腺癌。诊断要点包括病灶远离腺癌（如果有的话），有时还可见邻近的神经节，内含神经组织及神经节细胞。疑难病例可行免疫组化检查，病变的神经内分泌标志物一般为阳性，而前列腺相关标志物为阴性（图 1–309 和图 1–310）。

（四）尿路上皮癌与高级别前列腺腺癌

尽管鉴别尿路上皮癌和前列腺腺癌存在一些通用的原则，如尿路上皮癌常有乳头状结构、异型性明显，前列腺腺癌细胞形态相对单一，呈筛状结构或花环状排列，但有时两者仍难以区别。图 1–311 和图 1–312 是一例膀胱活检中的复发性前列腺癌，其形态类似于尿路上皮癌。当病变形态不典型时，应及时使用免疫组化（图 1–313 至图 1–315）以协助诊断。图 1–316 至图 1–319 则刚好相反，此病例为伴有腺样分化的罕见的尿路上皮肿瘤，与前列腺癌类似。

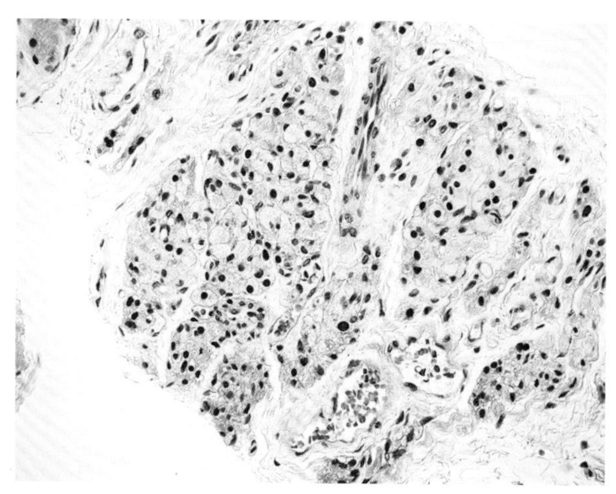

▲ **图 1–308　为图 1–307 中的同一病例，高倍镜下可见副神经节内淡染的实性细胞巢团，可能与 Gleason 4 级或 5 级的前列腺癌混淆**

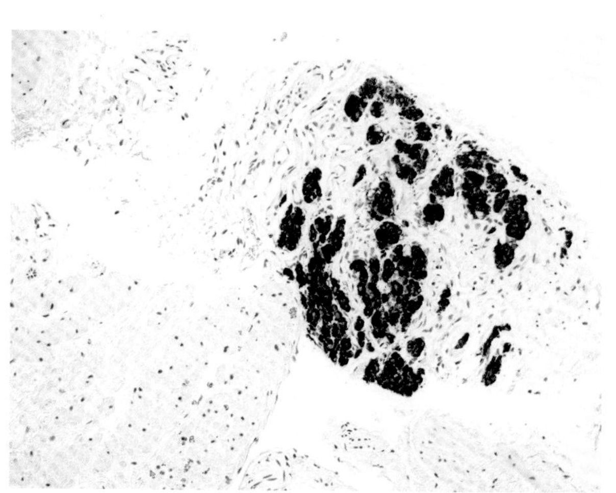

▲ **图 1–309　副神经节免疫组化 CgA 强阳性**

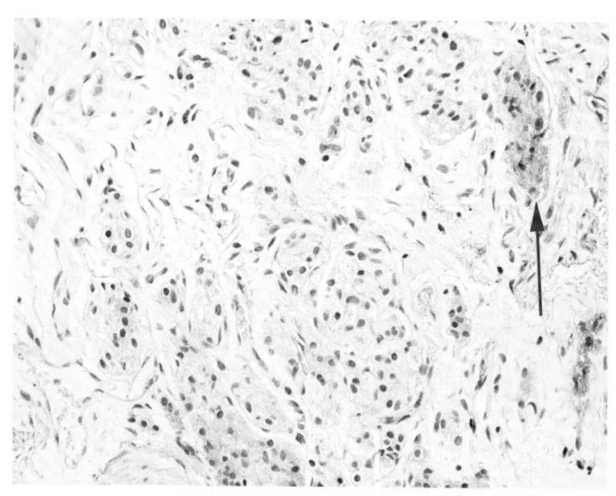

▲ **图 1–310　为图 1–307 至图 1–309 中的同一病例，副神经节的大多数细胞前列腺特异性抗原（PSA）阴性；然而，边缘有局部弱阳性（箭），如果单独应用这一个指标，可能误诊为前列腺癌**

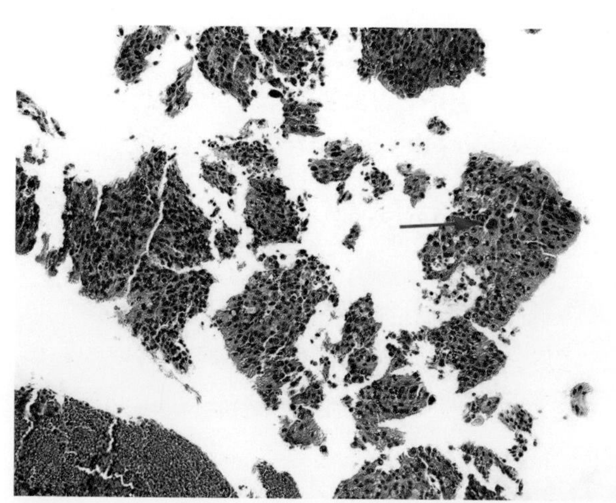

▲ **图 1–311　本病例镜下可见游离的前列腺腺癌细胞团，可能会与尿路上皮癌混淆；然而即便细胞异型性显著，其核仁也相当突出（箭），提示肿瘤源自前列腺**

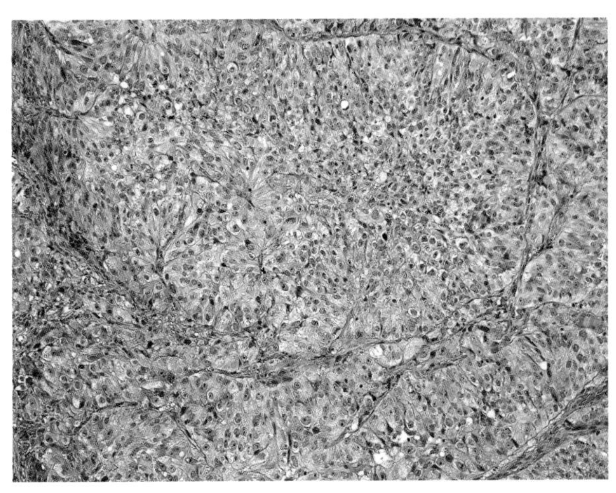

▲ 图 1-312 为图 1-311 中的同一病例，肿瘤的其他区域可见有实性细胞巢团浸润性生长。尽管与典型的前列腺腺癌相比，本例肿瘤细胞异型性明显，但是瘤细胞核仁常见且突出可提供诊断帮助

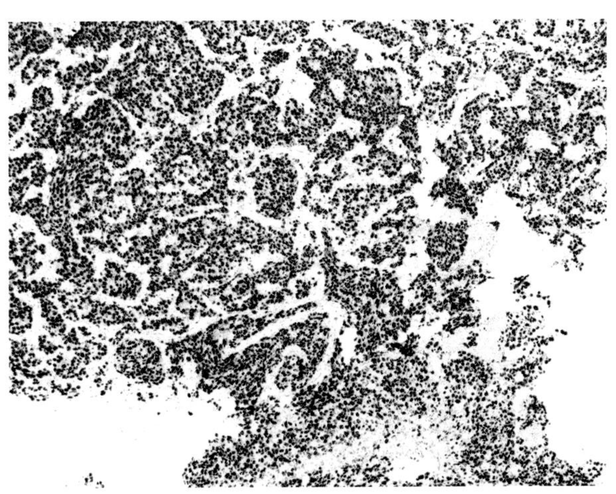

▲ 图 1-313 为图 1-311 和图 1-312 中的同一病例，肿瘤细胞 NKX3.1 弥漫阳性，支持前列腺起源

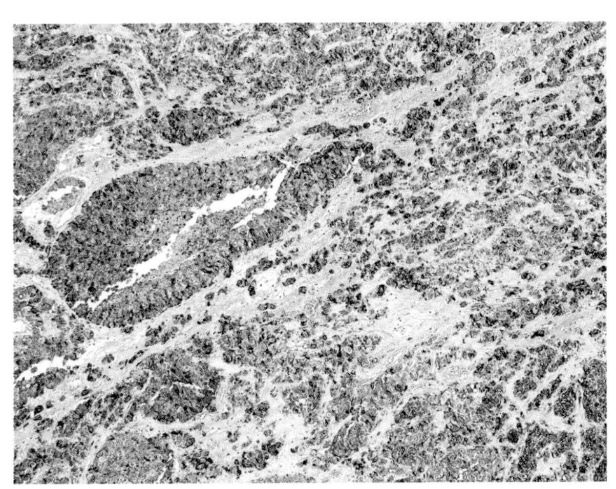

▲ 图 1-314 上述肿瘤细胞前列腺特异性抗原（PSA）也呈阳性（图 1-311 至图 1-313）

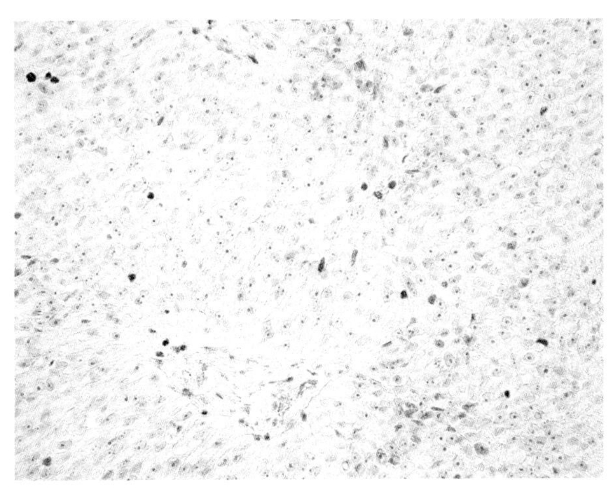

▲ 图 1-315 为图 1-311 至图 1-314 中的同一病例，肿瘤细胞免疫组化 GATA3 阴性，散在分布的核阳性小细胞为混杂的淋巴细胞，GATA3 通常阳性

（五）前列腺腺癌伴治疗效应

经过雄激素阻断治疗或放疗后的前列腺腺癌外科手术切除标本相当容易误漏诊。幸运的是，强烈治疗效应所致最具迷惑性的组织学形态大部分都表现为非侵袭性生物学行为；然而，在当前医疗工作中，治疗后患者的活检或手术标本更常见于初次治疗失败的病例。图 1-320 和图 1-321 展示了一例具有显著放疗效应的前列腺腺癌，可见单个细胞和腺体形成不良，伴有组织细胞样的胞质和胞核。此时免疫组化检查很有帮助，治疗后的肿瘤性腺体免疫组化表型仍然与腺癌相似（图 1-322 和图 1-323）。

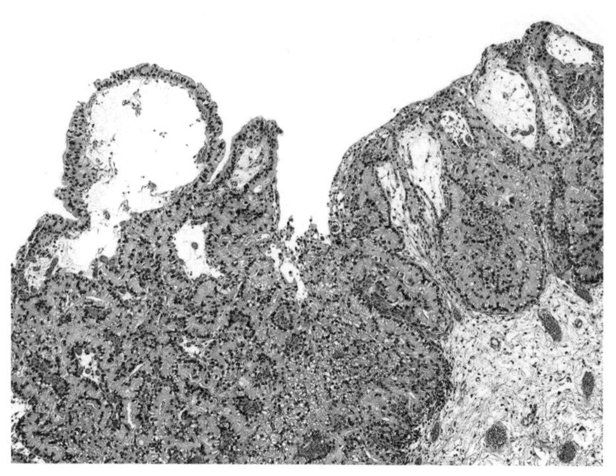

▲ 图 **1-316** 此例尿路上皮癌的生长方式少见，细胞核排列整齐，类似于前列腺腺癌的筛状或花环状结构

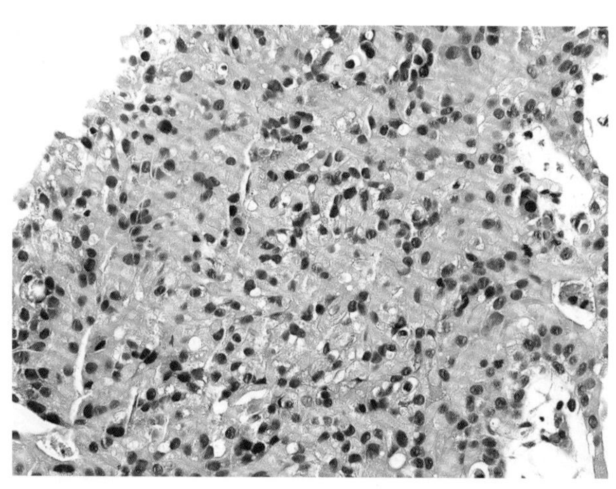

▲ 图 **1-317** 为图 **1-316** 中的同一病例，高倍镜下肿瘤细胞核形态单一，呈花环状排列，类似前列腺腺癌

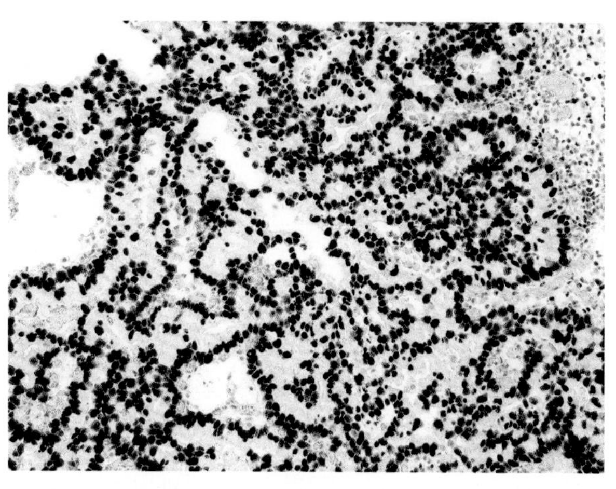

▲ 图 **1-318** 为图 **1-316** 和图 **1-317** 中的同一病例，免疫组化显示肿瘤细胞 **GATA3** 阳性

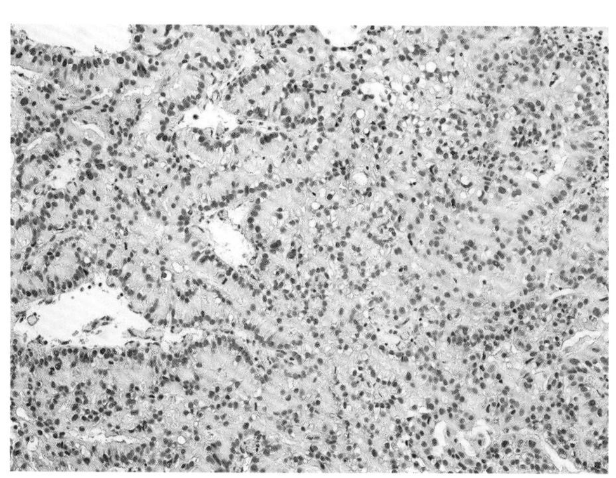

▲ 图 **1-319** 为图 **1-316** 至图 **1-318** 中的同一病例，前列腺特异性抗原（**PSA**）阴性

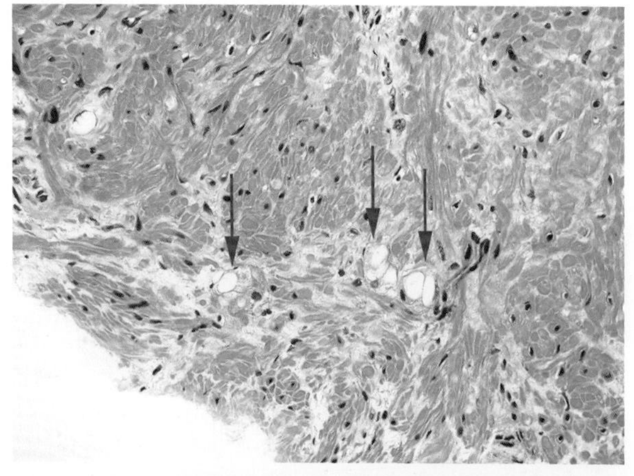

▲ 图 **1-320** 具有放疗效应的前列腺腺癌通常呈组织细胞样或腺体形成不良，其环状的细胞质形成小管腔，细胞核数量少，体积小（箭）

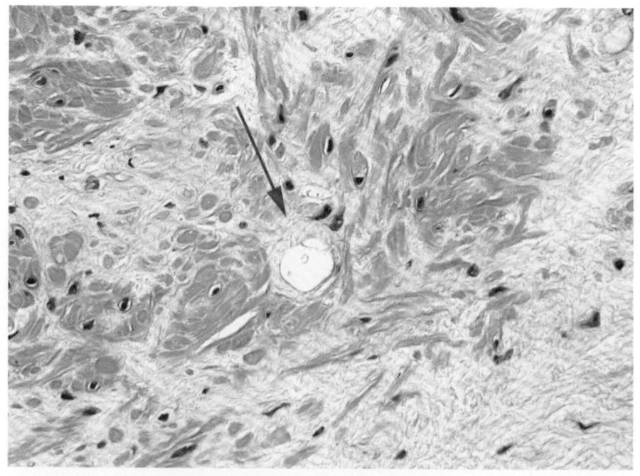

▲ 图 **1-321** 伴有放疗效应的残存前列腺癌，环状的腺体样结构仅有胞质，缺乏细胞核（箭）

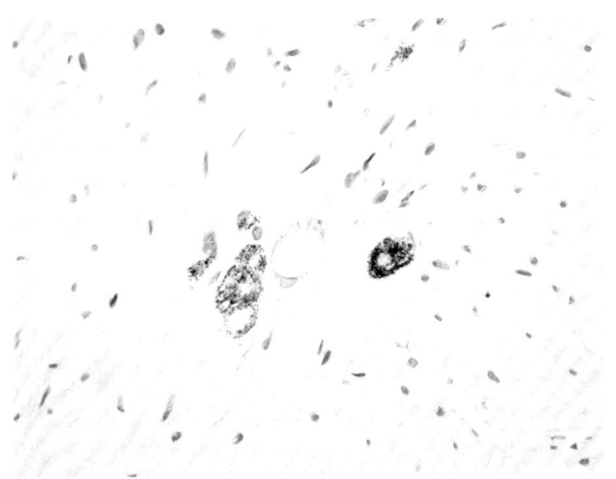

▲ 图 1-322　在伴有放疗效应的前列腺腺癌中进行 **p63** 和 **AMACR** 混合单色免疫组化染色，显示基底细胞缺失且 **AMACR** 阳性，与典型前列腺癌表型一致

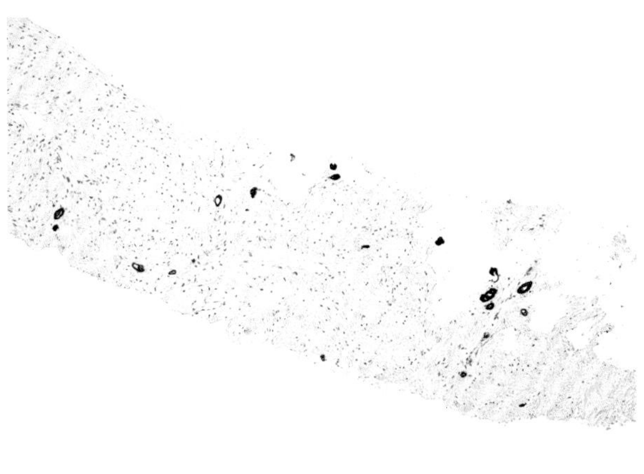

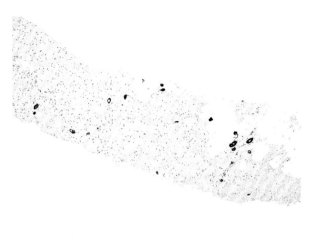

▲ 图 1-323　为图 **1-320** 至图 **1-322** 中的同一病例，免疫组化 **CK** 可显示形态欠佳的腺体，确定其为上皮源性病变

参考文献

[1] Fine SW, Reuter VE. Anatomy of the prostate revisited: implications for prostate biopsy and zonal origins of prostate cancer. *Histopathology*. 2012;60(1):142-152.

[2] McNeal JE. Regional morphology and pathology of the prostate. *Am J Clin Pathol*. 1968;49(3):347-357.

[3] McNeal JE. Origin and evolution of benign prostatic enlargement. *Invest Urol*. 1978;15(4):340-345.

[4] McNeal JE. The zonal anatomy of the prostate. *Prostate*. 1981;2(1):35-49.

[5] McNeal JE. Anatomy of the prostate and morphogenesis of BPH. *Prog Clin Biol Res*. 1984;145:27-53.

[6] Grummet J. How to biopsy: transperineal versus transrectal, saturation versus targeted, what's the evidence? *Urol Clin North Am*. 2017;44(4):525-534.

[7] Scattoni V, Maccagnano C, Capitanio U, Gallina A, Briganti A, Montorsi F. Random biopsy: when, how many and where to take the cores? *World J Urol*. 2014;32(4):859-869.

[8] Samaratunga H, Montironi R, True L, et al. International Society of Urological Pathology (ISUP) consensus conference on handling and staging of radical prostatectomy specimens. Working group 1: specimen handling. *Mod Pathol*. 2011; 24(1):6-15.

[9] Magi-Galluzzi C, Evans AJ, Delahunt B, et al. International Society of Urological Pathology (ISUP) consensus conference on handling and staging of radical prostatectomy specimens. Working group 3: extraprostatic extension, lymphovascular invasion and locally advanced disease. *Mod Pathol*. 2011;24(1):26-38.

[10] Sadimin ET, Ye H, Epstein JI. Should the involvement of skeletal muscle by prostatic adenocarcinoma be reported on biopsies? *Hum Pathol*. 2016;49:10-14.

[11] Fine SW, McKenney JK. Prostate. In: Mills SE, ed. *Histology for pathologists*. 4th ed. Philadelphia: Wolters Kluwer Health/Lippincott Williams & Wilkins; 2012:987-1002.

[12] deVries CR, McNeal JE, Bensch K. The prostatic epithelial cell in dysplasia: an ultrastructural perspective. *Prostate*. 1992;21(3):209-221.

[13] Amin MB, Bostwick DG. Pigment in prostatic epithelium and adenocarcinoma: a potential source of diagnostic confusion with seminal vesicular epithelium. *Mod Pathol*. 1996;9(7):791-795.

[14] Brennick JB, O'Connell JX, Dickersin GR, Pilch BZ, Young RH. Lipofuscin pigmentation (so-called "melanosis") of the prostate. *Am J Surg Pathol*. 1994;18(5):446-454.

[15] Mao P, Angrist A. The fine structure of the basal cell of human prostate. *Lab Invest*. 1966;15(11):1768-1782.

[16] Hameed O, Humphrey PA. Pseudoneoplastic mimics of prostate and bladder carcinomas. *Arch Pathol Lab Med*. 2010;134(3):427-443.

[17] Fine SW. Neuroendocrine tumors of the prostate. *Mod Pathol*. 2018;31(S1):S122-S132.

[18] Weaver MG, Abdul-Karim FW, Srigley J, Bostwick DG, Ro JY, Ayala AG. Paneth cell-like change of the prostate gland. A histological, immunohistochemical, and electron microscopic study. *Am J Surg Pathol*. 1992;16(1):62-68.

[19] De Marzo AM, Platz EA, Epstein JI, et al. A working group classification of focal prostate atrophy lesions. *Am J Surg Pathol*. 2006;30(10):1281-1291.

[20] Benign prostatic hyperplasia. In: Epstein JI, Cubilla AL,

Humphrey PA, eds. *Tumors of the Prostate Gland, Seminal Vesicles, Penis, and Scrotum*. Washington, DC: American Registry of Pathology in collaboration with the Armed Forces Institute of Pathology; 2011:23-47.

[21] Srigley JR. Benign mimickers of prostatic adenocarcinoma. *Mod Pathol*. 2004;17(3):328-348.

[22] Linke RP, Joswig R, Murphy CL, et al. Senile seminal vesicle amyloid is derived from semenogelin I. *J Lab Clin Med*. 2005;145(4):187-193.

[23] Jager GJ, Ruijter ET, de la Rosette JJ, van de Kaa CA. Amyloidosis of the seminal vesicles simulating tumor invasion of prostatic carcinoma on endorectal MR images. *Eur Radiol*. 1997;7(4):552-554.

[24] Kaji Y, Sugimura K, Nagaoka S, Ishida T. Amyloid deposition in seminal vesicles mimicking tumor invasion from bladder cancer: MR findings. *J Comput Assist Tomogr*. 1992;16(6):989-991.

[25] Ramchandani P, Schnall MD, LiVolsi VA, Tomaszewski JE, Pollack HM. Senile amyloidosis of the seminal vesicles mimicking metastatic spread of prostatic carcinoma on MR images. *AJR Am J Roentgenol*. 1993;161(1):99-100.

[26] Freedman SR, Goldman RL. Normal paraganglia in the human prostate. *J Urol*. 1975;113(6):874-875.

[27] Howarth SM, Griffiths DF, Varma M. Paraganglion of the prostate gland: an uncommon mimic of prostate cancer in needle biopsies. *Histopathology*. 2005;47(1):114-115.

[28] Kawabata K. Paraganglion of the prostate in a needle biopsy: a potential diagnostic pitfall. *Arch Pathol Lab Med*. 1997;121(5):515-516.

[29] Ostrowski ML, Wheeler TM. Paraganglia of the prostate. Location, frequency, and differentiation from prostatic adenocarcinoma. *Am J Surg Pathol*. 1994;18(4):412-420.

[30] So JS, Epstein JI. GATA3 expression in paragangliomas: a pitfall potentially leading to misdiagnosis of urothelial carcinoma. *Mod Pathol*. 2013;26(10):1365-1370.

[31] Perrino CM, Ho A, Dall CP, Zynger DL. Utility of GATA3 in the differential diagnosis of pheochromocytoma. *Histopathology*. 2017;71(3):475-479.

[32] Epstein JI, Egevad L, Humphrey PA, Montironi R. Members of the ISUP Immunohistochemistry in Diagnostic Urologic Pathology Group. Best practices recommendations in the application of immunohistochemistry in the prostate: report from the International Society of Urologic Pathology consensus conference. *Am J Surg Pathol*. 2014;38(8):e6-e19.

[33] Giannico GA, Ross HM, Lotan T, Epstein JI. Aberrant expression of p63 in adenocarcinoma of the prostate: a radical prostatectomy study. *Am J Surg Pathol*. 2013; 37(9): 1401-1406.

[34] Osunkoya AO, Hansel DE, Sun X, Netto GJ, Epstein JI. Aberrant diffuse expression of p63 in adenocarcinoma of the prostate on needle biopsy and radical prostatectomy: report of 21 cases. *Am J Surg Pathol*. 2008;32(3):461-467.

[35] Tan HL, Haffner MC, Esopi DM, et al. Prostate adenocarcinomas aberrantly expressing p63 are molecularly distinct from usual-type prostatic adenocarcinomas. *Mod Pathol*. 2015;28(3):446-456.

[36] Uchida K, Ross H, Lotan T, et al. DeltaNp63 (p40) expression in prostatic adenocarcinoma with diffuse p63 positivity. *Hum Pathol*. 2015;46(3):384-389.

[37] Wu A, Kunju LP. Prostate cancer with aberrant diffuse p63 expression: report of a case and review of the literature and morphologic mimics. *Arch Pathol Lab Med*. 2013; 137(9): 1179-1184.

[38] Baydar DE, Kulac I, Gurel B, De Marzo A. A case of prostatic adenocarcinoma with aberrant p63 expression: presentation with detailed immunohistochemical study and FISH analysis. *Int J Surg Pathol*. 2011;19(1):131-136.

[39] Oliai BR, Kahane H, Epstein JI. Can basal cells be seen in adenocarcinoma of the prostate? an immunohistochemical study using high molecular weight cytokeratin (clone 34betaE12) antibody. *Am J Surg Pathol*. 2002;26(9):1151-1160.

[40] Brimo F, Epstein JI. Immunohistochemical pitfalls in prostate pathology. *Hum Pathol*. 2012;43(3):313-324.

[41] Ali TZ, Epstein JI. False positive labeling of prostate cancer with high molecular weight cytokeratin: p63 a more specific immunomarker for basal cells. *Am J Surg Pathol*. 2008;32(12):1890-1895.

[42] Shah RB, Zhou M, LeBlanc M, Snyder M, Rubin MA. Comparison of the basal cell-specific markers, 34betaE12 and p63, in the diagnosis of prostate cancer. *Am J Surg Pathol*. 2002;26(9):1161-1168.

[43] Ye H, Montgomery E, Epstein JI. Incidental anorectal pathologic findings in prostatic needle core biopsies: a 13-year experience from a genitourinary pathology consult service. *Hum Pathol*. 2010;41(12):1674-1681.

[44] Schowinsky JT, Epstein JI. Distorted rectal tissue on prostate needle biopsy: a mimicker of prostate cancer. *Am J Surg Pathol*. 2006;30(7):866-870.

[45] Epstein JI. Adenosis vs. atypical adenomatous hyperplasia of the prostate. *Am J Surg Pathol*. 1994;18(10):1070-1071.

[46] Trpkov K. Benign mimics of prostatic adenocarcinoma. *Mod Pathol*. 2018;31(S1):S22-S46.

[47] Netto GJ, Epstein JI. Benign mimickers of prostate adenocarcinoma on needle biopsy and transurethral resection. *Surg Pathol Clin*. 2008;1(1):1-41.

[48] Cheng L, Shan A, Cheville JC, Qian J, Bostwick DG. Atypical adenomatous hyperplasia of the prostate: a premalignant lesion? *Cancer Res*. 1998;58(3):389-391.

[49] Cheng L, Davidson DD, Maclennan GT, et al. Atypical adenomatous hyperplasia of prostate lacks TMPRSS2-ERG gene fusion. *Am J Surg Pathol*. 2013;37(10):1550-1554.

[50] Green WM, Hicks JL, De Marzo A, Illei PP, Epstein JI. Immunohistochemical evaluation of TMPRSS2-ERG gene fusion in adenosis of the prostate. *Hum Pathol*. 2013;44(9):1895-1901.

[51] Liu S, Yoshimoto M, Trpkov K, et al. Detection of ERG

gene rearrangements and PTEN deletions in unsuspected prostate cancer of the transition zone. *Cancer Biol Ther.* 2011;11(6):562-566.

[52] Falzarano SM, Navas M, Simmerman K, et al. ERG rearrangement is present in a subset of transition zone prostatic tumors. *Mod Pathol.* 2010;23(11):1499-1506.

[53] Bismar TA, Trpkov K. TMPRSS2-ERG gene fusion in transition zone prostate cancer. *Mod Pathol.* 2010; 23(7): 1040-1041; author reply 1–2.

[54] Guo CC, Zuo G, Cao D, Troncoso P, Czerniak BA. Prostate cancer of transition zone origin lacks TMPRSS2-ERG gene fusion. *Mod Pathol.* 2009;22(7):866-871.

[55] Cheng L, Bostwick DG. Atypical sclerosing adenosis of the prostate: a rare mimic of adenocarcinoma. *Histopathology.* 2010;56(5):627-631.

[56] Grignon DJ, Ro JY, Srigley JR, Troncoso P, Raymond AK, Ayala AG. Sclerosing adenosis of the prostate gland. A lesion showing myoepithelial differentiation. *Am J Surg Pathol.* 1992;16(4):383-391.

[57] Jones EC, Clement PB, Young RH. Sclerosing adenosis of the prostate gland. A clinicopathological and immunohistochemical study of 11 cases. *Am J Surg Pathol.* 1991;15(12):1171-1180.

[58] Sakamoto N, Tsuneyoshi M, Enjoji M. Sclerosing adenosis of the prostate. Histopathologic and immunohistochemical analysis. *Am J Surg Pathol.* 1991;15(7):660-667.

[59] Lotan TL, Epstein JI. Diffuse adenosis of the peripheral zone in prostate needle biopsy and prostatectomy specimens. *Am J Surg Pathol.* 2008;32(9):1360-1366.

[60] Billis A. Prostatic atrophy. Clinicopathological significance. *Int Braz J Urol.* 2010;36(4):401-409.

[61] Wang W, Sun X, Epstein JI. Partial atrophy on prostate needle biopsy cores: a morphologic and immunohistochemical study. *Am J Surg Pathol.* 2008; 32(6): 851-857.

[62] Przybycin CG, Kunju LP, Wu AJ, Shah RB. Partial atrophy in prostate needle biopsies: a detailed analysis of its morphology, immunophenotype, and cellular kinetics. *Am J Surg Pathol.* 2008;32(1):58-64.

[63] Oppenheimer JR, Wills ML, Epstein JI. Partial atrophy in prostate needle cores: another diagnostic pitfall for the surgical pathologist. *Am J Surg Pathol.* 1998;22(4):440-445.

[64] Hosler GA, Epstein JI. Basal cell hyperplasia: an unusual diagnostic dilemma on prostate needle biopsies. *Hum Pathol.* 2005;36(5):480-485.

[65] Rioux-Leclercq NC, Epstein JI. Unusual morphologic patterns of basal cell hyperplasia of the prostate. *Am J Surg Pathol.* 2002;26(2):237-243.

[66] Sharma M, Miyamoto H. Prostatic adenocarcinoma with aberrant diffuse expression of high molecular weight cytokeratin. *Pathology.* 2018;50(7):787-789.

[67] Gagucas RJ, Brown RW, Wheeler TM. Verumontanum mucosal gland hyperplasia. *Am J Surg Pathol.* 1995; 19(1): 30-36.

[68] Gaudin PB, Wheeler TM, Epstein JI. Verumontanum mucosal gland hyperplasia in prostatic needle biopsy specimens. A mimic of low grade prostatic adenocarcinoma. *Am J Clin Pathol.* 1995;104(6):620-626.

[69] Williamson SR, Lopez-Beltran A, Montironi R, Cheng L. Glandular lesions of the urinary bladder: clinical significance and differential diagnosis. *Histopathology.* 2011;58(6):811-834.

[70] Pina-Oviedo S, Shen SS, Truong LD, Ayala AG, Ro JY. Flat pattern of nephrogenic adenoma: previously unrecognized pattern unveiled using PAX2 and PAX8 immunohistochemistry. *Mod Pathol.* 2013;26(6):792-798.

[71] Allan CH, Epstein JI. Nephrogenic adenoma of the prostatic urethra: a mimicker of prostate adenocarcinoma. *Am J Surg Pathol.* 2001;25(6):802-808.

[72] Mazal PR, Schaufler R, Altenhuber-Muller R, et al. Derivation of nephrogenic adenomas from renal tubular cells in kidney-transplant recipients. *N Engl J Med.* 2002; 347(9):653-659.

[73] Tong GX, Melamed J, Mansukhani M, et al. PAX2: a reliable marker for nephrogenic adenoma. *Mod Pathol.* 2006;19(3):356-363.

[74] Tong GX, Weeden EM, Hamele-Bena D, et al. Expression of PAX8 in nephrogenic adenoma and clear cell adenocarcinoma of the lower urinary tract: evidence of related histogenesis? *Am J Surg Pathol.* 2008;32(9):1380-1387.

[75] McDaniel AS, Chinnaiyan AM, Siddiqui J, McKenney JK, Mehra R. Immunohistochemical staining characteristics of nephrogenic adenoma using the PIN-4 cocktail (p63, AMACR, and CK903) and GATA-3. *Am J Surg Pathol.* 2014;38(12):1664-1671.

[76] Chen YB, Fine SW, Epstein JI. Mesonephric remnant hyperplasia involving prostate and periprostatic tissue: findings at radical prostatectomy. *Am J Surg Pathol.* 2011;35(7):1054-1061.

[77] Gikas PW, Del Buono EA, Epstein JI. Florid hyperplasia of mesonephric remnants involving prostate and periprostatic tissue. Possible confusion with adenocarcinoma. *Am J Surg Pathol.* 1993;17(5):454-460.

[78] Bostwick DG, Qian J, Ma J, Muir TE. Mesonephric remnants of the prostate: incidence and histologic spectrum. *Mod Pathol.* 2003;16(7):630-635.

[79] Evans AJ. Treatment effects in prostate cancer. *Mod Pathol.* 2018;31(S1):S110-S121.

[80] Evans AJ, Ryan P, Van derKwast T. Treatment effects in the prostate including those associated with traditional and emerging therapies. *Adv Anat Pathol.* 2011;18(4):281-293.

[81] Tian W, Dorn D, Wei S, et al. GATA3 expression in benign prostate glands with radiation atypia: a diagnostic pitfall. *Histopathology.* 2017;71(1):150-155.

[82] Wobker SE, Khararjian A, Epstein JI. GATA3 positivity in benign radiated prostate glands: a potential diagnostic pitfall. *Am J Surg Pathol.* 2017;41(4):557-563.

[83] Miettinen M, McCue PA, Sarlomo-Rikala M, et al. GATA3: a multispecific but potentially useful marker in surgical pathology: a systematic analysis of 2500 epithelial and

nonepithelial tumors. *Am J Surg Pathol*. 2014;38(1):13-22.

[84] Chang A, Amin A, Gabrielson E, et al. Utility of GATA3 immunohistochemistry in differentiating urothelial carcinoma from prostate adenocarcinoma and squamous cell carcinomas of the uterine cervix, anus, and lung. *Am J Surg Pathol*. 2012;36(10):1472-1476.

[85] Higgins JP, Kaygusuz G, Wang L, et al. Placental S100 (S100P) and GATA3: markers for transitional epithelium and urothelial carcinoma discovered by complementary DNA microarray. *Am J Surg Pathol*. 2007;31(5):673-680.

[86] Hoang LL, Tacha D, Bremer RE, Haas TS, Cheng L. Uroplakin II (UPII), GATA3, and p40 are highly sensitive markers for the differential diagnosis of invasive urothelial carcinoma. *Appl Immunohistochem Mol Morphol*. 2015;23(10):711-716.

[87] Ordonez NG. Value of GATA3 immunostaining in tumor diagnosis: a review. *Adv Anat Pathol*. 2013;20(5):352-360.

[88] Cina SJ, Silberman MA, Kahane H, Epstein JI. Diagnosis of Cowper's glands on prostate needle biopsy. *Am J Surg Pathol*. 1997;21(5):550-555.

[89] Epstein JI. Diagnosis of limited adenocarcinoma of the prostate. *Histopathology*. 2012;60(1):28-40.

[90] Magi-Galluzzi C. Prostate cancer: diagnostic criteria and role of immunohistochemistry. *Mod Pathol*. 2018; 31(S1): S12-S21.

[91] Bostwick DG, Wollan P, Adlakha K. Collagenous micronodules in prostate cancer. A specific but infrequent diagnostic finding. *Arch Pathol Lab Med*. 1995;119(5):444-447.

[92] Baisden BL, Kahane H, Epstein JI. Perineural invasion, mucinous fibroplasia, and glomerulations: diagnostic features of limited cancer on prostate needle biopsy. *Am J Surg Pathol*. 1999;23(8):918-924.

[93] Bostwick DG, Srigley J, Grignon D, et al. Atypical adenomatous hyperplasia of the prostate: morphologic criteria for its distinction from well-differentiated carcinoma. *Hum Pathol*. 1993;24(8):819-832.

[94] Hudson J, Cao D, Vollmer R, Kibel AS, Grewal S, Humphrey PA. Foamy gland adenocarcinoma of the prostate: incidence, Gleason grade, and early clinical outcome. *Hum Pathol*. 2012;43(7):974-979.

[95] Nelson RS, Epstein JI. Prostatic carcinoma with abundant xanthomatous cytoplasm. Foamy gland carcinoma. *Am J Surg Pathol*. 1996;20(4):419-426.

[96] Kryvenko ON, Epstein JI. Prostate cancer grading: a decade after the 2005 modified gleason grading system. *Arch Pathol Lab Med*. 2016;140(10):1140-1152.

[97] Epstein JI, Allsbrook WC Jr, Amin MB, Egevad LL. The 2005 International Society of Urological Pathology (ISUP) consensus conference on gleason grading of prostatic carcinoma. *Am J Surg Pathol*. 2005;29(9):1228-1242.

[98] Epstein JI, Egevad L, Amin MB, et al. The 2014 International Society of Urological Pathology (ISUP) consensus conference on gleason grading of prostatic carcinoma: definition of grading patterns and proposal for a new grading system. *Am J Surg Pathol*. 2016;40(2):244-252.

[99] Epstein JI, Zelefsky MJ, Sjoberg DD, et al. A contemporary prostate cancer grading system: a validated alternative to the gleason score. *Eur Urol*. 2016;69(3):428-435.

[100] McKenney JK, Amin MB, Srigley JR, et al. Basal cell proliferations of the prostate other than usual basal cell hyperplasia: a clinicopathologic study of 23 cases, including four carcinomas, with a proposed classification. *Am J Surg Pathol*. 2004;28(10):1289-1298.

[101] Chuang AY, Epstein JI. Xanthoma of the prostate: a mimicker of high-grade prostate adenocarcinoma. *Am J Surg Pathol*. 2007;31(8):1225-1230.

[102] Zhou M, Li J, Cheng L, et al. Diagnosis of "poorly formed glands" gleason pattern 4 prostatic adenocarcinoma on needle biopsy: an interobserver reproducibility study among urologic pathologists with recommendations. *Am J Surg Pathol*. 2015;39(10):1331-1339.

[103] Gottipati S, Warncke J, Vollmer R, Humphrey PA. Usual and unusual histologic patterns of high Gleason score 8 to 10 adenocarcinoma of the prostate in needle biopsy tissue. *Am J Surg Pathol*. 2012;36(6):900-907.

[104] Crook JM, Bahadur YA, Bociek RG, Perry GA, Robertson SJ, Esche BA. Radiotherapy for localized prostate carcinoma. The correlation of pretreatment prostate specific antigen and nadir prostate specific antigen with outcome as assessed by systematic biopsy and serum prostate specific antigen. *Cancer*. 1997;79(2):328-336.

[105] Crook JM, Bahadur YA, Robertson SJ, Perry GA, Esche BA. Evaluation of radiation effect, tumor differentiation, and prostate specific antigen staining in sequential prostate biopsies after external beam radiotherapy for patients with prostate carcinoma. *Cancer*. 1997;79(1):81-89.

[106] Crook JM, Malone S, Perry G, et al. Twenty-four-month postradiation prostate biopsies are strongly predictive of 7-year disease-free survival: results from a Canadian randomized trial. *Cancer*. 2009;115(3):673-679.

[107] Lucia MS, Epstein JI, Goodman PJ, et al. Finasteride and high-grade prostate cancer in the Prostate Cancer Prevention Trial. *J Natl Cancer Inst*. 2007;99(18):1375-1383.

[108] Frauenhoffer EE, Ro JY, el-Naggar AK, Ordonez NG, Ayala AG. Clear cell cribriform hyperplasia of the prostate. Immunohistochemical and DNA flow cytometric study. *Am J Clin Pathol*. 1991;95(4):446-453.

[109] Ayala AG, Srigley JR, Ro JY, Abdul-Karim FW, Johnson DE. Clear cell cribriform hyperplasia of prostate. Report of 10 cases. *Am J Surg Pathol*. 1986;10(10):665-671.

[110] Milord RA, Kahane H, Epstein JI. Infarct of the prostate gland: experience on needle biopsy specimens. *Am J Surg Pathol*. 2000;24(10):1378-1384.

[111] Mostofi FK, Morse WH. Epithelial metaplasia in "prostatic infarction". *AMA Arch Pathol*. 1951;51(3):340-345.

[112] Strachan JR, Corbishley CM, Shearer RJ. Post-operative

retention associated with acute prostatic infarction. *Br J Urol*. 1993;72(3):311-313.

[113] Grignon D, Troster M. Changes in immunohistochemical staining in prostatic adenocarcinoma following diethylstilbestrol therapy. *Prostate*. 1985;7(2):195-202.

[114] Epstein JI. Precursor lesions to prostatic adenocarcinoma. *Virchows Arch*. 2009;454(1):1-16.

[115] Netto GJ, Epstein JI. Widespread high-grade prostatic intraepithelial neoplasia on prostatic needle biopsy: a significant likelihood of subsequently diagnosed adenocarcinoma. *Am J Surg Pathol*. 2006;30(9):1184-1188.

[116] Argani P, Epstein JI. Inverted (Hobnail) high-grade prostatic intraepithelial neoplasia (PIN): report of 15 cases of a previously undescribed pattern of high-grade PIN. *Am J Surg Pathol*. 2001;25(12):1534-1539.

[117] Wobker SE, Epstein JI. Differential diagnosis of intraductal lesions of the prostate. *Am J Surg Pathol*. 2016; 40(6): e67-e82.

[118] Magers M, Kunju LP, Wu A. Intraductal carcinoma of the prostate: morphologic features, differential diagnoses, significance, and reporting practices. *Arch Pathol Lab Med*. 2015;139(10):1234-1241.

[119] Choy B, Pearce SM, Anderson BB, et al. Prognostic significance of percentage and architectural types of contemporary gleason pattern 4 prostate cancer in radical prostatectomy. *Am J Surg Pathol*. 2016;40(10):1400-1406.

[120] Dong F, Yang P, Wang C, et al. Architectural heterogeneity and cribriform pattern predict adverse clinical outcome for Gleason grade 4 prostatic adenocarcinoma. *Am J Surg Pathol*. 2013;37(12):1855-1861.

[121] Hollemans E, Verhoef EI, Bangma CH, et al. Large cribriform growth pattern identifies ISUP grade 2 prostate cancer at high risk for recurrence and metastasis. *Mod Pathol*. 2019;32(1):139-146.

[122] Iczkowski KA, Paner GP, Van der Kwast T. The new realization about cribriform prostate cancer. *Adv Anat Pathol*. 2018;25(1):31-37.

[123] Keefe DT, Schieda N, El Hallani S, et al. Cribriform morphology predicts upstaging after radical prostatectomy in patients with Gleason score 3 + 4 = 7 prostate cancer at transrectal ultrasound (TRUS)-guided needle biopsy. *Virchows Arch*. 2015;467(4):437-442.

[124] Lee TK, Ro JY. Spectrum of cribriform proliferations of the prostate: from benign to malignant. *Arch Pathol Lab Med*. 2018;142(8):938-946.

[125] Siadat F, Sykes J, Zlotta AR, et al. Not all gleason pattern 4 prostate cancers are created equal: a study of latent prostatic carcinomas in a cystoprostatectomy and autopsy series. *Prostate*. 2015;75(12):1277-1284.

[126] Madan R, Deebajah M, Alanee S, et al. Prostate cancer with comedonecrosis is frequently, but not exclusively, intraductal carcinoma: a need for reappraisal of grading criteria. *Histopathology*. 2019;74(7):1081-1087.

[127] Khani F, Epstein JI. Prostate biopsy specimens with gleason 3+3=6 and intraductal carcinoma: radical prostatectomy findings and clinical outcomes. *Am J Surg Pathol*. 2015;39(10):1383-1389.

[128] Miyai K, Divatia MK, Shen SS, Miles BJ, Ayala AG, Ro JY. Heterogeneous clinicopathological features of intraductal carcinoma of the prostate: a comparison between "precursor-like" and "regular type" lesions. *Int J Clin Exp Pathol*. 2014;7(5):2518-2526.

[129] Guo CC, Epstein JI. Intraductal carcinoma of the prostate on needle biopsy: histologic features and clinical significance. *Mod Pathol*. 2006;19(12):1528-1535.

[130] Varma M, Egevad L, Delahunt B, Kristiansen G. Reporting intraductal carcinoma of the prostate: a plea for greater standardization. *Histopathology*. 2017;70(3):504-507.

[131] Seipel AH, Delahunt B, Samaratunga H, Egevad L. Ductal adenocarcinoma of the prostate: histogenesis, biology and clinicopathological features. *Pathology*. 2016;48(5):398-405.

[132] Amin A. Prostate ductal adenocarcinoma. *Appl Immunohistochem Mol Morphol*. 2018;26(7):514-521.

[133] Seipel AH, Delahunt B, Samaratunga H, et al. Diagnostic criteria for ductal adenocarcinoma of the prostate: interobserver variability among 20 expert uropathologists. *Histopathology*. 2014;65(2):216-227.

[134] Seipel AH, Samaratunga H, Delahunt B, et al. Immunohistochemical profile of ductal adenocarcinoma of the prostate. *Virchows Arch*. 2014;465(5):559-565.

[135] Seipel AH, Samaratunga H, Delahunt B, Wiklund P, Clements M, Egevad L. Immunohistochemistry of ductal adenocarcinoma of the prostate and adenocarcinomas of non-prostatic origin: a comparative study. *APMIS*. 2016;124(4):263-270.

[136] Paulk A, Giannico G, Epstein JI. PIN-like (ductal) adenocarcinoma of the prostate. *Am J Surg Pathol*. 2018;42(12):1693-1700.

[137] Tavora F, Epstein JI. High-grade prostatic intraepithelial neoplasialike ductal adenocarcinoma of the prostate: a clinicopathologic study of 28 cases. *Am J Surg Pathol*. 2008;32(7):1060-1067.

[138] Ali TZ, Epstein JI. Basal cell carcinoma of the prostate: a clinicopathologic study of 29 cases. *Am J Surg Pathol*. 2007;31(5):697-705.

[139] Bishop JA, Yonescu R, Epstein JI, Westra WH. A subset of prostatic basal cell carcinomas harbor the MYB rearrangement of adenoid cystic carcinoma. *Hum Pathol*. 2015;46(8):1204-1208.

[140] Magers MJ, Iczkowski KA, Montironi R, et al. MYB-NFIB gene fusion in prostatic basal cell carcinoma: clinicopathologic correlates and comparison with basal cell adenoma and florid basal cell hyperplasia. *Mod Pathol*. 2019;32(11):1666-1674.

[141] Chuang AY, DeMarzo AM, Veltri RW, Sharma RB, Bieberich CJ, Epstein JI. Immunohistochemical differentiation of high-grade prostate carcinoma from urothelial

carcinoma. *Am J Surg Pathol*. 2007;31(8):1246-1255.

[142] Oliai BR, Kahane H, Epstein JI. A clinicopathologic analysis of urothelial carcinomas diagnosed on prostate needle biopsy. *Am J Surg Pathol*. 2001;25(6):794-801.

[143] Gurel B, Ali TZ, Montgomery EA, et al. NKX3.1 as a marker of prostatic origin in metastatic tumors. *Am J Surg Pathol*. 2010;34(8):1097-1105.

[144] Sheridan T, Herawi M, Epstein JI, Illei PB. The role of P501S and PSA in the diagnosis of metastatic adenocarcinoma of the prostate. *Am J Surg Pathol*. 2007; 31(9): 1351-1355.

[145] Gordetsky J, Epstein JI. Pseudopapillary features in prostatic adenocarcinoma mimicking urothelial carcinoma: a diagnostic pitfall. *Am J Surg Pathol*. 2014;38(7):941-945.

[146] Osunkoya AO, Netto GJ, Epstein JI. Colorectal adenocarcinoma involving the prostate: report of 9 cases. *Hum Pathol*. 2007;38(12):1836-1841.

[147] Alharbi AM, De Marzo AM, Hicks JL, Lotan TL, Epstein JI. Prostatic adenocarcinoma with focal pleomorphic giant cell features: a series of 30 cases. *Am J Surg Pathol*. 2018;42(10):1286-1296.

[148] Lotan TL, Kaur HB, Alharbi AM, Pritchard CC, Epstein JI. DNA damage repair alterations are frequent in prostatic adenocarcinomas with focal pleomorphic giant cell features. *Histopathology*. 2019;74(6):836-843.

[149] Parwani AV, Herawi M, Epstein JI. Pleomorphic giant cell adenocarcinoma of the prostate: report of 6 cases. *Am J Surg Pathol*. 2006;30(10):1254-1259.

[150] Parwani AV, Kronz JD, Genega EM, Gaudin P, Chang S, Epstein JI. Prostate carcinoma with squamous differentiation: an analysis of 33 cases. *Am J Surg Pathol*. 2004;28(5):651-657.

[151] Alhamar M, Vladislav T, Smith SC, et al. Gene fusion characterization of rare aggressive prostate cancer variants-adenosquamous carcinoma, pleomorphic giant cell carcinoma, and sarcomatoid carcinoma: an analysis of 19 cases. *Histopathology*. 2020. doi:10.1111/his.14205.

[152] Hermans KG, van Marion R, van Dekken H, Jenster G, van Weerden WM, Trapman J. TMPRSS2:ERG fusion by translocation or interstitial deletion is highly relevant in androgen-dependent prostate cancer, but is bypassed in late-stage androgen receptor-negative prostate cancer. *Cancer Res*. 2006;66(22):10658-10663.

[153] Schelling LA, Williamson SR, Zhang S, et al. Frequent TMPRSS2-ERG rearrangement in prostatic small cell carcinoma detected by fluorescence in situ hybridization: the superiority of fluorescence in situ hybridization over ERG immunohistochemistry. *Hum Pathol*. 2013;44(10):2227-2233.

[154] Adlakha H, Bostwick DG. Paneth cell-like change in prostatic adenocarcinoma represents neuroendocrine differentiation: report of 30 cases. *Hum Pathol*. 1994;25(2):135-139.

[155] Tamas EF, Epstein JI. Prognostic significance of paneth cell-like neuroendocrine differentiation in adenocarcinoma of the prostate. *Am J Surg Pathol*. 2006;30(8):980-985.

[156] So JS, Gordetsky J, Epstein JI. Variant of prostatic adenocarcinoma with Paneth cell-like neuroendocrine differentiation readily misdiagnosed as Gleason pattern 5. *Hum Pathol*. 2014;45(12):2388-2393.

[157] Prendeville S, Al-Bozom I, Comperat E, et al. Prostate carcinoma with amphicrine features: further refining the spectrum of neuroendocrine differentiation in tumours of primary prostatic origin? *Histopathology*. 2017;71(6):926-933.

[158] Kryvenko ON, Williamson SR, Trpkov K, et al. Small cell-like glandular proliferation of prostate: a rare lesion not related to small cell prostate cancer. *Virchows Arch*. 2017;470(1):47-54.

[159] Lee S, Han JS, Chang A, et al. Small cell-like change in prostatic intraepithelial neoplasia, intraductal carcinoma, and invasive prostatic carcinoma: a study of 7 cases. *Hum Pathol*. 2013;44(3):427-431.

[160] Bostwick DG, Iczkowski KA, Amin MB, Discigil G, Osborne B. Malignant lymphoma involving the prostate: report of 62 cases. *Cancer*. 1998;83(4):732-738.

[161] Chu PG, Huang Q, Weiss LM. Incidental and concurrent malignant lymphomas discovered at the time of prostatectomy and prostate biopsy: a study of 29 cases. *Am J Surg Pathol*. 2005;29(5):693-699.

[162] Hansel DE, Netto GJ, Montgomery EA, Epstein JI. Mesenchymal tumors of the prostate. *Surg Pathol Clin*. 2008;1(1):105-128.

[163] Tavora F, Kryvenko ON, Epstein JI. Mesenchymal tumours of the bladder and prostate: an update. *Pathology*. 2013;45(2):104-115.

[164] Epstein JI, Hutchins GM. Granulomatous prostatitis: distinction among allergic, nonspecific, and post-transurethral resection lesions. *Hum Pathol*. 1984; 15(9): 818-825.

[165] Medlicott S, Magi-Galluzzi C, Jimenez RE, Trpkov K. Malakoplakia associated with prostatic adenocarcinoma: report of 4 cases and literature review. *Ann Diagn Pathol*. 2016;22:33-37.

[166] McKenney JK. Mesenchymal tumors of the prostate. *Mod Pathol*. 2018;31(S1):S133-S142.

[167] Herawi M, Epstein JI. Specialized stromal tumors of the prostate: a clinicopathologic study of 50 cases. *Am J Surg Pathol*. 2006;30(6):694-704.

[168] Sadimin ET, Epstein JI. Round cell pattern of prostatic stromal tumor of uncertain malignant potential: a subtle newly recognized variant. *Hum Pathol*. 2016;52:68-73.

[169] Nagar M, Epstein JI. Epithelial proliferations in prostatic stromal tumors of uncertain malignant potential (STUMP). *Am J Surg Pathol*. 2011;35(6):898-903.

[170] Guner G, Bishop JA, Bezerra SM, et al. The utility of STAT6 and ALDH1 expression in the differential diagnosis of solitary fibrous tumor versus prostate-specific stromal

neoplasms. *Hum Pathol*. 2016;54:184-188.
[171] Hansel DE, Herawi M, Montgomery E, Epstein JI. Spindle cell lesions of the adult prostate. *Mod Pathol*. 2007;20(1):148-158.
[172] Hansel DE, Epstein JI. Sarcomatoid carcinoma of the prostate: a study of 42 cases. *Am J Surg Pathol*. 2006;30(10):1316-1321.
[173] Herawi M, Epstein JI. Solitary fibrous tumor on needle biopsy and transurethral resection of the prostate: a clinicopathologic study of 13 cases. *Am J Surg Pathol*. 2007; 31(6):870-876.
[174] Westra WH, Grenko RT, Epstein J. Solitary fibrous tumor of the lower urogenital tract: a report of five cases involving the seminal vesicles, urinary bladder, and prostate. *Hum Pathol*. 2000;31(1):63-68.
[175] Kouba E, Simper NB, Chen S, et al. Solitary fibrous tumour of the genitourinary tract: a clinicopathological study of 11 cases and their association with the NAB2-STAT6 fusion gene. *J Clin Pathol*. 2017;70(6):508-514.
[176] Herawi M, Montgomery EA, Epstein JI. Gastrointestinal stromal tumors (GISTs) on prostate needle biopsy: a clinicopathologic study of 8 cases. *Am J Surg Pathol*. 2006;30(11):1389-1395.
[177] Cheng L, Billis A, Bostwick DG, Iczkowski KA. Seminal vesicle tumors. In: Moch H, Humphrey PA, Ulbright TM, Reuter VE, eds. *WHO Classification of Tumours of the Urinary System and Male Genital Organs*. Vol 8. 4th ed. Lyon: International Agency for Research on Cancer; 2016:181-183.
[178] Ormsby AH, Haskell R, Jones D, Goldblum JR. Primary seminal vesicle carcinoma: an immunohistochemical analysis of four cases. *Mod Pathol*. 2000;13(1):46-51.
[179] Reikie BA, Yilmaz A, Medlicott S, Trpkov K. Mixed epithelial-stromal tumor (MEST) of seminal vesicle: a proposal for unified nomenclature. *Adv Anat Pathol*. 2015;22(2):113-120.
[180] Egevad L, Judge M, Delahunt B, et al. Dataset for the reporting of prostate carcinoma in core needle biopsy and transurethral resection and enucleation specimens: recommendations from the International Collaboration on Cancer Reporting (ICCR). *Pathology*. 2019;51(1):11-20.
[181] Fine SW, Amin MB, Berney DM, et al. A contemporary update on pathology reporting for prostate cancer: biopsy and radical prostatectomy specimens. *Eur Urol*. 2012;62(1):20-39.
[182] Grignon DJ. Prostate cancer reporting and staging: needle biopsy and radical prostatectomy specimens. *Mod Pathol*. 2018;31(S1):S96-S109.
[183] Kench JG, Judge M, Delahunt B, et al. Dataset for the reporting of prostate carcinoma in radical prostatectomy specimens: updated recommendations from the International Collaboration on Cancer Reporting. *Virchows Arch*. 2019;475(3):263-277.
[184] Arias-Stella JA III, Shah AB, Montoya-Cerrillo D, Williamson SR, Gupta NS. Prostate biopsy and radical prostatectomy Gleason score correlation in heterogenous tumors: proposal for a composite Gleason score. *Am J Surg Pathol*. 2015;39(9):1213-1218.
[185] Athanazio D, Gotto G, Shea-Budgell M, Yilmaz A, Trpkov K. Global Gleason grade groups in prostate cancer: concordance of biopsy and radical prostatectomy grades and predictors of upgrade and downgrade. *Histopathology*. 2017;70(7):1098-1106.
[186] Varma M, Berney D, Oxley J, Trpkov K. Gleason score assignment is the sole responsibility of the pathologist. *Histopathology*. 2018;73(1):5-7.
[187] Briganti A, Fossati N, Catto JWF, et al. Active surveillance for low-risk prostate cancer: the European Association of Urology position in 2018. *Eur Urol*. 2018;74(3):357-368.
[188] Matoso A, Epstein JI. Defining clinically significant prostate cancer on the basis of pathological findings. *Histopathology*. 2019;74(1):135-145.
[189] Amin MB, Lin DW, Gore JL, et al. The critical role of the pathologist in determining eligibility for active surveillance as a management option in patients with prostate cancer: consensus statement with recommendations supported by the College of American Pathologists, International Society of Urological Pathology, Association of Directors of Anatomic and Surgical Pathology, the New Zealand Society of Pathologists, and the Prostate Cancer Foundation. *Arch Pathol Lab Med*. 2014;138(10):1387-1405.
[190] Arias-Stella JA III, Varma KR, Montoya-Cerrillo D, Gupta NS, Williamson SR. Does discontinuous involvement of a prostatic needle biopsy core by adenocarcinoma correlate with a large tumor focus at radical prostatectomy? *Am J Surg Pathol*. 2015;39(2):281-286.
[191] Fontugne J, Davis K, Palanisamy N, et al. Clonal evaluation of prostate cancer foci in biopsies with discontinuous tumor involvement by dual ERG/SPINK1 immunohistochemistry. *Mod Pathol*. 2016;29(2):157-165.
[192] Karram S, Trock BJ, Netto GJ, Epstein JI. Should intervening benign tissue be included in the measurement of discontinuous foci of cancer on prostate needle biopsy? Correlation with radical prostatectomy findings. *Am J Surg Pathol*. 2011;35(9):1351-1355.
[193] Schultz L, Maluf CE, da Silva RC, Falashi Rde H, da Costa MV, Schultz MI. Discontinuous foci of cancer in a single core of prostatic biopsy: when it occurs and performance of quantification methods in a private-practice setting. *Am J Surg Pathol*. 2013;37(12):1831-1836.
[194] Brimo F, Vollmer RT, Corcos J, et al. Prognostic value of various morphometric measurements of tumour extent in prostate needle core tissue. *Histopathology*. 2008;53(2):177-183.
[195] Paner GP, Srigley JR, Zhou M, et al. Protocol for the Examination of Radical Prostatectomy Specimens From Patients With Carcinoma of the Prostate Gland 2019.

Available at https://documents.cap.org/protocols/cp-malegenital-prostate-radicalprostatectomy-19-4041.pdf.

[196] Sung MT, Eble JN, Cheng L. Invasion of fat justifies assignment of stage pT3a in prostatic adenocarcinoma. *Pathology*. 2006;38(4):309-311.

[197] Nazeer T, Kee KH, Ro JY, et al. Intraprostatic adipose tissue: a study of 427 whole mount radical prostatectomy specimens. *Hum Pathol*. 2009;40(4):538-541.

[198] Epstein JI, Carmichael MJ, Pizov G, Walsh PC. Influence of capsular penetration on progression following radical prostatectomy: a study of 196 cases with long-term followup. *J Urol*. 1993;150(1):135-141.

[199] Wheeler TM, Dillioglugil O, Kattan MW, et al. Clinical and pathological significance of the level and extent of capsular invasion in clinical stage T1-2 prostate cancer. *Hum Pathol*. 1998;29(8):856-862.

[200] Epstein JI, Amin MB, Reuter VE, Humphrey PA. Contemporary gleason grading of prostatic carcinoma: an update with discussion on practical issues to implement the 2014 International Society of Urological Pathology (ISUP) Consensus Conference on Gleason Grading of Prostatic Carcinoma. *Am J Surg Pathol*. 2017;41(4):e1-e7.

[201] Fine SW, Meisels DL, Vickers AJ, et al. Practice patterns in reporting tertiary grades at radical prostatectomy: survey of a large group of experienced urologic pathologists. *Arch Pathol Lab Med*. 2020;144(3):356-360.

[202] Jamal M, Schultz D, Williamson SR, et al. Clinical significance of percentage of gleason pattern 5 as a tertiary pattern in prostate cancer at radical prostatectomy. *Mod Pathol*. 2018;31:352 (abstract).

第2章 膀 胱
BLADDER

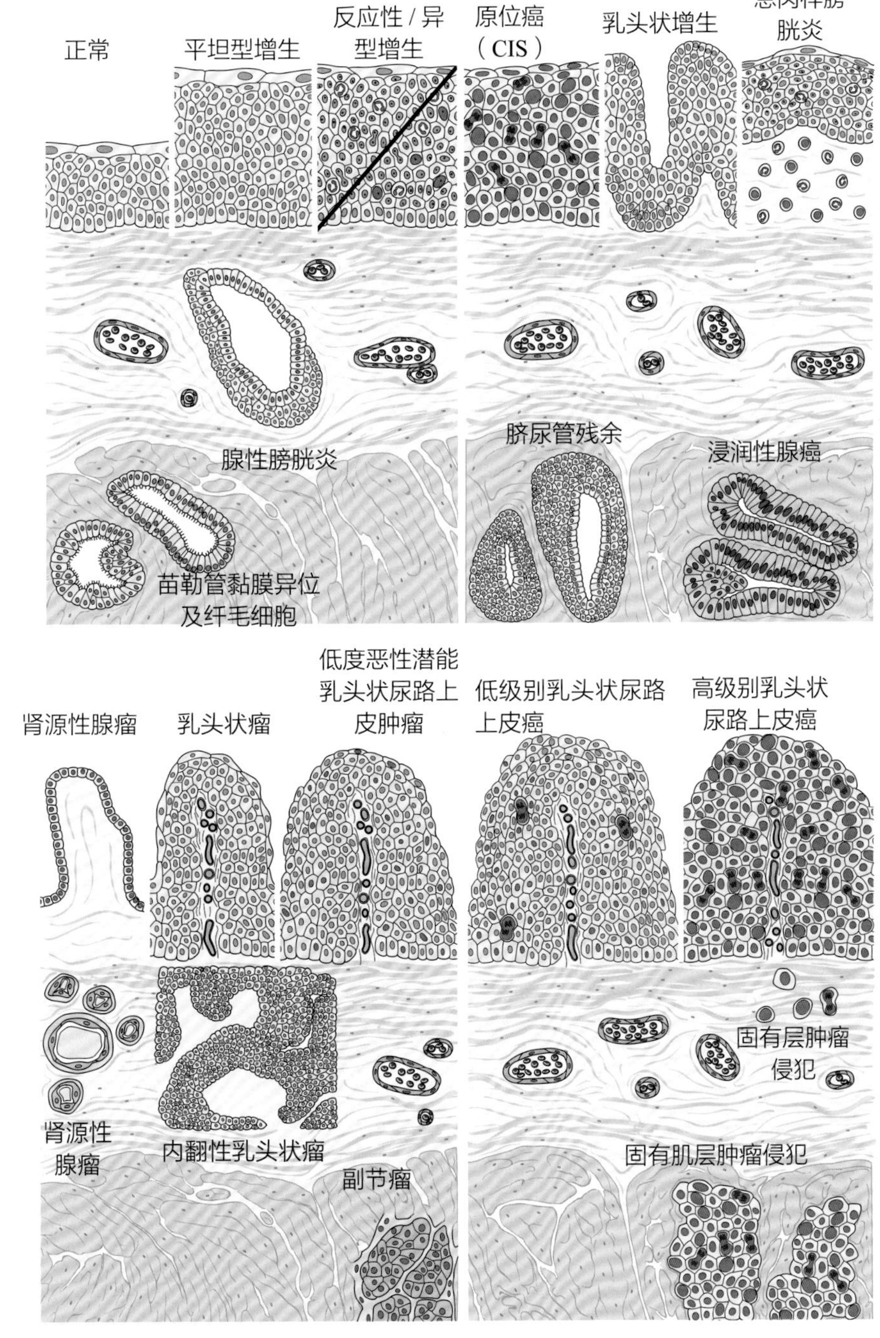

正常
平坦型增生
反应性/异型增生
原位癌（CIS）
乳头状增生
息肉样膀胱炎
腺性膀胱炎
苗勒管黏膜异位及纤毛细胞
脐尿管残余
浸润性腺癌
肾源性腺瘤
乳头状瘤
低度恶性潜能乳头状尿路上皮肿瘤
低级别乳头状尿路上皮癌
高级别乳头状尿路上皮癌
固有层肿瘤侵犯
肾源性腺瘤
内翻性乳头状瘤
副节瘤
固有肌层肿瘤侵犯

一、正常膀胱及膀胱的非肿瘤性病变

（一）解剖与组织学

膀胱是位于盆腔深部的中空器官，充盈时可容纳 500ml 尿液。膀胱的充盈依赖其交错分布的平滑肌束及被覆的复层尿路上皮，后者在膀胱排空时可在腔内呈折叠状。尿路上皮覆盖泌尿系统的全部黏膜，从肾盂开始，延及输尿管、膀胱，终止于尿道并与鳞状上皮相延续。这些解剖部位的组织学结构类似，由 5～7 层尿路上皮细胞构成，表层为伞细胞。尿路上皮下方的固有层由疏松结缔组织组成，包含大量小淋巴管和黏膜肌层的细小肌纤维（图 2–1 至图 2–4）。值得注意的是，膀胱三角区的肌层由膀胱逼尿肌和输尿管肌组成，因此缺乏黏膜肌层。膀胱逼尿肌又称固有肌层，为膀胱壁最深层，包含交错分布的粗大平滑肌束，使其能扩张和收缩。膀胱外周为一层疏

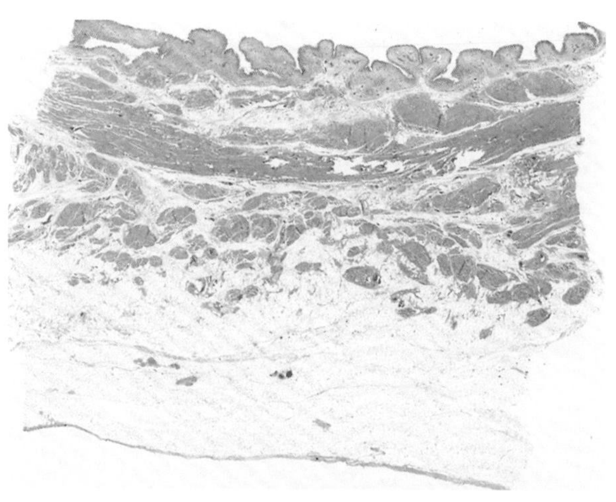

▲ 图 2–1　膀胱壁全景组织切片展示膀胱壁各层次。表面的尿路上皮在膀胱空虚及放松的情况下可见轻微内褶。紧邻尿路上皮之下的结构为固有层，由疏松水肿的间质和薄层肌束构成。固有肌层位于固有层下方，可见粗大而交错分布的肌束。膀胱周围脂肪位于最下方

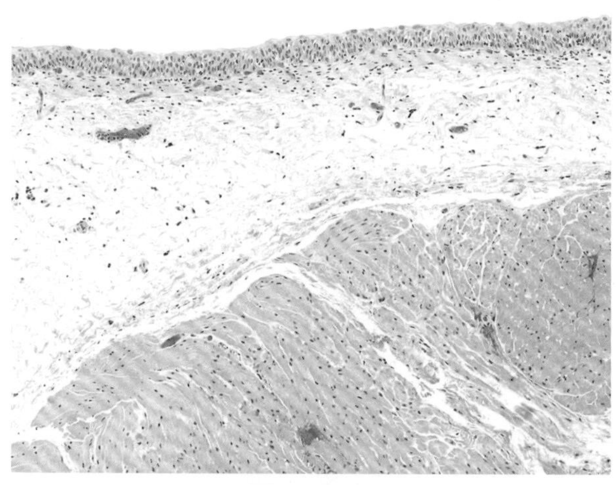

▲ 图 2–2　低倍镜下膀胱壁可见正常尿路上皮、固有层和固有肌层。固有层由疏松水肿的间质和血管组成。右下可见粗大的固有肌层肌束，部分垂直于膀胱平面，部分则平行排列

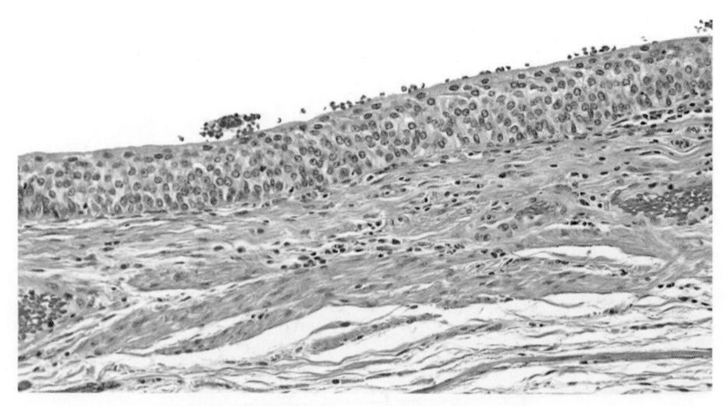

▲ 图 2–3　高倍镜下尿路上皮厚度通常为 5～7 层。尿路上皮细胞核淡染，染色质细腻，可见针尖状核仁。固有层可见较大的血管和纤细的肌束

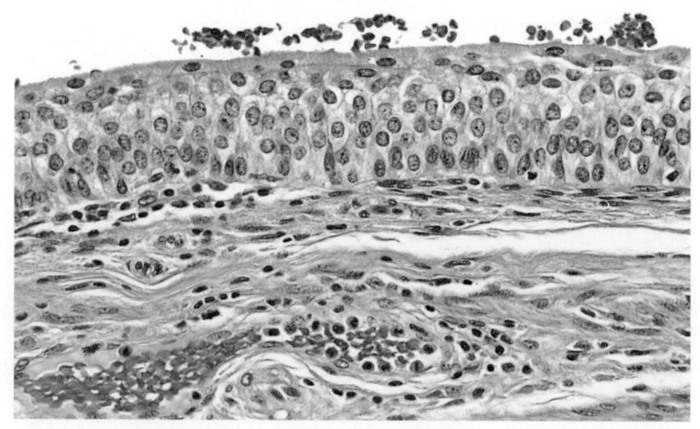

▲ 图 2–4　高倍镜下，可见尿路上皮为 5～7 层，极向整齐。良性尿路上皮细胞常可见到核沟。伞细胞位于腔缘，每个伞细胞覆盖 2～3 个尿路上皮细胞。这些细胞在膀胱扩张时保护固有层免受尿液刺激。固有层中可见一条大而扩张的血管。这些血管是判断小肌束位于固有层还是固有肌层的有用标记

松的周围脂肪组织，在其充盈时可适当扩张[1]。

膀胱外观接近倒三角形，尖端向下朝向尿道，平坦的“穹顶”位于上方。其他解剖区域包括膀胱三角，是由膀胱后壁双侧输尿管开口与尿道之间组成的扁平的三角形区域。输尿管开口又称输尿管膀胱连接处，位于膀胱左右下侧壁，输尿管在膀胱固有肌层内穿行一段距离，然后进入腹膜后并最终汇合至肾盂。

经验与教训：膀胱壁的正常组织成分

- 脂肪组织可见于膀胱壁的各层结构中（图 2–5）
- 经尿道膀胱肿瘤切除术（transurethral resection of bladder tumor，TURBT）标本中见到脂肪不一定意味着膀胱穿孔或病变累及膀胱周围组织
- 神经节和副神经节是膀胱的正常组分，见于固有肌层（图 2–6）

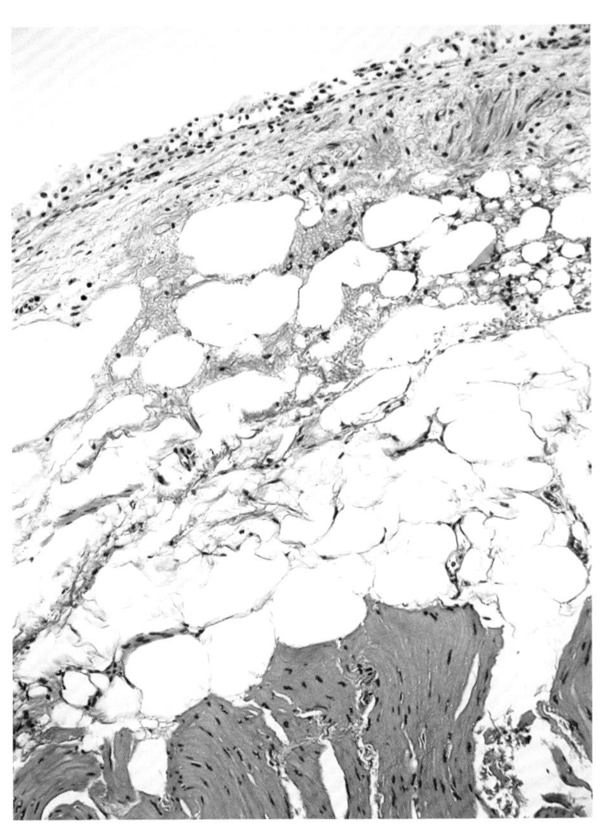

▲ 图 2–5 脂肪可以出现在膀胱壁各层。本例脂肪成分见于固有层与固有肌层。因此，在经尿道膀胱肿瘤切除术标本中无法明确诊断有无膀胱外扩散

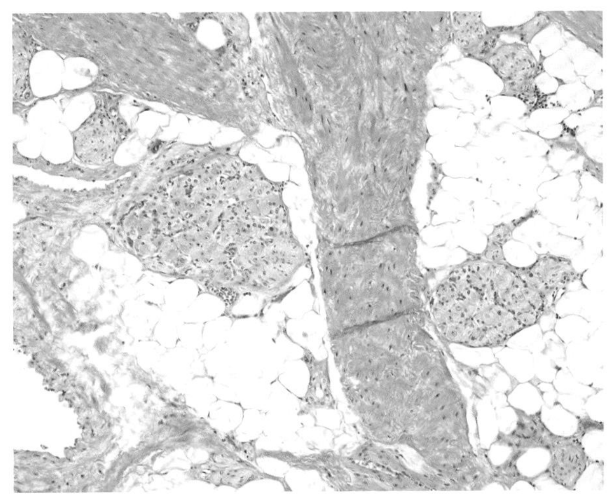

▲ 图 2–6 膀胱固有肌层可见副神经节，由神经内分泌细胞和支持细胞组成，排列成小结节样。它们是膀胱副神经节瘤的起源，可形成大的肿块

（二）正常膀胱

von Brunn 细胞巢

von Brunn 细胞巢（von Brunn nests，VBN）是由正常尿路上皮构成的圆形细胞巢团，位于膀胱固有层内，亦可见于输尿管。VBN 是表面尿路上皮内陷出芽所致，因此是正常的尿路上皮黏膜的成分。细胞巢边界清，在不同的切面可以观察到其与表面尿路上皮相连。其出现的深度与固有层大致平齐，不应出现在固有层以下[2]。VBN 增生在输尿管中常见，注意在小活检标本中不要与肿瘤相混淆（图 2–7）。VBN 增生和取材表浅的巢状亚型尿路上皮癌在形态学上有相似之处，将在本章后面进行讨论（图 2–8）。由于输尿管的 VBN 增生的发生率较高，在诊断输尿管巢状亚型尿路上皮癌时应谨慎。

述评示例：取材表浅的非典型尿路上皮增生（见述评）

述评：送检组织由取材表浅的尿路上皮组成，固有层中可见圆形尿路上皮细胞巢。需鉴别 von Brunn 细胞巢增生和巢状亚型尿路上皮癌。建议结合临床，必要时重复活检

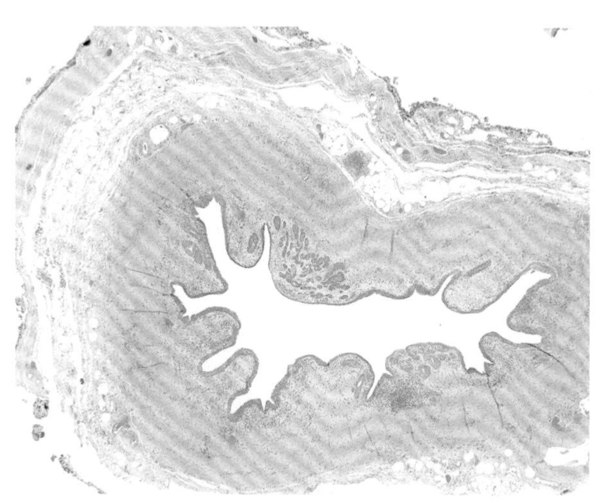

▲ 图 2–7 **von Brunn 细胞巢在膀胱和输尿管中都很常见。这些小而温和的尿路上皮巢位于表面尿路上皮下方，与尿路上皮深度基本一致，不会进一步向下生长**

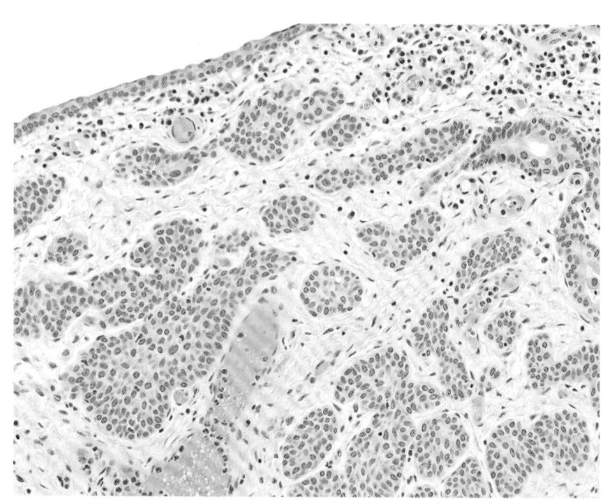

▲ 图 2–8 **为图 2–7 中 von Brunn 细胞巢（VBN）的高倍视野，细胞形态温和，局灶囊性变（右上角）。在表浅的活检小标本中，需要鉴别 VBN 和小巢状的尿路上皮癌。对于这类病例，建议诊断为"非典型尿路上皮增生"以作提示**

慢性刺激可导致尿路上皮鳞状化生。典型的移行上皮被鳞状上皮取代（图 2–9）。常见原因包括慢性尿路感染、留置导尿管和一些特殊感染，如血吸虫病。化生上皮可富于糖原（女性膀胱三角区多见）或伴有角化。角化性鳞状化生发生恶变的风险增加，应在报告中提及（图 2–10 和图 2–11）。

（三）膀胱肿瘤的活检及经尿道膀胱肿瘤切除术

膀胱镜下，正常的膀胱表面呈灰红色，内壁光滑或呈小梁状、无赘生物或明显充血。输尿管镜下，输尿管和肾盂这些上尿路上皮均为灰白色平坦状。

膀胱的组织学标本来自冷杯活检术或经尿道膀胱肿瘤切除术（TURBT）。膀胱镜检查用于寻找黏膜异常与肿瘤，检查过程中使用清亮液体填充膀胱，并使用白光或蓝光的软镜进行观察。

膀胱镜检查可在泌尿门诊进行，无须麻醉，用于监测膀胱癌复发、血尿或其他下尿路症状的初检。在软镜检查过程中，可进行冷杯活检以评估黏膜病变。膀胱镜可发现由膀胱炎或尿路上皮原位癌（carcinoma in situ，CIS）所致的黏膜红斑、乳头状肿瘤或明显的浸润性肿瘤。膀胱镜所见如

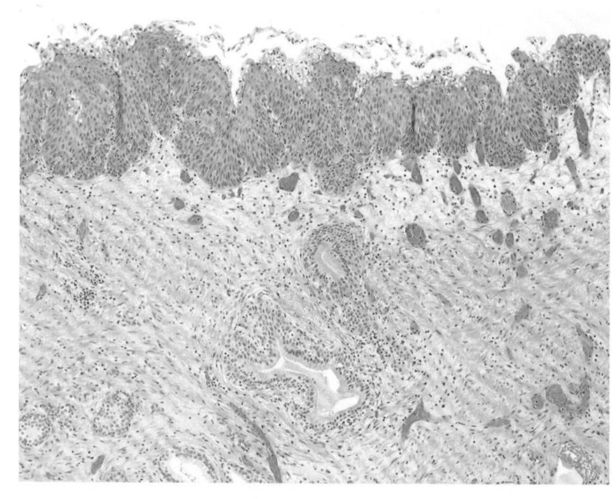

▲ 图 2–9 **鳞状化生是反应性改变，通常与导尿管或感染引起的慢性刺激有关。表现为从普通的尿路上皮过渡至鳞状上皮，伴或不伴角化，本例中未见角化**

坏死或无蒂生长模式常提示高级别肿瘤，但最终需要组织学诊断证实。蓝光膀胱镜检查是近年开展的新技术，在进行检查前，需将光敏剂（六氨基乙酰丙酸盐）注入膀胱。蓝光膀胱镜在检测 CIS 和其他高危病变方面优于白光膀胱镜[3, 4]。

冷杯活检容易导致多种人工假象。活检钳取组织较深时，即使活检组织较小，也可能观察到膀胱壁全层结构（图 2–12）。由于钳夹式镊子的

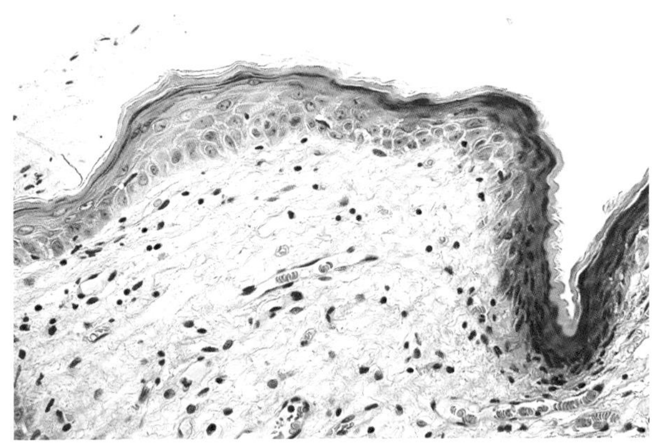

▲ 图 2-10 图示角化性鳞状化生，表层为片状角蛋白。在膀胱镜检查中，这些病变通常是白色的，如有尿脱落细胞检查，可见角蛋白碎片

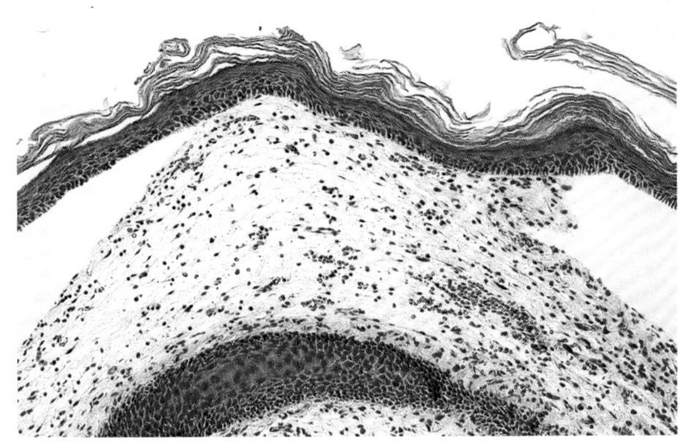

▲ 图 2-11 角化性鳞状化生伴游离的角蛋白碎片。角化性鳞状化生发生恶变的风险增高，如在膀胱活检中发现，应在报告中指出

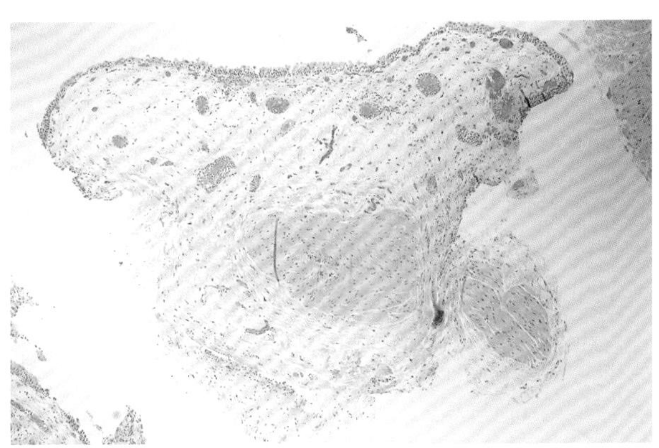

▲ 图 2-12 冷杯活检可通过门诊膀胱镜检完成，作为黏膜异常的初步评估。图中活检组织的制片方向佳，可见全层尿路上皮及下方固有层，另可见少许固有肌层

使用，这些活检小标本通常伴有明显的挤压假象。这可能导致核异型性难以评估，影响分级，而且尿路上皮可能推挤至固有层，造成假浸润现象。诊断时应尽可能尝试寻找完整的、未受影响的尿路上皮进行评估（图 2-13）。当慢性炎症细胞受到挤压时，也可类似侵袭性病变（图 2-14）。此时使用广谱 CK 染色，可以排除浸润癌。明显的炎症病变可见于其他尿路上皮和非尿路上皮病变；尿路上皮表面连续性中断可能提示肾源性腺瘤（图 2-15）。

经验与教训：膀胱镜和输尿管镜

- 膀胱镜检查报告可以给病理医生提供参考依据，故每份活检或经尿道膀胱肿瘤切除术标本诊断时都应该查阅膀胱镜检查报告
- 如果不确定病变是否为真正的乳头状肿瘤，可查看膀胱镜检查报告中黏膜的大体改变。乳头状肿瘤在膀胱镜下通常很明显；如膀胱镜检查未见乳头状肿瘤，则病理应谨慎诊断
- 输尿管镜非常细，因此取到的组织也非常小。注意不要把挤压变形的小活检组织过度诊断为肿瘤或浸润癌，这对于临床处理上尿路疾病的决策有重要影响

常见问题：临床如何处理可疑膀胱占位[5]

- 可疑膀胱病变首先通过膀胱镜、尿脱落细胞学、活检或经尿道膀胱肿瘤切除术（TURBT）进行初步评估
- 一旦发现肿瘤，第二阶段的评估包括全面的 TURBT
- 发现非浸润性低级别肿瘤可进行膀胱内治疗
- 低级别肿瘤累及固有层应进行重复 TURBT 检查及随访；如发现残存病变，可以考虑行膀胱切除术
- 如果看到病变外观无蒂而怀疑高级别肿瘤，需行 TURBT 完整切除并对固有肌层进行取样；或者必要时行前列腺尿道部靶向活检
- 可发现无肌层浸润的高级别肿瘤并进行膀胱内治疗
- 高级别肿瘤伴肌层浸润需行膀胱切除术或需行新辅助化疗

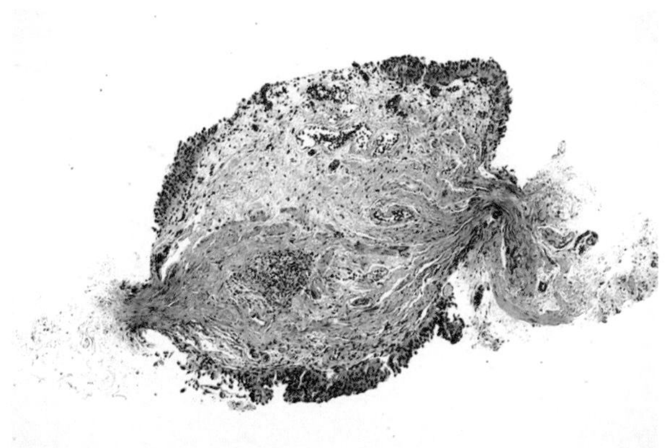

▲ 图 2-13 本例为较典型的冷杯活检标本，标本两端均有挤压现象。活检可见近乎完整的尿路上皮，满足评估要求。局部脱落的黏膜可能与取材过程或与病变相关，故诊断时应将这两种可能性都考虑在内

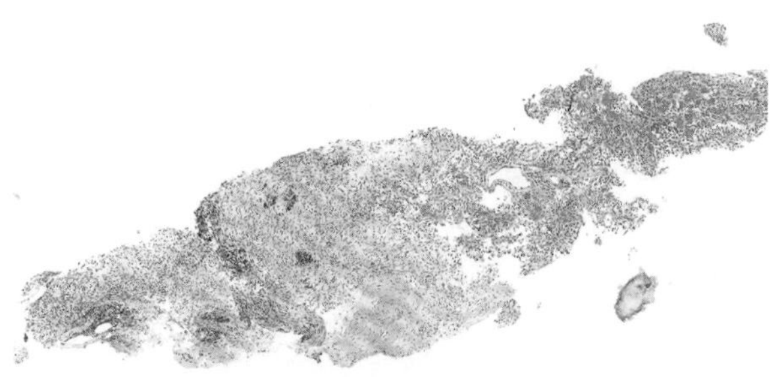

▲ 图 2-14 本例冷杯活检有挤压痕迹，可用于评估的尿路上皮稀少。低倍镜下，左侧主要为固有层，伴有慢性炎症细胞浸润，形似浸润癌。炎症背景和尿路上皮中断提示肾源性腺瘤（右侧）

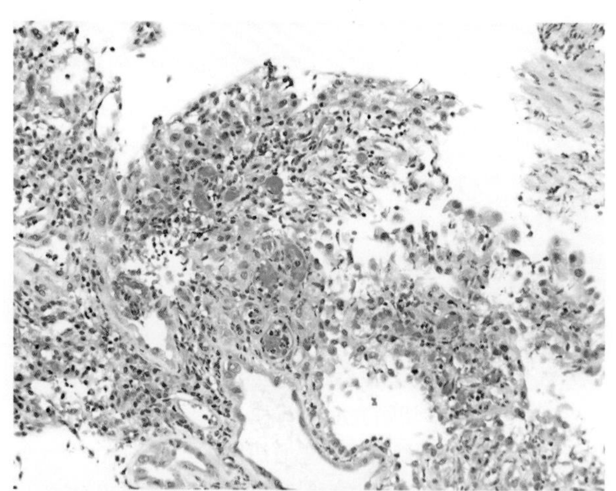

▲ 图 2-15 为图 2-14 肾源性腺瘤的高倍视野。固有层中存在多个小管，小管内壁和黏膜表面均可见鞋钉样细胞。小管周围环绕着无定形的粉染基底膜样物质

一旦膀胱镜和冷杯活检发现肿瘤，需要进行扩大切除以对肿瘤进行准确分期。此时，可在腰麻或全麻膀胱镜下行 TURBT，因为需时更长，且需要切除膀胱壁的深层组织。TURBT 一般旨在切除所有可能的瘤荷，并对肌层进行充分的取材以便准确分期。临床分期中最关键的指标是评估有无侵犯固有肌层。

TURBT 过程中需使用电灼，故其主要的组织学假象来源于组织烧灼变形（图 2-16）。泌尿外科医生使用较大电流进行电切可导致肿瘤表面明显变形以及损毁。此时，组织学分级将难以确定，即使是低级别或正常的尿路上皮都可能因人工假象出现核深染、增大及排列拥挤（图 2-17 和图 2-18）。理想的情况是外科医生使用较小的电流进行包括逼尿肌在内的深部组织切除，但在肿瘤深部进行灼烧将无法确定肌束是否来源于逼尿肌，或者辨别是否存在肿瘤。CK 免疫组化可将烧灼的肿瘤显示出来，辅以结蛋白染色，可显示模糊的粗大肌束。

TURBT 可获得大小不等的肿瘤和膀胱组织碎片，这些碎片可能会因包埋角度而导致组织学假象。平坦型病变如没有垂直于病变进行制片，可能会出现人为增厚（图 2-19 至图 2-22），这会导致过度诊断为尿路上皮增生，如果刚好切到基底细胞层，则可能与原位癌相混淆。对于乳头状病变，组织斜切可能仅展示了纤维血管轴心的一侧，而看不到乳头全貌（图 2-23 和图 2-24），寻找其他切到纤维血管轴心的区域，有助于确诊乳头状病变。典型乳头状病变斜切后将导致组织学分级困难。与平坦型病变类似，如果刚好切到乳头状病变的基底细胞层，那么组织学上可类似高级别病变。小活检标本中尿路上皮表层细胞脱落或发生折叠时，可能出现假乳头状外观（图 2-25 和图 2-26）。全面观察切片查找确切的纤维血管轴心是诊断乳头状肿瘤的关键。

关键特征：膀胱活检或 TURBT 病理报告的必要要素

- 组织学分级。

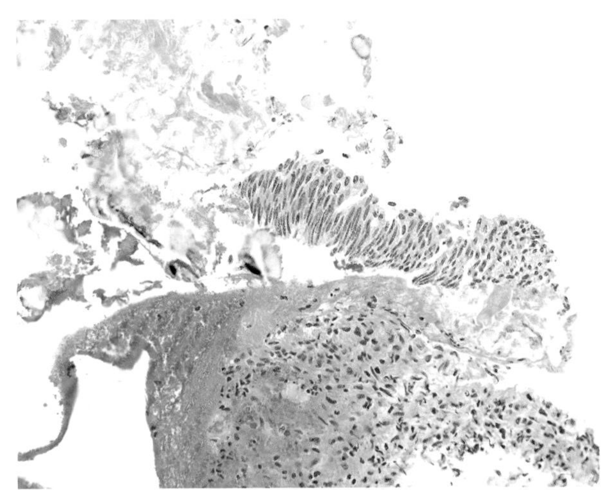

▲ **图 2-16** 与冷杯活检不同，经尿道膀胱肿瘤切除术的标本经过电切取得。因此在尿路上皮和周围组织均可见显著烧灼改变。在尿路上皮中，烧灼假象使得细胞拉长，细胞质模糊，核的特征消失。遇到有烧灼假象的标本需谨慎诊断

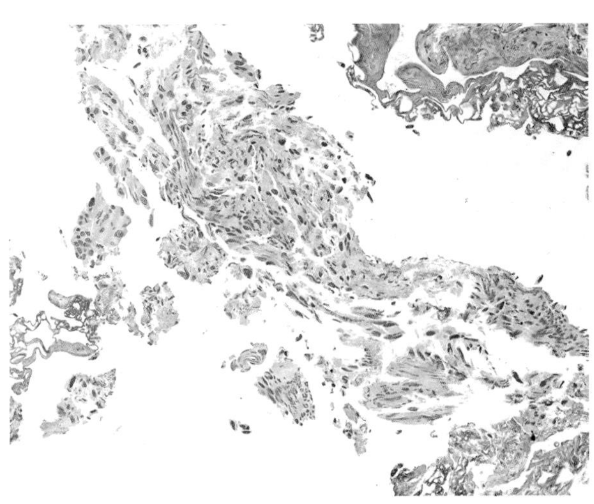

▲ **图 2-17** 另一烧灼变形的尿路上皮组织。在右上角，组织几乎无法辨认，形态一致且未见明确细胞核残留。中部可见一些完整的细胞；但核的特征因烧灼而消失

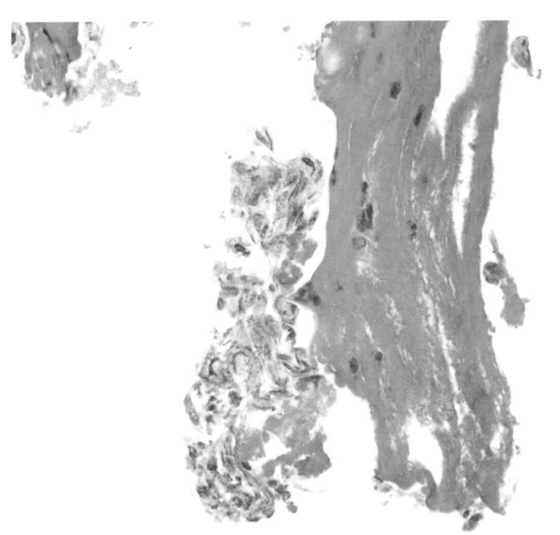

▲ **图 2-18** 烧灼假象将小块尿路上皮形态完全破坏。如此严重的烧灼无法作出确切诊断

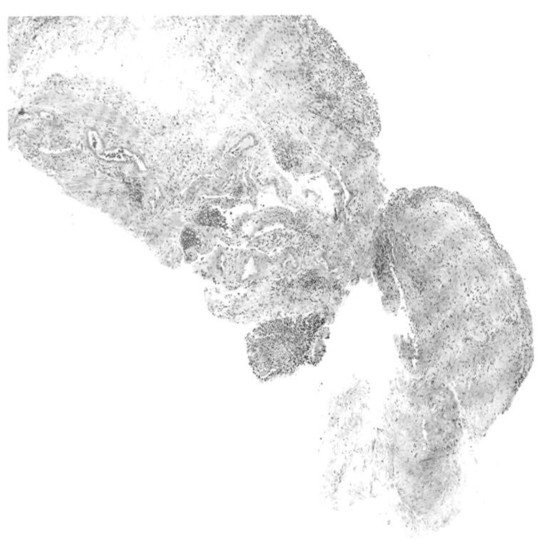

▲ **图 2-19** 小活检标本组织斜切后可能影响诊断。此例冷杯活检病例中，视野中部出现明显增厚的尿路上皮。乍看之下类似尿路上皮增生或平坦型异型增生

- 有 / 无浸润。
- 浸润深度。
- 有 / 无固有肌层。
- 有 / 无 CIS。
- 有 / 无淋巴管血管侵犯。

美国癌症联合委员会（American Joint Committee on Cancer，AJCC）的尿路上皮癌分期中，对于平坦型病变还是乳头状病变稍有不同[6]。对于平坦型病变，非浸润性的原位成分以 CIS 为代表性病变，分期为 pTis 期。非浸润性乳头状病变，不论其分级如何，分期均为 pT_a 期。当肿瘤侵犯固有层时，平坦型或乳头状病变的分期相同。

二、膀胱表面上皮病变

膀胱表面的尿路上皮病变通常对应于膀胱镜下所见的各种黏膜表面异常，包括红斑、天鹅绒

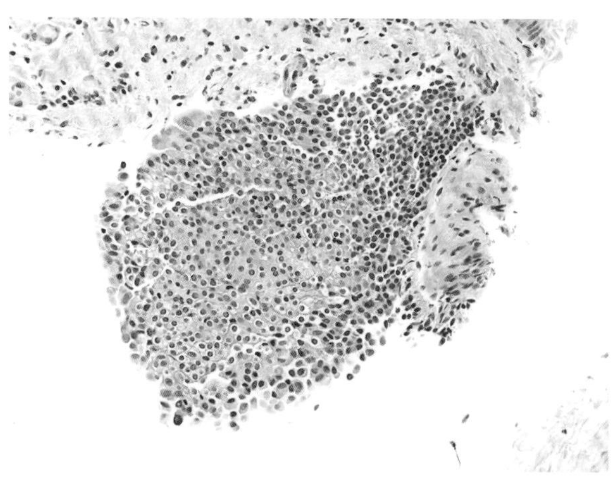

▲ 图 2-20 高倍镜下，尿路上皮增厚区域的细胞异型性很小，偶见较大的细胞，特别是在病变周边。在作出非典型增生的诊断之前，可尝试深切制片以明确其实际组织学排列方式

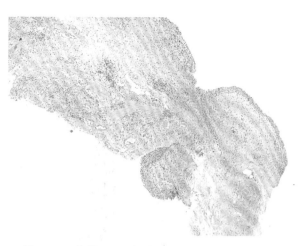

▲ 图 2-21 为图 **2-19** 中的同一切片，深切后可见原先增厚的尿路上皮区域变薄，尿路上皮排列方向更易辨认

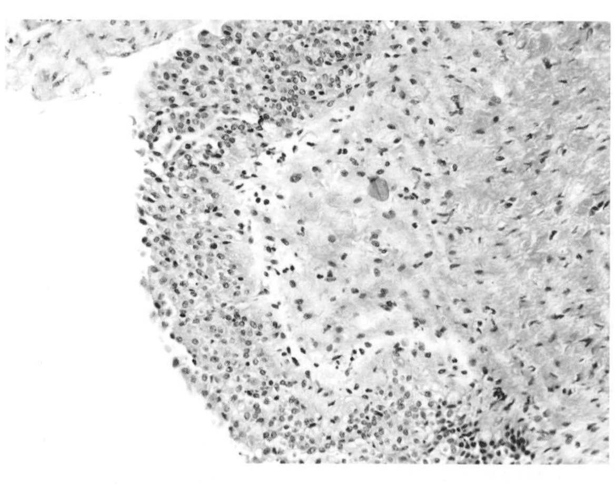

▲ 图 2-22 为图 **2-20** 相同区域的高倍视野。尿路上皮变薄，少数深染细胞主要是伞细胞。与图 **2-20** 相比细胞极向未见明显变化。如果可以，尽量选取切片中组织学方向良好的区域用于诊断。如怀疑组织斜切影响诊断可以再次切片

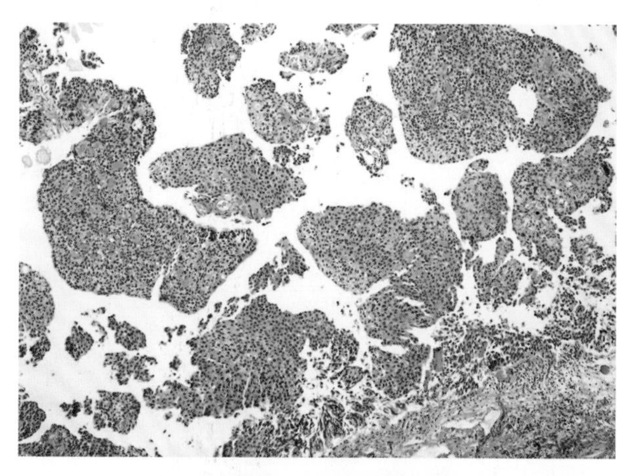

▲ 图 2-23 乳头状病变中标本斜切尤其常见，病变本身较易破碎，使得包埋时乳头分支可能会与切面水平或垂直。这例切片在破碎的尿路上皮组织中发现大量血管，可据此推测其为乳头状病变，提示切片方向与乳头分支垂直

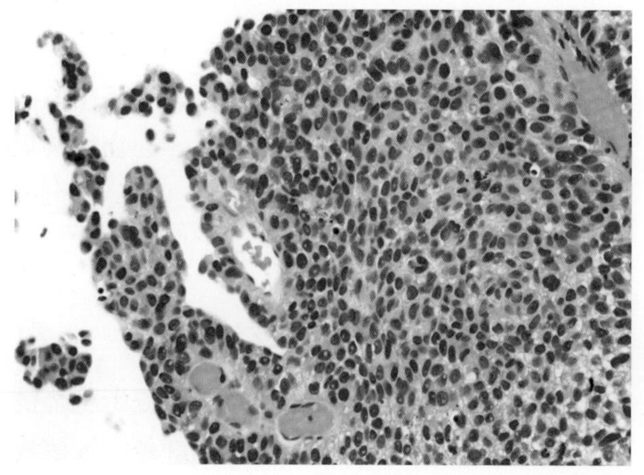

◀ 图 2-24 异型增生的尿路上皮细胞环绕着左下方的数个血管，提示为纤维血管轴心。右上角可以看到纵切面的血管

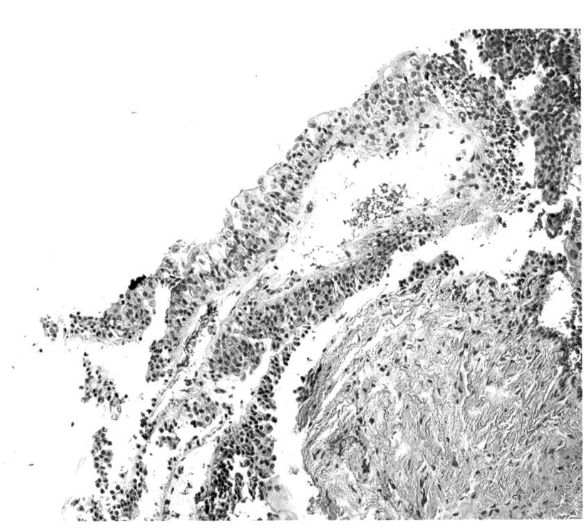

▲ 图 2-25 有时折叠的尿路上皮看起来像破碎的乳头状病变。此图中，尿路上皮自黏膜表面脱落，并自行折叠，形成乳头分支样形态。虽然在折叠组织中间可见红细胞，但未见明确的纤维血管轴心。缺乏被尿路上皮包绕的完整的纤维血管轴心，不应诊断为乳头状肿瘤

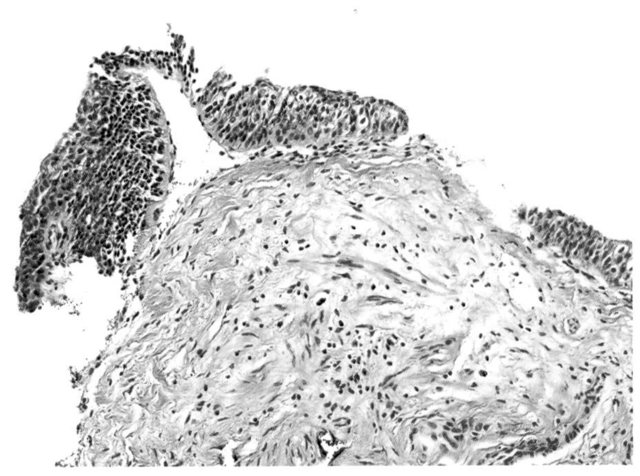

▲ 图 2-26 另一例假乳头状结构，其中尿路上皮部分脱落，并被覆在固有层上方。尿路上皮下方空隙缺乏纤维血管轴心，不是真正的乳头状结构

备忘列表：膀胱活检或 TURBT 标本的系统性评估内容

- 评估尿路上皮
  - 厚度
    - ➢ 正常厚度，考虑为良性尿路上皮组织，乳头状瘤
    - ➢ 增厚，考虑增生、原位癌（CIS）或乳头状肿瘤
  - 结构
    - ➢ 平坦
    - ➢ 乳头状
  - 异型性
    - ➢ 无：良性，乳头状瘤
    - ➢ 轻度：反应性改变，低度恶性潜能的尿路上皮乳头状瘤
    - ➢ 中度：异型增生，低级别乳头状肿瘤
    - ➢ 重度：CIS，高级别乳头状肿瘤
- 评估固有层
  - 浸润：寻找不规则细胞巢团，小型细胞巢或散在的单个细胞，反常成熟细胞（圆形、粉染）
  - 治疗反应：卡介苗（bacillus Calmette-Guerin，BCG）肉芽肿，放疗后改变
- 评估固有肌层
  - 是否存在固有肌层：TURBT 切除的充分性
  - 浸润：必须包括有粗大、圆形的肌束受累，才能确定固有肌层侵犯

状改变以及异常黏膜。泌尿医生通过冷杯活检对这些黏膜改变进行取样。与 TURBT 不同，冷杯活检可以在无须全身麻醉的情况下在诊室进行，因此，冷杯活检是对黏膜改变进行初步评估的理想方法。冷杯活检的一个缺点是样本体积相对较小，如果在制片过程中没有垂直于黏膜，容易造成黏膜斜切及重复切片，从而导致组织损耗。一些临床症状包括血尿、下尿路症状或复发性尿路感染，提示可能需要在诊室进行活检。每一种临床情况都可能为病理医生对膀胱活检的解读提供有参考价值的信息，因此查阅膀胱镜检查过程的记录和回顾临床病史，对准确诊断至关重要。

（一）膀胱黏膜的平坦型病变

在查阅使用“备忘列表：膀胱活检或 TURBT 标本的系统性评估内容”时，应先低倍浏览表面上皮，以检查尿路上皮厚度及整体结构形态的改变，并评估是否存在异型性。如果尿路上皮为正常厚度（5～7 层细胞），大部分平坦，在中倍镜下（10×）下缺乏异型性，细胞排列有序，细胞核长轴垂直于固有层平面，那么这很可能是一个良性病变（图 2-27）。伞细胞层完整常提示良性，但在非典型增生和恶性病变中也可见完整伞细胞层。良性尿路上皮的细胞学特点包括

细胞核内细腻的染色质以及纵向核沟（图 2–28）。膀胱镜下发现可疑黏膜改变，或者是需定位膀胱 CIS 的病变区域时，有可能取到良性尿路上皮黏膜。血管增多或密集的慢性炎症细胞浸润区域也可能造成膀胱镜下外观的异常，促使泌尿医生对该区域进行活检（图 2–29）。

1. 慢性膀胱炎

慢性膀胱炎是一个常用的临床术语，用来描述出现下尿路症状的膀胱炎症，这些症状包括尿频、尿痛及血尿。膀胱炎的临床表现与组织学表现之间并不总是有直接的关联。在组织学的描述性诊断上，将其分类为：滤泡性膀胱炎、间质性膀胱炎和息肉样膀胱炎。

滤泡性膀胱炎是一种慢性炎症，固有层内可见淋巴滤泡生发中心形成（图 2–30）。其组织学表现无特异性，但可能与慢性尿路感染或 BCG、化疗等膀胱内治疗引起的炎症反应有关。在膀胱镜下，可见小块的黏膜突起，实际上是形态良好

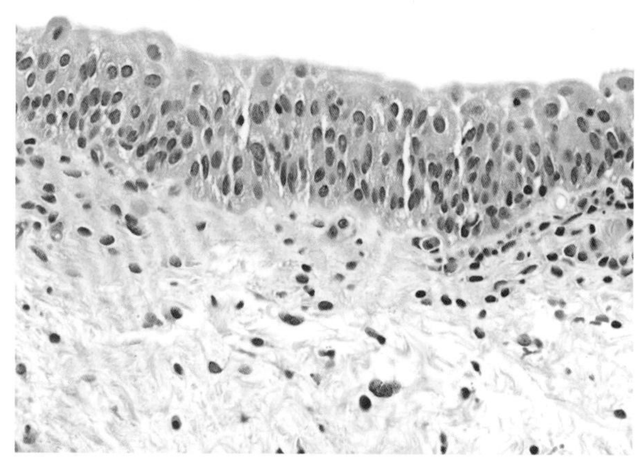

▲ 图 2–27　此图可以作为良性尿路上皮的参照，细胞厚度常为 5～7 层，细胞极向良好，伞细胞层完整。低倍镜（10×）下观察未见细胞非典型性

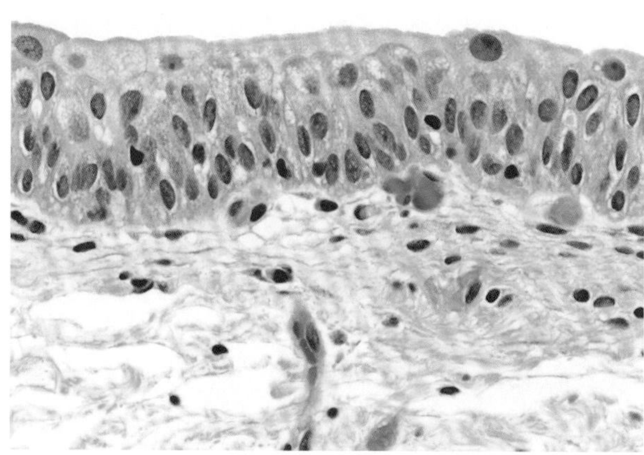

▲ 图 2–28　良性尿路上皮的细胞学特征包括丰富的嗜酸性胞质，细胞核染色质细腻，偶尔可见核沟

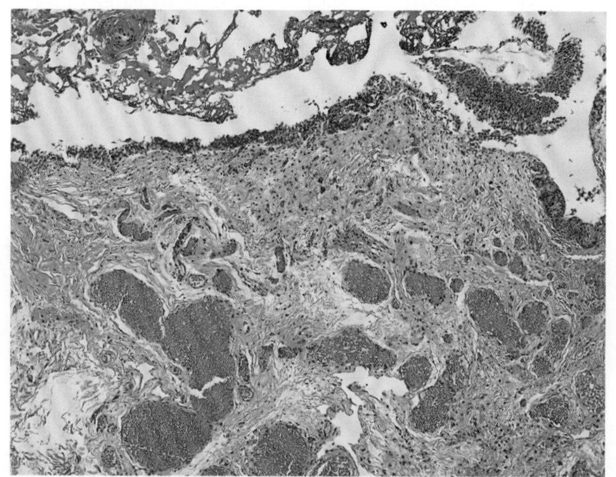

▲ 图 2–29　固有层内丰富的血管在膀胱镜下非常明显，提示泌尿医生在此处进行活检。其上被覆的尿路上皮表现出反应性改变，这也可能造成病变处黏膜粗糙或红斑样外观

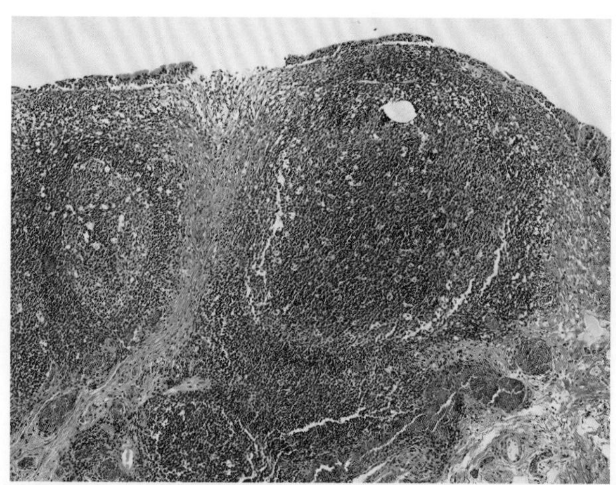

▲ 图 2–30　滤泡性膀胱炎表现为固有层内形态良好的淋巴样滤泡，使得膀胱镜下可见黏膜结节。这是由多种炎症引起的非特异性改变

的淋巴滤泡将上方的尿路上皮顶起所致。

间质性膀胱炎是一种临床诊断，常见于老年女性，伴有膀胱疼痛症状，常因这些症状行膀胱镜检查，镜下可显示膀胱黏膜红斑改变，黏膜质脆、易碎。虽然临床医生经常要求对间质性膀胱炎进行明确的诊断，但遗憾的是对于本病并没有明确的病理诊断标准（图 2–31 和图 2–32）。活检标本的组织病理学发现不能代表疾病的严重程度[7, 8]。“Hunner 溃疡”不是间质性膀胱炎所特有的改变，但常被归因于这种病变。膀胱镜下，Hunner 溃疡显示为隆起性结节，伴有放射状的小血管。组织活检时，Hunner 溃疡通常呈楔形，有点状出血，周围有肉芽组织。间质性膀胱炎不需作为首要诊断，恰当的做法是对于病理改变进行描述，并重点排除更严重的异型增生、CIS 或恶性肿瘤。有时，临床医生可能会要求将肥大细胞计数作为间质性膀胱炎镜下检查的一部分；然而，肥大细胞计数并没有明确的诊断阈值，其意义也尚不明确（图 2–33 和图 2–34）。

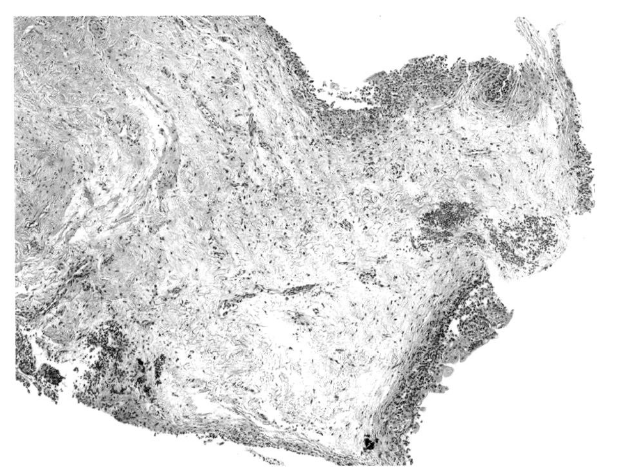

▲ 图 2–31　间质性膀胱炎是一种临床诊断，组织病理学表现无特异性改变。尿路上皮可表现出反应性非典型性，固有层包含大量血管并伴有周围水肿和炎症细胞浸润

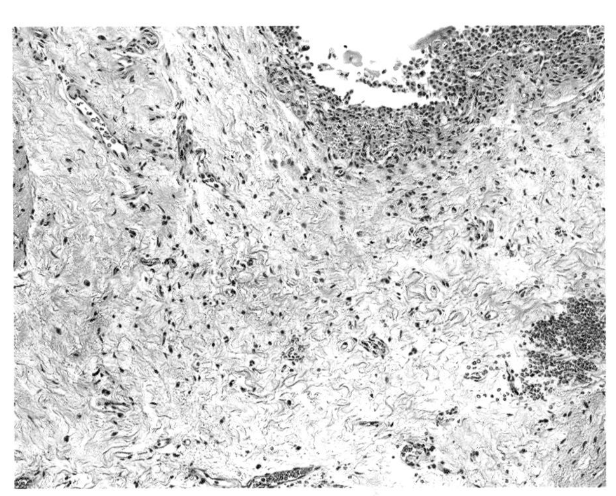

▲ 图 2–32　为图 2–31 中的同一病例，中倍视野下显示大量慢性炎症细胞浸润，血管增多，被覆的尿路上皮反应性非典型增生

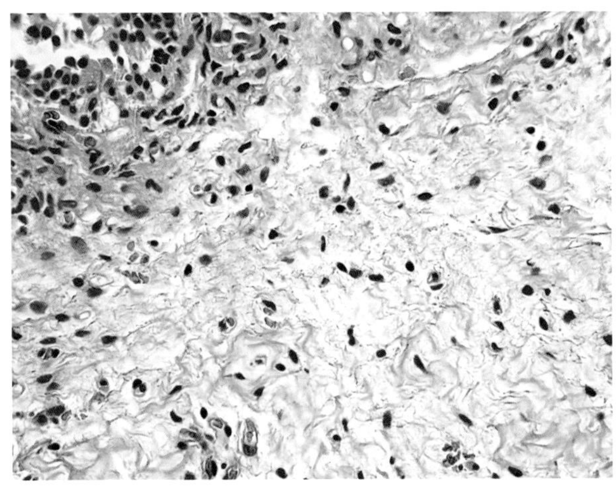

▲ 图 2–33　高倍镜下，慢性炎症细胞由淋巴细胞、浆细胞和偶见的肥大细胞混合构成

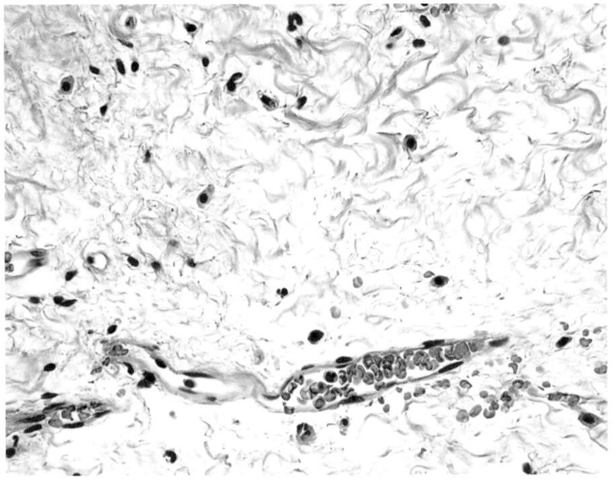

▲ 图 2–34　临床医生可能会要求将肥大细胞计数作为间质性膀胱炎诊断的一部分，然而，肥大细胞计数并没有公认的诊断阈值，其意义也尚不明确

关键特征：非典型增生与异型增生的谱系

- 非典型性的定义为细胞形态或组织结构上与正常细胞群存在差异的一个或多个特征[9]。
  - 细胞非典型性表现为核增大、核形状改变、染色质聚集、核仁明显，或者不规则的核轮廓。
  - 结构非典型性包括细胞脱落、层次增厚及细胞极向改变。
  - 反应性改变包含在非典型增生之中。
- 异型增生则定义为癌前病变或肿瘤性病变。
  - 异型增生中细胞形态和组织结构的变化比非典型增生更显著。
  - 高度怀疑异型增生或原位癌时应纳入异型增生中。

2. 尿路上皮反应性改变

中倍镜下，尿路上皮增厚或是出现非典型性时，都应做进一步仔细检查。首先，应考虑反应性改变，并检查患者的临床病史，以寻找潜在的原因，包括尿路感染、结石、器械或导管置入、膀胱内治疗或放疗史。临床表现包括下尿路症状，如尿频、尿急或排尿困难。膀胱镜检查显示片状红斑或尿路上皮粗糙。

经验与教训：反应性尿路上皮改变

- 尿路上皮无或轻度增厚
- 明显的炎症，常表现为固有层内淋巴细胞或中性粒细胞的浸润
- 炎症细胞位于尿路上皮内，伴轻至中度非典型性时，高度提示为反应性改变
- 在有炎症的情况下，作出异型增生或CIS的诊断时应当格外谨慎

反应性改变所特有的细胞学特征也可能有助于确认此病变。反应性尿路上皮细胞仅轻度增大，染色质呈空泡状或细腻，中央有小而明显的核仁，不同于原位癌深染的细胞核（图2–35和图2–36）。核分裂象在反应性尿路上皮中很常见，常局限于尿路上皮的基底侧。存在核分裂象并不

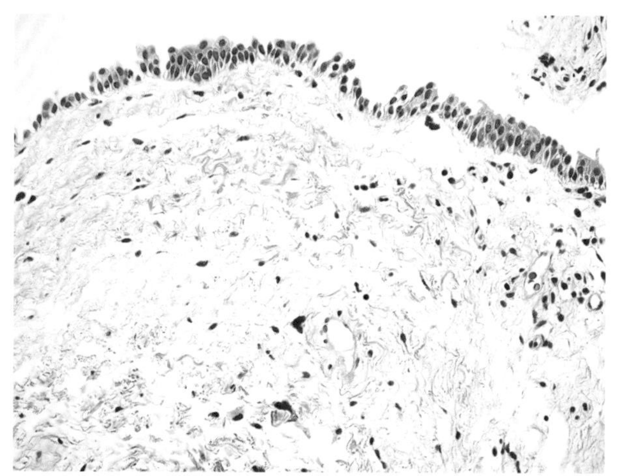

▲ 图2–35 低倍镜下，尿路上皮可见轻微反应性改变。低倍镜下的诊断线索包括细胞极向保留，细胞核无增大。固有层水肿和慢性炎症也表明为炎症性病变

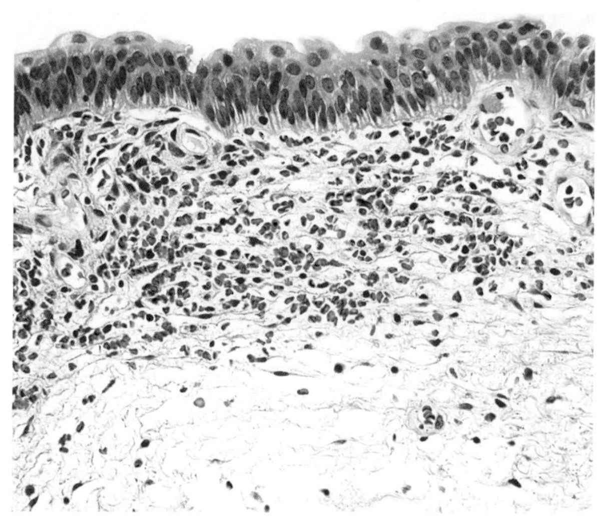

▲ 图2–36 高倍镜下，尿路上皮反应性改变的细胞学特征包括在细腻的染色质及单个显著的核仁。未见核深染及显著细胞核增大，本例核分裂象不明显

一定意味着异型增生或更严重的情况。由于在反应性病变的样本中，增殖指数常常增加，常规使用Ki-67在伴有其他反应性改变的样本中对CIS进行评估，有可能会引起诊断混淆。

3. 医源性和治疗相关性膀胱炎

医源性膀胱炎在膀胱活检中很常见，这是由于多种膀胱肿瘤需要进行随访及重复活检。在高级别尿路上皮癌患者中，接受膀胱内治疗、BCG、丝裂霉素和吉西他滨也可能引起膀胱的特异性改

经验与教训：软斑病

- 为膀胱的反应性改变，可类似于恶性肿瘤
- 由对尿道细菌（通常是大肠埃希菌）的吞噬作用缺陷引起的
- 典型改变为固有层内富含组织细胞的多种炎症细胞（图 2–37 和图 2–38）
- Michaelis-Gutmann 小体是组织细胞内由细菌产物构成的靶环样包涵体，von Kossa 钙盐染色及铁染色能将其显示出来（图 2–39）

变。肉芽肿性炎症是先前活检或是膀胱内灌注 BCG 的常见反应。肉芽肿性炎的细微差别，加上明确的临床病史，可以帮助区分这两种原因所造成的病变。TURBT 术后肉芽肿中央无结构红染物为纤维素样坏死，周围环绕栅栏状排列的组织细胞[10]（图 2–40 和图 2–41）。在任何外科操作后，异物巨细胞都是很常见的（图 2–42）。TURBT 术后常见明显的嗜酸性粒细胞浸润，但这并不意味着过敏反应（图 2–43 和图 2–44）。BCG 肉芽肿

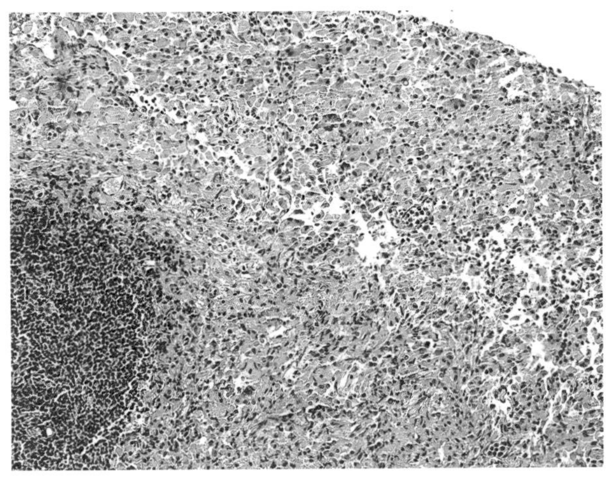

▲ 图 2–37 软斑病是一种反应性炎症病变，组织细胞不能充分吞噬细菌，尤其是大肠埃希菌。其组织学表现包括弥漫片状的组织细胞及固有层内混杂性炎症细胞浸润

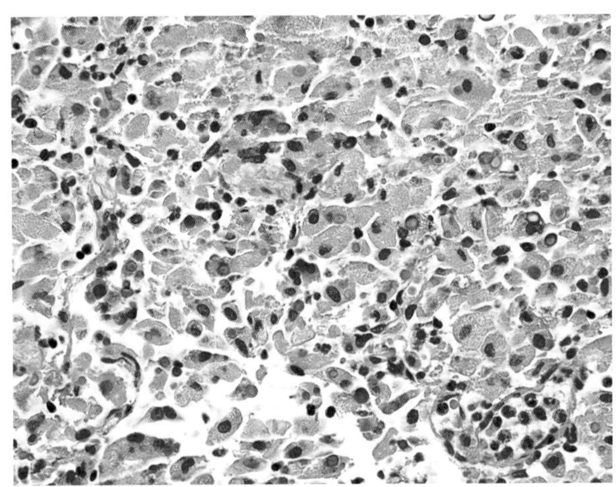

▲ 图 2–38 高倍镜下，HE 染色可见组织细胞的胞质内靶环样小体。这些 Michaelis-Gutmann 小体由未消化的细菌成分构成

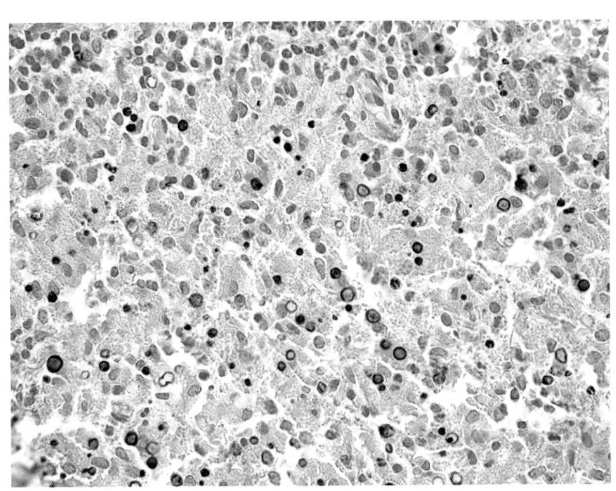

▲ 图 2–39 von Kossa 染色突出显示了在软斑病中富含钙的 Michaelis-Gutmann 小体

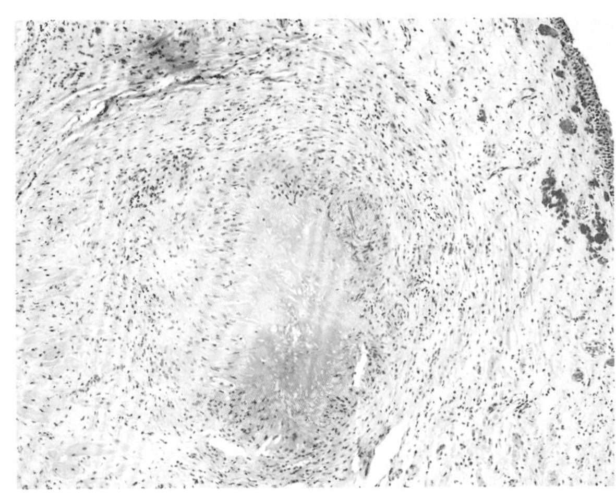

▲ 图 2–40 TURBT 后发生的肉芽肿有独特的形态学表现。肉芽肿中央可见红染纤维素样坏死物质，周围可见栅栏状分布的组织细胞

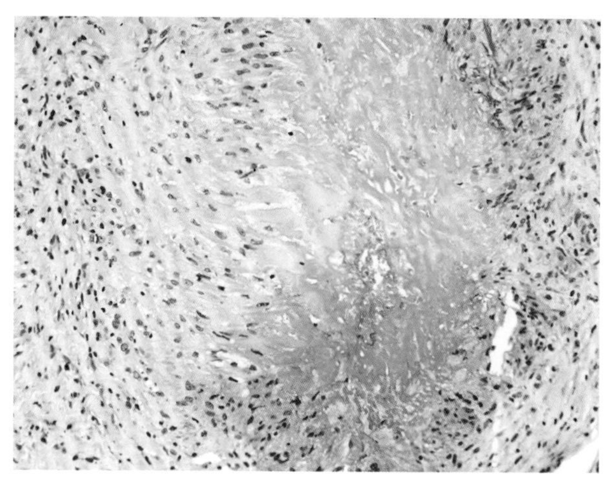

▲ 图 2-41 高倍镜下，TURBT 后肉芽肿周围可见明显的呈栅栏状分布的组织细胞

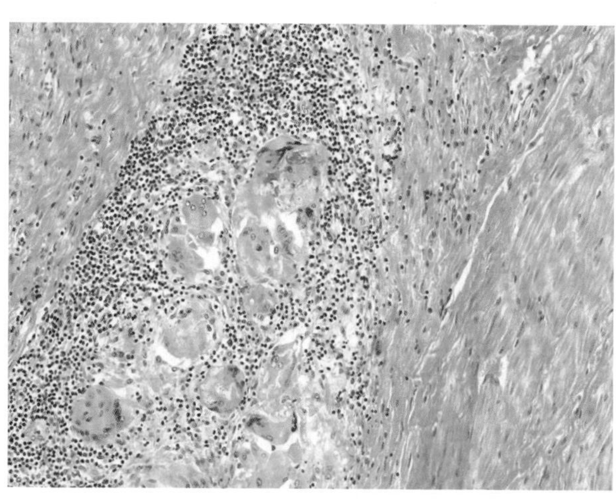

▲ 图 2-42 任何先前的外科操作都可能导致异物巨细胞反应，包括 TURBT

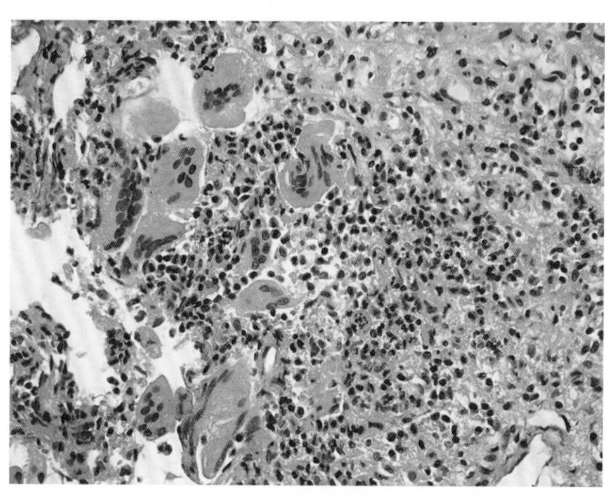

▲ 图 2-43 除了经典的 TURBT 后肉芽肿改变，多核巨细胞和明显的嗜酸性粒细胞浸润也是常见的表现。在这种情况下，嗜酸性粒细胞聚集并不意味着过敏反应或寄生虫感染

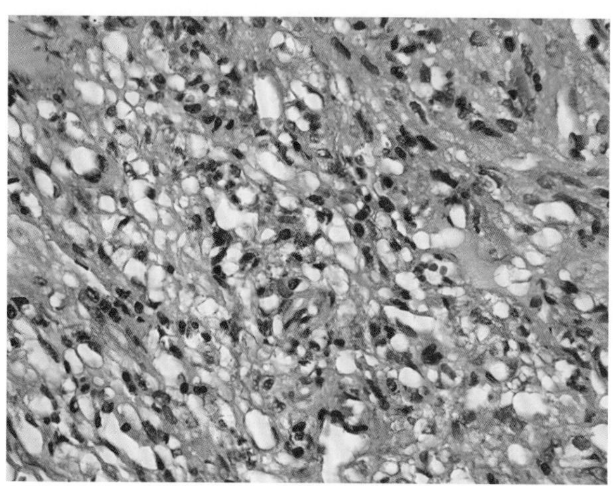

▲ 图 2-44 高倍镜下，TURBT 后肉芽肿中，在组织细胞性炎症背景下可见大量嗜酸性粒细胞

则更接近结核感染中所见的小型类上皮样肉芽肿，可呈干酪样或非干酪样，并可延伸至膀胱壁深处[11]。如果在没有 BCG 治疗史的患者中观察到这些类型的肉芽肿，建议进行抗酸染色或真菌生物相关特殊染色。对于先前接受 BCG 治疗的患者，不应进行抗酸染色，因为它们可能会显示非致病性的抗酸染色阳性的杆菌而引起误诊[12]。

4. 假癌性尿路上皮增生

在放射治疗或其他缺血性损伤后，可观察到尿路上皮出现一种非常特殊的反应模式。假癌性尿路上皮增生（pseudocarcinomatous urothelial hyperplasia，PCUH）通常发生在盆腔放疗后，也可与任何原因所致的血管损伤有关，临床上可表现为血尿[13, 14]。除了放疗的临床病史外，诊断假癌性尿路上皮增生的关键是在固有层中找到出血、纤维蛋白渗出和纤维素性血栓，以及尿路上皮的修复表现（图 2-45 和图 2-46）。PCUH 可有非典型尿路上皮细胞，形成小巢状结构，并侵入固有层（图 2-47 至图 2-49）。这些小巢可能出现提示浸润的收缩假象[15]，但这些尿路上皮小巢位

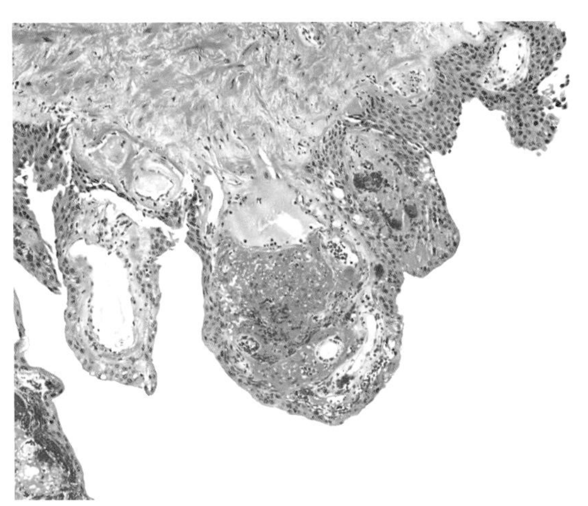

▲ 图 2-45 假癌性尿路上皮增生发生在放疗后或缺血性改变的膀胱。低倍镜的特征为固有层内出血及纤维素渗出

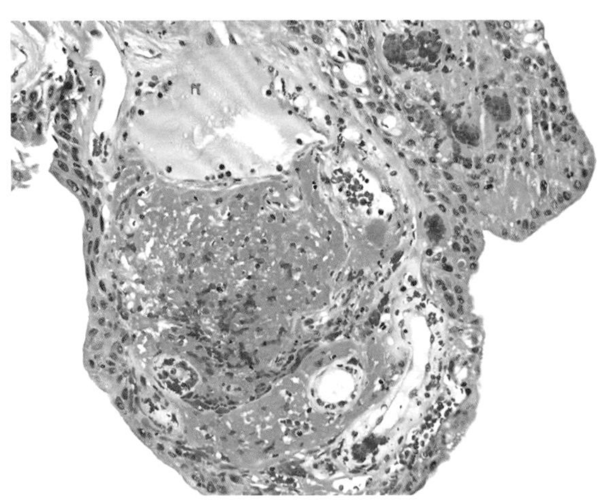

▲ 图 2-46 高倍镜下，固有层可见出血、红细胞外渗和机化的纤维素，并伴有散在的含铁血黄素沉积

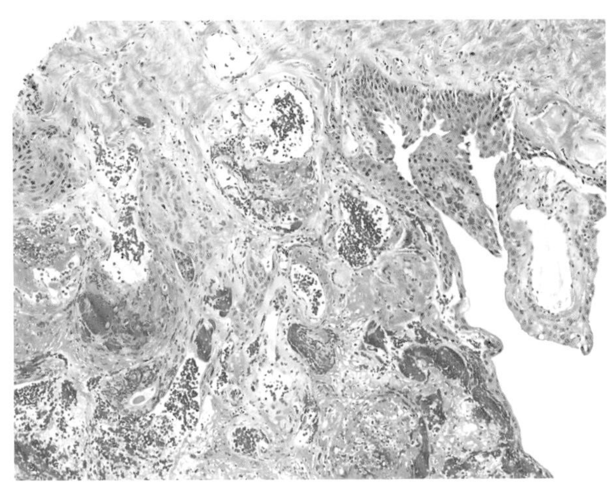

▲ 图 2-47 在假癌性尿路上皮增生中，其被覆的尿路上皮常有旺炽性再生性改变，具有一定程度的非典型性，呈内翻性生长模式突入固有层内，似浸润性癌形态。背景中丰富的血管伴出血和纤维蛋白沉积对准确诊断至关重要

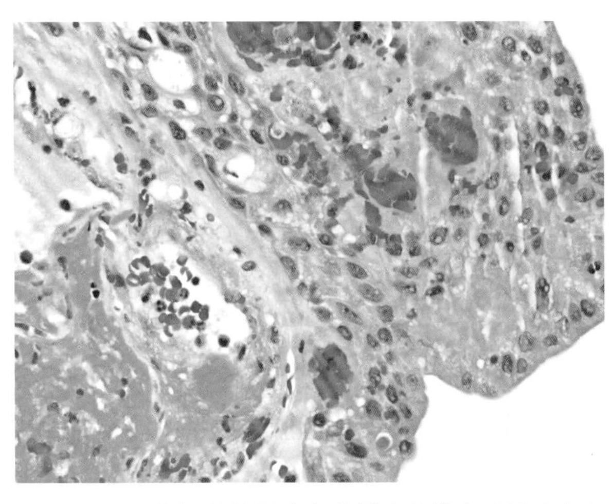

▲ 图 2-48 在假癌性尿路上皮增生中常出现尿路上皮的反应性改变，缺乏高级别非典型性，染色质呈空泡状，伴有单个核仁，核分裂象少见，可见散在的含铁血黄素沉积

于固有层的浅表位置，具轻微非典型性，缺乏核分裂象。

5. 平坦型尿路上皮增生

尿路上皮明显增厚、平坦，伴有轻微的非典型性，应归入平坦型尿路上皮增生或恶性潜能未定的尿路上皮增生（urothelial proliferation of uncertain malignant potential，UPUMP）的范畴（图 2-50 和图 2-51）。尿路上皮增生并无特定相关的临床症状，常常在因血尿或膀胱癌随访进行膀胱镜检查时，因轻微的不规则外观而被活检取样。多数

述评示例：假癌性尿路上皮增生（见述评）

述评：样本显示尿路上皮伴有非典型性并向固有层内生长。固有层内可见大量血管和出血，较多血管可内见纤维素性血栓。整体呈反应性和修复性过程，符合假癌性尿路上皮增生。这种病变与先前的放疗、化疗或其他缺血性过程有关

参考文献：Kryvenko ON，Epstein JI. Pseudocarcinomatous urothelial hyperplasia of the bladder: clinical findings and follow-up of 70 patients. J Urol. 2013; 189(6): 2083-2086.

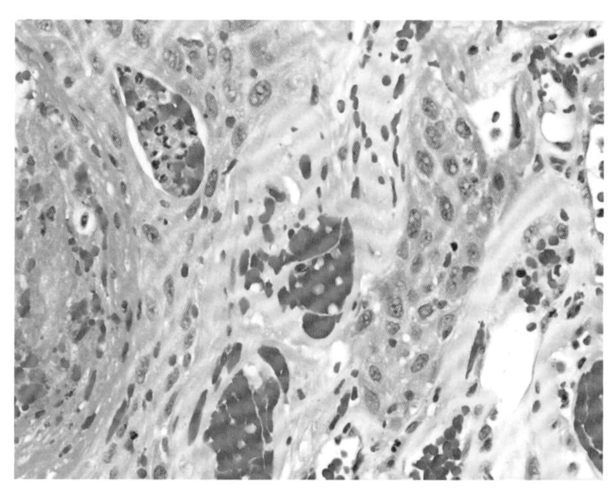

▲ 图 2–49　固有层内的小型尿路上皮细胞巢呈一种浸润性癌样的假象，也是“假癌性”这一描述的来源。这种情况下，低倍镜表现为反应性改变，加上临床病史将有助于避免误诊

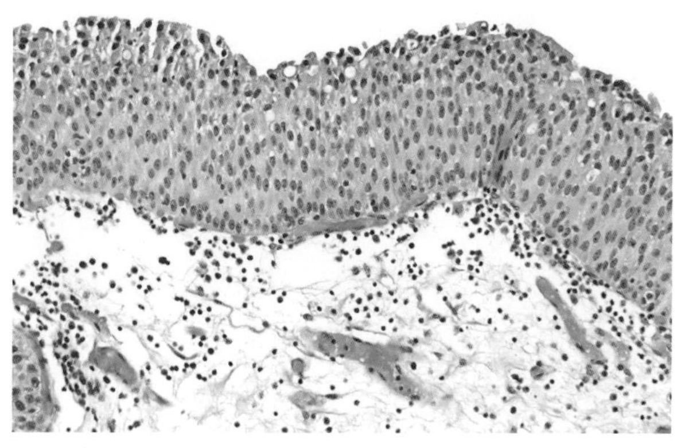

▲ 图 2–50　平坦型尿路上皮增生表现为尿路上皮增厚，具有正常的成熟过程，极向相对保留。此病变不可出现细胞非典型性或核分裂象增多

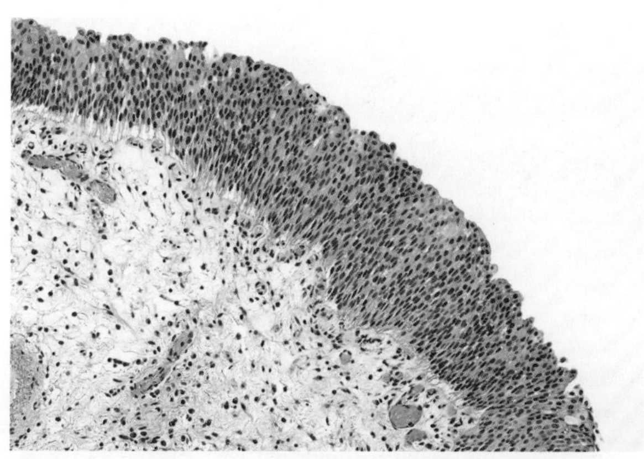

▲ 图 2–51　另一例平坦型尿路上皮增生示上皮成分极向良好，厚度增加，无非典型性

情况是由于正常尿路上皮斜切而造成的假象。平坦型尿路上皮增生可能与邻近的低级别乳头状尿路上皮癌相关，并可能是一种癌前病变[16]。细胞可以表现出轻微的极向紊乱，但保留成熟分化，且不应该出现任何细胞非典型性或核分裂象[17]（图 2–52）。作此诊断应当尽量谨慎，应尽可能考虑更明确的诊断类别。

6. 平坦型尿路上皮病变伴显著非典型性或异型增生

平坦型尿路上皮伴非典型性增加了几种诊断的可能性，并很大程度上取决于非典型性的严重程度。如果存在显著的非典型性，即超出了反应性改变范畴，那么这种非典型增生包括了从意义不明的非典型增生到尿路上皮异型增生及尿路上皮原位癌的整个疾病谱系。

7. 意义未明的非典型增生

当尿路上皮的异型性超过了反应性改变的范畴，或者出现无法解释的反应性相关非典型性时，那么至少应诊断为意义未明的非典型增生（atypia of uncertain significance，AUS）。这一分类于 1998 年被纳入 ISUP/WHO 共识指南[18, 19]。非典型细胞可稍增大，伴染色质深染和细胞核多形性（图 2–53 至图 2–58）。这种改变不足以诊断异型增生，但其非典型性令人担忧或无法用其他原因解释（炎症、器械、结石、放疗、膀胱内治疗等）。意义未明的非典型增生这一诊断对预后没有不良影响，可认为相当于反应性非典型增生[20]。由于这种诊断缺乏明确的临床意义，在可能的情况下，应尽量将这种轻微改变归入更具体的类别。然而，在极少数情况下使用这个名称是有必要的，以表示这些病理改变的不确定性。由于此诊断病理改变介于反应性非典型增生和异型增生之间，形态比较多样，在诊断中存在明显的主观性（图 2–57 和图 2–58）。

8. 尿路上皮异型增生

尿路上皮异型增生是一个组织学术语，用来描述平坦型尿路上皮病变，其非典型性超出了反应性改变，但细胞学特点或结构紊乱未达到诊断

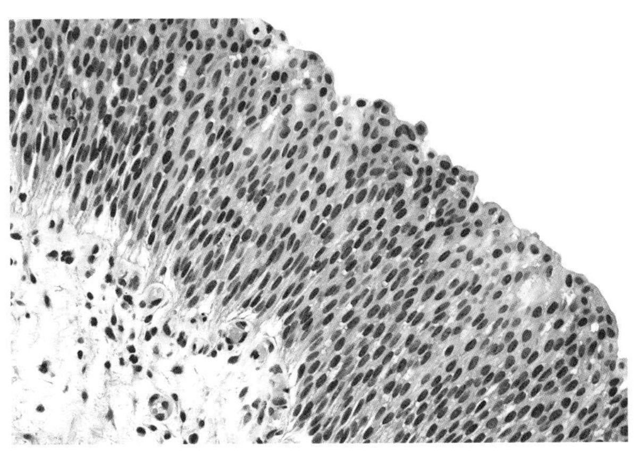

▲ 图 2-52 高倍镜下，尿路上皮增生表现为上皮细胞增厚至 16～20 层。细胞学上，这些细胞染色质开放、细腻，核仁小，无非典型性或核分裂象

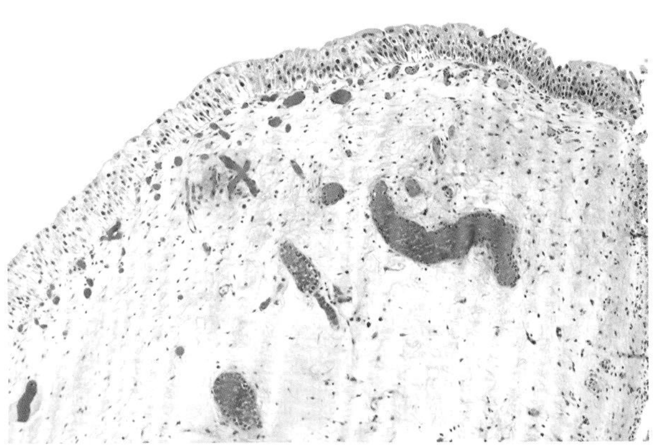

▲ 图 2-53 意义不明的非典型增生是一种高度主观的类别，其非典型性改变超出了反应性改变的范围，但不足以诊断为异型增生。应审慎使用这种诊断，并应尽可能作出更明确的诊断，有利于临床诊疗的分类

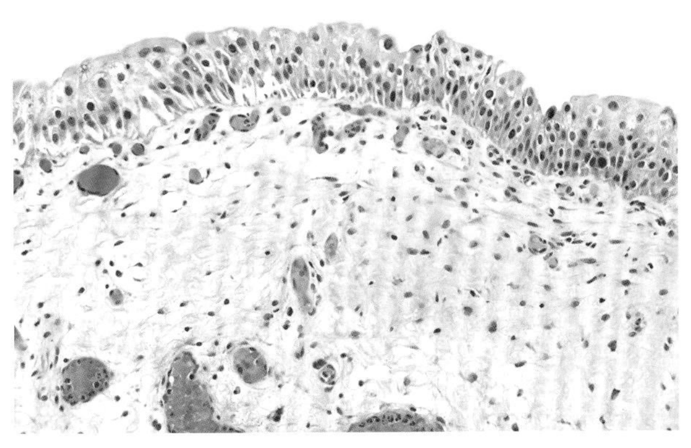

▲ 图 2-54 在意义未明的非典型增生中，尿路上皮内可见散在的增大、深染的细胞核，缺乏明显的炎症或明确临床病史可解释这种改变

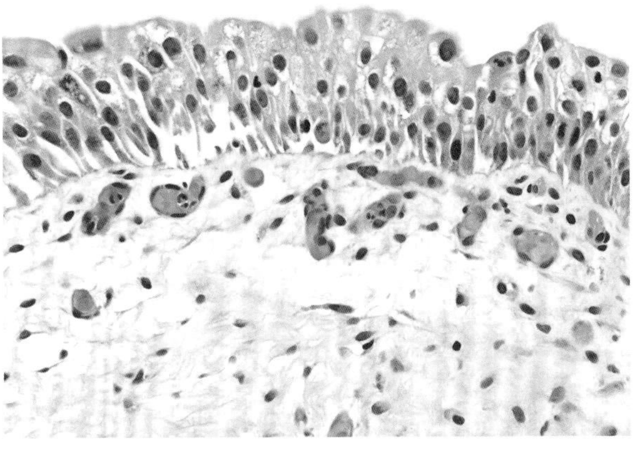

▲ 图 2-55 高倍镜下，意义未明的非典型增生可见散在的核大、深染的细胞。然而，背景中多数细胞的形态相对温和

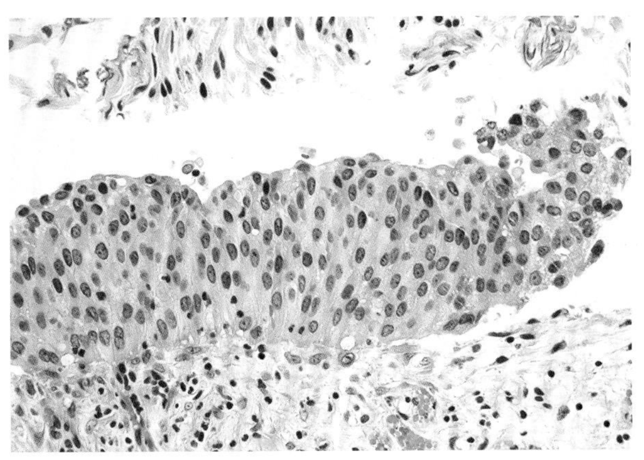

▲ 图 2-56 另一例意义未明的非典型增生，表现为轻度非典型性，大多数细胞表现出温和的细胞学特征，散在分布深染的细胞，部分极向消失

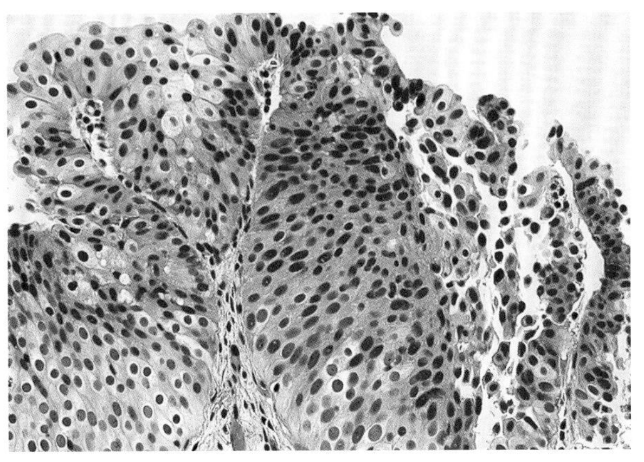

▲ 图 2-57 意义未明的非典型增生也在异型增生谱系范围内，这张图显示了比之前的病例更显著的非典型性。许多细胞核明显增大，散在细胞核深染。这些改变接近异型增生的范畴，不同的病理医生可能在其确切的分类上观点不一致

原位癌的标准[17]（图 2–59 和图 2–60）。遗憾的是，由于缺乏特定的诊断标准，在不同观察者之间的一致性差，对于预后影响缺乏有力的数据。尽管如此，尿路上皮异型增生被视为是一种癌前病变，有发展为原位癌的风险，需要临床随访[21]。

9. 尿路上皮原位癌

尿路上皮原位癌在平坦型尿路上皮非典型增生谱系的最终端，表现为高级别细胞学特征，核增大深染、排列紊乱、核分裂易见（图 2–61 至图 2–63）。在这些病例中，显著的非典型性及细胞核深染在低倍镜下（10×）就很明显，不过在小细胞性 CIS 或 CIS 的细胞成分部分 / 大部分脱落时，在低倍镜下可能不易觉察（图 2–64）。在低倍镜下，尿路上皮细胞极向消失也很明显，细

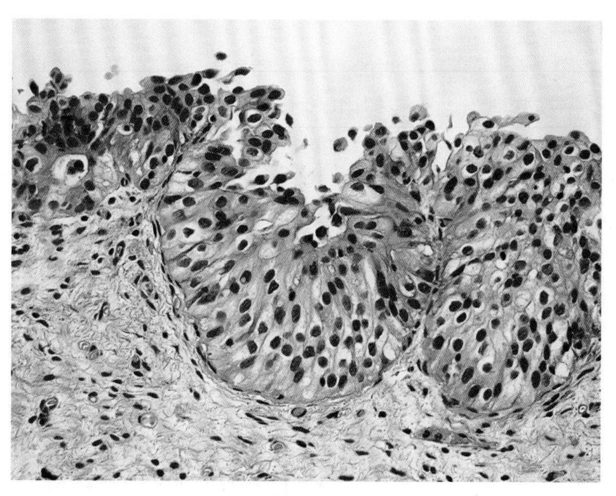

▲ 图 2–58　图 2–57 在高倍镜下显示散在分布的非典型细胞，周围细胞染色质细腻、偶见核沟

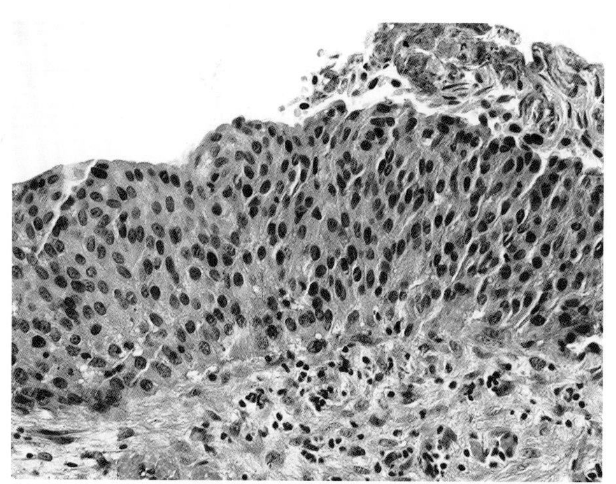

▲ 图 2–59　相较于意义未明的非典型增生，本例尿路上皮异型增生的非典型性、核深染和细胞极向的消失更加明显。对于这种类型的病变目前还没有明确的诊断标准，但由于其进展为原位癌的风险增加，当发现此病变时应当给予报告并提醒临床进行随访

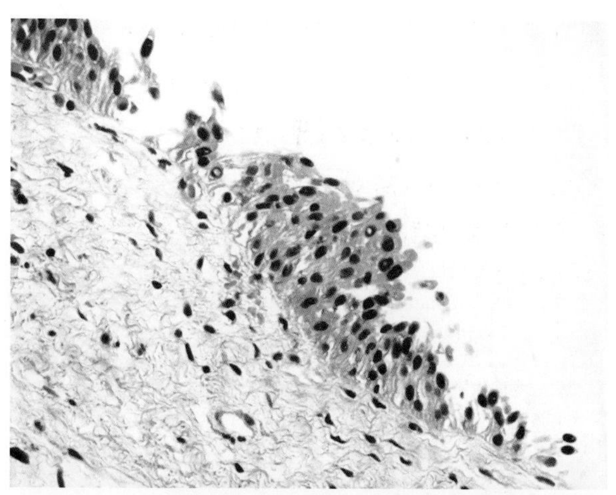

▲ 图 2–60　尿路上皮异型增生，可见细胞核深染、排列紊乱，但缺乏原位癌所见的细胞核增大及核分裂象增加。在尿路上皮非典型增生的谱系中，异型增生介于意义未明的非典型增生和原位癌之间

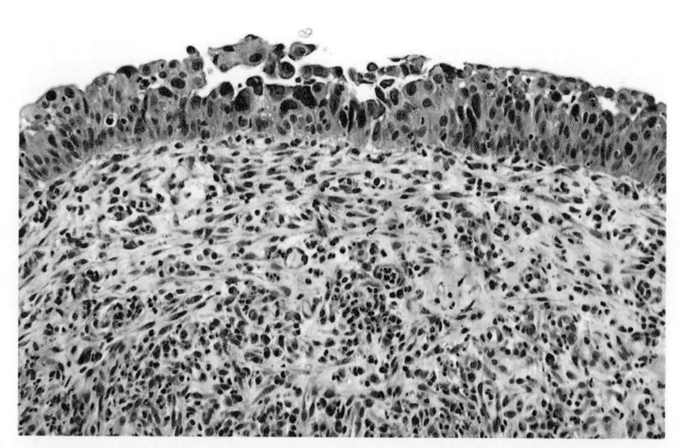

▲ 图 2–61　尿路上皮原位癌显示高级别的非典型性，在低倍镜下明显可见。细胞核深染、增大、核膜不规则，局灶细胞黏附性差

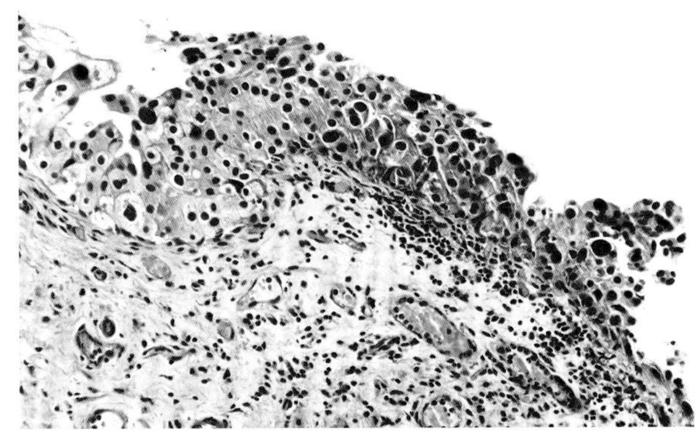

▲ 图 2-62 高倍镜下原位癌内深染的细胞本质是恶性细胞。染色质呈深黑色，甚至无法辨认染色质的模式，核仁不清楚

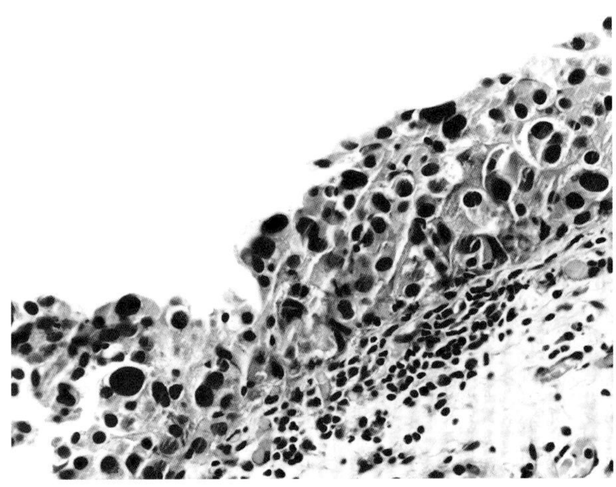

▲ 图 2-63 核增大是原位癌的诊断特征。图中最大的肿瘤细胞的体积达固有层中未活化的淋巴细胞的 5 倍以上

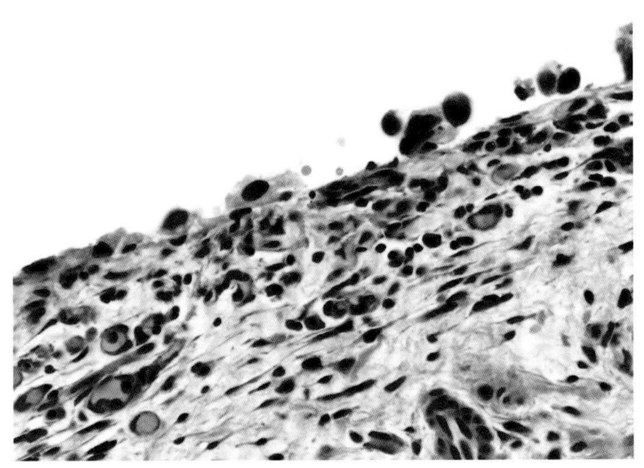

▲ 图 2-64 原位癌通常黏附性差，仅有少数恶性细胞仍会黏附于表面。尽管细胞稀少，但当它们满足原位癌（CIS）的诊断标准（深染，核增大）时，在细胞稀少的标本中仍然可诊断为 CIS

胞排列杂乱、分布不均匀（图 2-65 和图 2-66）。CIS 细胞缺乏黏附性，易于剥脱；细心的病理医生通过识别并仔细评估剥脱的尿路上皮可以察觉到可能的 CIS。CIS 形态学表现多样，包括大细胞伴 / 不伴核多形性、小细胞，以及剥脱或呈 Paget 样扩散[22]（图 2-67 至图 2-69）。值得注意的是，伞细胞层完好并不能排除 CIS 的可能性，尤其是在出现 Paget 样模式时。

经验与教训：尿路上皮原位癌（CIS）

- CIS 通常在 10× 镜下就很明显。如果要用更高倍镜来确定其异型性，那么它可能不是 CIS
- 相比之下，核的大小为未活化淋巴细胞的 4～5 倍，是诊断为 CIS 的有用标准；然而，小细胞型 CIS 也可存在
- 针对有表层剥脱的标本，需时刻留意 CIS；沿着边缘寻找局灶完整的尿路上皮，如果发现有任何可疑的特征需深切蜡块（图 2-70）
- 在表层剥脱的标本中，建议行尿液细胞学检查，有可能捕捉到从膀胱壁上脱落的黏附性差的 CIS 细胞

10. 尿路上皮异型增生 / 原位癌的免疫组化

一般来说，免疫组化在尿路上皮反应性改变和原位癌之间的鉴别诊断上并不完全可靠。然而，目前的研究已发现许多可能有价值的标志物用于辅助诊断。最常用的抗体包括 CK20、p53，有时还用到 CD44[22-24]。其他已经得到研究或被提出的标记包括 CK5/6、p16、AMACR、HER2、ProEx C、Ki-67 等[24-29]。

在最常用的免疫组化指标中，CK20 通常呈阴性或仅弱阳性，仅在良性或反应性上皮细胞中的表层表达，而全层阳性染色倾向于肿瘤性病变。CD44 则是在反应性增生的上皮呈全层染色，而在 CIS 中肿瘤细胞的染色强度较弱。p53 在正常或反应性上皮内呈弱至中等强度阳性（野生型），但弥漫强阳性或是全阴性 / “无”着色则更支持 CIS 的诊断[30]（图 2-71 和表 2-1）。

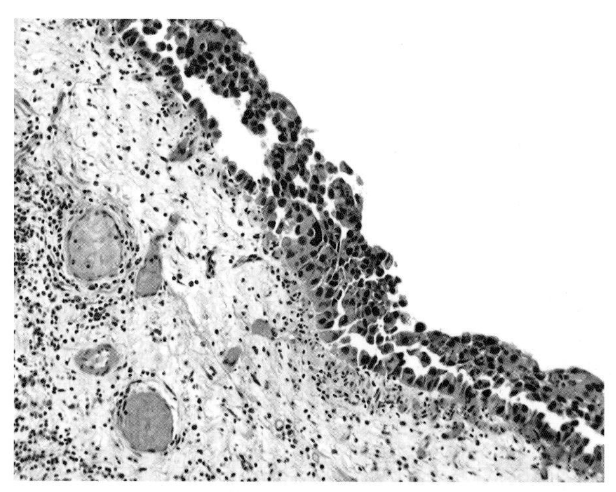

▲ 图 2-65　低倍镜下诊断原位癌的另一个线索是尿路上皮明显缺乏成熟分化并排列紊乱。低倍镜下，从基底到腔缘表面的细胞呈无序排列

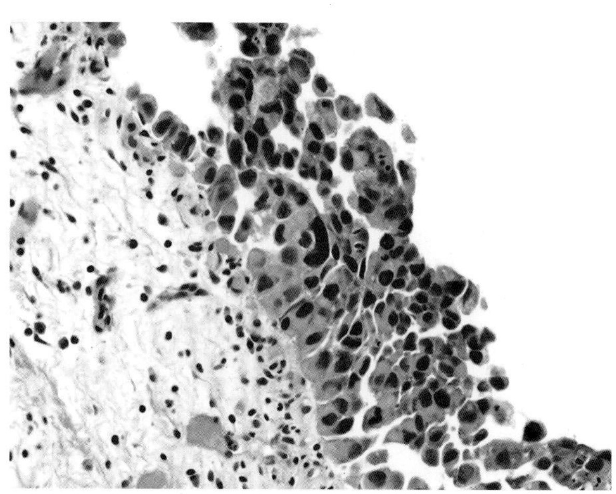

▲ 图 2-66　图 2-65 在高倍镜下示尿路上皮排列无序、杂乱，细胞具有显著异型性，核增大，核分裂象易见。细胞黏附性差，伞细胞层消失

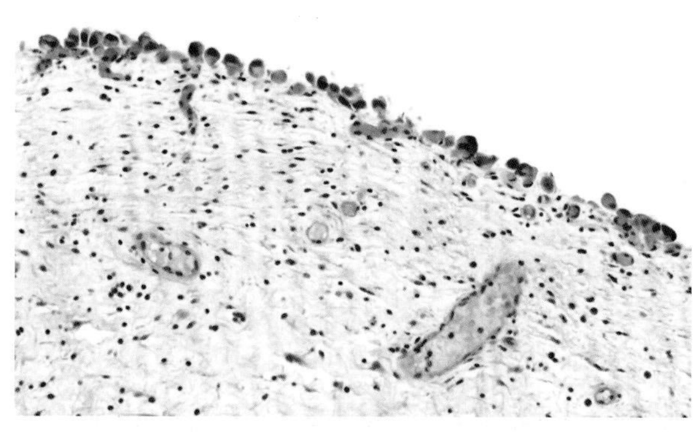

▲ 图 2-67　原位癌（CIS）可有多种形态学表现。图例显示小细胞型 CIS 呈贴附样生长。呈小而深染且黏附性较差的细胞，"悬吊"于固有层表面

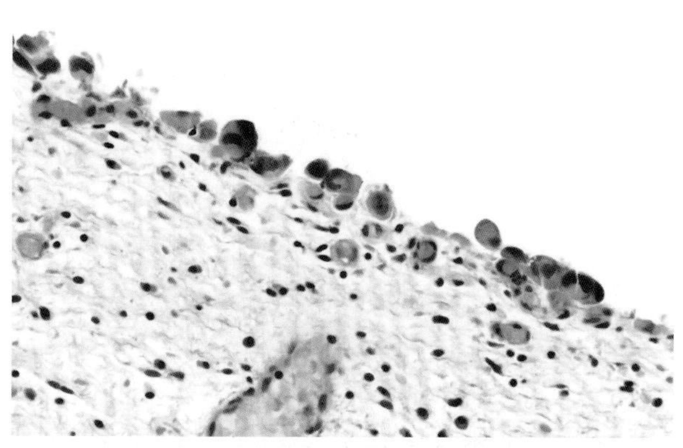

▲ 图 2-68　高倍镜下显示原位癌呈"悬吊"样特征，细胞从表面解离，局灶固有层裸露

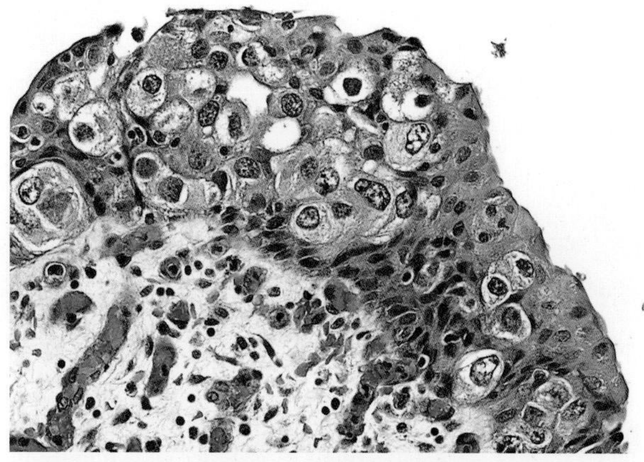

▲ 图 2-69　原位癌可能以 Paget 样方式扩散，恶性细胞呈单个或巢状浸润良性尿路上皮

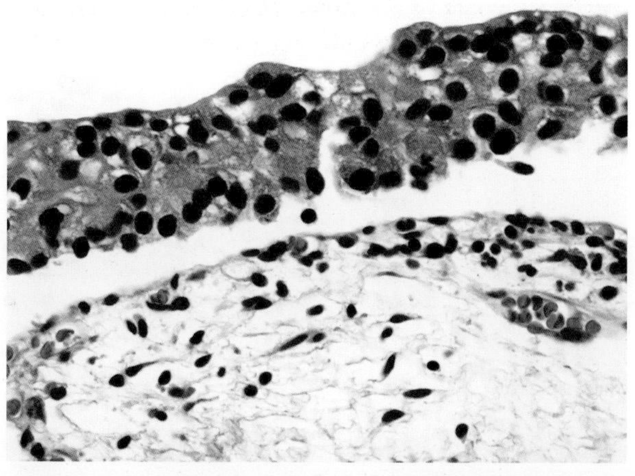

▲ 图 2-70　此图示原位癌（CIS）出现显著的剥脱，全层尿路上皮完全脱离下方的固有层。如果这种剥脱更彻底，或者活检标本更小，那么很有可能就会取不到 CIS 细胞。尿细胞学检查在怀疑 CIS 且上皮有剥脱的情况下是非常有帮助的

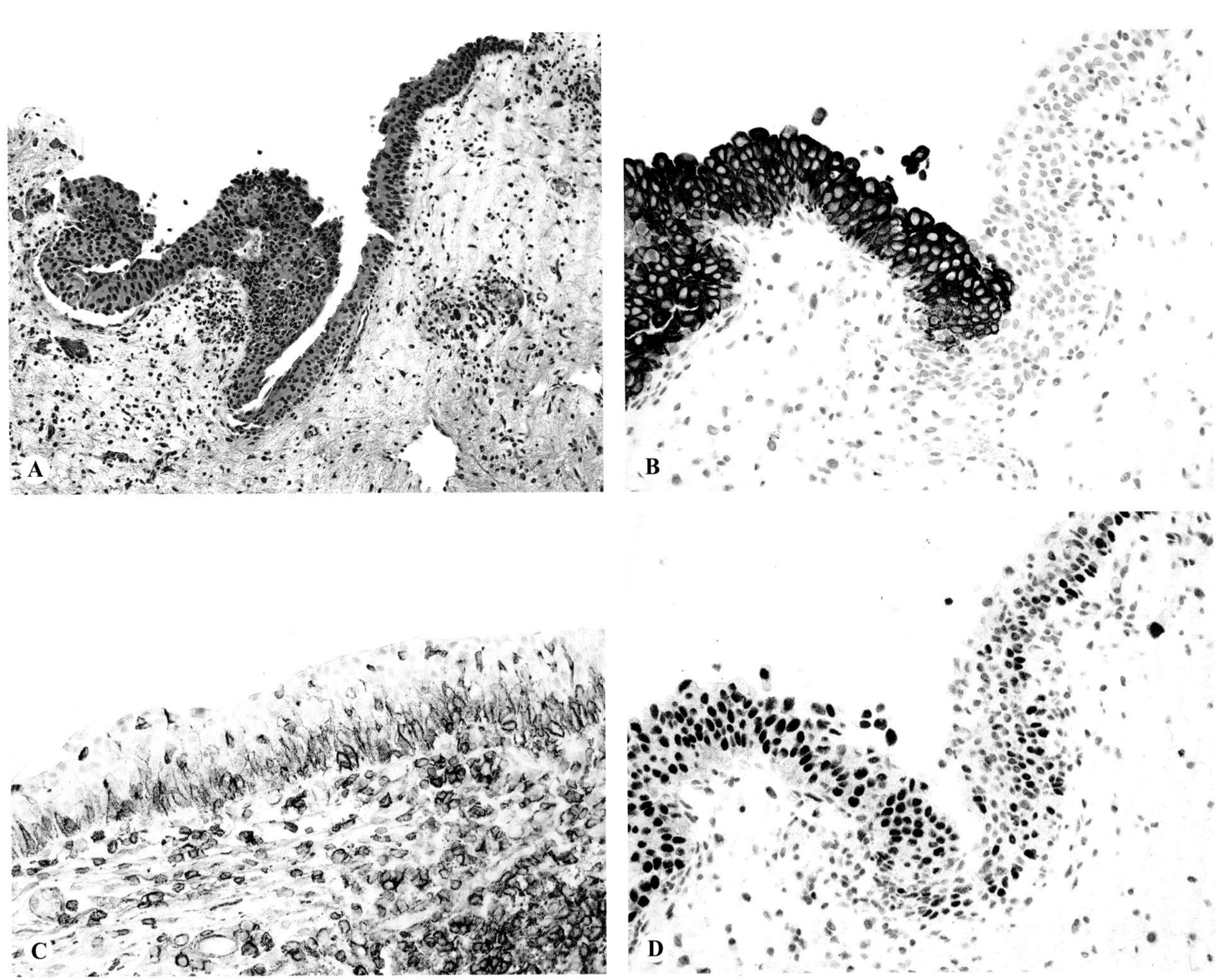

▲ 图 2-71　在某些情况下，免疫组化可以协助诊断形态学模棱两可的原位癌病例。**A.** 示尿路上皮非典型增生伴部分成熟，但存在大量深染的异型细胞（主要在图片左侧）。**B.** 可见 **CK20** 在非典型尿路上皮全层阳性，支持原位癌的诊断。同时可以注意到，在右侧的正常尿路上皮基本呈阴性，仅有伞状细胞层有很弱的阳性。**C.** 可见 **CD44** 在非典型增生区域未见全层阳性，支持原位癌的诊断。该图中未出现正常尿路上皮；在正常尿路上皮，**CD44** 理论上是上皮全层表达的（与 **CK20** 相反）。**D.** 可见在所有非典型尿路上皮细胞核 **p53** 呈弥漫性强阳性，再次支持诊断为原位癌。需要记住的是，这些免疫组化能在技术和结果解读上都具有挑战性，在某些患者中，免疫组化表达模式不一定具有诊断作用，因此 **HE** 形态学改变才是诊断原位癌的关键

表 2-1　用以区分 CIS 与反应性上皮的常见免疫组化模式

	CIS	反应性
CK20	全层阳性	阴性或仅表面伞细胞阳性
p53	所有异型细胞强阳性	强弱不等（取决于实验室技术）
CD44	异型细胞表达减弱	全层阳性

CIS. 原位癌

然而，这些标记可能由于技术原因或结果解读方面的问题使得结果不完全可靠，就某一位特定患者而言，其表达模式具有不确定性。例如，中等强度阳性的 p53 染色很难与弥漫强阳性染色相区分，一定程度上依赖实验室染色技术条件。在一项关于诊断困难并且使用免疫组化检查的病例研究中，结果显示既往无尿路上皮肿瘤史的患者甚少继续发展为尿路上皮癌，这表明仔细留意形态学和临床病史比免疫组化染色更重要[23]。

需要重视的是，在没有烧灼损伤的情况下，尿路上皮完全剥离时不应直接诊断为良性，而需提及其可能为剥脱的CIS，并建议行尿液细胞学检查[31, 32]（图2-72至图2-74）。

述评示例：裸露的尿路黏膜（见述评）

述评：黏附性差的原位癌细胞从固有层分离并剥落进入尿液中时，仅见缺乏尿路上皮披覆的裸露黏膜间质。尿液细胞学检查或是再次活检在这种情况下很有帮助

经验与教训：原位癌累及von Brunn细胞巢（VBN）

- 原位癌常累及VBN，表明原位癌朝下生长进入固有层，且是与表面相连的（图2-75和图2-76）
- 原位癌累及VBN常表现为中至大的圆形细胞巢团，缺乏明确的浸润性特征（无收缩假象、癌巢小或不规则，或者是单个的浸润细胞）

（二）膀胱乳头状病变：尿路上皮源性

膀胱乳头状病变表现为向外生长的乳头分

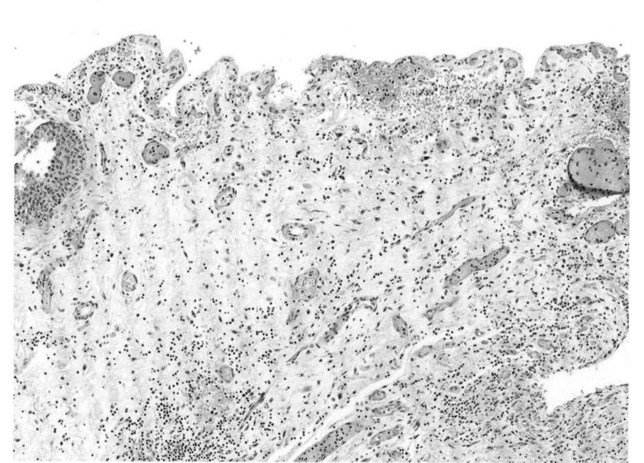

▲ 图2-72　另一例完全剥脱的尿路上皮高度疑为原位癌。在这些病例中，需要仔细检查表面是否存在极少数的异型细胞，并建议收集尿液进行细胞学检查

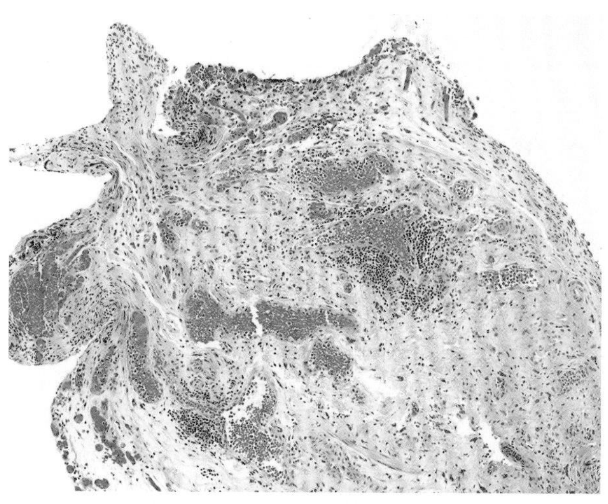

▲ 图2-73　局灶尿路上皮完全脱落，几乎不见异型尿路上皮细胞

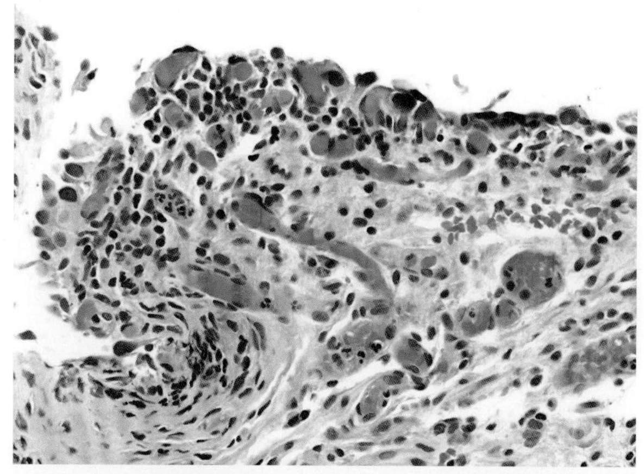

▲ 图2-74　在高倍镜下，图2-73中仅存的尿路上皮细胞呈高度非典型性伴核增大深染，符合原位癌的诊断

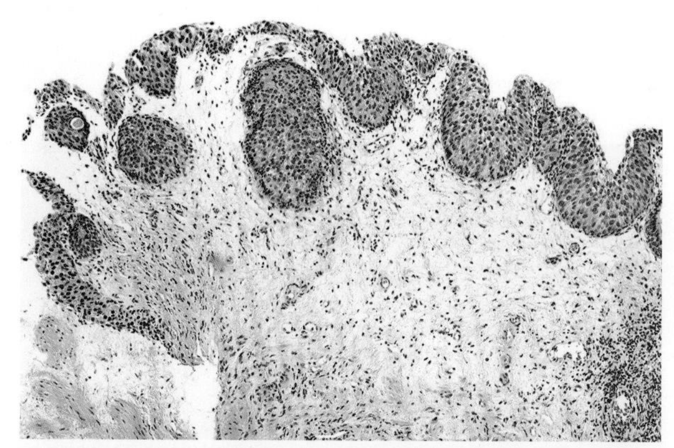

▲ 图2-75　原位癌常累及von Brunn细胞巢（VBN），可能会与浸润癌相混淆。VBN实际为表面尿路上皮向下生长，这种向下生长的恶性细胞与表面仍是相连续的，并不是浸润性生长

支，突向膀胱腔内，在膀胱镜检查中很容易发现。在诊断乳头状病变时，尤其是在组织学形态上难以判断是否为真性乳头状结构时，膀胱镜检查记录至关重要。有经验的泌尿医生会对病变的确切性质进行评价，使用诸如乳头状、息肉样、无蒂、低级别外观等词语。这些描述可以帮助确认组织学形态，或者在首次切片中无明确发现的情况下，促使病理医生对样本进行深切制片来进一步确认是否存在小的乳头状病变的可能。

1. 乳头状 / 息肉样膀胱炎

在讨论真性尿路上皮肿瘤之前，有必要留意乳头状肿瘤的良性类似病变。真正的乳头状肿瘤的定义是其存在真正的纤维血管轴心。在没有良好的乳头结构时，需要特别注意避免过度诊断为肿瘤。乳头状 / 息肉样膀胱炎就是这些鉴别诊断中的一个潜在陷阱[33]。息肉样膀胱炎的典型表现是尿路上皮黏膜和固有层出现宽大而水肿的黏膜皱襞（图 2–77）。与真正的乳头状肿瘤不同，其乳头状突起并非为伴有纤维血管轴心的细长形态。固有层明显水肿，常表现为显著浅染透亮区上漂浮着尿路上皮（图 2–78 和图 2–79）。上皮层及固有层内常见炎症细胞浸润（图

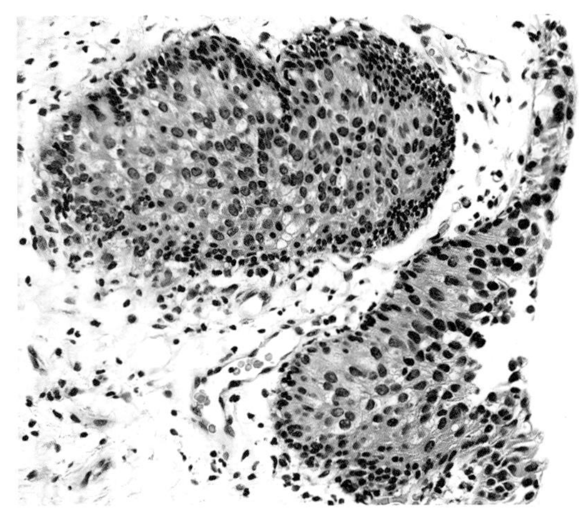

▲ 图 2–76 高倍镜下原位癌累及 von Brunn 细胞巢（VBN），肿瘤巢呈圆形，无回缩或不规则轮廓。原位癌细胞表现出比正常 VBN 中更大的异型性，核明显增大、深染

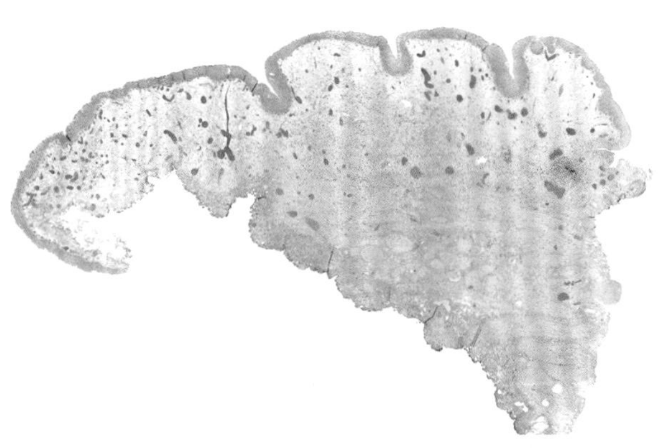

▲ 图 2–77 经尿道膀胱肿瘤切除术后全景切片扫描，示息肉样膀胱炎宽大的黏膜皱襞

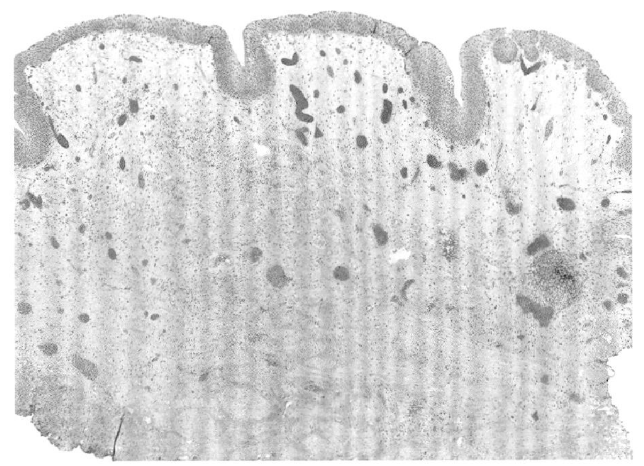

▲ 图 2–78 低倍镜下，宽大的皱襞及下方水肿的固有层是息肉样膀胱炎与真正的乳头状肿瘤相鉴别的特征

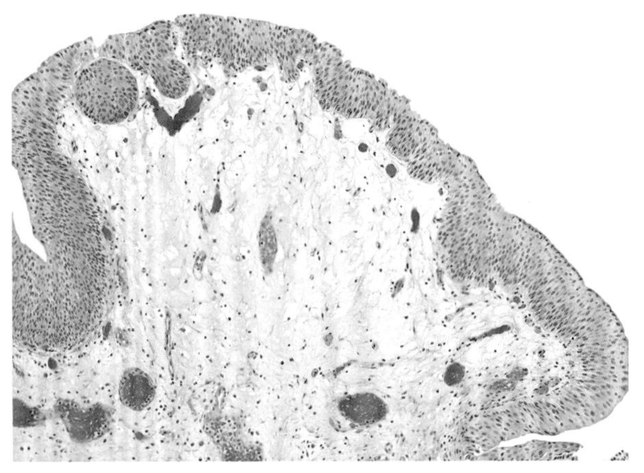

▲ 图 2–79 在更高倍镜下，息肉样膀胱炎的尿路上皮仅表现出轻微的反应性改变；固有层水肿苍白，向膀胱腔内突出

2–80）。这些病变多为炎性及反应性，一般可从病史中找到近期使用、留置导尿管或结石等临床记录。

经验与教训：息肉样膀胱炎

- 低倍镜下的线索包括宽大的皱襞，固有层苍白水肿伴炎症细胞浸润
- 被覆的尿路上皮可增厚并呈反应性改变；在这些情况下一般只会有轻微的非典型性
- 随着时间推移，息肉样膀胱炎由于炎症的消散，纤维组织收缩，使宽大的皱襞变为小的乳头分支，外观趋于乳头状（图 2–81 至图 2–83）
- 乳头状 / 息肉样膀胱炎的乳头分支缺乏真正的纤维血管轴心
- 识别其整体的炎症性背景对于明确诊断十分重要

2. 乳头状增生

尿路上皮乳头状增生为乳头状病变这一谱系的一种形式，也被 WHO 称为恶性潜能未定的尿路上皮增生。尽管这种病变也缺乏纤维血管轴心，但在小标本活检中也有可能会被考虑为真性肿瘤。乳头状尿路上皮增生的诊断仅用于在尿路上皮出现局限的皱襞或“帐篷状”宽基改变时。

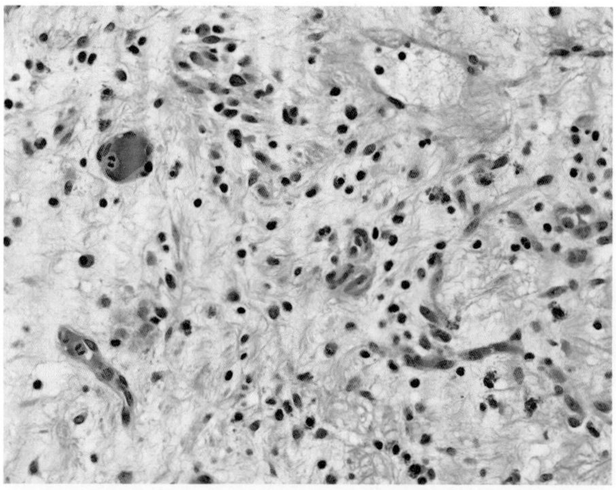

▲ **图 2–80　在大多数的息肉样膀胱炎中，固有层内易见慢性炎症浸润**

乳头状尿路上皮增生的黏膜皱襞呈波浪状起伏，导致上皮呈现波纹样外观（图 2–84）。尽管在皱襞的顶部可以出现毛细血管状的小血管，但仍缺乏真正的纤维血管轴心。乳头状尿路上皮增生可能是低级别乳头状尿路上皮癌的一种前驱病变，并且有报道和低级别乳头状尿路上皮癌相关，是一种“共存”病变[34, 35]（图 2–85）。在活检中，对于不能直接诊断为低级别乳头状尿路上皮癌的病变，应保留乳头状增生的诊断。

3. 良性尿路上皮乳头状瘤

前文已经讨论了关于乳头状肿瘤的类似病变，现在开始讨论真正的尿路上皮乳头状肿瘤。这些病变呈外生性改变，伴真性纤维血管轴心，被覆尿路上皮（图 2–86）。再次回到“备忘列表”，膀胱乳头状病变的诊断同样始于尿路上皮厚度的评估。一旦确认了乳头状结构，尿路上皮的厚度将为可能的诊断提供帮助。缺乏非典型性并具有正常厚度尿路上皮的乳头状病变被认为是良性的尿路上皮乳头状瘤。除了应具有形态良好的乳头状轴心外，乳头状瘤上皮的层数应和正常尿路上皮的厚度大致相同，为 5～7 层细胞，且不具有非典型性。低倍镜下，由于其细胞核小且胞质丰富呈透明状，尿路上皮乳头状瘤常呈淡红染或透

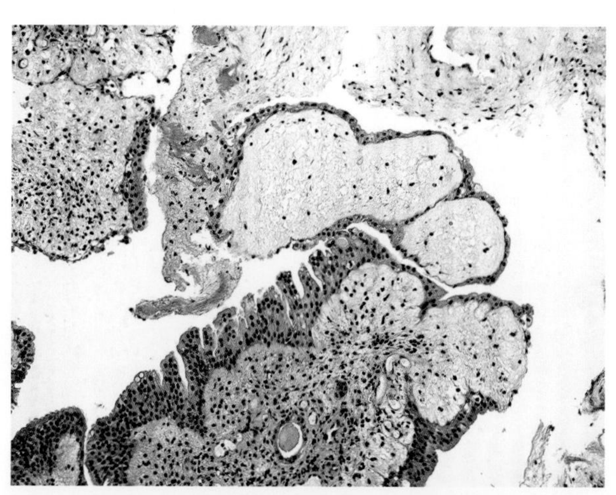

▲ **图 2–81　在病程较长的息肉样膀胱炎的病例中，宽大的黏膜皱襞会发生纤维化，更接近乳头状改变（体积变小、基底变窄）。这些改变不应与真正的乳头状病变相混淆。注意固有层水肿和慢性炎症在本例中仍然显著**

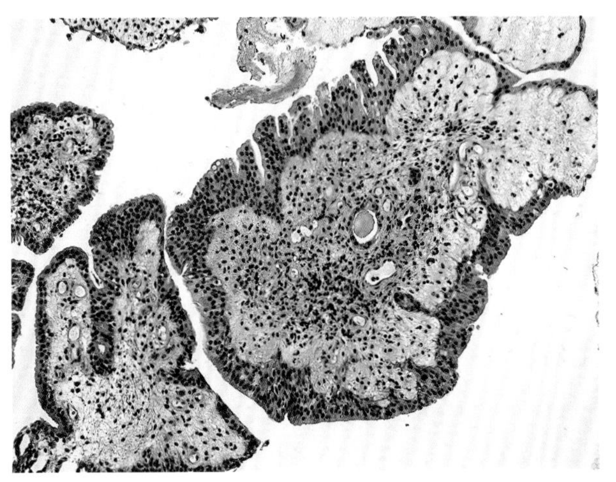

▲ 图 2-82 更高倍镜下，息肉样 / 乳头状膀胱炎分支缺乏纤维血管轴心；相反，它表现为有收缩和纤维化的分支，伴固有层水肿和炎症

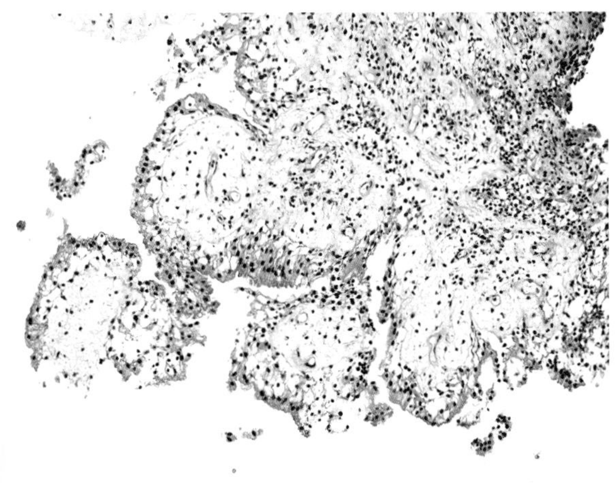

▲ 图 2-83 另一例息肉样 / 乳头状膀胱炎伴固有层水肿和慢性炎症。虽然在本例中乳头状分支较为复杂，但其整体呈反应性 / 炎症病变

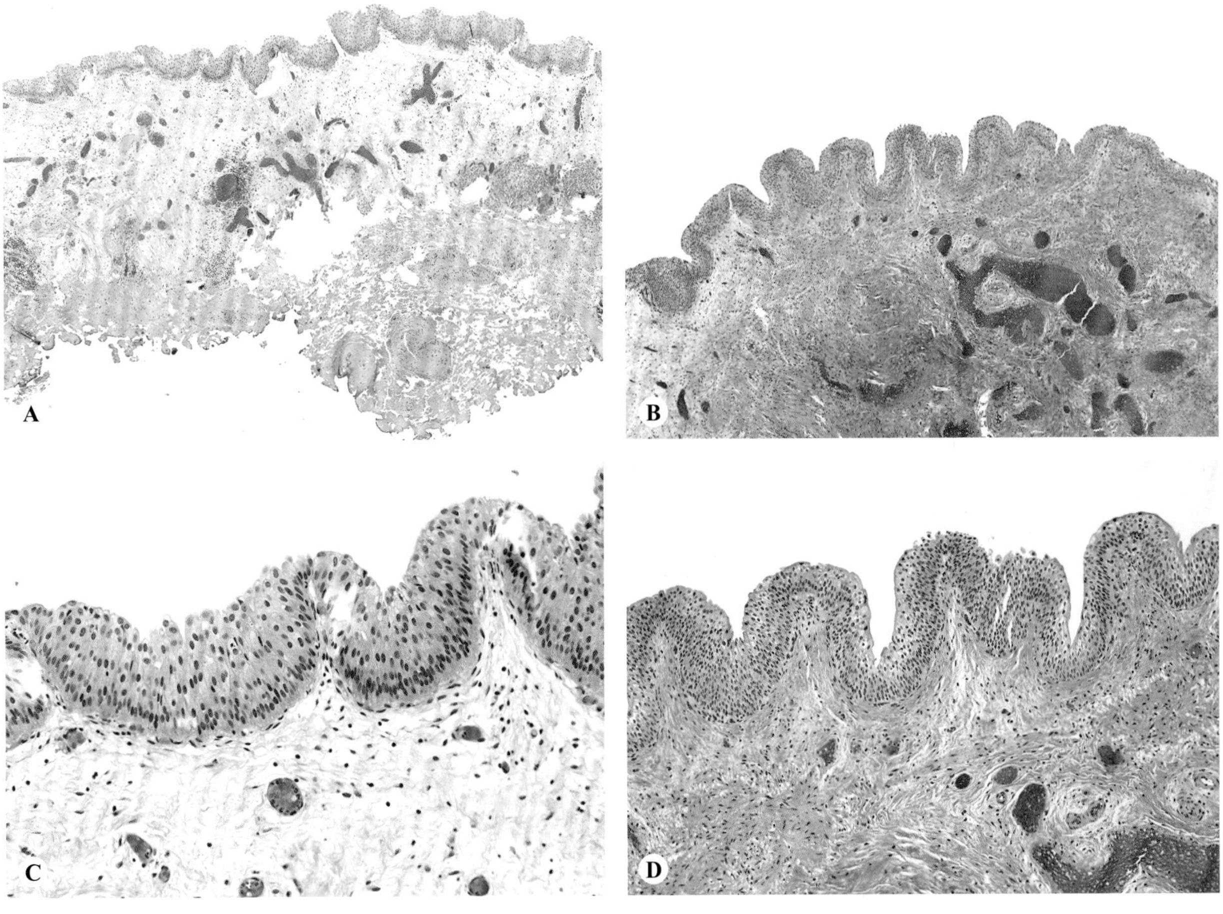

▲ 图 2-84 **A** 和 **B.** 示低倍镜下乳头状增生呈波浪状起伏，或者“波纹状”的尿路上皮表面。尽管有极少数的小血管开始长入被顶起的上皮内，但未形成独立的乳头状分支。**C** 和 **D.** 在更高倍镜下明确显示此病变缺乏纤维血管轴心。被覆的尿路上皮轻度增厚，仅表现出轻微的非典型性。乳头状尿路上皮增生可能是低级别乳头状尿路上皮癌的一种癌前病变，并且被认为和低级别乳头状尿路上皮癌相关，两者为“共存病变”

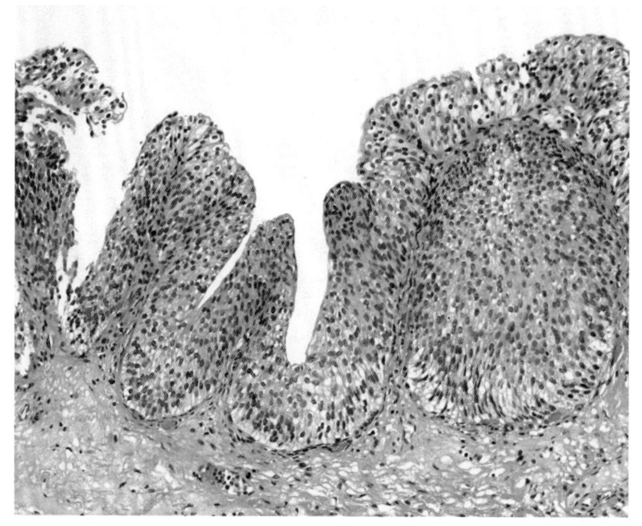

◀ 图 2-85　高倍镜下乳头状增生的尿路上皮增厚，伴轻度非典型性。乳头状增生可能会毗邻低级别乳头状尿路上皮癌（“共存”病变），或者与乳头状病变无关。在小活检标本时，如未见相关低级别乳头状尿路上皮癌同时存在，应保留乳头状增生的诊断

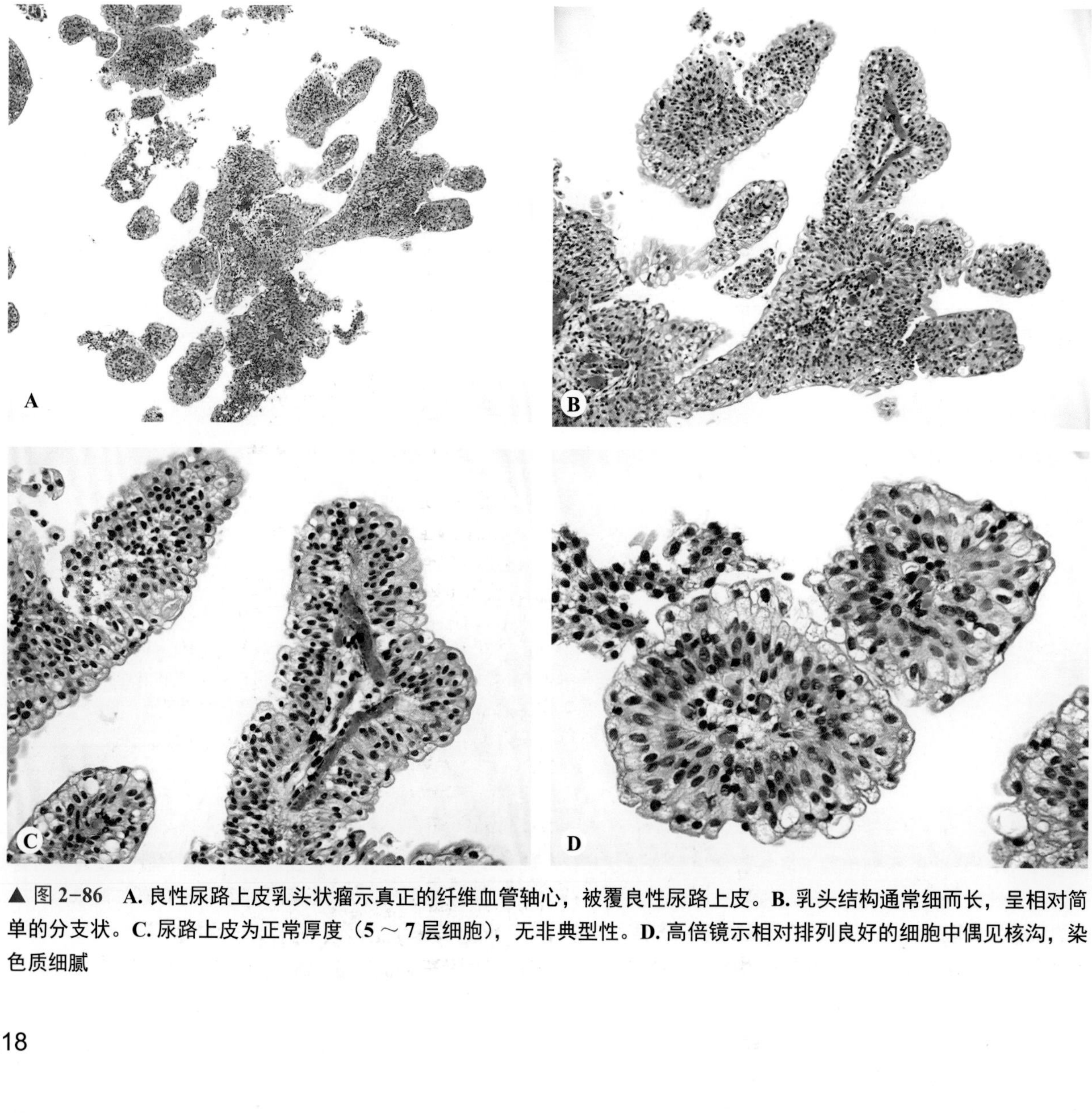

▲ 图 2-86　**A.** 良性尿路上皮乳头状瘤示真正的纤维血管轴心，被覆良性尿路上皮。**B.** 乳头结构通常细而长，呈相对简单的分支状。**C.** 尿路上皮为正常厚度（5 ～ 7 层细胞），无非典型性。**D.** 高倍镜示相对排列良好的细胞中偶见核沟，染色质细腻

亮（图 2-87 和图 2-88）。如果将其展平，乳头状瘤的尿路上皮形态与膀胱的良性尿路上皮相同（图 2-89）。其乳头状结构通常细而长，此特征通常会被记录在膀胱镜检查记录中，使泌尿医生作出乳头状瘤或是“低级别外观”的判断。良性乳头状瘤的患者通常比诊断为乳头状癌的患者年轻，并且很少进展到更高级别的疾病[36, 37]。

4. 低度恶性潜能的尿路上皮乳头状瘤

伴有尿路上皮层次增多的乳头状病变需鉴别多种病变。根据备忘列表，一旦确认尿路上皮层次增多，超出良性尿路上皮乳头状瘤的标准时，下一步便是评估是否存在非典型性。上皮层次增多的乳头状病变，伴有轻微非典型性和轻度结构紊乱的最好分类为低度恶性潜能的尿路上皮乳头状瘤（papillary urothelial neoplasm of low malignant potential，PUNLMP）（图 2-90）。低倍镜下，相较于良性乳头状瘤，本病的细胞嗜酸性稍增强，胞质也不如乳头状瘤那么透亮。由于尿

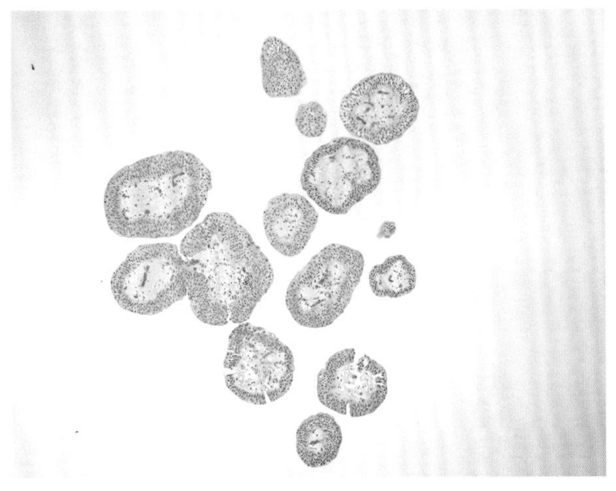

▲ 图 2-87　另一例良性尿路上皮乳头状瘤，纤维血管轴心垂直于乳头长轴。总体呈轻度嗜酸性、浅染的乳头状肿瘤

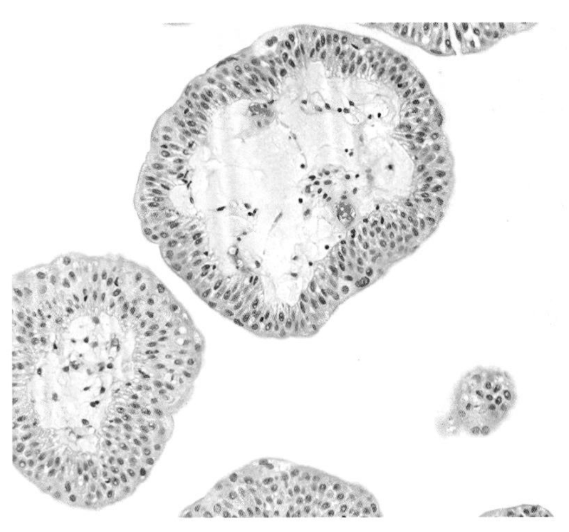

▲ 图 2-88　为图 **2-87** 中的同一病例，在高倍镜下，尿路上皮细胞温和、极向良好，未见异型性，符合良性尿路上皮乳头状瘤

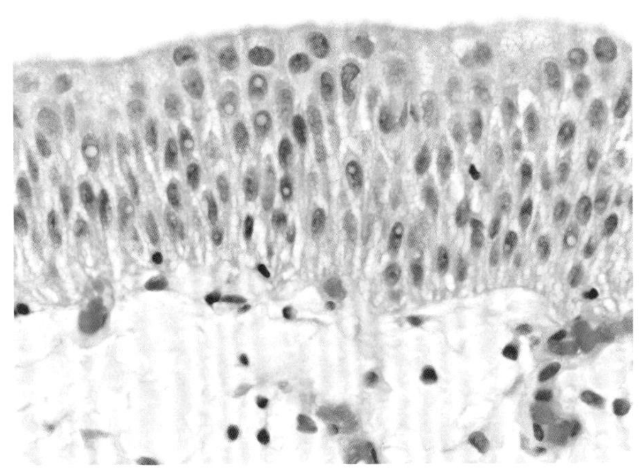

▲ 图 2-89　为图 **2-87** 中乳头状瘤某一区域的高倍镜视野，如果将尿路上皮展平，将与正常的膀胱被覆上皮完全相同

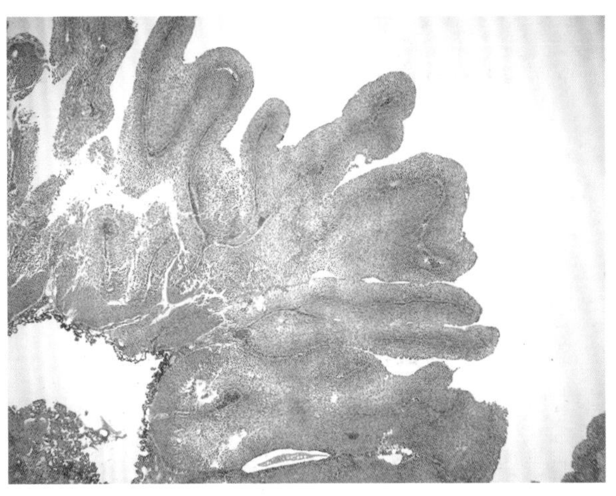

▲ 图 2-90　低倍镜下的低度恶性潜能的尿路上皮乳头状瘤。注意观察，即使在低倍镜下也可见尿路上皮增厚，其乳头状分支也没有在乳头状瘤中所见的那么纤细

路上皮增厚，乳头状分支显得相对欠细长，外观略显粗短（图 2–91）。高倍镜下，可以通过核轻度增大、核沟缺失和部分细胞深染来识别细胞异型性，核分裂象不常见，且多定位于基底（图 2–92）。PUNLMP 的低倍镜下整体印象为嗜酸性的“粗短”的乳头状肿瘤，乳头结构不如良性尿路上皮乳头状瘤纤细（图 2–93 至图 2–95）。约 20% 的 PUNLMP 患者可出现复发，可能为 PUNLMP、低级别乳头状尿路上皮癌，罕见情况下甚至进展至高级别乳头状尿路上皮癌[38]。

5. 低级别乳头状尿路上皮癌

在上述病变的基础上，细胞异型性的程度进一步增加，乳头状病变伴尿路上皮增厚，核明显增大，散在的深染细胞，偶见的核分裂象，则符合低级别乳头状尿路上皮癌（图 2–96）。低级别乳头状尿路上皮癌的尿路上皮增厚，乳头状分支

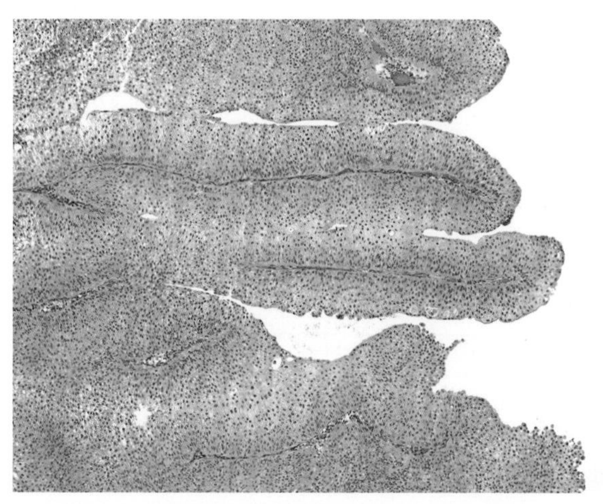

▲ 图 2–91　低度恶性潜能的尿路上皮乳头状瘤中可见形态良好的纤维血管轴心，表面为增厚的尿路上皮。其与良性尿路上皮乳头状瘤的鉴别要点在于尿路上皮层次增多、变厚；与低级别乳头状尿路上皮癌的鉴别要点在于细胞异型性的程度

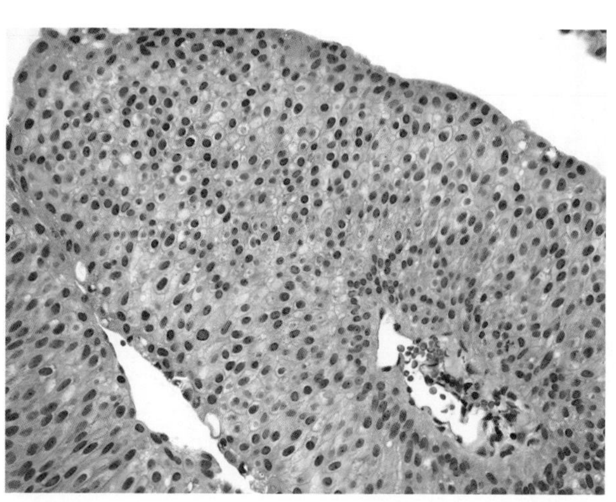

▲ 图 2–92　高倍镜下，低度恶性潜能的尿路上皮乳头状瘤的尿路上皮除了增厚外，还可见散在的异型细胞伴有核深染和增大。核分裂象罕见

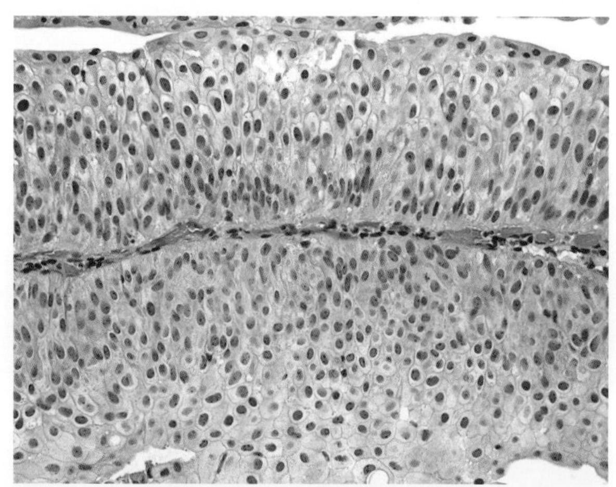

▲ 图 2–93　水平方向的低度恶性潜能的尿路上皮乳头状瘤（**PUNLMP**）图像，显示尿路上皮增厚和散在非典型细胞。与图 **2–89** 中水平的乳头状瘤的尿路上皮层相比，**PUNLMP** 不像乳头状瘤那样接近正常的尿路上皮

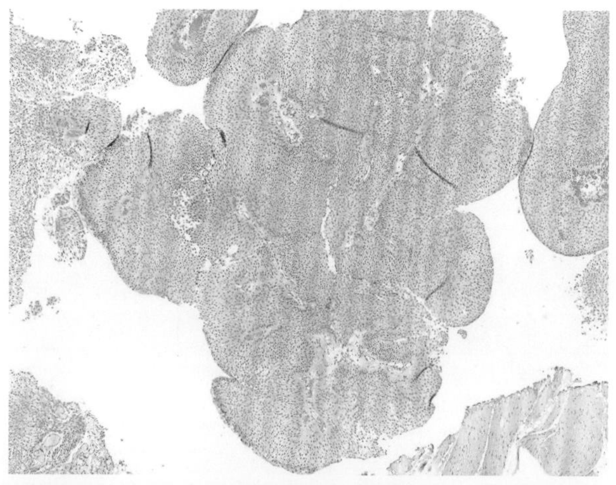

▲ 图 2–94　另一例低度恶性潜能的尿路上皮乳头状瘤，低倍镜下的特征为相对“粉染”，尿路上皮增厚、粗短的乳头分支。与良性尿路上皮乳头状瘤相比，此病变的乳头显得没那么纤细

更为粗大，在低倍镜下和 PUNLMP 有很大程度的重叠，但不同于乳头状瘤（图 2–97）。此类病变通常呈相对嗜酸性，这是由于细胞具有丰富的嗜酸性胞质，核质比相对正常。低倍镜下不同于高级别乳头状尿路上皮癌，后者常呈嗜碱性外观。在低级别尿路上皮癌中开始出现中等程度的结构异常。PUNLMP 中的细胞核长轴仍保持相对垂直于基底的方向，而在低级别肿瘤中则开始看到核的“转向”，即其长轴开始向基底方向倾斜甚至相平行（图 2–98 至图 2–100）。在低级别肿瘤中，应当很容易识别出显著核增大、深染、无核沟、核分裂象增加的细胞，而这些细胞在 PUNLMP 中不常见或难以识别（图 2–101 和图 2–102）。低级别乳头状尿路上皮癌具有相对一

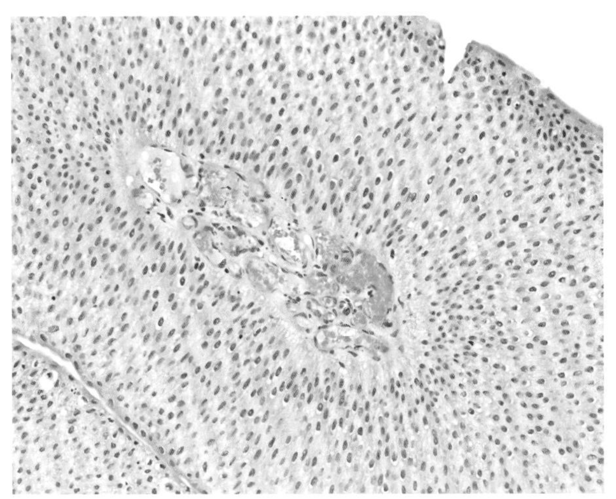

▲ 图 2–95　为图 **2–94** 的高倍视野，示尿路上皮明显增厚（**20**～**24** 层细胞厚度）。细胞的异型性比图 **2–90** 至图 **2–92** 中的低度恶性潜能的尿路上皮乳头状瘤小，但其尿路上皮增厚，不符合良性尿路上皮乳头状瘤

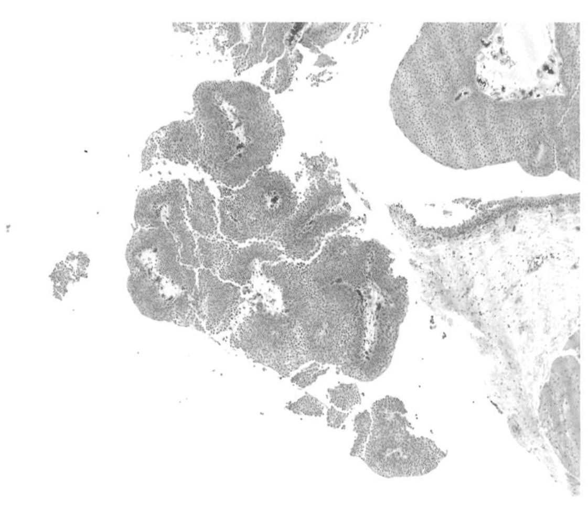

▲ 图 2–96　低倍镜下，低级别乳头状尿路上皮癌尿路上皮增厚，外观较低度恶性潜能的尿路上皮乳头状瘤嗜酸性更强

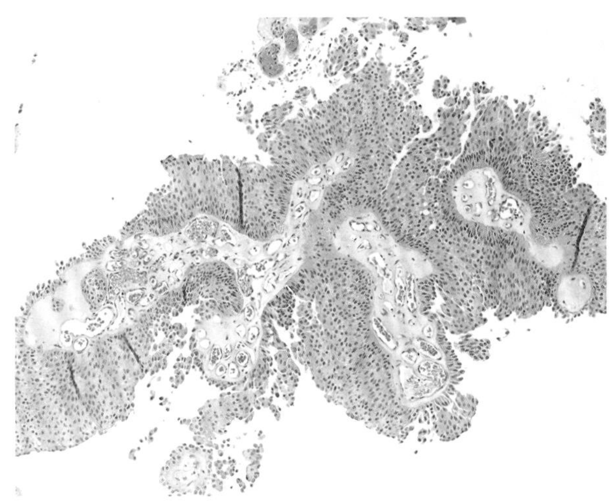

▲ 图 2–97　此例低级别乳头状尿路上皮癌可见结构良好的纤维血管轴心，并伴有增厚的尿路上皮以及更复杂的分支。低倍镜下，与乳头状瘤细长的分支相比，这些乳头会显得更为短粗

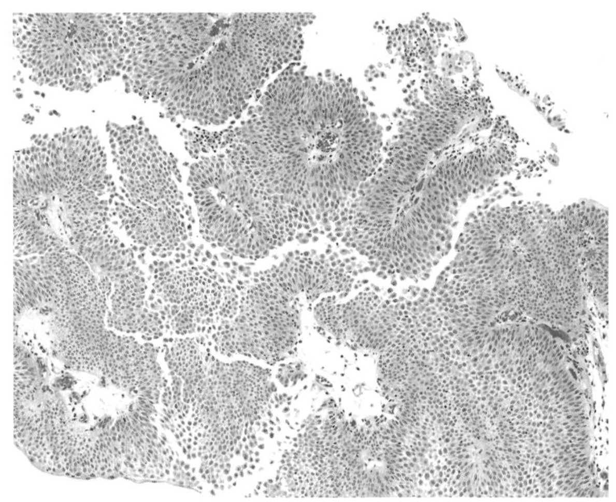

▲ 图 2–98　低级别乳头状尿路上皮癌在中倍镜下显示尿路上皮细胞极向中度扭转，伴散在的非典型细胞。对细胞极向的评估应当在切面方向良好的乳头结构进行，如图中 **12** 点钟方向。右下角出现的斜切面会造成尿路上皮排列紊乱的假象

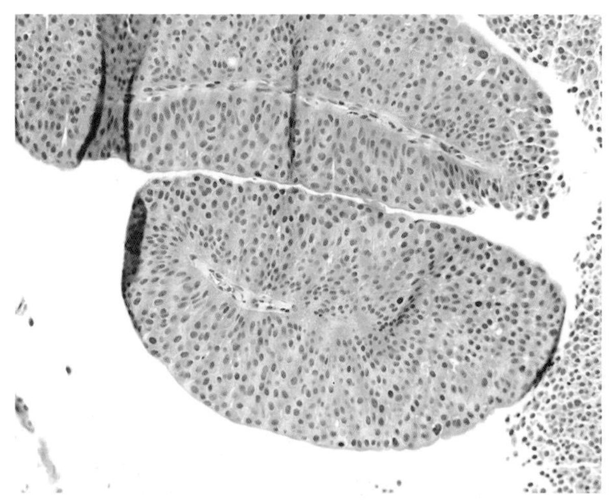

▲ 图 2-99　在高倍镜下，一个角度良好的乳头结构显示散在的细胞核极向缺失。其细胞核的长轴不再指向同一个方向，朝向开始偏离。这一发现有助于诊断低级别乳头状尿路上皮癌

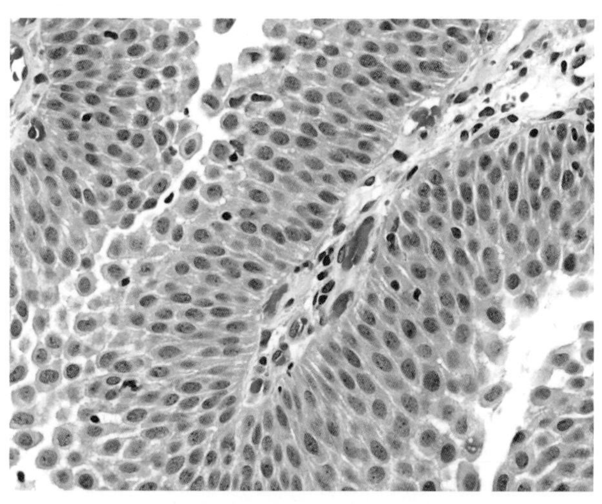

▲ 图 2-100　更高倍视野显示低级别乳头状尿路上皮癌轻微的极向紊乱。大多数细胞核的长轴垂直于表面排列，但也有相当数量的散在细胞排列方向与之偏离

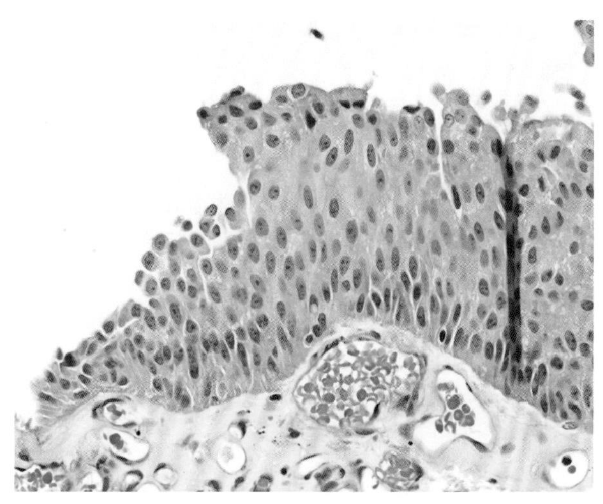

▲ 图 2-101　在低级别乳头状尿路上皮癌中，尿路上皮细胞缺少核沟，拥有更多块状的染色质，部分细胞核仁明显，易见明显增大的细胞核。核分裂象少见，但多于低度恶性潜能的尿路上皮乳头状瘤

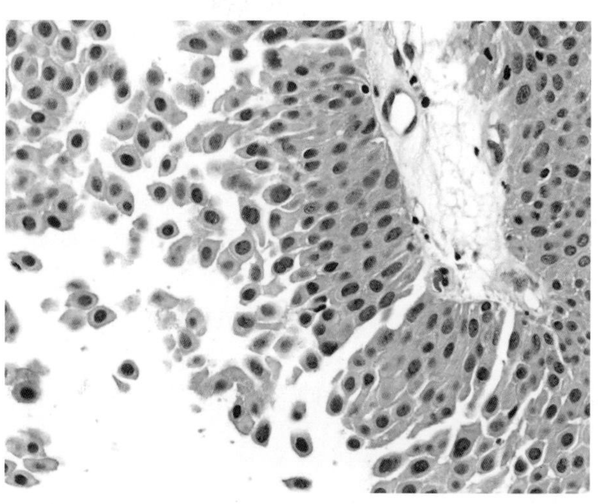

▲ 图 2-102　另一例低级别乳头状尿路上皮癌，可见大量细胞核增大、深染、核膜不规则，部分细胞仍保留嗜酸性胞质

致的膀胱镜外观，膀胱镜一般评价为“低级别外观”的乳头状肿瘤。在膀胱镜发现乳头状肿瘤时，只要被覆的非典型尿路上皮具有真性纤维血管轴心，即便仅有少量活检组织也可以诊断为低级别乳头状尿路上皮癌（图 2-103 和图 2-104）。

6. 高级别乳头状尿路上皮癌

接上文继续讨论乳头状肿瘤的谱系，高级别乳头状尿路上皮癌表现出重度的非典型性和明显的结构紊乱。低倍镜下，肿瘤更为嗜碱性，常伴长而钝的乳头状结构，分支复杂，无须高倍镜便可观察到细胞异型性（图 2-105 和图 2-106）。细胞的核质比增大，细胞核深染，染色质块状，核膜不规则（图 2-107 和图 2-108），核分裂象易见，可出现在尿路上皮全层（图 2-109）。诊断高

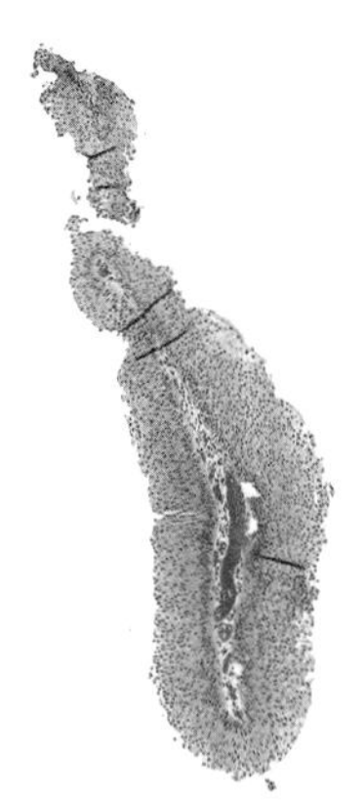

▲ 图 2-103　虽然此例活检仅显示一个乳头状结构，但纤维血管轴心明显，因此，在膀胱镜提示存在乳头状肿物的情况下，可以诊断为乳头状肿瘤

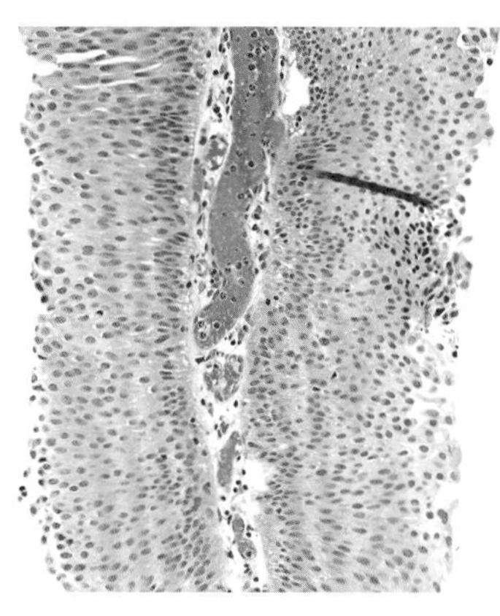

▲ 图 2-104　图 **2-103** 中乳头状肿瘤的高倍视野，示尿路上皮增厚伴散在异型性，符合低级别乳头状尿路上皮癌

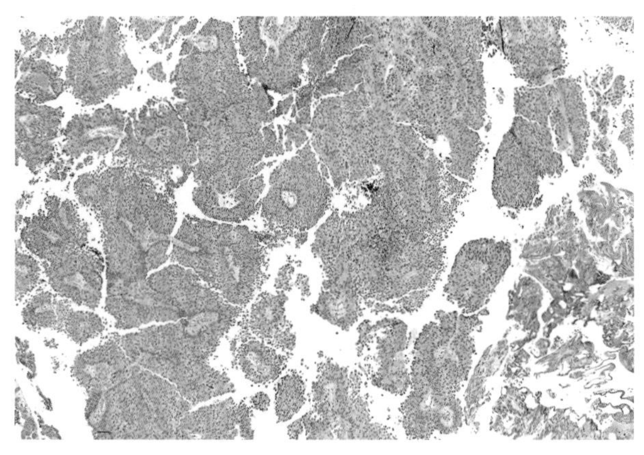

▲ 图 2-105　高级别乳头状尿路上皮癌在低倍镜下为嗜碱性（蓝染），这是因为其高级别异型细胞的核质比增大。背景中明显可见大而深染的细胞，所以即使是在低倍镜下细胞异型性也很明显

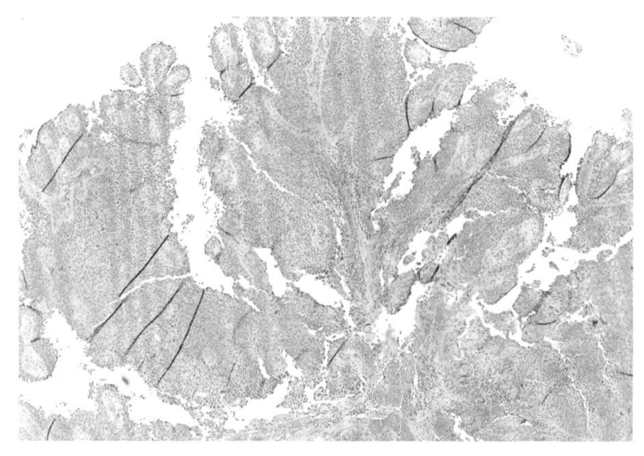

▲ 图 2-106　在高级别乳头状尿路上皮癌中，乳头结构粗而钝、具有真性纤维血管轴心，并可见复杂分支

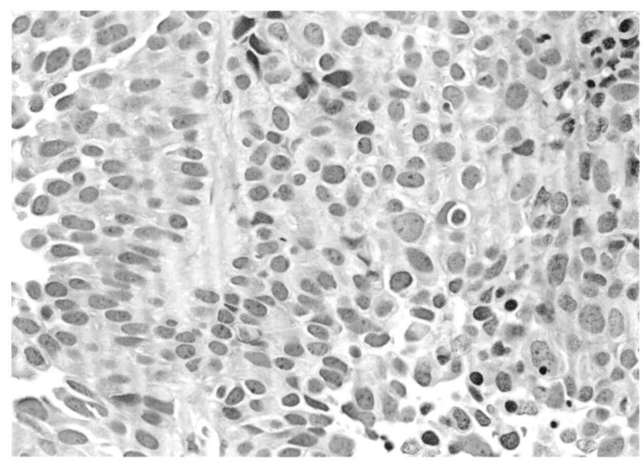

▲ 图 2-107　高倍镜下，高度异型性表现为显著的核多形性及核增大，核质比增大使得肿瘤呈嗜碱性，染色质不规则粗块状，而非均匀分布

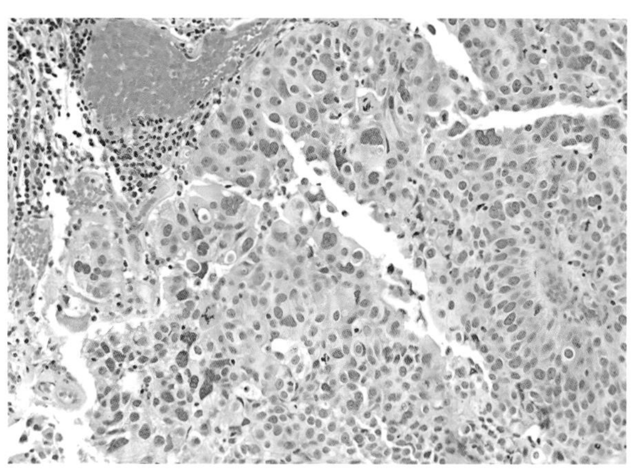

▲ 图 2-108　重度的核异型性是高级别乳头状尿路上皮癌的标志，常在低倍镜下即可见。视野中央可见大而怪异的细胞核，散在分布于其他异型性稍逊的高级别细胞的背景中

级别乳头状尿路上皮癌细胞的异型程度应与原位癌程度相当；可以假想将高级别乳头状尿路上皮癌的乳头结构展平，它的形态和原位癌相同。

与原位癌一样，高级别乳头状尿路上皮癌也具有剥脱的倾向，黏附性差。正因如此，间质裸露的乳头可以单独出现，也可以在明显的高级别乳头状尿路上皮癌中出现（图 2–110）。与诊断原位癌同理，仔细检查这些裸露的纤维血管轴心对于识别局灶的高级别病变区域至关重要（图 2–111）。

经验与教训：内翻性生长模式

- 明显的内翻性生长模式可出现在任何乳头状病变，包括内翻性乳头状瘤和任何级别的乳头状尿路上皮癌
- 识别到任何外生性的成分均可排除内翻性乳头状瘤的诊断
- 内翻性生长模式与浸润不同，前者尿路上皮巢大而膨胀，且缺乏间质反应及收缩假象

当肿瘤呈旺炽的内翻性生长时，易混淆为浸润[39, 40]。因为高级别乳头状肿瘤本身发生浸润的风险就高，故更容易误判为浸润。一些组织学改变可以帮助避免这个诊断陷阱。首先，诊断乳头状肿瘤必须具有真性外生性乳头状分支，以排除内翻性乳头状瘤（图 2–112）。内翻性生长模式（非浸润性）呈宽基底的、圆形尿路上皮内陷灶，与表面的尿路上皮外观相似（图 2–113）。尽管尿路上皮并没有真正的基底膜，但固有层内的圆形细胞巢具有清晰的粉染的轮廓，使其外观看起来很平滑。内陷的尿路上皮处的组织结构常常保留，仍显示模糊的极向。周围间质缺乏促结缔组织增生反应。而评判浸润的标准则如前文所述：不规则的小巢伴有锯齿状的浸润性边界，可伴有纤维组织增生[39]。

备忘列表：系统性评价内翻性尿路上皮病变的方法

- 病变是否显示有真性外生性乳头状成分
  - 如果有→真性乳头状病变（乳头状瘤、低度恶性潜能的尿路上皮乳头状瘤、乳头状癌）
  - 如果无→考虑为旺炽性 von Brunn 细胞巢（VBN）、内翻性乳头状瘤或内翻性生长的尿路上皮癌
- 病变中内翻的成分是否具有细胞学异型性
  - 如果有→乳头状癌
  - 如果无→ VBN，内翻性乳头状瘤
- 病变是否侵及固有肌层
  - 如果有→乳头状癌

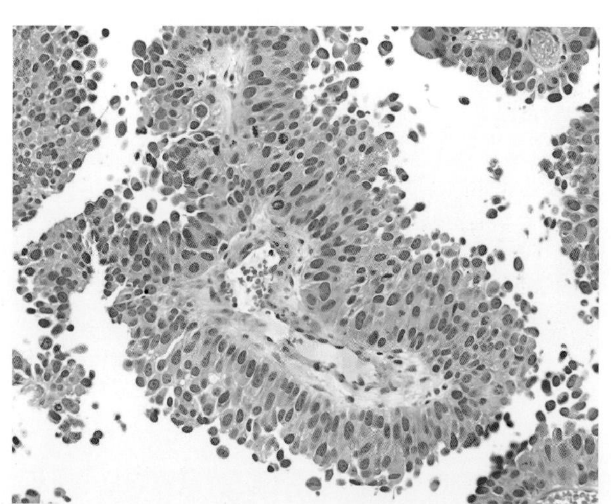

▲ **图 2–109　在高级别乳头状尿路上皮癌中，核分裂象易见并可出现在尿路上皮全层。病理性核分裂象（环状、三极）也很常见**

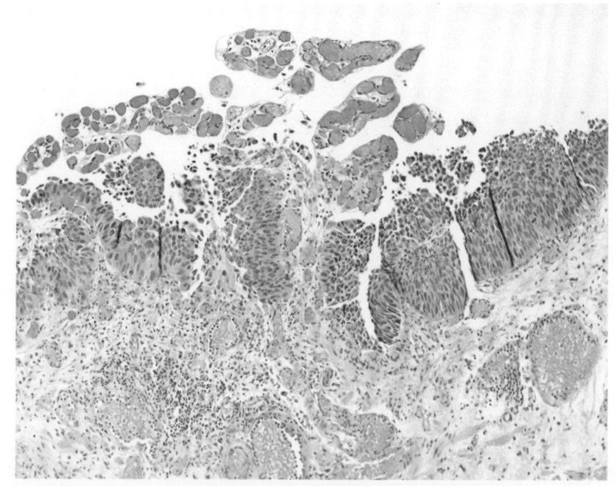

▲ **图 2–110　本图顶部可见裸露的纤维血管轴心，周围有大量的高级别尿路上皮癌，因此可确定诊断**

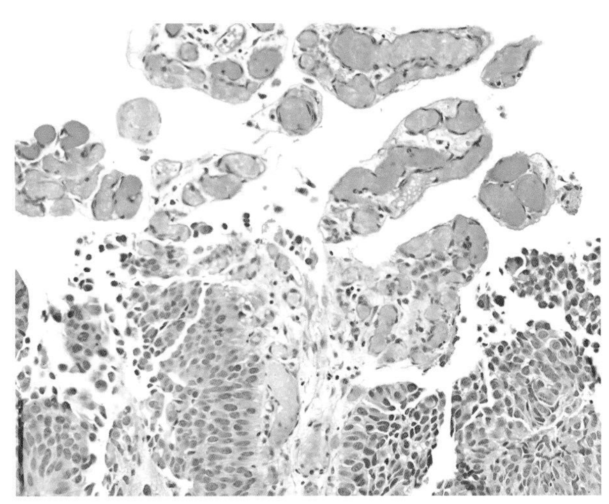

▲ 图 2-111 高倍镜下裸露的纤维血管轴心。假设一例活检仅取样到了本图的上半部分的组织，则极易漏诊高级别乳头状尿路上皮癌。故当看到裸露的纤维血管轴心时，应记得仔细地查找有无脱落的高级别（异型）细胞

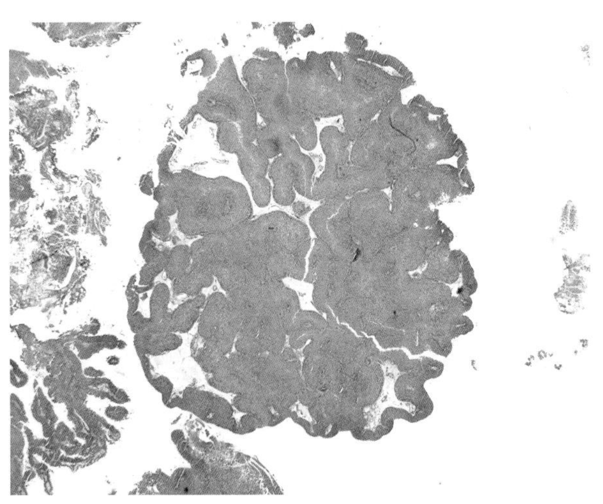

▲ 图 2-112 低级别乳头状尿路上皮癌伴有内翻性生长模式。注意图像的左下角有结构良好的外生性乳头状轴心，排除了良性内翻性尿路上皮乳头状瘤的诊断

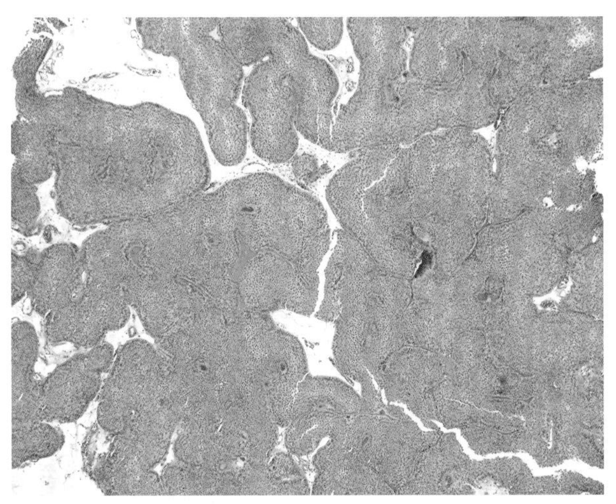

▲ 图 2-113 高倍镜下，在此例非浸润性低级别乳头状尿路上皮癌中，其内翻性成分突入固有层内，呈圆形、轮廓平滑，未见间质反应及收缩假象

（三）膀胱乳头状病变：非尿路上皮源性

1. 肾源性腺瘤

膀胱的非尿路上皮源性乳头状病变可呈多种形态学外观，有些和乳头状尿路上皮病变的外观类似。肾源性腺瘤是一种反应性病变，由脱落的肾小管上皮细胞植入或陷入受损的尿路上皮导致[41]。仔细检查尿路上皮是否受损或有炎症，特别是曾有 TURBT 术史、导尿史或结石病史，对于识别和正确诊断这些病变至关重要。对于有炎症和上皮剥脱的区域，诊断小的乳头状尿路上皮癌前需注意排除肾源性腺瘤的可能。

肾源性腺瘤形态学上可能主要表现为管状，再现了肾小管的形态，但也可能有显著的乳头状成分。这种乳头状外观可能类似乳头状尿路上皮癌，而管状成分甚至会让人怀疑是浸润性腺样尿路上皮癌。

关键特征：肾源性腺瘤

- 低倍镜下，乳头状肾源性腺瘤的乳头常常更短且结构欠佳，整体呈现无蒂的外观。在小标本活检中，少数乳头状结构的存在可能会掩盖病变弥漫分布的本质（图 2-114）。
- 表现为明显乳头状结构的肾源性腺瘤可能会很有迷惑性，识别到任何的小管状结构则支持诊断肾源性腺瘤。
- 小管腔内常出现嗜酸性物质（图 2-115 和图 2-116）。
- 固有层常发现存在先前尿路上皮损伤的证据，表现为慢性炎症、水肿或纤维化（图 2-117）。脱落的肾小管上皮细胞可能会种植在这些损伤的区域。

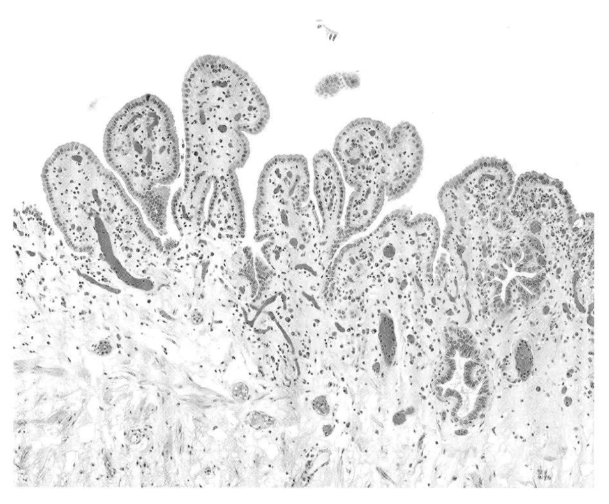

▲ **图 2-114** 肾源性腺瘤在膀胱镜下可能表现为小乳头状病变，促使医生进行活检。此图片显示典型的乳头状肾源性腺瘤。正确诊断的线索包括有小而温和的单层低柱状细胞，而非复层尿路上皮。固有层显示炎症或水肿，提示该区域之前存在尿路上皮损伤

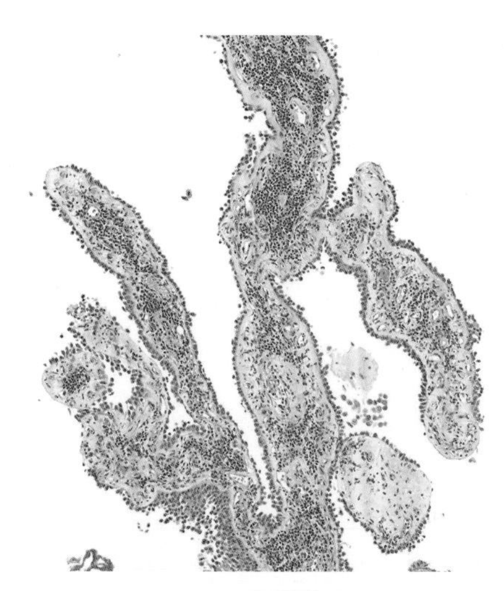

▲ **图 2-115** 另一例乳头状肾源性腺瘤显示鞋钉状外观的单层立方上皮细胞。此例中，固有层内同样出现了小管结构，并伴有显著的慢性炎症

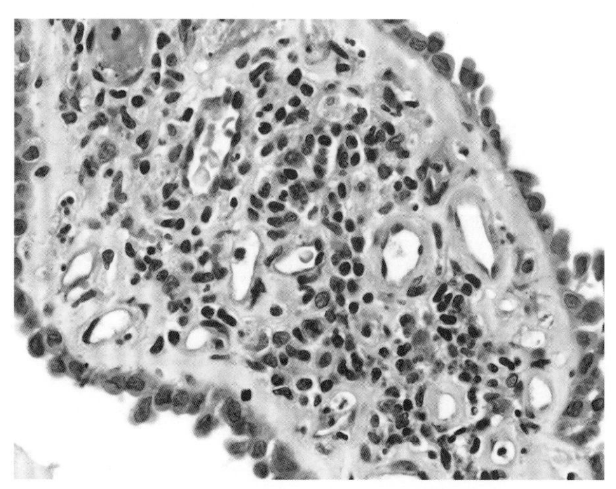

▲ **图 2-116** 高倍镜下显示此例乳头状肾源性腺瘤的小管成分

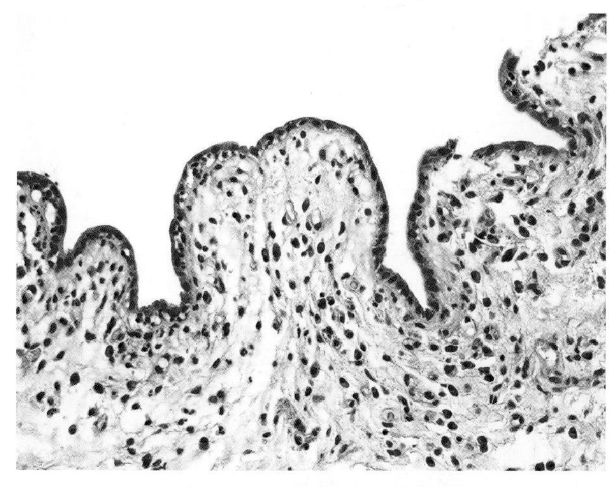

▲ **图 2-117** 另一例伴有宽基底的无蒂乳头状腺瘤。由于尿路上皮的破坏，固有层常显示有慢性炎症、水肿及纤维化

- 被覆细胞通常小而深染，可呈鞋钉状外观。
- 单层立方细胞倾向于诊断肾源性腺瘤而不是尿路上皮癌，后者通常是复层的。
- 核分裂象应不易见。若核分裂多见，需考虑诊断透明细胞腺癌。
- 这些病变来源于肾小管上皮，呈 PAX8 强阳性（图 2-118）。
- 肾源性腺瘤通常 AMACR 阳性。前列腺特异性抗原（PSA）和前列腺特异性酸性磷酸酶（PSAP）局灶阳性，基底细胞标记阴性，因此需要与前列腺腺癌进行鉴别诊断[42, 43]。

2. 尿道前列腺型息肉

尿道前列腺型息肉是另一种非尿路上皮乳头状病变。此病变最常见于膀胱三角区和尿道。显

然，病变的位置对准确诊断至关重要。然而，临床医生可能不会提供这些信息，或者是病变发生在膀胱颈且没有明确累及尿道，于是被标记为发生在膀胱。在少见的情况下，在膀胱中可出现真正的前列腺异位，而呈现类似的外观[44]。不论如何，这种病变的形态独特，与寻常的尿路上皮肿瘤迥异，故需考虑尿路上皮以外的其他诊断。

对于尿道前列腺型息肉，其在低倍镜下呈复杂的乳头状病变，在病变基底的间质内可见许多内陷或腺样成分（图 2–119）。细胞胞质丰富，透明至轻度嗜酸性，核小而圆（图 2–120）。整体的外观非常温和，缺乏或仅具有轻微非典型性。这些腺体形态与前列腺腺体完全一致，具有复杂的内褶及丰富的胞质；也可以有尿路上皮成分混杂其中。如果形态不能够作出诊断，则可对这些病变加做经典的前列腺标志物染色，包括 PSA、PSAP 和 NKX3.1[45]，显示基底细胞存在且 HMWCK 和 p63 阳性。

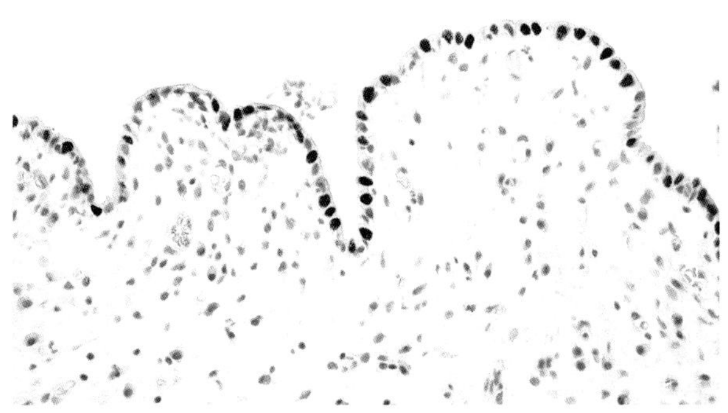

▲ 图 2–118　肾源性腺瘤的细胞 PAX8 核阳性，提示其来源于肾脏

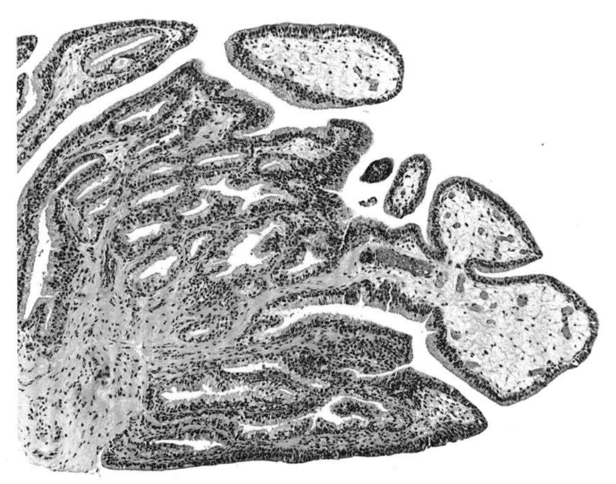

▲ 图 2–119　尿道前列腺型息肉是一种由前列腺分泌细胞组成的乳头状病变，乳头下常有前列腺腺体。它代表着异位的前列腺组织。除在尿道外，这种病变也常见于膀胱三角或膀胱颈

经验与教训：尿道前列腺型息肉

- 形态学仍是正确诊断尿道前列腺型息肉的关键；病变形态与良性前列腺腺体相似
- 在精阜部位出现息肉样 / 乳头状病变，伴显著非典型性和柱状“管状腺瘤样”细胞形态，可能意味着前列腺导管腺癌
- 尿道前列腺型息肉和导管腺癌的免疫表型相似，可能存在诊断陷阱（导管腺癌可能保留基底细胞，此时更易出错）

经验与教训：尿道肉阜

- 尿道肉阜在中年女性后尿道部常见
- 通常在妇科泌尿检查时发现，可能会在检查过程中直接电灼去除，而不做病理检查
- 镜下外观为肉芽组织，血管和炎症显著（图 2–121）

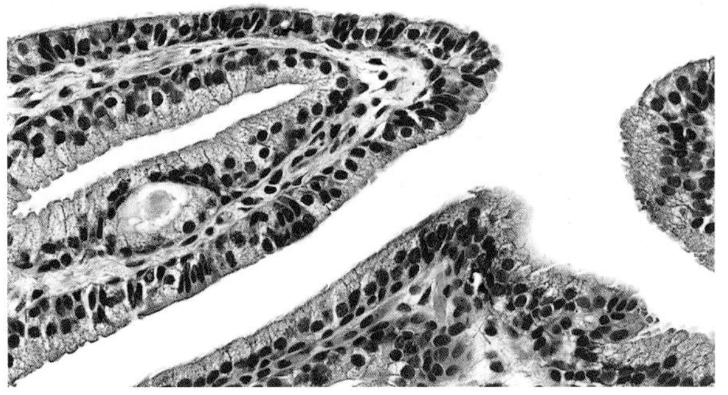

▲ 图 2–120　尿道前列腺型息肉的细胞学特征为柱状细胞，胞质略呈嗜酸性的颗粒状，胞核小而圆，基底细胞可见

3. 绒毛状腺瘤

最后一种非尿路上皮源性乳头状病变是绒毛

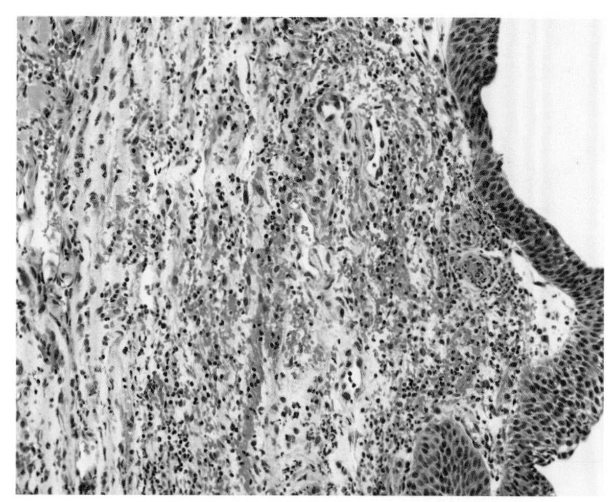

▲ 图 2-121 尿道肉阜最常见于后尿道。组织学上由肉芽组织组成，其内血管丰富，炎症反应明显

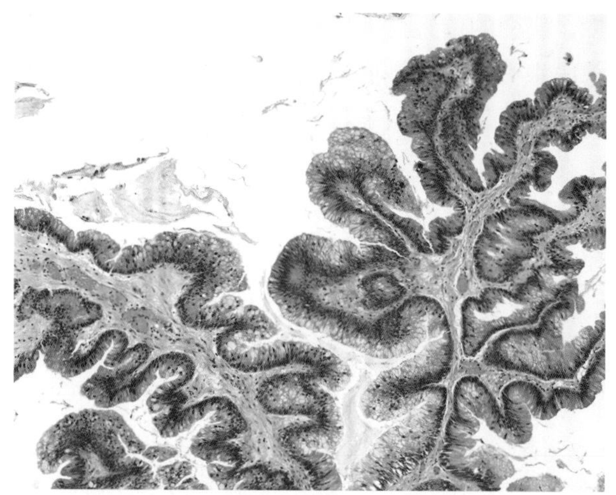

▲ 图 2-122 膀胱的绒毛状腺瘤与结肠的绒毛状腺瘤形态相同。低倍镜下，绒毛状腺瘤呈乳头状，被覆黏液上皮，细胞呈低级别改变

状腺瘤。绒毛状腺瘤可发生于泌尿道的任何部位，但最常见于膀胱。这些病变对外科病理医生来说非常熟悉，因为它们在形态上与结肠中的对应病变（绒毛状腺瘤）相同（图 2-122）。低倍镜下表现为绒毛乳头状病变，被覆黏液上皮，具有非典型细胞，与结肠的腺瘤样改变一致。这些改变包括细胞核呈假复层状、顶端的黏液空泡消失、偶见核分裂等（图 2-123）。

腺瘤样改变可见于本诊断，不应对这些病变中的低级别异型增生再进行述评。单纯绒毛状腺瘤完整切除后总体预后良好。然而，如果发现真正的高级别异型增生，则存在发生侵袭性疾病或复发的风险[46]。这些病例需要在报告中做出述评，指出病变存在高级别异型增生，病变应当完整切除以排除浸润。在可能的情况下，应将整个病变切除，以减少发展为腺癌的风险。

述评示例：伴高级别异型增生的绒毛状腺瘤（见述评）

述评：如果临床可排除结肠肿瘤的转移或直接侵犯，则病变符合膀胱绒毛状腺瘤伴有高级别异型增生。送检的组织中未见明确浸润；但建议完整切除肿瘤以除外浸润。这些病变可能复发或进展为浸润性腺癌，临床需密切随访

三、膀胱深部病变

本章的第一部分着重介绍了泌尿道的表面病变。这个部分将会把重点转向膀胱更深层（固有层及肌层），以及可以累及这些层次的病变。前文所述“备忘列表”中的方法仍然适用；继尿路上皮评估之后，下一步观察固有层。前文讨论的一些肿瘤（高级别乳头状尿路上皮癌，肾源性腺瘤）也可能累及更深部组织，因此备忘列表中的每一步也都有助于对深部病变进行鉴别诊断。在膀胱的深层也可以发现一些非肿瘤性病变，识别这些与浸润癌类似的病变是非常重要的。在诊断膀胱深部病变时，循序渐进的办法可以为诊断提供综合而有效的方法。

（一）浸润性尿路上皮癌

浸润性尿路上皮癌可在平坦的原位癌或乳头状尿路上皮癌的基础上发生。尽管在两种情况下浸润的特征都很相似，乳头状病变的复杂性使得识别浸润更加困难和耗时。学会识别尿路上皮巢大小、细胞胞质的性质及尿路上皮表面正常轮廓等方面的细微差别，将有助于诊断是否浸润。

然而，先在低倍镜下观察 TURBT 样本总是有效的第一步。在低倍镜下可以判断组织结构（乳头状还是平坦状）、分级（高级别还是低级

别），还可以明确明显的固有层或肌层浸润。在那些很容易识别到肌层浸润的高级别病变中，可以在高倍镜下确认低倍镜下的发现，并在中倍镜下观察样本的剩余部分，以发现其他组织学亚型以及淋巴血管侵犯（lymphovascular invasion，LVI）（图 2–124）。

对肌层浸润的评估更应关注粗大圆形的肌束是否受累（图 2–125 至图 2–127）。肿瘤有时候会冲散肌束，导致难以辨认肌束是属于固有肌层，还是属于固有层的黏膜肌层。识别到多个成束的圆形肌束，有助于判断其是否为固有肌层（图 2–128）。

关键特征：早期浸润性尿路上皮癌的诊断标准

- 反常成熟（异常分化）：相对于表面病变，浸润灶变得"粉染"（图 2–129 和图 2–130）。
- 收缩假象：浸润灶周围有明显的巢周空隙，类似淋巴血管侵犯（图 2–131 至图 2–133）。

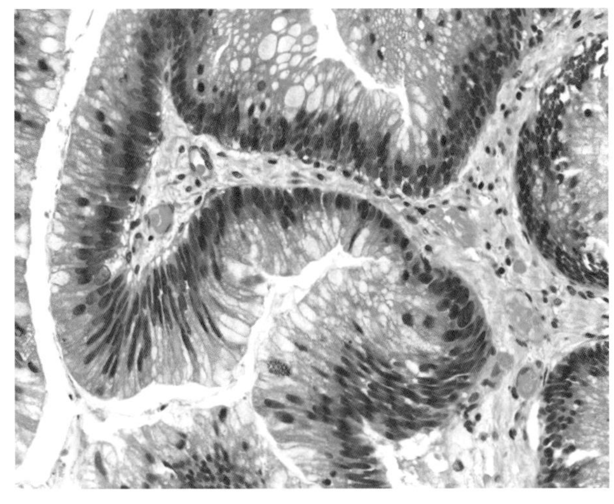

▲ 图 2–123　高倍镜下，细胞学特征包括胞核呈假复层排列，部分缺乏顶端黏液空泡，偶可见核分裂。这些特征与腺瘤样改变一致。绒毛状腺瘤中不应存在高级别异型增生，如出现，应当怀疑存在未取到的腺癌

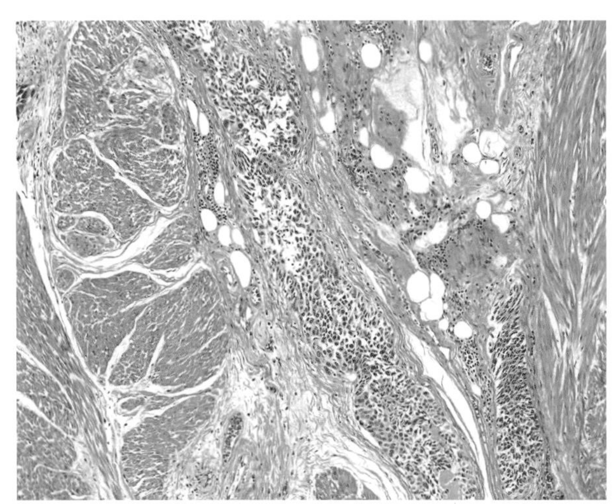

▲ 图 2–124　经尿道膀胱肿瘤切除术标本中的肌层侵犯在低倍镜下即可见，因此使用低倍镜浏览可免除高倍镜下逐一观察大量组织碎片的烦琐工作

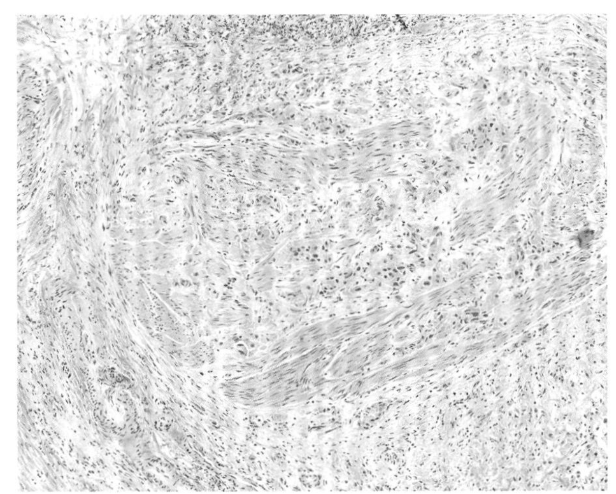

▲ 图 2–125　更常见的情况是，每个组织碎片都必须仔细观察，以发现更微小的肌层浸润，如图所示，在图中央大的肌束内可见数小灶高级别尿路上皮细胞癌巢

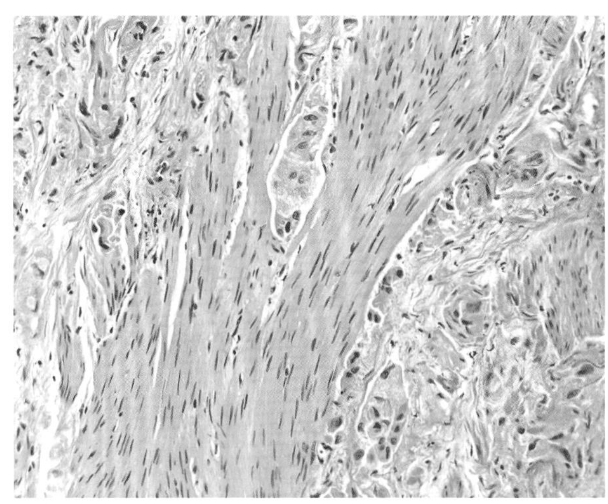

▲ 图 2–126　高倍镜下，异型尿路上皮细胞巢将一束厚的肌层冲开

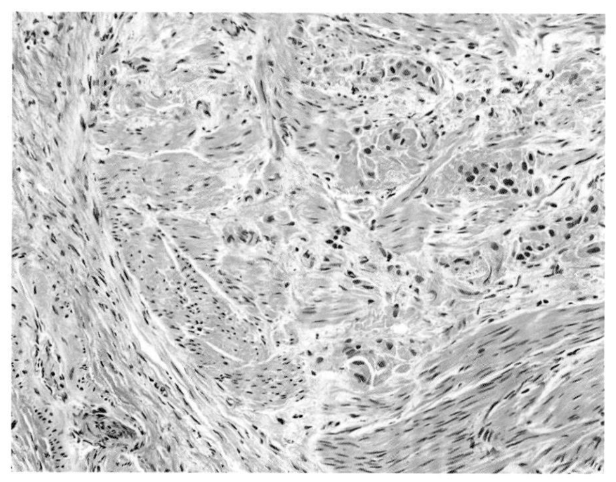

▲ 图 2-127　肌层中大而圆的肌束内出现浸润的尿路上皮细胞

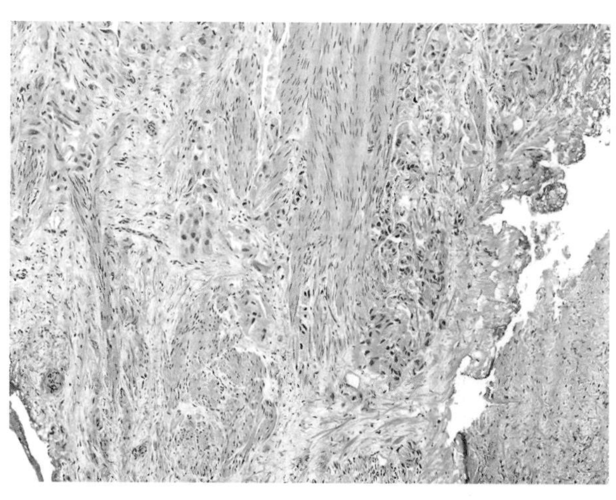

▲ 图 2-128　浸润性肿瘤可能将肌束撑开，而使之变得稀疏，需与固有层的黏膜肌进行鉴别。观察到多个圆的肌束对判断其来源于固有肌层很有帮助

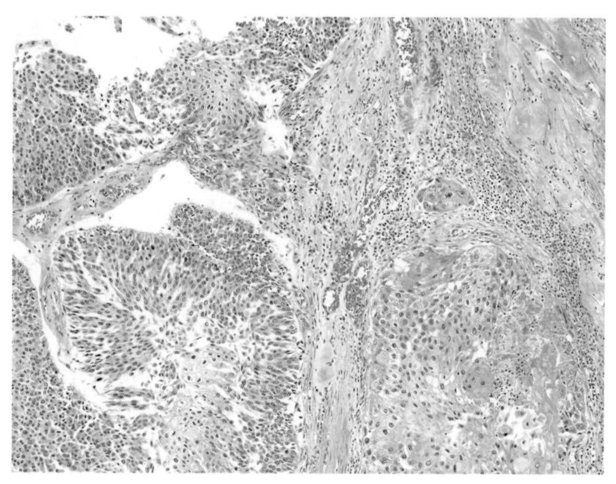

▲ 图 2-129　此例浸润性肿瘤显示有反常成熟表现，癌巢显示丰富的嗜酸性胞质

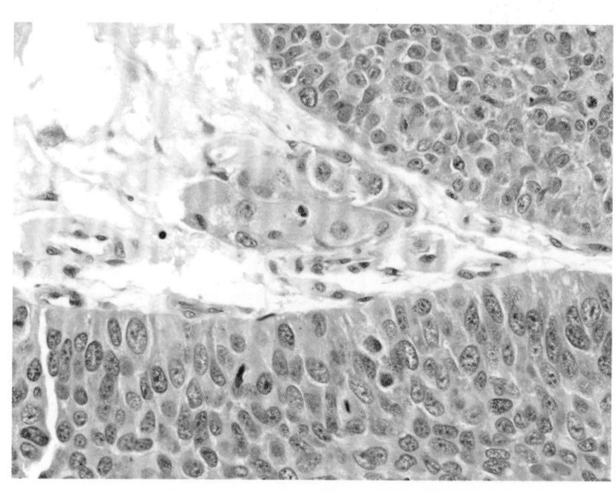

▲ 图 2-130　高倍镜下此例肿瘤的反常成熟表现为胞质增多、致密、粉染。与表面胞质少而深染的肿瘤细胞形成对比

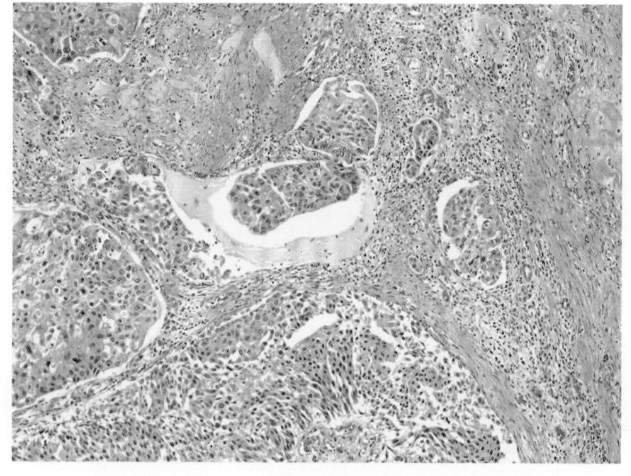

▲ 图 2-131　浸润性癌巢周围的收缩假象

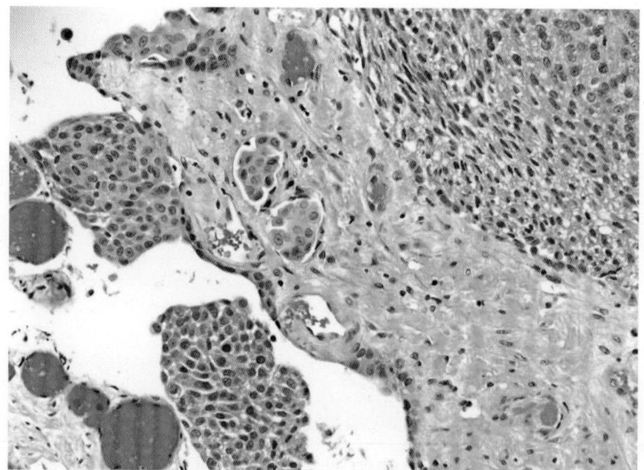

▲ 图 2-132　高倍镜显示癌巢周围透亮间隙。血管标志物如 **D2-40** 和 **CD31** 可用于区分收缩假象和淋巴血管侵犯

• 小而不规则的细胞巢：与表面乳头状病变的圆形轮廓不同，在浸润性肿瘤中可见小而不规则的细胞巢（图 2–134）。

• 单个细胞浸润（图 2–135）。

• 结缔组织增生。

尿路上皮癌的淋巴血管侵犯具有重要的临床意义，但其在形态学上与收缩假象有重叠。容易识别的 LVI 常有大管径的血管，有完整的内皮细胞，内含有红细胞。通常情况下，脉管内肿瘤的形状与管腔形状一致，或者可能黏附在内皮表面（图 2–136 和图 2–137）。当不确定是否存在 LVI 时，使用血管标志物如 D2-40 或 CD31 可显示内皮细胞层。

当低倍镜下不易发现浸润时，则需要对病灶进行更细致的评估。在这种情况下，应当系统地检查尿路上皮下方，观察上皮与固有层之间光滑的分界轮廓是否有改变。在乳头状病变中，早期浸润最常出现在纤维血管轴心，这意味着必须密

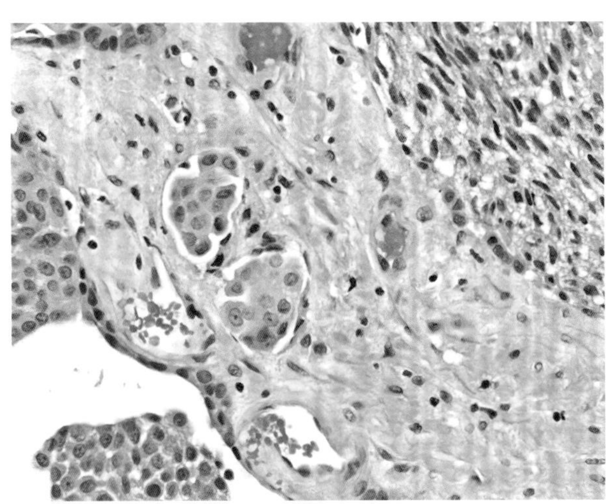

▲ 图 2–133 高倍镜下伴有收缩假象的两个癌巢，未找到内皮细胞

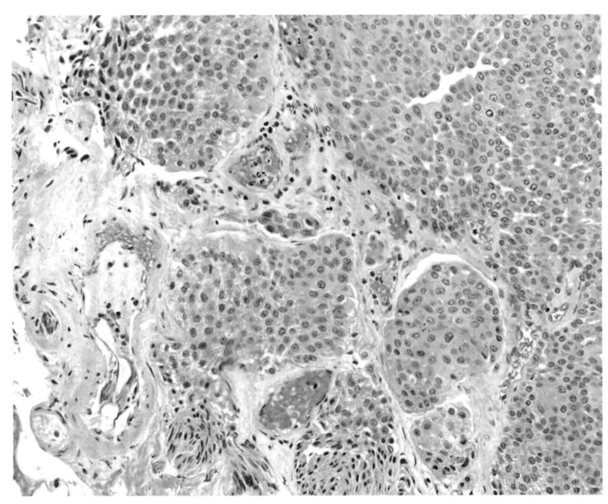

▲ 图 2–134 早期浸润癌中，固有层内出现小而形状不规则的癌巢。这些癌巢需要与乳头状肿瘤的内翻性生长模式及组织斜切这两种情况相鉴别，后两者通常可见圆而大的细胞巢团

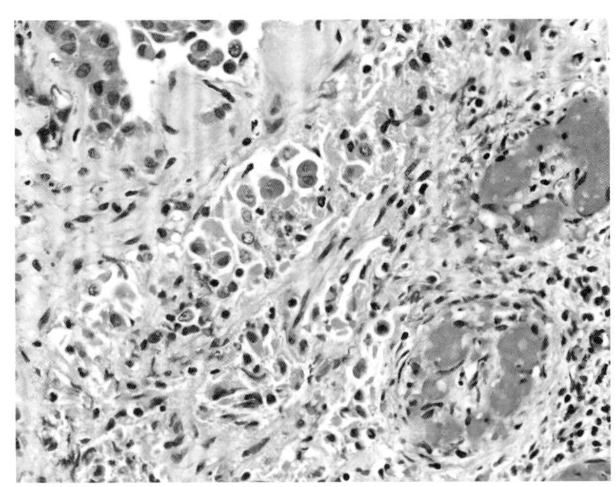

▲ 图 2–135 单个肿瘤细胞浸润也是早期浸润癌中的常见现象。单个细胞具有异型性，染色质深、胞质红染，同样也可见回缩

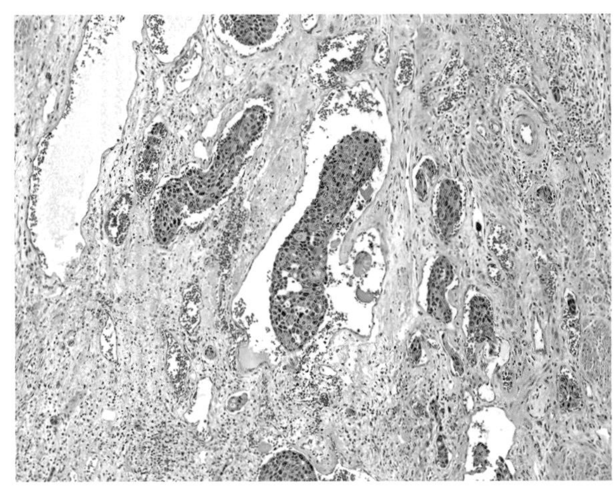

▲ 图 2–136 尿路上皮癌淋巴管及血管侵犯，多个大的薄壁血管受累

切注意检查每个乳头（图 2–138）。或者可略过表面尿路上皮，而集中注意尿路上皮下的间质，以识别浸润固有层的小巢或单个细胞（图 2–139）。

在乳头状肿瘤斜切时，可能会出现类似浸润的表现。判断这种改变是假浸润的线索包括缺少浸润的特征（见前述“关键特征”）以及位于间质内膨隆、圆形的尿路上皮巢，缺乏锐利的边界（图 2–140 至图 2–142）。这些细胞巢团的胞质与固有层界限不清楚，说明是切片时切过了细胞，而不是整群细胞侵入固有层内。先前讨论过，收缩假象是帮助判断浸润性尿路上皮癌最有效的线索之一，表现为小巢或单个细胞漂浮在组织空隙内（图 2–143 和图 2–144）。如果固有层内的上皮细胞巢性质不明时，重新切片展示不同层面可能会显示其与表面上皮相连，从而证实这种改变是斜切造成的（图 2–145 和图 2–146）。

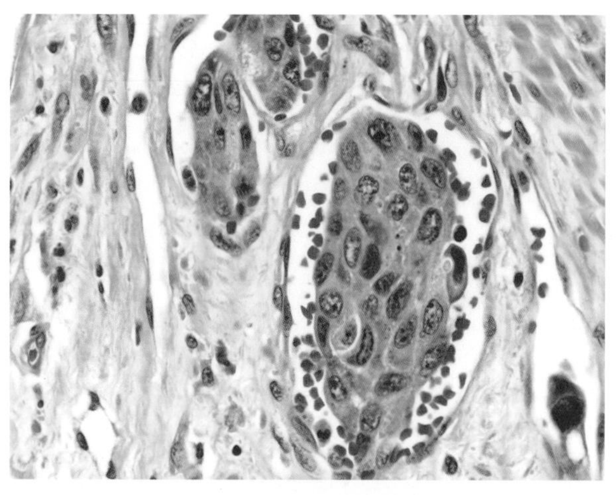

▲ 图 2–137　高倍镜下，血管壁内皮细胞易于识别。肿瘤细胞巢与管腔形状一致

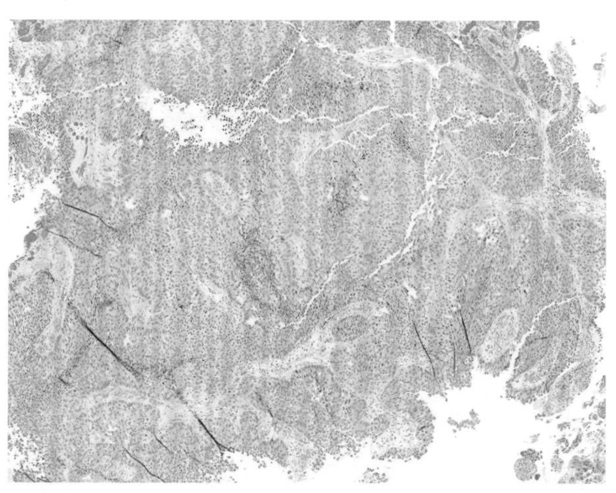

▲ 图 2–138　低倍镜下高级别乳头状尿路上皮癌具有复杂的纤维血管轴心。在这些结构复杂的区域，应主动忽略位于表面看似深染杂乱的尿路上皮，而将注意力集中在相对同质的粉染的固有层上，这将有助于发现小的浸润性细胞巢

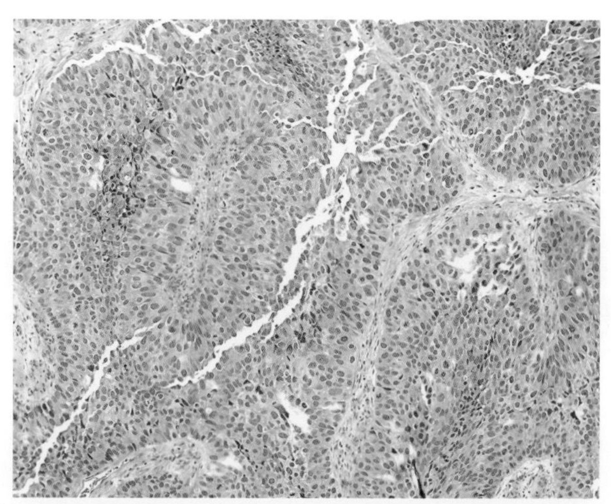

▲ 图 2–139　高倍镜下未见肿瘤浸润的纤维血管轴心。锻炼识别正常乳头状结构轮廓的能力，将有助于在固有层内快速找到异常细胞

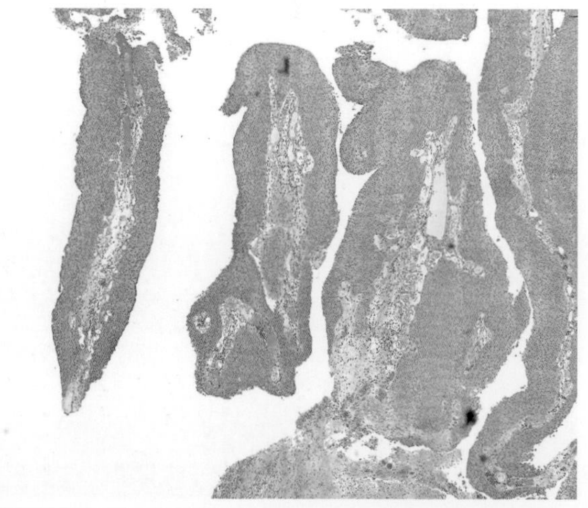

▲ 图 2–140　低倍镜下，固有层的正常轮廓被破坏，内见一灶尿路上皮巢团。在低倍镜下识别到这一改变后，需要用更高倍数进行观察

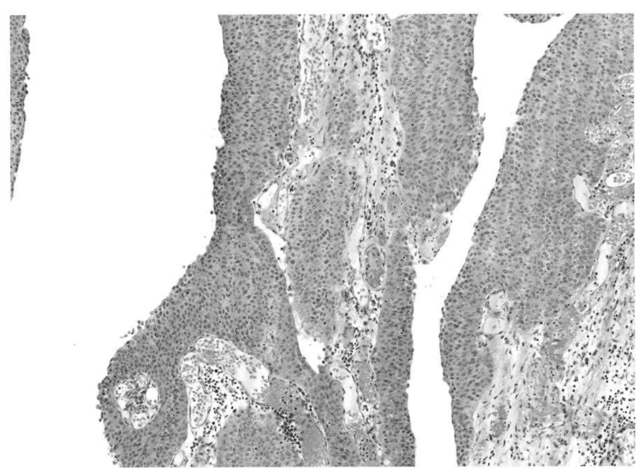

▲ 图 2-141 中倍镜下，尿路上皮巢团轮廓光滑、圆形，缺乏明确的浸润特征。这一形态改变最接近乳头状病变斜切时所形成的假浸润性改变

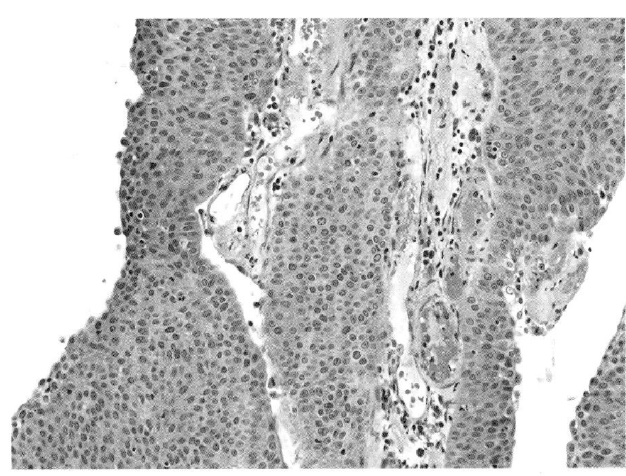

▲ 图 2-142 高倍镜下缺乏收缩假象或单个浸润细胞，巢团边缘的细胞质与周围的固有层间质分界不清。多层面切片将有可能观察到这些巢团确实与表面上皮相连

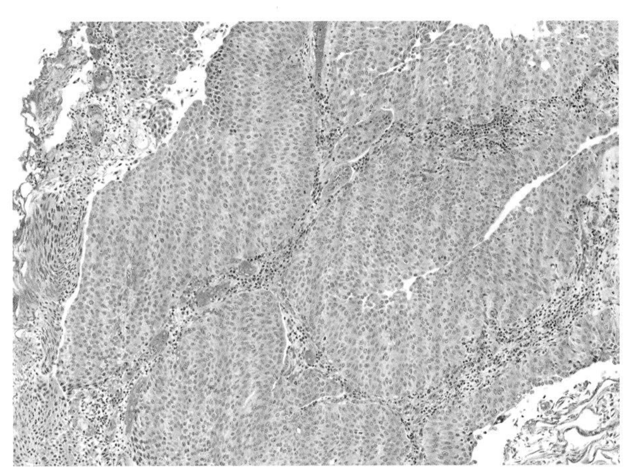

▲ 图 2-143 与斜切面相比，这些巢团在低倍镜下可见收缩假象。提高辨识内翻性生长模式或斜切面与真性纤维血管轴心浸润的能力，对于诊断早期浸润性病变至关重要

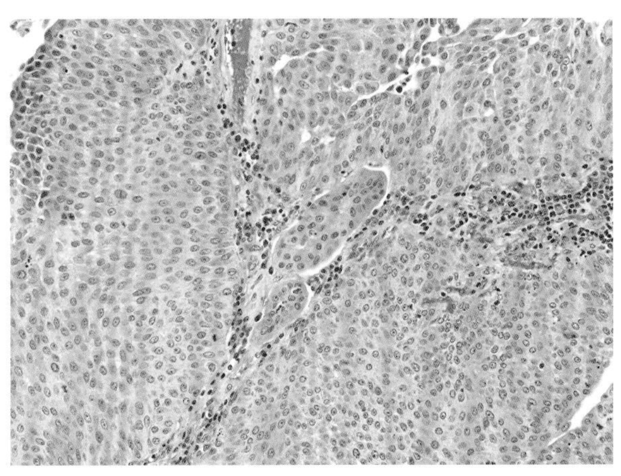

▲ 图 2-144 高倍镜下，纤维血管轴心内浸润性细胞巢周围的收缩假象

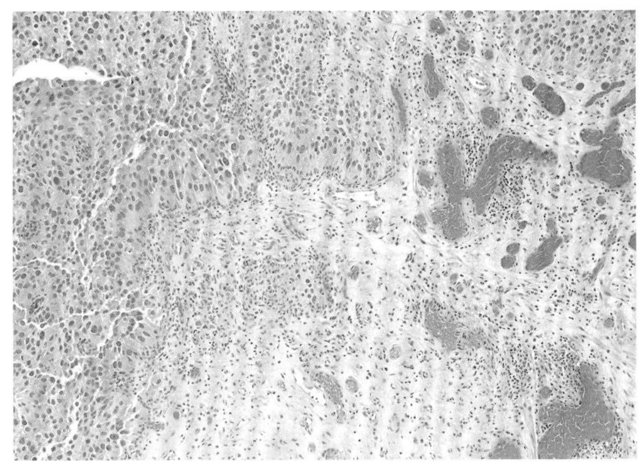

▲ 图 2-145 另一例斜切的样本，固有层内的尿路上皮巢边界模糊，缺乏明确的浸润特征

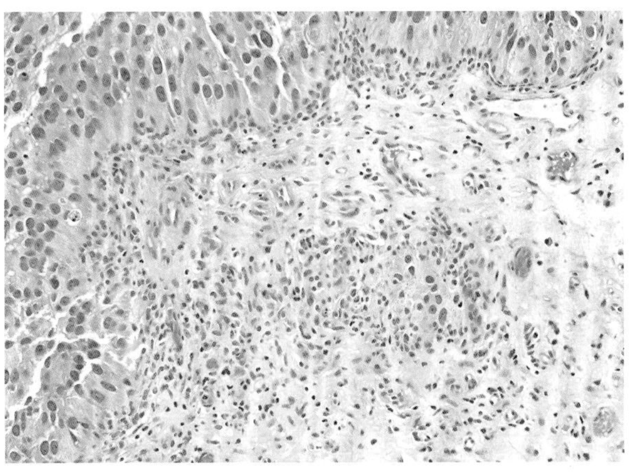

▲ 图 2-146 高倍镜下示斜切的非典型尿路上皮，类似浸润。若存疑，重新切片可能会有助于显示可疑巢团与表面上皮相连

当发现固有层浸润时，诊断中则应当说明浸润是局灶性还是非局灶性。当出现单个小灶的浸润时，应诊断局灶性浸润，非局灶性浸润的诊断需见到单个大的浸润灶或多灶性浸润。早期非肌层浸润性尿路上皮癌的浸润范围对患者预后有意义，应在活检和 TURBT 标本中报告[47-49]。报告中应当包含固有层浸润的范围，目前已提出多种报告方法。

述评示例：固有层浸润的范围

浸润性高级别乳头状尿路上皮癌
可见固有层浸润，局灶性
述评：可见单个的浸润性肿瘤灶，≤40× 视野大小
参考文献：van Rhijn BW, van der Kwast TH, Alkhateeb SS, et al. A new and highly prognostic system to discern T1 bladder cancer substage. Eur Urol. 2012;61(2): 378-384.
或
可见固有层浸润，非局灶性
述评：可见单个浸润性肿瘤灶，但＞ 40× 视野大小，或者见到多灶性浸润
参考文献：van Rhijn BW, van der Kwast TH, Alkhateeb SS, et al. A new and highly prognostic system to discern T1 bladder cancer substage. Eur Urol. 2012;61(2): 378-384.

1. 固有肌层浸润

无论固有层是否存在浸润，肌层浸润的评估对临床医生的诊疗非常重要。伴有肌层浸润的尿路上皮癌提示侵袭性的生物学行为，患者可能需要进行膀胱切除术或新辅助化疗。鉴于肌层浸润的重要性，应给出十分明确的诊断。

如果不确定受累的肌肉属于固有肌层还是黏膜肌层，则需要说明不确定是否存在深部肌浸润。在某些情况下，进行结蛋白免疫组化染色可能有助于显示肌束，以确定肌层受累厚度。当结蛋白染色显示肿瘤截断多个走行方向相同的肌束时，支持为固有肌层浸润。

经验与教训：固有肌层浸润

- 固有层内的黏膜肌层可能会混淆诊断，当肿瘤侵及这些纤细的肌束时很类似固有肌层侵犯（图 2-147 至图 2-149）
- 当遇到细的肌束时，需在周围背景仔细寻找线索，明确观察范围是否仍位于固有层内，其内可见大管径的血管和疏松水肿的间质（图 2-150 至图 2-152）
- 黏膜肌层和固有肌层之间存在细微的差别，固有肌层表现为粗大的圆形肌束，纵切面上这一特点更为显著，肌束看起来几乎是浑圆的。相反，黏膜肌层通常表现为短而平行的肌束，末端变细
- 还应注意的是，膀胱的某些区域的固有层缺乏黏膜肌层，包括膀胱颈和三角区。在这些区域的活检组织中，任何肌束的受累都是固有肌层浸润

述评示例：浸润性高级别乳头状尿路上皮癌

非局灶性固有层浸润（见述评）
述评：浸润性肿瘤侵及小的肌束，这些肌束可能是固有层内的黏膜肌或是被撑开的固有肌层的大肌束，建议再次取材

肌层侵犯的另一个陷阱便是肿瘤显著的促纤维结缔组织反应，这种梭形的成纤维细胞反应类似被肿瘤撑开的肌束。识别成纤维细胞浅染至透

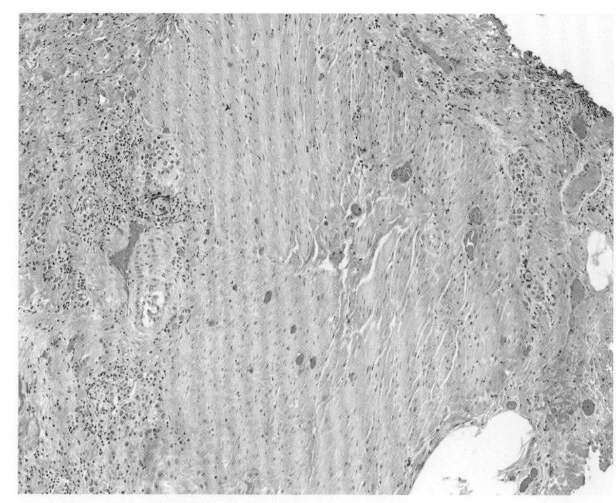

▲ 图 2-147　本例中存在微小的固有肌层侵犯，大肌束周边见小的癌细胞巢

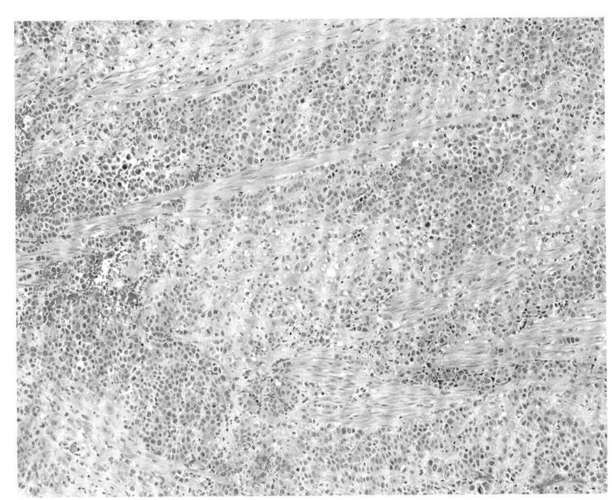

▲ 图 2-148 在经尿道膀胱肿瘤切除术样本中，体积大的肿瘤可能会严重破坏膀胱壁。在此图中，肿瘤累及纤细的肌束。当没有明确的大圆肌束存在时，不太可能区分固有层的黏膜肌层和被肿瘤部分取代的固有肌层

▲ 图 2-149 另一例单个细肌束周围的广泛肿瘤浸润。在这一区域中，未发现明确的固有肌层（具有多个圆形肌束）的特征

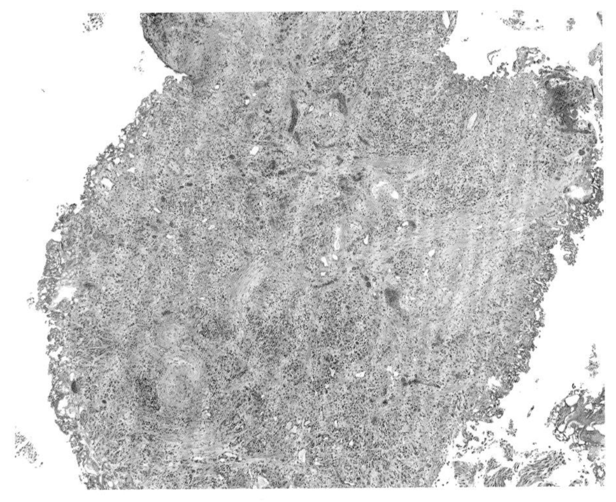

▲ 图 2-150 浸润性肿瘤侵及薄层肌束的低倍镜下图像。背景中存在大量宽径血管是协助定位为固有层黏膜肌束的不易察觉的线索。发现这样的形态，不能诊断为固有肌层的侵犯

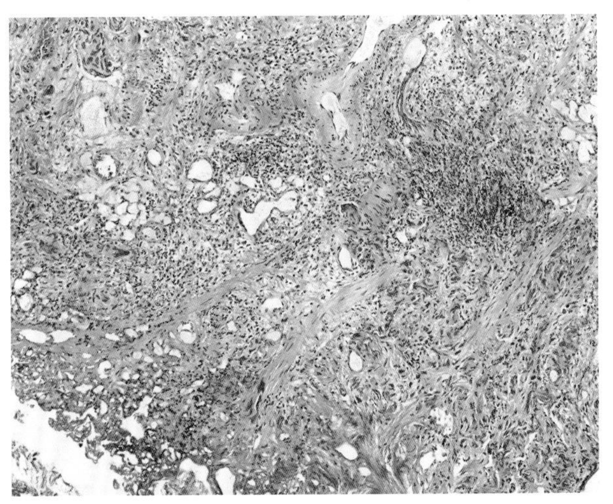

▲ 图 2-151 除了宽径血管外，另一个说明肌纤维源自黏膜肌层的细节便是背景中的水肿间质，这些肌束不应被认为是固有肌，报告内应提及这一可能性

明的胞质，以及具有反应性表现的细胞核可能有助于正确诊断。在某些情况下，结蛋白免疫组化标记可能会有所帮助，但是有时因为标本中混有肌束使结果判读困难。由于固有肌层浸润影响患者后续治疗，诊断肌层浸润应当有明确的侵及粗大圆形肌束。

2. 尿路上皮癌的组织学亚型

明确了标本内肿瘤的生长方式及是否具有侵袭性后，还必须进一步确认标本是否有其他组织学亚型。不同组织学亚型的镜下形态与普通型尿路上皮癌差异明显，并且经常与普通型尿路上皮癌同时存在。25%～30% 的尿路上皮肿瘤表现为其他的组织学亚型，WHO 目前划分了 10 种组织学亚型[50]（表 2-2）。这些组织学亚型是对原发性膀胱肿瘤分类的补充，包括鳞状细胞性、腺样、脐尿管性、苗勒管性、神经内分泌性、黑素

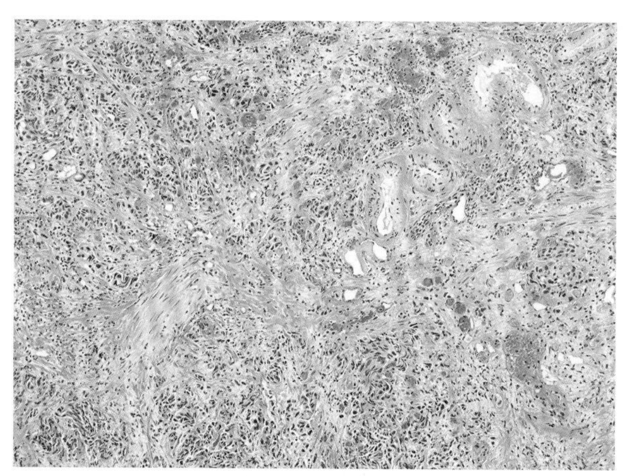

▲ **图 2-152** 肿瘤侵犯细肌束，尤其是存在水肿的间质及宽径血管时，不应诊断为固有肌层浸润，这种情况下建议再次取样比较合适

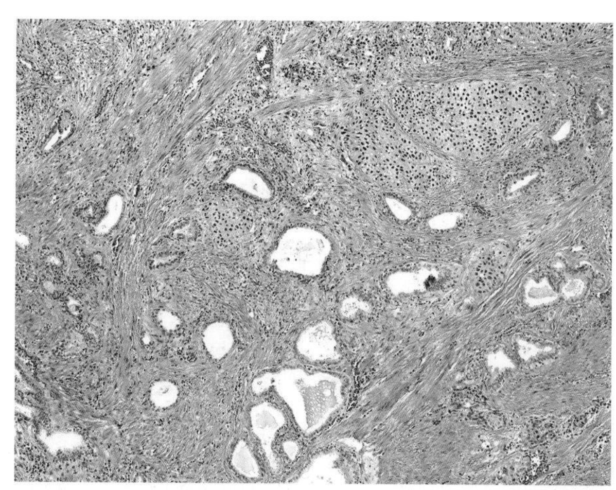

▲ **图 2-153** 如图所示，尿路上皮癌可以通过原位癌的形式，经前列腺尿道蔓延至导管和腺泡，从而累及前列腺。当未发现间质受累时，将其分为前列腺尿道原位癌，**pTis** 期

经验与教训：侵及前列腺尿道部的尿路上皮癌分期

- 尿路上皮癌可能通过多种途径侵犯前列腺尿道及前列腺导管，且有不同临床分期系统
- 前列腺尿道的标本巨检对准确分期十分关键，每个病例都应进行前列腺尿道切片检查
- 发生于膀胱并直接侵犯前列腺间质的尿路上皮癌分期为膀胱原发尿路上皮癌，pT_{4a} 期
- 当肿瘤通过前列腺尿道累及前列腺时，应同时完成膀胱的分期和前列腺尿道的分期
- 尿路上皮原位癌累及前列腺尿道及前列腺导管，不伴有间质浸润，分期为前列腺尿道原位癌，pTis 期（图 2-153）
- 尿路上皮原位癌突破表面的尿路上皮或前列腺导管侵入上皮下结缔组织，分期为前列腺尿道部尿路上皮癌 pT_1 期
- 尿路上皮原位癌突破表面的尿路上皮或前列腺导管侵入前列腺间质，分期为前列腺尿道部尿路上皮癌 pT_2 期（图 2-154）

常见问题：转移性尿路上皮癌与 PD-L1

- 高表达 PD-L1 的尿路上皮癌对传统化疗方案并不敏感
- 使用抗 PD-L1 抑制药的免疫检查点疗法提高了 PD-L1 高表达肿瘤的疗效
- 免疫检查点疗法被批准用于转移性或晚期局部尿路上皮癌

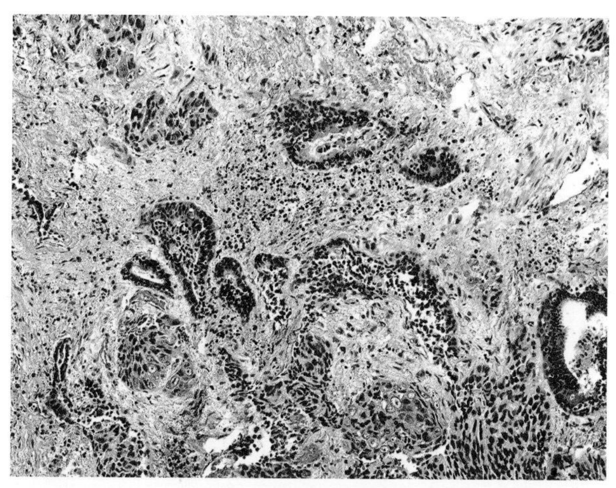

▲ **图 2-154** 当前列腺间质侵犯看起来源于受累的前列腺导管时，分期为前列腺尿道浸润癌，$\mathbf{pT_2}$ 期。间质受累的线索是不规则的浸润巢和促结缔组织增生反应

细胞性和间质性等不同分类。

基于多种原因，识别和报告组织学亚型非常重要。WHO 分类里的多种组织学亚型可直接影响预后，并决定手术和化疗方案。此外，尿路上皮癌的少见亚型可能类似其他类型肿瘤，尤其是在远处转移的病灶时易于混淆。了解这些不同的组织学表现对准确诊断至关重要 [51]。

3. *尿路上皮癌的组织学亚型：微乳头状*

尿路上皮癌微乳头状亚型表现为多发性

表 2-2　浸润性尿路上皮癌的组织学亚型及其主要诊断和临床特征

WHO 组织学亚型	关键诊断特征	临床特点	参考图例
巢状亚型，包括大巢型（图 2-155 至图 2-160）	癌巢可大可小，相对温和，“低级别”的尿路上皮细胞伴不规则浸润，常浸润固有肌层；TERT 启动子突变可协助诊断	临床分期通常较晚，预后与同期普通型尿路上皮癌相似	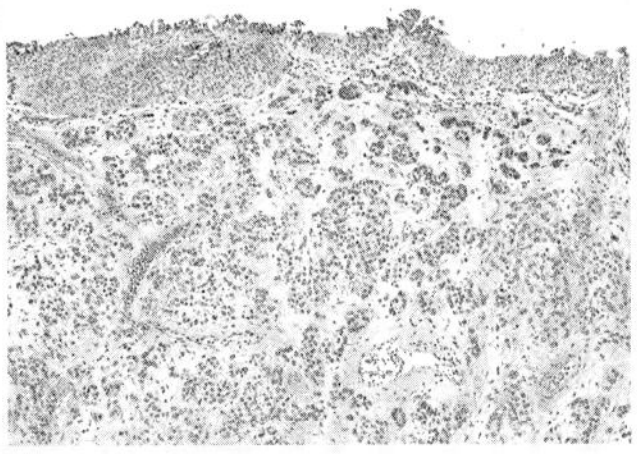
微囊状亚型（图 2-161）	圆形微囊伴薄层尿路上皮被覆，不规则浸润；同样呈“低级别”外观，可能与巢状亚型相关		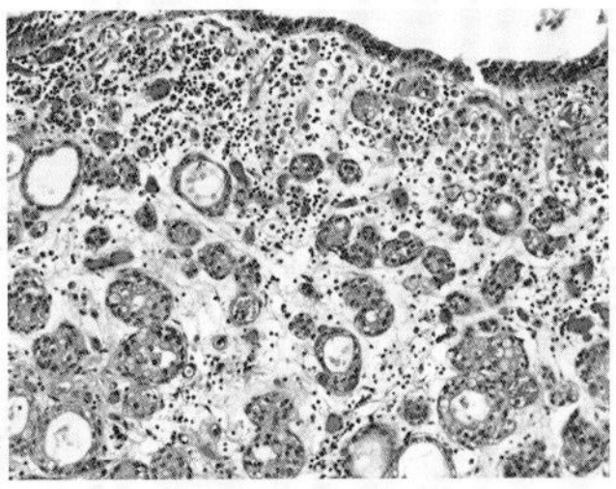
微乳头状亚型（图 2-162 和图 2-163）	缺乏纤维血管轴心的微小肿瘤细胞簇，呈多灶性聚集于单个陷窝样腔隙内；核呈极向反转	侵袭性疾病，临床分期晚，淋巴血管侵犯常见；可能需要尽快行膀胱切除术	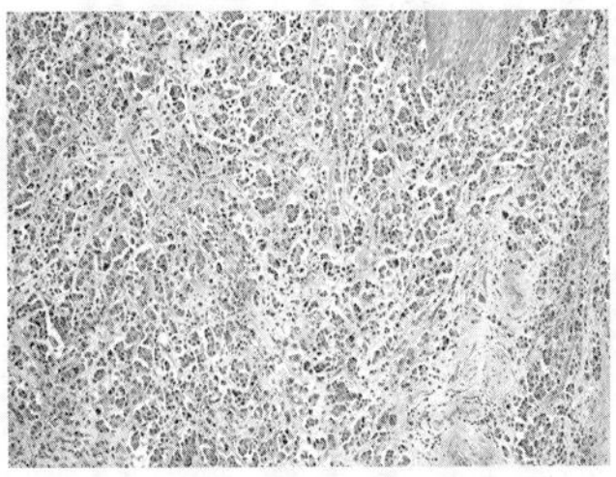
淋巴上皮瘤样亚型（图 2-164 和图 2-165）	未分化的上皮细胞呈合胞体样生长，伴致密的淋巴组织浸润	EBV 阴性；可能对化疗反应更好	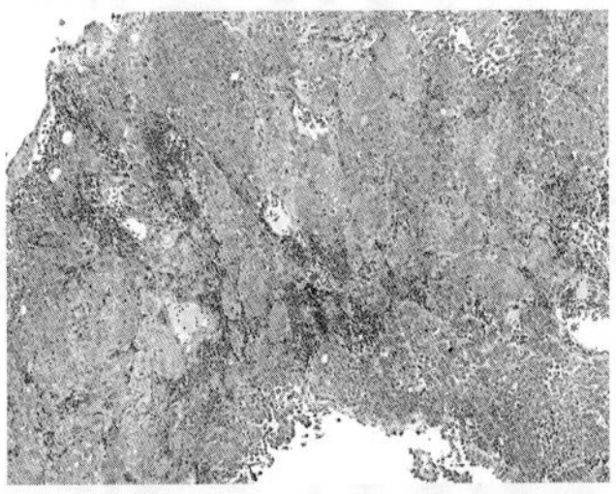
浆细胞样 / 印戒细胞 / 弥漫型亚型（图 2-166 和图 2-167）	黏液样背景下的单个细胞浸润模式；CD138 可能为阳性，应采用广谱 CK 染色	侵袭性病变，有可能穿透筋膜层并累及腹膜；鉴别诊断包括胃肠道或乳腺来源的转移癌	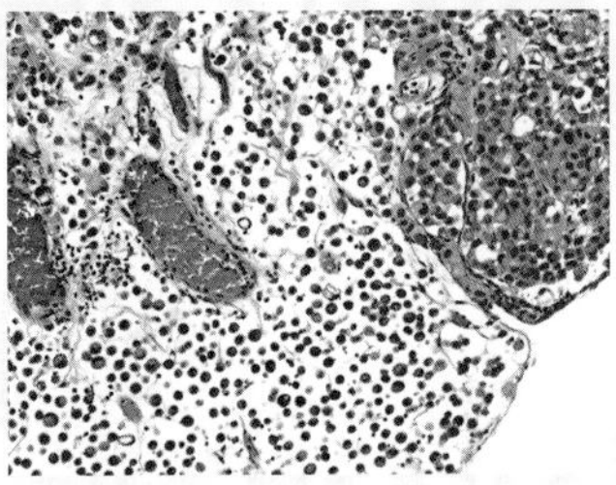
肉瘤样亚型（图 2-168）	恶性梭形细胞成分或其他肉瘤样分化（可为异源性）；在肉瘤样成分中 CK 可能局灶阳性	与放疗及环磷酰胺治疗相关；侵袭性，诊断时常伴有转移	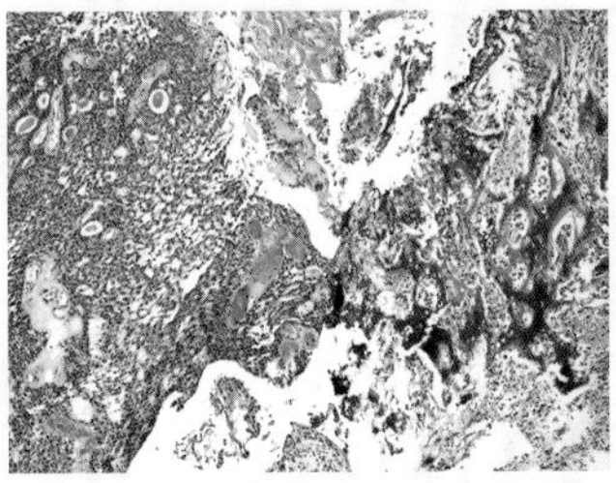

（续表）

WHO 组织学亚型	关键诊断特征	临床特点	参考图例
巨细胞亚型（图 2–169）	常见大量多形性巨细胞与分化差的尿路上皮癌混合	更常见于肾盂；高度侵袭性	
差分化亚型（图 2–170）	无特定形态特征的低分化癌。可能有破骨细胞型巨细胞（CD68 阳性）	罕见的肿瘤，预后差	
富脂质亚型（图 2–171 和图 2–172）	胞质内含有大量脂质空泡的"脂肪母细胞"样细胞	临床分期晚，死亡率高	
透明细胞亚型（图 2–173）	大量富含糖原的透明胞质；鉴别诊断包括透明细胞腺癌	罕见的亚型，预后不明确	

EBV. EB 病毒

小的癌巢，位于陷窝状空隙内。其他特征包括环状结构、朝向外周排列的细胞核（"极性反转"）和广泛的间质反应。对诊断最具特异性的形态学特征为多个小的癌巢位于一个陷窝状空隙中[52]（图 2–174）。这些肿瘤通常表现为临床分期晚，可见淋巴血管侵犯，或者广泛转移。微乳头状尿路上皮癌，不论占多少比例，都应列入首要的诊断之中。微乳头状癌的患者对膀胱内治疗反应不佳，一些临床医生建议直接进行膀胱切除术。

4. 尿路上皮癌的组织学亚型：浆细胞样

浆细胞样亚型尿路上皮癌也可被称为印戒样或弥漫型，因为其外观为单个细胞，呈非黏附性的浸润。这些浸润性单个细胞通常有偏心细胞核（浆细胞样），或者由于胞质内空泡推挤细胞核致其偏位（印戒样）（图 2–175）。不论细胞学

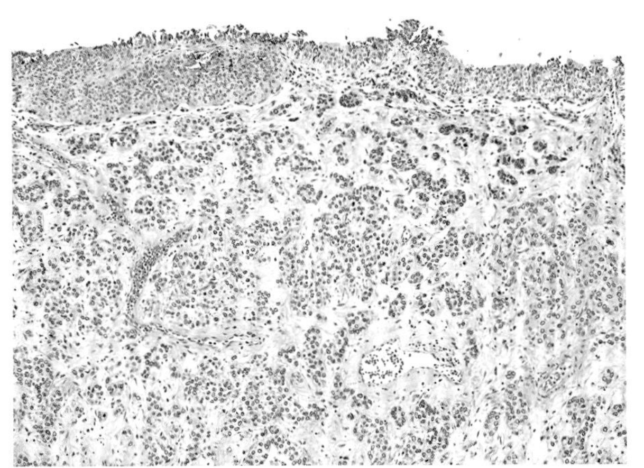

▲ 图 2-155　尿路上皮癌巢状亚型示小的癌巢不规则地浸润至固有层深处。需要与 **von Brunn** 细胞巢相鉴别，活检组织过于表浅时可能无法发现其不规则生长模式

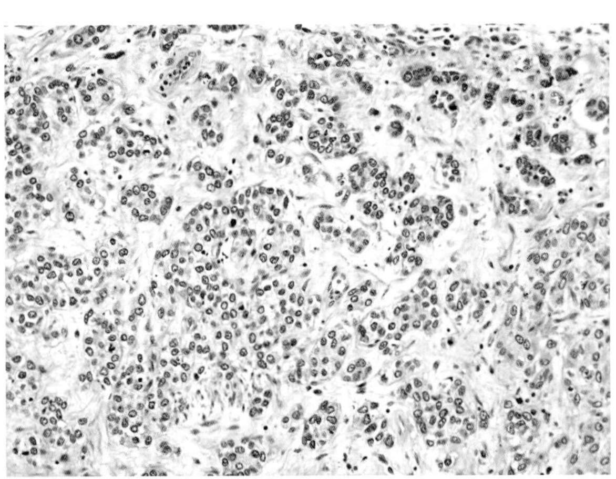

▲ 图 2-156　高倍镜下，可以观察到巢状亚型温和的细胞学特征。尽管形态为低级别表现，但仍存在散在的异型性，偶可见核分裂象

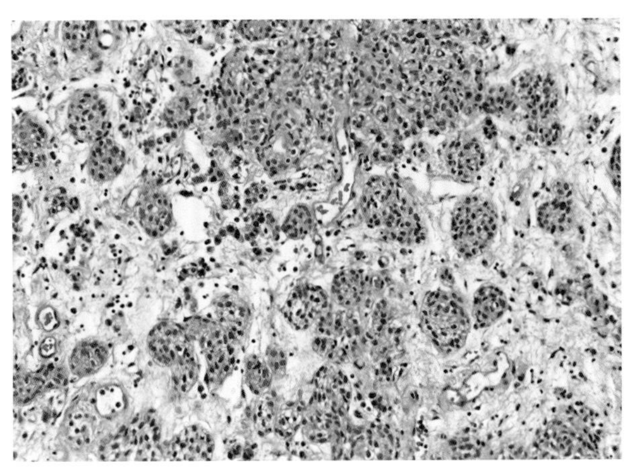

▲ 图 2-157　另一例巢状亚型，不规则巢状结构，细胞形态温和

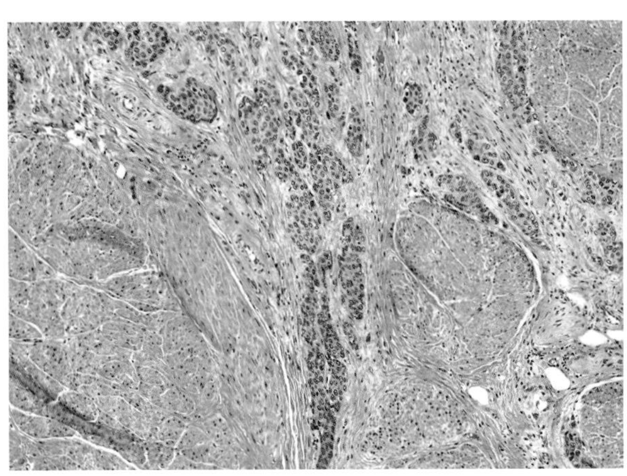

▲ 图 2-158　在活检中或经尿道膀胱肿瘤切除术标本中不一定能见到巢状亚型肌层侵犯，一旦发现，即可排除良性类似病变如 **von Brunn** 细胞巢等的可能

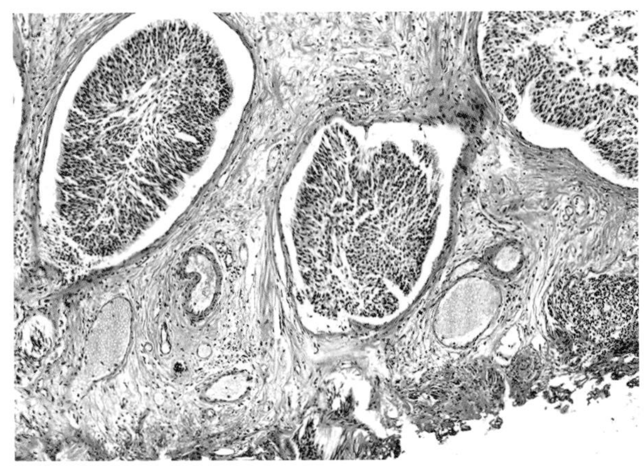

▲ 图 2-159　尿路上皮癌的大巢状亚型同样具有温和的细胞特征，大而圆的癌巢浸润固有层

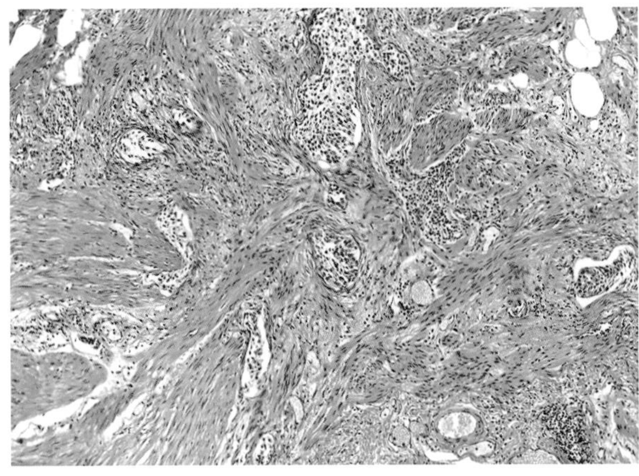

▲ 图 2-160　尿路上皮癌的小巢状及大巢状亚型，都常见肌层浸润

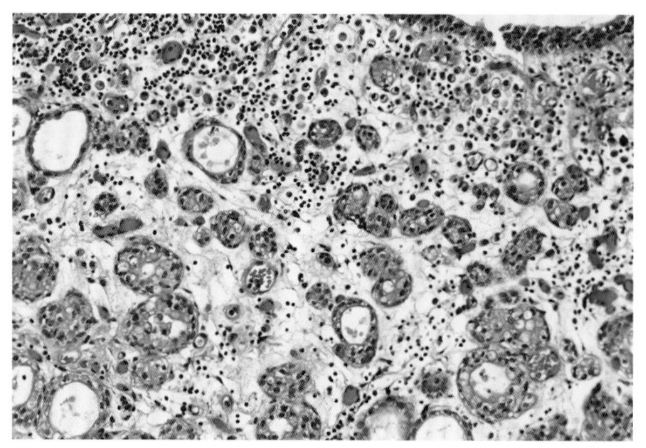

▲ 图 2-161 尿路上皮癌的微囊状亚型，因其小而圆的微囊而得名。该亚型在形态学上与巢状亚型有所重叠，具有低级别细胞学特征

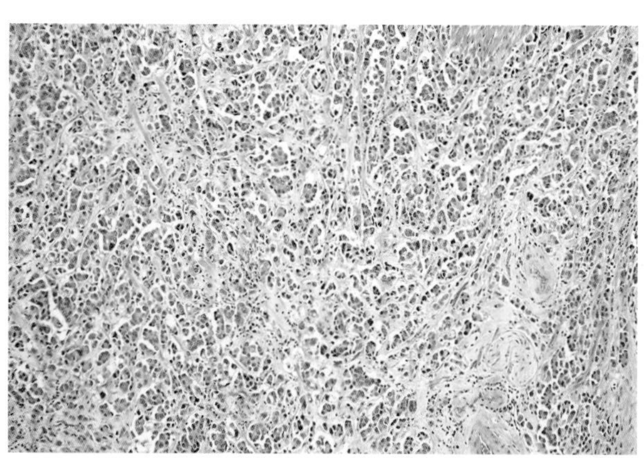

▲ 图 2-162 微乳头状癌的诊断特征包括无纤维血管轴心的尿路上皮细胞微巢，通常位于陷窝腔隙内

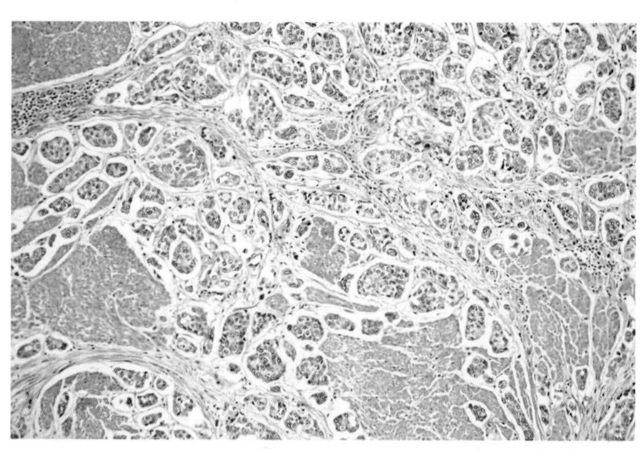

▲ 图 2-163 尿路上皮癌的微乳头状亚型是一种侵袭性肿瘤，诊断时临床分期通常较晚，伴淋巴血管侵犯。此图显示固有肌层侵犯

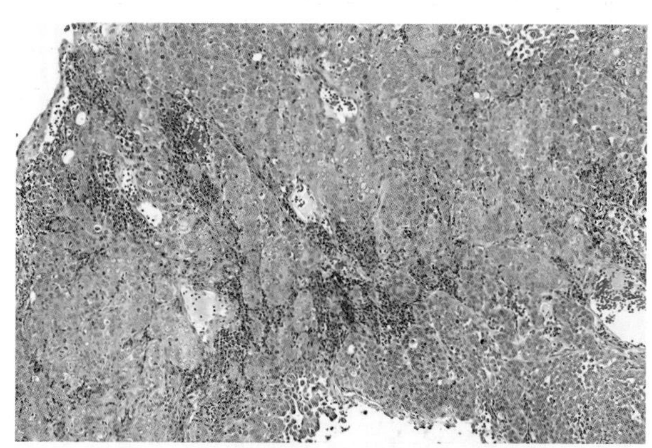

▲ 图 2-164 膀胱的淋巴上皮瘤样癌，该亚型可见呈合体细胞样生长的未分化上皮细胞巢，周围有多种炎症细胞片状浸润。由于缺乏鉴别性的形态学特征，该肿瘤可能与淋巴瘤混淆

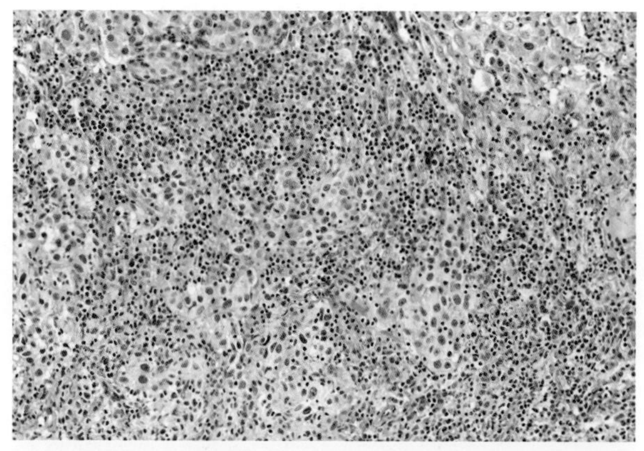

▲ 图 2-165 高倍镜下淋巴上皮瘤样癌可见胞质丰富的上皮细胞巢，细胞核大而多形，伴有空泡状的染色质和显著的核仁。背景浸润炎症细胞由 **B** 淋巴细胞、**T** 淋巴细胞、浆细胞及嗜酸性粒细胞构成

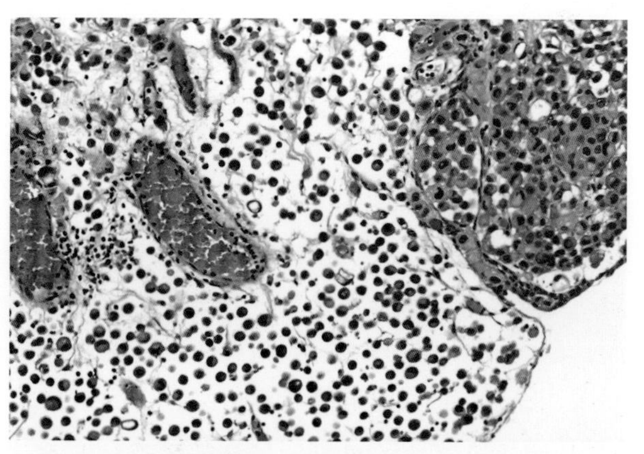

▲ 图 2-166 浆细胞样亚型尿路上皮癌呈非黏附的单个细胞浸润。瘤细胞常显示浆细胞样形态，核偏心性，胞质粉染，也可能出现印戒细胞

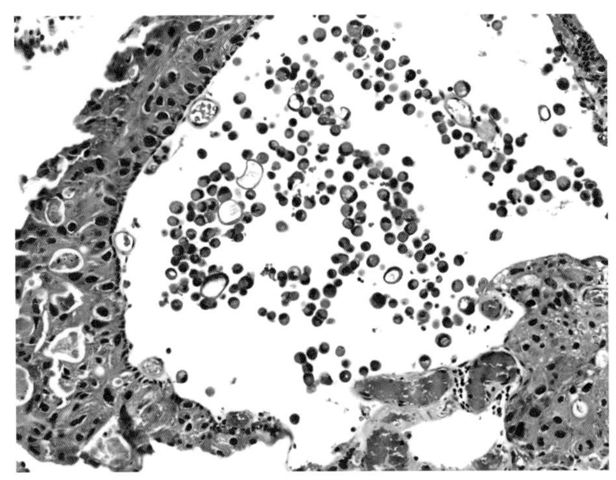

▲ 图 2-167　浆细胞样尿路上皮癌细胞常漂浮于水肿或黏液样的背景中。由于其形态学特点与其他肿瘤（包括浆细胞瘤、黑色素瘤）存在重叠，免疫组化可协助诊断。需要注意的是这些尿路上皮细胞呈 **CD138** 阳性，故需同时行广谱 **CK** 及 **GATA3** 染色。此例表面可见尿路上皮原位癌，支持诊断原发性尿路上皮癌

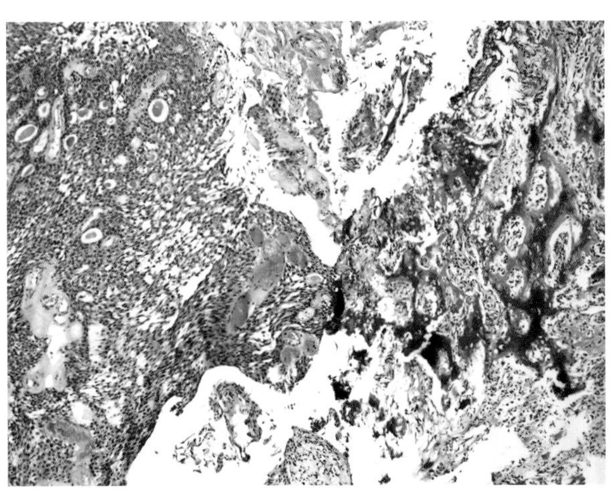

▲ 图 2-168　尿路上皮癌的肉瘤样亚型可有多种形态学表现。最常见的是非特殊性恶性梭形细胞，但在此例中，肿瘤呈明显的异源性骨肉瘤分化。作出这一诊断需要同时确认上皮和肉瘤样成分，以鉴别膀胱的原发性肉瘤

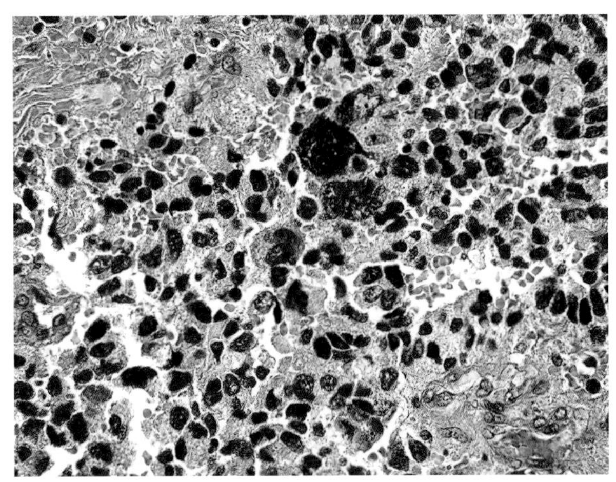

▲ 图 2-169　与其他器官或系统的肿瘤类似，尿路上皮癌的巨细胞亚型表现为在未分化的尿路上皮癌背景下，存在数量不等的多形性巨细胞

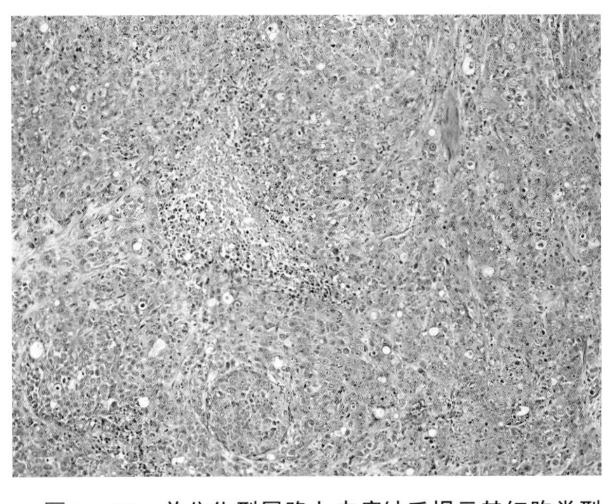

▲ 图 2-170　差分化型尿路上皮癌缺乏提示其细胞类型或其他组织学亚型的组织学特征。这种情况相对罕见，且预后较差

表现如何，关键特征是这些细胞呈单个细胞样浸润，很像乳腺小叶癌，并且通常有疏松的黏液样间质。浆细胞样亚型同样具有侵袭性行为，临床分期晚，局部复发率高，有可能会穿透筋膜层导致广泛的腹膜播散。有趣的是，与乳腺小叶癌类似，浆细胞样尿路上皮癌也显示编码 E- 钙黏素的基因 *CDH1* 的突变[53]。这一突变解释了病变的非黏附性特点，而且可以通过免疫组化 E- 钙黏素表达缺失证实。不同于遗传性胃癌，这些突变主要是体细胞突变（而非胚系突变）[53]。

由于浆细胞样亚型表现为非黏附的单细胞浸润生长，如果样本中为相对单一的浆细胞样成分，则需要进行广泛的鉴别诊断。首先要确认这些单个细胞是恶性的，如果不确定，则需进行广

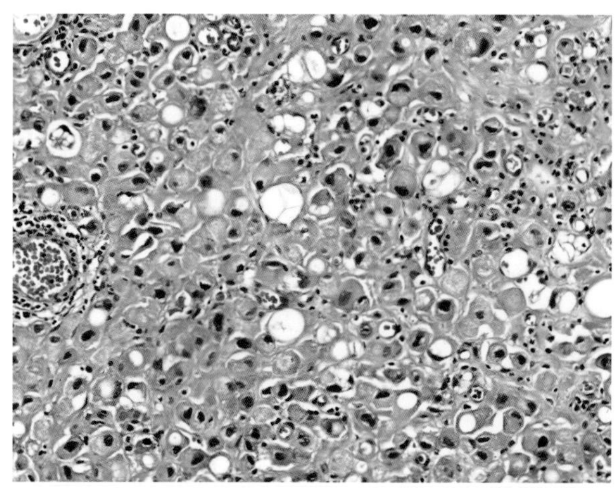

▲ 图 2–171 尿路上皮癌的富脂质亚型可见大量透明空泡和脂肪母细胞样细胞

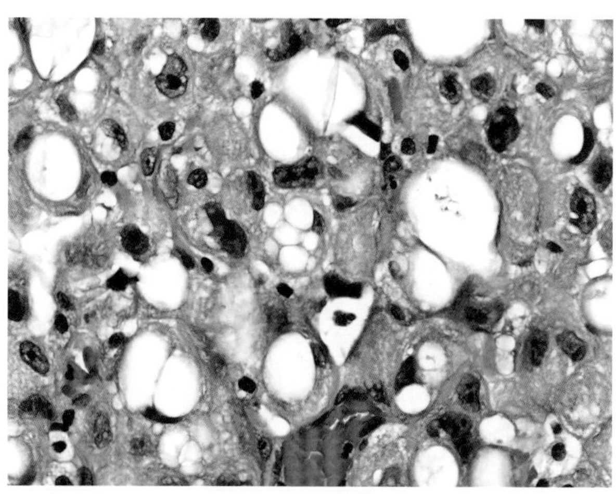

▲ 图 2–172 高倍镜下，富脂质亚型尿路上皮癌可见数个脂肪母细胞样细胞

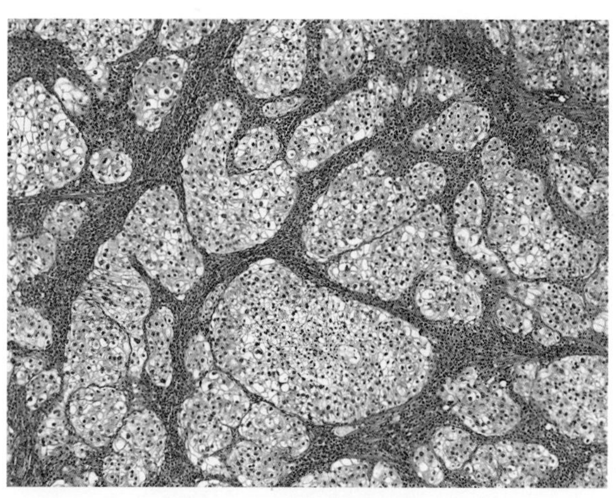

▲ 图 2–173 尿路上皮癌的透明细胞亚型可见丰富的透明胞质。这类肿瘤的鉴别诊断包括透明细胞腺癌。行 **GATA-3** 和 **PAX8** 免疫组化有助于鉴别（同时存在普通型尿路上皮癌或尿路上皮表面病变也可协助鉴别）

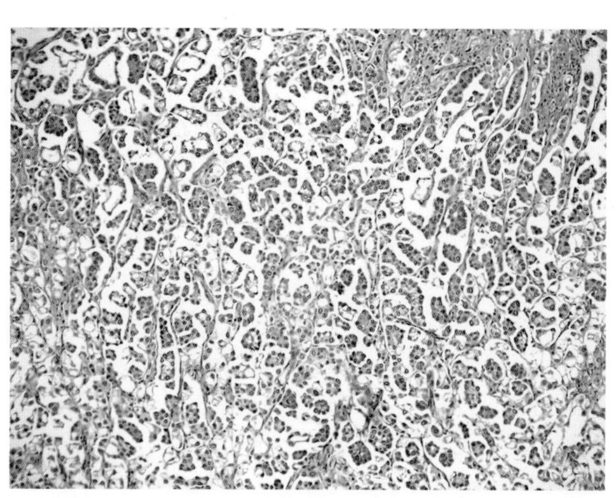

▲ 图 2–174 微乳头亚型尿路上皮癌是需要报告的最重要亚型之一，伴有这种组织学改变时许多泌尿医生会直接进行膀胱切除。形态学可见多个缺乏纤维血管轴心的小肿瘤细胞巢，位于同一个陷窝样腔隙内

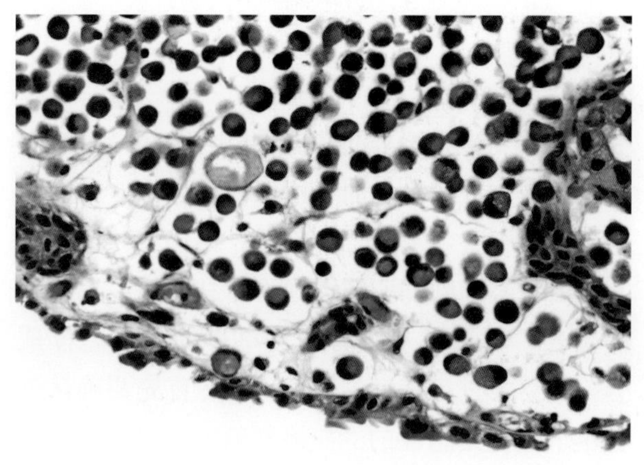

◀ 图 2–175 浆细胞样亚型在诊断上可能存在挑战：在形态学上可能会与转移性腺癌、浆细胞瘤、肉瘤及黑色素瘤重叠，肿瘤的扩散形式独特，可穿过筋膜层累及腹膜

谱 CK 免疫组化染色以证实这些实际上是癌细胞。这种形态学也不能排除浆细胞瘤、恶性黑色素瘤或肉瘤，可通过更丰富的免疫组化套餐进行评估。即使 CK 呈阳性，仍需要鉴别其他原发性膀胱癌（膀胱腺癌和脐尿管腺癌）和转移癌（乳腺小叶癌、胃肠道印戒细胞 / 弥漫型癌）。

备忘列表：报告膀胱癌标本中的组织学亚型

- 在膀胱活检、经尿道膀胱肿瘤切除术或膀胱切除术后报告签发时，确认已提及是否存在表面病变（原位癌或乳头状肿瘤）
- 报告在标本中发现的所有组织学亚型
- 建议在报告中说明标本中所出现的各种组织学亚型的占比情况

常见问题：Lynch 综合征及上尿路的尿路上皮癌

- Lynch 综合征（LS）是一种是错配修复机制中的胚系突变缺陷，可导致多种恶性肿瘤风险增加
- 上尿路的尿路上皮癌是 LS 的恶性肿瘤中第三常见的类型，仅次于结直肠癌及子宫内膜癌
- LS 中膀胱尿路上皮癌的发病率同样增高
- LS 相关的上尿道的尿路上皮癌常表现出内翻性生长模式，伴有淋巴组织浸润[54]

5. 尿路上皮癌伴不同分化

尿路上皮癌常常会具有不同的分化，从而形成不同的肿瘤形态，包括鳞状、腺样，以及神经内分泌肿瘤形态。这些不同的形态可能与普通型尿路上皮癌混合或单独存在。当发现有不同寻常的组织学改变，且其成分单一时，应当排除其他原发性肿瘤侵犯膀胱的可能。原发性膀胱鳞状细胞癌最常与膀胱的慢性刺激有关，包括反复尿路感染（urinary tract infection，UTI）、留置导管及血吸虫病等。当患者缺乏这些病史时，在女性患者需要考虑是否存在原发性妇科鳞状细胞癌侵犯的可能。遗憾的是在此鉴别诊断中，人乳头瘤病毒（human papilloma virus，HPV）原位杂交和 p16 免疫组化的结果并不完全可靠，因为极少数原发性尿路上皮鳞状细胞癌也可呈 HPV 和 p16 阳性[55]。结合临床和影像学结果对于做出正确的诊断至关重要。

相比单纯的鳞状细胞癌，普通型尿路上皮癌和鳞状分化混合存在更常见。鳞状特征需见到真正的角化现象，因为一般的尿路上皮癌也可以出现和鳞状细胞癌相似的细胞学特征（图 2-176 至图 2-179）。报告中应指出鳞状分化在肿瘤中的占比，与报告其他组织学亚型的情况相同。

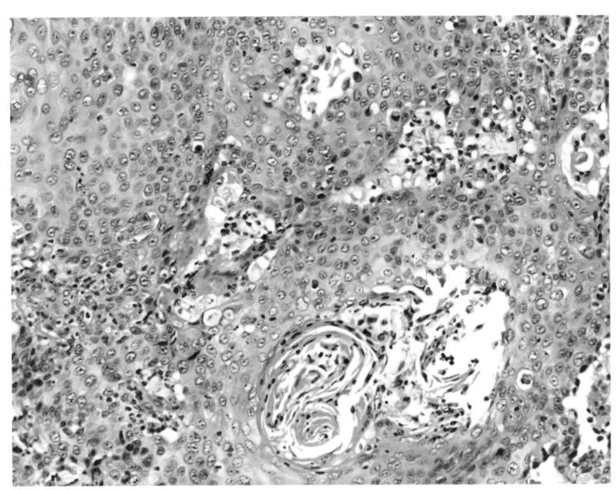

▲ 图 2-176 尿路上皮癌可出现其他方向的分化如鳞状分化。由于在形态学上普通型尿路上皮癌和鳞癌有所重叠，在诊断鳞状分化时需找到明确的角化现象

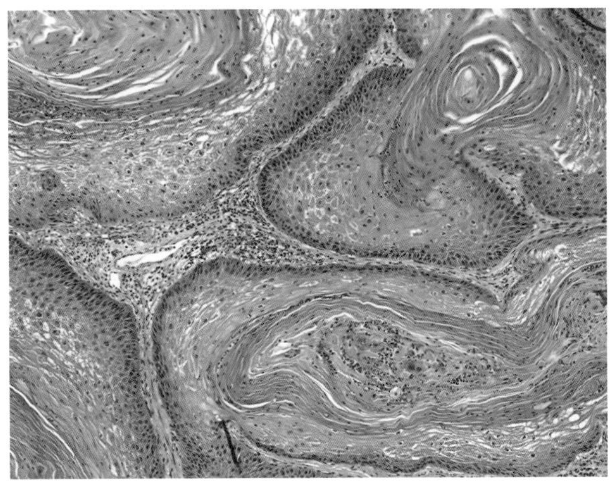

▲ 图 2-177 高分化的鳞状上皮成分可见大量角化物形成。有时临床医生通过膀胱镜观察到角蛋白碎屑时也会想到有鳞状上皮分化

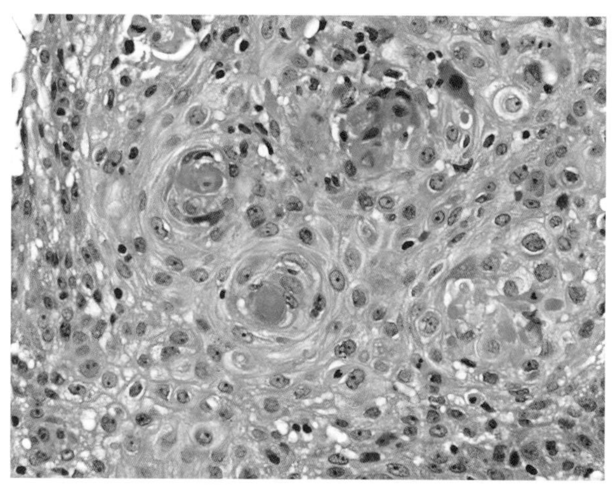

▲ 图 2–178　伴有鳞状分化的尿路上皮癌可形成典型角化珠

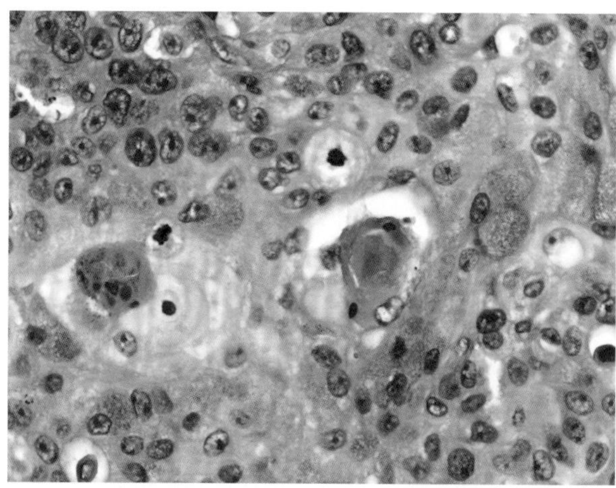

▲ 图 2–179　高倍镜下伴有鳞状分化的尿路上皮癌中的角化现象

经验与教训：伴有鳞状分化的肉瘤样癌

- 肉瘤样癌中的上皮成分也可以鳞化（图 2–180）
- 可报告为"肉瘤样癌，其中上皮样成分为鳞状细胞癌，间叶成分为非特指梭形细胞"

腺样分化的尿路上皮癌也相对常见，且诊断存在不确定性（图 2–181）。腺体成分可以是非特异性腺上皮，也可以伴有黏液分泌和（或）肠上皮分化。当出现于男性患者的膀胱标本时，尤其是活检或 TURBT 标本表现为腺样病变时，首先要与前列腺癌相鉴别。女性患者则首先需与生殖系统疾病鉴别。根据患者情况行 GATA3、NKX3.1、PAX8 免疫组化检查是做出诊断最为简单及关键的步骤（图 2–182 和图 2–183）。当腺样结构与常见的尿路上皮癌成分（乳头状尿路上皮癌或尿路上皮原位癌）同时存在时，无须加做免疫组化即可诊断。在治疗上，前列腺癌累及膀胱壁与原发性膀胱癌差异很大，故诊断必须准确。

经验与教训：假腺样腔隙

尿路上皮癌可出现细胞脱落而形成假腺样腔隙，注意不要与腺样分化混淆（图 2–184）

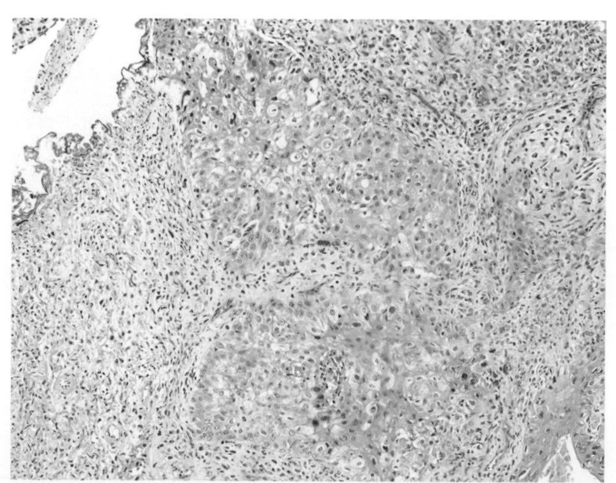

▲ 图 2–180　肉瘤样癌由上皮和间叶两种成分组成。本例的上皮成分是鳞状细胞癌

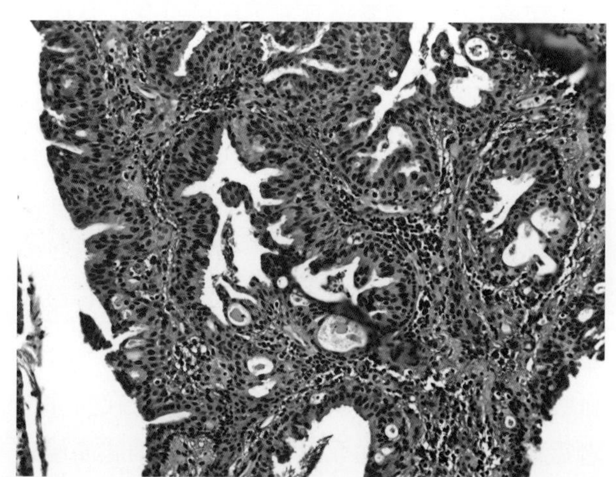

▲ 图 2–181　腺样分化是尿路上皮癌的另一种组织学分化，腺体可见管腔形成，部分腔内含有黏液分泌物

（二）膀胱深部肿瘤性病变：腺样形态

膀胱浸润性癌伴腺样形态的鉴别诊断包括原发性膀胱腺癌、脐尿管癌和继发或转移性腺癌累及膀胱[56]。临床病史、膀胱镜改变和影像学资料在鉴别诊断时尤为重要。

1. 原发性膀胱腺癌

原发性膀胱腺癌约占所有膀胱癌的2%[57]。该诊断仅适用于纯粹的腺癌，不存在任何常见尿路上皮癌的成分。其临床表现与一般的尿路上皮癌相似，但也可能会出现一些特有的症状，如黏液尿。组织学上肿瘤呈腺样生长，伴有肠型上皮，类似结直肠腺癌（图2-185和图2-186）。通常在细胞外及细胞内（形成印戒细胞）均可见黏液形成（图2-187和图2-188）。细胞异型性显著，核深染、排列呈假复层，核分裂象较多。如能观察到表面的原位腺癌成分则有助于判断膀胱原发；但是在极少数情况下，其他部位的腺癌可呈Paget样累及表面尿路上皮（图2-189和图2-190）。同样，原发性膀胱腺癌也可能发生在旺炽性肠化生的背景中。这些肿瘤缺乏特异的免

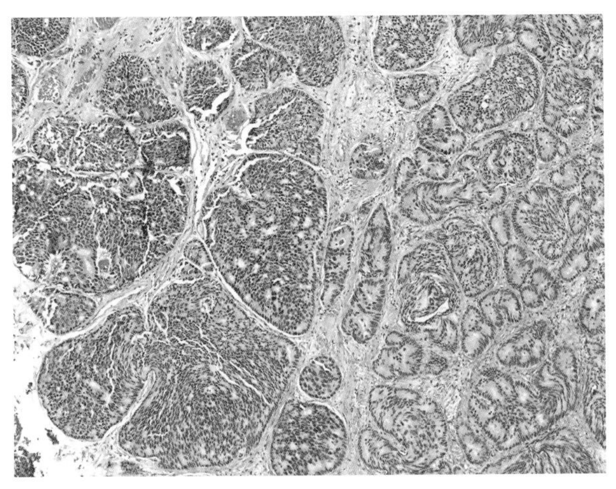

▲ 图2-182 尿路上皮癌可以存在广泛的腺样分化，是诊断难点。辨识尿路上皮原位癌或乳头状病变有助于诊断。在活检小标本中若只看到腺体成分，则需进行免疫组化辅助诊断。本例肿瘤呈明显的筛状排列，需鉴别前列腺癌

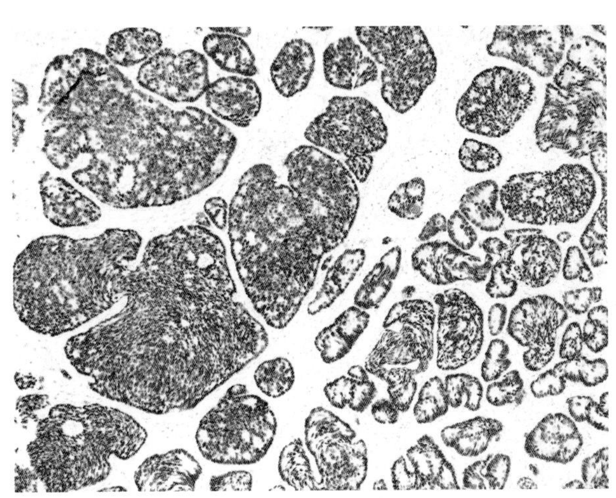

▲ 图2-183 为图2-182中的同一病灶，显示GATA3弥漫核阳性，可确认其为尿路上皮来源

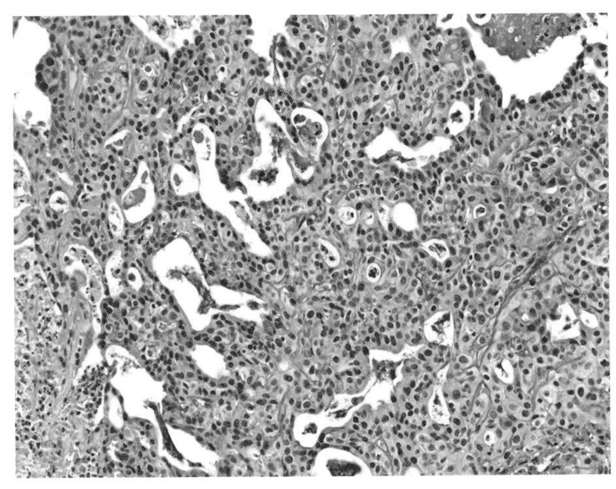

▲ 图2-184 在本例典型的尿路上皮癌中，由于肿瘤细胞坏死脱落，形成的腔隙类似假腺样结构

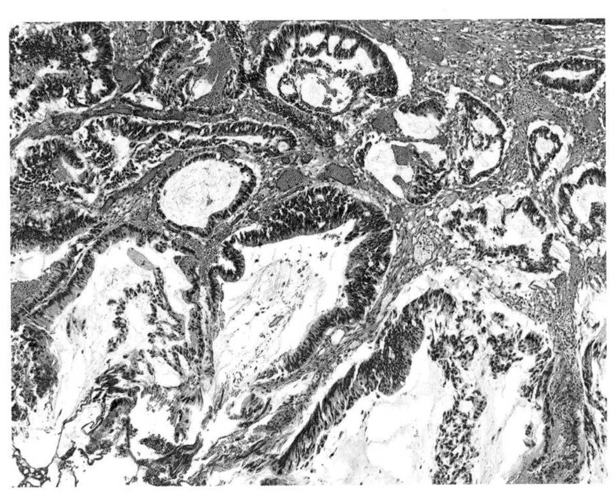

▲ 图2-185 原发性膀胱腺癌在形态学上与结直肠癌相似，肿瘤细胞为柱状，核细长、深染，细胞内外均可见黏液

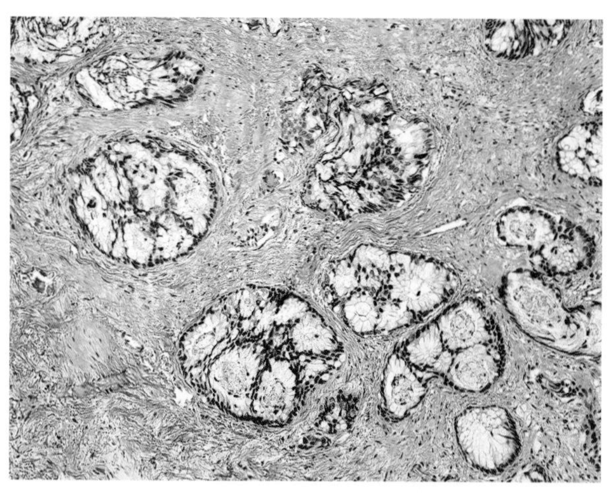

▲ 图 2-186　膀胱腺癌可见丰富的细胞内黏液和筛状结构的腺体

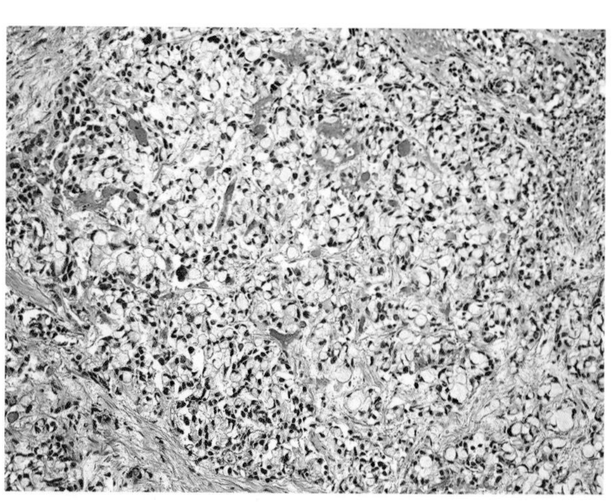

▲ 图 2-187　膀胱印戒细胞癌形态与弥漫型胃腺癌相似，有时可能以这一形态为主。肠型腺癌中所有的形态都可见于原发性膀胱腺癌，这增加了鉴别肿瘤是否由其他部位来源的肿瘤直接蔓延或转移而来的困难

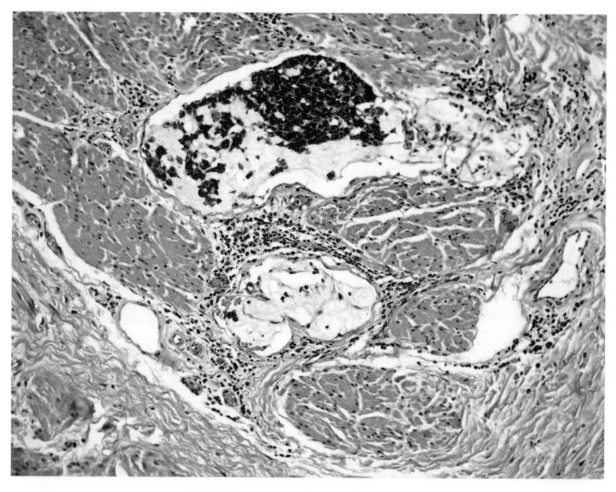

▲ 图 2-188　图中原发性膀胱腺癌存在明显肌层浸润，可见细胞外黏液和深染的肿瘤细胞

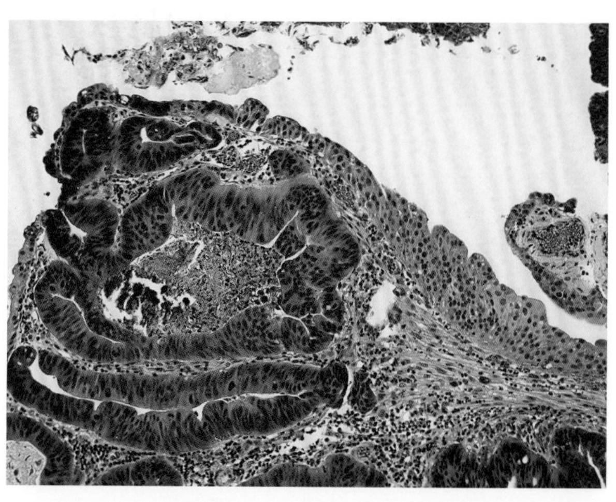

▲ 图 2-189　表层尿路上皮受累，呈原位腺癌改变，有助于诊断膀胱原发性腺癌；转移性或继发性肿瘤累及膀胱也可呈 **Paget** 样侵入于黏膜表面。一些用于判断肿瘤生长方式是“由外到内”还是“由内到外”的其他线索也有助于鉴别

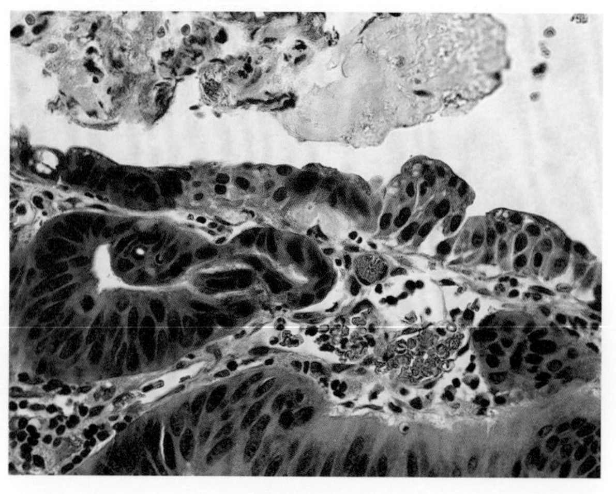

◀ 图 2-190　为图 **2-189** 腺癌的高倍视野，可见腺癌成分累及表面尿路上皮

疫组化标记，免疫组化表型与其他部位肠型腺癌重叠，CK7、CK20 和 CDX-2 表达差异性较大，GATA3 通常为阴性（图 2–191 至图 2–194）。全面了解临床病史、肿瘤病史和影像学对于确诊原发性膀胱腺癌至关重要。

2. 继发或转移性腺癌累及膀胱

其他腺癌累及膀胱可由直接蔓延（如结肠癌）或转移所致。在诊断原发性膀胱腺癌前，最好根据临床病史和影像学资料先除外原发于其他部位的腺癌转移。大多数肠型腺癌在形态学上难以区分，结合病史和影像是确诊的唯一方法。当发现形态相对温和且无明显特征性的腺体浸润至固有肌层深层时，需要考虑其他部位的腺癌转移或继发累及膀胱的可能。值得注意的是，胰腺及女性生殖系统来源的肿瘤，形态看似低级别，实际却是侵袭性的转移病变（图 2–195 和图 2–196）。

原发性膀胱腺癌的免疫表型与原发性消化道腺癌重叠，常表现为 CK20 和 CDX-2 阳性，进一步加大了诊断困难。现认为 β-catenin 或可鉴别原发性膀胱腺癌和结直肠腺癌，其中结肠癌 β-catenin 胞核及胞质均为强阳性 [58, 59]（图 2–197 至图 2–200）。

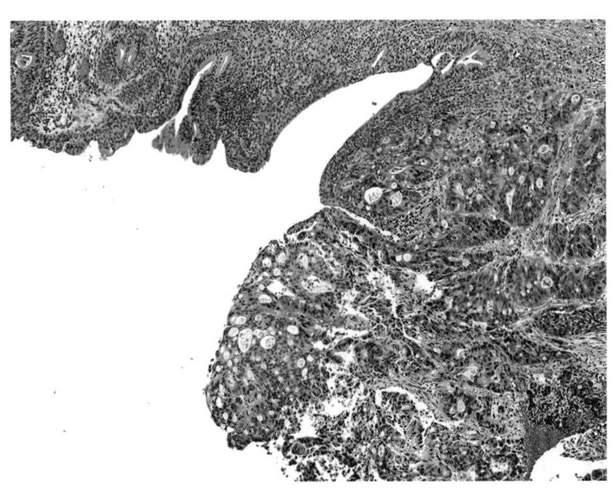

▲ 图 2–191 转移性结肠腺癌累及黏膜固有层及表面尿路上皮

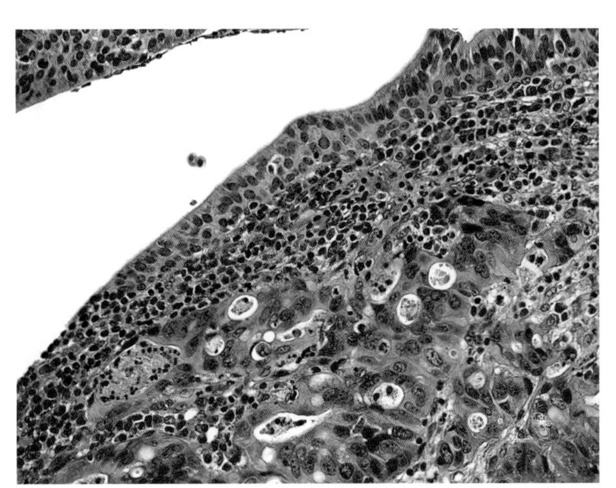

▲ 图 2–192 高倍镜下的转移性结肠腺癌可见肿瘤性坏死和管腔黏液

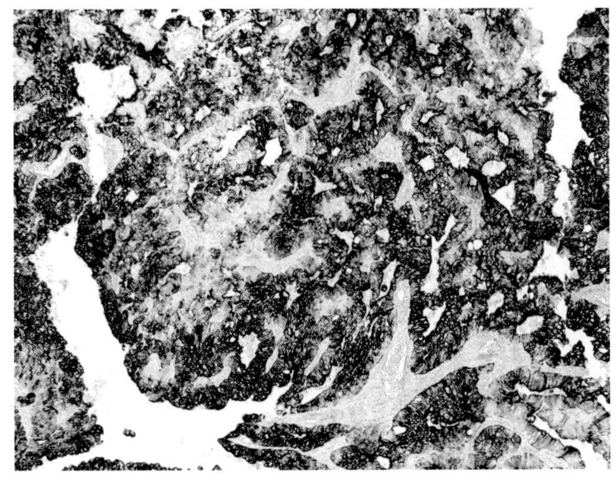

▲ 图 2–193 **CK20** 在原发性膀胱腺癌中通常呈阳性，并不能鉴别原发或转移性腺癌

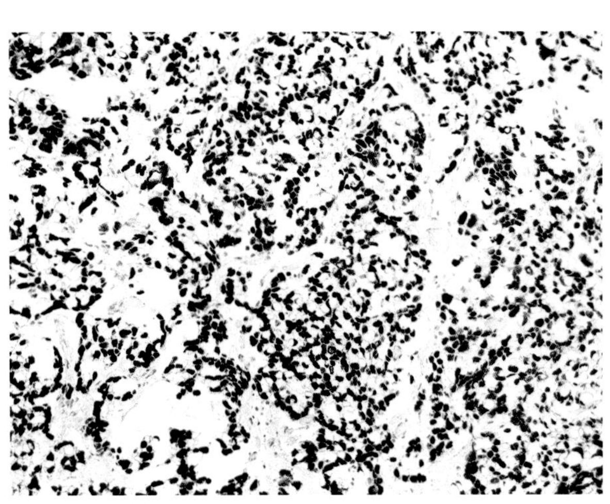

▲ 图 2–194 与结肠腺癌相似，大多数原发性膀胱腺癌 **CDX-2** 也呈阳性

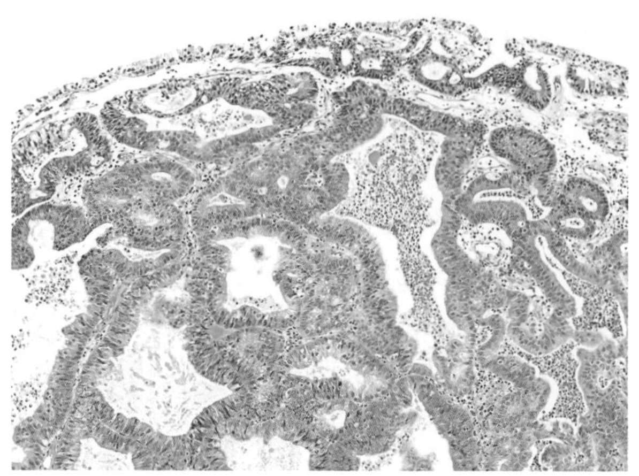

▲ 图 2-195 转移性子宫内膜癌累及膀胱，形态温和。虽然雌、孕激素受体（ER/PR）免疫组化有助于鉴别诊断，但参考临床病史也十分必要

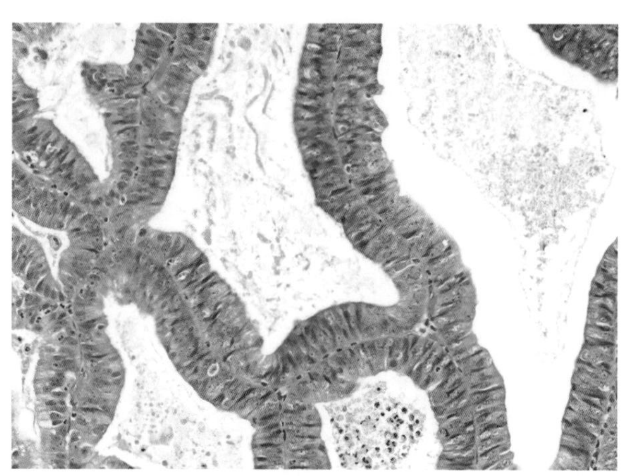

▲ 图 2-196 子宫内膜癌的高倍镜下可见异型柱状上皮细胞核，呈复层排列，核分裂象多见

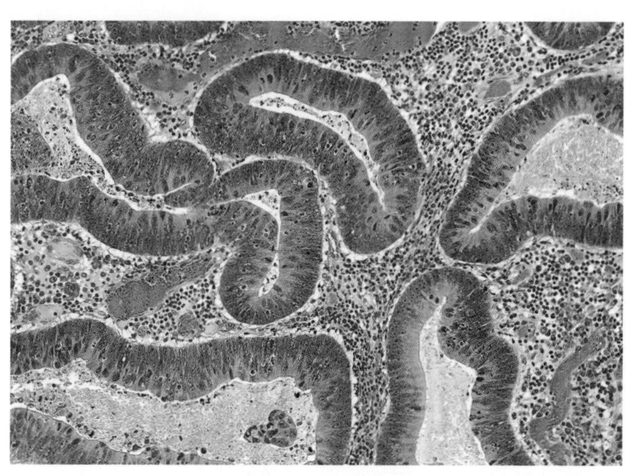

▲ 图 2-197 本例可见中分化腺癌累及膀胱，不伴有特殊形态学特征，未能明确提示其起源

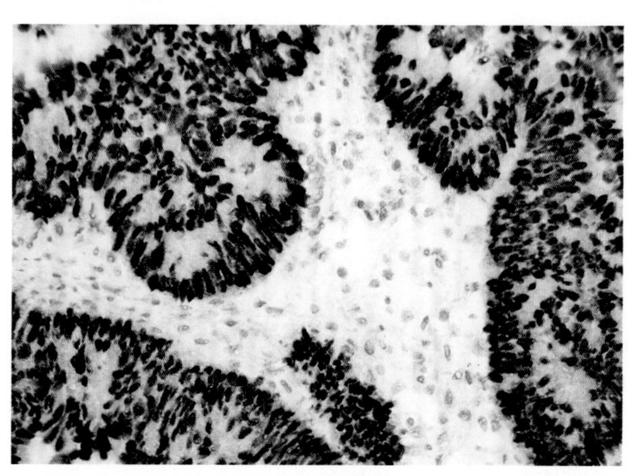

▲ 图 2-198 免疫组化可见腺癌细胞 **CDX-2** 弥漫核阳性，提示肠上皮分化，未能提示其起源

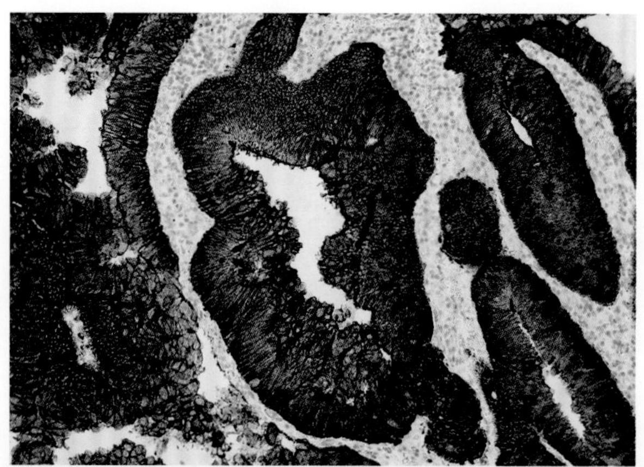

▲ 图 2-199 免疫组化可见腺癌细胞 **CK20** 弥漫强阳性，因 **CK20** 在原发性膀胱腺癌和胃肠道起源腺癌中均阳性，故同样未能提示其起源

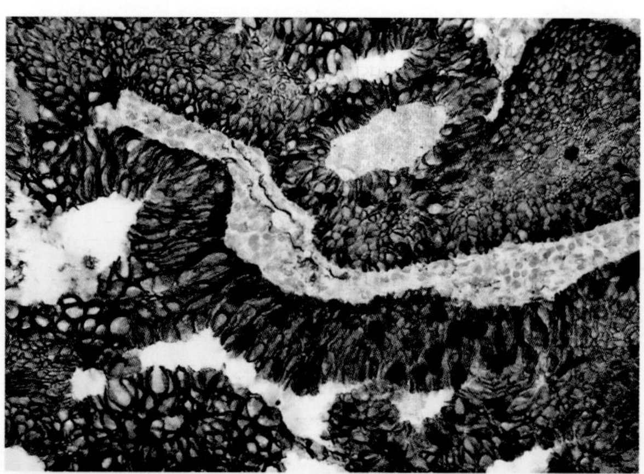

▲ 图 2-200 **β-catenin** 在胞核和胞质同时表达可用于鉴别结直肠癌膀胱转移。**β-catenin** 强阳性支持结直肠癌继发 / 转移，而不是原发性膀胱腺癌

述评示例：黏液腺癌累及膀胱

膀胱，经尿道膀胱肿瘤切除术：浸润性黏液腺癌（见述评）

述评：原发性膀胱腺癌的诊断并无特异免疫组化标记，需结合临床和影像学资料以排除胃肠道、妇科或其他原发部位的腺癌继发累及膀胱。在排除转移或继发肿瘤累及膀胱后，则可符合原发性膀胱腺癌

3. 脐尿管癌

脐尿管癌是膀胱癌中的一种极为罕见的肿瘤类型，有其特殊的诊断标准。最重要的是肿瘤必须发生在膀胱顶部或前壁的肌壁，因为这是脐尿管胚胎残余，即脐正中韧带所在位置。组织学上，它们与其他肠型腺癌相似，可表现为肠型、黏液/胶样、印戒细胞样结构，或者混合存在（图2-201 和图 2-202）。肿瘤钙化常见，影像检查中发现钙化可提示脐尿管癌（图 2-203）。脐尿管癌的准确诊断很重要，因为其外科治疗有别于原发性膀胱腺癌。脐尿管癌的完整切除须包含膀胱部分切除、脐正中韧带（前脐尿管和尿囊部位）和脐部切除。

关键特征：脐尿管癌的诊断标准

- 位于膀胱顶部或前壁。
- 肿瘤累及固有肌层或更深层组织，而不是累及表面尿路上皮。
- 表面尿路上皮内未见原位腺癌成分。
- 未发现其他部位的原发性腺癌。

4. 前列腺导管腺癌

这是种少见的前列腺腺癌，当其位于尿道且呈乳头状改变时容易误诊为膀胱原发恶性上皮性肿瘤。前列腺导管腺癌可发生在尿道周围靠近精阜的导管内，膀胱镜下可见乳头状肿物。来自此处的活检组织常被标注为“尿道”，容易使人忽略病变可能并非起源于尿路上皮。与典型前列腺腺泡癌形成圆形的腺腔不同，这些肿瘤常为绒毛状或筛状，可见裂隙样空腔（图2-204）。顾名思义，导管腺癌的细胞核呈柱状且呈假复层排列，核仁

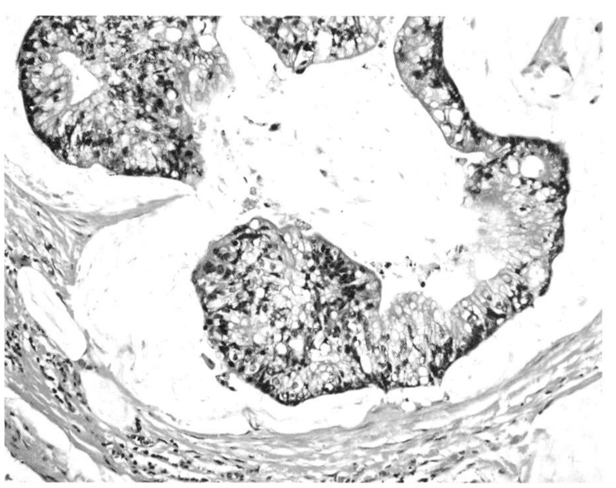

▲ 图 2-201　脐尿管腺癌是一种罕见的膀胱腺癌，且有特殊的诊断标准。如图所示，组织学上表现为伴有肠化/黏液分化的腺癌

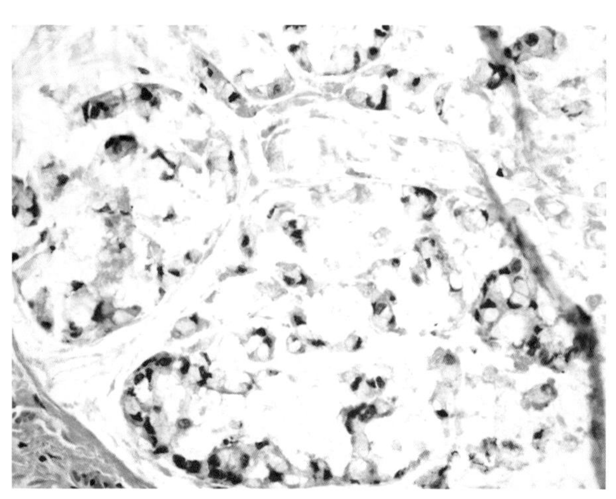

▲ 图 2-202　脐尿管腺癌中也可见印戒细胞

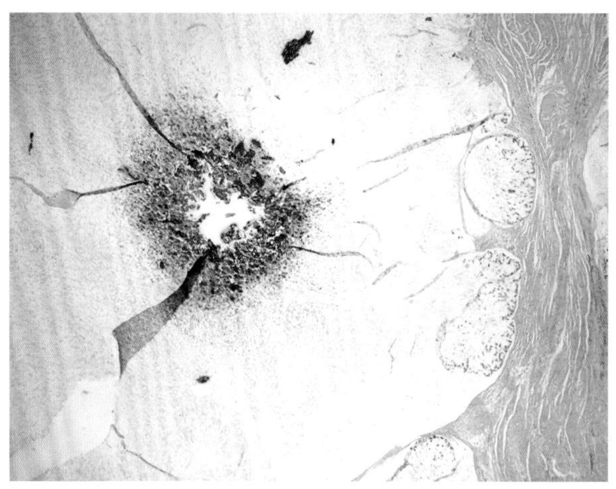

▲ 图 2-203　脐尿管腺癌常见钙化，可通过影像学发现，是诊断线索之一

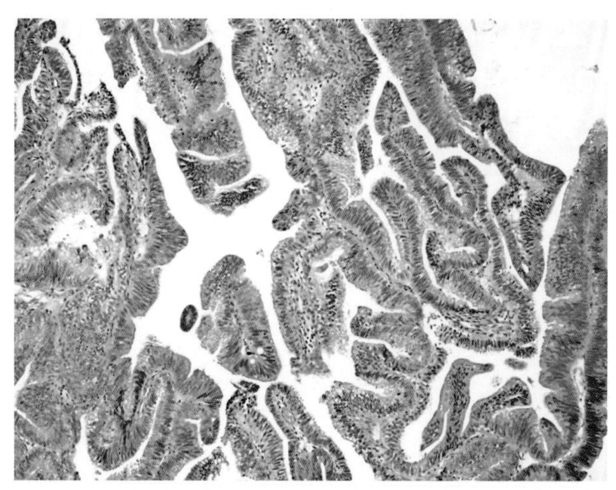

▲ 图 2-204 前列腺导管腺癌可表现为尿道前列腺部的乳头状病变，形似乳头状尿路上皮癌。肿瘤外观呈绒毛状，筛状结构的空隙多为裂隙状而非圆形

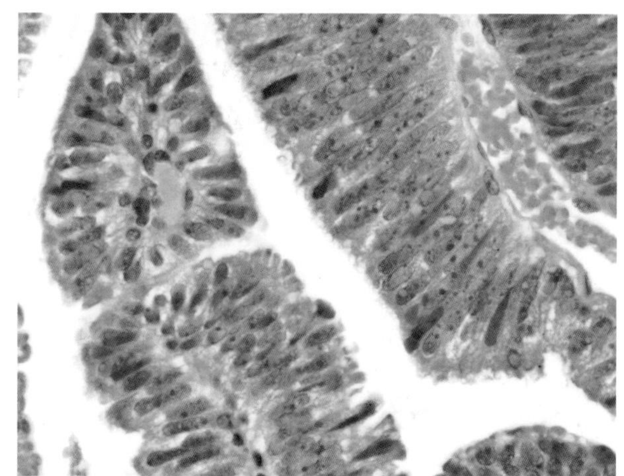

▲ 图 2-205 高倍镜显示前列腺导管腺癌细胞特征。肿瘤细胞核呈柱状，类似子宫内膜样癌。细胞呈假复层排列，可见明显核仁

明显（图 2-205）。当男性尿道出现乳头状病变时，免疫组化组套 NKX3.1、PSA 和 GATA3 有助于鉴别前列腺与尿路上皮起源。导管腺癌的基底细胞可缺失，有时肿瘤呈导管内生长，可保留斑片状分布的基底细胞。但无论基底细胞是否存在，均为侵袭性肿瘤。

备忘列表：膀胱深层腺样病变的鉴别诊断

- 原发性膀胱腺癌
- 脐尿管癌
- 转移性腺癌累及膀胱
- 前列腺腺癌累及膀胱
- 囊性及腺性膀胱炎（伴有旺炽性肠化）
- 肾源性腺瘤
- 苗勒管黏膜异位
- 脐尿管残余

（三）膀胱深部肿瘤性病变：其他形态

浸润性尿路上皮癌并非唯一可以累及膀胱深层（固有层或固有肌层）组织的病变。浸润性尿路上皮癌的鉴别诊断包括内翻性乳头状瘤、副神经节瘤、炎性肌成纤维细胞瘤、平滑肌瘤、平滑肌肉瘤和肉瘤样癌等肿瘤性病变。这些病变总体的结构差异可帮助鉴别诊断。非肿瘤性疾病也可侵及膀胱壁，如腺性膀胱炎、脐尿管残余、肾源性腺瘤和苗勒管黏膜异位。这类病变是潜在的诊断陷阱，在诊断膀胱深部病变应加以鉴别以避免过诊断为浸润癌。

1. 内翻性乳头状瘤：内翻生长模式

内翻性乳头状瘤是一种良性病变，但组织学改变在某种程度上类似恶性病变。低倍镜下肿瘤组织蓝染，呈现出固有层内极为复杂的膨胀性浸润样生长模式。了解内翻性乳头状瘤的关键特征可避免将其过度诊断为浸润性尿路上皮癌。若发现任何真正的外生性乳头状成分，都不应该诊断为内翻性乳头状瘤，而应诊断为真正的乳头状病变。所以当标本取材局限时，准确区分伴有明显内翻生长模式的低级别乳头状尿路上皮癌和内翻性乳头状瘤非常困难。内翻性乳头状尿路上皮癌常可见大型宽基细胞巢团，而内翻性乳头状瘤则可见纤细的细胞条索相互吻合。

关键特征：内翻性尿路上皮乳头状瘤的组织学特征

- 未见明确的外生性成分，可有极少乳头状分支（图 2-206）。
- 肿瘤细胞条带相互交联或吻合（图 2-207 和图 2-208）。
- 外周尿路上皮细胞呈栅栏状和旋涡状排列，

细胞形态温和，类似正常尿路上皮，可见核沟（图 2–209）。

• 可见含有嗜酸性物质的微囊，“胶样囊肿”（图 2–210）。

• 无或极少核分裂象。

• 乳头状尿路上皮癌也可伴有明显内翻生长模式，需要仔细阅片以寻找明确的乳头状成分（图 2–211）。

2. 副神经节瘤：巢状生长模式

副神经节瘤的肿瘤成分通常见于膀胱固有肌层，与副神经节的解剖位置一致（图 2–212）。副神经节瘤往往形成肿块，注意不要将正常副神经节误诊为肿瘤。患者可能表现为单纯性血尿或典型的“排尿性晕厥”。排尿性晕厥的患者，在排尿时可出现发作性头痛、焦虑和血压升高，甚至晕厥。临床检查可见患者尿液中的香草基扁桃酸升高。

组织学上，这些肿瘤与肾上腺嗜铬细胞瘤相似。可见巢状结构，中间有细小的毛细血管，与嗜铬细胞瘤中的“zellballen”结构相同（图 2–213）。

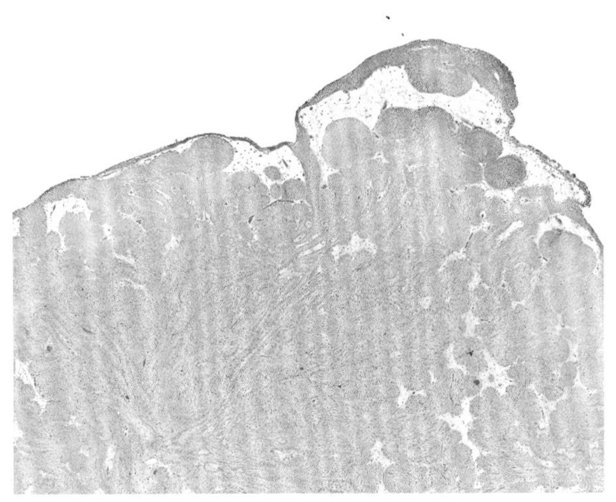

▲ 图 2–206 低倍镜下，良性的内翻性尿路上皮乳头状瘤并无明确外生性乳头状成分。偶可见少量乳头状分支

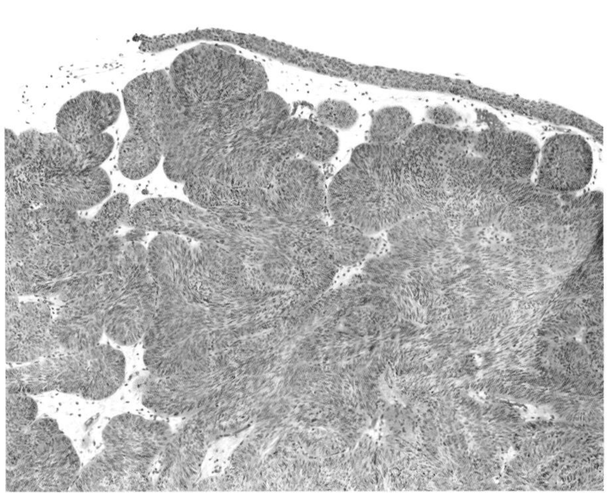

▲ 图 2–207 内翻性尿路上皮乳头状瘤呈条带状和小梁状生长，瘤细胞巢相互吻合呈拼图样外观

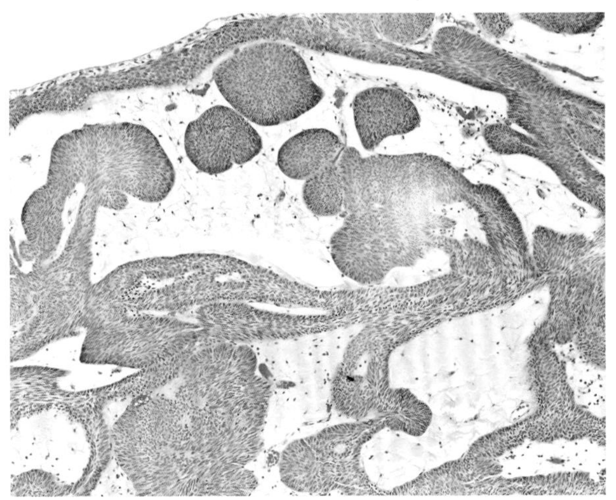

▲ 图 2–208 高倍镜下，内翻性尿路上皮乳头状瘤的细胞巢可见明显的交联，即肿瘤细胞条带形成新的分支并与其他瘤巢的分支再次汇合

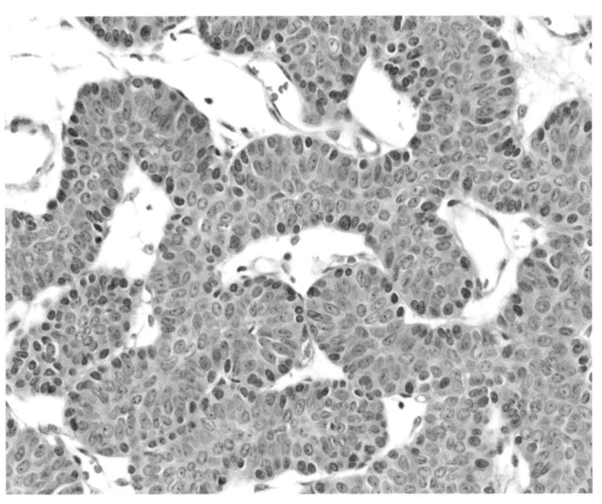

▲ 图 2–209 高倍镜下，内翻性乳头状瘤的细胞形态温和，偶见核沟。肿瘤细胞条带外周的细胞呈栅栏状排列

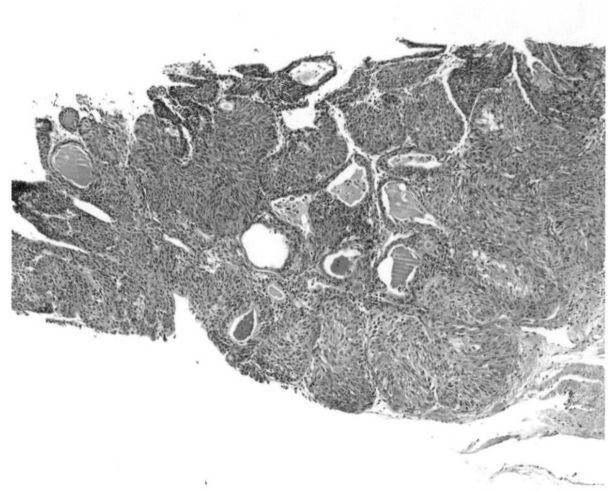

▲ 图 2-210　内翻性乳头状瘤的微囊内常见嗜酸性物质

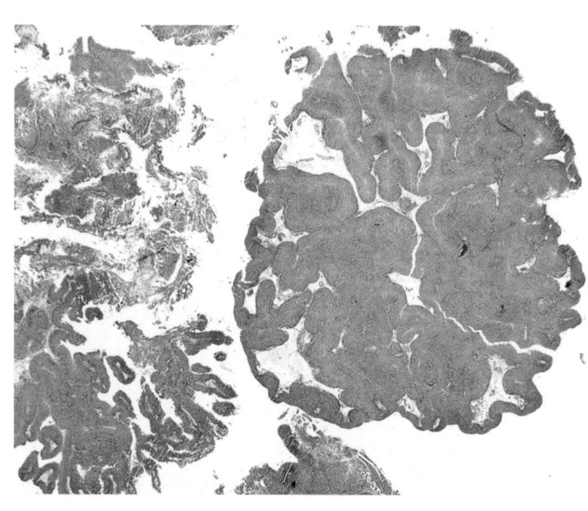

▲ 图 2-211　形似内翻性乳头状瘤的低级别乳头状尿路上皮癌，伴有明显内翻生长模式，如图右侧所示。左下角可见完好的乳头状分支，可诊断为低级别乳头状尿路上皮癌

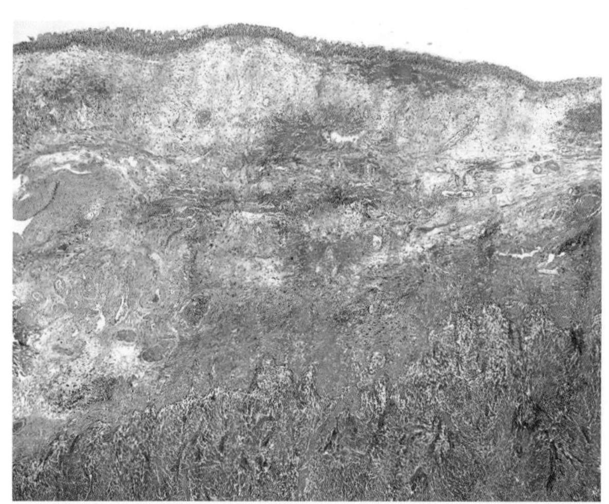

▲ 图 2-212　副神经节瘤通常位于固有肌层，即神经和副神经节所在的解剖位置

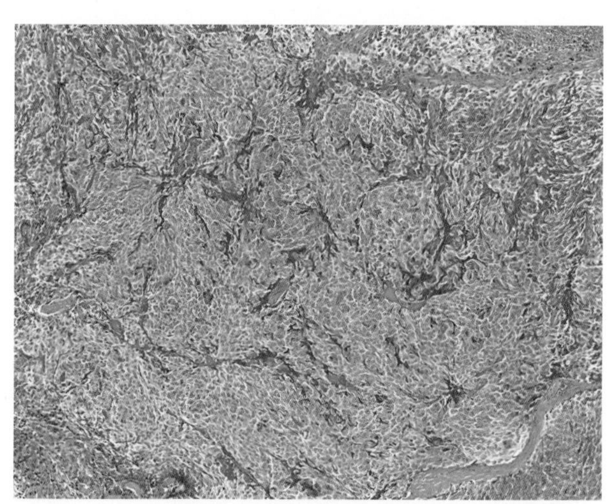

▲ 图 2-213　嗜铬细胞瘤的特征性巢状或“细胞球”（**zellballen**）结构也可见于膀胱副神经节瘤。肿瘤细胞巢间可见小的毛细血管

细胞通常为圆形或多边形，具有丰富的双嗜性胞质，呈紫色颗粒样（图 2-214 和图 2-215）。副神经节瘤具有神经内分泌型的染色质外观，呈细腻的颗粒状或“胡椒盐样”改变。有时细胞质可透明，缺乏颗粒状外观。细胞核相对一致，但核内包涵体或退行性改变等神经内分泌肿瘤的不典型改变也很常见。

经验与教训：副神经节瘤

- 副神经节瘤位于固有肌层，易与浸润性尿路上皮癌相混淆（图 2-216）
- 识别 zellballen 结构、颗粒状胞质和血管网可避免误诊（图 2-217）
- 尿路上皮癌也可呈巢团分布或伴丰富的嗜酸性细胞质，与副神经节瘤类似（图 2-218）
- 副神经节瘤 GATA3 阳性，仅进行这一项免疫组化可能导致误诊；应使用免疫组化组套进行诊断，包括广谱 CK、p40（副神经节瘤均为阴性）、Syn、CgA 和 S100（副神经节瘤为阳性）（图 2-219 至图 2-222）

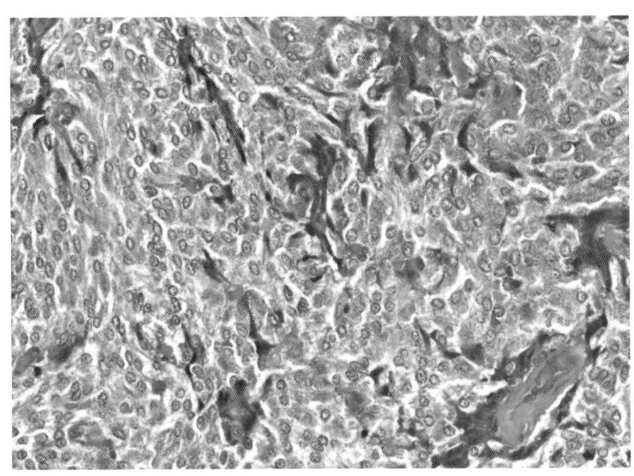

▲ 图 2-214 副神经节瘤典型的双嗜性颗粒状细胞质，使得这些肿瘤细胞呈紫色

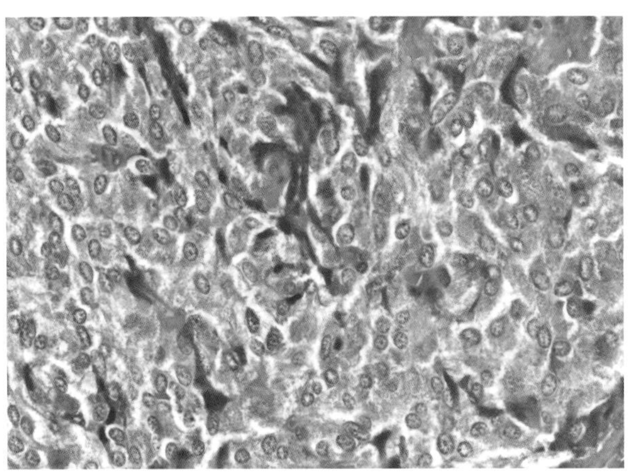

▲ 图 2-215 副神经节瘤的神经内分泌型染色质，呈细腻点状"胡椒盐样"改变

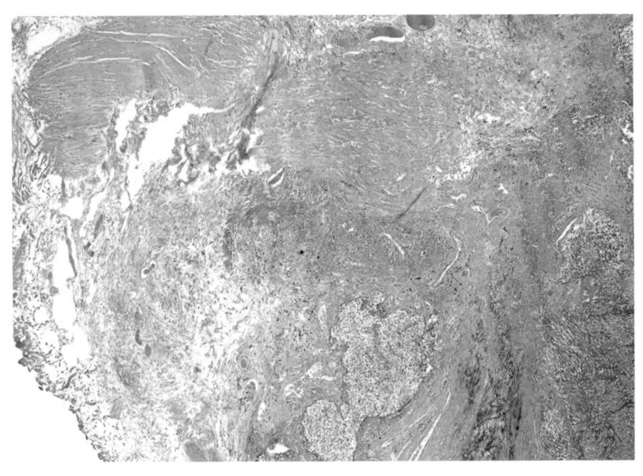

▲ 图 2-216 典型的副神经节瘤位于肌壁深部，其位置深在，可能被病理医生下意识地诊断为浸润癌。识别"细胞球"（**zellballen**）结构、颗粒状细胞质和免疫组化检查有助于避免误诊

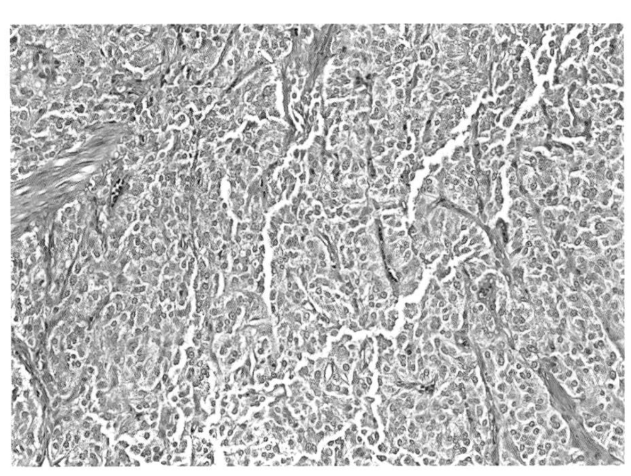

▲ 图 2-217 副神经节瘤典型的双嗜性颗粒状细胞质是诊断的重要特征

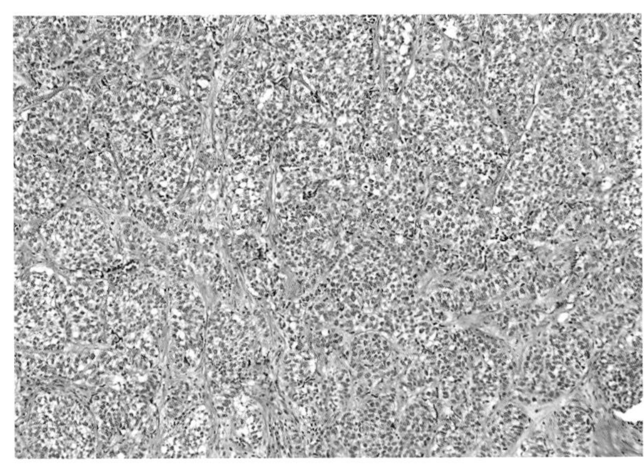

▲ 图 2-218 尿路上皮癌也可形成巢状结构，胞质细颗粒状 / 透亮，类似副神经节瘤。如果没有表面病变提示存在原发性尿路上皮肿瘤，则需进行免疫组化检查

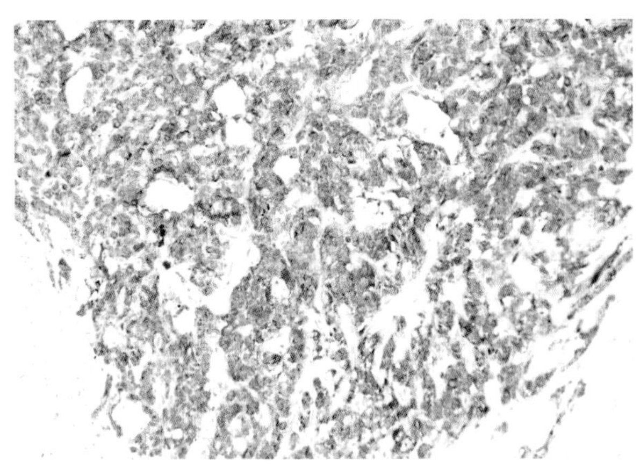

▲ 图 2-219 副神经节瘤为神经内分泌肿瘤，**Syn** 呈弥漫阳性

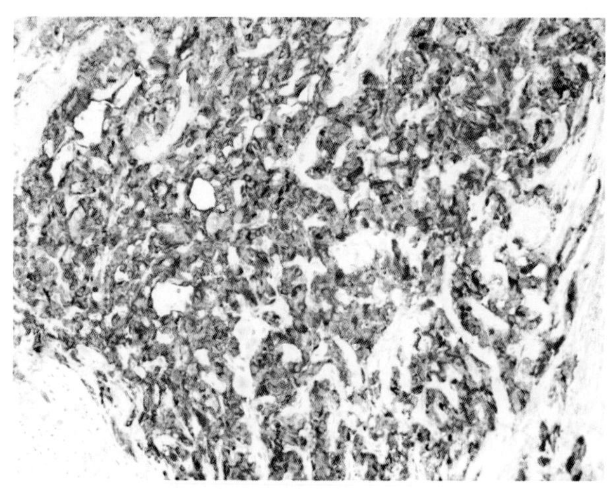

▲ 图 2-220　副神经节瘤的神经内分泌标记 CgA 也呈弥漫阳性

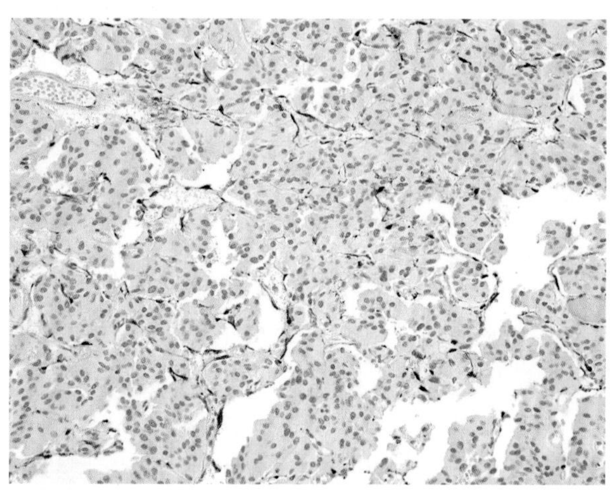

▲ 图 2-221　S100 可突出显示副神经节瘤巢团之间的支持细胞

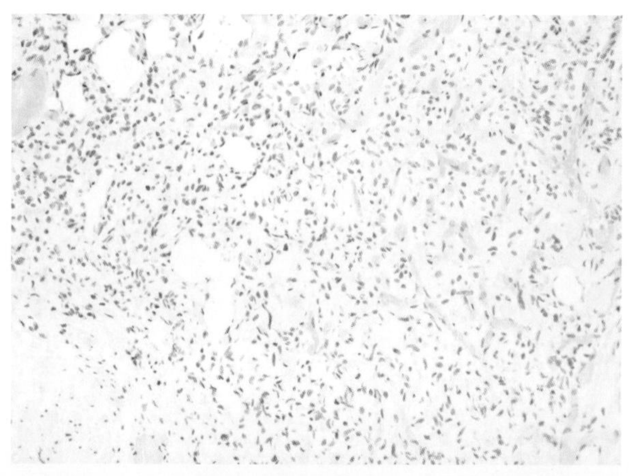

▲ 图 2-222　副神经节瘤广谱 CK 阴性，可与尿路上皮癌相鉴别。GATA3 在副神经节瘤中也表达，鉴别诊断价值不大

（四）膀胱深层肿瘤性病变：梭形细胞模式

1. 炎性肌成纤维细胞瘤

炎性肌成纤维细胞瘤（inflammatory myofibroblastic tumor，IMT）是梭形细胞肿瘤，可浸润膀胱壁并累及固有肌层（图 2-223）。创伤、活检或切除术均可能诱发炎性肌成纤维细胞瘤。组织学可见疏松的黏液间质背景，其内梭形成纤维细胞增生，无特殊排列结构（图 2-224）。IMT 血管丰富，红细胞外渗易见（图 2-225）。炎症细胞常见于黏液样基质内（图 2-226）。细胞学上，梭形细胞表现出反应性核特征，染色质细腻，核仁明显（图 2-227）。IMT 增生活跃，可见较多核分裂象，但缺乏病理性核分裂象。

多达 2/3 的 IMT 间变性淋巴瘤激酶（anaplastic lymphoma kinase，ALK）阳性，如为阳性可确诊本病（图 2-228）。类似的相关病变包括术后梭形细胞结节（术后肌成纤维细胞增生）和假肉瘤性肌成纤维细胞增生 [60]。这些命名存在争议，一些学者有意将所有的此类病变统称为 IMT，而另一些学者则认为 ALK 阴性时不该归入本病。虽然 ALK 阴性的肿瘤与结节性筋膜炎有许多相似之处，但它们未发生 *USP6* 基因重排，后者是结节性筋膜炎的特征性分子学改变 [61]。

2. 平滑肌瘤

膀胱平滑肌瘤是膀胱壁平滑肌束的良性增殖病变。由于膀胱固有肌层的平滑肌束也呈束状排列，诊断膀胱平滑肌瘤较困难（图 2-229 和图 2-230）。平滑肌瘤与平滑肌肉瘤的鉴别标准与其他部位相似：无核异型性，无活跃核分裂象，无肿瘤性坏死（图 2-231）。查阅临床资料，确认该肿物是膀胱壁的结节或占位，可避免把正常固有肌层过诊断为肿瘤。当肌层可见边界清楚的圆形结节，且与邻近固有肌层分界清晰时，提示为平滑肌瘤 [62]。

3. 平滑肌肉瘤

平滑肌肉瘤是最常见的原发性膀胱肉瘤，与良性平滑肌瘤相比，平滑肌肉瘤为平滑肌细胞的恶性增殖性病变，表现为梭形细胞呈束状及编织

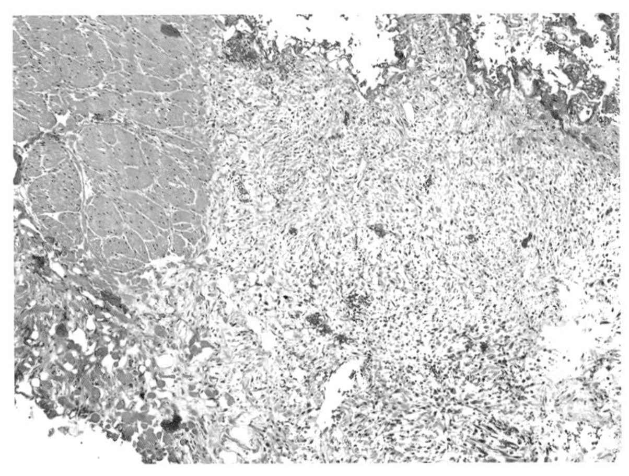

▲ 图 2–223　炎性肌成纤维细胞瘤累及固有肌层

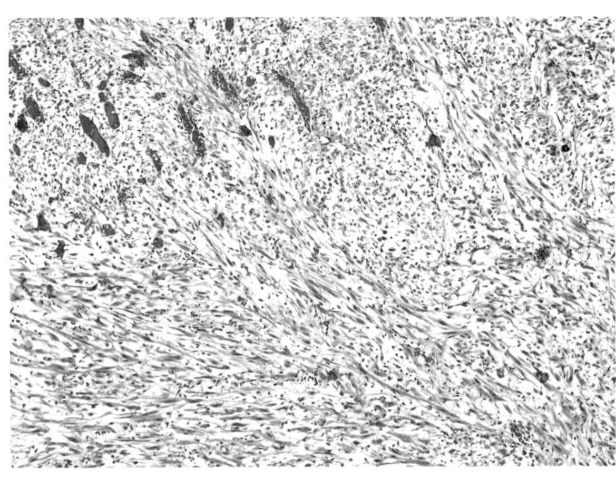

▲ 图 2–224　中倍镜下炎性肌成纤维细胞瘤呈编织状排列的梭形细胞束，无特殊排列结构

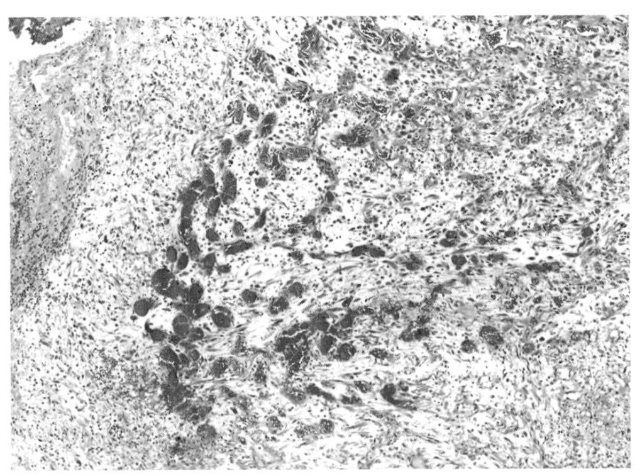

▲ 图 2–225　炎性肌成纤维细胞瘤富于血管，黏液样背景中存在多条管壁完整的血管伴红细胞外渗

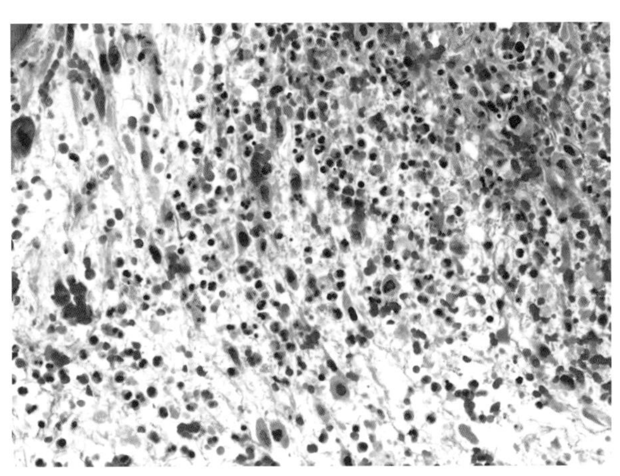

▲ 图 2–226　多种炎症细胞浸润是炎性肌成纤维细胞瘤的诊断特征之一，炎症细胞在黏液样基质内很容易辨认，与外渗红细胞相混杂

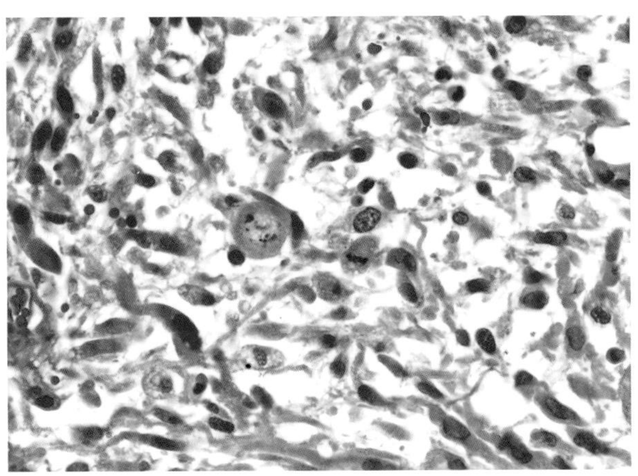

▲ 图 2–227　炎性肌成纤维细胞瘤增生活跃，高倍镜下，瘤细胞具有异型性，核分裂象常见，梭形细胞染色质细腻，核仁明显，呈反应性改变

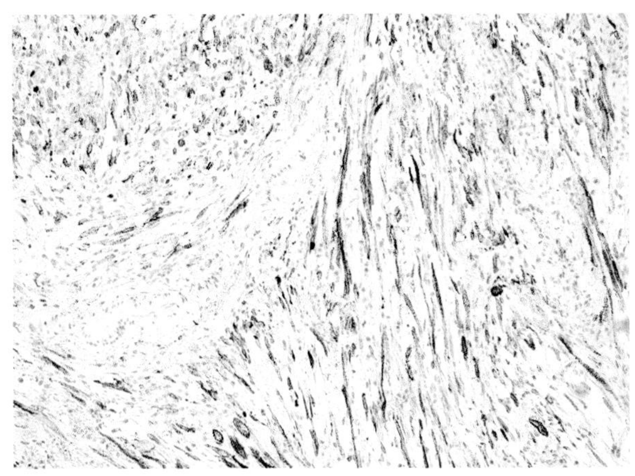

▲ 图 2–228　免疫组化可见梭形细胞 **ALK** 弥漫阳性。**ALK** 是有用的辅助检查指标，高达 **2/3** 的炎性肌成纤维细胞瘤 **ALK** 阳性

状排列（图 2–232）。细胞异型性明显，核深染，核分裂象增加，偶见肿瘤性坏死（图 2–233 至图 2–236）。诊断标准与其他部位相同。

4. 肉瘤样尿路上皮癌

尿路上皮癌的肉瘤样变是膀胱梭形细胞肿瘤的一个主要的诊断误区。在活检或 TURBT 标本中，取材局限的梭形细胞恶性肿瘤的鉴别诊断很多，由于原发于膀胱的肉瘤比较罕见，因此鉴别诊断应首先排除肉瘤样癌。具有肉瘤样特征的尿路上皮癌可同时观察到癌与肉瘤这两种成分；只是由于活检标本取材局限，仅发现肉瘤样成分的情况并不罕见（图 2–237 和图 2–238）。通常，肉瘤样成分广谱 CK 或高分子量 CK（34βE12）阳性，这两项也是活检组织免疫组化的首选项目[63]。标本中若出现一些表层病变，如尿路上皮原位癌或乳头状尿路上皮癌，也支持肉瘤样癌的诊断。

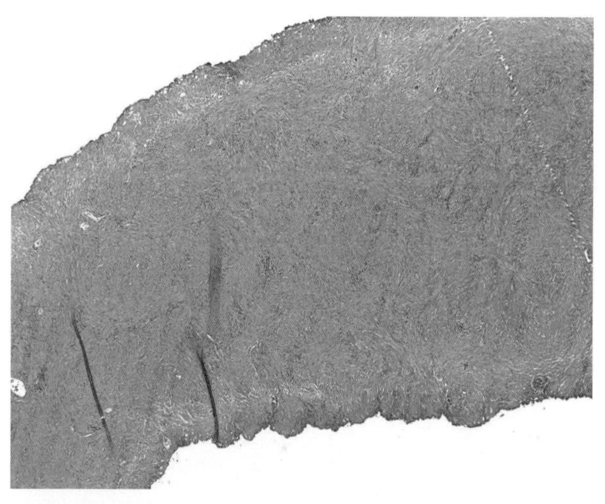

▲ 图 2–229　正常膀胱壁由平滑肌束组成，因此诊断膀胱平滑肌瘤较困难。图中可见片状分布的平滑肌，缺乏固有肌层常见的肌束。如果临床检查提示为边界清楚的肿块时，可诊断为膀胱平滑肌瘤

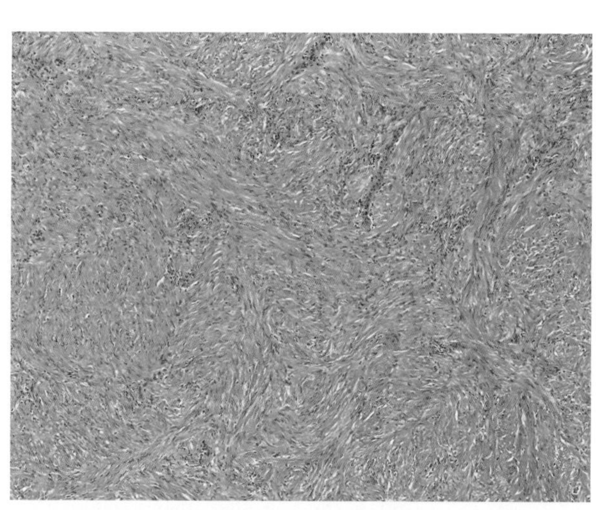

▲ 图 2–230　无序编织状排列的平滑肌束，提示为平滑肌瘤

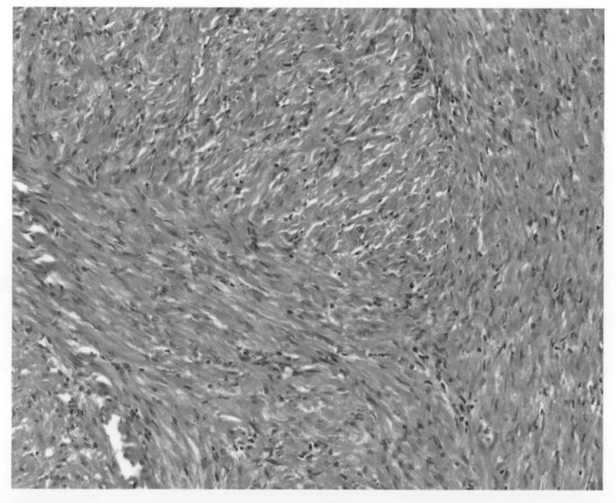

▲ 图 2–231　平滑肌瘤的诊断要点与其他部位相似：嗜酸性胞质，末端钝圆的“雪茄”形细胞核，偶见核周空泡，核无异型性，核分裂少见，无肿瘤性坏死

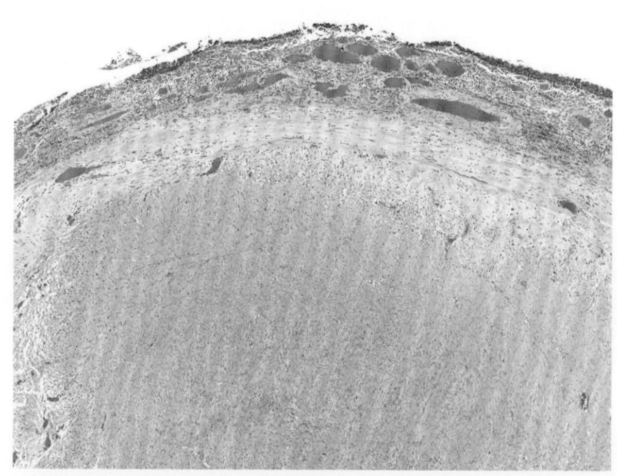

▲ 图 2–232　膀胱平滑肌肉瘤，低倍镜下可见尿路上皮下方隆起型病变

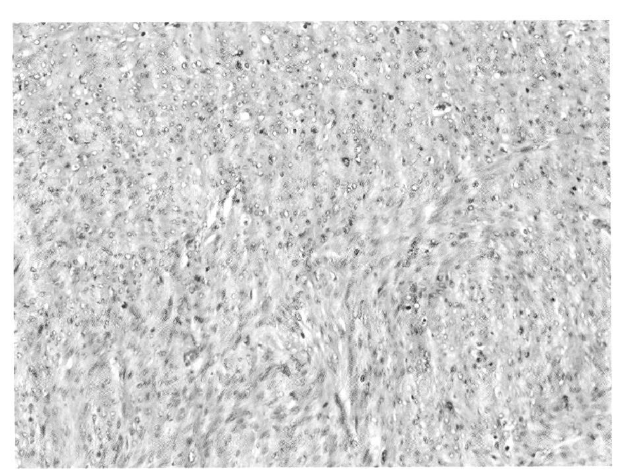

▲ 图 2-233 中倍镜下，平滑肌肉瘤呈束状生长，瘤细胞梭形，胞质红染，但是细胞核异型性明显，核深染，可见多形核

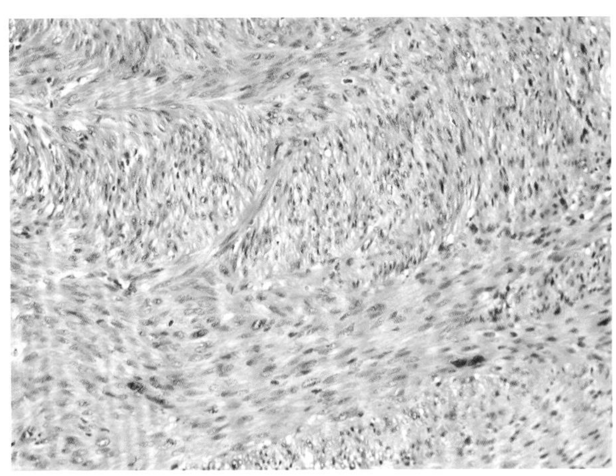

▲ 图 2-234 平滑肌肉瘤可见大而深染的细胞核，与平滑肌瘤的“雪茄”样、温和的细胞核不同

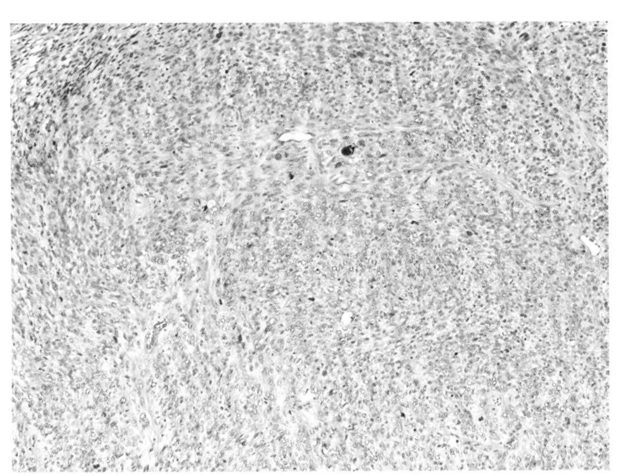

▲ 图 2-235 低倍镜下平滑肌肉瘤可见大量非典型的大细胞，核分裂象多见

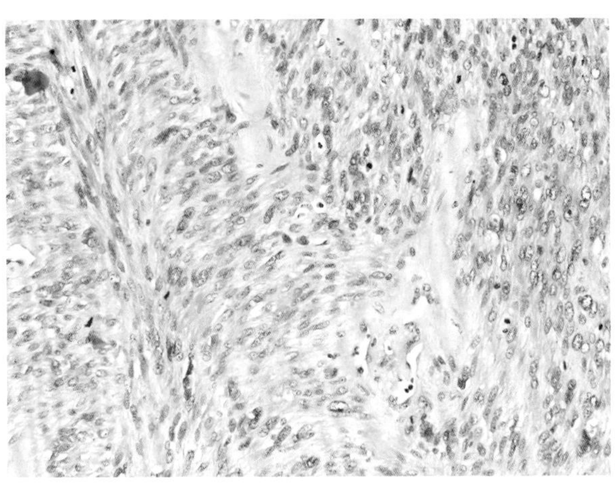

▲ 图 2-236 高倍镜下可见大量核分裂散在分布，远超平滑肌瘤中的核分裂象的数量

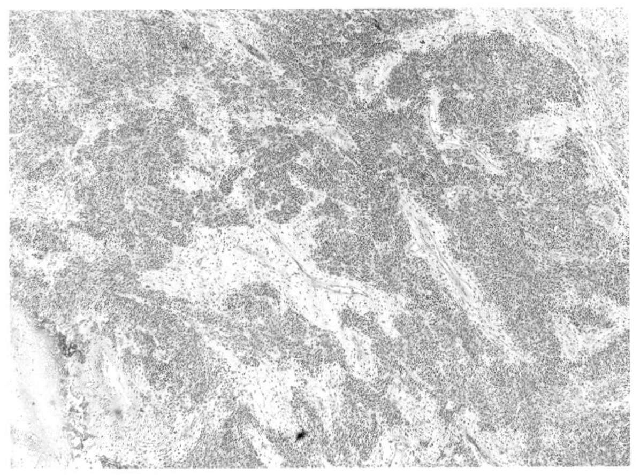

▲ 图 2-237 低倍镜下肉瘤样癌可见明显的上皮和间叶成分。膀胱肉瘤样癌比原发性膀胱肉瘤的发病率高得多，因此在鉴别梭形细胞肿瘤时应优先考虑肉瘤样癌

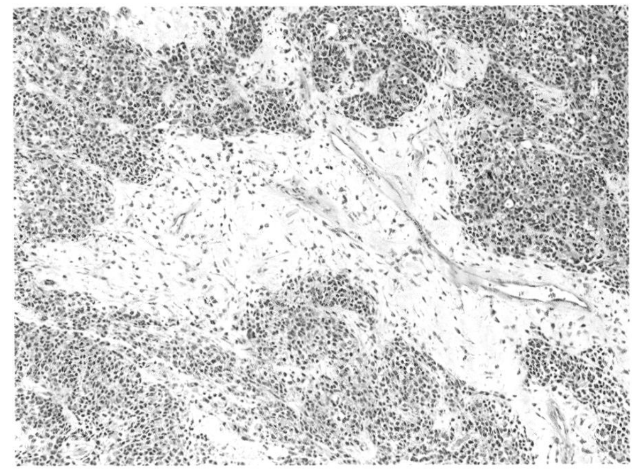

▲ 图 2-238 高倍镜下肉瘤样癌的梭形细胞成分。当梭形细胞肿瘤是活检的主要成分甚至唯一成分时，易与原发性肉瘤相混淆

（五）膀胱深部非肿瘤性病变：腺样模式

1. 腺性膀胱炎

腺性膀胱炎（cystitis cystica et glandularis，CCG）可能与反复感染、膀胱外翻或外伤有关，但在正常膀胱中也常可见到。任何对尿路上皮及其下 von Brunn 细胞巢（VBN）的刺激性因素都可能导致 CCG。CCG 最常见于膀胱三角区，在输尿管部也很常见。组织学上，CCG 可见固有层内的小型尿路上皮细胞巢，管腔扩张（囊状），通常含有嗜酸性物质，偶尔可见内衬柱状或黏液上皮成分（腺性）（图 2-239 至图 2-241）。CCG

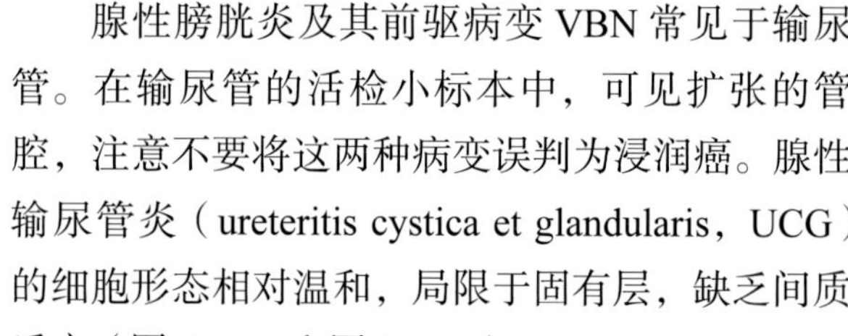

通常局限于固有层，为簇状分布的尿路上皮小细胞巢，似由 VBN 发展而来，本病不应累及固有肌层。

腺性膀胱炎及其前驱病变 VBN 常见于输尿管。在输尿管的活检小标本中，可见扩张的管腔，注意不要将这两种病变误判为浸润癌。腺性输尿管炎（ureteritis cystica et glandularis，UCG）的细胞形态相对温和，局限于固有层，缺乏间质反应（图 2-242 和图 2-243）。

有时腺性膀胱炎会出现广泛的黏液化生并形成肿块。当这种情况发生时，应描述为旺炽性肠

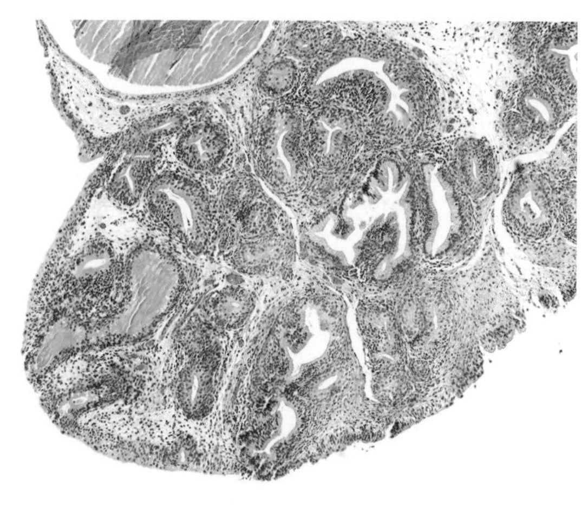

▲ **图 2-239** 腺性膀胱炎由小巢状尿路上皮细胞构成，伴有扩张的管腔。该良性病变局限于固有层，与 **von Brunn** 细胞巢分布相同

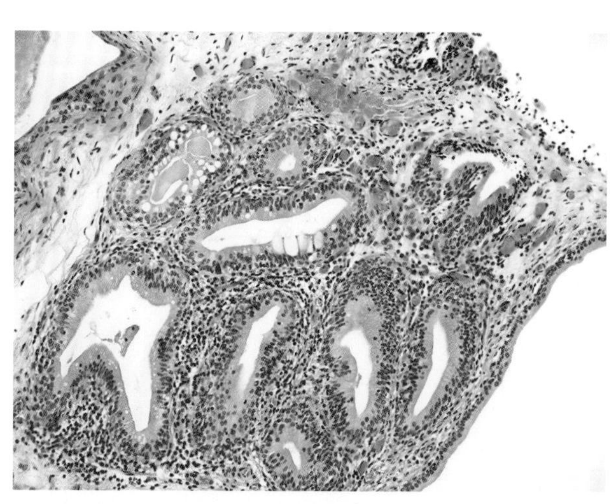

▲ **图 2-240** 高倍镜下，腺性膀胱炎的腺体成分中可见少量杯状细胞伴胞质内黏液形成

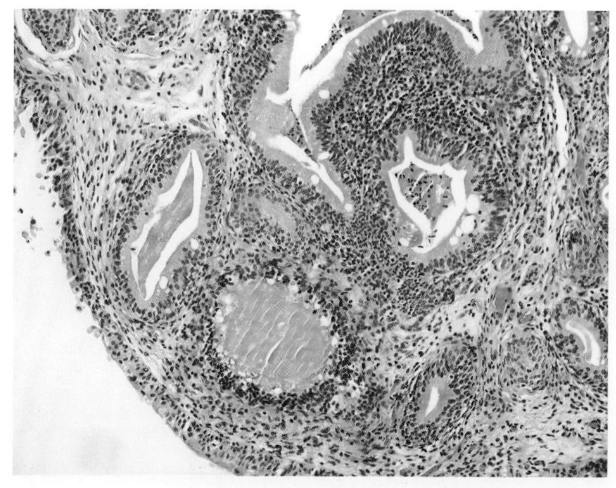

▲ **图 2-241** 腺性膀胱炎的管腔中有明显的嗜酸性分泌物

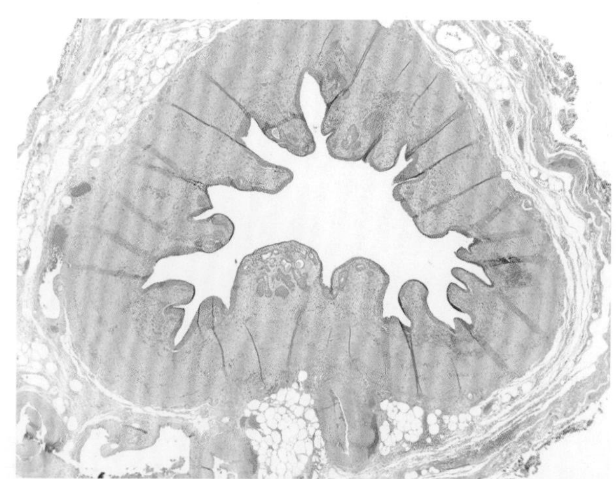

▲ **图 2-242** 低倍镜下的腺性输尿管炎（**UCG**）。输尿管中 **UCG** 常见，源自 **von Brunn** 细胞巢

上皮化生（intestinal metaplasia，IM），并与腺癌相鉴别。旺炽性肠上皮化生是一种良性病变，但其外观可类似恶性病变，可见明显黏液外渗，腺体漂浮在黏液内（图 2-244）。IM 缺乏明显的核异型性、腺体排列紊乱或坏死，而上述特征常见于腺癌。

2. 肾源性腺瘤

除了呈乳头状改变，肾源性腺瘤还可表现为固有层的管状增生，偶尔累及固有肌层（图 2-245）。正如乳头状病变中所讨论的，肾源性腺瘤起源于肾小管上皮，在膀胱中再现了这些小管形态。肾源性腺瘤的主要特征是向管腔突出的鞋钉样细胞和小管周围增厚的嗜酸性基底膜（图 2-246 至图 2-248）。管腔内可含有红染的嗜酸性物质。如果 HE 形态不典型，则需要鉴别尿路上皮癌伴腺样分化，可用免疫组化组套加以鉴别。肾源性腺瘤表达 CK7 和 PAX8，尿路上皮癌表达 GATA3（图 2-249 和图 2-250）。有时小管和炎

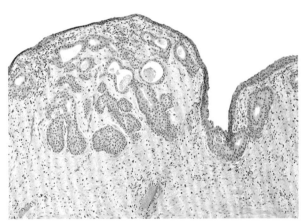

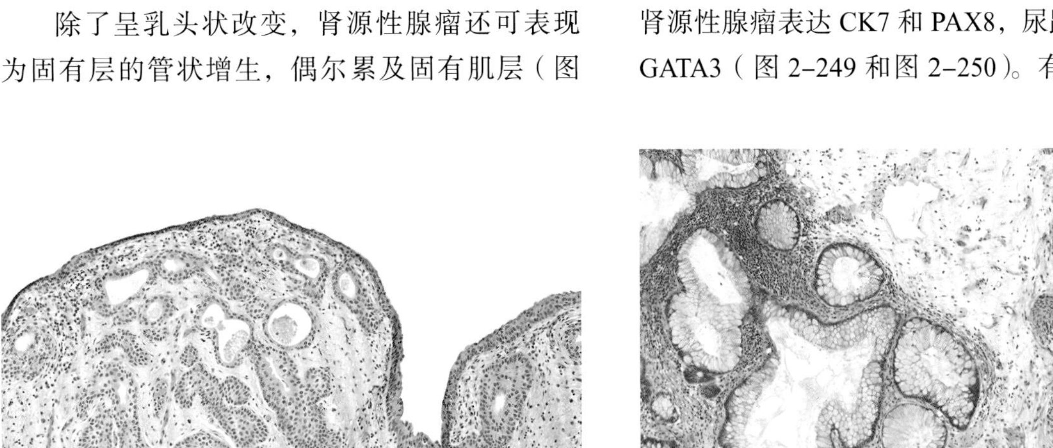

▲ 图 2-243 高倍镜下腺性输尿管炎和腺性膀胱炎形态相同，在小标本活检中注意不要与浸润癌相混淆

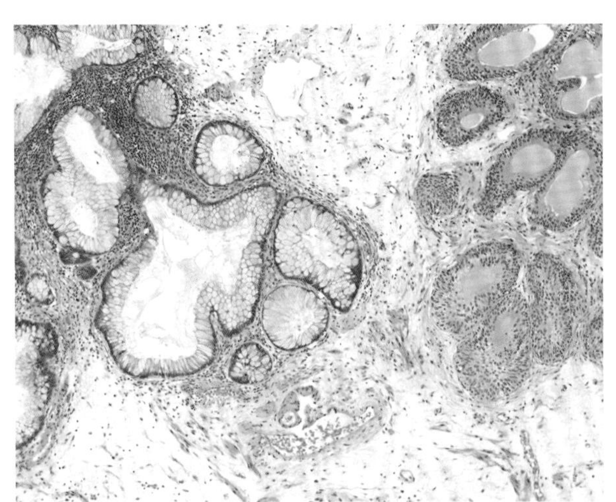

▲ 图 2-244 腺性膀胱炎（CCG）可出现肠上皮化生，旺炽性生长并形成肿块。本图片左侧为肠上皮化生，右侧为 CCG。肠上皮化生组织形态良好，缺乏核异型性及核分裂象，腺体排列整齐

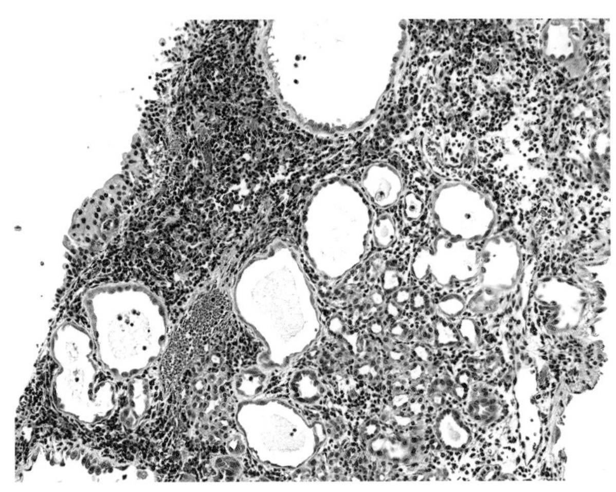

▲ 图 2-245 肾源性腺瘤可能以管状结构为主，形似浸润性腺上皮肿瘤

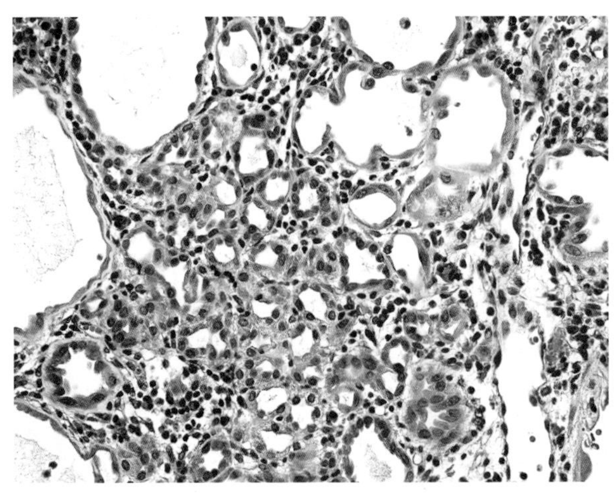

▲ 图 2-246 肾源性腺瘤中小管成分密集，小管周围可见基底膜样物质。背景的炎症也可提示肾源性腺瘤，因为炎症往往发生在黏膜损伤区域

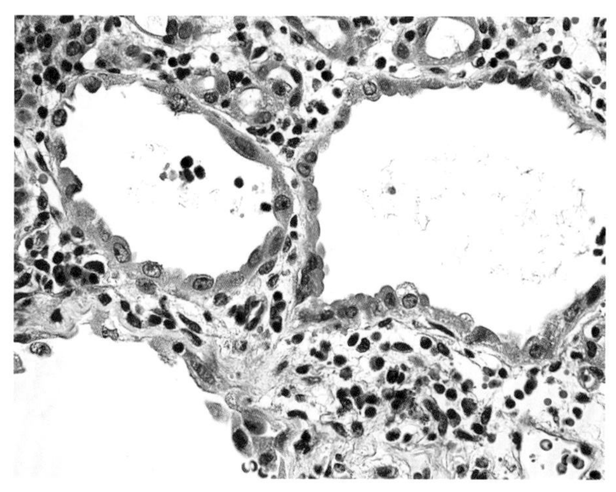

▲ 图 2-247 鞋钉样细胞是肾源性腺瘤的经典形态。细胞可见轻微的核异型性，但不应有核分裂象。如果发现核分裂象增多，则应考虑与透明细胞癌相鉴别

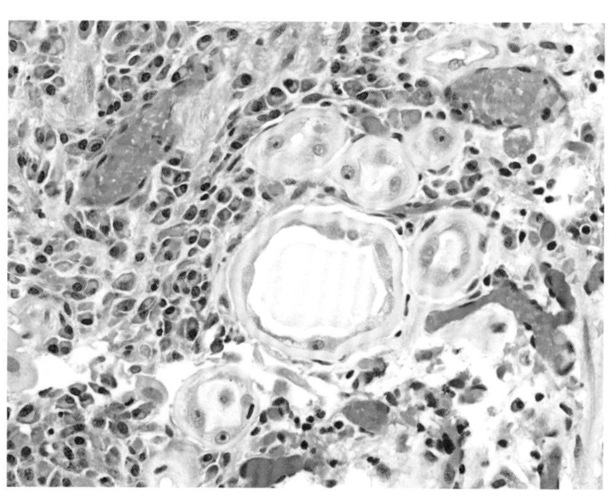

▲ 图 2-248 肾源性腺瘤小管周围有明显的嗜酸性基底膜样物质，这有助于区分其他腺样病变和肾源性腺瘤

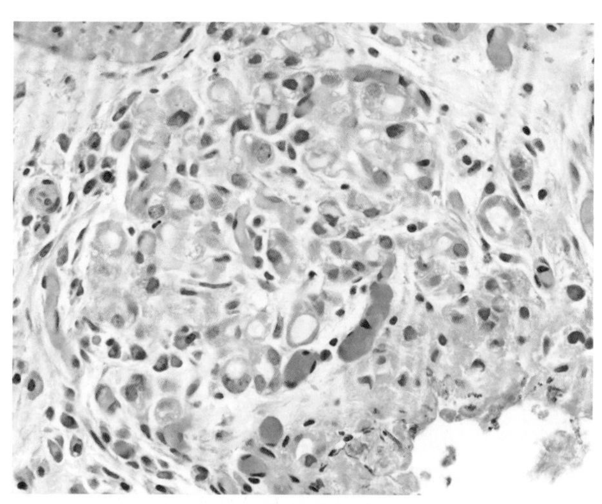

▲ 图 2-249 这一处小管及巢团状分布的细胞近似印戒细胞，形态良好的小管比一般的肾源性腺瘤要少，需要进行免疫组化检查

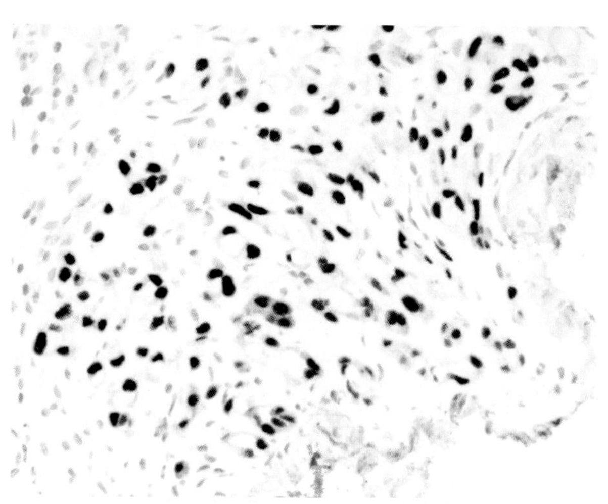

▲ 图 2-250 肾源性腺瘤中 PAX8 细胞核强阳性，有助于除外尿路上皮癌伴腺样分化或腺上皮来源肿瘤

症可类似肉芽组织，小管成分 CK7 阳性可提示肾源性腺瘤。

3. 苗勒管黏膜异位

在膀胱壁中发现具有苗勒管特征的腺体残留时，称之为苗勒管黏膜异位。具体表现为子宫内膜异位症、宫颈管黏膜异位症和输卵管黏膜异位症。上述腺体可出现在膀胱各层，包括固有肌层。在肌层见到腺体通常会疑为恶性病变，但是这些腺体缺乏异型性、间质反应或坏死。当子宫内膜腺体、子宫内膜间质、含铁血黄素三种成分至少可见两种时（图 2-251 至图 2-254），可诊断为子宫内膜异位。输卵管内膜异位可见输卵管纤毛上皮（图 2-255 至图 2-257）。PAX8 阳性有助于证实苗勒管起源（图 2-258 和图 2-259）。当腺体出现明显的细胞核异型性，应该与原发性膀胱腺癌、继发性/转移性腺癌或透明细胞腺癌相鉴别，这其中透明细胞癌可来源于苗勒管黏膜异位。虽然 PAX8 可以提示苗勒管起源，但其他良性（肾源性腺瘤）和恶性（透明细胞腺癌）疾病中 PAX8 也呈阳性。

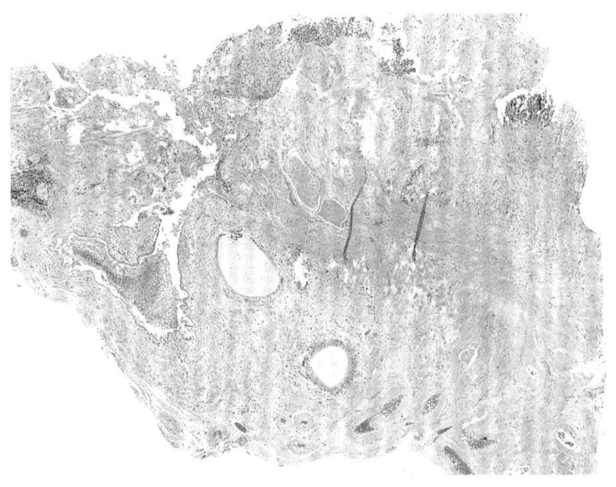

▲ 图 2-251 低倍镜下累及膀胱壁深部的腺性病变。多数腺腔中可见分泌物。虽位于膀胱深部，但是腺体形态温和，应诊断为膀胱苗勒管黏膜异位

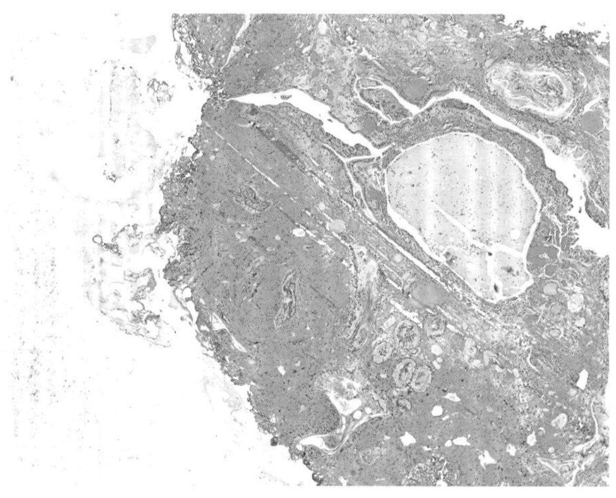

▲ 图 2-252 在这例苗勒管黏膜异位中，分泌黏液的腺体呈浸润性生长

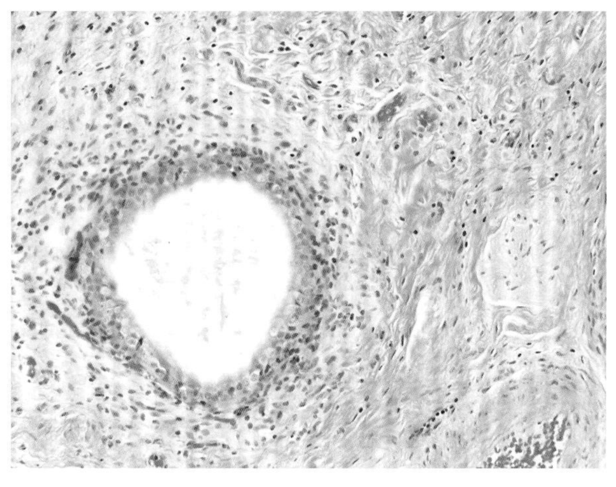

▲ 图 2-253 高倍镜下，可见含铁血黄素细胞位于子宫内膜腺体周围，细胞无异型性，符合子宫内膜异位症

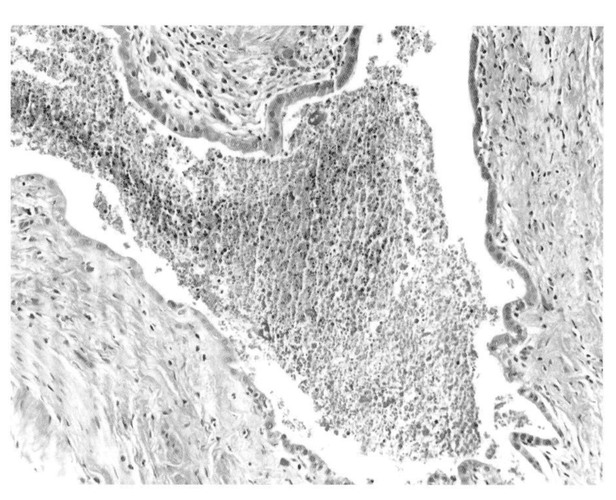

▲ 图 2-254 子宫内膜异位症可见腺体分泌物，这是对月经周期激素改变的反应

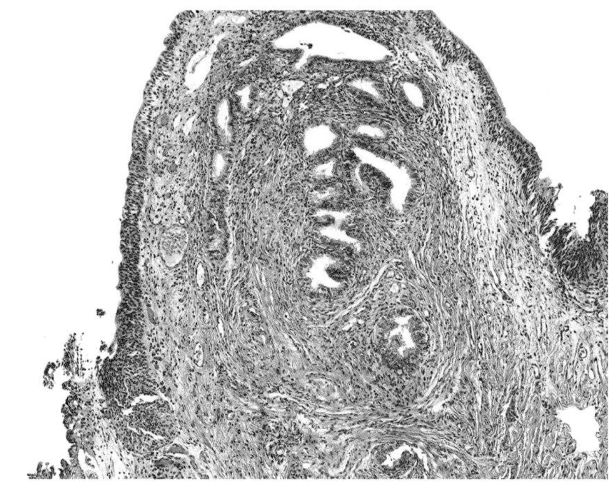

▲ 图 2-255 苗勒管黏膜异位的一种形态改变为输卵管黏膜异位。低倍镜下，固有层内可见浸润的腺体

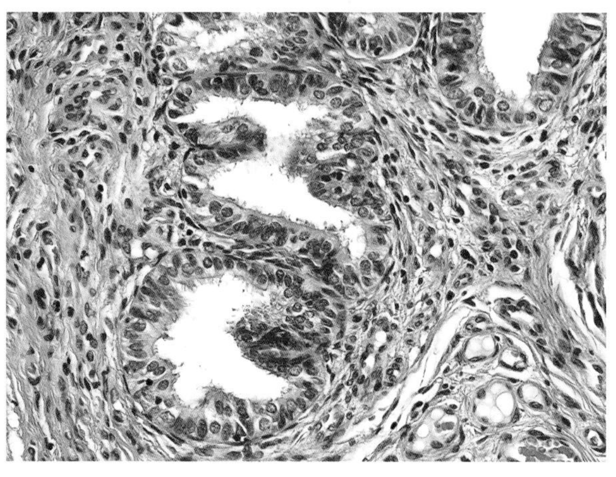

▲ 图 2-256 输卵管黏膜异位症细胞无异型性。若存在异型性应考虑恶性病变

4. 脐尿管残余

脐尿管是尿囊的胚胎残余，位于膀胱顶部。由于胚胎发育期尿囊同时含有尿路上皮和肠型上皮，所以脐尿管残余同时可见这两种成分。上皮细胞周围常可见明显的肌层围绕（图 2–260 和图 2–261）。这种病变总是位于膀胱顶部且呈囊性改变，因此其解剖部位和膀胱镜取材部位可协助诊断（图 2–262）。

（六）膀胱深层非肿瘤性病变：梭形细胞模式

间质增生为主的良性前列腺增生

这种在 TURBT 时可能被取到的梭形细胞病变并非膀胱原发。前列腺中叶常发生良性前列腺增生（benign prostatic hyperplasia，BPH），当良性前列腺增生体积非常大时，可能会被误认为是来自膀胱的肿块并进行活检。在这种情况下标本会被作为“膀胱”来源进行送检，给诊断造成困难。组织学上，以间质成分增生为主的良性前列腺增生表现为形态温和的梭形细胞增生，无特殊排列结构，可见透明样变的小血管和散在淋巴细胞（图 2–263 和图 2–264）。更多讨论详见第 1 章。

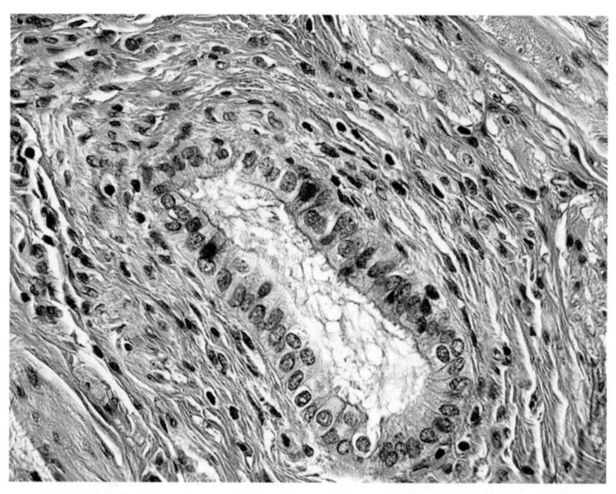

▲ **图 2–257　高倍镜下的输卵管黏膜异位可见明显的纤毛细胞**

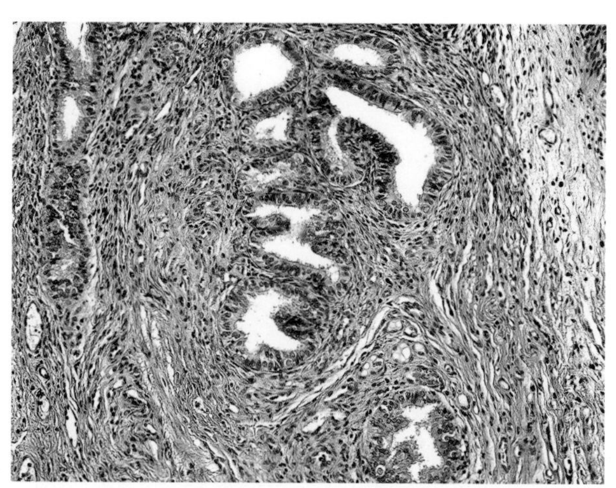

▲ **图 2–258　输卵管黏膜异位中纤毛细胞形态温和，中下部腺体可见少许闰细胞**

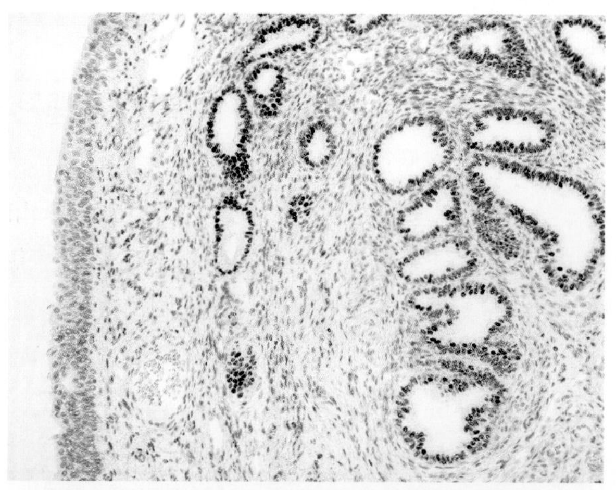

▲ **图 2–259　免疫组化检查可见 PAX8 呈弥漫核阳性，支持苗勒管起源。注意表面被覆的尿路上皮 PAX8 阴性**

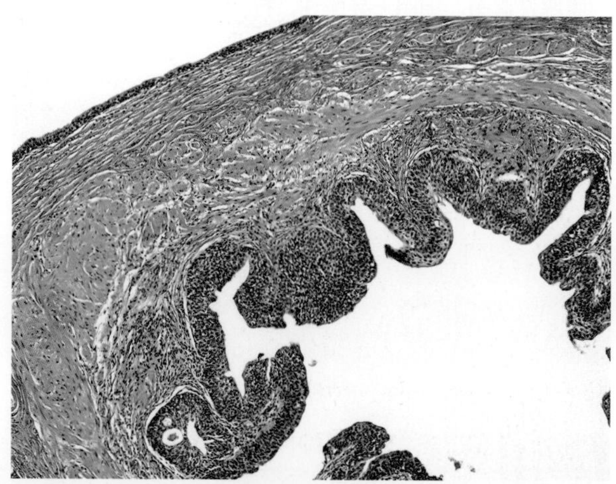

▲ **图 2–260　脐尿管残余发生在膀胱顶部，由尿路上皮和肠型上皮组成，通常有独立的肌层。图像左上部可见膀胱表面的尿路上皮**

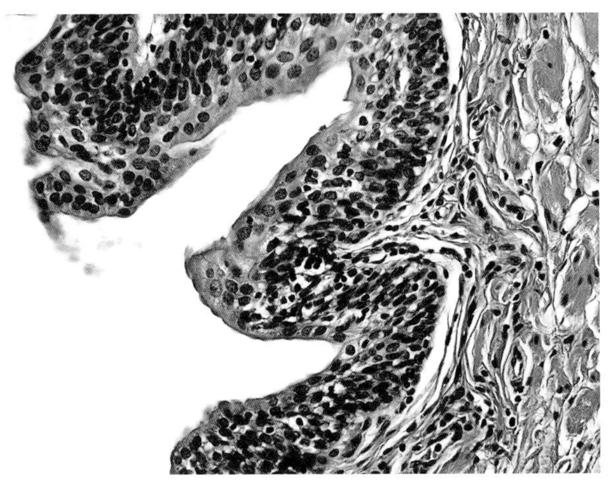

▲ 图 2-261　高倍镜可见脐尿管残余中良性的尿路上皮

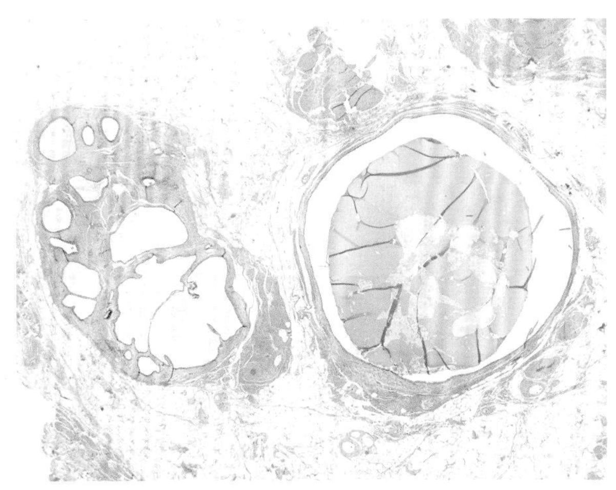

▲ 图 2-262　脐尿管残余中混杂尿路上皮和肠型上皮，腺体扩张，形成瘤样外观

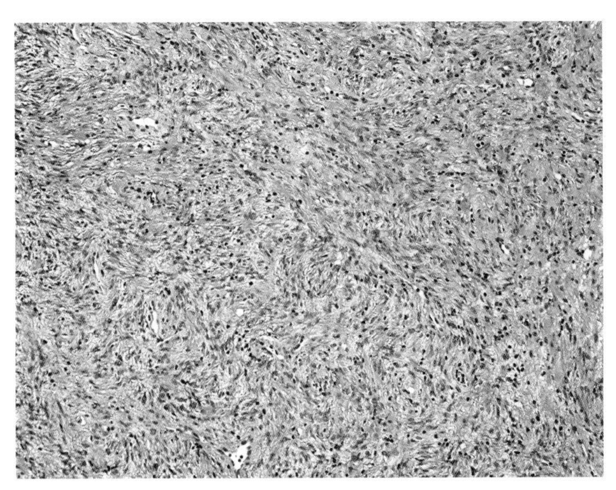

▲ 图 2-263　间质增生为主的良性前列腺增生可类似原发于膀胱的梭形细胞病变。增生的前列腺中叶突向膀胱时可能被当作“膀胱肿瘤”进行活检

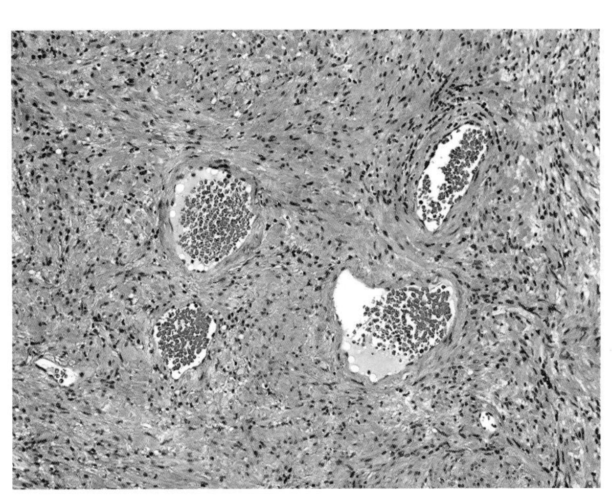

▲ 图 2-264　小的毛细血管和散在淋巴细胞（结合临床和膀胱镜资料），提示间质增生为主的良性前列腺增生

四、易错病变

（一）内翻性乳头状瘤

这类病变一般在膀胱镜检中发现，后行 TURBT 取得。形态学上，低倍镜下可见到尿路上皮细胞数量增多，增生活跃，且呈强嗜碱性。肿瘤呈下行性生长，肿瘤细胞条带相互吻合，延及膀胱固有层。肿瘤这种膨胀性的生长方式，乍看之下可能会被认作具有内翻生长模式的尿路上皮癌或浸润性尿路上皮癌。内翻性乳头状瘤最常发生在膀胱颈和三角区。

这组图片是内翻性乳头状瘤。低倍镜下固有层可见尿路上皮细胞巢团和条带呈拼图样排列，分布于疏松黏液样的固有层内（图 2-265 和图 2-266）。虽然肿瘤富于细胞，呈嗜碱性，但高倍镜下，细胞形态温和一致，缺乏核分裂象、核异型性和间质反应。瘤巢周边细胞核呈栅栏状排列，中心区域呈旋涡状（图 2-267 和图 2-268）。需注意内翻性乳头状瘤并无或仅有少许真性外生性成分，缺乏伴有收缩假象的小型不规则巢团，借此与浸润性乳头状癌鉴别。巢状亚型的尿路上皮癌与之形态相似，但细胞往往有一定的异型

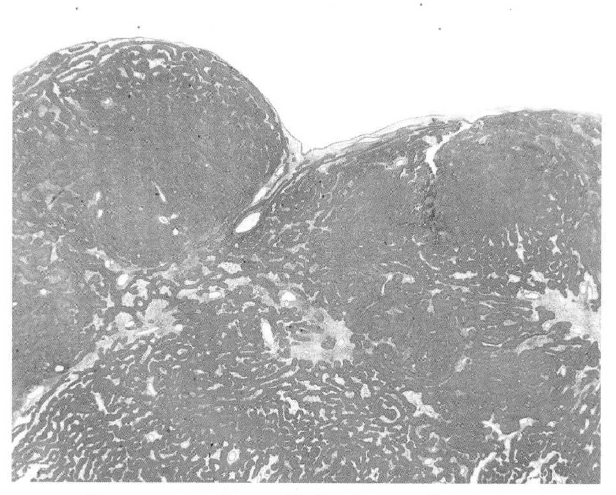

▲ 图 2-265　内翻性乳头状瘤缺乏真正的外生乳头分支。尿路上皮细胞呈巢团状和条带状向下生长，并交错排列，呈拼图样

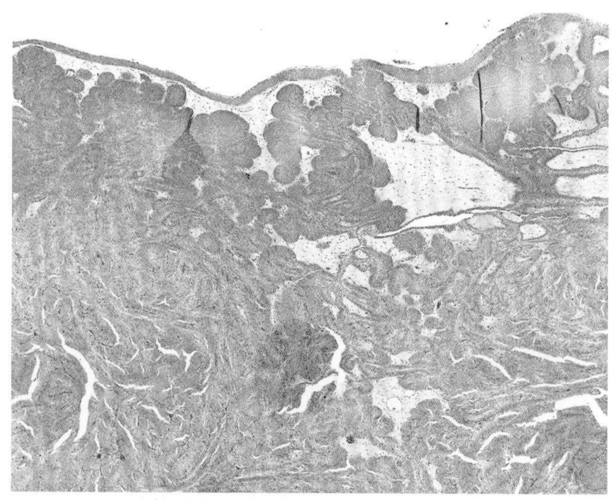

▲ 图 2-266　尿路上皮细胞条索位于疏松的黏液样基质中，没有典型的侵袭性特征

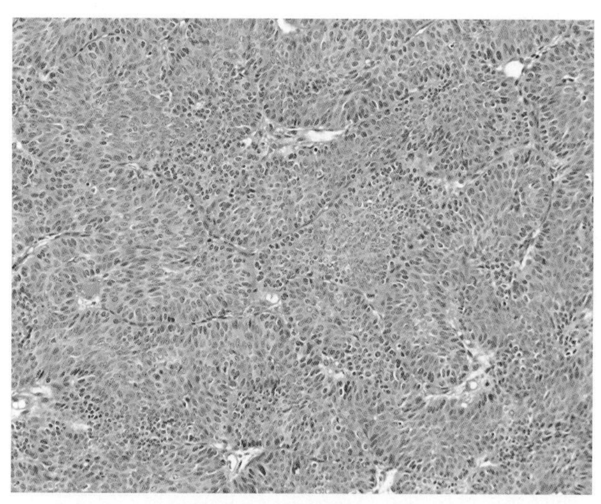

▲ 图 2-267　内翻性乳头状瘤由形态温和的尿路上皮组成，细胞可见核沟。外周细胞呈栅栏状排列，有助于诊断

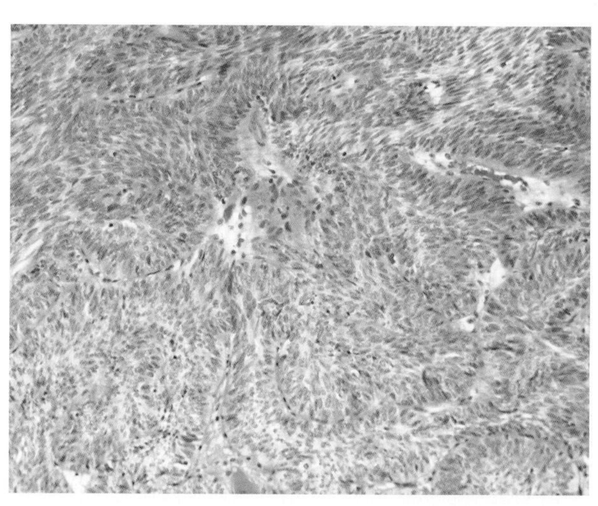

▲ 图 2-268　高倍镜下，内翻性乳头状瘤外周细胞呈明显的栅栏状排列

性，可能存在固有肌层浸润，且缺乏栅栏状外周细胞和特征性的相互吻合的纤细细胞条带。

并非所有在固有层内膨胀性生长的病变都是浸润性癌，诊断内翻性乳头状瘤的关键在于识别如相互吻合的细胞条带、栅栏状排列的外周细胞和缺乏细胞异型性等特征性改变。

（二）结肠腺癌转移

肿瘤在膀胱镜检查时常表现为伴溃疡形成的隆起型肿块。镜下为具有明显恶性特征的腺上皮病变。若没有临床病史，则需要与原发性膀胱腺癌、脐尿管腺癌或其他部位的继发 / 转移性腺癌鉴别。如果肿物位于膀胱的顶部则倾向于脐尿管腺癌。患者有结肠腺癌病史，因此本例肿物考虑为转移性。

目前还没有确切的形态学特征来区分膀胱腺癌和来自其他部位的腺癌。膀胱腺癌通常为高级别 / 低分化，而一些转移性腺癌反而呈低级别外观（如胰腺癌和妇科恶性肿瘤）（图 2-269）。在本例中，肿瘤呈中至低分化，排列呈腺样或筛状，伴有肿瘤性坏死。在各种有被覆上皮的脏器

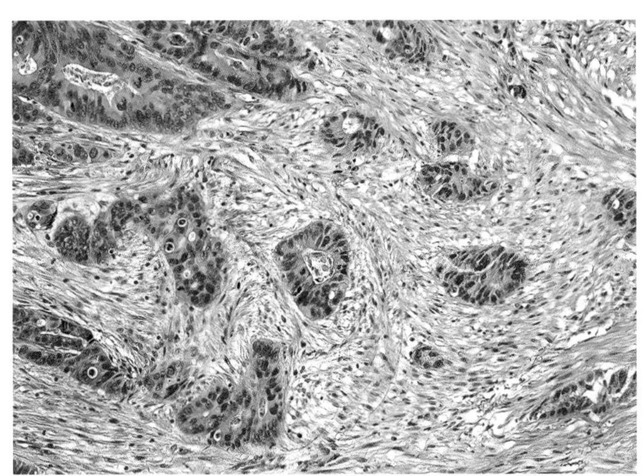

▲ 图 2-269　膀胱的浸润性黏液腺癌需进行一系列的鉴别诊断。没有特定的形态学结构能确定其起源；转移性腺癌往往呈低级别外观，而原发性膀胱腺癌一般表现为高级别病变

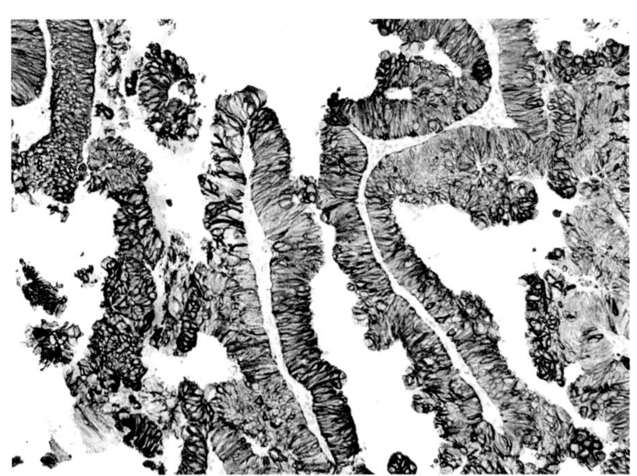

▲ 图 2-270　免疫组化可见肿瘤细胞 **CK20** 弥漫阳性，在肠型腺癌中不具有特异性

中，上皮内癌的存在多数情况下提示该脏器即为原发部位；不过也并非绝对，有时转移性肿瘤累及表皮时也可形成上皮内癌的改变，如本例所示。

与大多数黏液腺癌一样，免疫组化在鉴别原发性膀胱腺癌和结直肠腺癌时作用有限。两种肿瘤均表达 CK20 和 CDX2，CK7 阴性（图 2-270 和图 2-271），免疫表型明显重叠。β-catenin 弥漫阳性提示结直肠原发 [64]。确定膀胱腺癌的起源时，必须结合临床、影像学和内镜检查资料综合考虑。由于原发性膀胱腺癌相对少见，遇到膀胱腺癌时应首先考虑继发或转移。

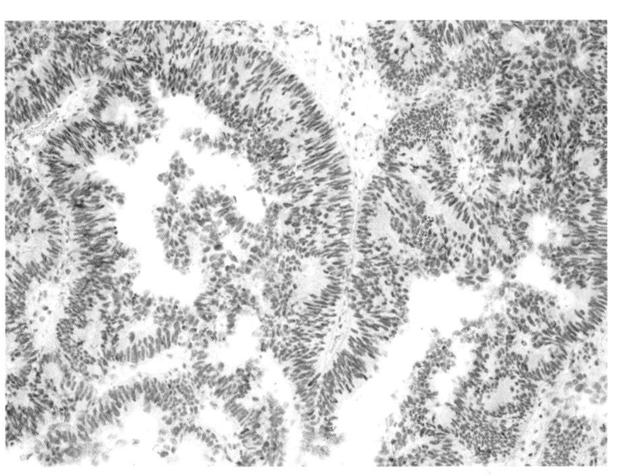

▲ 图 2-271　免疫组化可见癌细胞 **CK7** 阴性，结合 **CK20** 阳性表达，符合下消化道起源腺癌。鉴于患者有结直肠癌病史，考虑该肿瘤为继发累及膀胱。临床、影像学和内镜资料对于确定膀胱腺癌的来源十分重要

（三）苗勒管黏膜异位

患者表现为输尿管结石，并偶然发现膀胱顶部肿块，膀胱镜检查可见顶部前方有一巨大的隆起型肿物，结合其部位，临床诊断不除外脐尿管起源腺癌，遂行 TURBT。标本镜下可见腺体增生，细胞形态温和，伴有黏液形成，尽管腺体位于固有肌层深部，但缺乏细胞异型性。

尽管本例病变可见腺体累及固有肌层，但仍倾向于良性病变。免疫组化染色可明确是否为苗勒管黏膜异位。腺上皮 CK7、ER 和 PR 强阳性，而 GATA3、p63、CK20 和 CDX2 阴性（图 2-272

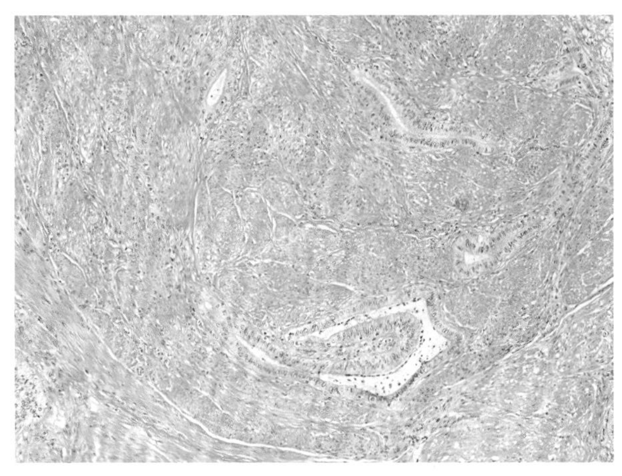

▲ 图 2-272　苗勒管黏膜异位是一种腺上皮病变，可累及固有肌层，类似浸润癌

至图 2–276）。结合形态学及免疫组化，考虑苗勒管黏膜异位；尿路上皮和腺上皮标记阴性，不支持脐尿管残余。

就其具体形态而言，本例主要为宫颈管黏膜异位，可见形态温和的宫颈管型黏液腺体和隧道样腺丛中的黏液成分。少数腺体可见纤毛细胞，也提示苗勒管起源。宫颈管黏膜异位最常见于育龄女性，位于膀胱前壁或顶部。

明确本例病理类型诊断的关键在于理解良性腺上皮病变也可累及固有肌层，并不仅仅限于腺癌。腺性膀胱炎、苗勒管黏膜异位和肾源性腺瘤均为腺样病变，均可累及固有肌层。这些病变类型细胞学形态温和，且没有间质反应。若见高度异型性、核分裂象增多、凋亡碎片或坏死，则不能诊断为苗勒管黏膜异位（图 2–277 和图 2–278）。

（四）恶性黑色素瘤

患者表现为血尿，膀胱镜检查可见尿路上皮轻度异型，表面隆起。肿物活检组织镜下见恶性肿瘤细胞呈实性生长，尿路上皮表面可见散在分

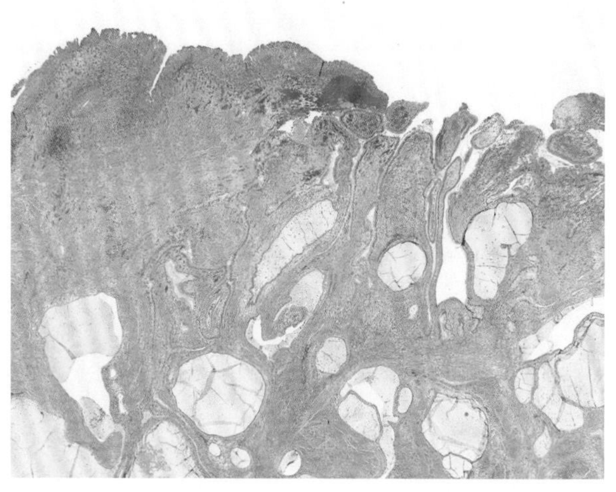

▲ 图 2–273　在这张图片中，苗勒管来源宫颈管型黏液腺体自表面溃疡向下延伸到固有肌层。病变累及尿路上皮表层，易被认为是恶性病变

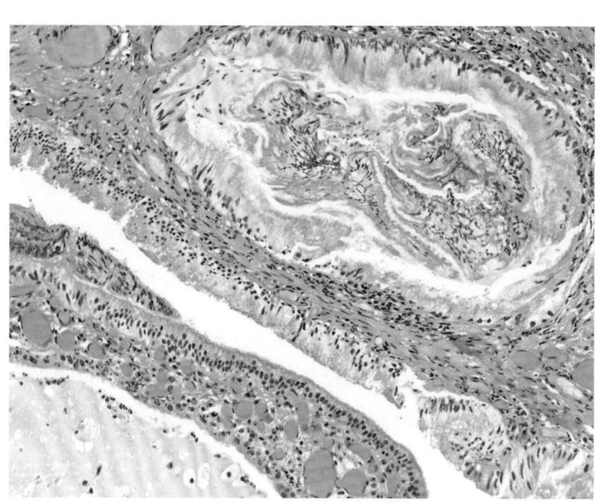

▲ 图 2–274　高倍镜下腺体未见明显异型性，核小而一致，靠近基底部。可见纤毛，在恶性腺上皮病变中纤毛少见

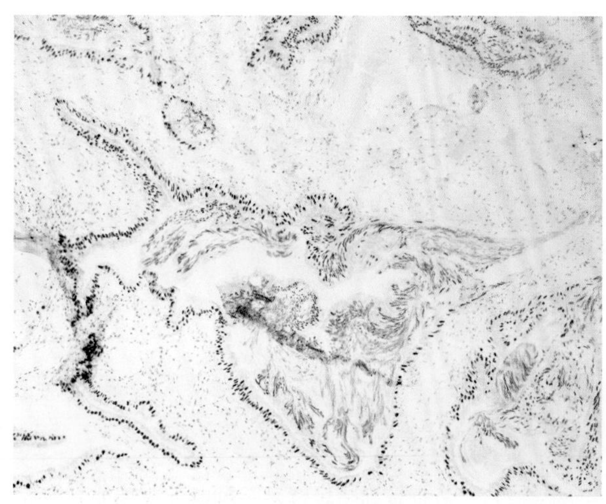

▲ 图 2–275　雌激素受体能证实腺体起源于苗勒管

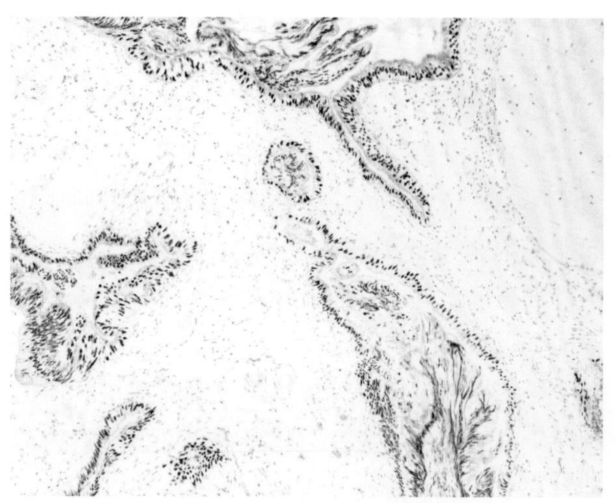

▲ 图 2–276　孕激素受体可见细胞核弥漫强阳性

布的非典型细胞。高倍镜下，在一些恶性肿瘤细胞的胞质中可见粗大棕色色素颗粒（图 2–279 至图 2–281）。

本例无临床病史，鉴别诊断众多。恶性肿瘤细胞片状增生，不伴有明确的上皮病变的情况可见于尿路上皮癌、淋巴瘤、肉瘤，或者少数情况下的恶性黑色素瘤。为了明确诊断进行了多种免疫组化检查，结果显示肿瘤细胞广谱 CK、CD45 和 Vimentin 阴性，S100 弥漫强阳性（图 2–282）。

患者既往并无皮肤病变或恶性黑色素瘤切除史。在这种情况下，可考虑原发性膀胱恶性黑色素瘤。虽然膀胱的恶性黑色素瘤更多为转移性，但也可以是原发性。在女性患者中，膀胱还可能由于生殖系统或阴道黏膜恶性黑色素瘤直接扩散而受累。

肿瘤细胞相对未分化，片状分布，伴有异常色素成分时，需想到恶性黑色素瘤的可能，并需要进行一系列的免疫组化检查以确诊本病。

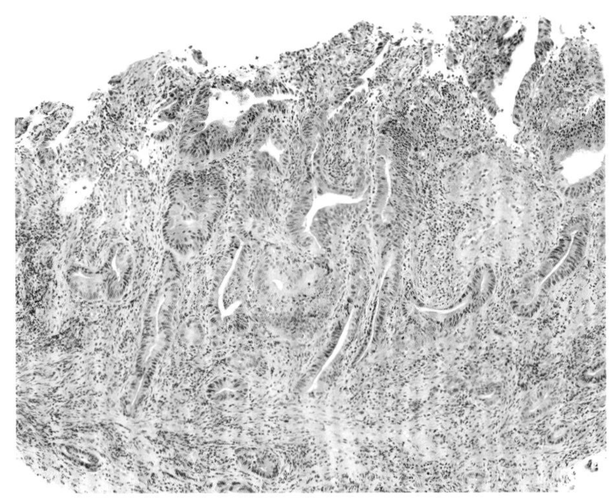

▲ 图 2–277 膀胱经尿道膀胱肿瘤切除术标本可见浸润性腺癌。低倍镜下，腺体形态不规则，局灶呈筛状。细胞核异型性明显，核深染，假复层排列

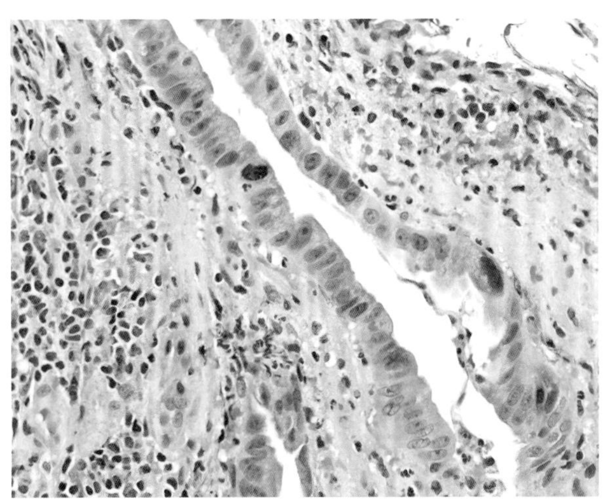

▲ 图 2–278 核多形性明显且核分裂象增多，不支持苗勒管黏膜异位的诊断。本例为浸润性腺癌，需参考临床和影像学资料以确定其起源

▲ 图 2–279 低倍镜下，膀胱固有层可见大量细胞浸润，无明显结构模式

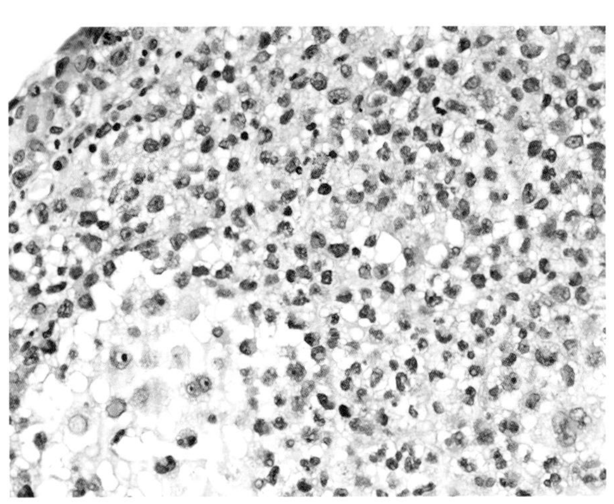

▲ 图 2–280 中倍镜下，此形态需考虑淋巴瘤、低分化癌、小蓝圆细胞肿瘤或恶性黑色素瘤

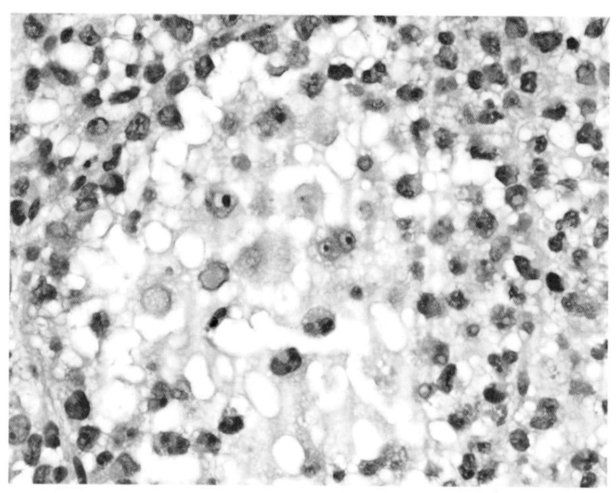

▲ 图 2-281 散在细胞可见大核仁，偶见双核（又称突眼样改变，**bug-eyed demons**）。背景中可见棕色色素，强烈提示该肿瘤为恶性黑色素瘤

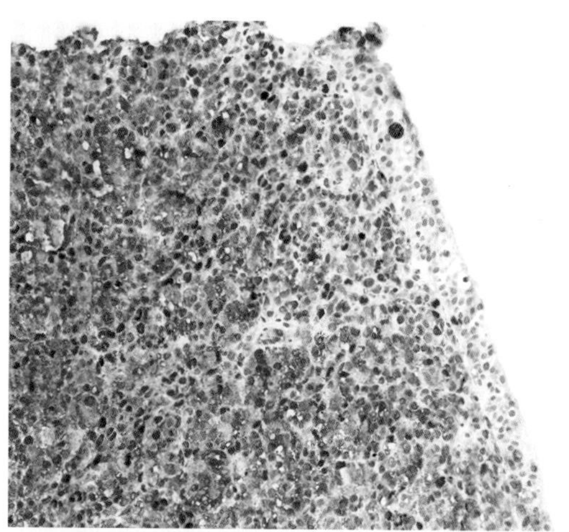

▲ 图 2-282 肿瘤细胞 **S100** 呈弥漫强阳性，同时发现数个肿瘤细胞侵犯尿路上皮

参考文献

[1] Reuter VE, Al-ahmadie H, Tickoo SK. In: Mills SE, ed. *Histology for Pathologists*. 4th ed.Philadelphia: Lippincott Williams and Wilkins; 2012.

[2] Volmar KE, Chan TY, De Marzo AM, Epstein JI. Florid von Brunn nests mimicking urothelial carcinoma: a morphologic and immunohistochemical comparison to the nested variant of urothelial carcinoma. *Am J Surg Pathol*. 2003;27(9):1243-1252.

[3] Daneshmand S, Patel S, Lotan Y, et al. Efficacy and safety of blue light flexible cystoscopy with hexaminolevulinate in the surveillance of bladder cancer: aphase Ⅲ, comparative, multicenter study. *J Urol*. 2018;199(5):1158-1165. doi:10. 1016/j.juro.2017.11.096.

[4] Fradet Y, Grossman HB, Gomella L, et al. A comparison of hexaminolevulinate fluorescence cystoscopy and white light cystoscopy for the detection of carcinoma in situ in patients with bladder cancer: aphase Ⅲ, multicenter study. *J Urol*. 2007;178(1):68-73. doi:10.1016/j.juro.2007.03.028.

[5] NCCN. *Bladder Cancer Guidelines Version 3.2019*. 2019. Available at https://www.nccn.org/professionals/physician_gls/pdf/bladder.pdf. Accessed June 26, 2019.

[6] Chan AWH, Tong JHM, Pan Y, et al. Lymphoepithelioma-like hepatocellular carcinoma.*Am J Surg Pathol*. 2015;39(3):304-312. doi:10.1097/PAS.0000000000000376.

[7] Denson MA, Griebling TL, Cohen MB, Kreder KJ. Comparison of cystoscopic and histological findings in patients with suspected interstitial cystitis. *J Urol*. 2000;164(6):1908-1911.

[8] Thilagarajah R, Vale JA, Witherow RO, Walker MM. A clinicopathological approach to cystitisrecommendations for simplified pathology reporting. *Br J Urol*. 1997;79(4):567-571.

[9] Sanfrancesco J, Jones JS, Hansel DE. Diagnostically challenging cases: what are atypia and dysplasia?*Urol Clin North Am*.2013;40(2):281-293. doi:10.1016/j.ucl. 2013. 01. 006.

[10] Eble JN, Banks ER. Post-surgical necrobiotic granulomas of urinary bladder. *Urology*. 1990;35(5):454-457.

[11] Betz SA, See WA, Cohen MB. Granulomatous inflammation in bladder wash specimens after intravesical bacillus Calmette-Guerin therapy for transitional cell carcinoma of the bladder. *Am J Clin Pathol*. 1993;99(3):244-248.

[12] LaFontaine PD, Middleman BR, Graham SD, Sanders WH. Incidence of granulomatous prostatitis and acid-fast bacilli after intravesical BCG therapy. *Urology*. 1997;49(3):363-366.

[13] Kryvenko ON, Epstein JI. Pseudocarcinomatous urothelial hyperplasia of the bladder: clinical findings and followup of 70 patients. *J Urol*. 2013;189(6):2083-2086. doi:10.1016/j.juro.2012.12.005.

[14] Lane Z, Epstein JI. Pseudocarcinomatous epithelial hyperplasia in the bladder unassociated with prior irradiation or chemotherapy. *Am J Surg Pathol*. 2008;32(1):92-97. doi:10.1097/PAS.0b013e3180eaa1dc.

[15] Chan TY, Epstein JI. Radiation or chemotherapy cystitis with "pseudocarcinomatous" features. *Am J Surg Pathol*. 2004;28(7):909-913.

[16] Khani F, Robinson BD. Precursor lesions of urologic malignancies. *Arch Pathol Lab Med*. 2017;141(12):1615-1632. doi:10.5858/arpa.2016-0515-RA.

[17] Hodges KB, Lopez-Beltran A, Davidson DD, Montironi R, Cheng L. Urothelial dysplasia and other flat lesions of the

urinary bladder: clinicopathologic and molecular features. *Hum Pathol*. 2010;41(2):155-162. doi:10.1016/j.humpath.2009.07.002.

[18] Amin MB, McKenney JK. An approach to the diagnosis of flat intraepithelial lesions of the urinary bladder using the World Health Organization/ International Society of Urological Pathology consensus classification system. *Adv Anat Pathol*. 2002;9(4):222-232.

[19] Epstein JI, Amin MB, Reuter VR, Mostofi FK. The World Health Organization/International Society of Urological Pathology consensus classification of urothelial (transitional cell) neoplasms of the urinary bladder. Bladder Consensus Conference Committee. *Am J Surg Pathol*. 1998; 22(12): 1435-1448.

[20] Cheng L, Cheville JC, Neumann RM, Bostwick DG. Flat intraepithelial lesions of the urinary bladder. *Cancer*. 2000;88(3):625-631.

[21] Cheng L, Cheville JC, Neumann RM, Bostwick DG. Natural history of urothelial dysplasia of the bladder. *Am J Surg Pathol*. 1999;23(4):443-447.

[22] McKenney JK, Gomez JA, Desai S, Lee MW, Amin MB. Morphologic expressions of urothelial carcinoma in situ: a detailed evaluation of its histologic patterns with emphasis on carcinoma in situ with microinvasion. *Am J Surg Pathol*. 2001;25(3):356-362.

[23] Arias-Stella JA, Shah AB, Gupta NS, Williamson SR. CK20 and p53 immunohistochemical staining patterns in urinary bladder specimens with equivocal atypia. *Arch Pathol Lab Med*. 2018;142(1):64-69. doi:10.5858/arpa.2016-0411-OA.

[24] Aron M, Luthringer DJ, McKenney JK, et al. Utility of a triple antibody cocktail intraurothelial neoplasm-3 (IUN-3-CK20/CD44s/p53) and α-methylacyl-CoA racemase (AMACR) in the distinction of urothelial carcinoma in situ (CIS) and reactive urothelial atypia. *Am J Surg Pathol*. 2013;37(12):1815-1823. doi:10.1097/PAS.0000000000000114.

[25] Edgecombe A, Nguyen BN, Djordjevic B, Belanger EC, Mai KT. Utility of cytokeratin 5/6, cytokeratin 20, and p16 in the diagnosis of reactive urothelial atypia and noninvasive component of urothelial neoplasia. *Appl Immunohistochem Mol Morphol*. 2012;20(3):264-271. doi:10.1097/PAI.0b013e3182351ed3.

[26] Gunia S, Koch S, Hakenberg OW, May M, Kakies C, Erbersdobler A. Different HER2 protein expression profiles aid in the histologic differential diagnosis between urothelial carcinoma in situ (CIS) and non-CIS conditions (dysplasia and reactive atypia) of the urinary bladder mucosa. *Am J Clin Pathol*. 2011;136(6):881-888. doi:10.1309/AJCPKUZ69LXZGFEA.

[27] Moatamed NA, Vergara-Lluri ME, Lu D, Apple SK, Kerkoutian S, Rao J-Y. Utility of ProEx C in the histologic evaluation of the neoplastic and nonneoplastic urothelial lesions. *Hum Pathol*. 2013;44(11):2509-2517. doi:10.1016/j.humpath.2013.06.011.

[28] Sun W, Zhang PL, Herrera GA. p53 protein and Ki-67 overexpression in urothelial dysplasia of bladder. *Appl Immunohistochem Mol Morphol AIMM*. 2002;10(4):327-331.

[29] Yin M, Bastacky S, Parwani AV, McHale T, Dhir R. p16ink4 immunoreactivity is a reliable marker for urothelial carcinoma in situ. *Hum Pathol*. 2008;39(4):527-535. doi:10.1016/j.humpath.2007.08.005.

[30] Hodgson A, Xu B, Downes MR. p53 immunohistochemistry in high-grade urothelial carcinoma of the bladder is prognostically significant. *Histopathology*. 2017;71(2):296-304. doi:10.1111/his.13225.

[31] Levi AW, Potter SR, Schoenberg MP, Epstein JI. Clinical significance of denuded urothelium in bladder biopsy. *J Urol*. 2001;166(2):457-460.

[32] Parwani AV, Levi AW, Epstein JI, Ali SZ. Urinary bladder biopsy with denuded mucosa: Denuding cystitis? Cytopathologic correlates. *Diagn Cytopathol*. 2004; 30(5): 297-300. doi:10.1002/dc.10406.

[33] Lane Z, Epstein JI. Polypoid/papillary cystitis: a series of 41 cases misdiagnosed as papillary urothelial neoplasia. *Am J Surg Pathol*. 2008;32(5):758-764. doi:10.1097/PAS.0b013e31816092b5.

[34] Readal N, Epstein JI. Papillary urothelial hyperplasia: relationship to urothelial neoplasms. *Pathology*. 2010; 42(4): 360-363. doi:10.3109/00313021003767322.

[35] Taylor DC, Bhagavan BS, Larsen MP, Cox JA, Epstein JI. Papillary urothelial hyperplasia. A precursor to papillary neoplasms. *Am J Surg Pathol*. 1996;20(12):1481-1488.

[36] Magi-Galluzzi C, Epstein JI. Urothelial papilloma of the bladder: a review of 34 de novo cases. *Am J Surg Pathol*. 2004;28(12):1615-1620.

[37] McKenney JK, Amin MB, Young RH. Urothelial (transitional cell) papilloma of the urinary bladder: a clinicopathologic study of 26 cases. *Mod Pathol*. 2003;16(7):623-629. doi:10.1097/01.MP. 0000073973. 74228. 1E.

[38] Maxwell JP, Wang C, Wiebe N, Yilmaz A, Trpkov K. Long-term outcome of primary Papillary Urothelial Neoplasm of Low Malignant Potential (PUNLMP) including PUNLMP with inverted growth. *Diagn Pathol*. 2015;10(1):3. doi:10.1186/s13000-015-0234-z.

[39] Hodges KB, Lopez-Beltran A, Maclennan GT, Montironi R, Cheng L. Urothelial lesions with inverted growth patterns: histogenesis, molecular genetic findings, differential diagnosis and clinical management. *BJU Int*. 2011;107(4):532-537. doi:10.1111/j.1464-410X. 2010. 09853.x.

[40] Jones TD, Zhang S, Lopez-Beltran A, et al. Urothelial carcinoma with an inverted growth pattern can be distinguished from inverted papilloma by fluorescence in situ hybridization, immunohistochemistry, and morphologic analysis. *Am J Surg Pathol*. 2007;31(12):1861-1867. doi:10.1097/PAS.0b013e318060cb9d.

[41] Mazal PR, Schaufler R, Altenhuber-Müller R, et al. Derivation

of nephrogenic adenomas from renal tubular cells in kidney-transplant recipients. *N Engl J Med*. 2002;347(9):653-659. doi:10.1056/NEJMoa013413.

[42] Kunju LP. Nephrogenic adenoma: report of a case and review of morphologic mimics. *Arch Pathol Lab Med*. 2010;134(10):1455-1459. doi:10.1043/2010-0226-CR.1.

[43] Allan CH, Epstein JI. Nephrogenic adenoma of the prostatic urethra: a mimicker of prostate adenocarcinoma. *Am J Surg Pathol*. 2001;25(6):802-808.

[44] Remick DG, Kumar NB. Benign polyps with prostatic-type epithelium of the urethra and the urinary bladder. A suggestion of histogenesis based on histologic and immunohistochemical studies. *Am J Surg Pathol*. 1984; 8(11):833-839.

[45] Walker AN, Mills SE, Fechner RE, Perry JM. Epithelial polyps of the prostatic urethra. A light-microscopic and immunohistochemical study. *Am J Surg Pathol*. 1983;7(4):351-356.

[46] Seibel JL, Prasad S, Weiss RE, Bancila E, Epstein JI. Villous adenoma of the urinary tract: a lesion frequently associated with malignancy. *Hum Pathol*. 2002;33(2):236-241.

[47] van Rhijn BWG, van der Kwast TH, Alkhateeb SS, et al. A new and highly prognostic system to discern T1 bladder cancer substage. *Eur Urol*. 2012;61(2):378-384. doi:10.1016/j.eururo.2011.10.026.

[48] Brimo F, Wu C, Zeizafoun N, et al. Prognostic factors in T1 bladder urothelial carcinoma: the value of recording millimetric depth of invasion, diameter of invasive carcinoma, and muscularis mucosa invasion. *Hum Pathol*. 2013;44(1):95-102. doi:10.1016/j.humpath.2012.04.020.

[49] Orsola A, Werner L, de Torres I, et al. Reexamining treatment of high-grade T1 bladder cancer according to depth of lamina propria invasion: a prospective trial of 200 patients. *Br J Cancer*. 2015;112(3):468-474. doi:10.1038/bjc.2014.633.

[50] Humphrey PA, Moch H, Cubilla AL, Ulbright TM, Reuter VE. The 2016 WHO classification of tumours of the urinary system and male genital organs-part b: prostate and bladder tumours. *Eur Urol*. 2016;70(1):106-119. doi:10.1016/j.eururo.2016.02.028.

[51] Amin MB. Histological variants of urothelial carcinoma: diagnostic, therapeutic and prognostic implications. *Mod Pathol*. 2009;22 suppl 2(S2):S96-S118. doi:10.1038/modpathol.2009.26.

[52] Sangoi AR, Beck AH, Amin MB, et al. Interobserver reproducibility in the diagnosis of invasive micropapillary carcinoma of the urinary tract among urologic pathologists. *Am J Surg Pathol*. 2010;34(9):1367-1376. doi:10.1097/PAS.0b013e3181ec86b3.

[53] Al-Ahmadie HA, Iyer G, Lee BH, et al. Frequent somatic CDH1 loss-of-function mutations in plasmacytoid variant bladder cancer. *Nat Genet*. 2016;48(4):356-358. doi: 10.1038/ng.3503.

[54] Harper HL, McKenney JK, Heald B, et al. Upper tract urothelial carcinomas: frequency of association with mismatch repair protein loss and lynch syndrome. *Mod Pathol*. 2017;30(1):146-156. doi:10.1038/modpathol.2016.171.

[55] Blochin EB, Park KJ, Tickoo SK, Reuter VE, Al-Ahmadie H. Urothelial carcinoma with prominent squamous differentiation in the setting of neurogenic bladder: role of human papillomavirus infection. *Mod Pathol*. 2012;25(11):1534-1542. doi:10.1038/modpathol.2012.112.

[56] Zhong M, Gersbach E, Rohan SM, Yang XJ. Primary Adenocarcinoma of the Urinary Bladder Differential Diagnosis and Clinical Relevance. 2013;137(3):371-381. doi:10.5858/arpa.2012-0076-RA.

[57] Grignon DJ, Ro JY, Ayala AG, Johnson DE, Ordóñz NG. Primary adenocarcinoma of the urinary bladder. A clinicopathologic analysis of 72 cases. *Cancer*. 1991; 67(8): 2165-2172.

[58] Wang HL, Lu DW, Yerian LM, et al. Immunohistochemical distinction between primary adenocarcinoma of the bladder and secondary colorectal adenocarcinoma. *Am J Surg Pathol*. 2001;25(11):1380-1387.

[59] Roy S, Smith MA, Cieply KM, Acquafondata MB, Parwani AV. Primary bladder adenocarcinoma versus metastatic colorectal adenocarcinoma: a persisting diagnostic challenge. *Diagn Pathol*. 2012;7(1):151. doi:10.1186/1746-1596-7-151.

[60] Harik LR, Merino C, Coindre J-M, Amin MB, Pedeutour F, Weiss SW. Pseudosarcomatous myofibroblastic proliferations of the bladder. *Am J Surg Pathol*. 2006;30(7):787-794. doi:10.1097/01.pas. 0000208903. 46354. 6f.

[61] Jebastin JAS, Smith SC, Perry KD, et al. Pseudosarcomatous myofibroblastic proliferations of the genitourinary tract are genetically different from nodular fasciitis and lack *USP6, ROS1* and *ETV6* gene rearrangements. *Histopathology*. 2018;73(2):321-326. doi:10.1111/his.13526.

[62] Lee TK, Miyamoto H, Osunkoya AO, Guo CC, Weiss SW, Epstein JI. Smooth muscle neoplasms of the urinary bladder: a clinicopathologic study of 51 cases. *Am J Surg Pathol*. 2010;34(4):502-509. doi:10.1097/PAS.0b013e3181cf326d.

[63] Jones EC, Young RH. Myxoid and sclerosing sarcomatoid transitional cell carcinoma of the urinary bladder: a clinicopathologic and immunohistochemical study of 25 cases. *Mod Pathol*. 1997;10(9):908-916.

[64] Roy S, Parwani AV. Adenocarcinoma of the urinary bladder. *Arch Pathol Lab Med*. 2011;135(12):1601-1605. doi:10.5858/arpa.2009-0713-RS.

第3章 肾 脏
KIDNEY

一、正常肾脏及肾脏非肿瘤性病变

肾癌分期与正常肾脏解剖和组织学形态密切相关。同理，在外科医生或泌尿生殖专科病理医生评估的肾脏手术标本及肿瘤切除标本中，可能同时存在一些常见的内科肾脏疾病。由于本系列丛书中有专门论述非肿瘤性肾脏疾病的专著[1]，因此本章不会涵盖全部内科肾脏疾病。

（一）解剖与组织学

1. 肾小球

肾小球由一个复杂的毛细血管网组成，在肾脏的血液滤过中起着关键作用。正常成人肾小球由丰富的薄壁、开放的毛细血管襻组成（图 3–1 和图 3–2）。在 HE 染色切片中，系膜或系膜基质呈淡红染，在正常情况下，系膜区不太明显，仅见 1～2 个系膜细胞核（不超过 3 个，图 3–3）。血液经入球及出球微动脉进出肾小球，由于切面的原因，有时在组织切片上仅能观察到两者之一或是两者均不可见[2]（图 3–4）。外科病理医生检查肿瘤旁肾组织时，比较合理的做法是对远离肿瘤的肾组织中的肾小球进行简要评估（紧邻肿瘤处组织可能会有异常改变，不容易评估是否存在系统性疾病）。如果肾小球大致正常，那么在大多数情况下可能不必再行更进一步的评估（如特殊染色或全面的内科肾脏病评估）。糖尿病肾病是系膜基质增多最常见的原因，将在后文讨论[3–6]。肾小球球性硬化或荒废会导致小球形成固化结节，正常结构完全消失（图 3–5）。随着年龄增长肾小球会发生一定比例的硬化，这是相对常见的现象；然而，在紧邻肾脏肿物的区域进行评估，有可能会因为肿物的压迫效应而导致肾小球硬化率被高估。我们也曾在终末期或萎缩的肾脏中仍观察到大片接近正常的区域，因此常规肿瘤病例不一定需要对肾小球硬化进行详细定量。

关键特征：正常肾小球

- 薄壁毛细血管襻。
- 系膜基质不明显。
- 系膜区最多见 2～3 个细胞核。
- 毛细血管腔内无 / 罕见炎症细胞。
- 微动脉或毛细血管腔内无纤维素性血栓（图 3–6）。

2. 肾小管

与肾远端小管相比，近端小管的上皮细胞更为高柱状，嗜酸性更强（图 3–7）。多年来，绝大多数肾肿瘤的亚型被假定可能是起源于某一节段的肾小管上皮细胞，而其中绝大多数的肾细胞癌被认为是起源于肾近端小管，或者是具有近端小管表型[7]。嗜酸细胞腺瘤和肾嫌色细胞癌被认为可能是闰细胞（插入细胞）起源或表型，而少数侵袭性癌被认为具有远端肾单位的主细胞表型，包括集合管癌和肾髓质癌[7]。在常规外科临床病理中，识别近端小管和远端小管通常意义不大；然而，近端小管在免疫组化中是一个有用的内对照，通常呈 AMACR 强阳性（图 3–8），与乳头状肾细胞癌中的阳性表达一致。

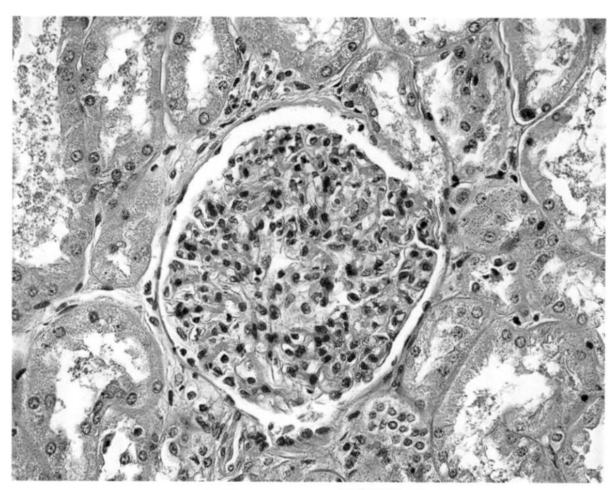

▲ 图 3-1 正常肾小球由多个薄壁的毛细血管襻组成。菲薄的肾小囊将肾小球与肾小管及间质分隔开

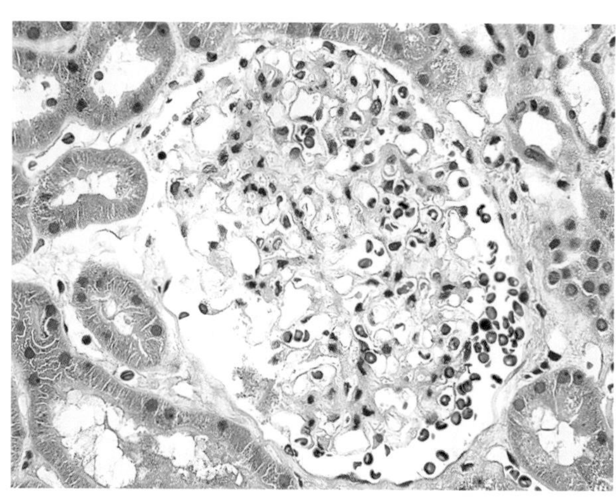

▲ 图 3-2 本例 HE 染色的肾小球，高倍示系膜基质呈淡粉染，系膜细胞数量在正常范围（1～2 个细胞）

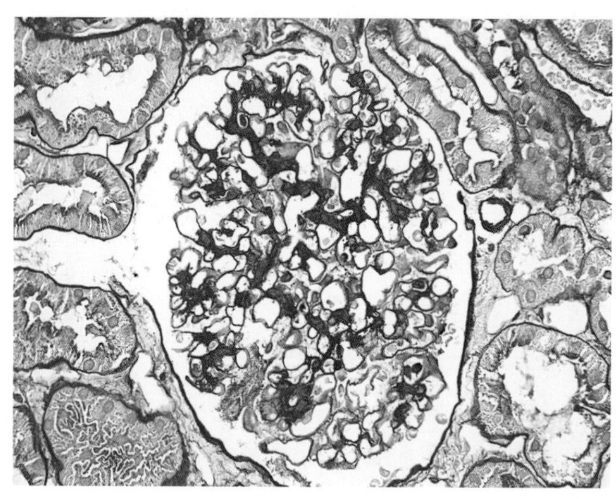

▲ 图 3-3 PAS 染色中，系膜基质呈紫红色。在正常肾脏中，系膜基质相对不明显，但患糖尿病时显著增多。系膜区一般最多可见 2～3 个细胞核，如见到 4 个或更多则要考虑存在异常

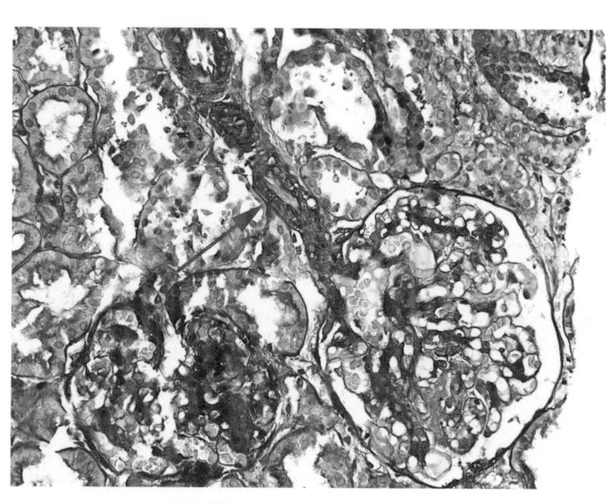

▲ 图 3-4 本例 PAS 染色切片中，可以很好地观察到微动脉（箭），由于切面的原因只能观察到一条（入球或出球）微动脉

3. 肾动脉与肾静脉

肾血管受累情况，尤其是肾静脉受累对肾癌的分期有重要意义。因此，熟悉其正常结构对于外科病理医生评估肾脏标本是很重要的[8]。在评估手术切缘以对肾癌进行分期时，常见的是肾动脉和肾静脉各 1 支，但也可以出现许多解剖学变异，如在标本边缘出现额外的动静脉分支。较大的静脉及其分支在组织学上有可识别的平滑肌层（图 3-9）；然而，较小的静脉分支管壁上不一定有平滑肌（图 3-10 和图 3-11），也因此，美国癌症联合委员会（AJCC）分期系统[9]取消了静脉侵犯需发生在“含肌层”的分支的要求。有关肾癌的分期会在相应章节作进一步讨论。

经验与教训：在肾脏组织学切片中识别静脉

- 通常和与之成对的动脉毗邻（图 3-9 至图 3-11）
- 与之成对的动脉中可见弹力层（图 3-12）
- 较大的静脉分支可有平滑肌，但较小的静脉分支无平滑肌（图 3-10 和图 3-11）

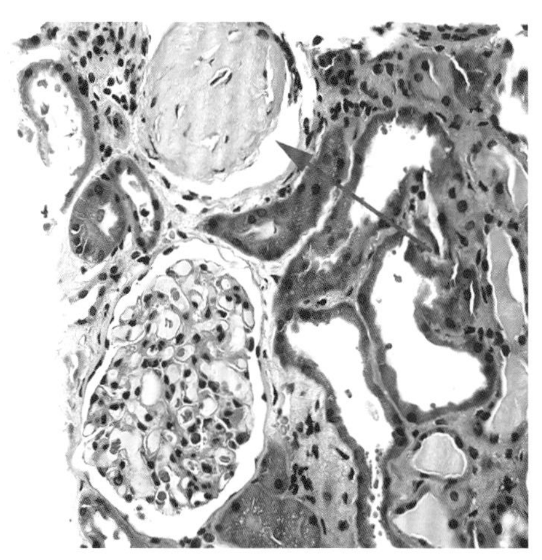

▲ 图 3-5　球性硬化通常是非特异性损伤。这个肾小球（箭）固缩成非特异性的纤维结节，下方的肾小球则大致正常。该患者患有高血压，是小球硬化的可能病因

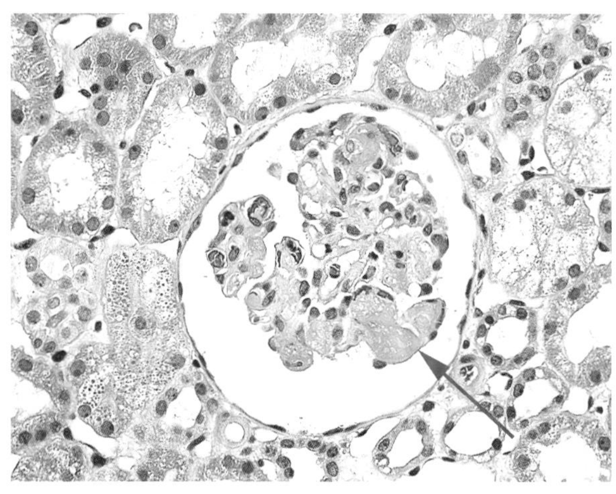

▲ 图 3-6　肾小球毛细血管襻或微动脉中有时可见纤维素性血栓，这通常被认为是血栓性微血管病的表现。在器官捐献的肾脏中，这种血栓通常被认为是供体头部创伤所造成的，并不是移植的禁忌证。纤维素（箭）呈淡粉红色，与呈深红染的红细胞形成对比

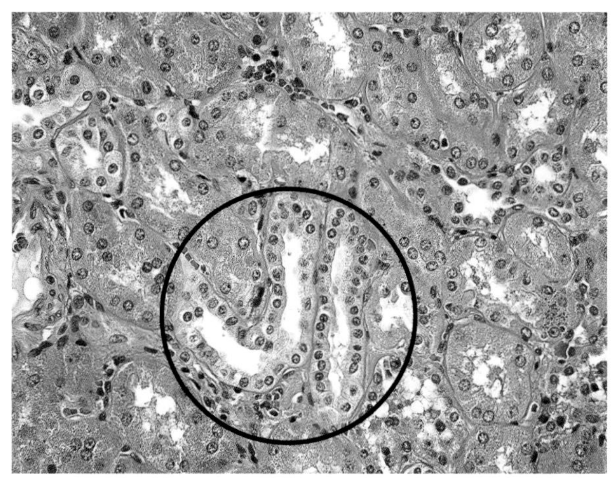

▲ 图 3-7　本视野内绝大部分是近端小管，典型表现为丰富的嗜酸性胞质。远端小管（圆圈）则胞质稍少，细胞呈立方状

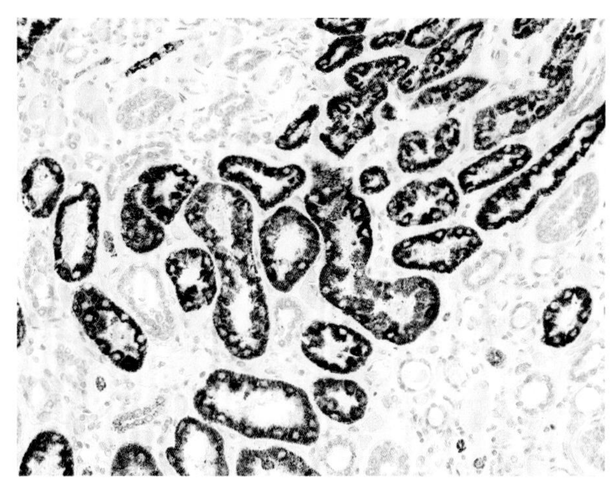

▲ 图 3-8　免疫组化显示近端小管 AMACR 强阳性，与乳头状肾细胞癌相同

4. 肾窦

肾窦是肾中央的脂肪组织，内含肾门附近的肾脏血管（图 3-13 至图 3-15）。由于肾窦缺乏将肾脏与脂肪组织分开的独立包膜，且肾窦包含肾静脉及其分支，因此是肾癌肾外扩散最常见的途径[10, 11]。正如在肾癌分期一节中所讨论的，肾窦部位应取多个切片，对于较大的肾肿瘤尤应如此。在根治性肾肿瘤切除术标本中，肾门区常常仅有少数甚至缺乏淋巴结，除非外科医生特意切除单独送检。因此，应尝试识别可能存在的淋巴结；当然，在未行淋巴结清扫的根治性肾切除术标本中，未发现淋巴结也关系不大。

（二）肾脏非肿瘤性疾病

一些研究观察了肾肿瘤切除术标本中非肿瘤性肾脏疾病的发生率，发现糖尿病肾病和血管疾病（高血压改变等）是最常见的伴随病变[3-6, 12]。

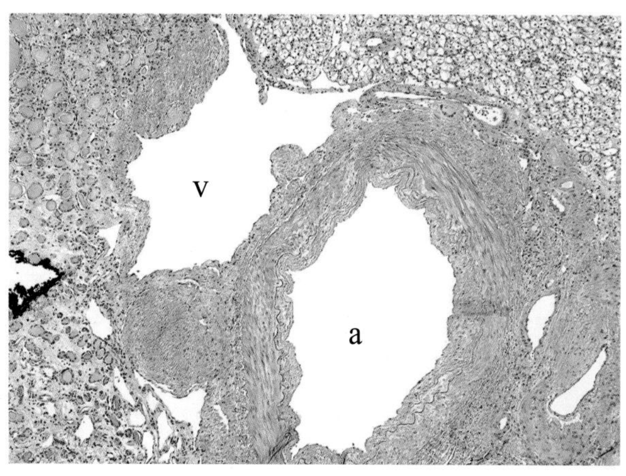

▲ 图 3-9　此图显示成对的肾动脉（**a**）和静脉（**v**）。两者血管壁都含有平滑肌，静脉壁的平滑肌厚薄不均，且有局灶缺如

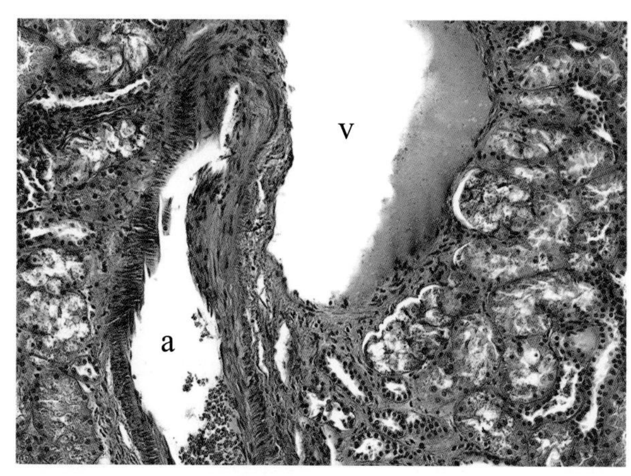

▲ 图 3-10　这一对较小的动脉（**a**）和静脉（**v**），静脉壁未见明显的平滑肌。在第 **8** 版 **AJCC** 分期中，诊断 **p**$\mathbf{T_{3a}}$ 期静脉分支侵犯需要静脉有肌层的要求已被取消，因为一些肉眼可见的肾静脉分支，其肌层也可以不明显

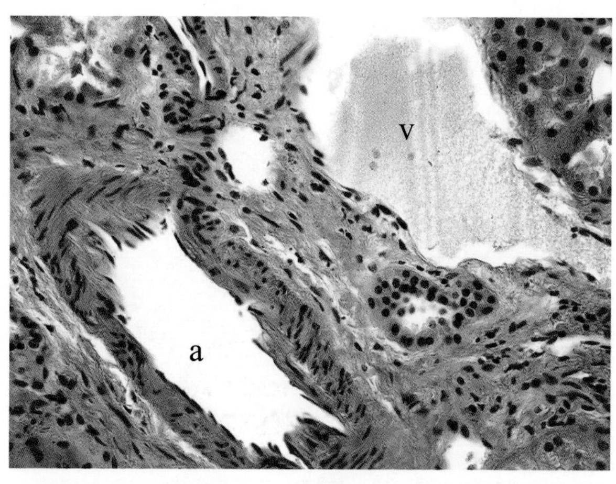

▲ 图 3-11　高倍镜下，这对动脉（**a**）和静脉（**v**）中，小静脉壁无平滑肌

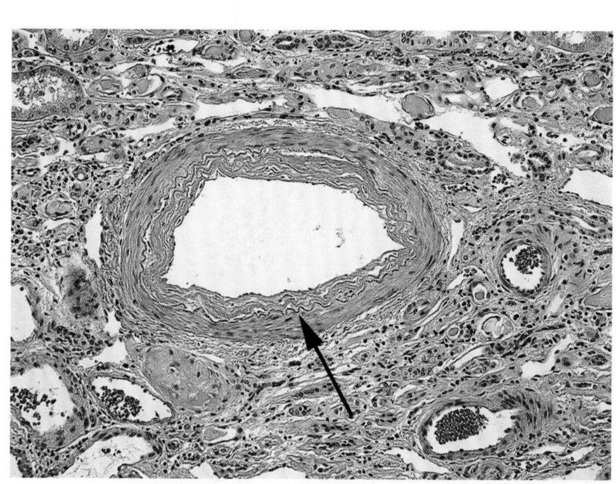

▲ 图 3-12　弹力层（箭）有助于识别动脉。本例弹力层呈多层，提示高血压

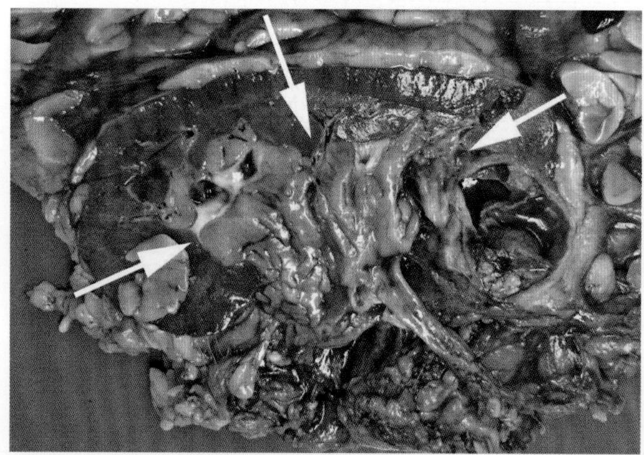

▲ 图 3-13　肾窦是包绕肾门血管和肾盂的脂肪区域（箭）。应仔细检查该区域以确定肾癌的分期

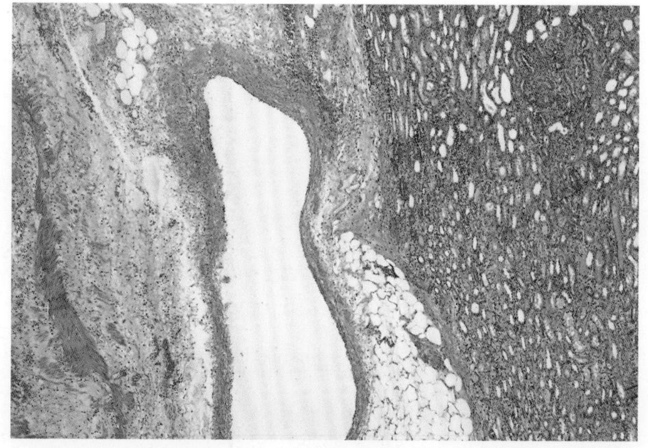

▲ 图 3-14　显微镜下，肾窦由疏松纤维结缔组织、脂肪及血管组成，可见薄壁的大静脉分支

然而，也有许多其他疾病被报道过，如淀粉样变性（图 3-16 和图 3-17）、局灶节段性肾小球硬化（图 3-18）、胆固醇栓塞、血栓性微血管病等 [3-6, 12]。理想情况下，在行肾脏肿物的手术时，如果疑有内科肾脏疾病，病理医生与外科医生相互协作能够更好地取样，以便做更完善的内科肾脏病评估（包括免疫荧光和电子显微镜检查）。然而，绝大多数情况下，并无可疑的内科肾脏疾病，无须取这些类型的样本。如果病理医生熟悉肾脏病的一般原则，就能正确判断病例是否需要进行内科肾脏病会诊。在样本量足够的标本中，对于远离肿瘤处的外观正常的肾实质，应当至少取材 1～2 块，以协助诊断有无与临床表现相关的内科肾脏疾病。如果需要更进一步地评估肾病，一些实验室可以用福尔马林固定的石蜡包埋组织进行免疫荧光，用于电子显微镜检查的组织既可以从石蜡包埋组织（会有假象）中获取，也可以从大体标本中获得。

1. 高血压 / 动脉壁增厚

在肾脏切除标本中，动脉壁一定程度的增厚是很常见的（图 3-19），多与高血压相关。动脉弹力层可不规则或分层。除了中、小动脉内膜增

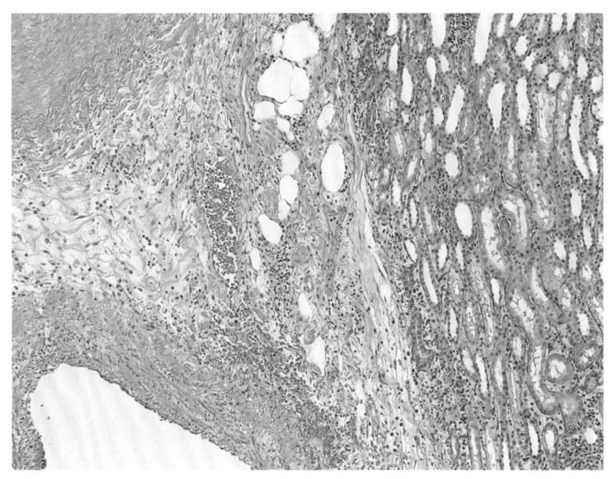

▲ 图 3-15　高倍镜下，肾与肾窦交界处可见疏松纤维组织、脂肪及静脉壁

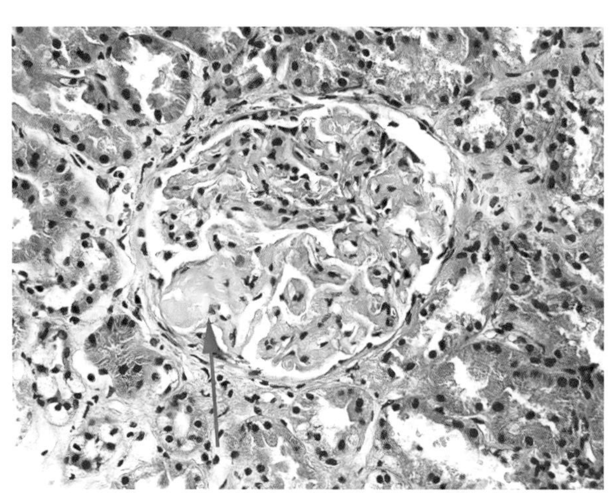

▲ 图 3-16　本例淀粉样变性的肾小球内可见一灶嗜酸性结节（箭）

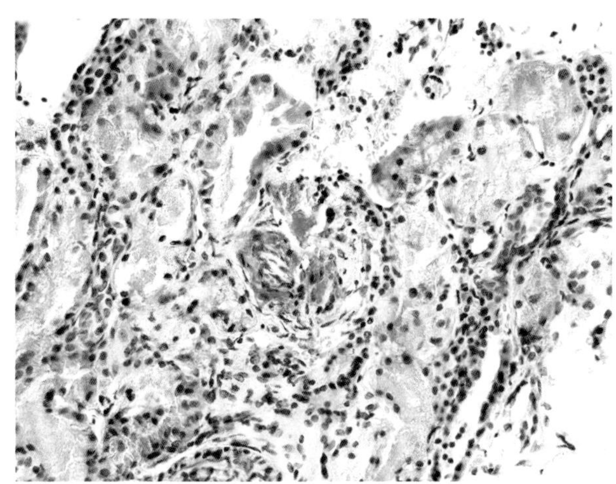

▲ 图 3-17　为图 3-16 中的同一病例，刚果红染色可见一条微动脉壁阳性，提示淀粉样变性。本例诊断为轻链型淀粉样变性（AL 型）

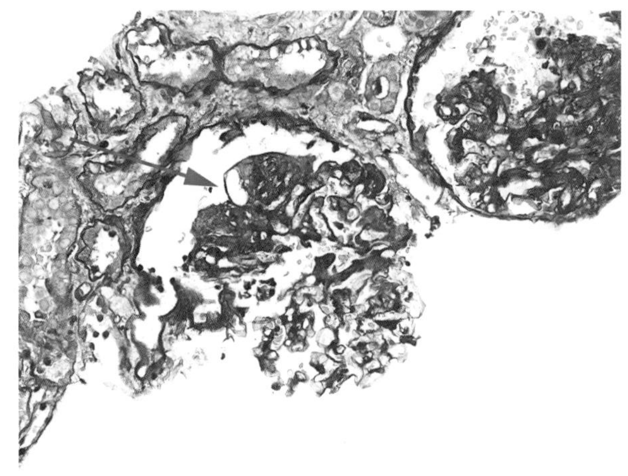

▲ 图 3-18　局灶节段性肾小球硬化以肾小球的节段性硬化为特征（箭）。在本例中，同一肾小球的对侧毛细血管襻基本正常

厚外，微动脉还可能出现玻璃样变，后者通常与高血压或糖尿病有关（图 3–20）。由于高血压在典型的肾癌患者中（即 50 岁以上人群）相对常见，这些发现都可能作为主要诊断之一，或者列作肿瘤病例的非肿瘤性病变部分[13]。高血压、肥胖、吸烟等也被认为是肾癌的危险因素[14]。

2. 糖尿病肾病

糖尿病肾病是肾肿瘤切除术标本中最常合并的异常改变之一[3-6, 12]。其典型特征为系膜基质增多。严重时，系膜基质甚至可形成结节（Kimmelstiel-Wilson 结节，图 3–21）。可见毛细血管微动脉瘤，毛细血管形成宽大的襻，与正常的单个薄壁的襻不同，可能是由于这些襻与系膜失去连接，多个襻相融合所致（图 3–22）。糖尿病肾病的其他典型特征包括肾小囊上出现玻璃样变结节即“球囊滴”，以及肾小球内玻璃样变形成的“透明帽”（图 3–23）。

关键特征：糖尿病肾病

• 系膜基质增多或呈结节状（Kimmelstiel-Wilson 结节）。

• 同时累及入球及出球微动脉的玻璃样变（若切片中同时存在出入球微动脉，则两者均见玻璃样变，图 3–24）。

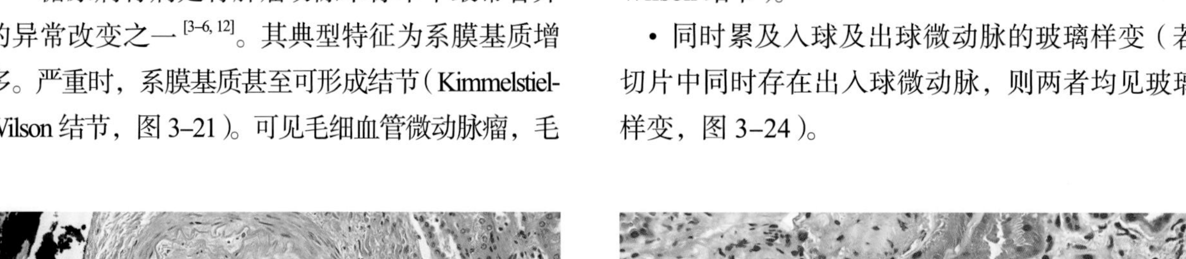

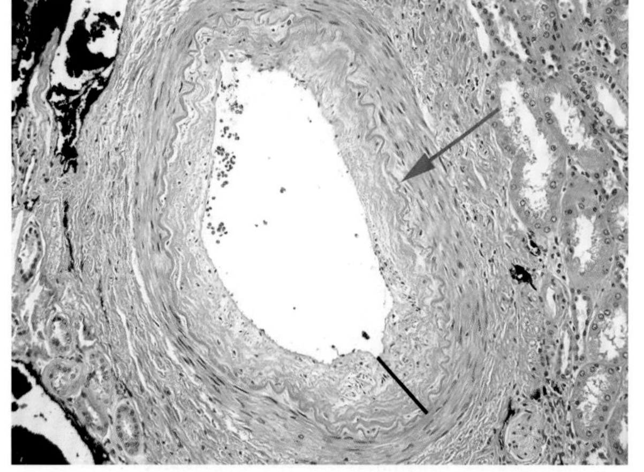

▲ 图 3–19　图示伴有高血压改变的动脉可见弹力层（红箭）分层。正常情况下，动脉内膜层不明显，仅在弹力层上方可见一层内皮细胞，而本图则显示内膜显著增厚（黑线）

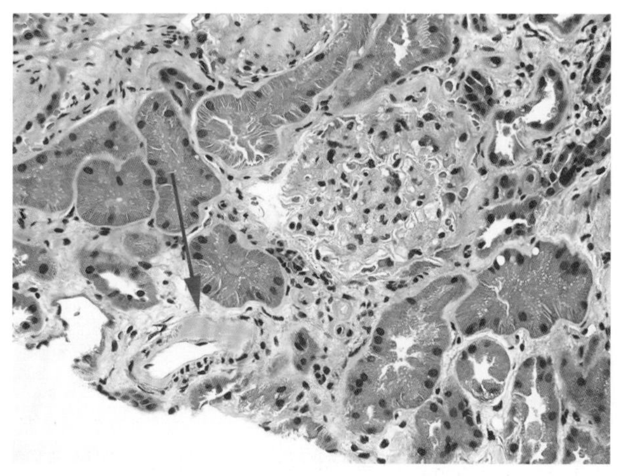

▲ 图 3–20　微动脉玻璃样变（箭）与糖尿病和高血压有关。这条微动脉呈不对称增厚，伴有红染物质沉积。可见“小泡样”改变，与淀粉样变性不同

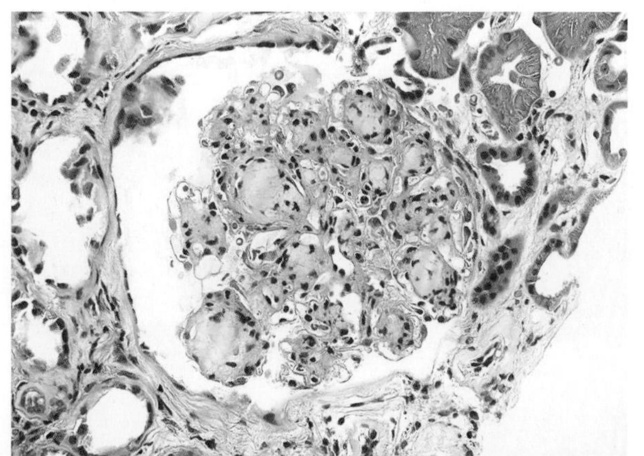

▲ 图 3–21　糖尿病肾病时，系膜基质增多，形成 Kimmelstiel-Wilson 结节

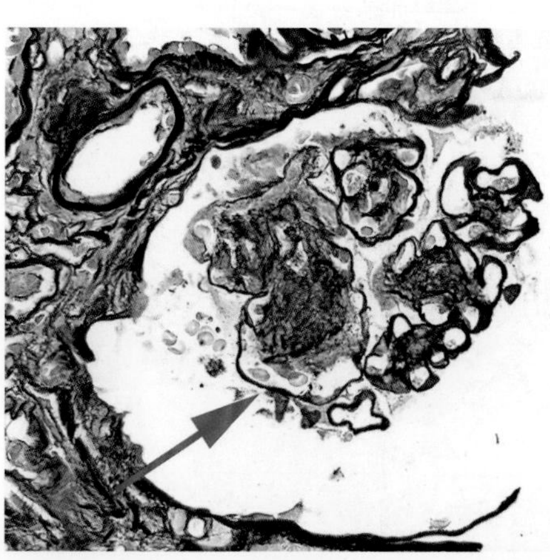

▲ 图 3–22　微动脉瘤是糖尿病肾病的一个特征，如本例 Jones 银染所示，多个毛细血管襻融合形成一个大的血管襻（箭）

• 肾小球或肾小囊玻璃样变。

• 系膜基质银染（图 3-25）阳性（黑色），不同于淀粉样蛋白（粉红色）。

• 系膜结节刚果红染色阴性，不同于淀粉样蛋白（阳性）。

3. 瘤旁肾组织的改变

在邻近肿瘤的肾实质中可以发现多种形态学改变，当病变仅出现在肿瘤周围时，应谨慎对待，以免过度诊断。如在肿块的周围可能会见到更明显的小管间质炎症。我们同样遇到过一些类似局灶节段性硬化样改变的肾小球，如果在远离肿块的组织中不存在这种改变，尤其是在临床上也没有明显的蛋白尿时，诊断为局灶节段性肾小球硬化需慎重（图 3-26）。

4. 局灶节段性肾小球硬化

局灶节段性肾小球硬化（focal segmental glomerular sclerosis，FSGS）是一种由多种病因引起的肾小球损伤[15]，可继发于肾小球肾炎，也可为一种原发性疾病。这种损伤模式的组织学特征为肾小球襻的节段性瘢痕形成，即肾小球的一

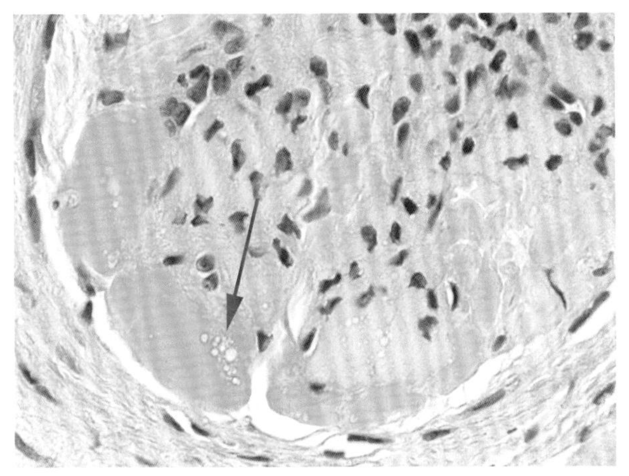

▲ 图 3-23 在糖尿病肾病的肾小球内亦可出现玻璃样变。本例红染物质内伴有"小泡"（箭），不同于淀粉样蛋白的蜡样裂隙样外观

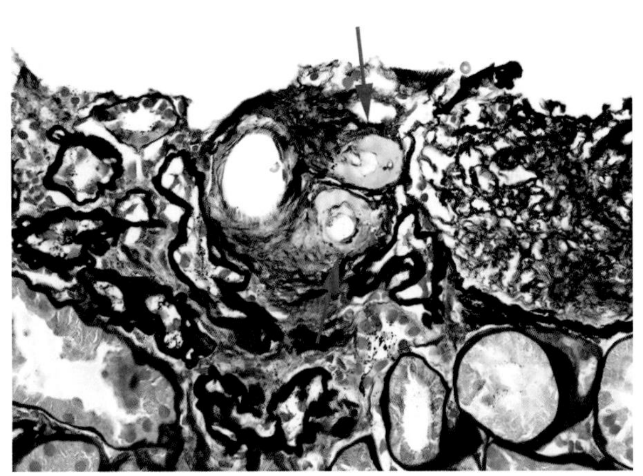

▲ 图 3-24 典型的糖尿病肾病同时见到出入球微动脉玻璃样变性（箭），尽管由于切面的原因，两条微动脉常不能同时呈现

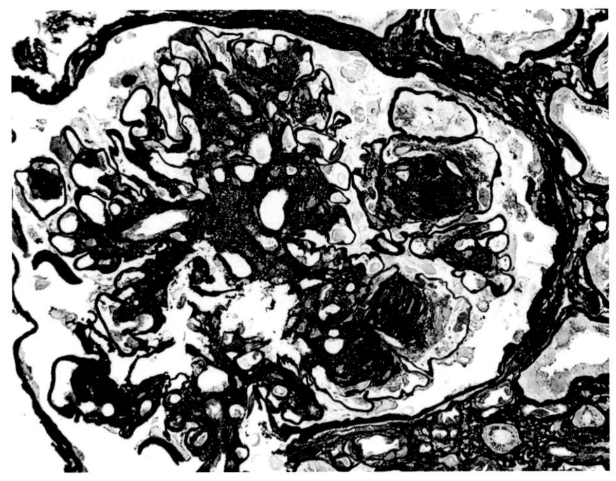

▲ 图 3-25 Jones 银染显示糖尿病肾病扩张的系膜基质为黑色，而淀粉样物质则是粉染的

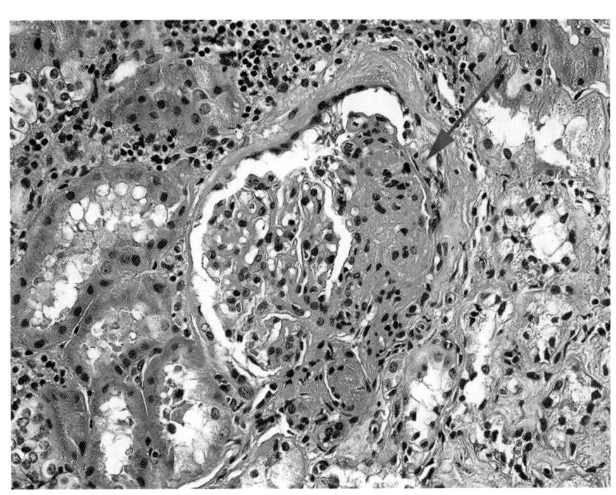

▲ 图 3-26 局灶节段性肾小球硬化时，肾小球的部分球襻硬化（箭），而其余部分相对正常，本例活检来自一名 16 岁的蛋白尿患者

部分相对正常，另一部分则出现硬化（图 3-27）。FSGS 作为原发疾病常表现为大量蛋白尿。前文述及，紧邻肿物的组织中可发现类似肾小球节段性硬化的病变。如果患者没有明确的慢性肾脏疾病或蛋白尿，且病变仅在肿块附近发现，我们忽略这些改变是合理的。如果有内科肾脏疾病的临床证据，或者在远离肿物处发现这些病变（图 3-26），可能就需要在报告中指出，或者要求临床联系会诊以行更详细的内科肾脏病评估。

5. 炎症

在紧邻肿物的组织中发现炎症并不罕见，这也可能与肿瘤的压迫或梗阻有关（图 3-28）。我们一般会避免使用肾小管间质性肾炎或类似术语，以避免误导临床认为患者有急性肾小管间质肾炎，后者一般是过敏性反应病变。相反，我们会用类似于慢性间质炎症这样的术语来进行描述，以表示缺乏明确的病因。一些炎性瘤样病变及其他病变将在之后的炎性模式部分进行讨论。

二、肿瘤

（一）肾癌概述

常见问题：在肾癌分类中哪些方面对于临床治疗是最重要的

虽然肾癌分类已经拓展出了许多组织学亚型和变异型，但一般来说目前只有几个主要的诊断要点对治疗有重要意义。本章中除非特别说明，目前大多数其他亚型的肾细胞癌出于治疗目的都被归类为“非透明细胞型”

- 透明细胞与非透明细胞：临床指南中对于转移性的透明细胞癌与非透明细胞癌的治疗路径显著不同[16]。因此，病理医生应该尽力辨别透明细胞癌和非透明细胞癌。然而在有些情况下不太可能实现，尤其是在形态学不典型的转移性病灶的小活检中（图 3-29 和图 3-30）。用于鉴别两者最有帮助的免疫组化标记之一就是碳酸酐酶Ⅸ（在透明细胞肾细胞癌中显示弥漫膜阳性）；然而，在不明确原发灶或无肾脏肿块的情况下，解读这一结果需要谨慎，因为在这些情况下其特异性较低

（续框）

- 肾细胞癌与尿路上皮癌：肾细胞癌在治疗上和尿路上皮癌截然不同，如治疗肾细胞癌一般采用酪氨酸激酶抑制药、血管内皮生长因子（VEGF）或哺乳动物雷帕霉素靶蛋白（mammalian target of rapamycin，MTOR）通路药物等，而治疗尿路上皮癌则采用传统的化疗方法，如吉西他滨 / 顺铂。大多数情况下，临床上表现为肾盂肿块对应尿路上皮癌，圆形肾脏肿块对应肾细胞癌，但有时不寻常的生长模式可能具有欺骗性。有助于鉴别的免疫组化标记如下
  - PAX8：一般支持肾细胞癌，但上尿路的尿路上皮癌也可能呈阳性，诊断需谨慎[17]
  - GATA3：支持尿路上皮癌[18]
  - p63：强烈支持尿路上皮癌[19]
- 延胡索酸水合酶（fumarate hydratase，FH）缺陷型 / 遗传性平滑肌瘤病和肾细胞癌（hereditary leiomyomatosis and renal cell carcinoma yndrome，HLRCC）综合征相关肾细胞癌：已有报道认为这种侵袭性肾癌（稍后讨论）可能需要特异性治疗[16]。简言之，提示该诊断的组织学特征包括伴有极其显著的核仁或组织学结构复杂的嗜酸性（“2 型”）乳头状肾细胞癌，包括管囊样、乳头状及浸润性生长[20-22]
- 肾髓质癌：细胞毒药物化疗，如基于铂类的方案，通常被推荐用于这种罕见的侵袭性肾癌[16]
- 肉瘤样肾细胞癌：有一些研究调查了常见的传统化疗方法（如吉西他滨，或者联用肾细胞癌靶向治疗药物如舒尼替尼或贝伐单抗）[16]，但是目前还没有肉瘤样肾细胞癌的明确治疗方案。肉瘤样肾细胞癌与其类似病变的鉴别将在后述的梭形细胞模式部分进一步讨论
- 遗传综合征：遗传综合征的肾癌治疗通常与其相应的散发类型类似。然而，多发性肿块，如 von Hippel-Lindau（VHL）病或其他综合征，可采用更保守的、尽可能保留肾脏的手术治疗，如肿块剜除术。相反，HLRCC 相关肿瘤则需要更积极的治疗，哪怕是单发的，也可能需要考虑使用特定的化疗[16]。最后，病理医生对遗传性肾癌综合征的辨别，对于是否需要后续的随访、跟踪患者及其家庭成员是否有异时性多发肿瘤和其他器官肿瘤的发生十分关键。表 3-1 列举了一些已知的与肾癌相关的综合征[14, 23]

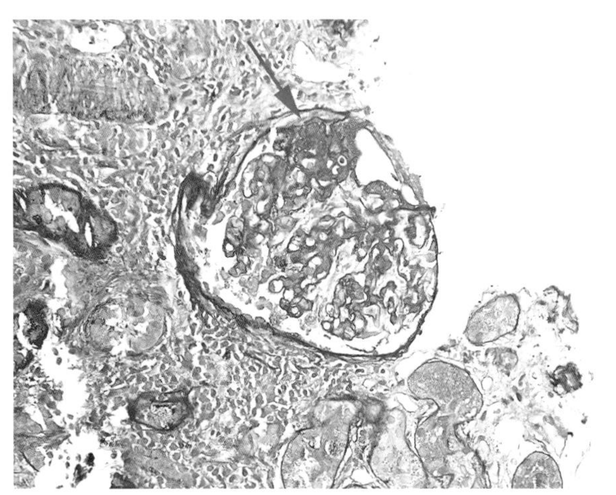

▲ 图 3–27 本例局灶节段性肾小球硬化，**PAS** 染色显示节段硬化性区域（箭）

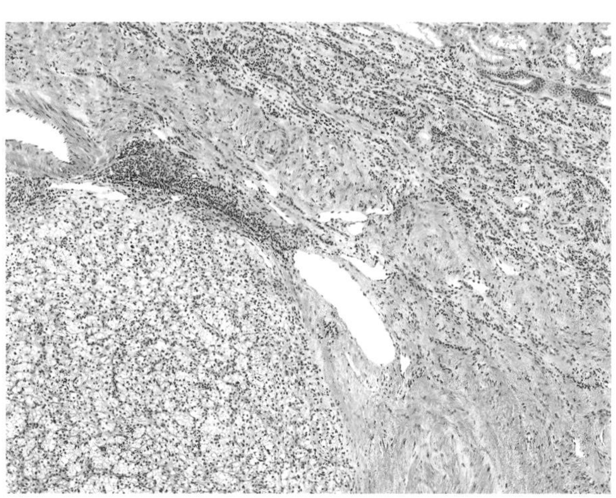

▲ 图 3–28 间质炎症在肾脏肿瘤周围区域相对常见，我们通常不使用“间质性肾炎”这一术语，以避免与药物过敏性反应相混淆

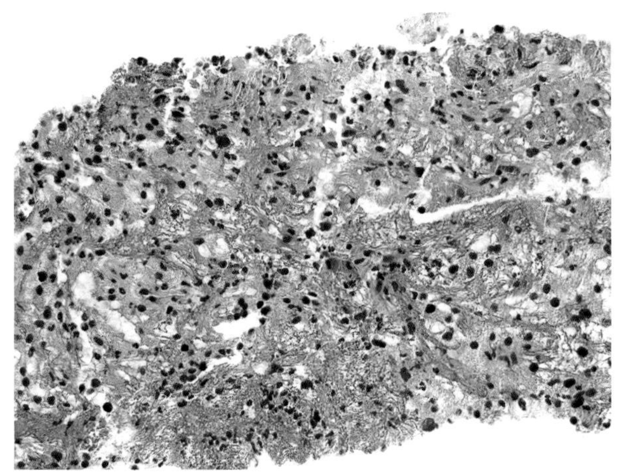

▲ 图 3–29 本例肾脏肿物活检显示肿瘤为肾细胞癌，**PAX8** 阳性，**AMACR** 和 **CK7** 阴性

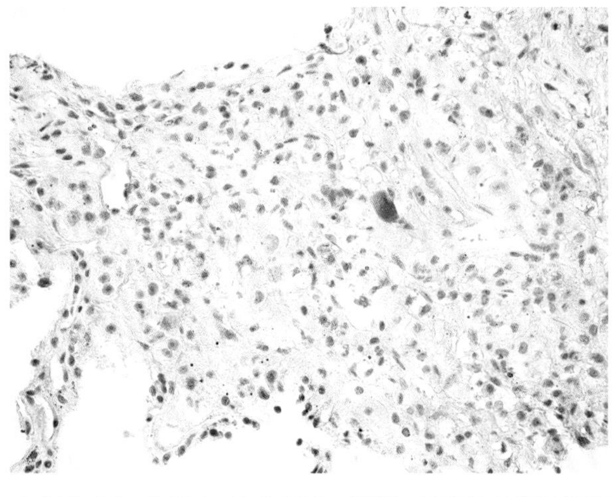

▲ 图 3–30 为图 **3–29** 中的同一病例，活检的免疫组化可见碳酸酐酶Ⅸ阴性，尽管这一点不支持透明细胞肾细胞癌，诊断时可进一步述评，指出本例形态学支持透明细胞肾细胞癌，由于标本组织量过少，并不能据此排除这一诊断

（二）透明 / 淡染细胞模式

1. 透明细胞肾细胞癌

透明细胞肾细胞癌是肾癌最常见的亚型毋庸置疑，占成人肾肿瘤的 60%～70%[24]。然而，随着对肾癌分子特征及免疫组化认识的不断深入，目前人们还发现有几种必须要同透明细胞肾细胞癌相鉴别的“透明细胞”肿瘤[25]。典型透明细胞肾细胞癌大体切面呈现金黄色或橙色（图 3–31），当然，如伴随出血或肉瘤样去分化等特征，肿物大体外观可能变得偏红褐色（图 3–32）或灰褐色（图 3–33）。镜下，透明细胞肾细胞癌可呈现多种模式，其中有些在诊断上具有欺骗性。

关键特征：透明细胞肾细胞癌

- 巢状或腺泡状结构，由胞质透亮的细胞组成（图 3–34 和图 3–35）。
- 可能有嗜酸性胞质（图 3–36 和图 3–37）或具有更高级别的奇异形核[26, 27]（图 3–38 至图 3–42）。
- 瘢痕、梗死及纤维化常见[28]，其内肿瘤细胞

表 3-1　遗传性肾癌综合征

	基因 / 染色体	肾肿瘤	其他表现
Von Hippel-Lindau 病	*VHL*/3p25	透明细胞肾细胞癌，多发性，肾囊肿	血管母细胞瘤（神经系统和视网膜）、嗜铬细胞瘤、胰腺神经内分泌肿瘤、胰腺囊肿、附睾 / 阔韧带囊腺瘤、内耳内淋巴囊肿瘤
遗传性平滑肌瘤病与肾细胞癌综合征	*FH*/1q42	侵袭性肾细胞癌，核仁明显，多种生长方式（乳头状、浸润性、管囊样）	皮肤平滑肌瘤、子宫平滑肌瘤（起病年龄轻）
遗传性乳头状肾细胞癌	*MET*/7p31	乳头状肾细胞癌，1 型，多发性	
Birt-Hogg-Dubé 综合征	*FLCN*/17p11	嗜酸细胞性肿瘤，多发性	肺囊肿、皮肤纤维毛囊瘤
结节性硬化	• *TSC1*/9q34 • *TSC2*/16p13	血管平滑肌脂肪瘤、肾囊肿和肾细胞癌（嗜酸性囊实性肾细胞癌、富于平滑肌间质的肾细胞癌、嗜酸细胞性肿瘤）	心脏横纹肌瘤、肠息肉、肺囊肿、脑结节性硬化、室管膜下巨细胞性星形细胞瘤
遗传性嗜铬细胞瘤 / 副神经节瘤综合征	SDH 亚单位（最常见的 *SDHB*）	SDH 缺陷的肾细胞癌（嗜酸细胞伴胞质空泡）	副神经节瘤 / 嗜铬细胞瘤、胃肠间质瘤
先天性 3 号染色体易位	3p	透明细胞肾细胞癌	
Cowden 综合征	*PTEN*/10q23	透明细胞肾细胞癌、乳头状肾细胞癌、肾嫌色细胞癌	乳腺癌、甲状腺癌、子宫内膜癌和前列腺癌、结肠息肉、面部毛囊瘤、大头畸形
甲旁亢下颌肿瘤综合征	*CDC73*/1q31.2	乳头状肾细胞癌、混合性上皮和间叶性肿瘤	甲状旁腺肿瘤、下颌纤维瘤
BAP1 癌综合征	*BAP1*/3p21	透明细胞肾细胞癌	黑色素瘤和间皮瘤
MITF 癌综合征	*MITF*/3p14	未知	黑色素瘤、胰腺癌、嗜铬细胞瘤

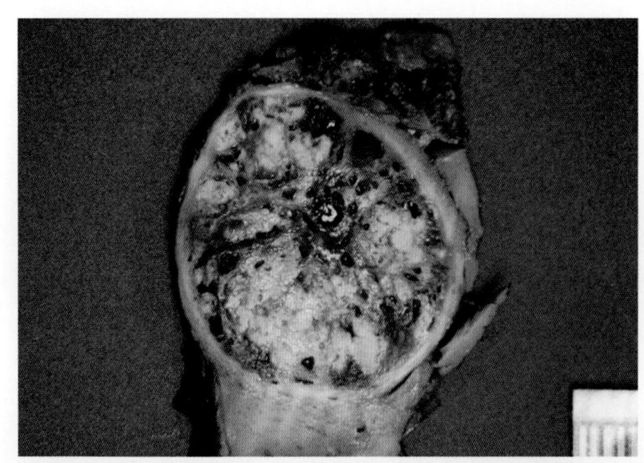

▲ 图 3-31　透明细胞肾细胞癌典型的大体表现为金黄色或橙色外观，本例亦可见一些小的出血区域。肿瘤为圆形，边界清楚

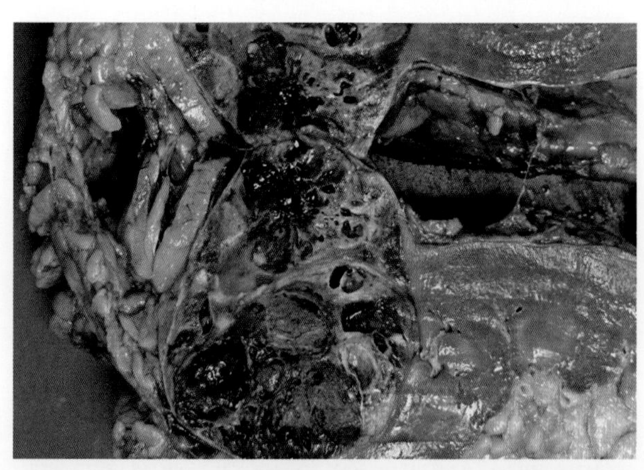

▲ 图 3-32　本例透明细胞肾细胞癌大体表现为黄色及红棕色，可能是出血所致

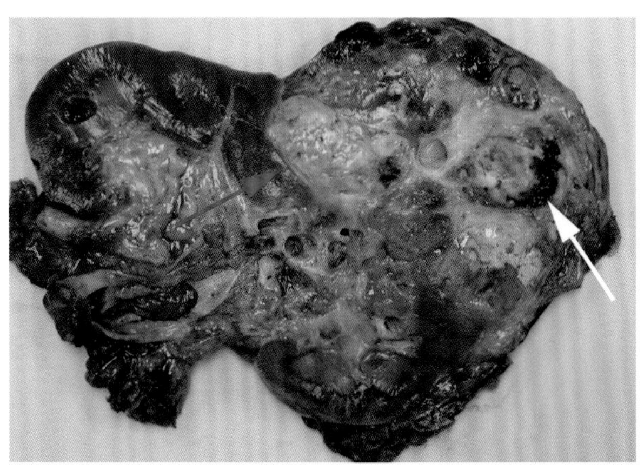

▲ 图 3-33　本例体积较大的透明细胞肾细胞癌包括黄色区域（红箭）和灰褐色区域（白箭）。后者一定要进行取材，这可能是更高级别或肉瘤样变区域

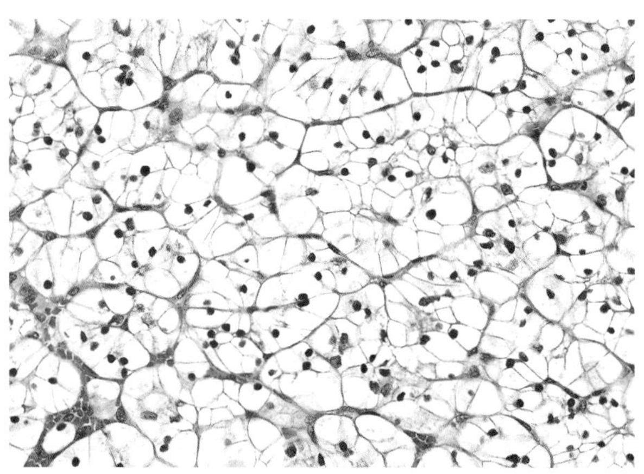

▲ 图 3-34　透明细胞肾细胞癌的典型组织学表现为细胞巢状生长，胞质透明，间质为纤细复杂的毛细血管网

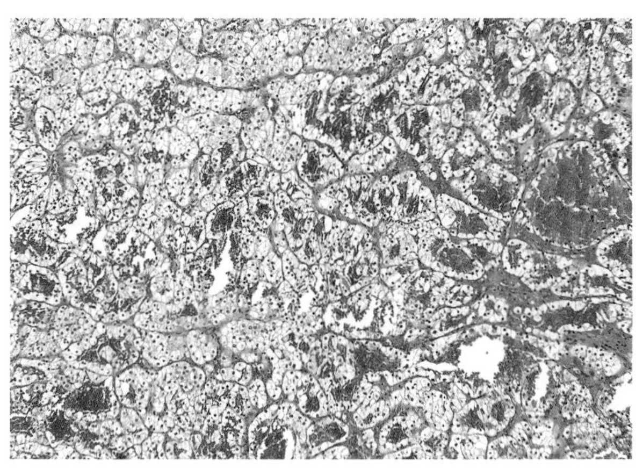

▲ 图 3-35　透明细胞肾细胞癌的其他生长方式还包括腺泡内出血的生长模式

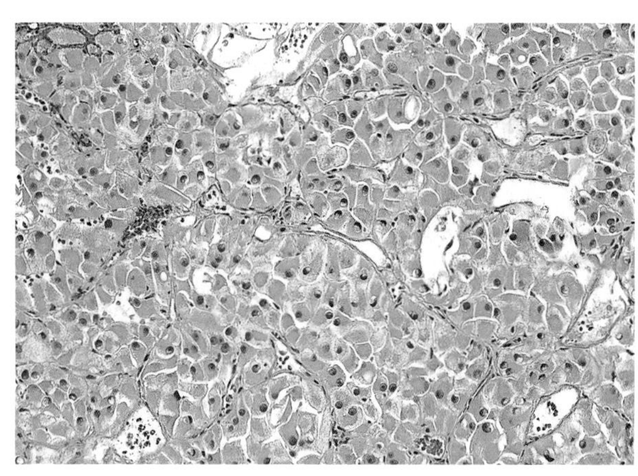

▲ 图 3-36　极少数透明细胞肾细胞癌可以含有大片嗜酸性细胞，类似嗜酸细胞性肿瘤。肿瘤的其他区域有典型的透明细胞肾细胞癌形态

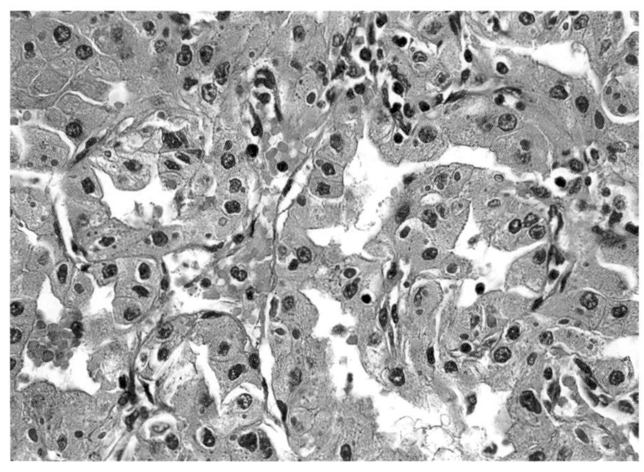

▲ 图 3-37　透明细胞肾细胞癌的嗜酸性区域可含有大小和形状各异的玻璃样小滴。本例可见大小不等的球形致密颗粒

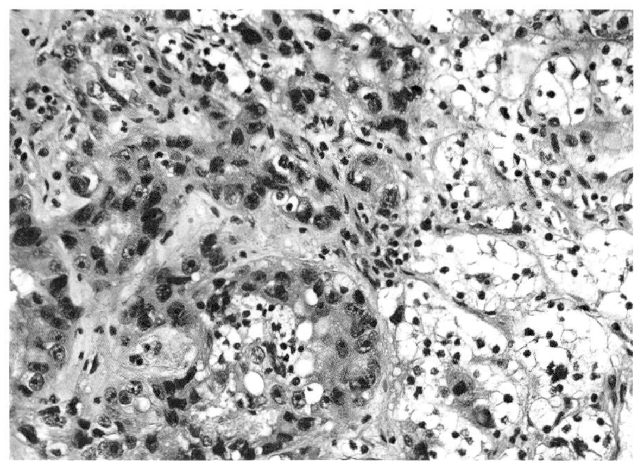

▲ 图 3-38　极少数透明细胞肾细胞癌可转变为差分化的成分，类似于非肾脏来源腺癌。单就形态而言，鉴别诊断需要包括尿路上皮癌或其他来源的转移性腺癌

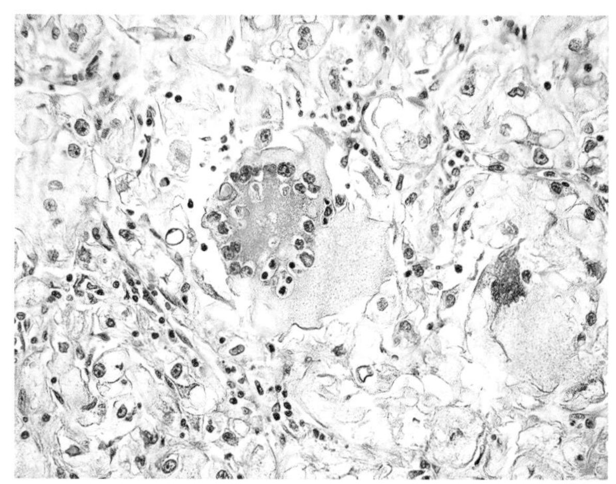

▲ 图 3–39　高级别透明细胞肾细胞癌中偶尔可见合体样的多核巨细胞

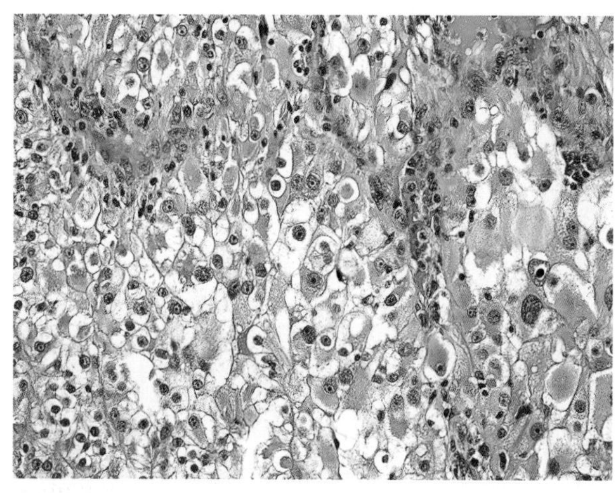

▲ 图 3–40　透明细胞肾细胞癌中的横纹肌样特征，表现为胞质中央的嗜酸性小球，类似于横纹肌母细胞（免疫组化没有骨骼肌分化的证据）

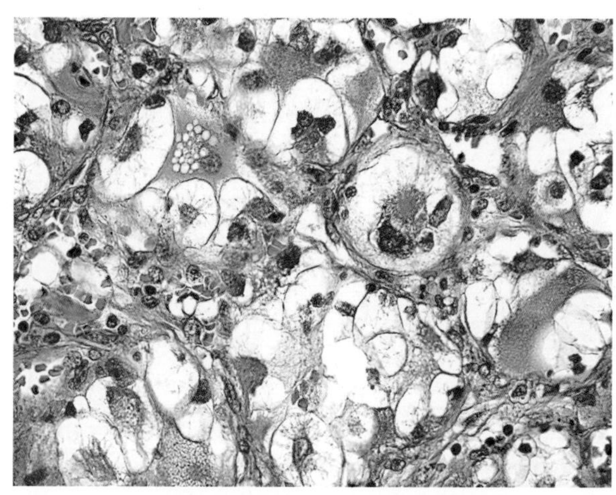

▲ 图 3–41　高倍镜下横纹肌样透明细胞肾细胞癌的胞质透明，伴中央嗜酸性物质，类似横纹肌母细胞

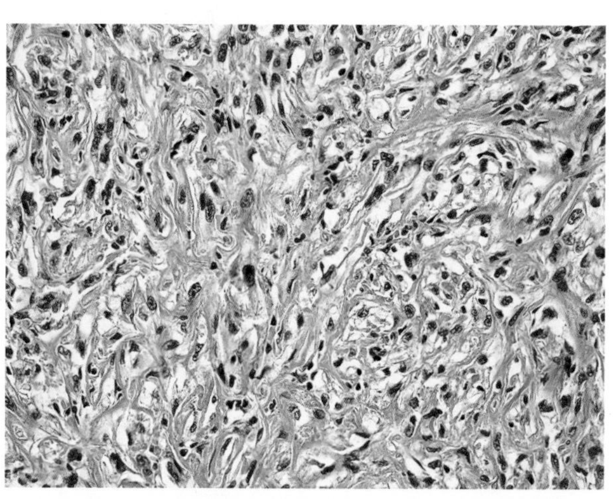

▲ 图 3–42　肾细胞癌的肉瘤样改变也可能具有欺骗性。本例仅有透明胞质这一线索，其他形态特征均类似于梭形细胞肉瘤

可能不明显，在活检中时可能被忽略（图 3–43 和图 3–44）。

• 可有不同程度的囊性变（图 3–45 和图 3–46）。

• 免疫组化碳酸酐酶Ⅸ一般呈膜阳性（图 3–47），在高级别区域也可能减弱或呈阴性[26]（图 3–48）。

• CK7 通常为阴性、弱阳性或局灶阳性（图 3–49），偶尔在真正的透明细胞肾细胞癌中呈现弥漫阳性[29]（图 3–50）。

• Vimentin 通常阳性，尤其是在高级别肿瘤中（图 3–51）。

• CD117 阴性（与嗜酸细胞腺瘤 / 嫌色细胞癌不同）[30]。

• 高分子量 CK 弱阳性或阴性（与透明细胞乳头状肾细胞癌相反）。

• PAX8 一般呈阳性，支持肾细胞来源[31–33]。

• 分子检测显示 *VHL* 基因突变或启动子甲基化[24, 34]。

• 荧光原位杂交（FISH）或拷贝数评估常显示染色体 3p 缺失，常作为透明细胞肾细胞癌

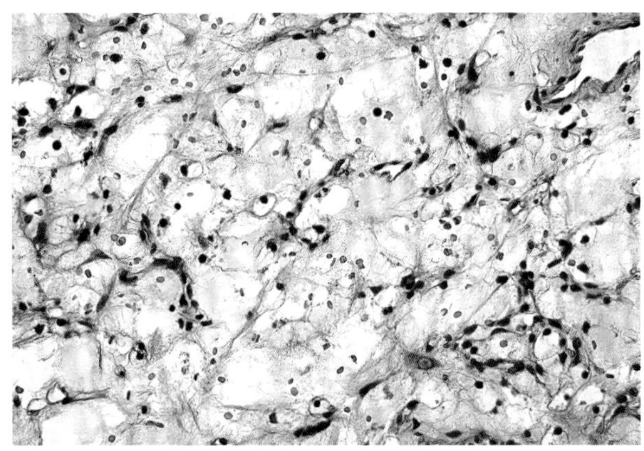

▲ 图 3-43　透明细胞肾细胞癌的退行性变或瘢痕在活检标本中可能具有欺骗性。此图区域为透明细胞肾细胞癌的中心，可见薄壁血管结构而肿瘤细胞并不明显，类似淋巴细胞或毛细血管

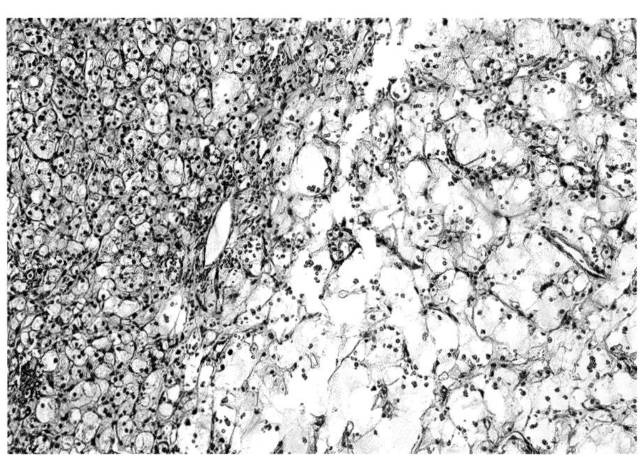

▲ 图 3-44　为图 3-43 中同一肿瘤的其他区域，可见该区域移行为典型的透明细胞肾细胞癌

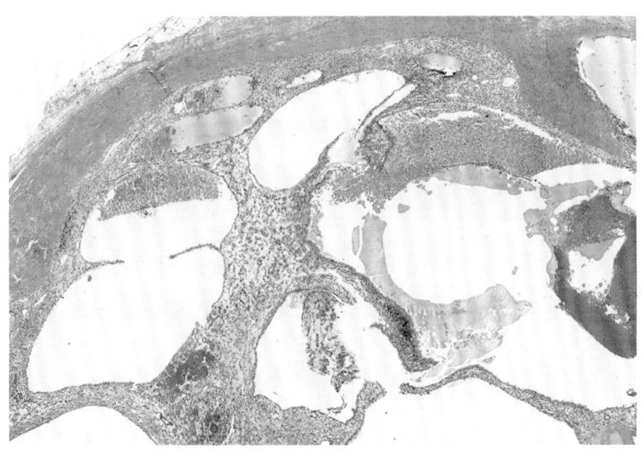

▲ 图 3-45　透明细胞肾细胞癌中可有不同程度的囊性改变，被认为可能与预后良好有关。本例肿瘤主要为囊性，但其囊壁内也包含实性成分，符合囊性透明细胞肾细胞癌

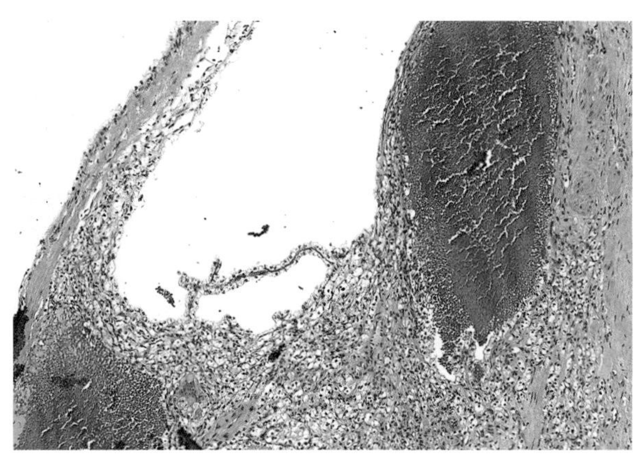

▲ 图 3-46　高倍镜下，囊性透明细胞肾细胞癌的实性成分位于囊壁附近，其内细胞与被覆在囊内的细胞形态相同

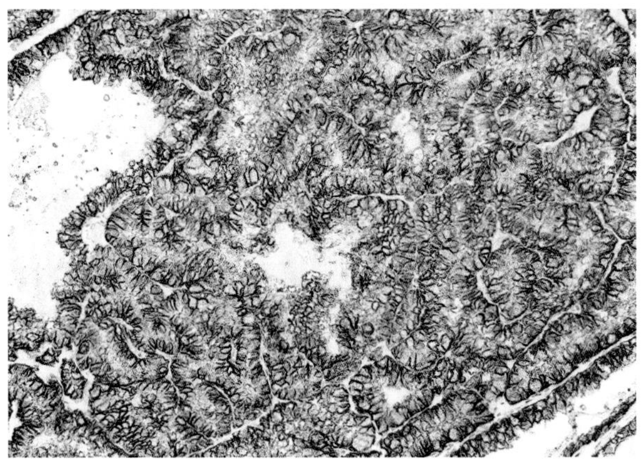

▲ 图 3-47　在透明细胞肾细胞癌中的典型表现为碳酸酐酶Ⅸ弥漫性膜阳性

▲ 图 3-48　在高级别、低分化或肉瘤样透明细胞肾细胞癌中，碳酸酐酶Ⅸ表达可减弱。与典型透明细胞肾细胞癌区域的弥漫阳性相比，本例包含有梭形细胞和横纹肌样成分，在这些区域碳酸酐酶Ⅸ表达明显减弱

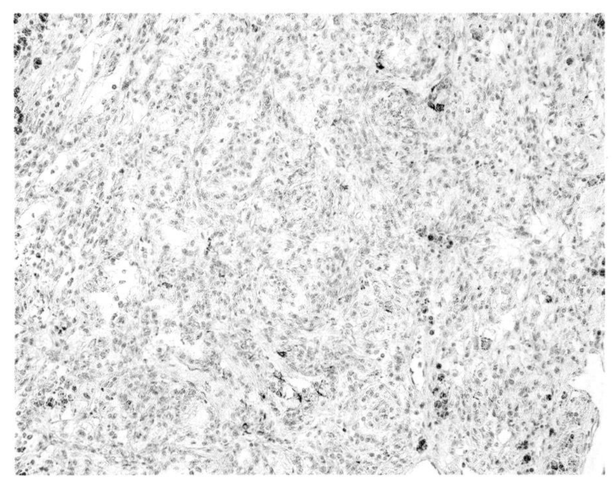

▲ 图 3-49 透明细胞肾细胞癌中，**CK7** 仅为弱阳性

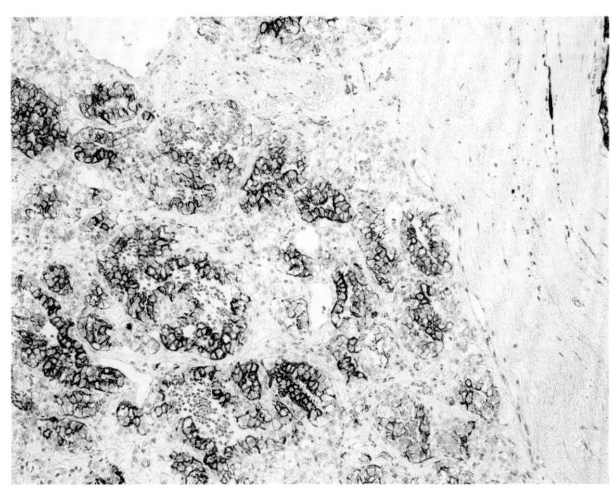

▲ 图 3-50 极少情况下，透明细胞肾细胞癌也可以有较多细胞 **CK7** 阳性

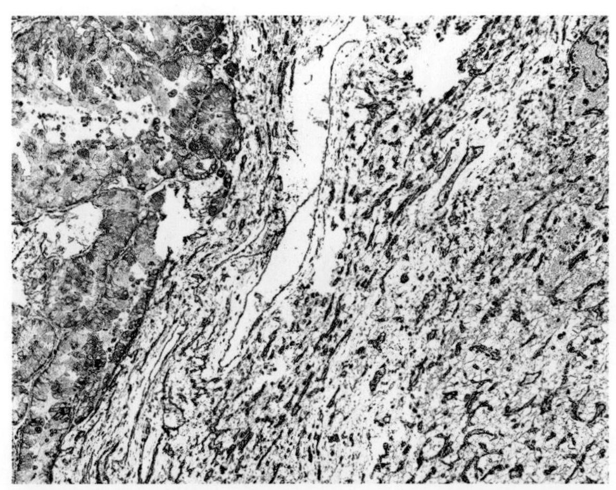

▲ 图 3-51 在透明细胞肾细胞癌中 **Vimentin** 常为阳性，尤其是在高级别区域。本例低级别区域（右侧）**Vimentin** 阴性，而高级别区域（左侧）阳性

的替代分子检测 [35]（图 3-52），但并非 100% 特异 [36-38]。

- 有侵犯肾静脉及肾窦组织的倾向 [8, 10, 11, 39-42]，此点在后述肾癌分期中进一步讨论。

透明细胞肾细胞癌的生物学行为具有欺骗性。尽管 pT_{1a} 期体积较小的肿瘤通常有良好的预后，但首次确诊多年后肿瘤仍可能复发，包括转移到不常见的部位，如皮肤、胰腺（图 3-53）或胆囊 [24, 43, 44]。有意思的是，尽管实际上肿瘤已出现晚期播散，研究显示外科切除胰腺孤立性肾细胞癌转移灶，患者仍能长期存活 [44]。总的来说，相较于嫌色细胞性或乳头状肾细胞癌，透明细胞肾细胞癌被认为是一种预后较差的组织学亚型 [45, 46]。

经验与教训：转移性透明细胞肾细胞癌病理对临床治疗的指导

- 大多数关于肾癌的分子机制都是通过透明细胞肾细胞癌了解的，尤其是 *VHL* 基因和其所在的染色体 3p25 的作用，该基因通常由“二次打击”引起缺失 [47]
- 目前针对透明细胞肾细胞癌的关键分子通路有多种治疗方法，尤其是针对 VEGF、酪氨酸激酶，以及 MTOR 通路的靶向药 [16]
- 由于透明细胞肿瘤和非透明细胞肿瘤的治疗路径不同，所以区分转移性肾癌是否为透明细胞型对病理医生来说相对重要 [16]
- PAX8 目前是支持肾脏来源转移癌的最有帮助的标志物 [48]（图 3-54），但如果临床上未发现肾脏肿块，或者是缺乏高级别（或大的）肾脏肿物的病史，则需要谨慎判读，因为肾细胞癌在肾脏无原发灶或原发灶不明确时很少发生转移
- 免疫组化碳酸酐酶Ⅸ弥漫膜阳性提示为透明细胞肾细胞癌 [49-52]
  - 然而，在非肾癌中也可见阳性，因此，如果没有肾脏肿物，同样需要谨慎判读
  - 在透明细胞肾细胞癌中分化差的区域，其表达减弱或阴性。因此，阴性结果并不能完全排除透明细胞肾细胞癌

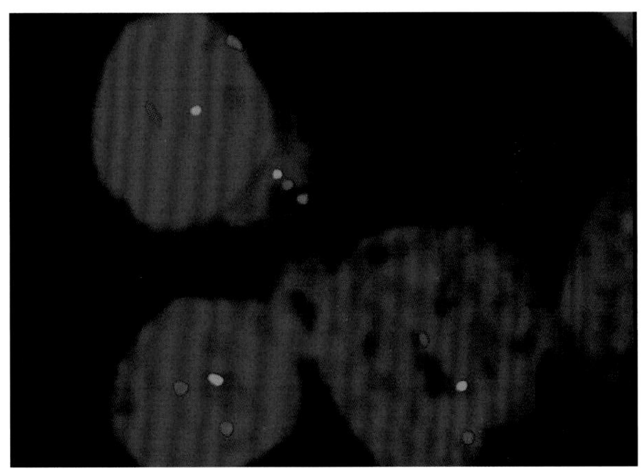

▲ 图 3-52 在疑难病例中，拷贝数分析及荧光原位杂交有助于透明细胞肾细胞癌诊断。本例经荧光原位杂交显示 **3p25** 缺失，即可见两个拷贝的着丝粒（红色），而 **3p25** 部位（绿色）仅有一个拷贝

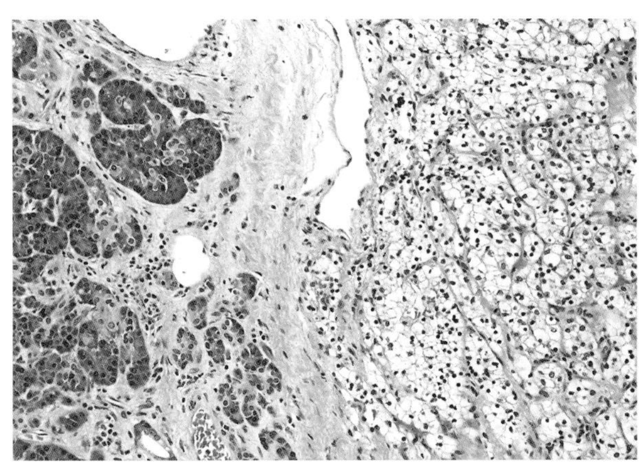

▲ 图 3-53 透明细胞肾细胞癌有着向胰腺（图示左侧）转移的奇特倾向

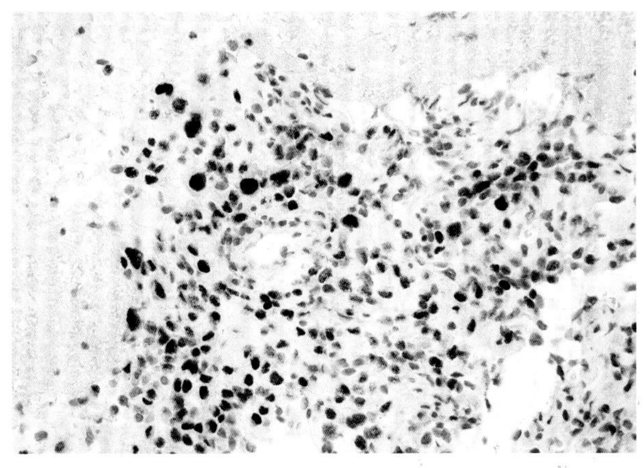

▲ 图 3-54 在临床病史符合时，**PAX8** 核阳性通常提示转移性肾细胞癌。本例患者可见骨的转移灶，并伴有可疑的肾脏病变

述评示例：碳酸酐酶Ⅸ弱阳性或阴性的转移性肾细胞癌

- 转移性肾细胞癌：见述评

述评：病变符合转移性肾细胞癌。碳酸酐酶Ⅸ为 *VHL* 和缺氧通路的标志物，呈微弱阳性，并不十分支持透明细胞亚型；然而，在分化差的或是转移性肿瘤中其表达可减弱或缺失 [a]

a. 如果以前在其他医疗机构做过肾切除术，建议取原来的病理切片。如之前未对原发肿瘤进行过组织病理检查，可以考虑进行分子检测，如 *VHL* 基因测序，以指导治疗

2. 乳头状肾细胞癌伴透明细胞变

乳头状肾细胞癌是成人肾癌第二常见亚型，仅次于透明细胞肾细胞癌。其典型特征将在乳头状病变中进行更详细的讨论。然而，在某些情况下（可高达 39%），乳头状肾细胞癌可以有胞质透亮的细胞，类似透明细胞肾细胞癌 [37, 54]（图 3-56 至图 3-60）。所幸有一些线索有助于区分这两种病变。

经验与教训：伴有透明细胞改变的乳头状肾细胞癌（图 3-55 至图 3-61）

- 细胞的胞质通常呈空泡状而非胞质空虚（图 3-56）
- 通常可见泡沫细胞，胞质类似肿瘤细胞 [54]（图 3-57）
- 可出现砂粒体（图 3-56）（透明细胞肾细胞癌罕见）
- 免疫组化 AMACR 呈强阳性（图 3-59），类似近端小管，支持乳头状肾细胞癌
- CK7 常呈弥漫阳性，与真正的透明细胞肾细胞癌相反 [37]（图 3-60）
- 碳酸酐酶Ⅸ通常为阴性或弱阳性（仅在坏死或缺氧区域表达）（图 3-61 和图 3-62）
- 荧光原位杂交或拷贝数评估，7 号或 17 号染色体为三倍体提示乳头状肾细胞癌，但在大多数情况下不必行这些检查 [54]
- 尽管染色体 3p 的缺失通常提示透明细胞肾细胞癌，但并非完全特异，有报道显示部分伴透明细胞改变的乳头状肾细胞癌中存在染色体 3p 缺失 [37, 54]
- MiT 家族易位性肾细胞癌的标志物呈阴性（TFE3 或 TFEB 蛋白、组织蛋白酶 K、黑素细胞标志物）[55]

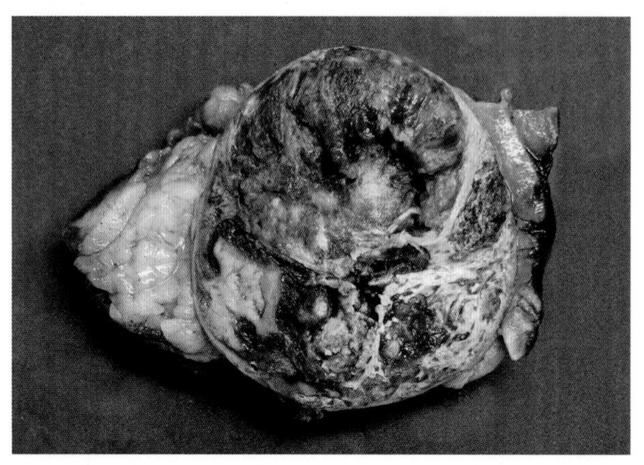

▲ 图 **3-55** 本例乳头状肾细胞癌大体切面颜色不均，部分区域呈黄色，类似透明细胞肾细胞癌，可能是由于泡沫细胞所致

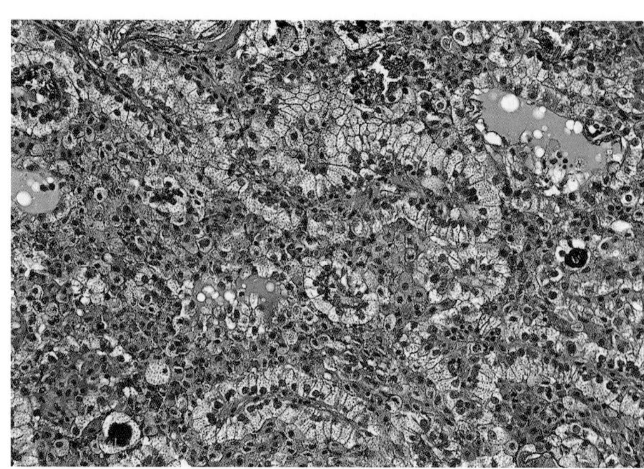

▲ 图 **3-56** 与透明细胞肾细胞癌相比，伴有透明细胞改变的乳头状肾细胞癌的胞质常呈高度空泡状。本例同时可见砂粒体，这在透明细胞肾细胞癌中极少见

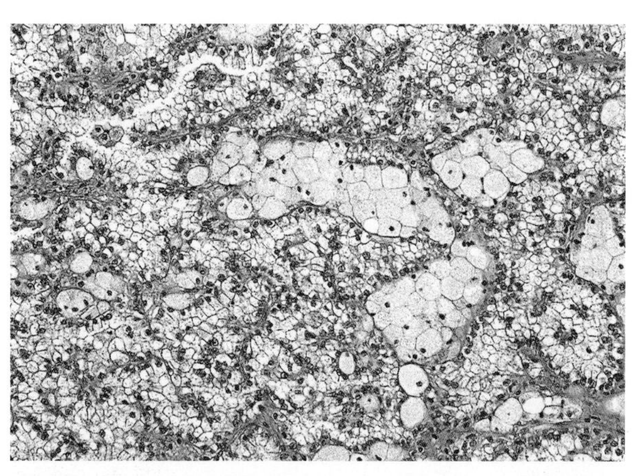

▲ 图 **3-57** 本例伴有透明细胞改变的乳头状肾细胞癌中，肿瘤细胞的胞质与其中夹杂的泡沫样巨噬细胞相似

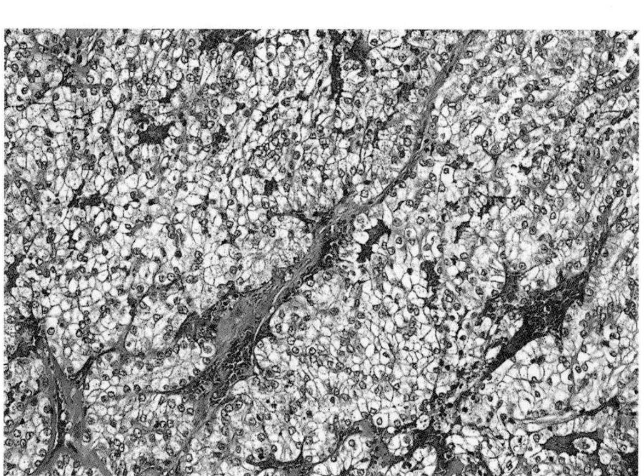

▲ 图 **3-58** 本例乳头状肾细胞癌中伴有透明细胞改变，如样本中仅有此区域易误诊为透明细胞肾细胞癌。需对肿瘤进行多处取材，而对于活检标本，免疫组化可能有助于明确其分类

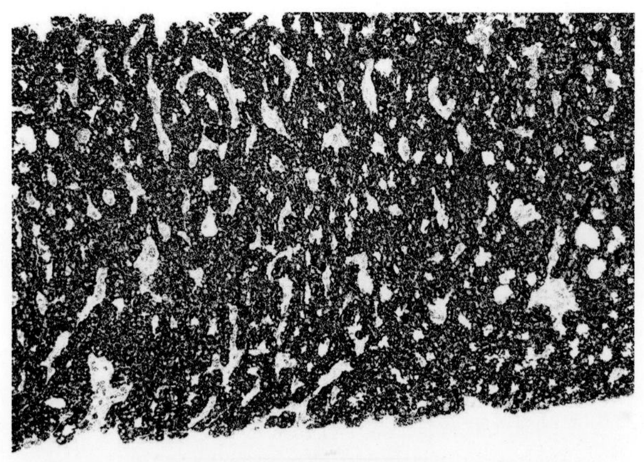

▲ 图 **3-59** 本例伴有透明细胞改变的乳头状肾细胞癌的穿刺活检样本中，**AMACR** 呈弥漫阳性

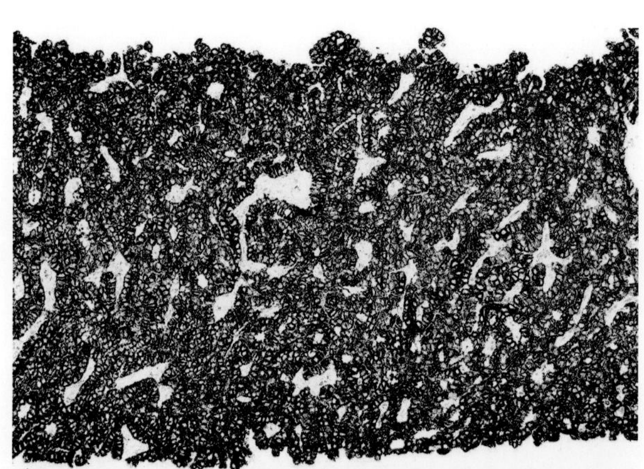

▲ 图 **3-60** 为图 **3-59** 中的同一病例，**CK7** 也呈弥漫阳性

3. 肾嫌色细胞癌，经典型

肾嫌色细胞癌通常被认为是肾癌的第三常见的亚型，约占成人肾癌的 5% 或更少[56]。大体上肿物呈棕褐色，可能有中央瘢痕（图 3-63 和图 3-64），嗜酸细胞亚型则呈棕红色，更类似于嗜酸细胞腺瘤（图 3-65）。

关键特征：肾嫌色细胞癌

- 通常无包膜或包膜不完整[57]（图 3-66）。
- 细胞胞质淡染或絮状嗜酸性，两者常混合存在（图 3-67）。
- 通常细胞边界明显，类似于植物细胞（图 3-66）。
- 核大小不等（图 3-68）。
- 核大而有皱褶，核染色质块状、深染（葡萄干样）（图 3-66）。
- 可能出现核内的胞质内陷（图 3-69）。
- 核周透亮（“空晕”）（图 3-70）。
- 实性或小梁状生长模式（图 3-71）。
- “消失的核”：由于细胞质过于丰富，以至于一些细胞在切片中未显示胞核（图 3-72）。
- 胶体铁染色：胞质呈阳性（图 3-73 和图 3-74），但结果易受实验室的技术条件影响。

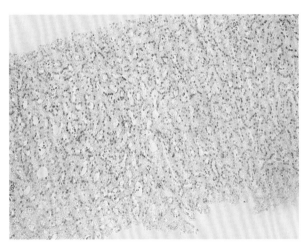

▲ 图 3-61　为图 3-59 和图 3-60 中的同一病例，伴有透明细胞改变的乳头状肾细胞癌碳酸酐酶Ⅸ阴性，与透明细胞肾细胞癌相反

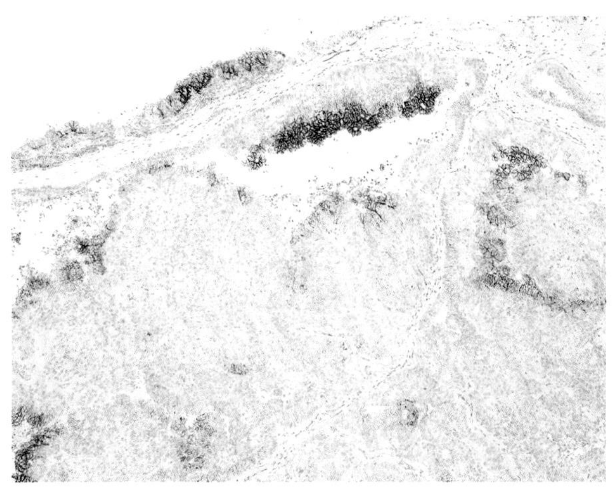

▲ 图 3-62　在非透明细胞肾细胞癌中可以观察到碳酸酐酶Ⅸ的局灶阳性，通常出现于缺血及坏死区域。在本例中，囊性区域有一些表达，但在大片实性区域是阴性的

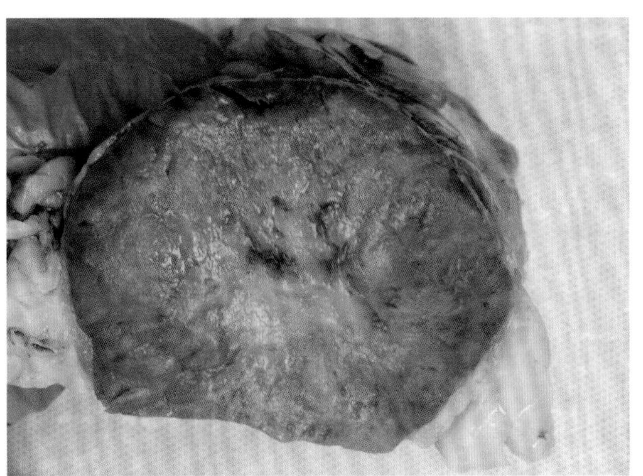

▲ 图 3-63　本例肾嫌色细胞癌可见中央瘢痕，这并不是嗜酸细胞腺瘤所特有的

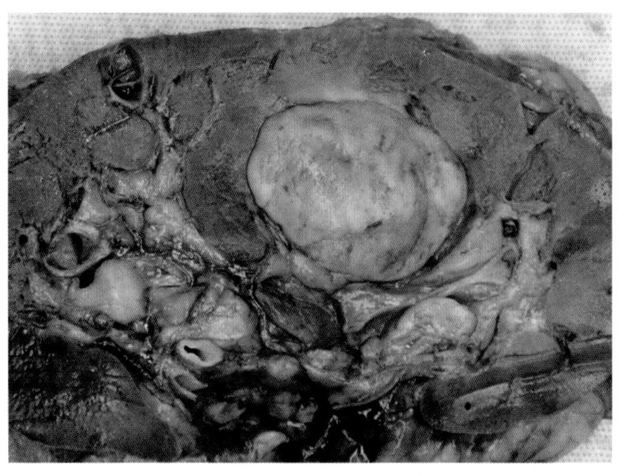

▲ 图 3-64　肾嫌色细胞癌肉眼呈浅褐色，与透明细胞肾细胞癌的金黄色或橙色切面不同

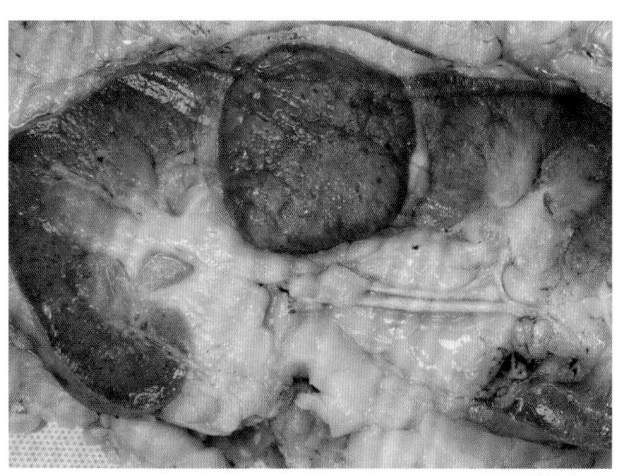

▲ 图 3-65　本例肾嫌色细胞癌呈红棕色，与正常肾实质颜色类似，需要与嗜酸细胞腺瘤相鉴别

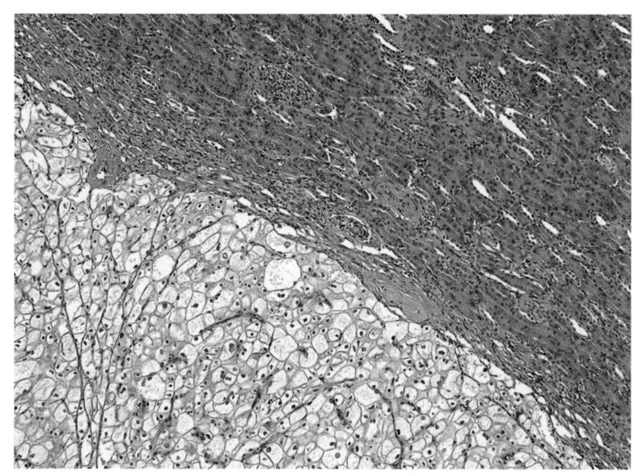

▲ 图 3-66　肾嫌色细胞癌常无包膜或包膜不完整，而与之相反，透明细胞肾细胞癌通常有纤维性假包膜

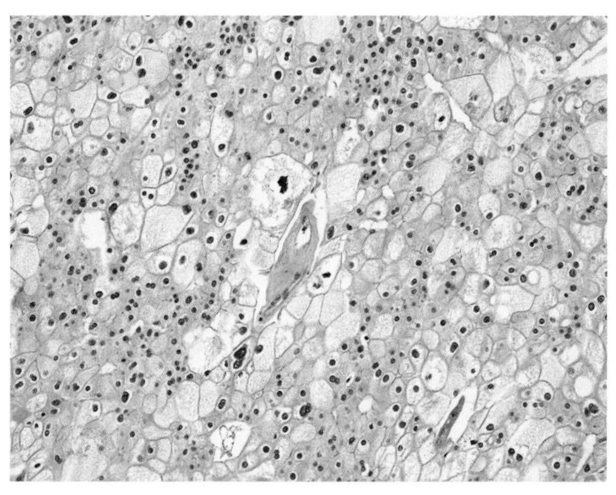

▲ 图 3-67　肾嫌色细胞癌的典型细胞学特征包括胞界清楚（类似植物细胞），细胞质淡染至嗜酸性，散在有明显皱褶的细胞核（“葡萄干样”）

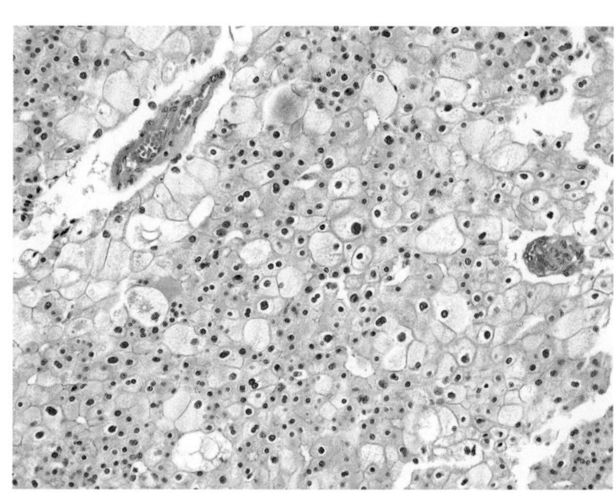

▲ 图 3-68　肾嫌色细胞癌的细胞核大小通常差异很大

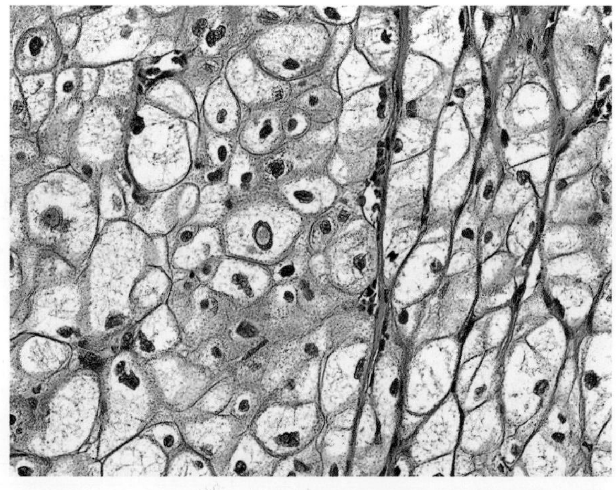

▲ 图 3-69　肾嫌色细胞癌有时可出现核内胞质内陷（假包涵体）

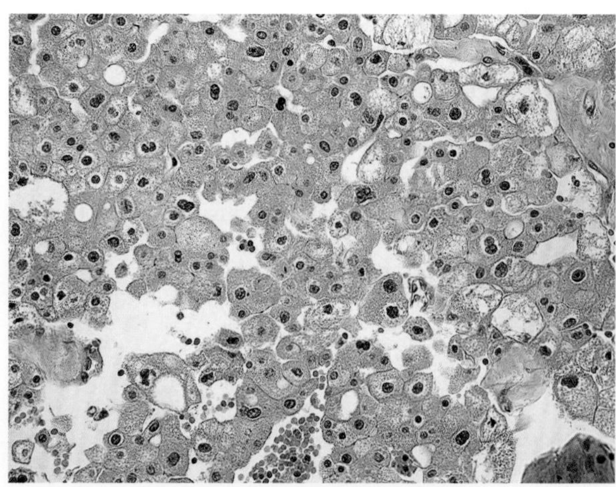

▲ 图 3-70　在伴嗜酸性胞质的嫌色细胞中常可见核周胞质透亮（“空晕”）

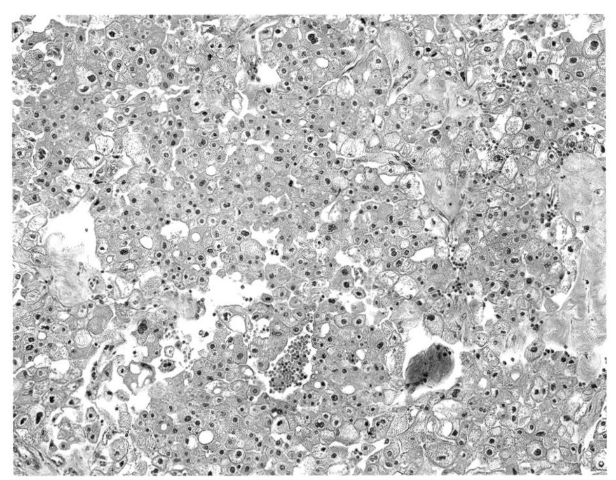

▲ **图 3-71 肾嫌色细胞癌可呈弥漫性或小梁状生长，与之相反，透明细胞肾细胞癌则表现为被毛细血管网围绕的独立细胞群**

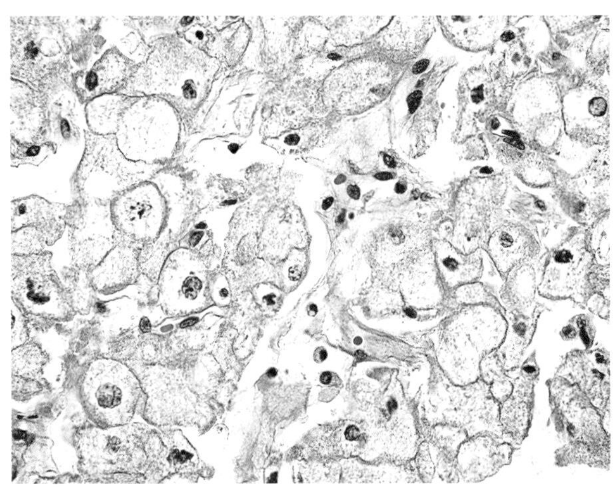

▲ **图 3-72 在嫌色性肿瘤中，一些细胞内未见细胞核，可能是由于胞质过多使得胞核未能显示**

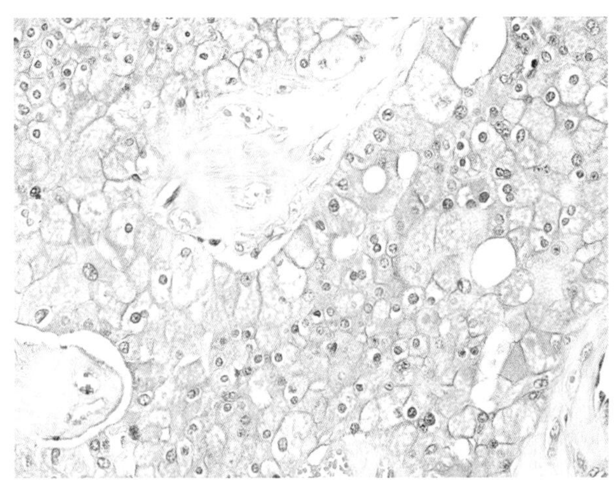

▲ **图 3-73 在肾嫌色细胞癌中，典型的胶体铁染色（此处为改良 Mowry 染色）显示弥漫性胞质着色，但满意的染色在技术上有难度**

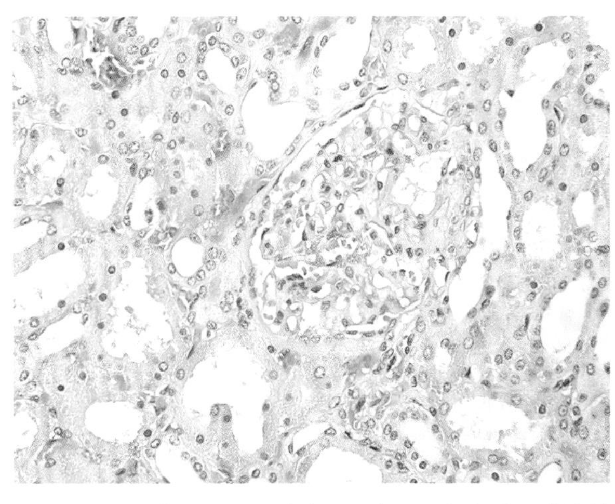

▲ **图 3-74 良好的胶体铁染色，应可见肾小球细胞的轮廓，而近端小管极少或不着色**

- 免疫组化[58]。
  - Vimentin 阴性，与透明细胞或乳头状肾细胞癌相反（图 3-75）。
  - CK7 多数细胞阳性（但在嗜酸细胞亚型表达减弱）（图 3-76）。
  - KIT（CD117）阳性（图 3-77）。
  - 碳酸酐酶Ⅸ阴性或弱阳性，与透明细胞肾细胞癌相反（图 3-78）。

肾嫌色细胞癌的预后通常良好[45, 46]；然而也可出现侵袭性行为，如肉瘤样变（图 3-79）、坏死（图 3-80）或血管侵犯[59, 60]（图 3-81）。一些之前的研究表明，肾嫌色细胞癌肉瘤样变的发生率高于其他类型的肾细胞癌（尽管该肿瘤类型的总体患病率较低）[59, 61]。然而，也有大宗研究发现肉瘤样变的发生率很低，对上述观点提出了质疑[60]。由于肾嫌色细胞癌中的细胞核本来就具有不典型性，使用传统的核分级系统来进行分级参考价值似乎不大，故不推荐[62–65]。有学者提出了一些新的分级系统，最广为人知的是 Paner 等所

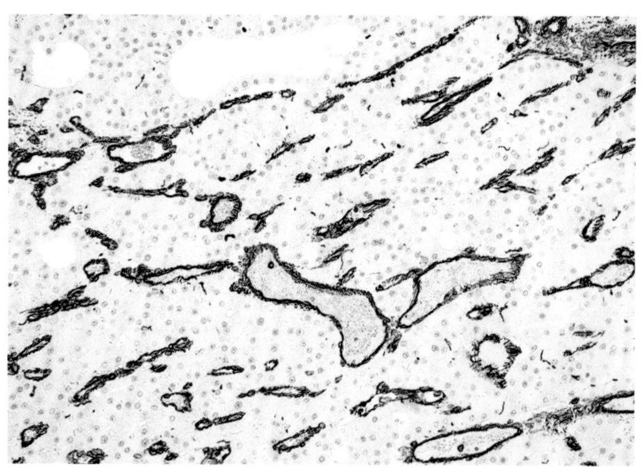

▲ 图 3-75　在肾嫌色细胞癌中，**Vimentin** 一般阴性，与许多其他类型的肾细胞癌的表达相反

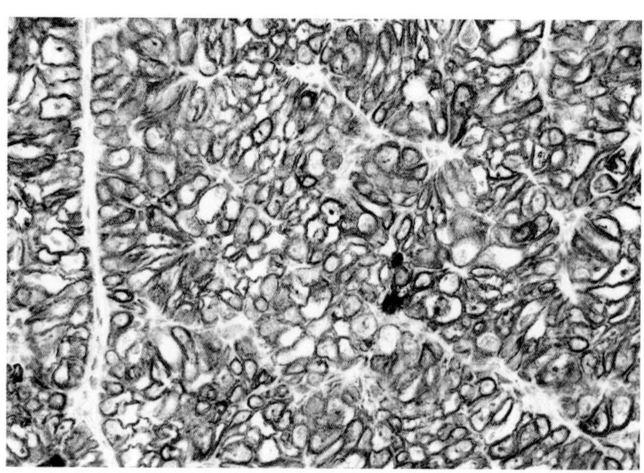

▲ 图 3-76　在典型的肾嫌色细胞癌中，**CK7** 常呈弥漫性膜阳性。然而，在嗜酸细胞型嫌色性肿瘤中，其阳性范围通常明显降低

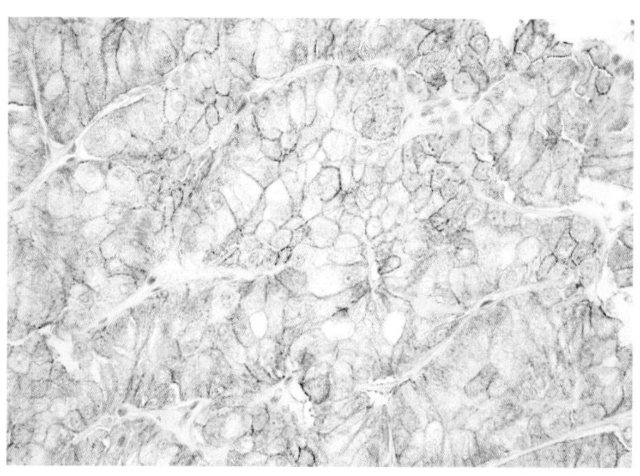

▲ 图 3-77　在肾嫌色细胞癌中，**CD117** 通常呈膜阳性，与透明细胞肾细胞癌相反

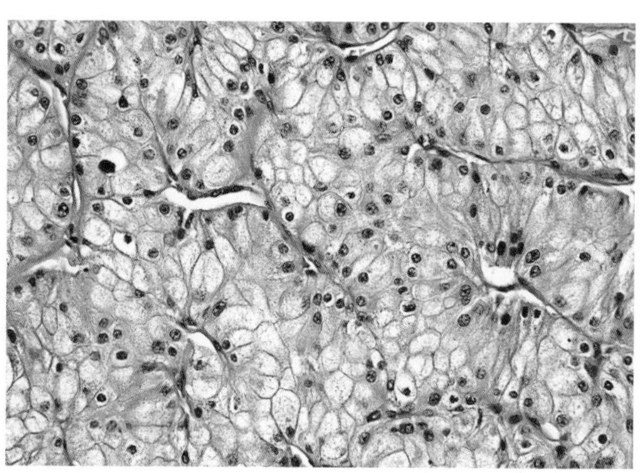

▲ 图 3-78　为图 **3-76** 和图 **3-77** 中的同一病例，本例肾嫌色细胞癌中，细胞巢状排列并伴有明显的毛细血管网，核的大小差异不明显，因此需要与透明细胞肾细胞癌进行鉴别诊断，免疫组化明确了本例的诊断

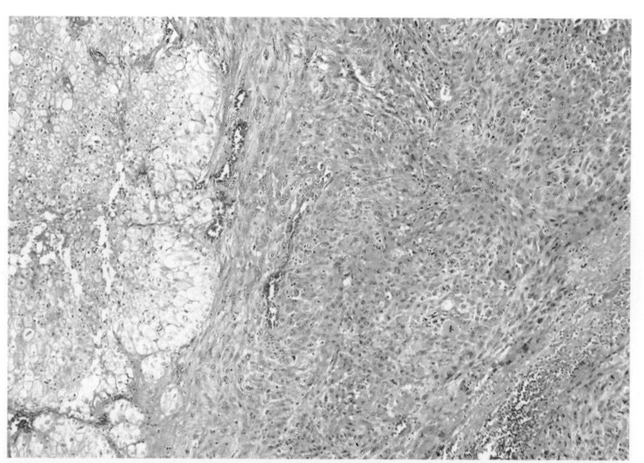

▲ 图 3-79　肾嫌色细胞癌的侵袭性特征包括肉瘤样改变，如图所示，从嫌色细胞的形态（左侧）过渡到梭形细胞模式（右侧）

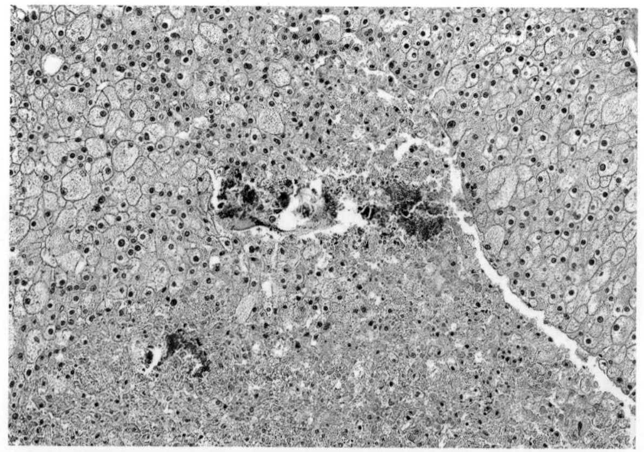

▲ 图 3-80　一些研究发现肾嫌色细胞癌中的坏死与更强的侵袭性行为有关。本例可见凝固性坏死，底部中央有钙化

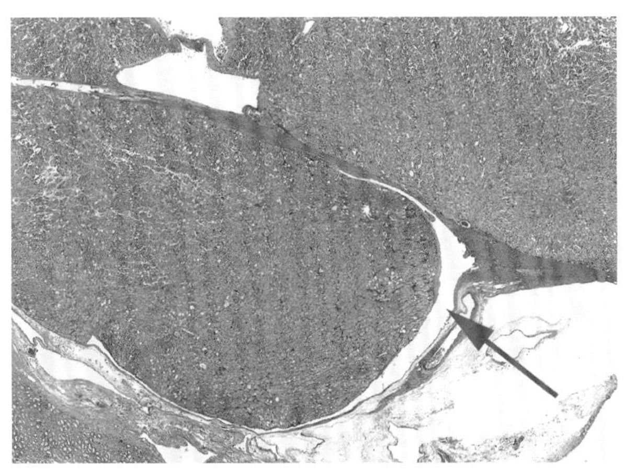

▲ 图 3-81 血管侵犯也是肾嫌色细胞癌的一个潜在不良因素。本例可见一个巨大的息肉样肿瘤突入肾窦静脉（箭）

描述的嫌色性肿瘤分级 [66]。该系统将其分为典型的宽间距的核（1 级）、较重叠而拥挤的核（2 级）及伴有间变特征的核 [66]。然而此系统目前并没有得到广泛的使用，在病理报告中不作要求 [13]。

遗传学上，肾嫌色细胞癌最常见的是 *TERT* 启动子重排、线粒体基因突变，以及 *TP53* 或 *PTEN* 突变 [58, 67]。就拷贝数改变而言，肾嫌色细胞癌的 Y、1、2、6、10、13、17、21 号染色体的拷贝丢失率较高，较少见 3、5、8、9、11 和 18 号染色体丢失 [56、58]。然而，也有染色体拷贝数增加的报道 [68]。对于疑难病例，尤其是对于嗜酸性亚型，某些拷贝数评估可能有助于诊断，如传统的细胞遗传学核型分析、FISH 或拷贝数检测等；然而，这对于鉴别肾嫌色细胞癌和透明细胞肾细胞癌来说没有太大必要，两者的鉴别通常可以通过形态学和免疫组化（如 CD117、碳酸酐酶Ⅸ、Vimentin 和 CK7）来解决。肾嫌色细胞癌中嗜酸细胞亚型与嗜酸细胞腺瘤的鉴别将在后述的嗜酸细胞性模式部分进一步讨论。

4. 透明细胞乳头状肾细胞癌

直到 2006 年才确认透明细胞乳头状肾细胞癌与透明细胞肾细胞癌是不同的肿瘤，目前在肾肿瘤分类中透明细胞乳头状肾细胞癌是一个单独的类型 [69-71]。随着认识的不断深入，目前认为该类型占成人肾细胞癌的 3%～4%，使其成为第四常见的肾细胞癌亚型，发生率接近于肾嫌色细胞癌 [72, 73]。本型肿瘤几乎都是体积较小（主要是 pT_{1a} 期）和核级较低（1～2 级）的 [72]。虽然它们在镜下类似于透明细胞肾细胞癌，但肉眼观察常没有明显的金黄色或橙色（图 3-82 至图 3-84）。

关键特征：透明细胞乳头状肾细胞癌

- 组成
  - 实性区域与透明细胞肾细胞癌几乎相同（图 3-85）。
  - 呈分支状的腺体结构（图 3-86 至图 3-88），与透明细胞肾细胞癌的实性圆形巢状结构不同。
  - 细胞核整齐排列于基底膜上方，类似于分

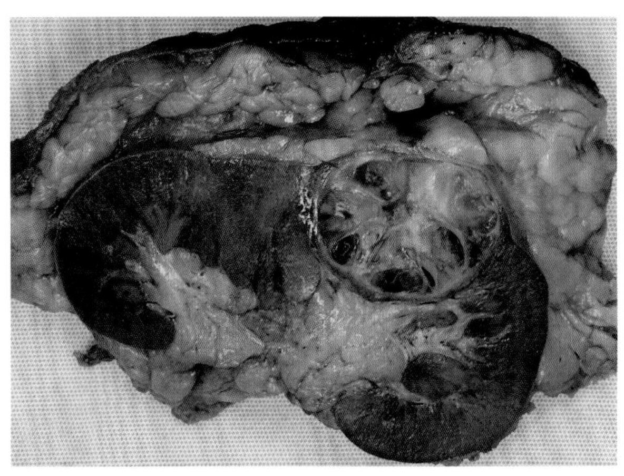

▲ 图 3-82 透明细胞乳头状肾细胞癌可为实性或囊性，不一定呈现出透明细胞肾细胞癌的金黄色。本例切面呈囊实性，白色区域稍凸出于肾脏轮廓

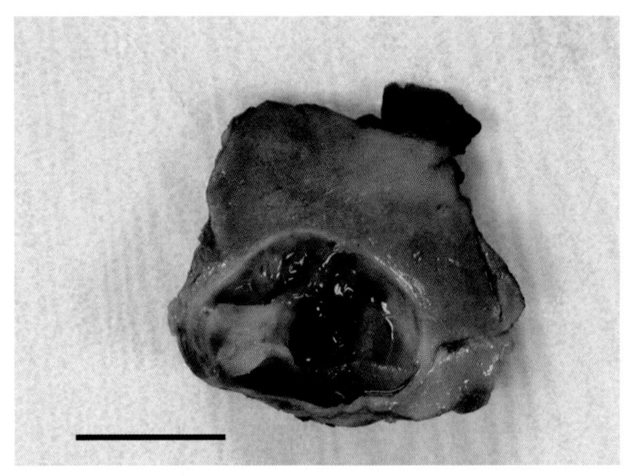

▲ 图 3-83 本例为肾部分切除术的透明细胞乳头状肾细胞癌，形成一个体积小、完全囊性的肿块，几乎没有肉眼可见的实性成分（标尺长 1cm）

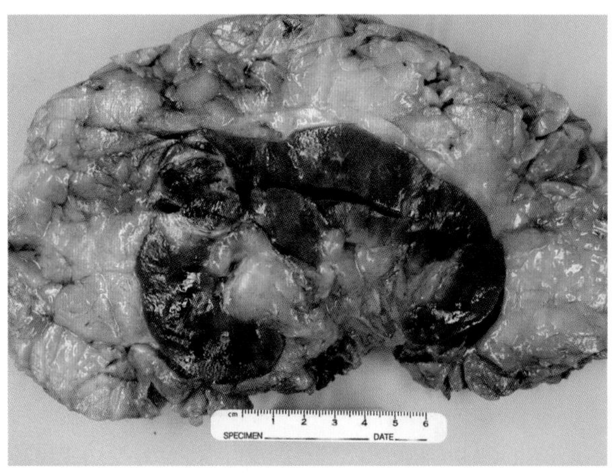

▲ 图 3-84 本例透明细胞乳头状肾细胞癌则表现为灰褐色至红色的实性肿块

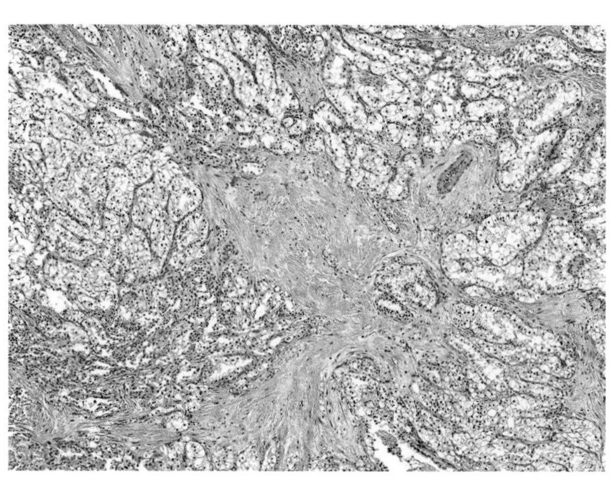

▲ 图 3-85 透明细胞乳头状肾细胞癌的某些区域单从形态上可能很难或无法与透明细胞肾细胞癌相鉴别。本例显示类似透明细胞肾细胞癌的实性细胞巢，间质稍增多可能是一个线索，但这一点并不具有特异性

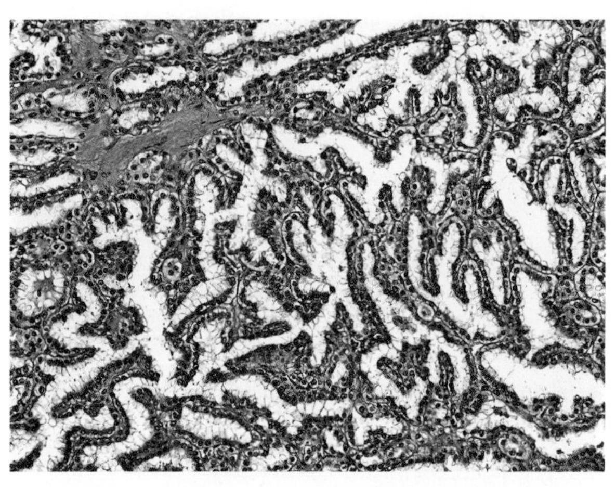

▲ 图 3-86 分支状腺体结构可能是识别透明细胞乳头状肾细胞癌的一个线索

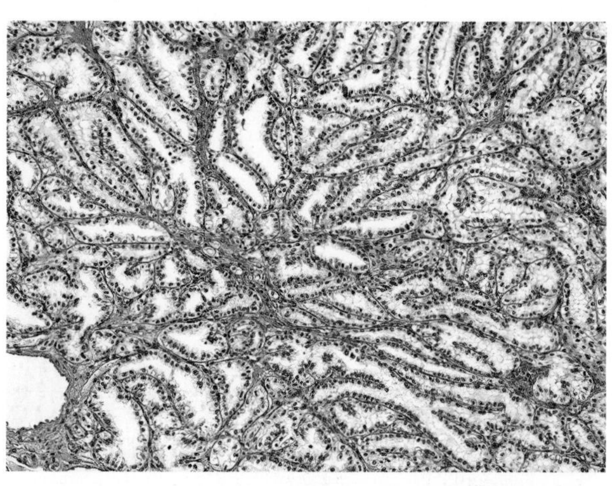

▲ 图 3-87 本视野下，透明细胞乳头状肾细胞癌可见管状或腺样结构，大部分胞质透明。相比一般的透明细胞肾细胞癌有更多的分支，这可能是诊断的线索

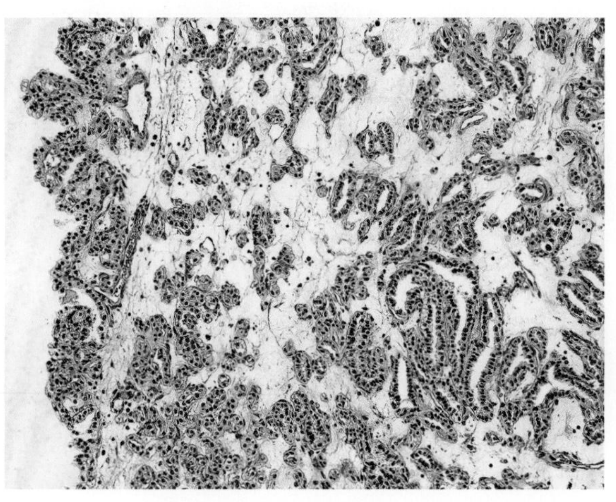

◀ 图 3-88 本例透明细胞乳头状肾细胞癌可见分支状腺体，水肿的间质，在左侧边缘囊腔内见局灶乳头状结构

泌早期子宫内膜的核下空泡，呈“钢琴键样”（图 3-89 至图 3-91）。

– 伴有小的或复杂乳头结构的囊腔（图 3-92 至图 3-95），通常乳头是粗钝的而非纤细的。

– 腺体之间为纤维间质（图 3-85）。

• 免疫组化[72, 74-79]

– 碳酸酐酶Ⅸ弥漫膜阳性，类似透明细胞肾细胞癌，有时呈“杯状”模式（图 3-96）。

– CK7 呈弥漫一致的阳性（图 3-97），与透明细胞肾细胞癌不同。

– CD10 阴性（图 3-98），与透明细胞肾细胞癌相反。

– AMACR 阴性或轻度弱阳性（图 3-99），与乳头状肾细胞癌不同。

– GATA3 通常阳性（图 3-100），提示为远端肾单位表型。

– 高分子量细胞角蛋白通常阳性（图 3-101），提示为远端肾单位表型。

• 遗传学

– 尽管与透明细胞肾细胞癌相似，但几乎所有透明细胞乳头状肾细胞癌都不具备 3p25 染色体缺失或 *VHL* 突变[80-85]，偶有例外，

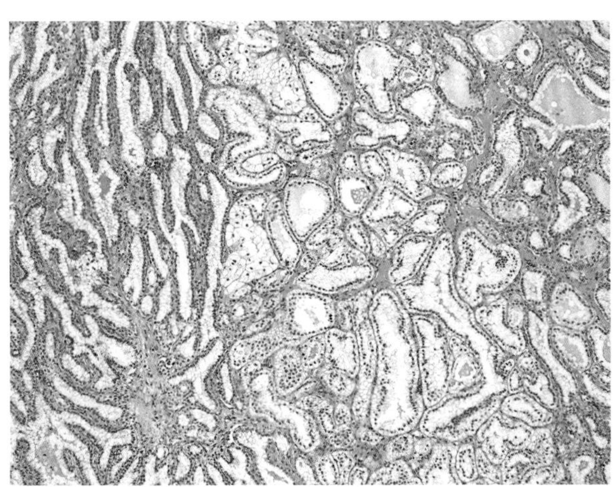

▲ 图 3-89　本例透明细胞乳头状肾细胞癌中可见分支状腺体结构。视野左侧细胞的胞质较少，右侧细胞的胞质较多。尤为明显的是，右侧细胞胞核整齐排列在同一高度

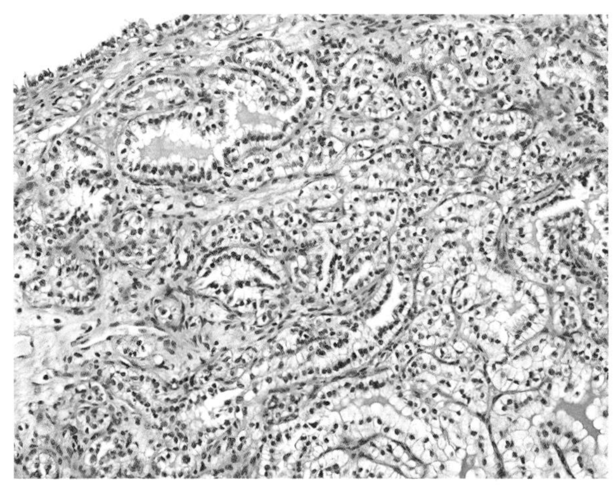

▲ 图 3-90　核整齐排列是诊断透明细胞乳头状肾细胞癌的线索，与分泌早期子宫内膜的核下空泡相似，类似于钢琴键（细胞核是黑键，细胞质是白键）

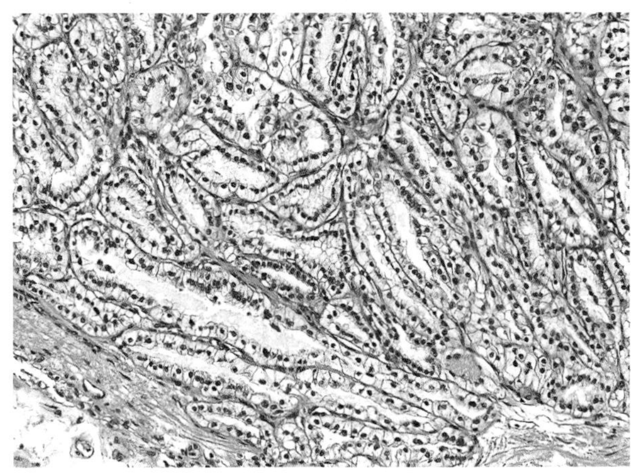

▲ 图 3-91　本例透明细胞乳头状肾细胞癌细胞核整齐排列，腺体有简单分支

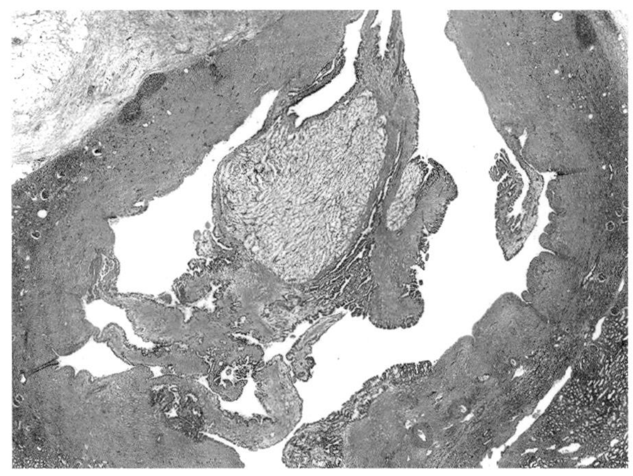

▲ 图 3-92　多数透明细胞乳头状肾细胞癌是囊性的。本例以囊性结构为主，可见一些小乳头突入囊内。中央可见一实性结节，排除了低度恶性潜能的多房囊性肿瘤的可能

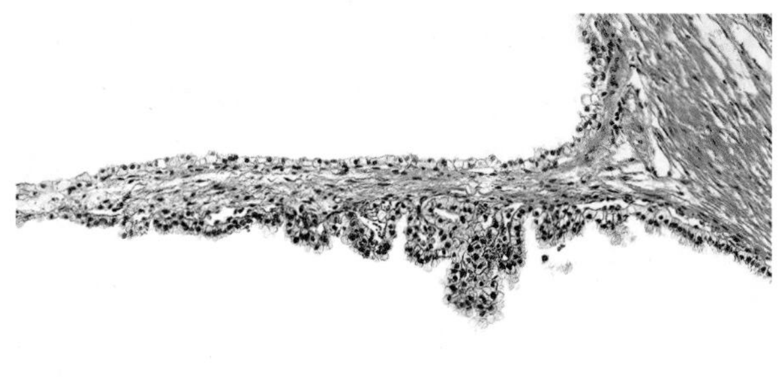
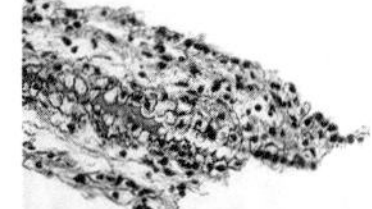

▲ 图 3–93　在广泛囊性变的透明细胞乳头状肾细胞癌病例中，常可见小而粗钝的乳头突入囊腔

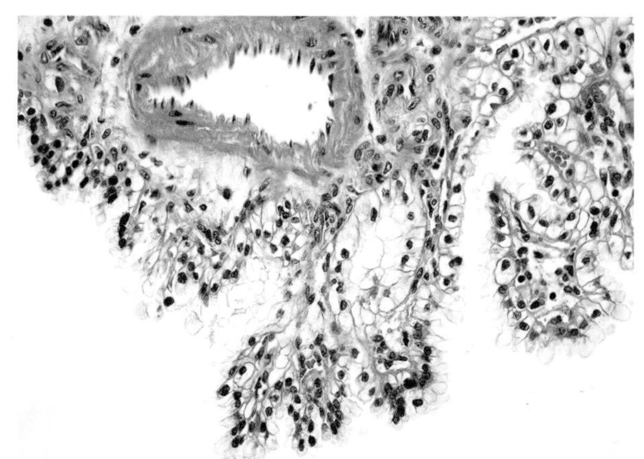

▲ 图 3–94　透明细胞乳头状肾细胞癌的乳头状结构通常很小，呈类似手指的分支

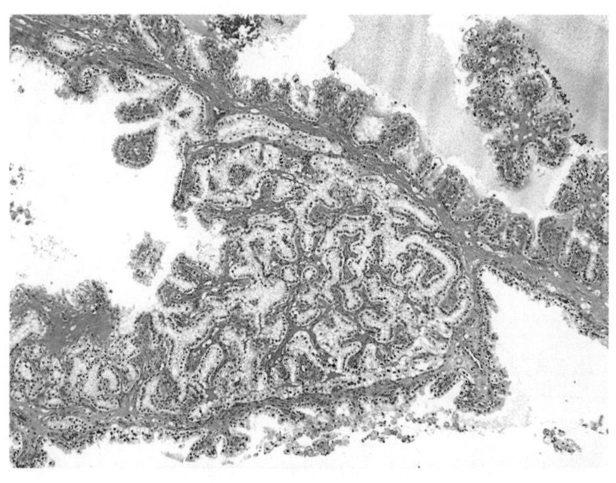

▲ 图 3–95　少数情况下透明细胞乳头状肾细胞癌可见更旺炽的乳头状结构，易与乳头状肾细胞癌相混淆

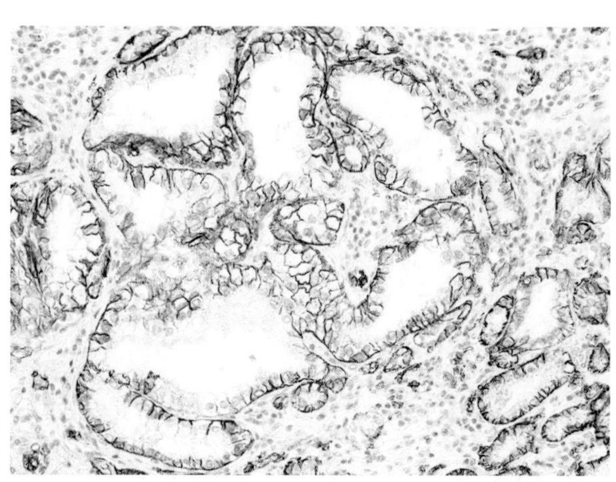

▲ 图 3–96　碳酸酐酶Ⅸ在透明细胞乳头状肾细胞癌中呈弥漫阳性，有时呈“杯状”模式，即基底和侧膜阳性，而细胞的顶端未着色

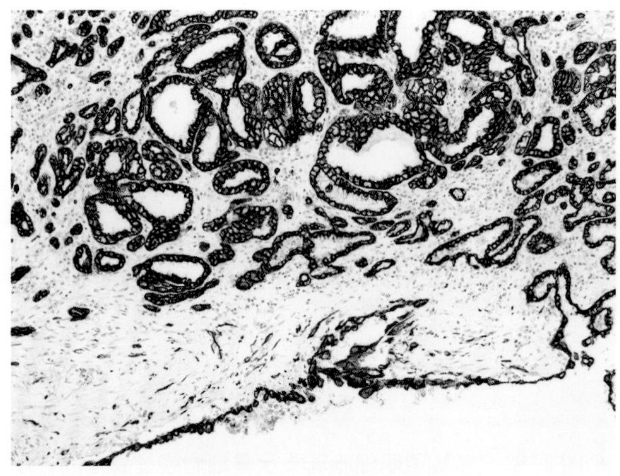

▲ 图 3–97　在透明细胞乳头状肾细胞癌中，**CK7** 恒定弥漫阳性

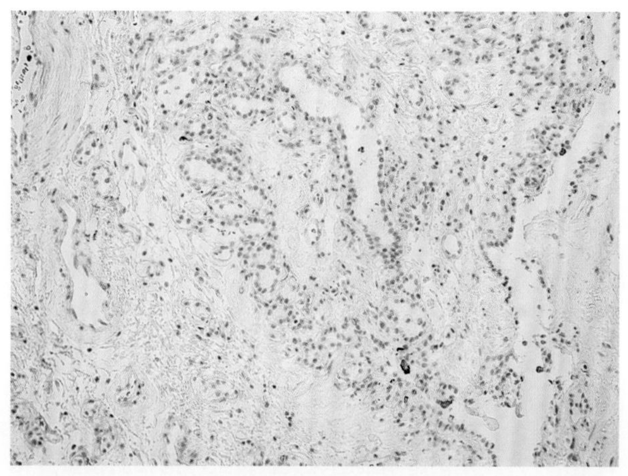

▲ 图 3–98　**CD10** 在透明细胞乳头状肾细胞癌中阴性，也有报道显示囊性区域有局灶阳性

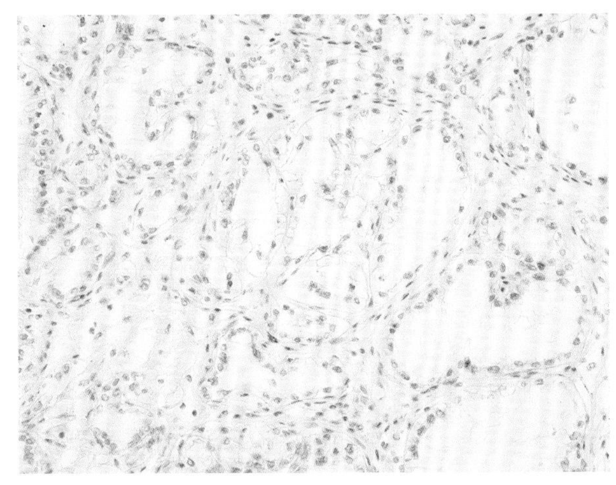

▲ 图 3–99 透明细胞乳头状肾细胞癌中 AMACR 呈恒定阴性或仅微弱阳性

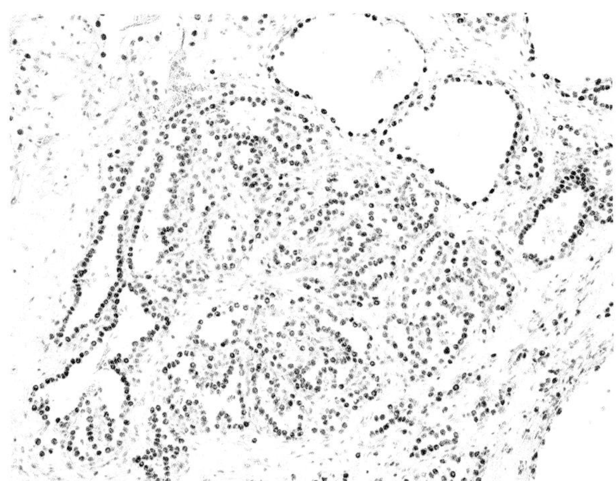

▲ 图 3–100 GATA3 在透明细胞乳头状肾细胞癌中常呈阳性，提示其可能为远端肾单位起源

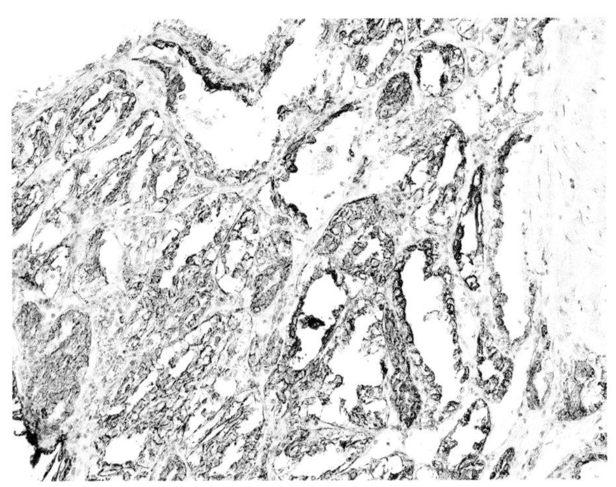

▲ 图 3–101 类似 GATA3，高分子量 CK 在透明细胞乳头状肾细胞癌中阳性，提示为远端肾单位表型

但其意义尚不明确[86]。

透明细胞乳头状肾细胞癌的重要性在于它具有非常好的生物学行为[87, 88]。到目前为止，在多个具有透明细胞乳头状肾细胞癌病理特征的系列病例报道中，均未发现转移的案例，绝大多数病例为 pT_{1a} 期。然而，最近的一个病例报告记录到一例具有透明细胞乳头状肾细胞癌特征的转移性病变，缺乏 *VHL* 突变 / 染色体 3p25 缺失，该患者的肿瘤原发灶未被切除[89]。这确实引申出了问题：罕见的情况下透明细胞乳头状肾细胞癌是否也可能发生转移，如果原发肿瘤不进行治疗，是否会发展为更具侵袭性的癌？透明细胞乳头状肾细胞癌确实有多发和（或）双侧发生的倾向，即便是在没有终末期肾病的情况下也是如此，具体原因尚未清楚[72]。总的来说，我们认为这种病变在未来的分类方案中，可能会被重新分类为良性或低度恶性潜能的肿瘤，但还需要额外的数据来支撑。

经验与教训：病理改变不完全符合透明细胞乳头状肾细胞癌特征的肿瘤

- 偶尔可见肿瘤兼有透明细胞肾细胞癌与透明细胞乳头状肾细胞癌的特征[29, 90, 91]，如分支状腺体、核整齐排列和局灶乳头状结构（图 3–102 至图 3–104）
- 通常来说，这些肿瘤的免疫组化并不表现为透明细胞乳头状肾细胞癌的模式，如出现 AMACR 或 CD10 阳性（图 3–103）
- 经荧光原位杂交检测[29, 91]，其与 3p 染色体缺失有很高的相关性，提示这些肿瘤诊断为透明细胞肾细胞癌更为合理
- 在这些不完全符合典型透明细胞乳头状肾细胞癌特征的肿瘤中发现了侵袭性行为、较高的肿瘤分期和坏死[90]，提示应归类为透明细胞肾细胞癌
- VHL 病的患者也可能有类似透明细胞乳头状肾细胞癌的肿瘤（图 3–105），但同样的，免疫组化通常不典型，支持诊断为透明细胞肾细胞癌[91]
- 一些易位性肾细胞癌，如 *NONO* 融合的肾细胞癌，可能具有类似透明细胞乳头状肾细胞癌的核整齐排列（图 3–106），但通常伴有更高级别的核特征
  – 出现砂粒体并非透明细胞乳头状肾细胞癌的典型表现

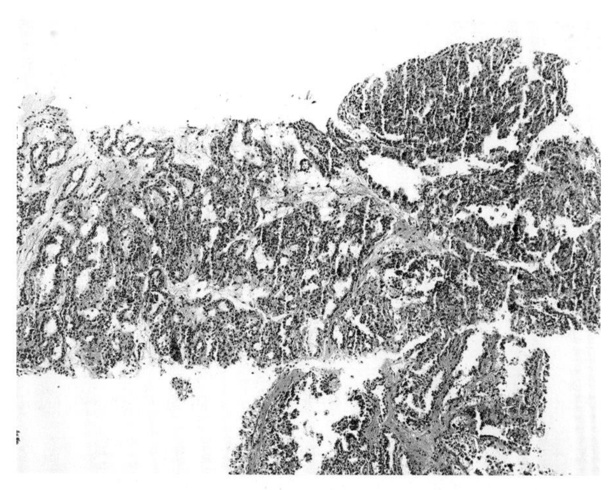

▲ 图 3-102 本例肾肿物活检显示肿瘤具有分支状腺体及丰富的间质，提示透明细胞乳头状肾细胞癌。虽然可见显著的 CK7 阳性（未提供图片），但 AMACR 强阳性（图 3-103），不支持透明细胞乳头状肾细胞癌

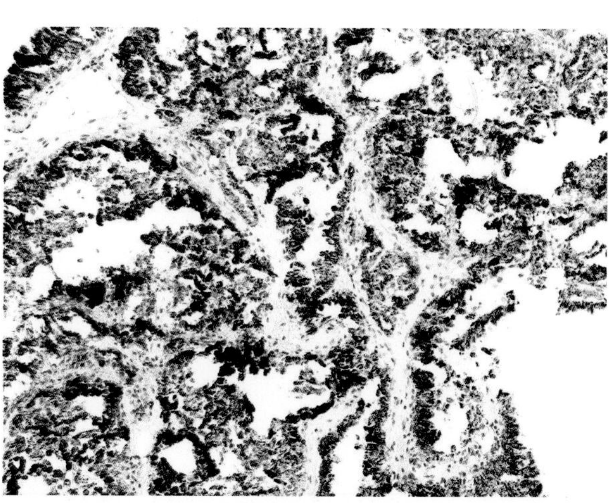

▲ 图 3-103 为图 3-102 中的同一病例，活检可见 AMACR 强阳性，不支持透明细胞乳头状肾细胞癌。我们将伴有不典型特征的肿瘤视为透明细胞肾细胞癌，因为其具有更强的侵袭潜能。此肿瘤的术后切除标本显示碳酸酐酶Ⅸ呈弥漫膜阳性，高分子量 CK 阴性，形态学呈交界性改变

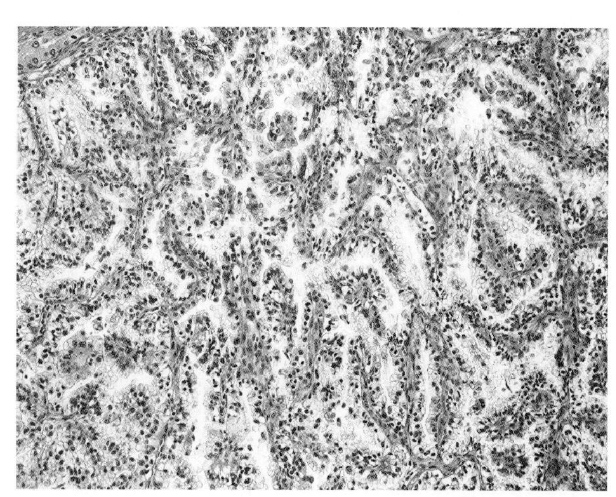

▲ 图 3-104 本例肾肿瘤形态学上可见明显的分支腺体结构，可以考虑为透明细胞乳头状肾细胞癌。但也存在一些不典型的特征，包括肿瘤大小约 9cm，并伴有肾窦和静脉分支侵犯，局灶性 AMACR 和 CD10 阳性（未提供图片）。我们将此类病例诊断为透明细胞肾细胞癌，因为透明细胞乳头状肾细胞癌具有高度良性的组织学表现，侵袭性弱或无侵袭性

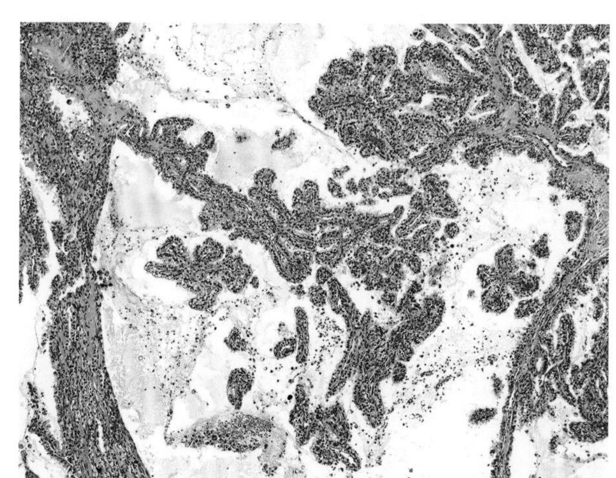

▲ 图 3-105 本例肿瘤与透明细胞乳头状肾细胞癌非常相似，发生于 20 多岁的年轻男性。尽管免疫组化显示碳酸酐酶Ⅸ弥漫阳性和 CK7 阳性，但其他标志物的免疫组化结果不典型，包括 AMACR 强阳性，CD10 广泛阳性，GATA3 和高分子量 CK 阴性。上述特征（及发病年龄轻）应怀疑 VHL 病，该疾病的肾脏肿瘤可以类似透明细胞乳头状肾细胞癌

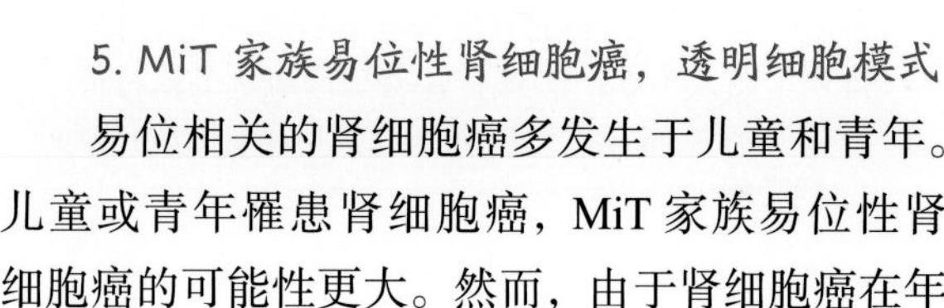

5. MiT 家族易位性肾细胞癌，透明细胞模式

易位相关的肾细胞癌多发生于儿童和青年。儿童或青年罹患肾细胞癌，MiT 家族易位性肾细胞癌的可能性更大。然而，由于肾细胞癌在年轻患者中很少见，更多的 MiT 家族易位性肾细胞癌还是发生在典型的肾癌年龄范围（50 岁及以上）[92, 93]。这些肿瘤大多数有 *TFE3* 易位，位于 Xp11.2。因此，这些肿瘤有时也命名为 Xp11

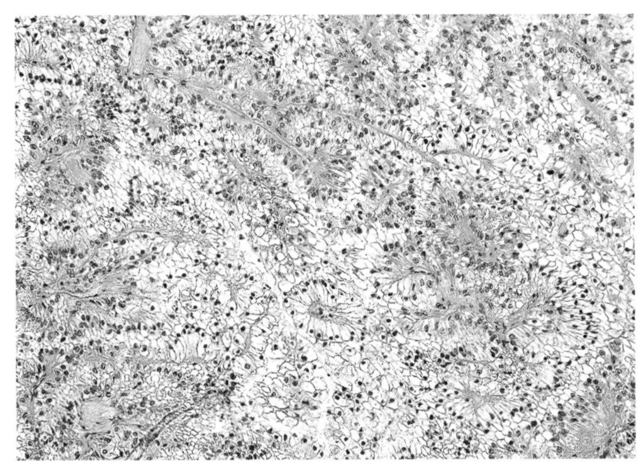

▲ 图3-106 **一些易位性肾细胞癌，如本例*NONO-TFE3*融合的肾细胞癌，可见类似透明细胞乳头状肾细胞癌的核整齐排列。但在透明细胞乳头状肾细胞癌中，砂粒体或高核级（3级或更高）是不常见的**

述评示例：透明细胞乳头状肾细胞癌

肾，左侧，部分肾切除术

- 透明细胞乳头状肾细胞癌，最大直径2.5cm
- ISUP/WHO分级2级
- 局限于肾内（pT_{1a}期）
- 切缘阴性

述评：透明细胞乳头状肾细胞癌是最近发现的一种肾脏肿瘤，形态学上与透明细胞肾细胞癌相似，但免疫组化和分子分析表明，它与透明细胞肾细胞癌和乳头状肾细胞癌都不同。到目前为止，我们还没有发现任何具有这类特征的肿瘤发生转移或表现出侵袭性行为，这提示这些肿瘤的恶性潜能很低或不具有恶性潜能。据估计，此类肿瘤约占成人肾细胞癌的4%。在本型被单独分类之前，大多数可能被归类为低级别、低分期透明细胞肾细胞癌

参考文献：Williamson SR, Eble JN, Cheng L, et al. Clear cell papillary renal cell carcinoma: differential diagnosis and extended immunohistochemical profile. Mod Pathol. 2013;26:697-708. // Tickoo SK, dePeralta-Venturina MN, Harik LR, et al. Spectrum of epithelial neoplasms in end-stage renal disease: an experience from 66 tumor-bearing kidneys with emphasis on histologic patterns distinct from those in sporadic adult renal neoplasia. Am J Surg Pathol. 2006;30:141-153. // Srigley JR, Delahunt B, Eble JN, et al. The International Society of Urological Pathology（ISUP）Vancouver classification of renal neoplasia. Am J Surg Pathol. 2013;37:1469-1489.

易位性肾癌或类似的名称，更少见的易位包括*TFEB*，位于6p21[92, 93]，以及最近报道的极少见的*MITF*基因自身易位[94, 95]。这些肿瘤通常有明显的透明细胞成分，因此它们可能与透明细胞肾细胞癌相混淆。

经验与教训：MiT家族易位性肾细胞癌

- 可能有异常丰富的透明的胞质，比透明细胞肾细胞癌的胞质更丰富
- 如果病变形态兼有透明细胞和乳头状模式，或者是同时有透明细胞和嗜酸性细胞模式，则需要考虑MiT家族易位性肾细胞癌的可能（图3-107和图3-108）
- 极少数情况下肿瘤呈多房囊性改变（图3-109）
- MiT家族易位性肾细胞癌的其他线索
  - 砂粒体（图3-110）
  - 色素形成
  - 年轻患者（支持该诊断但并非必要条件）（图3-111）
  - 间质透明样变（图3-112和图3-113）
- 有助于诊断的免疫组化
  - 碳酸酐酶Ⅸ：微弱阳性或阴性，同透明细胞肾细胞癌相反[96]
  - HMB45或melan-A：阳性可能是诊断的线索（图3-114）
  - TFE3或TFEB蛋白：阳性，取决于基因融合的类型（尽管理想的染色在技术上具有挑战性）[92, 93]（图3-115）
  - 组织蛋白酶K：经常阳性，但取决于基因融合的类型[97, 98]
  - CK、EMA或Vimentin：可能阴性或减弱（也可能为阳性）[96]
- 分子标志物
  - *TFE3*或*TFEB*分离探针FISH检测（图3-116）典型表现为异常的分离信号；然而，少数易位通过染色体倒位引起，可能有假阴性结果，尤其像*NONO*、*GRIPAP1*、*RBMX*，以及*RBM10*等与*TFE3*融合的基因[99-104]
  - RT-PCR或二代测序：可以对FISH假阴性结果的病例进行检测。实验前需了解相关的伴侣基因

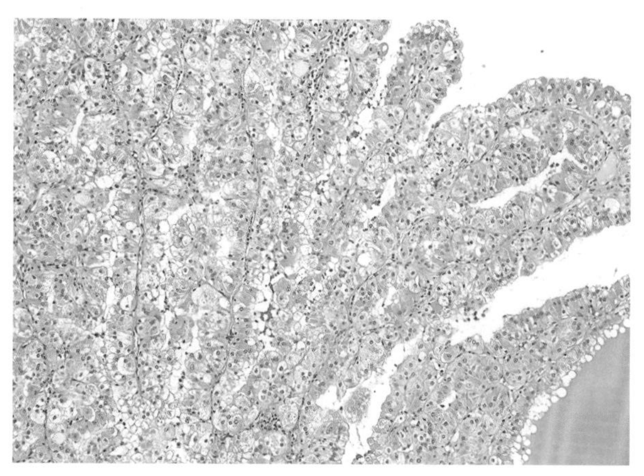

▲ 图 3-107 易位性肾细胞癌可见乳头状结构，混有嗜酸性细胞和透明细胞

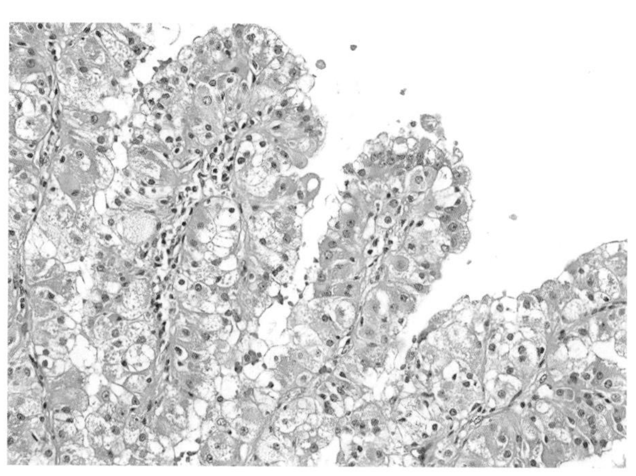

▲ 图 3-108 为图 3-107 中的同一病例，高倍视野下可见易位性肾细胞癌中的乳头状结构，以及透明细胞与嗜酸性细胞两种成分

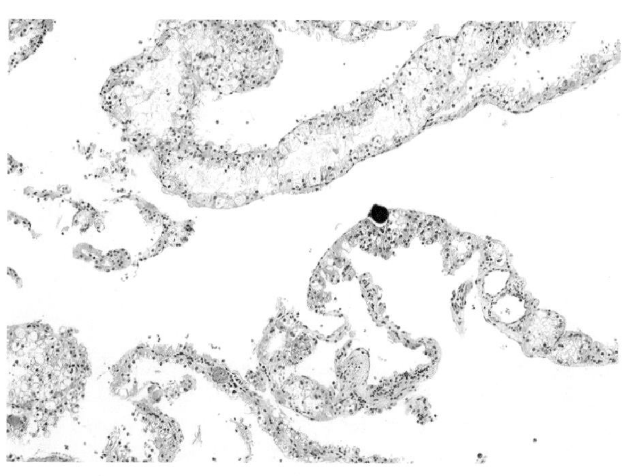

▲ 图 3-109 一些 MiT 家族易位性肾细胞癌可能具有多房囊性结构。本例类似低度恶性潜能的多房囊性肿瘤，但是在肿瘤间隔内可见一个砂粒体

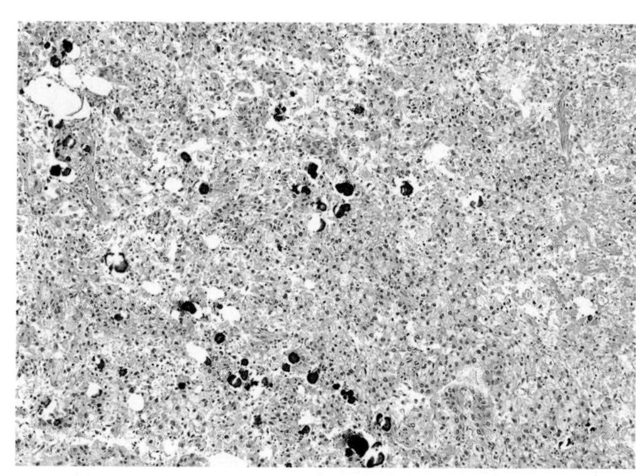

▲ 图 3-110 本例 MiT 家族易位性肾细胞癌与透明细胞肾细胞癌非常相似，大量的砂粒体可作为诊断线索

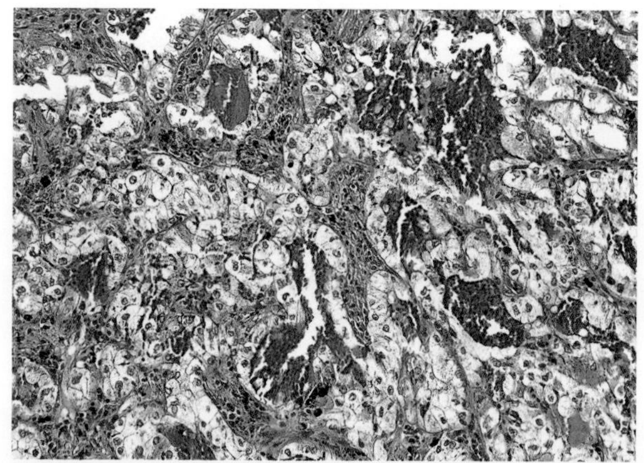

▲ 图 3-111 本例是发生于儿童的 MiT 家族易位性肾细胞癌，年龄是其区别于透明细胞肾细胞癌的依据之一

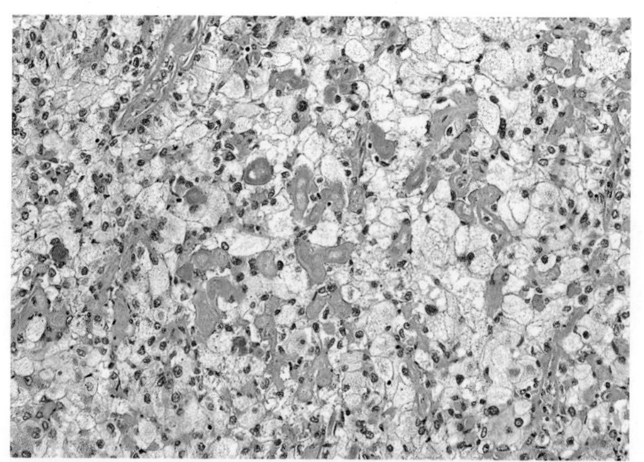

▲ 图 3-112 间质透明样变是诊断易位性（*TFE3* 或 *TFEB*）肾细胞癌的线索。本例显示瘤细胞之间透明变性的间质轻微增多，其他区域类似透明细胞肾细胞癌

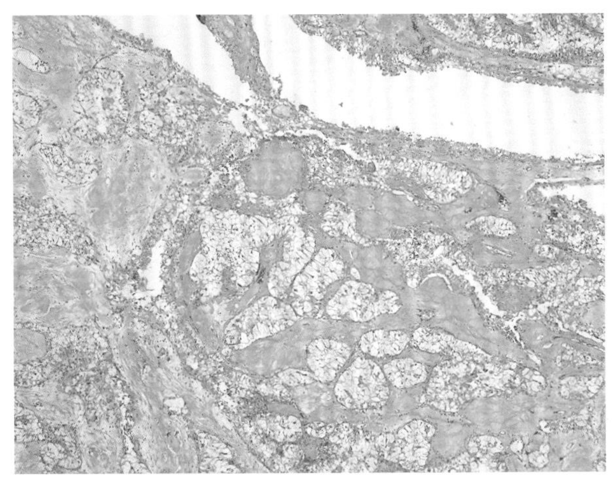

▲ **图 3-113 本例为儿童易位性肾细胞癌，在肿瘤细胞巢团周围有非常丰富且均匀的玻璃样变间质，透明细胞肾细胞癌一般无此改变，故需考虑 MITF 家族易位肾细胞癌的可能**

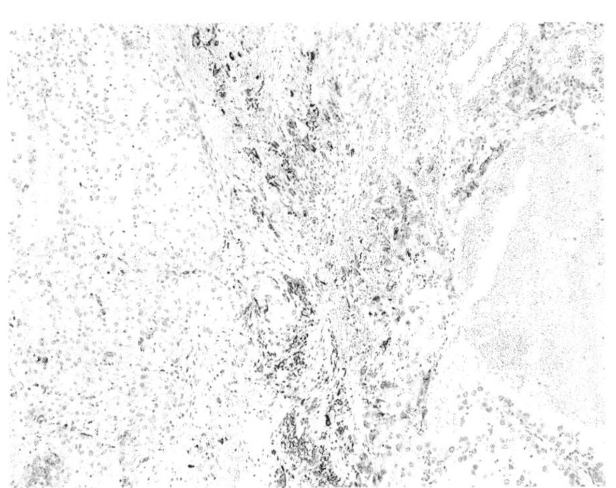

▲ **图 3-114 黑素细胞标志物阳性应考虑 MITF 家族易位性肾细胞癌，本例可见 HMB45 局灶阳性（红色）**

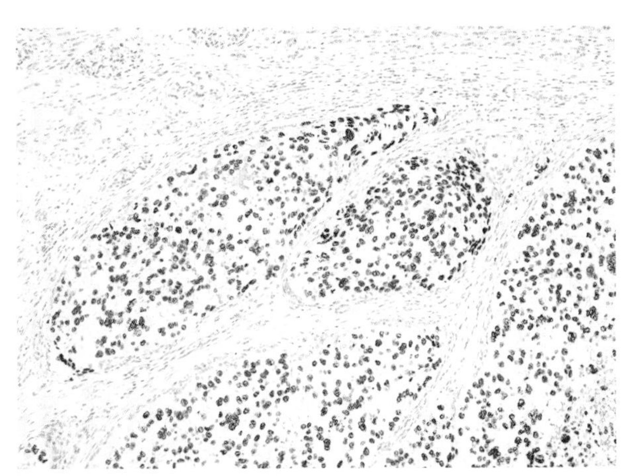

▲ **图 3-115 优化 TFE3 或 TFEB 的免疫组化检查在技术上比较困难，细胞核强阳性则支持 MiT 家族易位性肾细胞癌的诊断。本例肿瘤显示 TFE3 细胞核强阳性，相邻正常组织阴性 / 弱阳性**

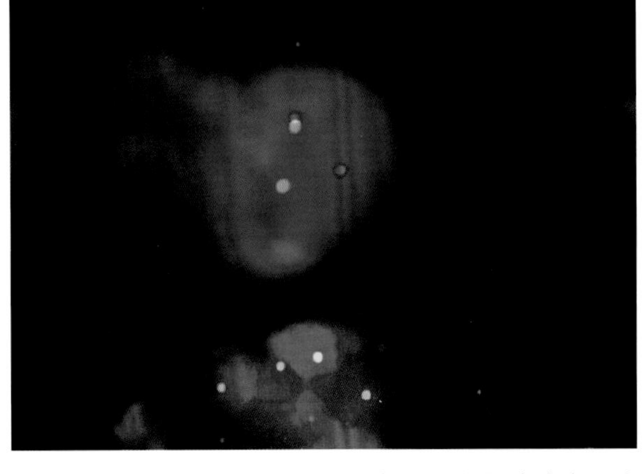

▲ **图 3-116 在本例 *TFEB* 重排相关的肾细胞癌中，分离荧光原位杂交可见 *TFEB* 基因，其中一个拷贝红色和绿色信号紧密相连（上方），另一个拷贝显示明显的分离信号，提示重排**

最广为人知的是 *TFE3* 型肾细胞癌，但是少数肿瘤也可伴有 *TFEB* 基因融合，后者又被称为 t（6; 11）肾细胞癌，该肿瘤最常见的基因融合是位于 6 号染色体的 *TFEB* 基因与位于 11 号染色体的 *MALAT1* 基因相融合。最初对这类肿瘤的形态学描述为胞质透亮的肿瘤细胞呈巢状分布，包绕体积较小的伴有透明小体的细胞，呈花环状排列[105]（图 3-117）。这种形态既不是见于所有 *TFEB* 基因融合的肾细胞癌，也并非 *TFEB* 基因融合的肾细胞癌所特有，在 *TFE3* 型肾细胞癌中，有时也可观察到这种形态[93]（图 3-118）。由于易位性肾细胞癌罕见，目前仍未有较好的治疗办法。

6. 肾上腺皮质病变累及肾脏

少数情况下，伴有透明细胞模式的肾脏肿瘤需除外肾上腺皮质病变。肾上腺组织可见于肾实质内或与肾包膜融合，这种情况可能是胚胎发育停滞或残余，或者由于粗针穿刺无意中带出。在肾上腺肿瘤的鉴别诊断中包括转移性肾细胞癌，

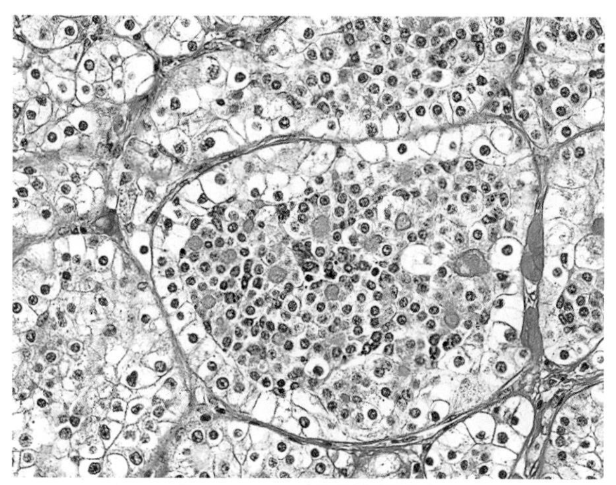

▲ 图 3-117　*TFEB* 易位肾细胞癌的典型结构，可见胞质透明的细胞形成大的细胞巢团，中间包绕一些包含玻璃样小体的小细胞，呈花环状排列，如图所示。然而，这种结构并非 *TFEB* 易位肾细胞癌所特有，也不一定所有 *TFEB* 易位肾细胞癌中都出现，在 *TFE3* 易位肾细胞癌中偶尔也可观察到

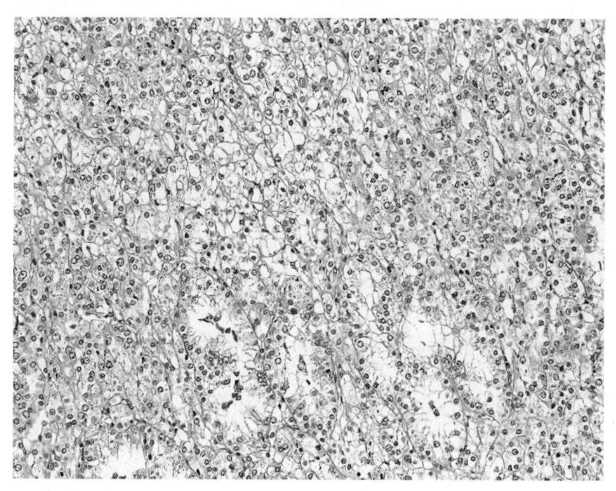

▲ 图 3-118　本例 *TFEB* 易位的肿瘤花环样结构不明显，很容易与透明细胞肾细胞癌相混淆

反之亦然，肾脏肿瘤也需鉴别肾上腺肿瘤转移的可能。大多数肾上腺皮质残余均＜ 2cm[106]，且为偶然发现，比如在对潜在供肾的评估（图 3-119 和图 3-120）或尸检时发现。有时，当肾上腺皮质腺瘤与肾脏融合时，可出现较大的病灶（图 3-121）。

关键特征：鉴别肾上腺皮质病变与肾细胞癌

• 肾上腺皮质细胞的胞质内含有大量空泡（图 3-120 和图 3-123），而透明细胞肾细胞癌胞质完全透亮。

• 肾上腺皮质组织通常表达抑制素、类固醇生成因子 1（steroidogenic factor 1，SF1）、钙视黄蛋白或 melan-A，与透明细胞肾细胞癌表型相反，PAX8 和 EMA 呈阴性，仅个别报道肾上腺皮质 PAX8 阳性[106-108]。

7. 血管母细胞瘤

血管母细胞瘤是一种组织学起源不明的良性肿瘤，几乎全部发生于中枢神经系统。近年来发现，血管母细胞瘤也可发生在其他软组织部位，罕见发生于肾脏[109-117]。由于其形态结构与透明细胞肾细胞癌十分相似，发生于肾脏时给诊断带来困难，脑部转移性肾细胞癌与血管母细胞瘤历来是鉴别诊断的难点[118-122]。血管母细胞瘤与 VHL 综合征相关，VHL 综合征患者的肾脏肿物需特别注意透明细胞肾细胞癌和血管母细胞瘤两者的鉴别。

经验与教训：肾脏血管母细胞瘤和肾细胞癌[109-117]

• 与透明细胞肾细胞癌完全透亮的胞质相比，血管母细胞瘤细胞的胞质呈絮状或空泡状（图 3-124 至图 3-126）
• 血管母细胞瘤特异性表达抑制素；S100 或神经元特异性烯醇化酶（NSE）常阳性
• 血管母细胞瘤不常表达 CK 或 EMA
• 肾脏血管母细胞瘤中 PAX8 可能呈阳性[109-117]，而在脑内 PAX8 阳性通常支持转移性肾细胞癌。因此，不应单凭 PAX8 的表达来诊断肾脏血管母细胞瘤

最近发现一些罕见的肾细胞癌可与血管母细胞瘤之间存在重叠的特征，如表达抑制素[123, 124]。目前尚不清楚这种现象的意义，但随着对肾血管母细胞瘤认识的提高和免疫组化应用增加，人们将会更好的认识这一现象。

8. 上皮样血管平滑肌脂肪瘤 / 血管周上皮样细胞肿瘤，透明细胞模式

血管平滑肌脂肪瘤主要在梭形细胞模式中

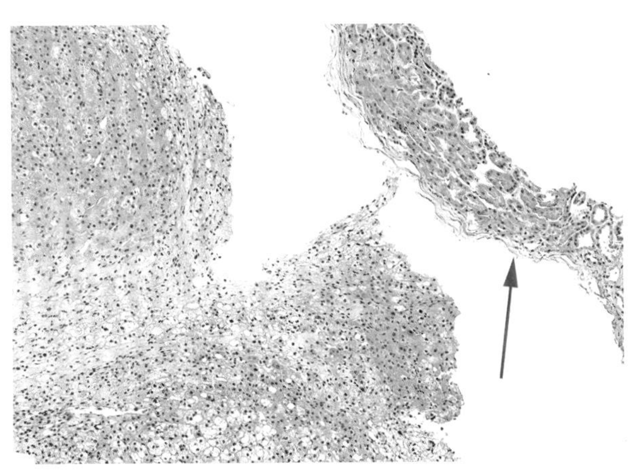

▲ 图 3-119　肾脏中的肾上腺皮质残余可能会与肾细胞癌相混淆，本例供肾活检的标本可见少量肾实质（箭），其余部分为肾上腺皮质，可能会被误认为肾细胞癌

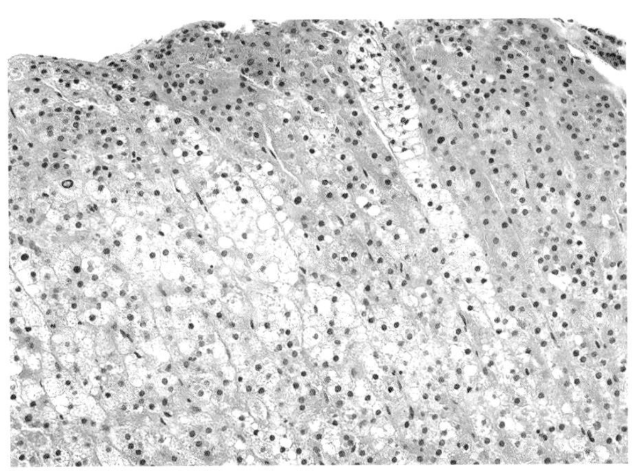

▲ 图 3-120　高倍镜下，肾上腺皮质残余的细胞内可见大量胞质内空泡，并非完全透亮的细胞质

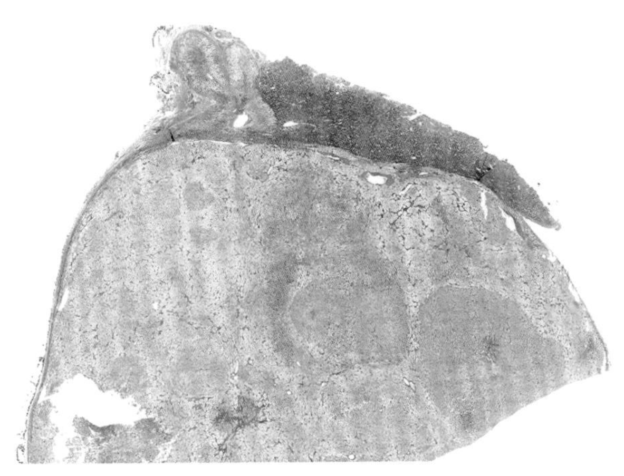

▲ 图 3-121　本例肾上腺皮质腺瘤与肾脏融合，影像学怀疑肾脏肿物。术中发现它可能起源于肾上腺，遂切除了肾上腺和周围小片肾组织

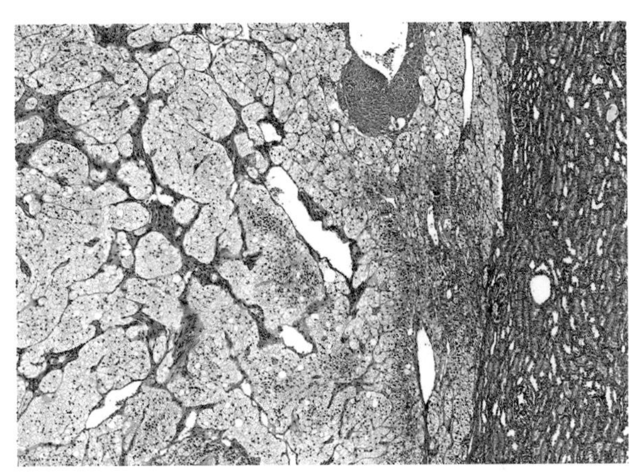

▲ 图 3-122　为图 **3-121** 中的同一病例，高倍视野下，肾上腺皮质腺瘤紧邻良性肾实质，缺乏清晰的分隔

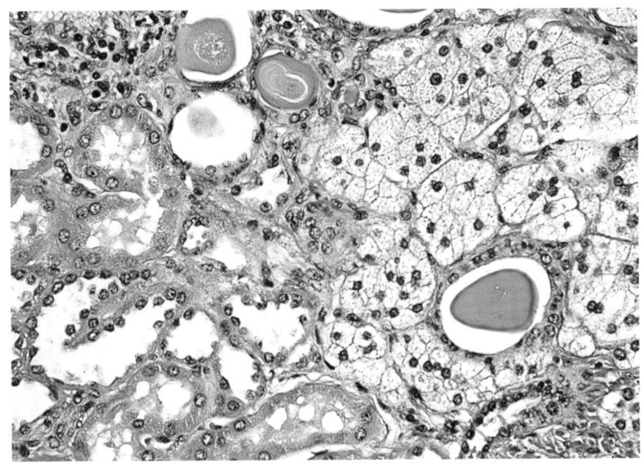

▲ 图 3-123　为图 **3-121** 和图 **3-122** 中的同一病例，部分区域显示肾上腺皮质组织与肾小管混杂

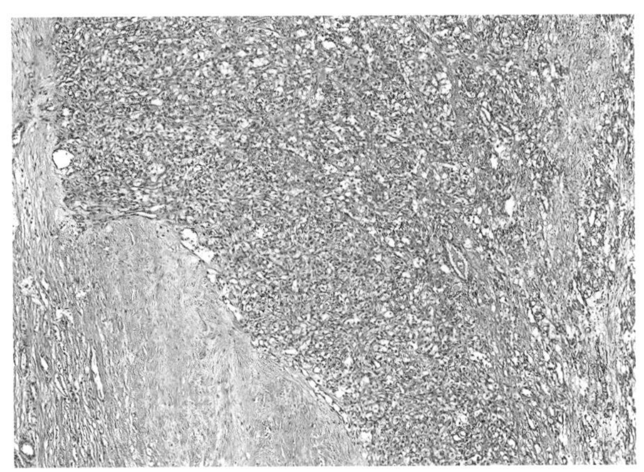

▲ 图 3-124　肾脏很少发生血管母细胞瘤，与肾细胞癌难以鉴别。本例肿瘤成分呈实性，未被分隔为细胞巢团，是诊断血管母细胞瘤的潜在特征

讨论；然而，在肾脏血管平滑肌脂肪瘤 / 血管周上皮样细胞肿瘤（perivascular epithelioid cell tumor，PEComa）家族中，有一种以上皮样细胞为主的罕见亚型，与透明细胞肾细胞癌非常相似[125-131]（图 3-127 和图 3-128）。一般认为血管平滑肌脂肪瘤是良性肿瘤，但上皮样血管平滑肌脂肪瘤具有恶性潜能（图 3-129）。然而，鉴别上皮样血管平滑肌脂肪瘤与伴有局灶性上皮样改变的典型血管平滑肌脂肪瘤的确切标准仍未达成共识[128]。在肿瘤中存在广泛上皮样细胞，甚至可能误诊为肾细胞癌的情况下，我们会作出上皮样血管平滑肌脂肪瘤（具有恶性潜能）的诊断，经典的血管平滑肌脂肪瘤无此特点（图 3-127 和图 3-128）。经典的血管平滑肌脂肪瘤中局灶性上皮样变并不少见（图 3-130 和图 3-131），无须特别提及，以免误导临床医生认为这类良性肿瘤可能具有侵袭性行为。

诊断为恶性的标准在不同的研究中有差异。

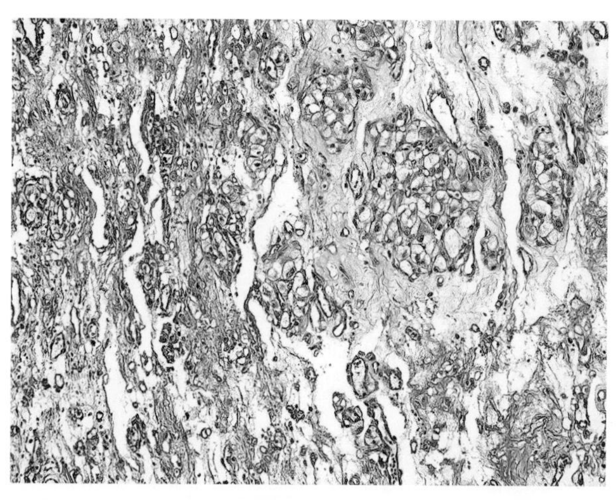

▲ **图 3-125** 血管母细胞瘤的其他区域可见水肿或纤维化间质，这些改变也可出现在肾细胞癌的硬化区域

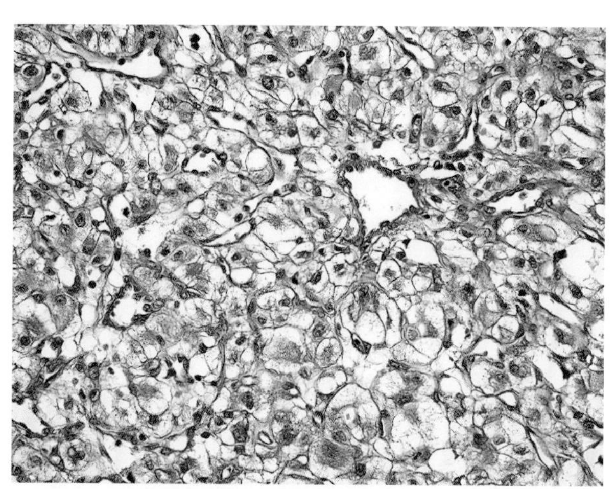

▲ **图 3-126** 高倍镜下，肾血管母细胞瘤由胞质透明或呈絮状嗜酸性改变的细胞组成。可见显著的血管网，形似于肾透明细胞癌。对罕见的、缺乏上皮特点的肾细胞癌做进一步的检查，有助于识别这种良性肿瘤

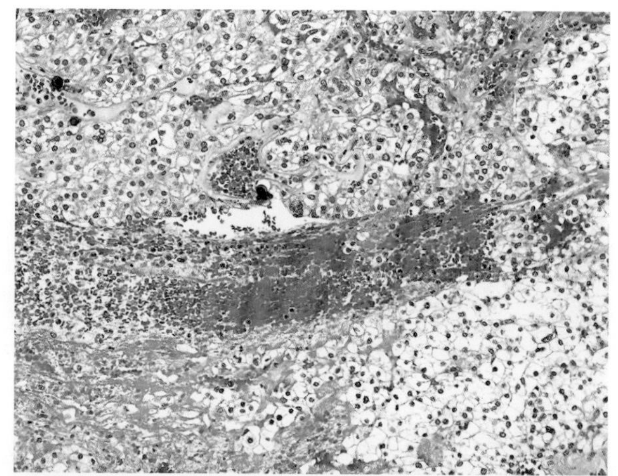

▲ **图 3-127** 上皮样血管平滑肌脂肪瘤十分类似肾透明细胞癌。图示肿瘤发生于一名非常年轻的患者，可见散在钙化，这在透明细胞肾细胞癌中并不常见

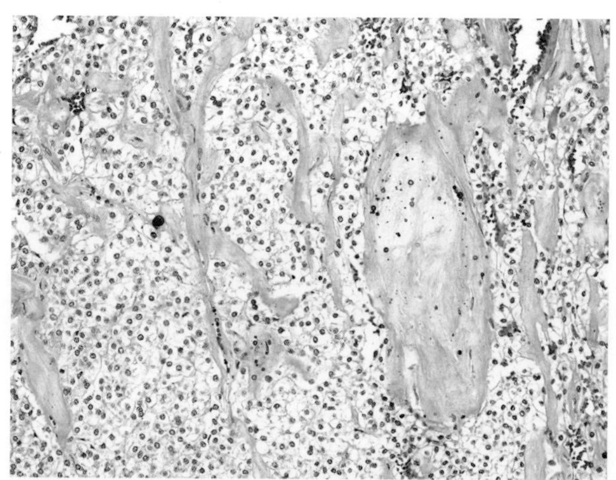

▲ **图 3-128** 上皮样血管平滑肌脂肪瘤 / 血管周上皮样细胞肿瘤可见显著间质玻璃样变，类似于 MiT 家族易位性肾细胞癌，可作为诊断线索

有一项研究提出，下列情形若出现 3 个或以上，则需考虑恶性：70% 的异型上皮样细胞，核分裂象每 10HPF 2 个，病理性核分裂象或坏死[125]。另一项研究指出，结节性硬化症并发血管平滑肌脂肪瘤、肿瘤＞7cm、肾外播散或累及肾静脉，以及癌样生长方式等特征也需引起关注[131]。值得注意的是，在一项纳入了 3 个中心共 400 多例血管平滑肌脂肪瘤的研究中，仅有 20 例上皮样血管平滑肌脂肪瘤（＞80% 上皮样形态），且仅 1 例发生远处转移，提示在血管平滑肌脂肪瘤患者中，出现侵袭性生物学行为者罕见[127]。

关键特征：识别上皮样血管平滑肌脂肪瘤

- 可呈片状生长，缺乏透明细胞肾细胞癌中独立的巢团结构。
- 细胞可部分透明，部分嗜酸性（图 3-132），有时中央可见嗜酸性小球。

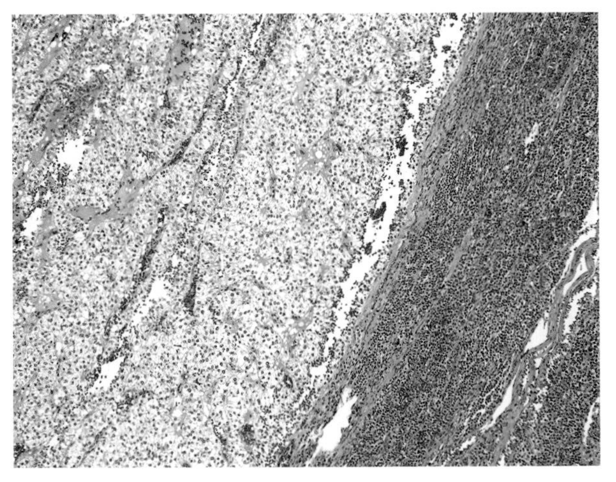

▲ 图 3-129　与经典血管平滑肌脂肪瘤相比，上皮样血管平滑肌脂肪瘤 / 血管周上皮样细胞肿瘤具有恶性潜能。本例可见淋巴结转移（右侧为淋巴结组织）

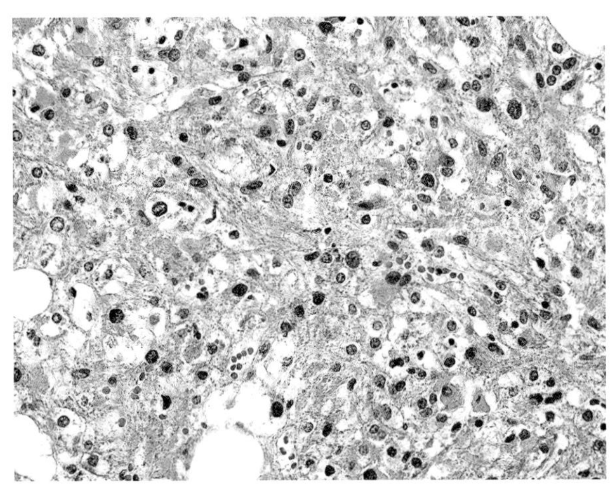

▲ 图 3-130　经典血管平滑肌脂肪瘤伴局灶上皮样改变，不应诊断为上皮样血管平滑肌脂肪瘤，以避免误认为肿瘤具有恶性潜能。高倍镜下，本例可见透明及嗜酸性的上皮样细胞；左下角可见小块脂肪组织。本例肿瘤整体形态为经典的血管平滑肌脂肪瘤，而非上皮样血管平滑肌脂肪瘤

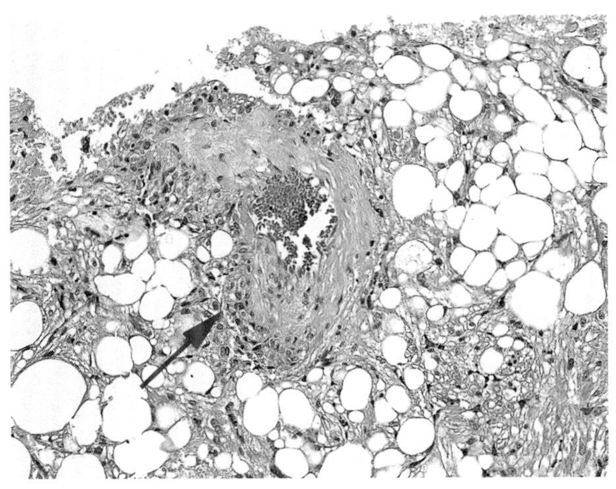

▲ 图 3-131　在血管平滑肌脂肪瘤中，上皮样细胞最常见于血管周围（箭），“血管周上皮样细胞”的名称由此而来

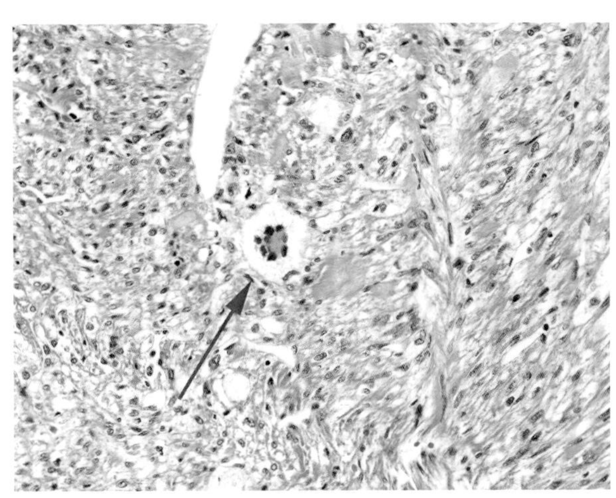

▲ 图 3-132　血管平滑肌脂肪瘤中偶尔可见 Touton 样细胞（箭），中央为玻璃样小球，周边淡染或透亮

- 可含有多核瘤巨细胞（图 3-132）。
- 可有少许梭形细胞成分、灶性厚壁血管或脂肪。
- 免疫组化表型
  - 黑素细胞标志物阳性。
  - 组织蛋白酶 K 阳性 [132]（图 3-133）。
  - 平滑肌标志物（如 SMA）通常呈阳性，而 desmin 的阳性率较低 [127]。
  - CK 阴性。
  - 虽然数据有限，但 PAX8 和碳酸酐酶Ⅸ大概率为阴性。
- 分子病理：某些亚型存在 *TFE3* 重排，类似 MiT 家族易位性肾细胞癌（鉴别要点：前者不表达上皮标志物）[133, 134]。

虽然数据较少，但这些资料表明，准确鉴别上皮样血管平滑肌脂肪瘤与肾细胞癌，可能对转移性肿瘤的治疗有潜在的意义，前者更倾向使用 MTOR 通路抑制药，而非肾细胞癌常用的经典 VEGF 通路药物或其他酪氨酸激酶抑制药。

9. 黄色肉芽肿性肾盂肾炎

黄色肉芽肿性肾盂肾炎在炎症和假瘤章节中有更详细的讨论。此处需要指出，当病变以泡沫样组织细胞成分为主时，可能会与透明细胞肾细胞癌相混淆（图 3-134）。同理，当病变以梭形细胞样成分为主时，可形似肉瘤样肾细胞癌（图 3-135）。当需要鉴别两者时，使用组织细胞标志物（CD68 或 CD163）和上皮标志物（CK，PAX8）等免疫组化就可以很容易地进行区分。黄色肉芽肿性肾盂肾炎通常具有更弥漫的生长方式，缺乏透明细胞肾细胞癌中独立的细胞巢团，存在其他炎症细胞成分（如中性粒细胞、浆细胞、淋巴细胞或组织细胞源性巨细胞）也是诊断的线索。

（三）乳头状模式

1. 乳头状腺瘤

乳头状腺瘤的定义是一种体积小的肾脏肿瘤，具有类似 1 型乳头状肾细胞癌的特征 [135]。2016 年世界卫生组织（WHO）分类将该肿瘤

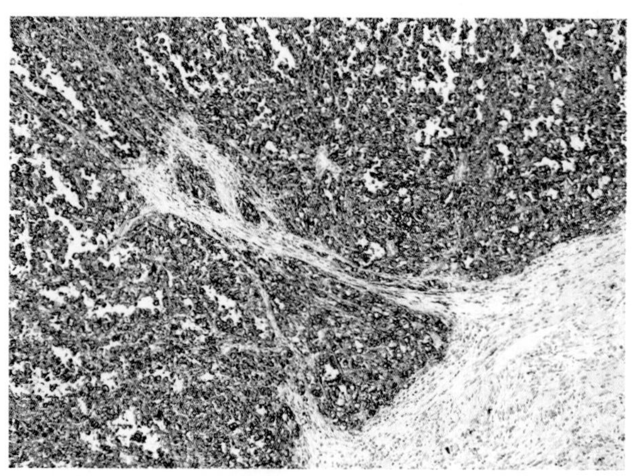

▲ 图 3-133　组织蛋白酶 K 在血管平滑肌脂肪瘤和血管周上皮样细胞肿瘤（PEComa）中通常呈弥漫强阳性（如图所示），而黑素细胞标志物仅局灶阳性。本例细胞角蛋白 AE1/AE3 和 EMA 均阴性，TFE3 蛋白呈阳性，支持 *TFE3* 重排的 PEComa

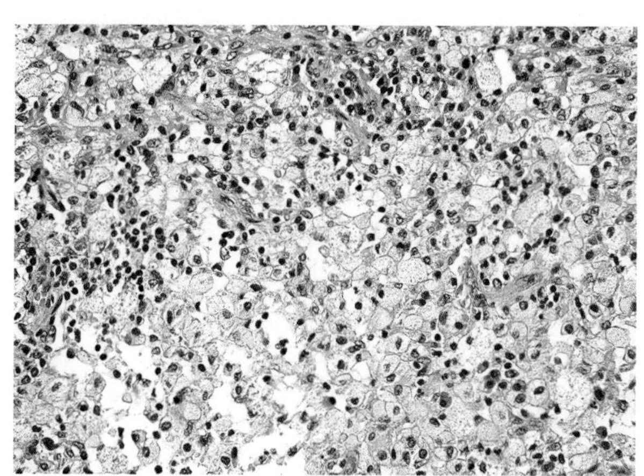

▲ 图 3-134　黄色肉芽肿性肾盂肾炎中的泡沫细胞可能会与肾细胞癌混淆，混杂其他的炎性细胞可作为诊断线索

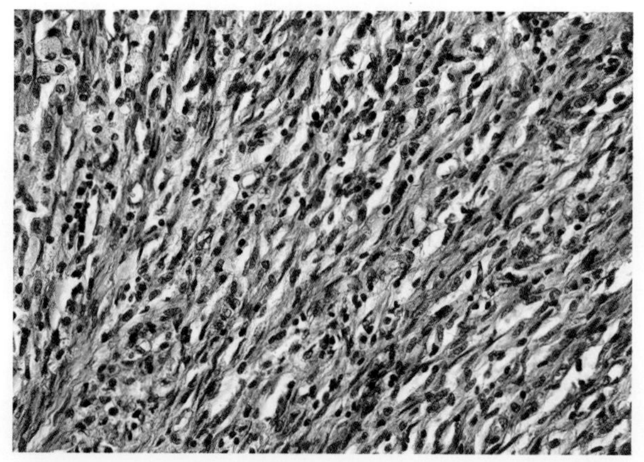

▲ 图 3-135　黄色肉芽肿性肾盂肾炎内可见梭形细胞，可能会与肉瘤样肾细胞癌混淆

的诊断标准从直径 5mm（2004 年标准）放宽到 15mm。因此，当乳头状肾细胞肿瘤直径不多于 15mm（1.5cm）时，则归类为腺瘤（图 3-136）。该定义有两个限定：①病变必须无包膜（图 3-137 和图 3-138）；②核分级必须为 1 级或 2 级（不能是 3 级或更高）[135]。关于小型乳头状肾细胞癌（<15mm），核级为 3 级或有包膜时是否有侵袭性，目前暂未发现数据支持，但在诊断中将上述指标作为诊断界限还是合理的。

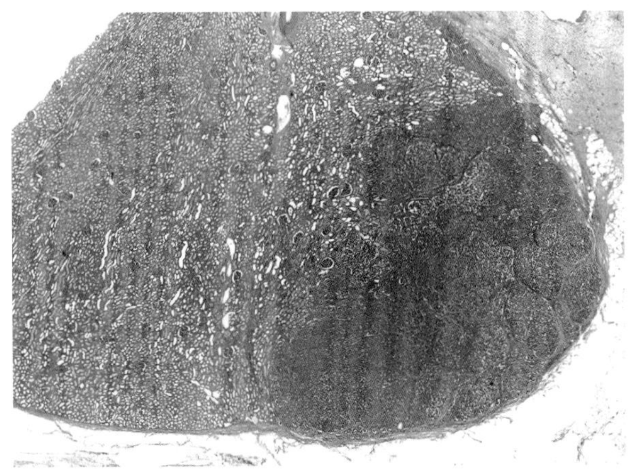

▲ 图 3-136　**2016 年 WHO 分类，乳头状腺瘤诊断上限扩大到了 15mm，本例根据新标准诊断属于体积较大的乳头状腺瘤**

常见问题：鉴于乳头状腺瘤的诊断标准放宽，在临床实践中是否也应该改变乳头状肾细胞癌的诊断标准

以前的诊断标准中，腺瘤大小不超过 5mm，这通常不易通过影像学发现，难以进行活检，随着诊断标准的放宽，确实增加了在穿刺活检标本中检出腺瘤的可能。大多数病例中，肿物在临床或影像学中都>15mm，在活检中继续诊断为乳头状肾细胞癌是可行的。若临床发现肿物为 15mm 或更小，则应诊断“乳头状肾细胞肿瘤”，并说明腺瘤与肾细胞癌的区别需取决于大小、核级和包膜情况

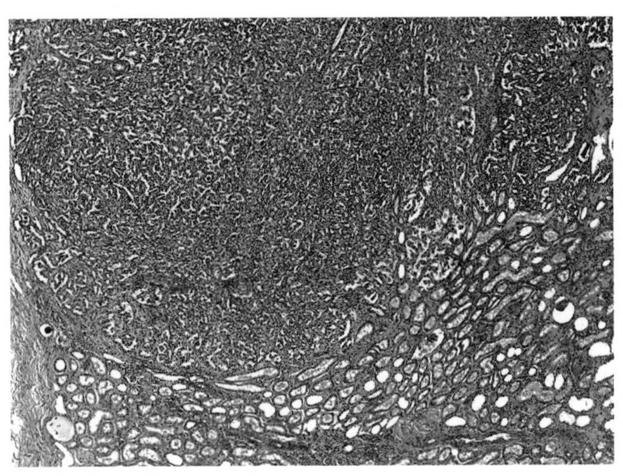

▲ 图 3-137　**乳头状腺瘤的诊断要点包括：缺乏包膜，核级为 1～2 级**

2. 乳头状肾细胞癌

(1) 1 型：1 型乳头状肾细胞癌是目前描述最为详尽的乳头状肾细胞癌，由乳头状或排列密集的腺体构成，衬覆立方或柱状上皮细胞，在低倍镜下肿瘤呈嗜碱性[136]。

关键特征：1 型乳头状肾细胞癌

- 大体改变多样：黄色（泡沫细胞或坏死）、红色（出血）或棕色（含铁血黄素），通常为圆形，边界清晰（图 3-139 至图 3-142）。
- 低倍镜下常呈嗜碱性外观（图 3-143）。
- 包膜可有可无，有时肿瘤可突破假包膜（图 3-144）。
- 细胞呈立方或低柱状（图 3-145 和图 3-146）。
- 细胞质着色不一，可表现为浅嗜酸性至透明（空泡状）[37, 54] 或伴有含铁血黄素（图 3-147）。
- 排列结构：乳头状、肾小球样结构、实性或

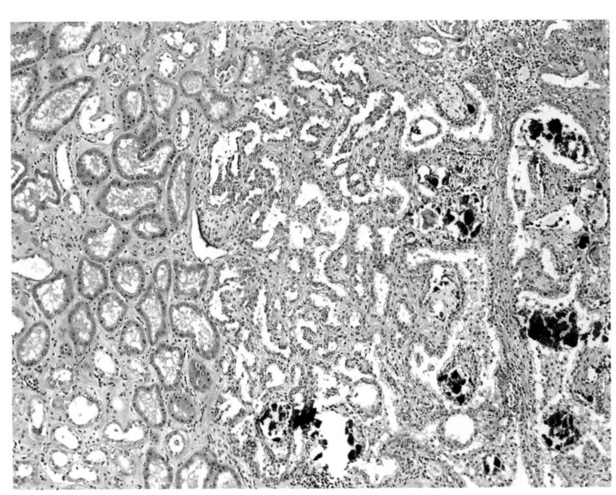

▲ 图 3-138　**本例小型乳头状腺瘤内含砂粒体，类似于乳头状肾细胞癌，并与邻近的良性肾组织直接相连**

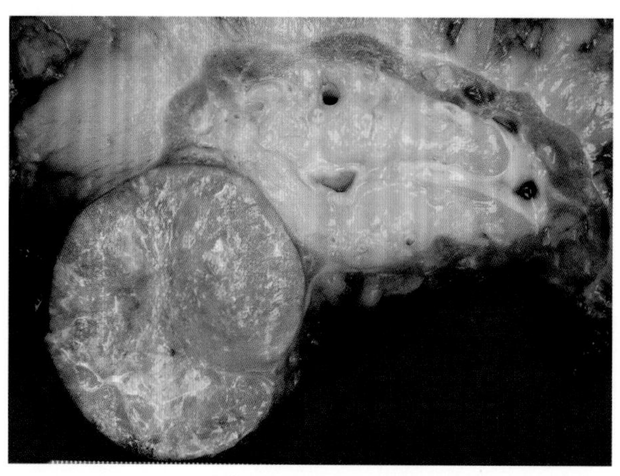

▲ 图 3-139　乳头状肾细胞癌大体外观多变，本例主要为淡红至棕色，有少许黄色条纹，可能是泡沫细胞导致

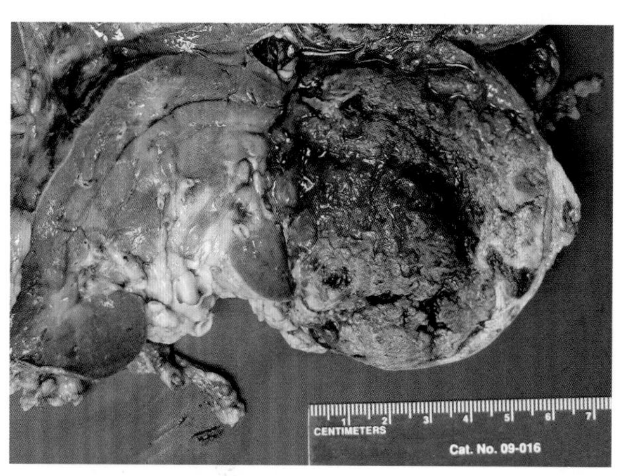

▲ 图 3-140　较大的乳头状肾细胞癌质地糟脆，中心可见出血，由坏死造成

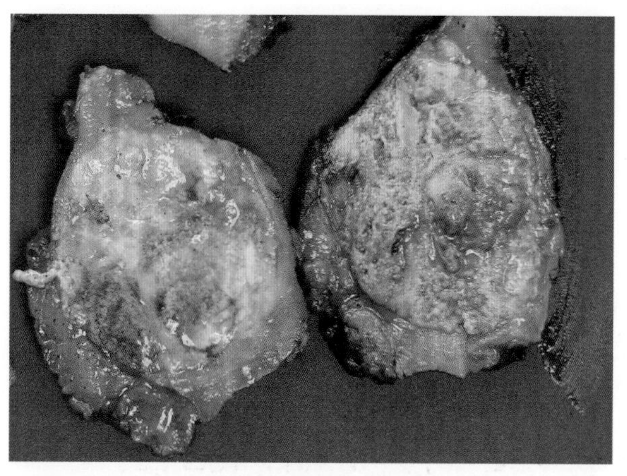

▲ 图 3-141　本例乳头状肾细胞癌外观呈黄色，与透明细胞肾细胞癌外观相似

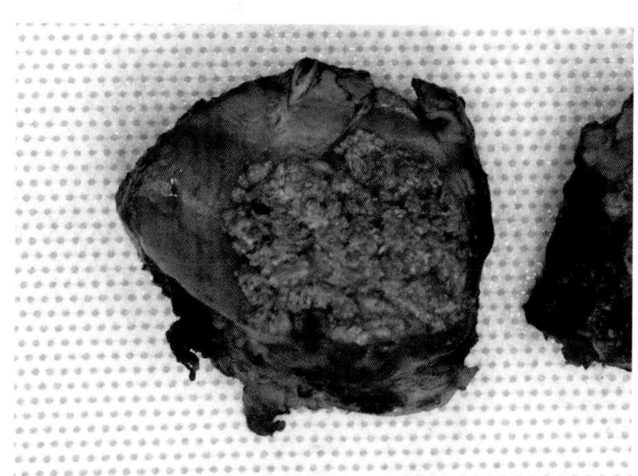

▲ 图 3-142　一些乳头状肾细胞癌大体呈颗粒状，提示具有乳头状结构

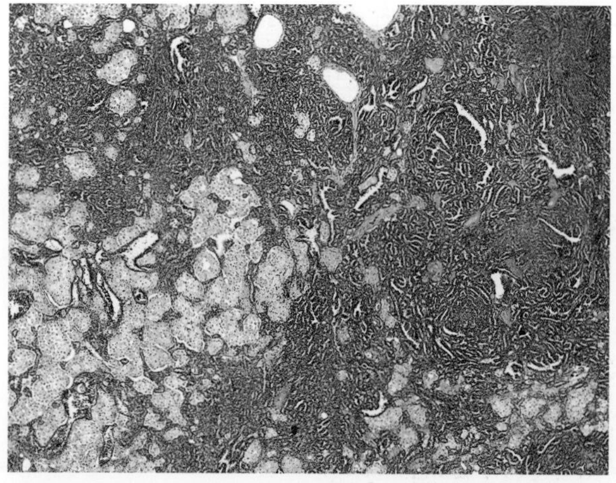

▲ 图 3-143　低倍镜下，典型的 1 型乳头状肾细胞癌整体呈嗜碱性。本例左侧可见一些泡沫细胞

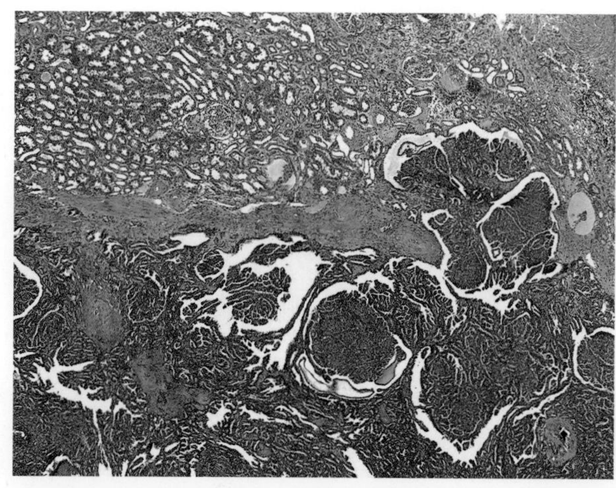

▲ 图 3-144　乳头状肾细胞癌可见包膜，有时肿瘤组织可突破包膜

囊性。

- 免疫组化[19, 48, 137]
  - CK7：典型者呈强阳性（嗜酸性细胞表达减少）（图 3–148 和图 3–149）。
  - AMACR：始终弥漫强阳性，表达强度与近端小管相似（图 3–150）。
  - 碳酸酐酶Ⅸ：阴性或在坏死 / 缺血区域呈弱阳性（图 3–151）。
  - Vimentin：常呈阳性。
  - 高分子量 CK：阳性表达不一[137]。

目前已发现 1 型乳头状肾细胞癌的几种少见亚型，如 Warthin 瘤样乳头状肾细胞癌伴明显炎症[138]，或者以实性成分为主[139]（图 3–152 和图 3–153）。最近还发现一种具有“鳞状细胞样”形态的罕见类型（图 3–154）。最初此亚型被认为是其他罕见的肾细胞癌类型（双相型鳞样腺泡状肾细胞癌或类似诊断），但最近的研究表明，其实际是 1 型乳头状肾细胞癌的变异型，两者免疫组化表型类似。在这类亚型的“鳞样”区域 CyclinD1 表达增加，原因未明[140–142]。其他少见形态还包括乳头轴心内的黏液[143]（图 3–155）。

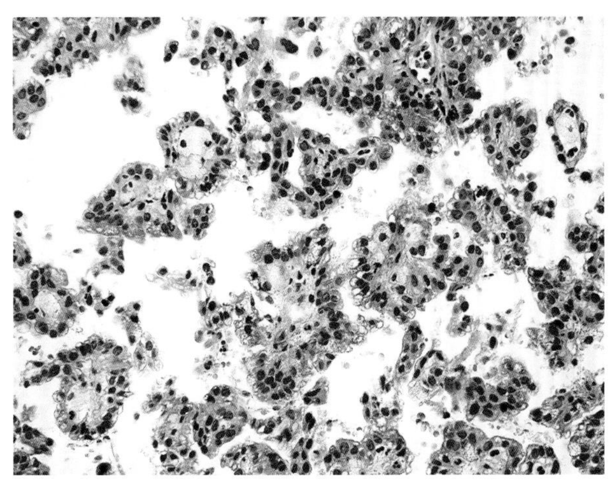

▲ 图 3–145 乳头状肾细胞癌的肿瘤细胞通常为立方或低柱状。本例可见典型的乳头状结构

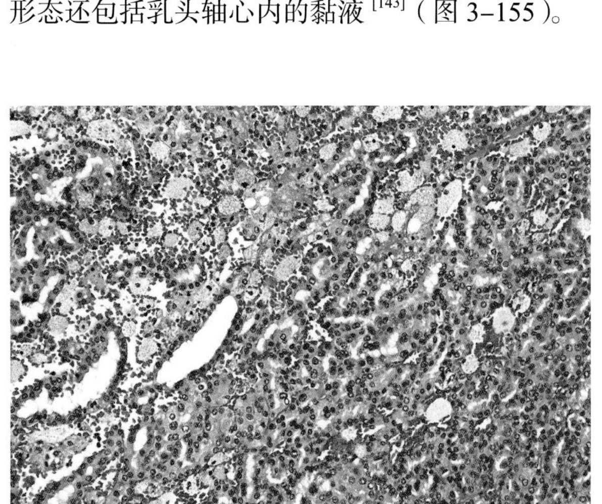

▲ 图 3–146 本例乳头状肾细胞癌由立方状的嗜酸性细胞和局灶分布的泡沫细胞组成

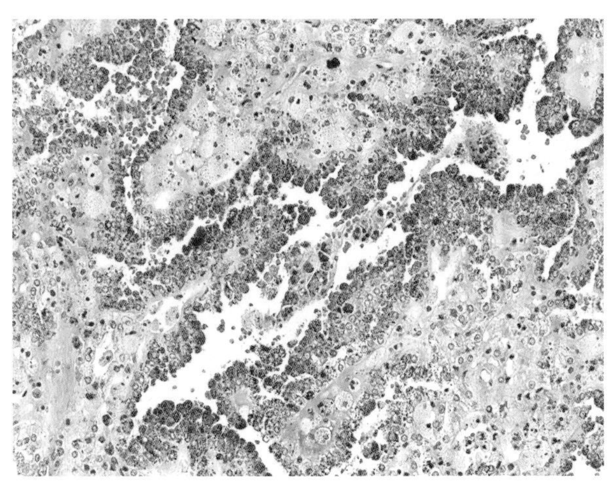

▲ 图 3–147 一些乳头状肾细胞癌的肿瘤细胞胞质内可见明显含铁血黄素

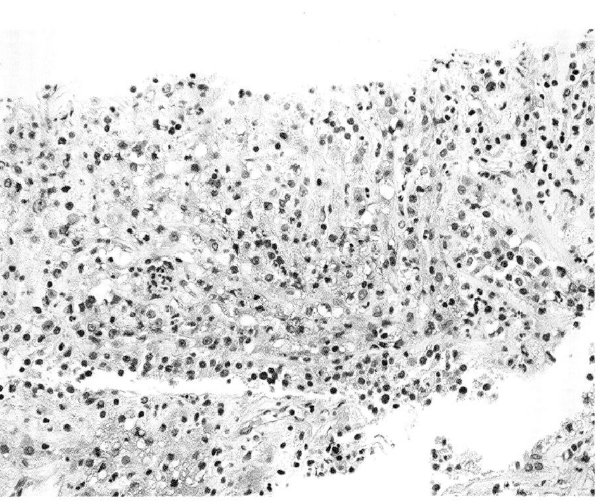

▲ 图 3–148 肾肿物活检可见乳头状肾细胞癌，形态不典型，需要与透明细胞肾细胞癌鉴别

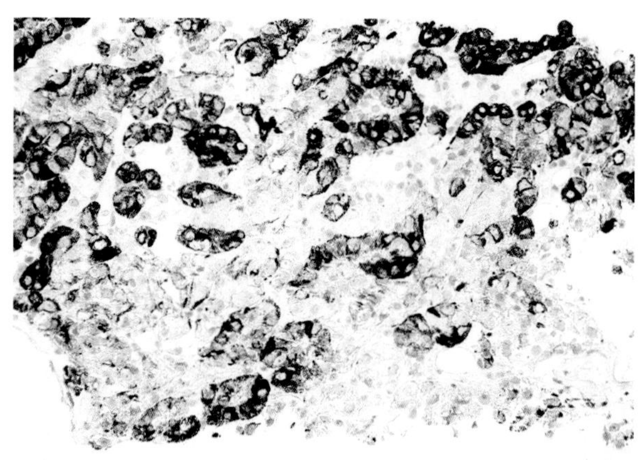

▲ 图 **3-149** 为图 **3-148** 中的同一病例，免疫组化可见 **CK7** 强阳性

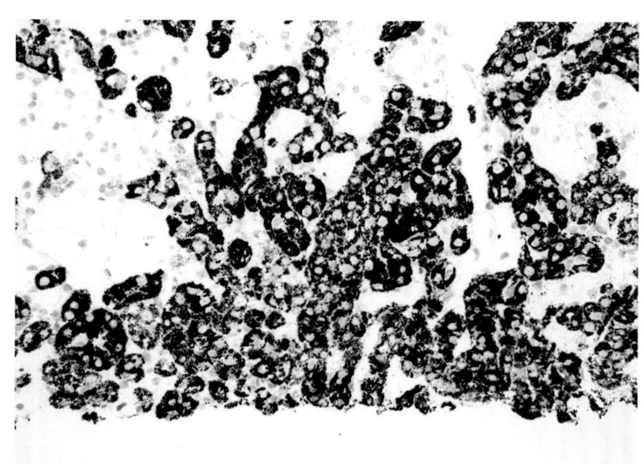

▲ 图 **3-150** 为图 **3-148** 与图 **3-149** 中的同一病例，**AMACR** 强阳性，支持乳头状肾细胞癌

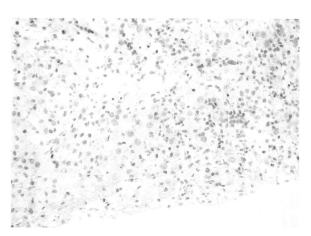

▲ 图 **3-151** 为图 **3-148** 至图 **3-150** 中的同一肿瘤，碳酸酐酶Ⅸ阴性，不支持透明细胞肾细胞癌

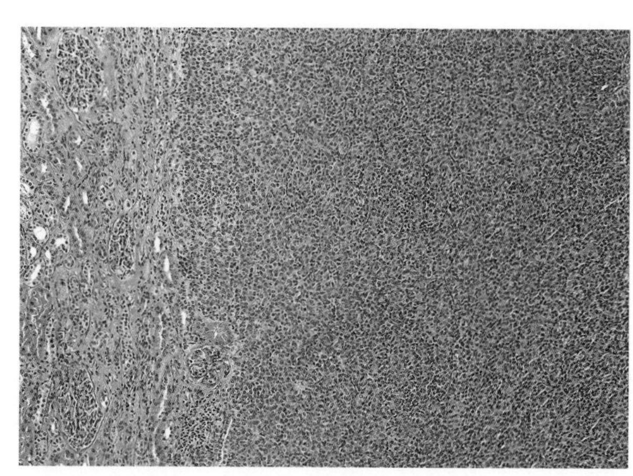

▲ 图 **3-152** 乳头状肾细胞癌偶以实性成分为主，给诊断带来困难

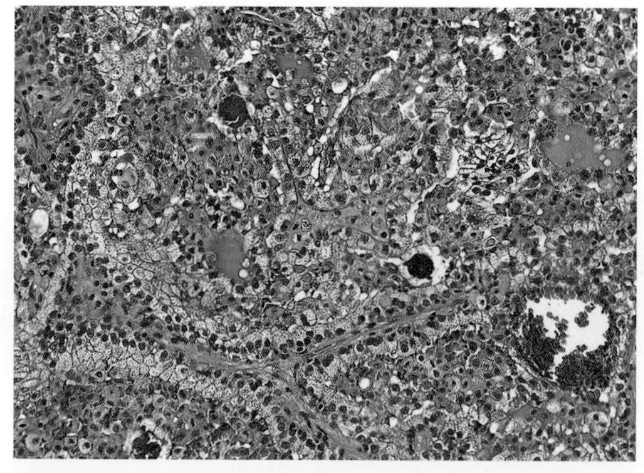

▲ 图 **3-153** 为图 **3-152** 中的同一肿瘤，亦可见到典型的乳头状区域、泡沫细胞和砂粒体

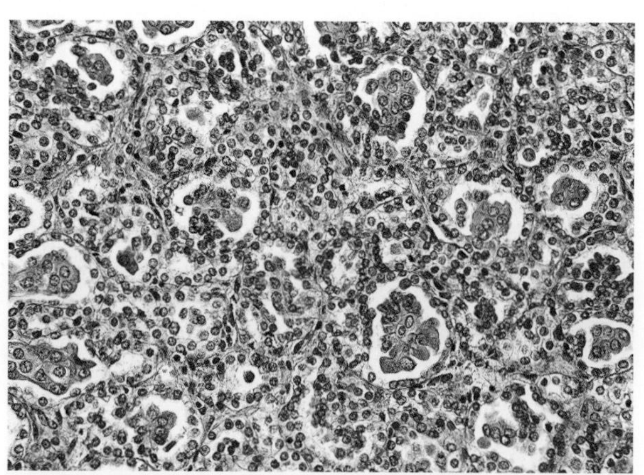

▲ 图 **3-154** 最近发现的一种乳头状肾细胞癌亚型，在管状结构中含有嗜酸性细胞簇，类似于典型的 **1** 型乳头状肾细胞癌。极端情况下，这些结构呈“鳞样”形态，但是鳞状细胞标记阴性。此类肿瘤被称为“双相性”乳头状肾细胞癌

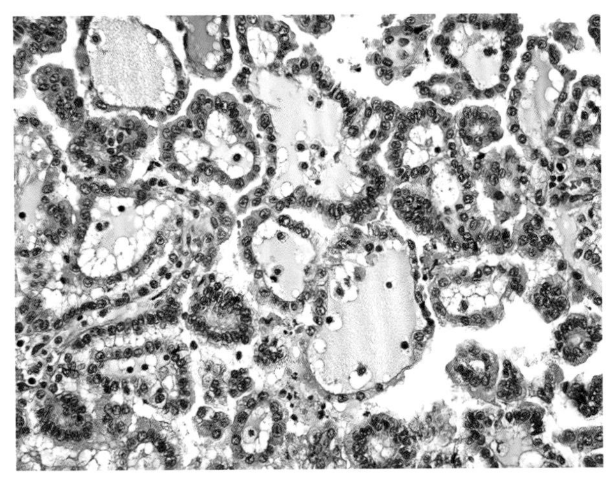

▲ 图 3-155 乳头状肾细胞癌的纤维血管轴心中偶见黏液，如本例所示

遗传学上，1 型乳头状肾细胞癌常表现为 7 号、17 号染色体三体或 Y 染色体缺失。这并非完全特异，在某些情况下可通过核型分析或 FISH 以辅助诊断[35]。遗传性乳头状肾细胞癌综合征中，患者存在 *MET* 胚系突变，可出现多发性 1 型乳头状肾细胞癌；散发性乳头状肾细胞癌病例中 *MET* 突变率低于遗传性综合征患者[144]，而散发性和遗传性透明细胞肾细胞癌中都常见 *VHL* 突变。因为形态学和免疫组化通常足以确诊，故临床工作中甚少行分子检测来鉴别乳头状肾细胞癌和其他类似的病变。表 3-2 总结了 1 型乳头状肾细胞癌的相关鉴别诊断。

表 3-2 1 型乳头状肾细胞癌的鉴别诊断

	关键特征	陷 阱	免疫组化
乳头状肾细胞癌	乳头状结构，至少局灶可见清晰的核仁；可有泡沫细胞、砂粒体、空泡样细胞、胞质内含铁血黄素	可能有透明细胞或实性生长	• 阳性：CK7（嗜酸性细胞表达减少）、AMACR（强阳性）、Vimentin（常阳性） • 不定：HMWCK • 阴性：WT-1、CD57、碳酸酐酶Ⅸ（或局灶阳性）
后肾腺瘤	一致且温和的细胞核	可有乳头状成分或钙化	• 阳性：WT-1、CD57 • 阴性：AMACR、CK7（或少数阳性）
甲状腺滤泡样肾细胞癌	胶样分泌物		• 阳性：PAX8（不定，支持肾细胞起源） • 阴性：TTF1 或甲状腺球蛋白（排除甲状腺癌转移）、AMACR（通常阴性或比乳头状肾细胞癌弱）
具有乳头状或假乳头状结构的透明细胞肾细胞癌	通常充分取材可见明确的典型透明细胞区域		• 阳性：碳酸酐酶Ⅸ（弥漫性细胞膜阳性） • 不定：AMACR • 阴性：CK7（有时局灶阳性）
MiT 家族易位性肾细胞癌	兼有乳头状肾细胞癌和透明细胞肾细胞癌的特征，胞质丰富可能有砂粒体和色素形成	形态多样	• 阳性：黑素细胞标志物、TFE3 或 TFEB 蛋白、组织蛋白酶 K 常阳性 • 不定：AMACR、CK、EMA、Vimentin • 阴性：CK7
透明细胞乳头状肾细胞癌	腺体分支状排列，胞质透明，细胞核沿基底膜上方排列	形态非常接近透明细胞肾细胞癌	• 阳性：CK7（弥漫阳性）、碳酸酐酶Ⅸ（杯口样阳性）、HMWCK、GATA3 • 阴性：AMACR、CD10
黏液小管状和梭形细胞癌	存在类似于 1 型乳头状肾细胞癌的区域，伴有梭形细胞成分和黏液成分	可能被认为是乳头状肾细胞癌肉瘤样变	与乳头状肾细胞癌相似

(2) 2 型和其他相关肿瘤：乳头状肾细胞癌最初分为 1 型和 2 型，2 型乳头状肾细胞癌的胞质嗜酸性，核仁明显，呈假复层排列 [145]（图 3–156）；人们逐渐发现，2 型乳头状肾细胞癌是一类异质性肿瘤，具有不同的遗传学特征，而治疗方式也可能不同 [144]。其中最突出的是延胡索酸水合酶缺陷型肾细胞癌 / 遗传性平滑肌瘤病和肾细胞癌综合征相关的肿瘤，将在下一节讨论。因此，一般 2 型乳头状肾细胞癌是排除性诊断，只在排除其他诊断后才使用（表 3–3）。

3. 极向反转的乳头状肾细胞肿瘤 / 嗜酸细胞性乳头状肾细胞癌

嗜酸细胞性乳头状肾细胞癌曾被认为可能是

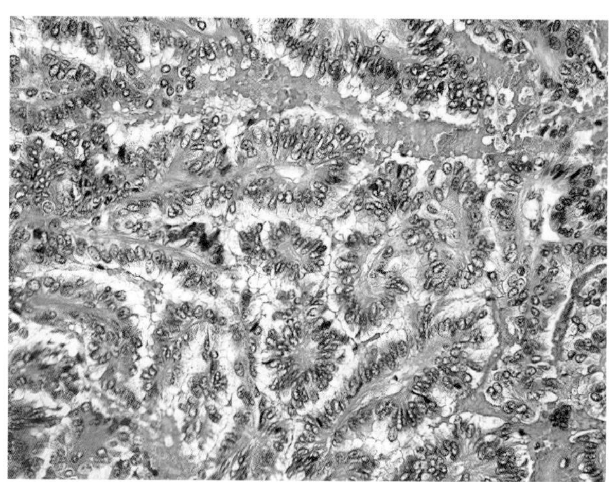

▲ 图 3–156　2 型乳头状肾细胞癌在目前的临床诊断中属于排除性诊断。由柱状嗜酸性细胞组成，呈假复层排列

表 3–3　2 型乳头状肾细胞癌的鉴别诊断

	要　点	陷　阱	免疫组化
2 型乳头状肾细胞癌	乳头状结构，嗜酸性细胞，核假复层排列	需进行排除性诊断	• 阳性：PAX8（支持肾起源）、AMACR 强阳性 • 阴性：p63、GATA3
延胡索酸水合酶缺陷型肾细胞癌	乳头状、管状结构，呈浸润性生长；核仁异常明显，伴核仁周围空晕	形态多样，不仅有乳头状生长	• 阳性：2– 琥珀酰半胱氨酸 • 阴性：延胡索酸水合酶缺失、CK7 通常为阴性
MiT 家族易位性肾细胞癌	兼有乳头状肾细胞癌和透明细胞肾细胞癌的特征，胞质丰富，可能有砂粒体和色素形成	形态多样	• 阳性：黑素细胞标志物、TFE3 或 TFEB 蛋白、组织蛋白酶 K 通常阳性 • 不定：AMACR、CK、EMA、Vimentin • 阴性：CK7
髓质癌	浸润性癌，有时可见明显的炎症反应，发生在镰状细胞贫血或其他血红蛋白病患者	最近发现个别病例无血红蛋白病，考虑为具有髓样癌表型的未定类的肾细胞癌	• 阳性：OCT3/4 常阳性 • 阴性：SMARCB1（INI1）缺失
尿路上皮癌	浸润性生长，侵犯正常肾组织，比肾细胞癌更具多形性	发生于上尿路的尿路上皮癌 PAX8 可能为阳性	• 阳性：GATA3、p63、HMWCK • 不定：PAX8
转移癌	形态与原发灶相似，肺癌最常见	转移癌可类似原发性肿瘤（单发、单侧、边界清）	阳性：原发部位特异性标志物（TTF1 等）
集合管癌	肾脏来源的浸润性癌，不符合任何其他类型		• 阳性：PAX8 • 阴性：p63、GATA3

乳头状肾细胞癌的另一亚型，由于对其特征缺乏共识，在分类方案中未予重视[146–149]。然而，最近的研究表明，嗜酸细胞性乳头状肾细胞癌是一种独立的肿瘤亚型，以嗜酸细胞和乳头状结构为特征，细胞核沿细胞顶端排列[150–152]（图 3–157 和图 3–158）。

有一种分类方案，将其称为嗜酸细胞性低级别乳头状肾细胞癌（4 型）[150]，最近又将之命名为"极向反转的乳头状肾细胞肿瘤"[151, 152]。肿瘤细胞不表达 Vimentin，与通常的乳头状肾细胞癌相反；CD117 阴性，又与嗜酸细胞腺瘤及肾嫌色细胞癌相反，但瘤细胞 GATA3 阳性，这些特征将这类肿瘤与其他乳头状肾细胞癌区别开来（图 3–159）。CK7 常阳性，但多少不等，AMACR 并非恒定弥漫强阳性（图 3–160），这与典型乳头状肾脏肿瘤不同[150, 152]。最近的研究发现该肿瘤常见 *KRAS* 突变，有别于 1 型和 2 型乳头状肾细胞癌，提示这是一类独立的肾脏肿瘤[151]。

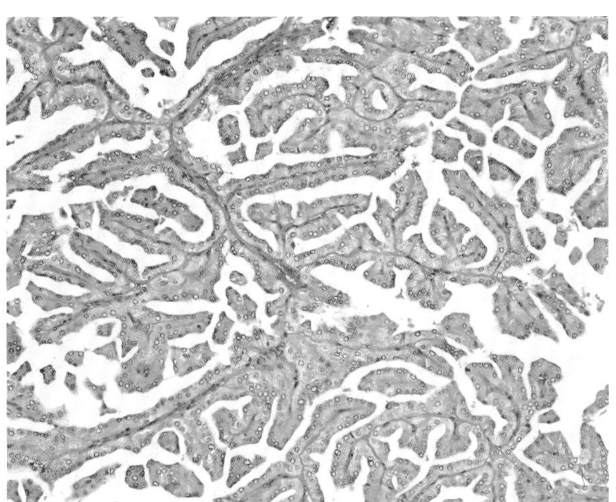

▲ 图 3–157　极向反转的乳头状肾脏肿瘤，由嗜酸细胞排列成乳头状结构，细胞核沿着细胞顶端排列（图片由 **Khaleel Al-Obaidy, MD, Indiana University** 提供）

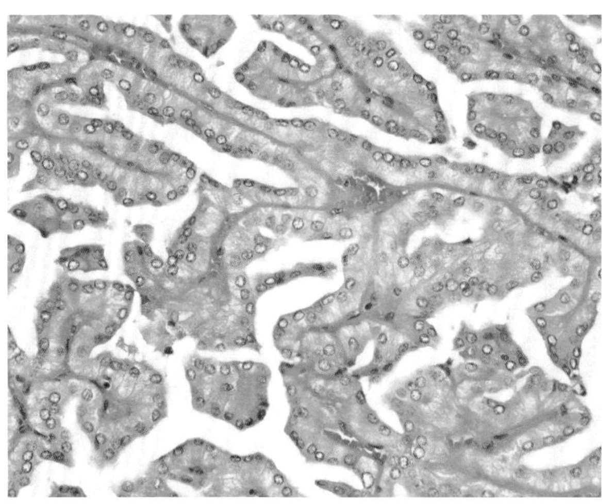

▲ 图 3–158　高倍镜下，极向反转的乳头状肾脏肿瘤可见核沿着细胞顶部排列（图片由 **Khaleel Al-Obaidy, MD, Indiana University** 提供）

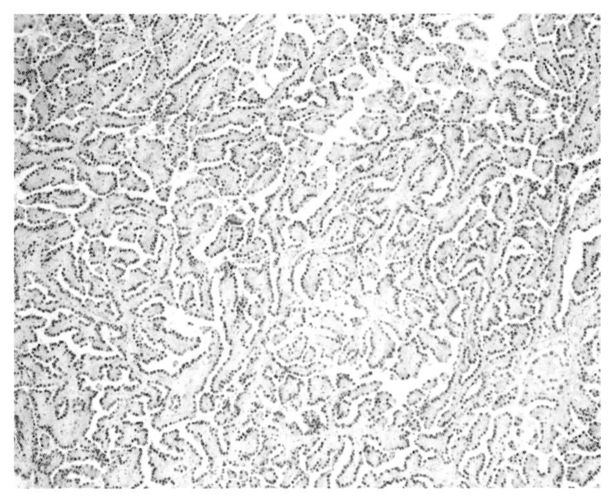

▲ 图 3–159　极向反转的乳头状肾脏肿瘤免疫组化可见特征性的 **GATA3** 阳性，而在大多数 **1** 型和 **2** 型乳头状肾细胞癌中 **GATA3** 阴性（图片由 **Khaleel Al-Obaidy, MD, Indiana University** 提供）

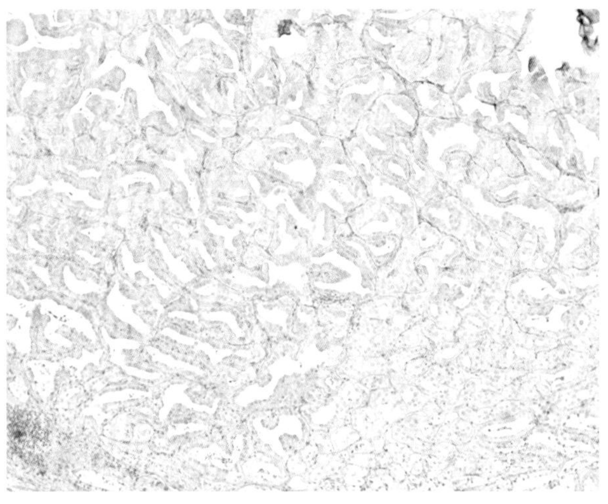

▲ 图 3–160　与大多数 **1** 型和 **2** 型乳头状肾细胞癌相反，极向反转的乳头状肾脏肿瘤 **AMACR** 少许阳性或阴性（图片由 **Khaleel Al-Obaidy, MD, Indiana University** 提供）

4. 延胡索酸水合酶（FH）缺陷型肾细胞癌/遗传性平滑肌瘤病和肾细胞癌（HLRCC）综合征

最近多项研究发现FH缺陷型肾细胞癌和HLRCC相关[22, 153–158]，其特征为*FH*基因的胚系突变，导致肾癌以及多发性子宫或皮肤平滑肌瘤。目前将FH蛋白表达异常，但尚未明确是否存在胚系突变的肾细胞癌定义为FH缺陷型肾细胞癌。这避免了将未证实存在胚系突变的患者打上该综合征的标签，也将偶发的体细胞*FH*突变导致的肾细胞癌纳入了诊断。FH缺陷型肾细胞癌具有高度侵袭性。其他遗传性肾癌综合征的临床诊疗方式通常是进行保留肾单位的手术，如紧贴切缘切除或肿瘤剜除术等，以尽可能保存肾组织，而对于FH缺陷型肾细胞癌，即使瘤体很小，通常也推荐根治性肾切除术[159]。

最初认为HLRCC的肾细胞癌类似2型乳头状肾细胞癌，核仁异常明显，核仁周围可见空晕，类似于巨细胞病毒包涵体[20]。然而后续研究发现其形态高度可变，有时甚至与其他肾细胞癌混淆[21, 22, 160]。

关键特征：FH缺陷/HLRCC肿瘤

- "2型乳头状肾细胞癌"的形态，可存在多种模式（图3–161和图3–162）。
  - 管状囊性样（图3–163）。
  - 浸润性腺癌（见浸润形态部分）。
  - 实性。
  - 筛状。
  - 囊性。
- 胞质嗜酸性。
- 核仁非常突出，伴有核仁周围空晕（可类似于病毒包涵体）。
  - 并非完全特异[22, 157]（图3–164）。
- 免疫组化
  - FH蛋白缺失（图3–165）。
  - 2-琥珀酸半胱氨酸（2 succino-cysteine, 2SC）阳性（图3–166）。
  - CK7通常阴性。
- 少见形态/易混淆形态

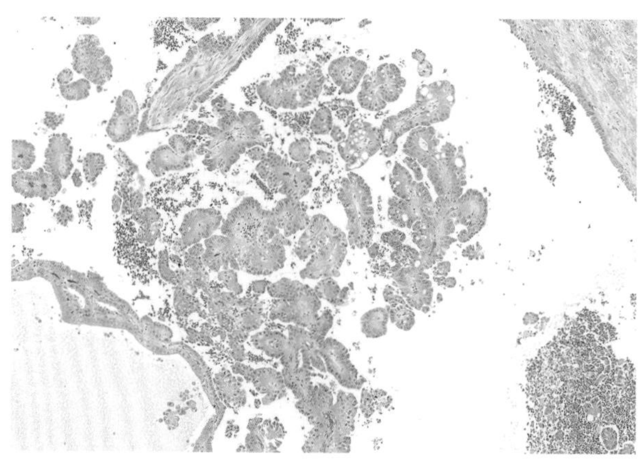

▲ 图3–161 经典的FH缺陷型或HLRCC相关肿瘤具有乳头状结构，但亦发现多种其他的生长方式。本例呈囊内乳头状增生（图片由Steven C. Smith, MD, PhD, Virginia Commonwealth University提供）

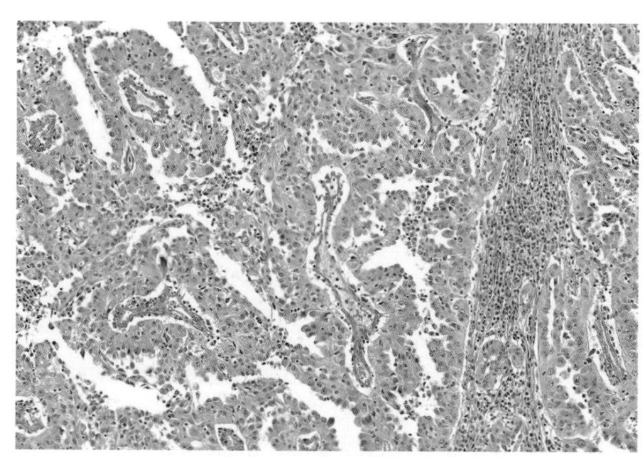

▲ 图3–162 FH缺陷型肾细胞癌的另一视野，可见复杂的乳头状结构和嗜酸性细胞（图片由Steven C. Smith, MD, PhD, Virginia Commonwealth University提供）

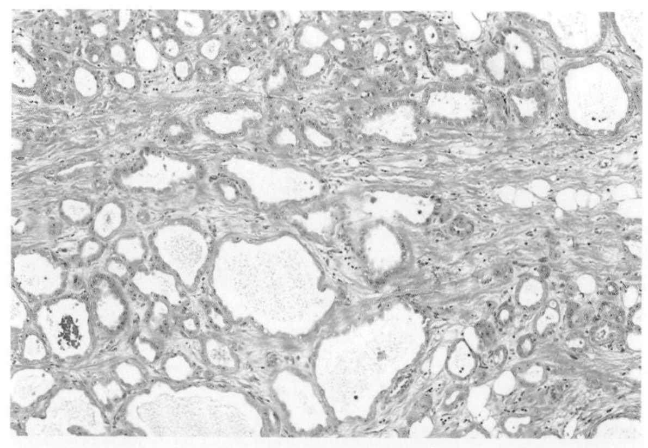

▲ 图3–163 FH缺陷型肾细胞癌中也可以观察到管状囊性肾细胞癌样形态（图片由Steven C. Smith, MD, PhD, Virginia Commonwealth University提供）

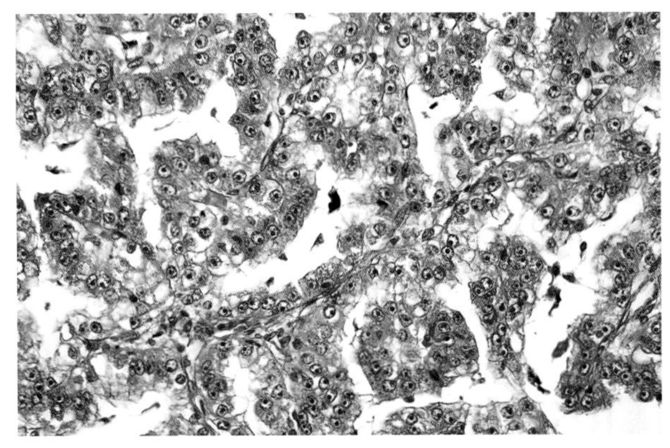

▲ **图 3-164　异常突出的核仁是 FH 缺陷型肾细胞癌的标志性特征，但并非此病变特有。本例可见嗜酸性细胞和明显的核仁，但免疫组化 FH 正常表达（未提供图片）。该情况也不能完全排除突变，还可能是抗体结合了功能缺陷的 FH 蛋白**

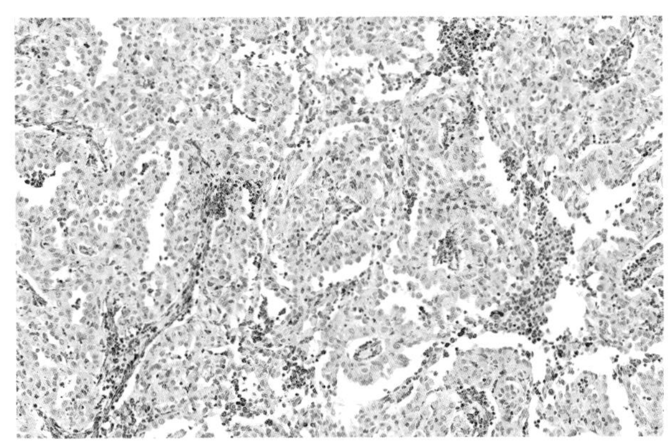

▲ **图 3-165　本例 FH 缺陷型肾细胞癌可见肿瘤细胞中 FH 异常缺失，间质细胞正常表达 FH 可作为阳性内对照（图片由 Steven C. Smith, MD, PhD, Virginia Commonwealth University 提供）**

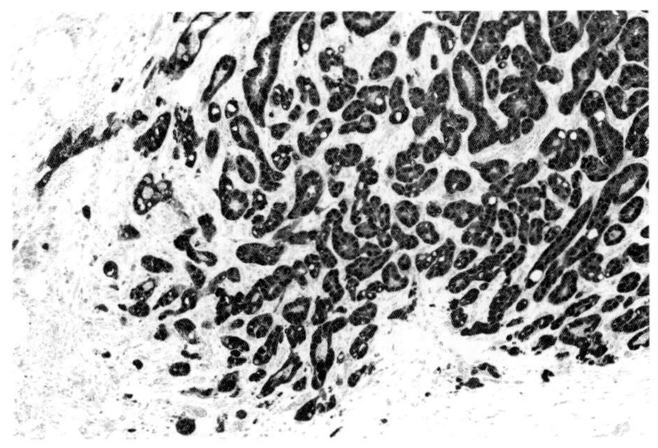

▲ **图 3-166　FH 缺陷型肾细胞癌可见 2SC 阳性（图片由 Steven C. Smith, MD, PhD, Virginia Commonwealth University 提供）**

– "去分化"管状囊性肾细胞癌（转化为广泛浸润的腺癌）[21]（图 3–167 和图 3–168）。

– 罕见情况下表现为低度恶性嗜酸性肿瘤形态，类似琥珀酸脱氢酶（succinate dehydrogenase，SDH）缺陷型肾细胞癌[160]。

MiT 家族易位性肾细胞癌（乳头状模式）：MiT 家族易位性肾细胞癌在透明细胞肿瘤部分已经进行过讨论，乳头状成分也很常见（图 3–169 和图 3–170）。一般来说，当发现肾细胞癌为罕见类型，且含有多种形态时，需要考虑易位性肾细胞癌的可能，尤其是年轻患者（但不绝对）。前文中透明细胞模式部分，已对 MiT 家族相关肿瘤的特征进行了详尽的叙述，一般诊断 MiT 家族易位性肾细胞癌（*TFE3* 或 *TFEB* 肾细胞癌）的线索包括透明细胞和嗜酸性细胞混合存在、砂粒体、异常丰富的胞质、间质玻璃样变以及色素形成[92, 93]。在免疫组化方面，肿瘤细胞常表达黑素细胞标志物（HMB45 或 melan-A）、TFE3 或 TFEB 阳性（有时免疫组化识别有限）、组织蛋白酶 K 阳性，上皮标志物（CK）和 Vimentin 却为阴性或仅弱阳性[96]。FISH 分离探针可以协助诊断；但染色体倒位产生的特异性融合（*TFE3* 与伴侣基因 *NONO*、*GRIPAP1*、*RBMX* 和 *RBM10* 融合）[99–104] 可能出现 FISH 假阴性结果，或者仅非常微弱的断裂信号。测序有助于确诊这些不确定的病例。

（四）嗜酸细胞模式

1. 嗜酸细胞腺瘤

嗜酸细胞腺瘤是嗜酸细胞性肾肿瘤中的代表[161]。作为为数不多的良性肾脏上皮性肿瘤之一，很难将其完全与其他嗜酸性细胞构成的肿瘤区分开来，而后者几乎全为恶性，造成诊断困难[58, 162]。作为良性肿瘤，嗜酸细胞腺瘤的体积也可以很大，甚至>10cm（图 3–171），使得首要的诊断无疑都是考虑肾细胞癌[163–165]。

关键特征：嗜酸细胞腺瘤

• 大体外观：常为红棕色，有时可见中央瘢痕（非嗜酸细胞腺瘤特有）（图 3–171 和图 3–172）。

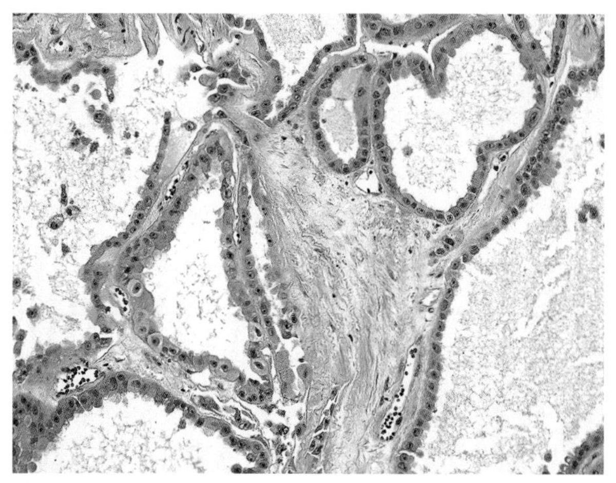

▲ 图 3-167　最近发现，过去被认为是"去分化"的管状囊性肾细胞癌多数都是 **FH** 缺陷型肾细胞癌。本例可见类似于管状囊性肾细胞癌和侵袭性浸润性腺癌的区域（图 **3-168**）

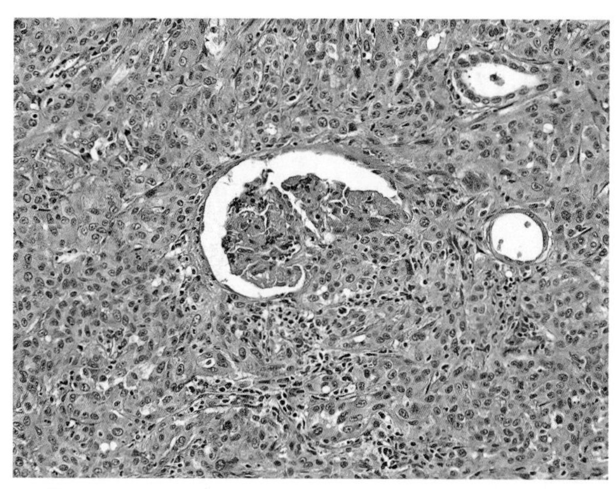

▲ 图 3-168　为图 **3-167** 中的同一病例，可见浸润性腺癌包绕正常肾小球

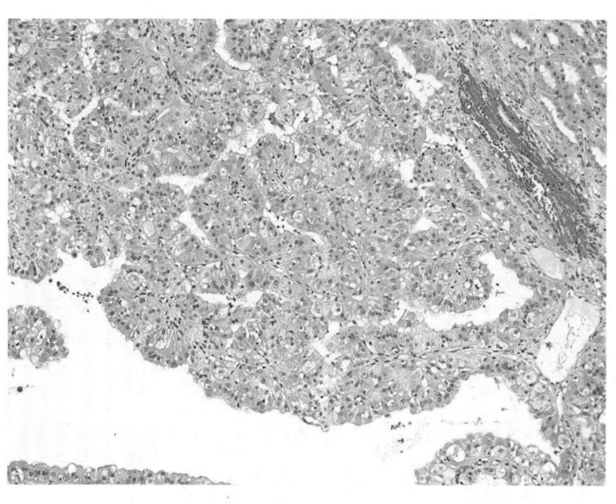

▲ 图 3-169　**MiT** 家族易位性肾细胞癌可表现为乳头状结构。本例可见由嗜酸性细胞组成的乳头状结构

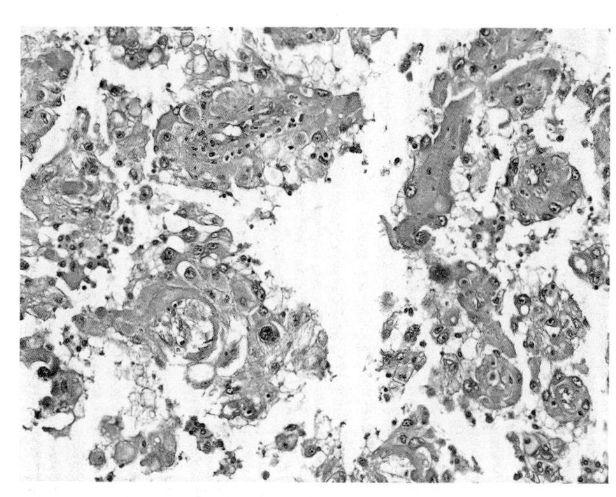

▲ 图 3-170　本例 **MiT** 家族易位性肾细胞癌呈高级别乳头状癌改变

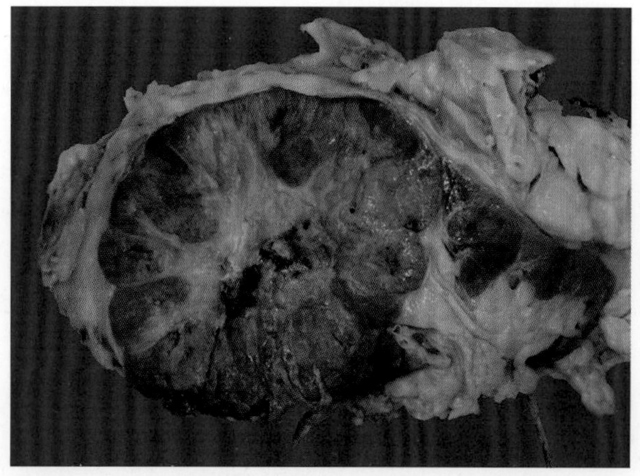

▲ 图 3-171　嗜酸细胞腺瘤的外观多样。肿瘤切面为相对典型的褐色，与正常肾脏相似，可见中央瘢痕

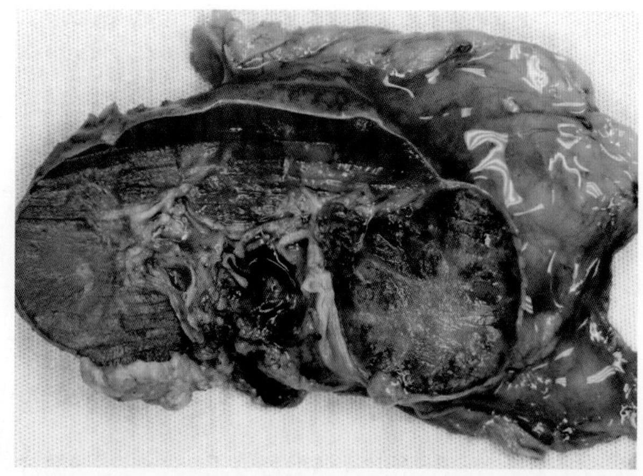

▲ 图 3-172　本例嗜酸细胞腺瘤难以从外观上与肾细胞癌鉴别，可见深褐色出血灶

• 组织结构：圆形细胞巢，实性生长，偶呈囊性，间质为疏松纤维组织或水肿（图 3–173 至图 3–176）。

• 细胞学：细胞形态一致，胞质嗜酸性、颗粒状，细胞核圆形（图 3–177 和图 3–178）。

• 核分裂象极为罕见（如经仔细寻找发现 1 个以上的核分裂象，则多数专家认为需慎重诊断本病）[162]。

• 特殊染色：常用胶体铁染色（Hale 或改良 Mowry 染色）[166]，技术难度大，且许多实验室未开展；嗜酸细胞腺瘤应呈阴性（图 3–179），反之肾嫌色细胞癌的胞质阳性。

• 免疫组化（表 3–4）

– CK7 可见极个别单细胞或小簇阳性（确切的阳性细胞百分比未知，但应该远低于 5%，且无融合片状阳性）[48]（图 3–180）。

◆ 例外："瘢痕" 区域通常呈阳性。

– KIT/CD117 通常呈膜阳性，但可较弱（图 3–181）。

– Vimentin 始终阴性（图 3–182）。

◆ 例外："瘢痕" 区域通常呈阳性。

– SDHB 胞质颗粒状阳性（图 3–183）。

– 碳酸酐酶Ⅸ阴性或微弱阳性。

– 其他标志物也有使用，但尚未广泛应用[162, 167, 168]。

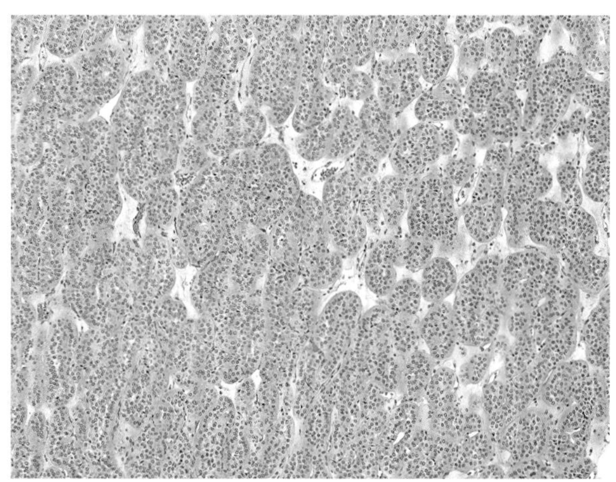

▲ 图 3–173　嗜酸细胞腺瘤的典型结构是分散的圆形细胞巢

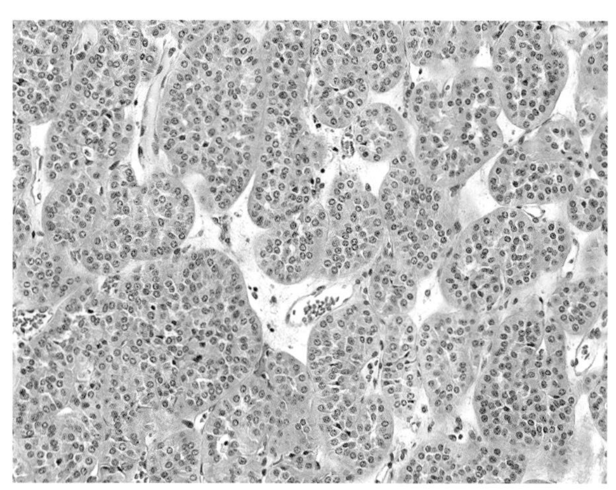

▲ 图 3–174　高倍镜下，嗜酸细胞腺瘤的瘤巢由大小一致的嗜酸性细胞组成，细胞核圆形，形态规则

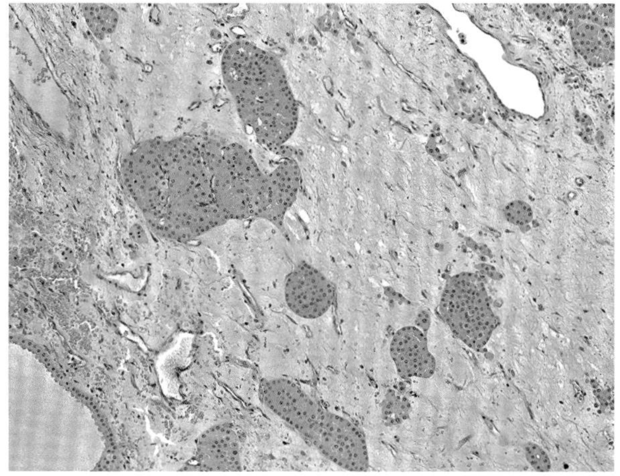

▲ 图 3–175　嗜酸细胞腺瘤间质水肿或含有纤维组织，其中可见 "漂浮" 的细胞群

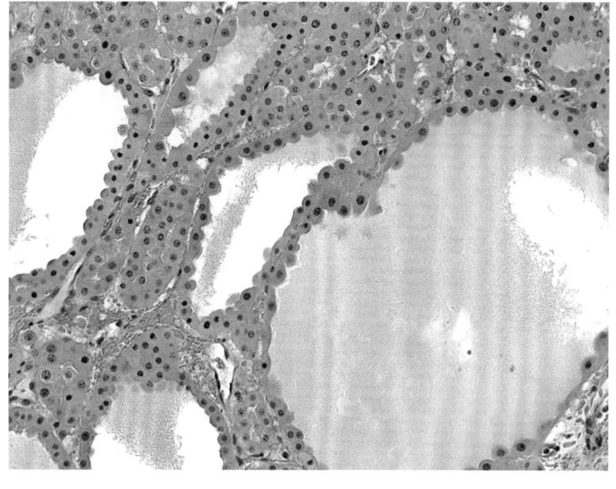

▲ 图 3–176　嗜酸细胞腺瘤也可出现囊性区域。囊性和实性区域均由相同的细胞构成，胞质嗜酸性，细胞核圆形，大小一致

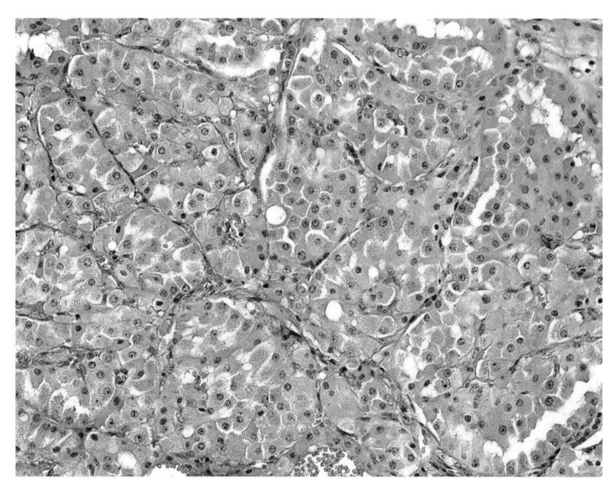

▲ **图 3-177　本例嗜酸细胞腺瘤，细胞排列成致密实性巢团。细胞核圆形，核仁大小一致**

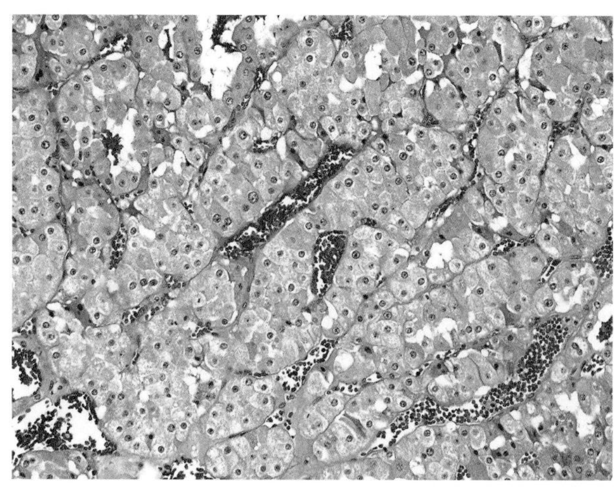

▲ **图 3-178　图中嗜酸细胞腺瘤可见肿瘤细胞胞质丰富，核仁大小不等**

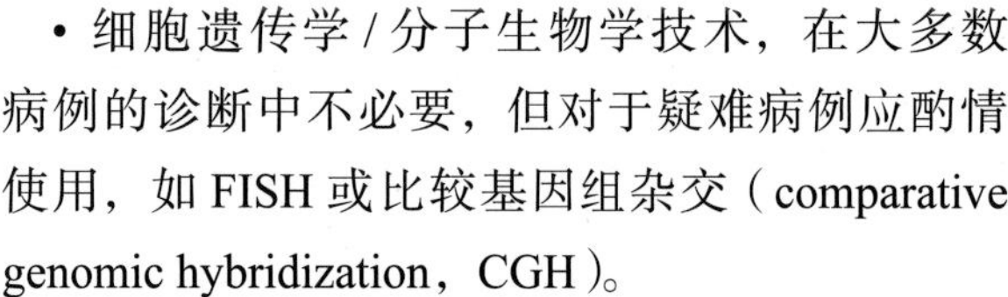

- 细胞遗传学 / 分子生物学技术，在大多数病例的诊断中不必要，但对于疑难病例应酌情使用，如 FISH 或比较基因组杂交（comparative genomic hybridization，CGH）。
  - 可能有二倍体核型、1 号染色体缺失、Y 染色体缺失或 11q13 重排，包括 t（5;11）（q35;q13）[169]。
  - 11q13 重排可能代表 *CCND1* 基因（细胞周期蛋白 D1）重排[170, 171]。
  - 多种染色体缺失支持肾嫌色细胞癌，尤其是 Y、1、2、6、10、13、17 和 21[56]，以及相对不常见的 3、5、8、9、11 和 18[67]。
  - 在嗜酸细胞腺瘤和肾嫌色细胞癌中还发现线粒体基因突变[56, 67, 171]。

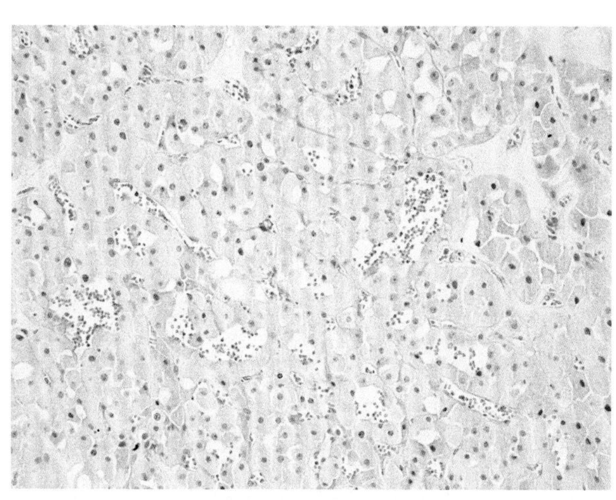

▲ **图 3-179　典型的嗜酸细胞腺瘤胶体铁染色应为阴性，但该技术染色条件不易掌握**

表 3-4　肾嗜酸细胞腺瘤的免疫组化及特殊染色

	正常结果	陷　阱
CK7	• 散在个别细胞或呈小簇状阳性 • 无融合性片状表达 • 大部分区域阴性	中央的瘢痕区肿瘤细胞常呈阳性
Vimentin	肿瘤细胞阴性	中央的瘢痕区肿瘤细胞常呈阳性
KIT（CD117）	常呈细胞膜阳性	可能非常弱，需要在高倍镜下观察
琥珀酸脱氢酶 B（SDHB）	细胞质呈颗粒状强阳性	
胶体铁	肿瘤细胞胞质阴性	• 一些人认为嗜酸细胞腺瘤可见边缘区条带状阳性 • 技术上不易实施，并非所有实验室都开展

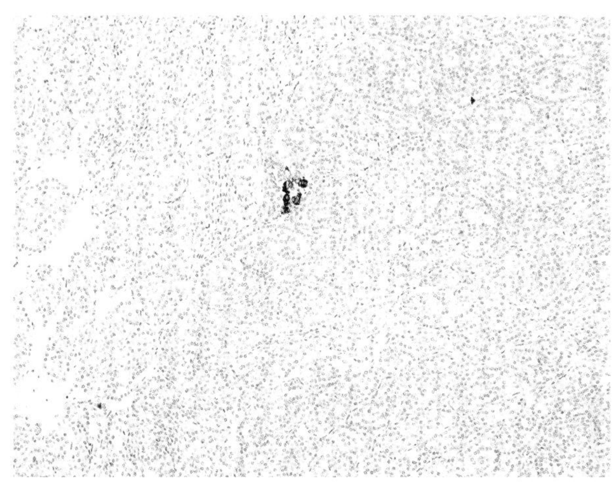

▲ 图 3-180 **CK7 仅散在个别细胞或呈小簇状阳性，大部分区域呈阴性**

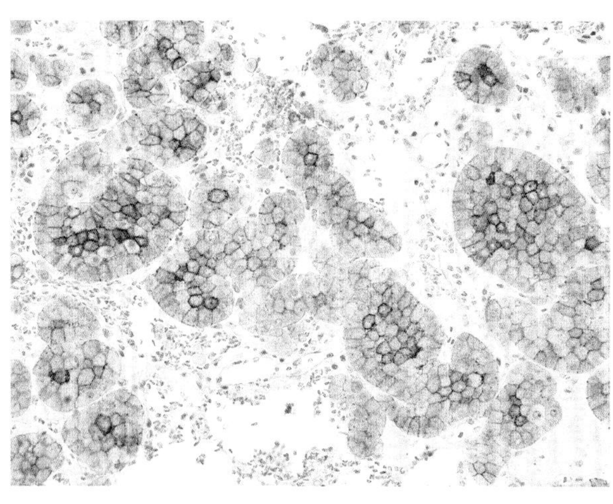

▲ 图 3-181 **嗜酸细胞腺瘤中 CD117 常呈胞膜阳性。除了嫌色细胞癌，大多数肾细胞癌 CD117 为阴性**

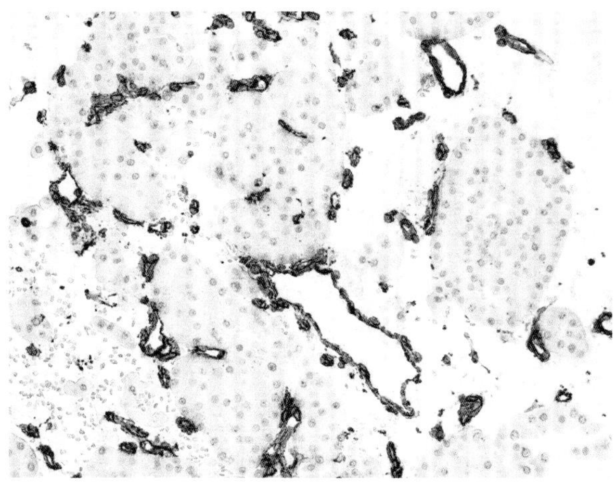

▲ 图 3-182 **嗜酸细胞腺瘤 Vimentin 通常为阴性，此处为血管壁阳性**

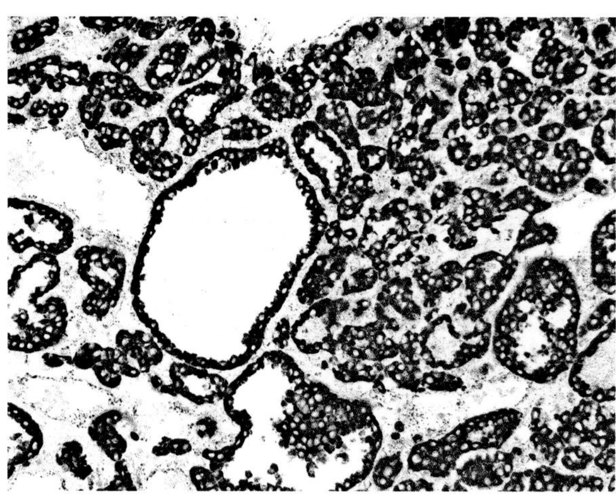

▲ 图 3-183 **嗜酸细胞腺瘤 SDHB 呈强阳性（正常表达），SDHB 缺陷型肾细胞癌则为阴性**

经验与教训：嗜酸细胞腺瘤的"陷阱"

嗜酸细胞腺瘤某些形态学特征可能会引起病理学家的关注，但这些特点并不影响其良性生物学行为

- 脂肪组织受累：尽管肾细胞癌累及脂肪时已属 pT_{3a} 分期 [58, 163, 172]，但嗜酸细胞腺瘤是可以累及脂肪组织的（图 3-184 和图 3-185）
- 累及静脉：一些病理医生对嗜酸细胞腺瘤累及静脉有所担忧 [162]（图 3-186 和图 3-187），但现有文献均认为此现象不影响其良性生物学行为 [173, 174]
- 核的异型性：嗜酸细胞腺瘤中可出现体积较大的细胞，伴有模糊的细胞核内染色质，形成"退变"的异型细胞核（图 3-188），不伴有核分裂象增多
- 中央瘢痕区域 CK7 阳性：典型嗜酸细胞腺瘤只有散在的单个细胞表达 CK7，但中央瘢痕区域 CK7 常阳性，原因不明（图 3-189 至图 3-192）
- 中央瘢痕区域 Vimentin 阳性：嗜酸细胞腺瘤 Vimentin 始终阴性，但中央瘢痕区域经常呈阳性，原因不明 [175]（图 3-193）
- 嗜酸细胞腺瘤内出现内陷的乳头状腺瘤或乳头状肾细胞癌——个别乳头状肿瘤可以内陷于嗜酸细胞腺瘤内 [176]（图 3-194）。如果免疫组化表型支持两种不同的肿瘤，可以诊断为两种独立的病变
- 罕见情况下嗜酸细胞腺瘤可以在囊腔内出现小的乳头状细胞簇（图 3-195）。如果乳头状结构广泛存在，需要进行免疫组化协助诊断。Vimentin 阳性、AMACR 强阳性或 CD117 阴性需要考虑伴有嗜酸细胞的乳头状肾细胞癌

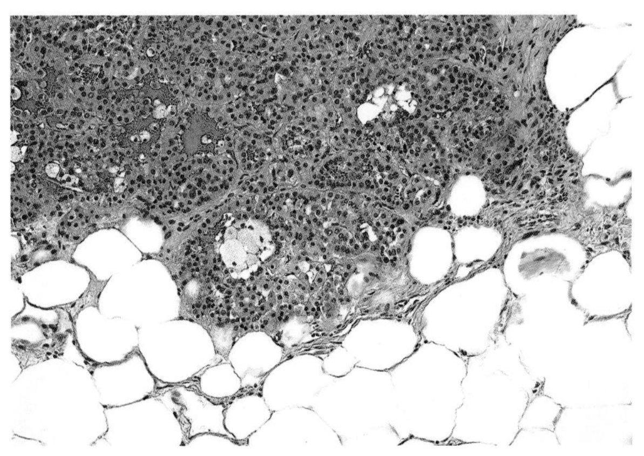

▲ 图 3-184　如图所示，嗜酸细胞腺瘤可累及脂肪，不伴纤维增生或间质反应。尽管在肾细胞癌中临床分期已达 pT_{3a}，但对于嗜酸细胞腺瘤仍属良性

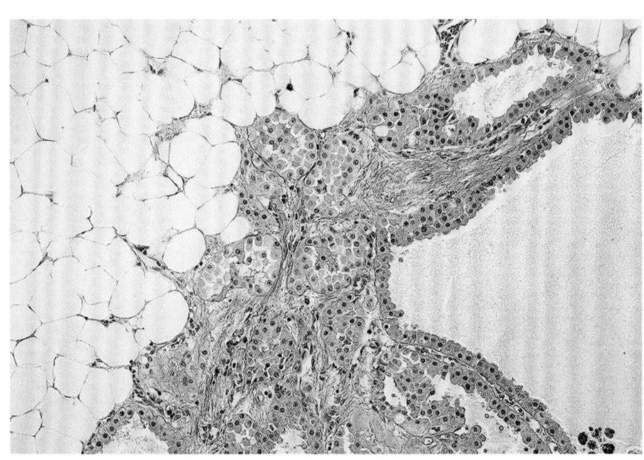

▲ 图 3-185　本例嗜酸细胞腺瘤可见囊状结构和小型巢团，紧邻脂肪组织，无间质反应

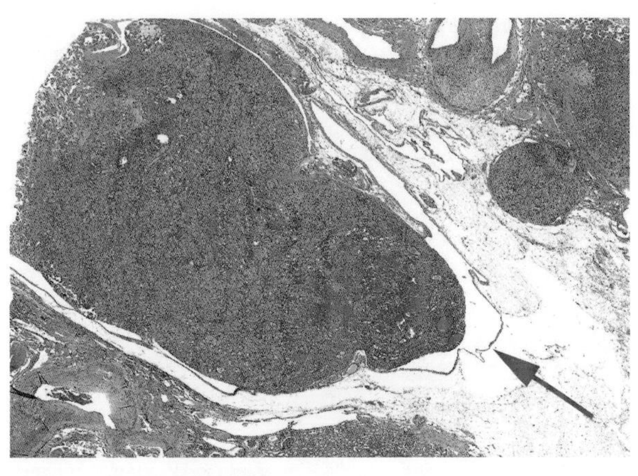

▲ 图 3-186　少数嗜酸细胞腺瘤可侵犯肾静脉分支。图中可见一个巨大的息肉样突出，几乎充满了肾窦静脉（箭示残存管腔）。尽管看起来令人担忧，但现有的资料表明此类肿瘤的生物学行为仍为良性

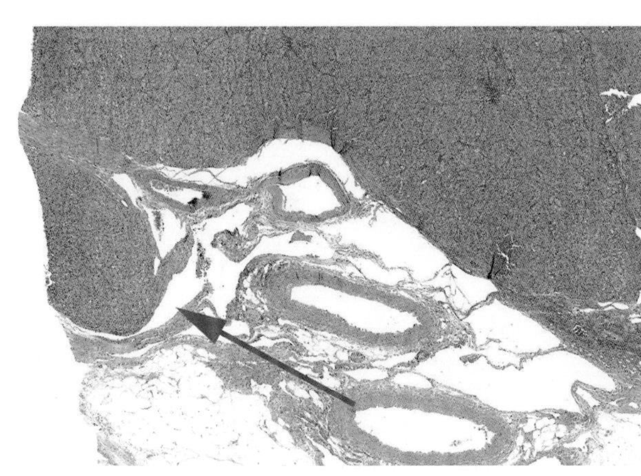

▲ 图 3-187　本例嗜酸细胞腺瘤呈小息肉样突向肾窦静脉（箭）

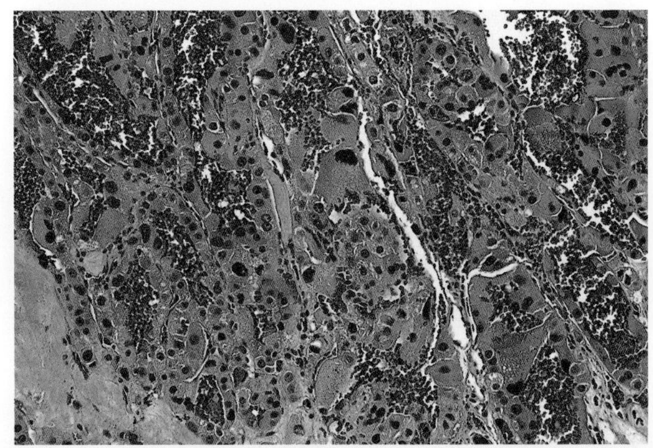

▲ 图 3-188　在嗜酸细胞腺瘤中偶尔可见斑片状不典型细胞核，这可能是退行性表现，不影响嗜酸细胞腺瘤的良性行为

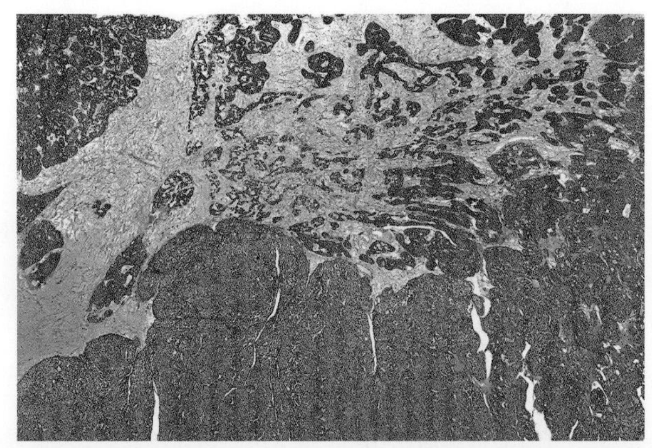

▲ 图 3-189　组织学上，嗜酸细胞腺瘤的中央瘢痕为纤维组织，其内肿瘤细胞巢团的形态有时略有不同

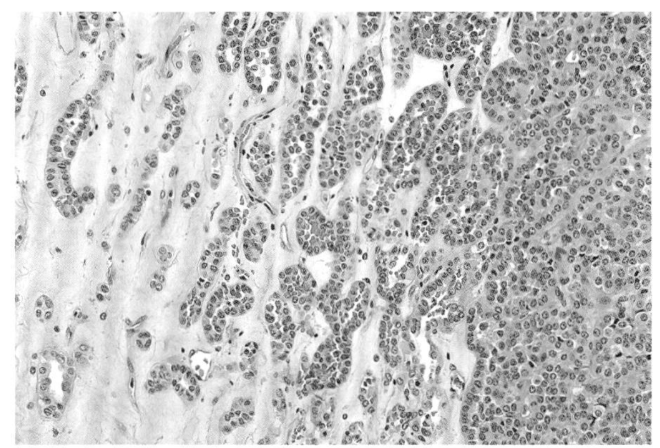

▲ 图 3-190　高倍镜下，嗜酸细胞腺瘤中央瘢痕内的肿瘤细胞排列成小管结构，与其他区域的形态大致相似

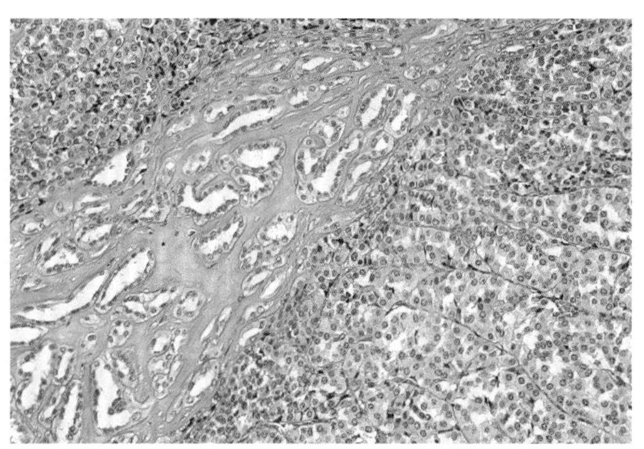

▲ 图 3-191　嗜酸细胞腺瘤在中央瘢痕区内陷的小管结构嗜碱性更强，或者具有淡染 / 透亮的胞质。这些区域的免疫组化表型与周边组织不同（图 **3-192** 和图 **3-193**），但符合嗜酸细胞腺瘤

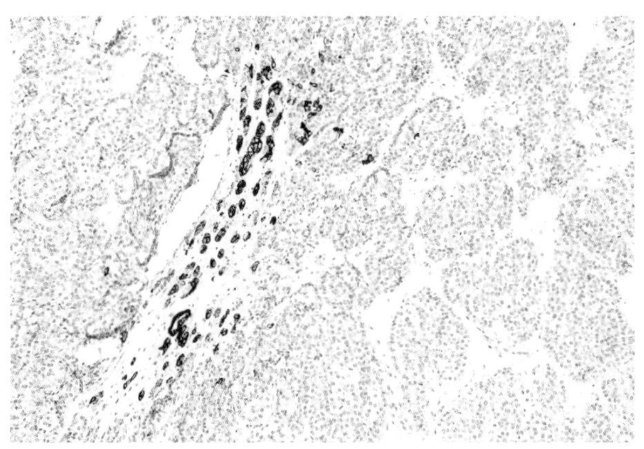

▲ 图 3-192　嗜酸细胞腺瘤的中央瘢痕区 **CK7** 表达增多，正常情况下其他区域仅散在阳性，此情况在嗜酸细胞腺瘤中常见

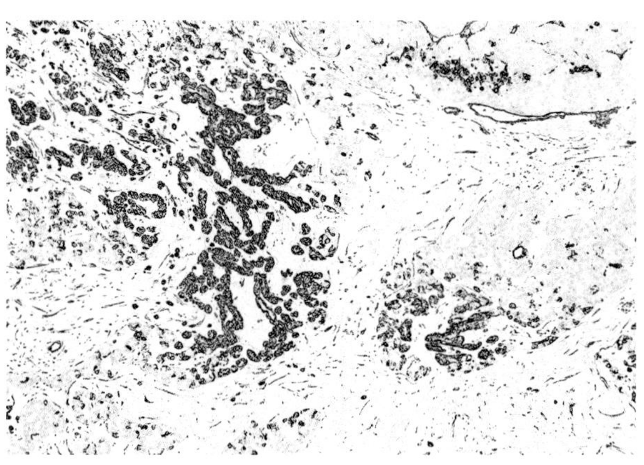

▲ 图 3-193　**Vimentin** 与 **CK7** 一样，在嗜酸细胞腺瘤中央瘢痕区域表达增多

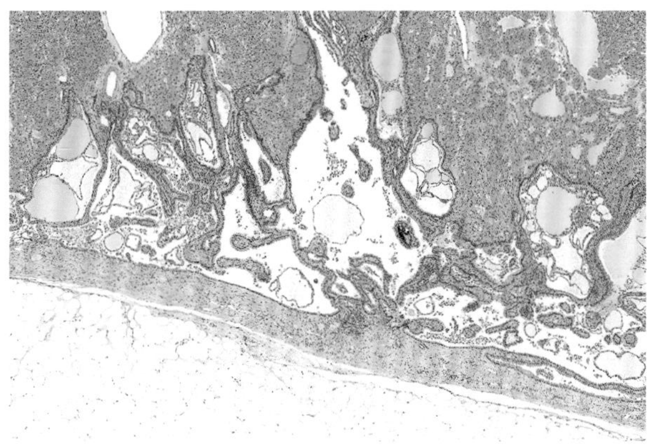

▲ 图 3-194　嗜酸细胞腺瘤可偶见内陷的乳头状病变。这可能说明嗜酸细胞腺瘤通常无包膜，有时可有正常肾小管陷入。如果免疫组化存在两种不同的表达方式，则提示为嗜酸细胞腺瘤合并乳头状腺瘤或乳头状肾细胞癌

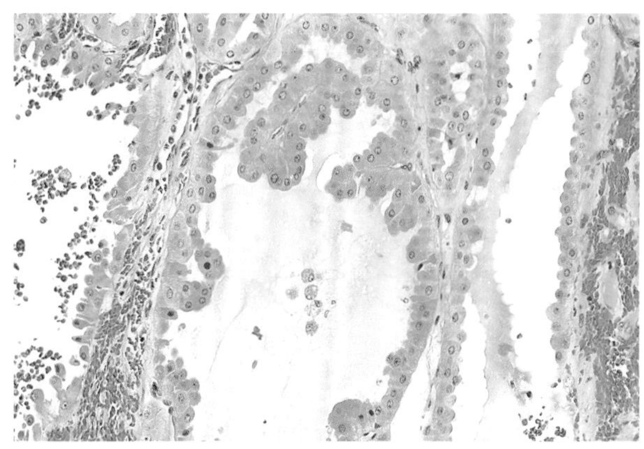

▲ 图 3-195　嗜酸细胞腺瘤偶尔可见局灶囊内小乳头状细胞簇。一般无弥漫的乳头形成，如果组织学特征不典型，可能需要免疫组化辅助诊断

常见问题：嗜酸细胞腺瘤可以在活检标本中诊断吗

在活检报告中直接诊断嗜酸细胞腺瘤，还是诊断"嗜酸细胞性肿瘤"并加以注释，尚有争议。一些学者认为，由于嗜酸细胞型肾嫌色细胞癌、嗜酸细胞腺瘤以及所谓的"杂交瘤"在形态上存在重叠，不可能在活检标本中确诊[162]。另一些学者则认为，如果组织学特征完全符合嗜酸细胞腺瘤，可直接做出诊断。同理，假设因为担心活检的局限性可能会漏诊腺癌，所以对所有结肠息肉的诊断都含糊其词，那也是不合常理的。所以，只要能把病理改变准确反映给临床医生，并对活检结果对应的临床处理进行恰当的沟通，则上述两种做法都是合理的。一些数据确实表明，对嗜酸细胞腺瘤和嗜酸细胞型肾嫌色细胞癌均可选择随访[177]

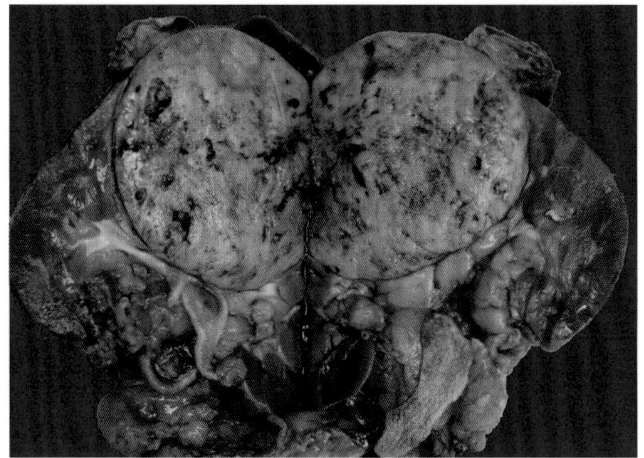

▲ 图 3-196　大体上嗜酸细胞型肾嫌色细胞癌为浅褐色肿物，颜色和典型肾嫌色细胞癌相似，比典型的嗜酸细胞腺瘤浅

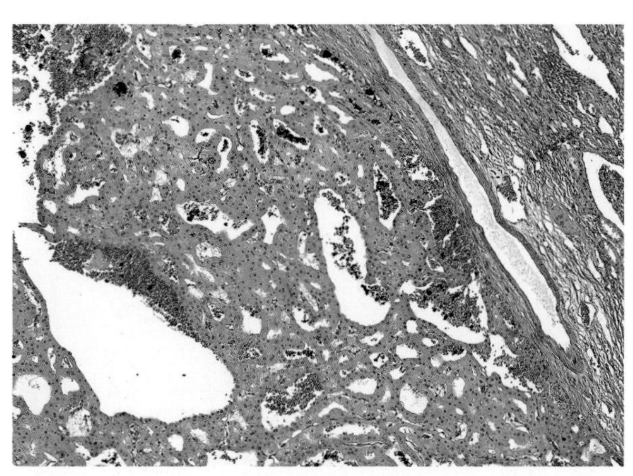

▲ 图 3-197　镜下很难鉴别肾嫌色细胞癌和嗜酸细胞腺瘤。这个病例可见多个融合的管状结构，这在嗜酸细胞腺瘤中少见

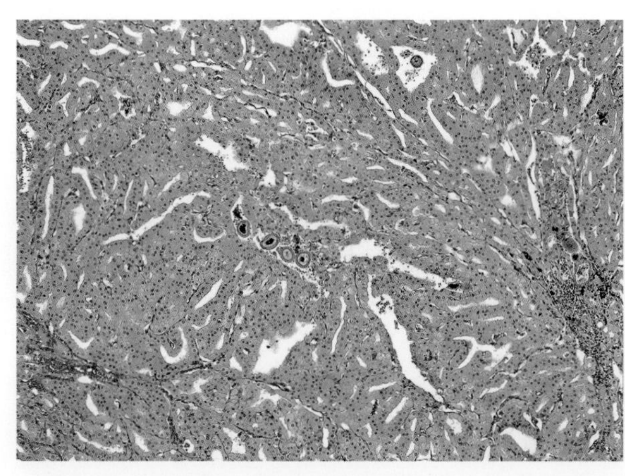

▲ 图 3-198　这种小管融合性生长不常见于嗜酸细胞腺瘤，倾向于嗜酸细胞型肾嫌色细胞癌

2. 肾嫌色细胞癌，嗜酸细胞亚型

典型肾嫌色细胞癌的生长方式在透明 / 淡染细胞模式中已讨论；其嗜酸细胞亚型被认为是诊断的难点。这类肿瘤本质上与嗜酸细胞腺瘤非常相似，且嗜酸细胞腺瘤和嗜酸细胞亚型肾嫌色细胞癌的确切诊断分界存在主观性[162]。嗜酸细胞腺瘤和肾嫌色细胞癌是属于同一谱系的相关肿瘤，还是形态相似的独立类型，目前仍存有争议。典型的肾嫌色细胞癌和嗜酸细胞腺瘤之间并无相似之处；但是肾嫌色细胞癌的嗜酸细胞亚型却非常接近嗜酸细胞腺瘤（图 3-196 至图 3-204）。

我们认为，若肿瘤组织中存在相连成片的 CK7 阳性区域，则不符合嗜酸细胞腺瘤（图 3-205 至图 3-207），而是提示为嗜酸细胞亚型的肾嫌色细胞癌。若组织学上发现核周空晕、核大小不等和其他典型肾嫌色细胞癌的相关形态，则更倾向诊断肾嫌色细胞癌。一般来说，肾嫌色细胞癌预后良好，尤其是嗜酸细胞亚型。

3. 杂交瘤

在文献中，杂交瘤或杂交性嗜酸 – 嫌色性肿瘤这种术语使用相对广泛。然而，这个命名缺乏严格的定义。在一项对泌尿病理医生的调查中，发现部分专科医生将其应用于一些嵌合性肿瘤的

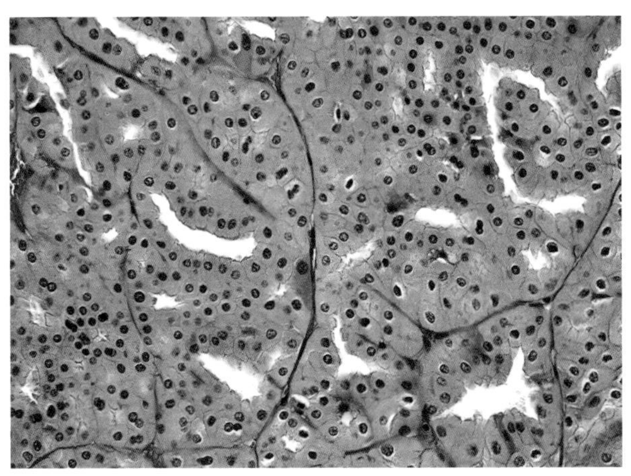

▲ 图 3-199 高倍镜下，嗜酸细胞型肾嫌色细胞癌由大量管状结构组成。可见片状核周空晕或“透亮”区，细胞核更卵圆，可见核沟，不同于嗜酸细胞腺瘤，后者细胞核圆形且大小一致

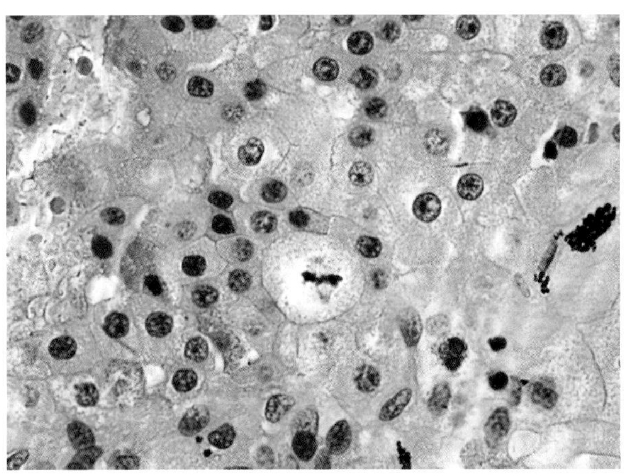

▲ 图 3-200 嗜酸细胞型肾嫌色细胞癌可见核分裂象。泌尿专科病理医生普遍认为，全面观察嗜酸细胞腺瘤，单个核分裂象是可以接受的，但多个核分裂象不应出现于嗜酸细胞腺瘤，需引起警惕

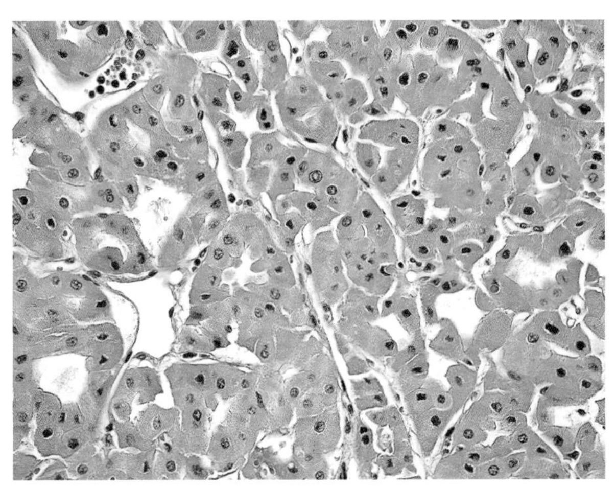

▲ 图 3-201 高倍镜下，嗜酸细胞型肾嫌色细胞癌主要表现为核皱褶，伴部分胞质内陷

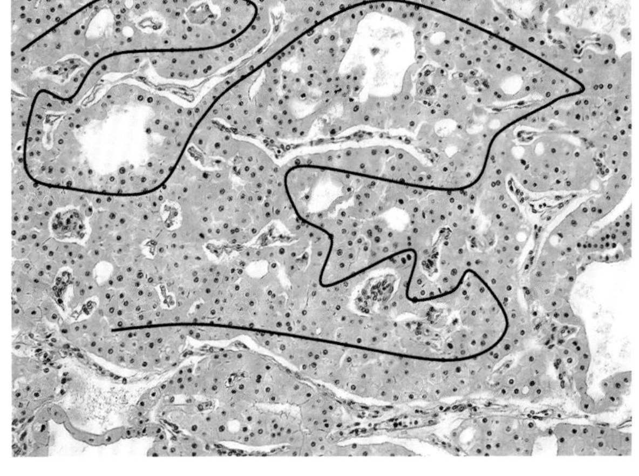

▲ 图 3-202 小梁状生长方式支持肾嫌色细胞癌的诊断。本例肿瘤中，可以通过画线将肿瘤细胞串联起来（如同纸上解迷宫游戏），而不跨过间质细胞或血管。这种生长方式不常见于嗜酸细胞腺瘤或其他类型的肾细胞癌（如透明细胞肾细胞癌），这两类肿瘤的每一灶细胞巢都被毛细血管包绕，因此画线时必将跨过间质及血管成分

诊断中，这些肿瘤同时具有典型的嗜酸细胞腺瘤和肾嫌色细胞癌的区域；一些医生则仅在发现患者存在明显的综合征时使用，如 Birt-Hogg-Dubé 综合征或肾嗜酸细胞腺瘤病。还有一些人会将其用于任何交界性或非交界性肿瘤，认为此类病变缺乏明确的定义。因其定义不明，2016 年 WHO 分类将此病变归入肾嫌色细胞癌中讨论[56]。我们的做法是仅将这一命名使用在嗜酸细胞腺瘤样成分和肾嫌色细胞癌样成分存在明显过渡的情况中（图 3-208 至图 3-211）。一些综合征（Birt-Hogg-Dubé 综合征或肾嗜酸细胞腺瘤病）中可观察到这种生长方式，因此在报告述评中应提示相关综合征的可能，在多发性肿瘤以及外观正常的肾实质发现大量微小嗜酸细胞腺瘤时尤应注意[180-182]。

4. 透明细胞肾细胞癌伴嗜酸细胞成分

透明细胞肾细胞癌可能伴有嗜酸细胞成分（图 3-212 至图 3-215），一般仅局灶存在，不足

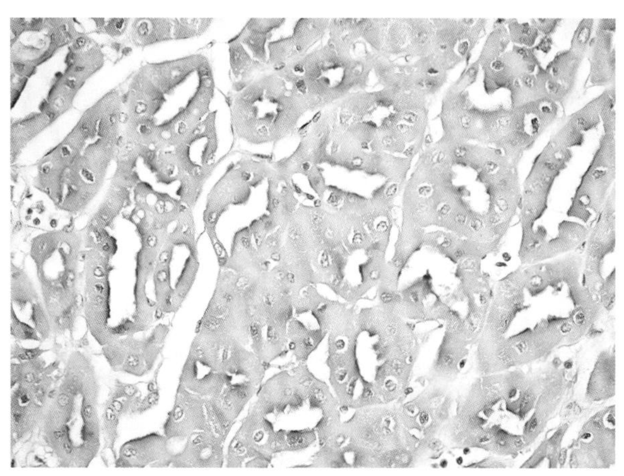

▲ 图 3-203　典型的肾嫌色细胞癌中，胶体铁染色为弥漫性胞质阳性。本例还可见腔缘着色加深

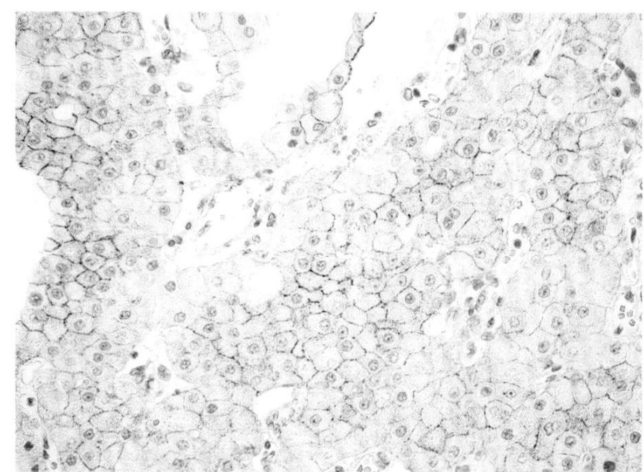

▲ 图 3-204　与嗜酸细胞腺瘤一样，肾嫌色细胞癌中 CD117 通常阳性。有时两种肿瘤的 CD117 表达强度都很弱，需要在高倍镜下观察

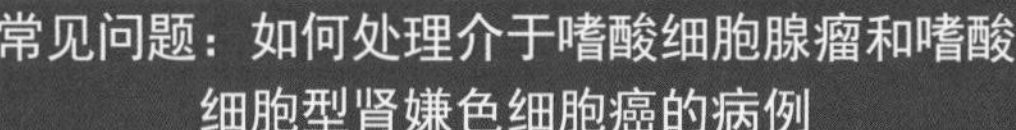

常见问题：如何处理介于嗜酸细胞腺瘤和嗜酸细胞型肾嫌色细胞癌的病例

总的来说，对形态学介于嗜酸细胞腺瘤和肾嫌色细胞癌之间的肿瘤，要么报告为肾嫌色细胞癌（如存在不符合嗜酸细胞腺瘤的非典型特征），但可能存在误诊风险，要么做出交界病变的诊断，并在报告中指出，如按照嗜酸细胞型的嫌色细胞癌对患者进行临床处理也是合理的。该术语囊括了嗜酸细胞性肾脏肿瘤，对该病变提出了多种改良修饰，如“低级别”“交界性”“未定类”“低度恶性潜能”“恶性潜能未定”或“杂交瘤”[162]。我们建议避免使用“未定类”，有时临床会认为未定类的肾细胞癌具有高度侵袭性[178, 179]。对介于良性肿瘤和非侵袭性的癌之间的肿瘤而言，这是一种错误的表述。这种诊断提示，尽管病变不完全符合嗜酸细胞腺瘤的诊断标准，但是患者可以按照非侵袭性肾细胞癌（嗜酸细胞型肾嫌色细胞癌）进行随访

述评示例：伴有交界性特征的肾脏嗜酸细胞性肿瘤

左肾，部分肾切除

- 交界性嗜酸细胞性肾肿瘤：见述评
- 最大直径 3.5 cm，局限于肾脏（pT_{1a} 期）
- 切缘阴性

述评：肿瘤形态介于嗜酸细胞腺瘤和嗜酸细胞型肾嫌色细胞癌之间，可按照后者处理原则进行诊治

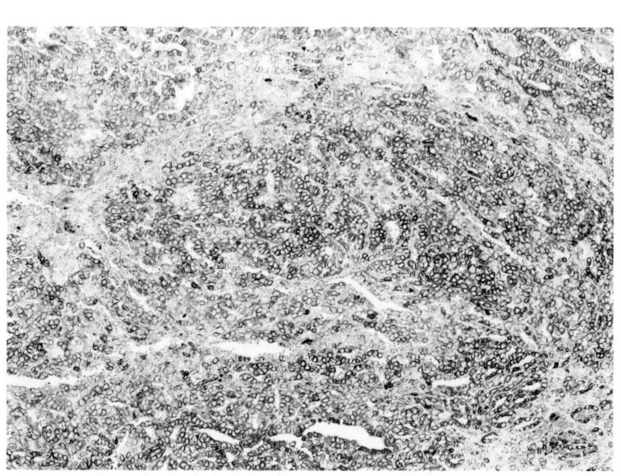

▲ 图 3-205　肾嫌色细胞癌 CK7 阳性表达不一，弥漫强阳性不支持嗜酸细胞腺瘤

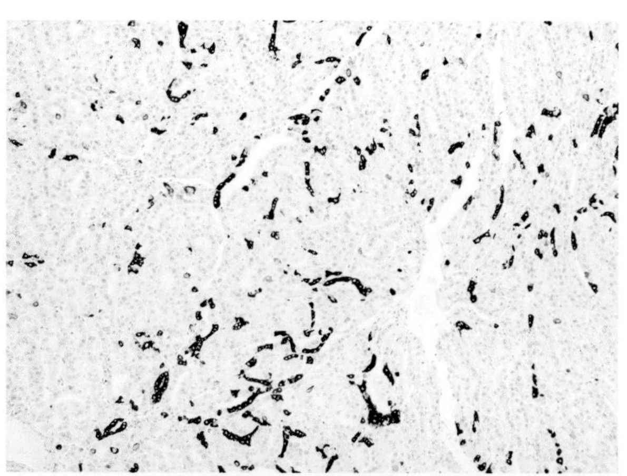

▲ 图 3-206　本例肾嫌色细胞癌可见少量细胞 CK7 阳性，数个细胞融合性表达 CK7，并非典型嗜酸细胞腺瘤的表达方式

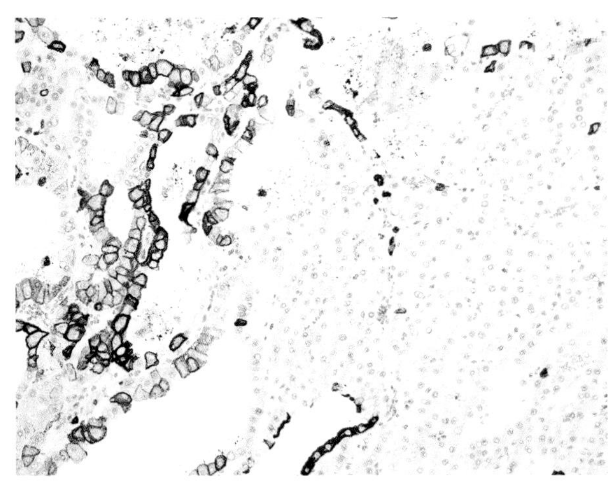

▲ 图 3-207　肾嫌色细胞癌大部分区域 **CK7** 阴性，呈嗜酸细胞腺瘤样表型（右侧）。然而，融合的斑片状 **CK7** 阳性细胞（左侧）不支持嗜酸细胞腺瘤

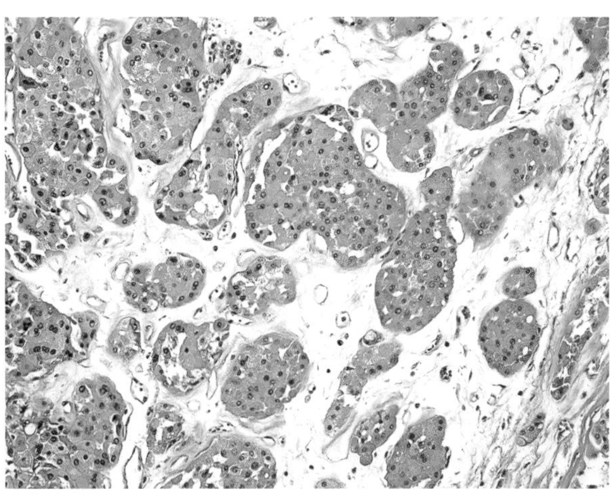

▲ 图 3-208　“杂交瘤”的定义不明。本例肿瘤形态兼有嗜酸细胞腺瘤，呈巢状的嗜酸性细胞，以及在图 **3-209** 中展示的更类似肾嫌色细胞癌的特征

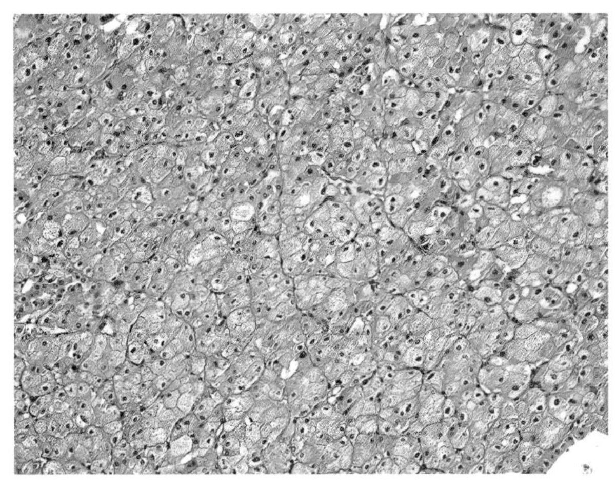

▲ 图 3-209　为图 **3-208** 中的同一肿瘤，其他区域更像嫌色细胞癌，细胞核呈卵圆形或核膜皱缩，胞质多少不等，提示“杂交瘤”

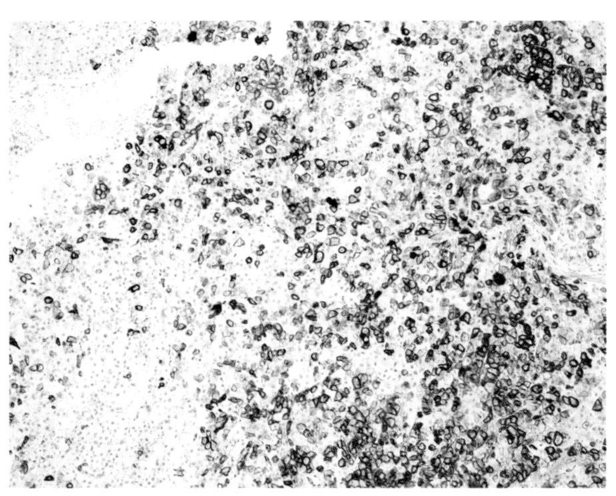

▲ 图 3-210　为图 **3-208** 和图 **3-209** 中的杂交性嗜酸 / 嫌色细胞肿瘤，肾嫌色细胞癌区域 **CK7** 显著阳性，而类似嗜酸细胞腺瘤的区域 **CK7** 仅散在阳性（未提供图片）

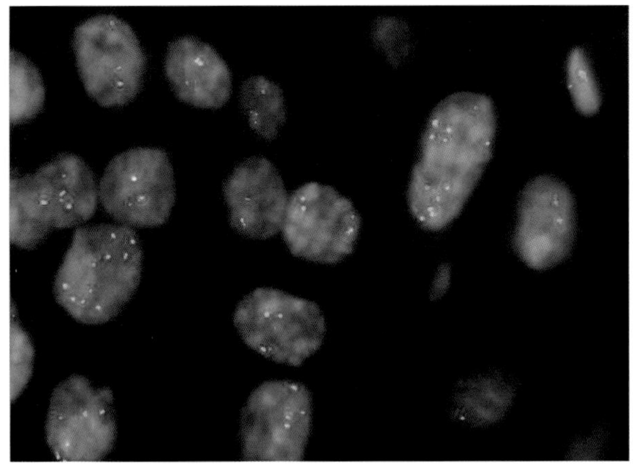

◀ 图 3-211　为图 **3-208** 至图 **3-210** 中的同一肿瘤，荧光原位杂交（**FISH**）可用于评估嗜酸细胞腺瘤和嫌色细胞癌常见的拷贝数异常。在这张带有 **1p**（橙色）和 **1q**（绿色）探针的 **FISH** 玻片中，两种探针都有多个拷贝，表明染色体扩增，这在“杂交瘤”中已有报道

以与嗜酸细胞腺瘤混淆。在透明细胞肾细胞癌的切除标本中，多张切片出现广泛的嗜酸细胞成分导致诊断困难的情况非常罕见。活检标本因观察局限，诊断更为困难。对这些病例进行免疫组化能协助诊断，碳酸酐酶Ⅸ的表达仍与典型的透明细胞肾细胞癌一样呈弥漫性胞膜阳性，Vimentin通常阳性，尤其是在核级为3级或更高级别的肿瘤（此时肿瘤几乎全部由嗜酸细胞构成）[183]，与嗜酸细胞腺瘤和肾嫌色细胞癌表型迥异。CD117在透明细胞肾细胞癌中始终阴性[30]，而嗜酸细胞腺瘤和肾嫌色细胞癌则为阳性。AMACR在高级别透明细胞肾细胞癌中的表达不一，因此仅凭中等强度或强阳性AMACR不能确定乳头状肾细胞癌的诊断。与之相反，透明细胞肾细胞癌中CK7通常阴性或弱阳性，由于肾脏嗜酸性肿瘤中无论何种组织学类型CK7均微弱阳性，因此单独这一项免疫组化也不足以辅助诊断。

5. 乳头状肾细胞癌伴嗜酸细胞成分

乳头状肾细胞癌的一个亚型，由胞质丰富的嗜酸细胞组成。如前所述，具有极向反转的乳头状肾细胞肿瘤/嗜酸细胞性乳头状肾细胞癌似乎是一种新的肿瘤类型，具有相似的组织学、免疫组化和遗传学特征；然而，这只能解释一部分含有嗜酸细胞成分的乳头状肾细胞癌。其他乳头状肾细胞癌，尤其是核级为3级的乳头状肾细胞癌，可具有丰富的嗜酸性胞质（图3–216和图3–217）。一般来说，这些肿瘤的免疫组化特征与其他乳头状肾细胞癌相似（AMACR强阳性，Vimentin阳性，CD117阴性，图3–218至图3–220）；CK7例外，随着嗜酸细胞数量的增加，CK7阳性细胞的数量通常会减少。如果肿瘤未见2型乳头状肾细胞癌中呈假复层排列的细胞，我们通常将其诊断为伴有嗜酸细胞成分的乳头状肾细胞癌。如前所述，2型乳头状肿瘤为一组异质性肿瘤，其临床及分子改变各异。如果肿瘤表现出异常明显的核仁或混合性形态，则应考虑FH缺陷型肾细胞癌/HLRCC，在乳头状肿瘤中已作讨论。

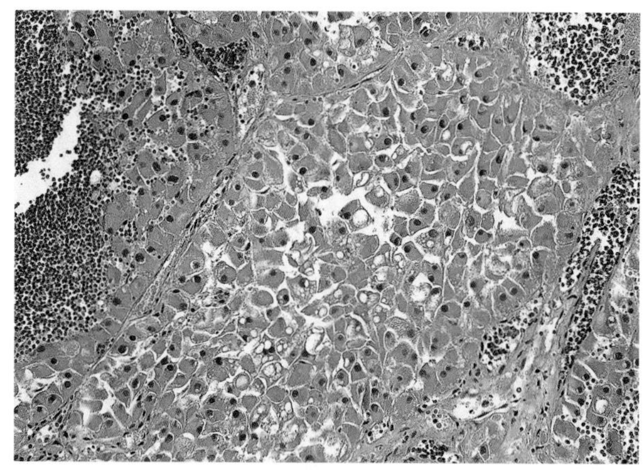

▲ **图3–212** 本例透明细胞肾细胞癌可见嗜酸细胞区域，可形似于嗜酸细胞性肿瘤。然而，这种改变通常是局灶而非弥漫性。同一肿瘤可见典型的透明细胞区域，如图**3–213**所示

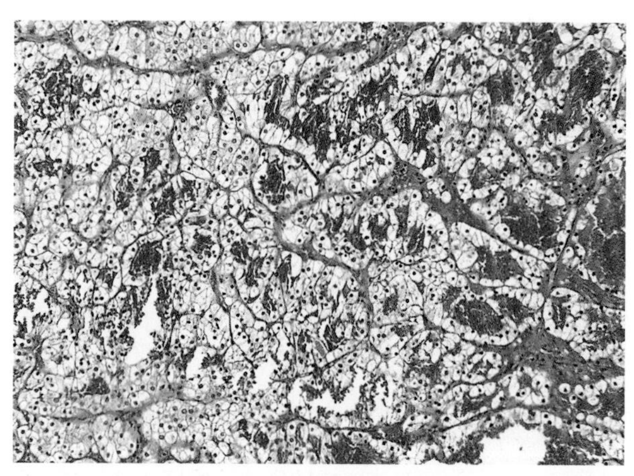

▲ **图3–213** 为图**3–212**中的同一肿瘤，可见典型的透明细胞区域，透明细胞肾细胞癌的诊断明确

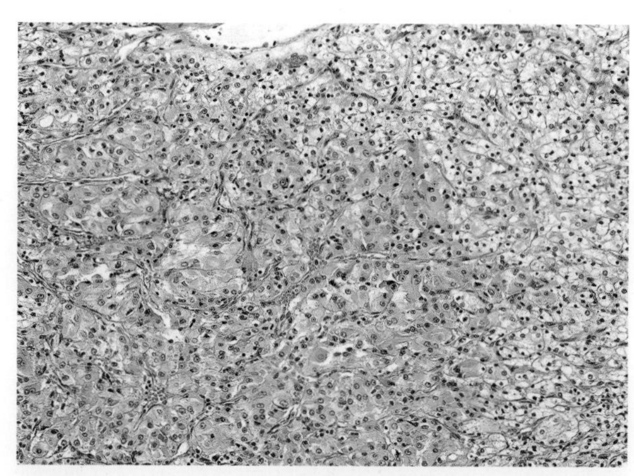

▲ **图3–214** 在本例透明细胞肾细胞癌中，可见嗜酸性细胞（通常级别较高）区域与透明细胞区域的过渡

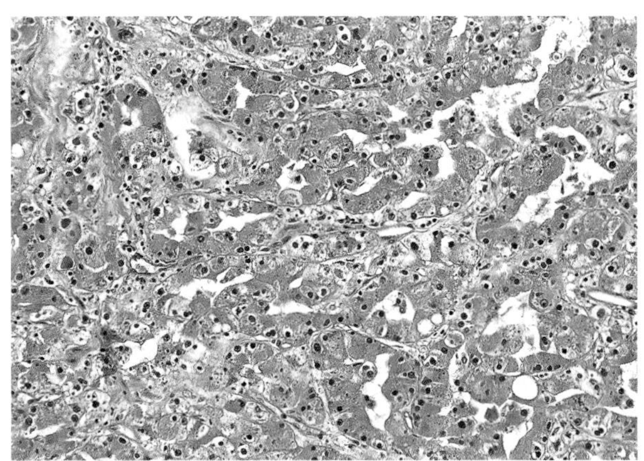

▲ 图 3-215 本例透明细胞肾细胞癌可见嗜酸细胞成分，细胞质中有含有玻璃样变的小球。本例肿瘤还有多种结构，包括典型的透明细胞肾细胞癌、肉瘤样和高级别成分（未提供图片）

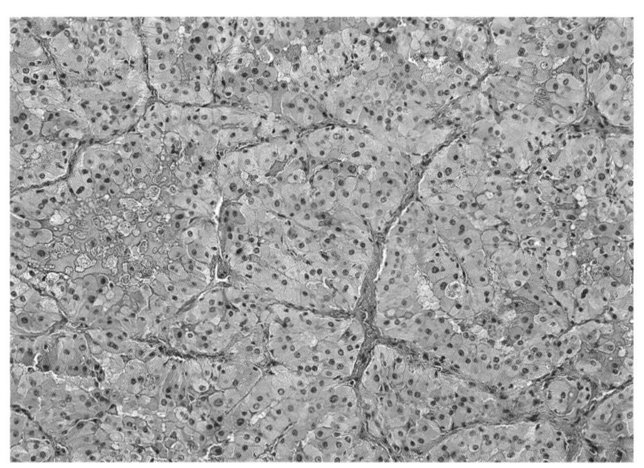

▲ 图 3-216 本例伴有嗜酸细胞成分的乳头状肾细胞癌含有形似嗜酸细胞腺瘤或肾嫌色细胞癌的区域

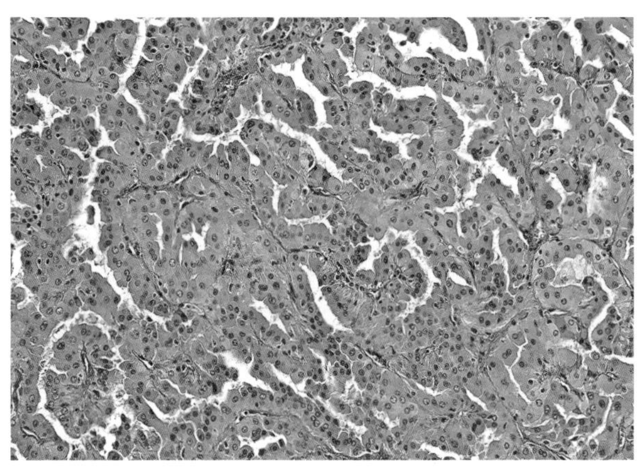

▲ 图 3-217 为图 **3-216** 中的乳头状肾细胞癌。局部可见乳头状结构融合生长

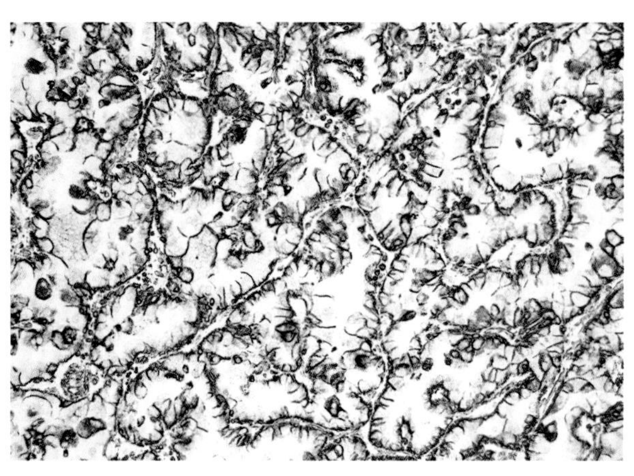

▲ 图 3-218 为图 **3-216** 和图 **3-217** 中的同一肿瘤，免疫组化 **Vimentin** 阳性，不支持嗜酸细胞腺瘤或肾嫌色细胞癌

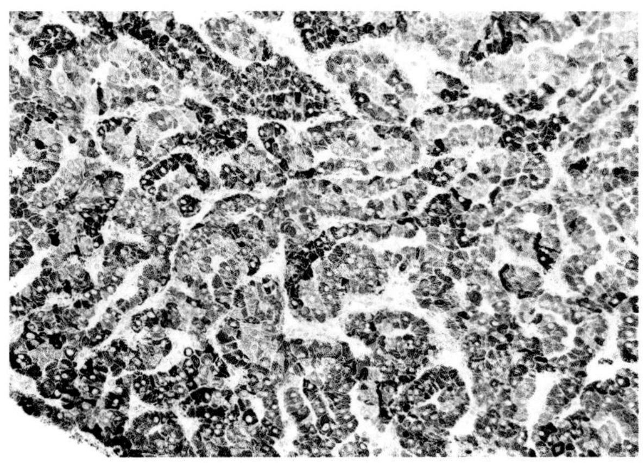

▲ 图 3-219 为图 **3-216** 至图 **3-218** 中的同一肿瘤，免疫组化 **AMACR** 强阳性，虽然特异性不高，但提示乳头状肾细胞癌

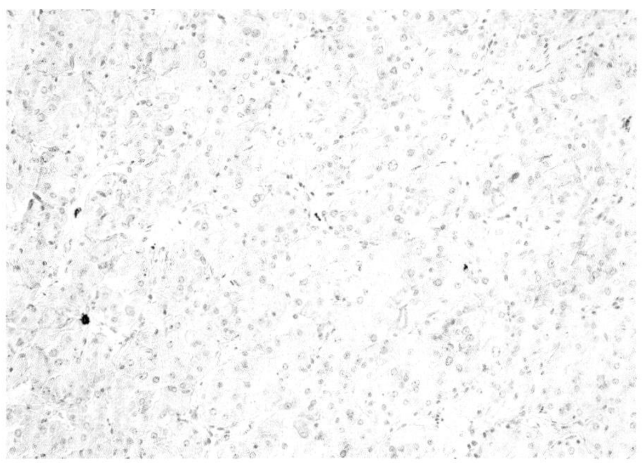

▲ 图 3-220 为图 **3-216** 至图 **3-219** 中的同一肿瘤，伴有嗜酸细胞的乳头状肾细胞癌免疫组化 **CD117** 阴性，不支持嗜酸细胞腺瘤或肾嫌色细胞癌。肿瘤内可见散在肥大细胞阳性

6. 琥珀酸脱氢酶缺陷型肾细胞癌

多项大型研究显示琥珀酸脱氢酶缺陷型肾细胞癌（SDH-deficient RCC）具有特征性的病理形态，因此 WHO 分类已将其列为一种单独的类型 [184]。琥珀酸脱氢酶缺陷型肾细胞癌类似于常见的嗜酸细胞性肿瘤，大体上为红棕色或棕褐色肿物。镜下，该肿瘤典型且最常见的改变为具有嗜酸性胞质的肿瘤细胞呈实性生长（图 3-221 至图 3-224），细胞质内可见特征性空泡或小球 [185, 186]，可能是巨大的异常线粒体 [187]。嗜酸细胞腺瘤可见实性肿瘤巢团分布在疏松水肿的纤维间质中，而琥珀酸脱氢酶缺陷型肾细胞癌通常缺乏上述表现，肿瘤细胞常呈实性或片状生长，管状或腺样结构少见。

关键特征：识别琥珀酸脱氢酶缺陷型肾细胞癌

- 细胞嗜酸性，通常弥漫分布。
- 细胞质可见空泡或小球，可能是巨大线粒体。
- 免疫组化。
  - CK7：所有肿瘤细胞均阴性，嗜酸细胞腺

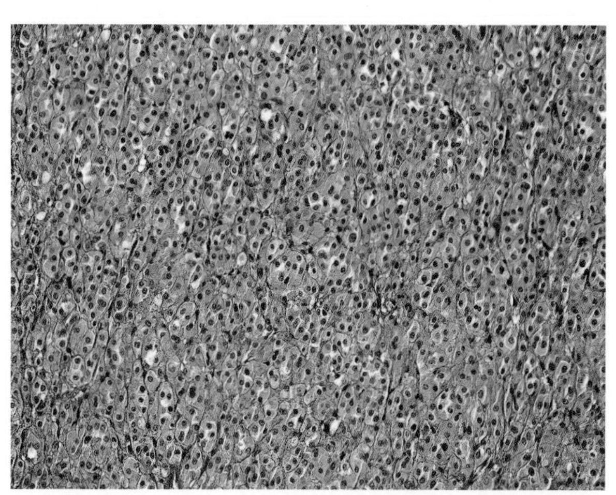

▲ 图 3-221 琥珀酸脱氢酶缺陷型肾细胞癌通常由实性生长的嗜酸细胞构成，很少看到嗜酸细胞腺瘤中的巢团状排列

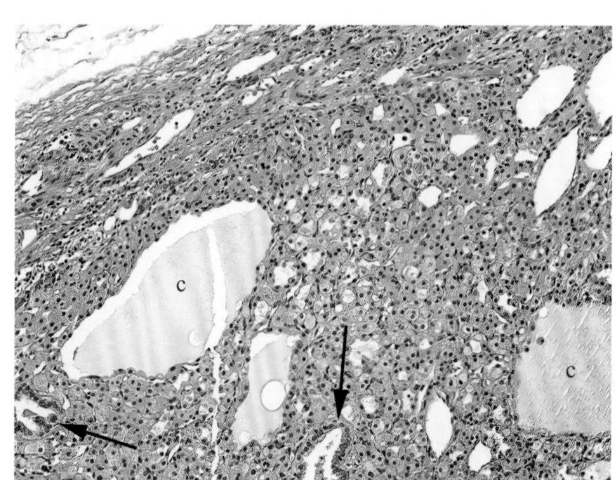

▲ 图 3-222 琥珀酸脱氢酶缺陷型肾细胞癌有时可呈囊性（c）或管状生长，可见内陷的正常小管（箭）

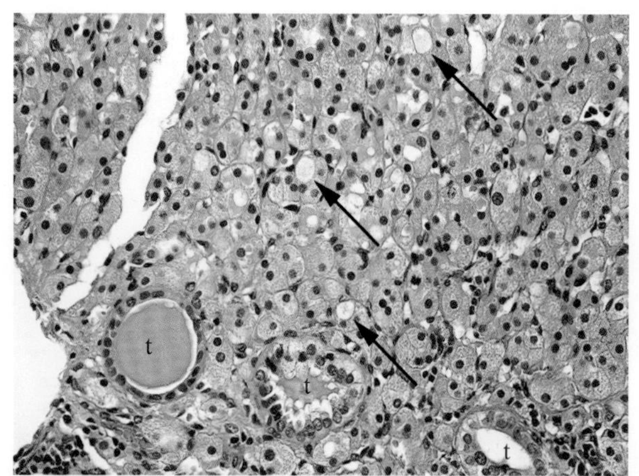

▲ 图 3-223 琥珀酸脱氢酶缺陷型肾细胞癌的特征性改变包括胞质内空泡（箭），可能是增大的异常线粒体，常见内陷肾小管（t）

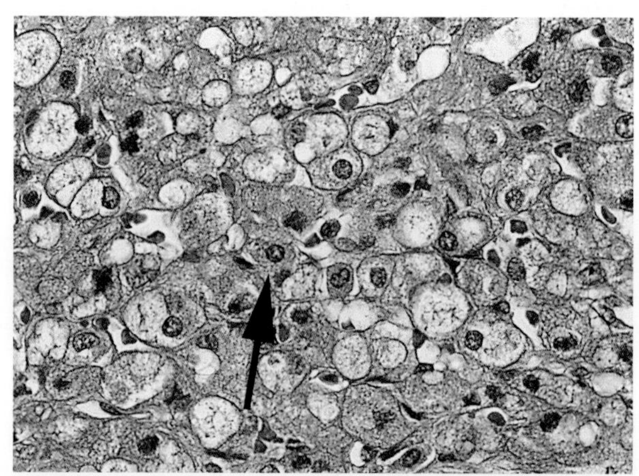

▲ 图 3-224 高度恶性的琥珀酸脱氢酶缺陷型肾细胞癌，此处可见大量胞质空泡，以及明显的肥大细胞（箭）

瘤有时可见阳性细胞（可能为内陷的正常肾小管）。

– CD117：通常呈阴性（间质中的肥大细胞阳性），嗜酸细胞腺瘤和肾嫌色细胞癌阳性。

– Vimentin：通常阴性（可标记肥大细胞）（此为原文释义，但译者认为 Vimentin 在本型常为阳性）。

– PAX8：阳性，提示肾小管起源。

– CK 或 EMA：表达不一，可能为弱阳性。

– SDHB：缺失（需要确认阳性内对照，如瘤旁组织或肿瘤的内皮细胞、血管壁，图 3–225）。

SDHB 蛋白的免疫组化对于诊断这类肿瘤很有帮助[188–192]。虽然少数情况下，SDH 缺陷型肾细胞癌可能是 SDH 复合体其他亚单位，如 *SDHA* 的突变所致，但由于复合体中的任一亚基突变都会导致酶复合体不稳定，因此均可出现免疫组化 SDHB 表达缺失。反之，SDHA 免疫组化仅在 *SDHA* 突变的肿瘤中表达缺失。因此，SDHB 是一种有用的筛查标记，不受突变亚基种类的影响。这类肿瘤的生物学行为难以预测。虽然组织学形态温和，但仍可见远处转移和死亡的病例报道[186]。尽管典型的琥珀酸脱氢酶缺陷型肾细胞癌容易识别，但文献报道了一些少见的不易辨别的肿瘤形态[185]。SDH 基因胚系突变的患者通常也患有嗜铬细胞瘤和副神经节瘤综合征，包括嗜铬细胞瘤、副神经节瘤和胃肠道间质瘤。发现有上述肿瘤同时存在，有助于辨别存在 SDH 亚基胚系突变的患者。

7. 新近命名的嗜酸细胞模式的肿瘤

最近，多项研究都描述了数种具有嗜酸细胞形态的新的肾脏肿瘤亚型，这些肿瘤未能归入已知的肿瘤分类中，也尚未正式纳入目前的分类。暂命名为嗜酸性囊实性肾细胞癌（eosinophilic solid and cystic renal cell carcinoma）（图 3–226 和图 3–227），在结节性硬化症的患者中首次发现这一类型[193]，随后的研究也发现散发性病例，且好发于女性[169]。本型的形态学特征为兼有囊性

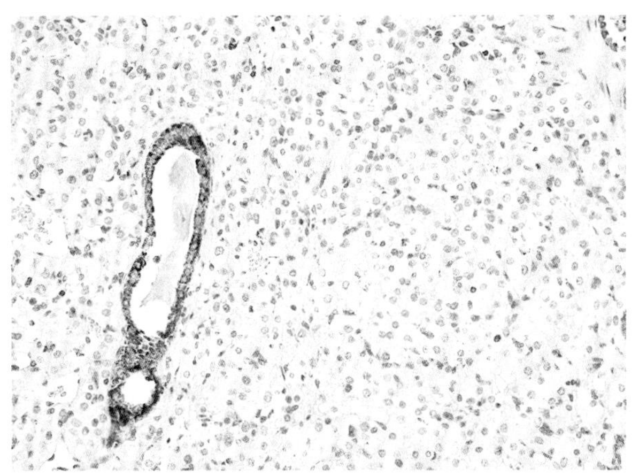

▲ **图 3–225** 免疫组化显示琥珀酸脱氢酶缺陷型肾细胞癌中 **SDHB** 缺失，需要确认内对照为阳性，如图中内陷的正常小管阳性

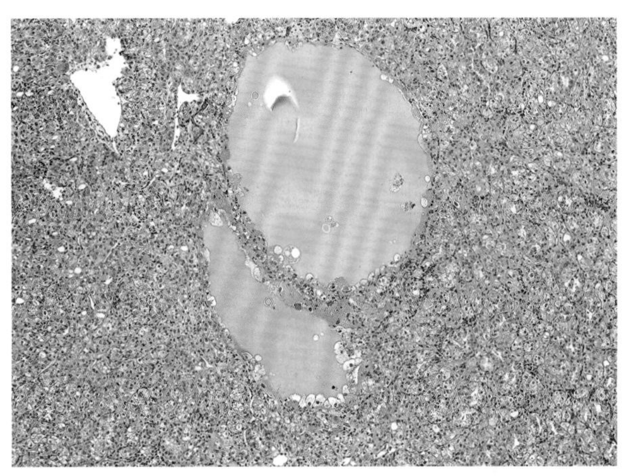

▲ **图 3–226** 嗜酸性囊实性肾细胞癌是一种新发现的肾细胞癌类型，通常由实性生长的嗜酸细胞组成，可见散在囊性变

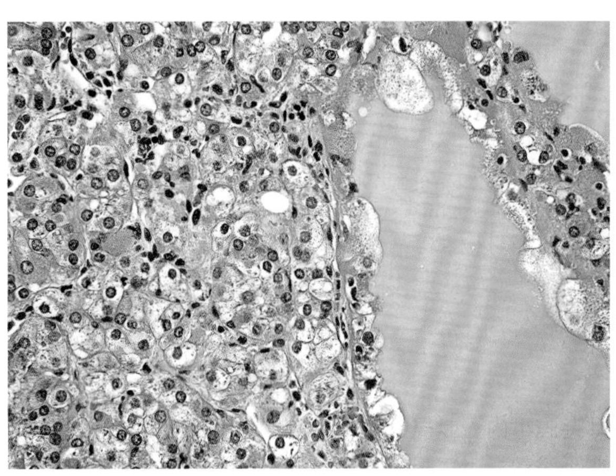

▲ **图 3–227** 高倍镜下，嗜酸性囊实性肾细胞癌的实性和囊性区域均衬覆着相似的细胞，胞质丰富，嗜酸性或淡染

和实性区域，瘤细胞胞质丰富、嗜酸性，胞质常呈点彩状（图 3–228）。有意思的是，此类肿瘤常表达 CK20（图 3–229），这一并不常见于肾脏肿瘤的标记[194]。最初认为这种肿瘤可能是非侵袭性的；然而，最近报道已有转移的病例，提示应将其视为癌[195–197]。现在已经发现，散发性的病例通常也存在结节性硬化症基因（tuberous sclerosis genes，*TSC1* 或 *TSC2*）突变[198–200]，这表明嗜酸性囊实性肾细胞癌存在遗传性和散发性两种情况（类似透明细胞肾细胞癌），两者均有 *TSC* 基因的突变。

另外两种最近发现的以嗜酸细胞成分为主的肿瘤分别是低级别嗜酸细胞性肾肿瘤（low-grade oncocytic tumor，LOT）和高级别嗜酸细胞性肾肿瘤（high-grade oncocytic tumor，HOT）。LOT 的形态学特征为均匀一致的嗜酸细胞（图 3–230 和图 3–231），CK7 弥漫阳性，CD117 阴性[201]（图 3–232）。在过去，这种肿瘤会被归为肾嫌色细胞癌，但 CD117 阴性并不常见，在大多数嗜酸性肾细胞肿瘤（包括嗜酸细胞型肾嫌色细胞癌）中，CK7 通常呈斑片状阳性。目前暂时认为它可能是一种独立的肿瘤类型，但仍需更多的数据来进一步确认。

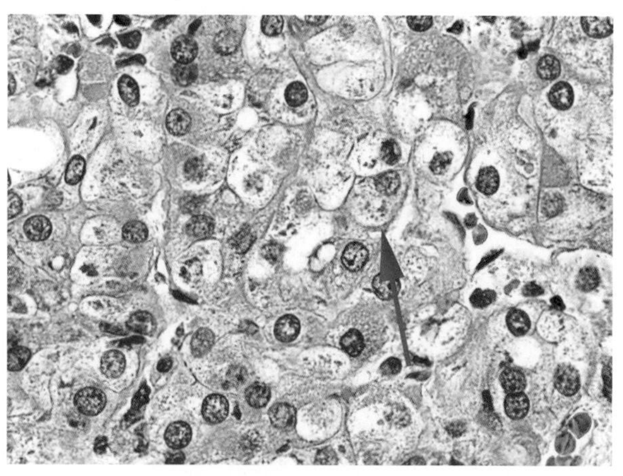

▲ 图 3–228 嗜酸性囊实性肾细胞癌一般可见点彩状胞质（箭），有助于识别这一肿瘤类型

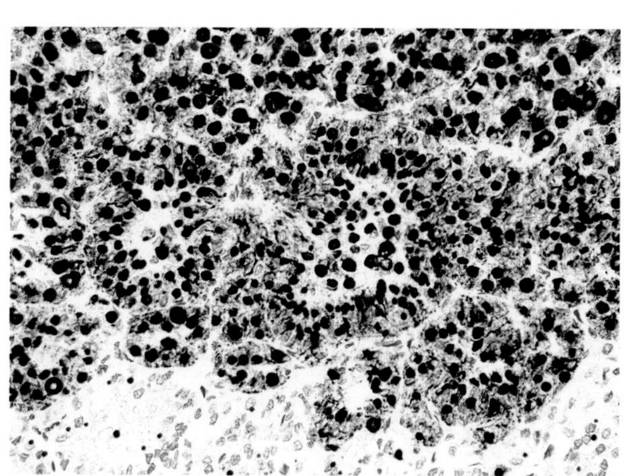

▲ 图 3–229 嗜酸性囊实性肾细胞癌常可见不同程度的 **CK20** 阳性。此为图 **3–226** 至图 **3–228** 中的同一病例，可见 **CK20** 呈胞质内球状阳性

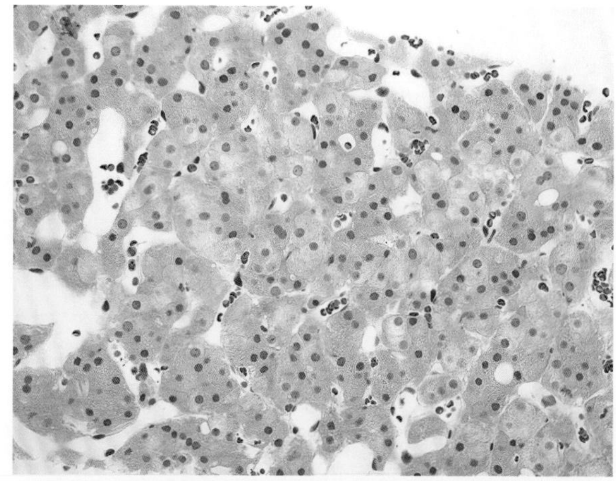

▲ 图 3–230 新近命名的“低级别嗜酸细胞性肾肿瘤”，由均匀一致、形态温和的嗜酸细胞组成

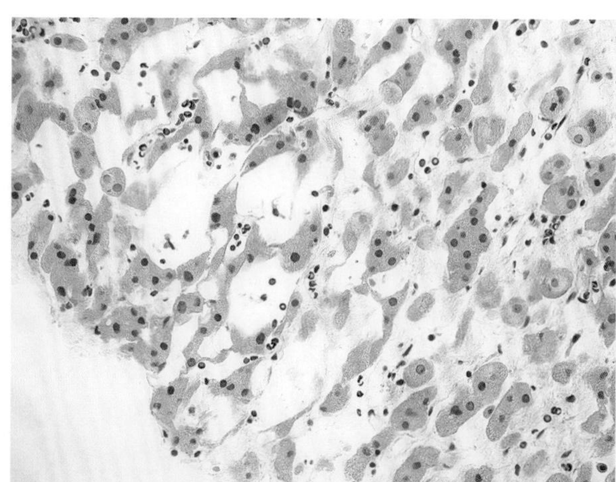

▲ 图 3–231 在低级别嗜酸细胞性肾肿瘤的一些区域，可见拉长的肿瘤细胞散在分布于水肿的间质中

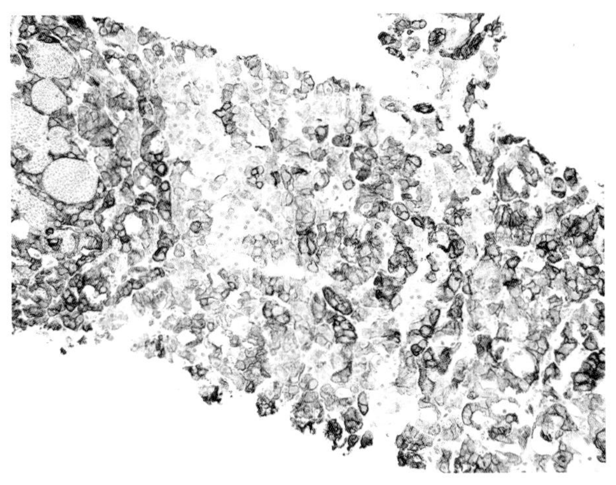

▲ 图 3-232 低级别嗜酸细胞性肾肿瘤可见 **CK7** 弥漫阳性，但 **CD117** 阴性（未提供图片）

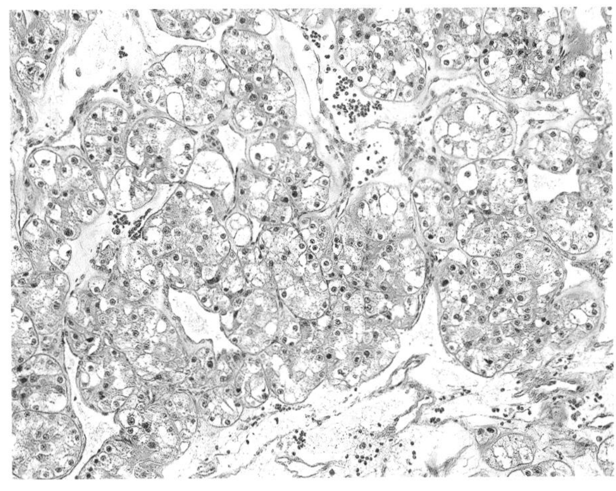

▲ 图 3-233 本例可能是一种新类型的肾肿瘤，被两组独立的研究人员分别发现。一组将之命名为“高级别嗜酸细胞性肾肿瘤”，另一组则描述其为具有“嗜酸性及空泡状胞质”的肾细胞癌。肿瘤存在 ***TSC2*** 或 ***MTOR*** 基因突变，胞质嗜酸或淡染，可见胞质内空泡和突出的核仁。但它们的免疫组化表型并不完全特异

两项研究同时描述了一种胞质嗜酸性，伴有空泡形成的肿瘤[202-204]。一项研究将其命名为高级别嗜酸细胞性肾肿瘤，而另一项研究则采用描述性字句，形容其为“具有嗜酸性及空泡状胞质”，伴有 *TSC2* 和 *MTOR* 突变；而作者认为这两者实际为同一种肿瘤（图 3-233）。因为这类肿瘤最近才被发现，它们的临床意义仍有待研究。肿瘤的主要特征如表 3-5 所示。

8. 嗜酸细胞模式的肾脏肿瘤的其他鉴别诊断

本章后续内容将更详细地讨论需要鉴别的其他表现为嗜酸细胞模式的肿瘤，包括管状囊性肾细胞癌和获得性囊性肾病相关肾细胞癌这两种肿瘤，其中前者将在“管状 / 实性生长模式”中详细介绍。

（五）管状 / 实性生长模式

1. 管状囊性肾细胞癌

管状囊性肾细胞癌是一种罕见的肾细胞

表 3-5 新近发现的具有嗜酸细胞形态的病变

	组织学	免疫组化	遗传学
嗜酸性囊实性肾细胞癌	嗜酸性细胞组成实性和囊性区域，胞质内可见空泡；胞质内可见点彩状嗜碱性颗粒	• CK20 常阳性（局灶或弥漫） • 其他的肾细胞癌标记表达不定（AMACR、CD10、Vimentin，个别细胞 CK7 阳性）	• 散发 *TSC1* 或 *TSC2* 突变 • 结节性硬化症相关
低级别嗜酸细胞性肾肿瘤	• 一致的嗜酸性细胞呈实性生长 • 在水肿区域中细胞被“拉长”并稀疏相连	• CK7 弥漫阳性 • CD117 阴性	染色体缺失（19p13.3、1p36.33 和 19q13.11）
高级别嗜酸细胞性肾肿瘤（*TSC2/MTOR* 突变）	• 嗜酸性细胞伴有实性和巢状结构 • 显著的核仁，胞质空泡样	• 无特征性表现 • PAX8 阳性 • CK7 和 CK20 散在阳性 • CD117 不定	*TSC2* 或 *MTOR* 突变

癌，肿瘤细胞排列成管状和囊性结构，胞质嗜酸性（图 3–234 和图 3–235）。内衬的细胞可见突出的、大小一致的核仁和鞋钉样改变。大体上，管状囊性肾细胞癌的经典结构类似于气泡膜，切面均质实性为主，散在分布较多囊腔[205]。管状囊性肾细胞癌有一些特征与乳头状肾细胞癌重叠[206]，包括 AMACR 强阳性[69, 207]，或者与前述的其他肿瘤形态学特征存在重叠，人们认为管状囊性肾细胞癌可能包含在上述这些肿瘤的谱系之中。出于临床需要，管状囊性肾细胞癌在当前的分类中仍作为独立的肿瘤类型[69]。大多数具有嗜酸细胞特征的肾脏肿瘤 CK7 的表达均很低，所以此类肿瘤通常也较少表达 CK7[145]。之前在乳头状生长模式的肿瘤以及延胡索酸水合酶（FH）缺陷型肾细胞癌中提及，如果肿瘤组织出现管状囊性结构突然转变为高级别浸润性癌，或者多种异质性生长模式混合存在时，需要警惕 FH 缺陷型肾细胞癌的可能[21, 208]。管状囊性肾细胞癌通常是非侵袭性的，但仍有肾外播散或转移的病例报道[69]。管状囊性肾细胞癌需要与嗜酸细胞腺瘤囊性变进行鉴别[209]。管状囊性肾细胞癌更常表达 Vimentin、CD10、AMACR 和 CK7（比嗜酸细胞腺瘤阳性细胞要多），CD117 通常为阴性[209]。

2. 获得性囊性肾病相关肾细胞癌

获得性囊性肾病相关肾细胞癌是一种独特的肾脏肿瘤，仅发生于终末期肾病伴获得性囊性肾病的患者中，一般发生于长期透析后，但透析不是必要条件（图 3–236）。这种肿瘤的特征为嗜酸性细胞呈筛状生长，伴有瘤内草酸钙结晶[69, 210]（图 3–237 至图 3–241）。与管状囊性肾细胞癌一样，获得性囊性肾病相关肾细胞癌和乳头状肾细胞癌之间也存在一些相同的特征，因此两者是否属于同一谱系仍存在争议。一些肿瘤同时具有乳头状肾细胞癌和获得性囊性肾病相关肾细胞癌两种肿瘤的特征（图 3–242）。在获得性囊性肾病中，有时囊内可见上皮细胞增生，但尚未形成肿块[69, 211]（图 3–243）。尽管对于此类病变，在肾脏主要疾病分类中尚未具有准确定义，但已有“非典型囊肿”这种命名，提示这可能是一种前驱病变，尚未达到癌的标准[212]。与管状囊性肾细胞癌相似，这些肿瘤大部分是非侵袭性的，许多病例都是在肾脏疾病患者的监测过程中偶然发现的；但也有个案报道显示肿瘤可伴有肉瘤样或横纹肌样特征，或者出现远处转移[69]。

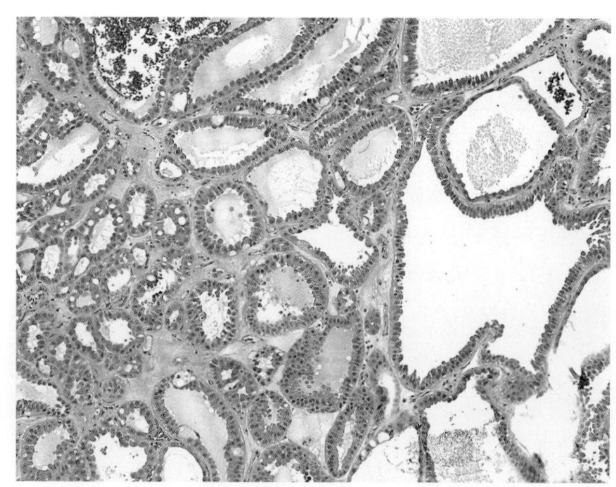

▲ 图 3–234　管状囊性肾细胞癌由衬覆嗜酸细胞的管状和囊性结构组成

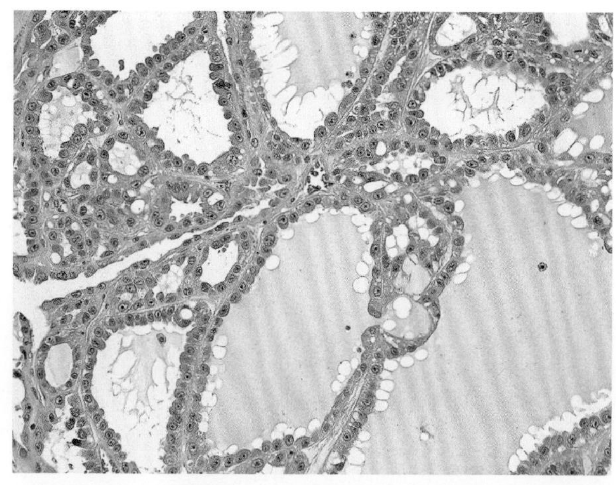

▲ 图 3–235　高倍镜下，管状囊性肾细胞癌可见鞋钉样细胞衬覆在囊性和管状结构内，核仁明显。诊断管状囊性肾细胞癌时，肿瘤只具有这种单一的组织学特征，不能出现乳头状区域或向低分化癌转化的区域，后者可能提示延胡索酸水合酶缺陷型肾细胞癌

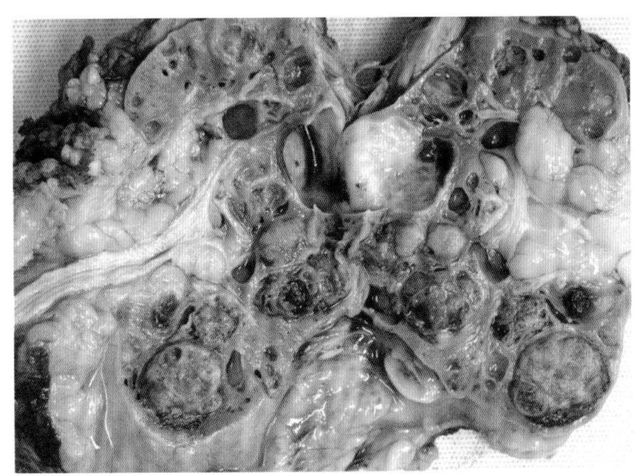

▲ 图 3-236 获得性囊性肾病相关肾细胞癌的肾脏大小相对正常，可见大量囊肿和多发的实性肿瘤

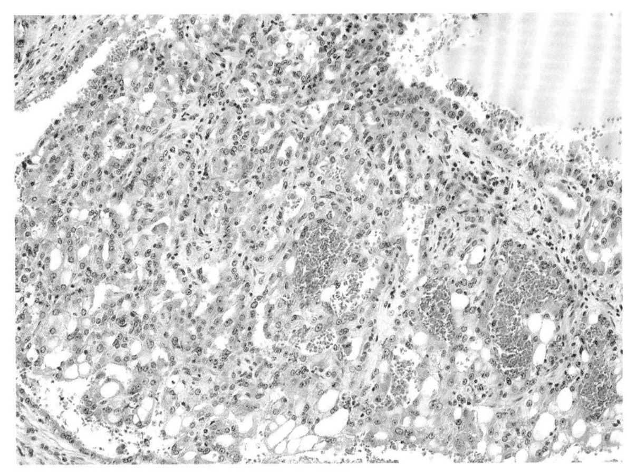

▲ 图 3-237 获得性囊性肾病相关肾细胞癌的典型组织结构呈筛状，可见大量圆形、僵硬的管腔

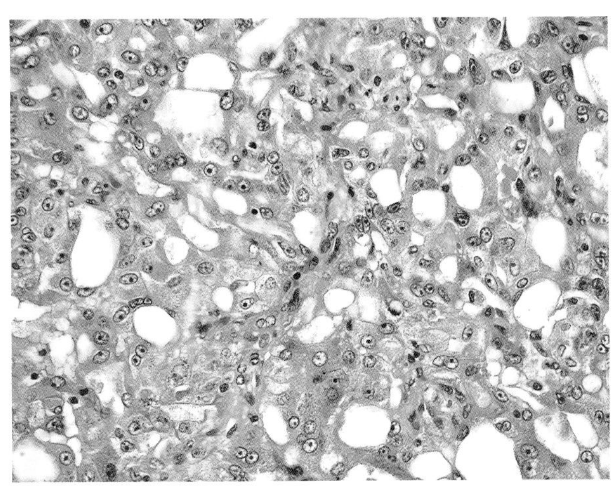

▲ 图 3-238 高倍镜下，获得性囊性肾病相关肾细胞癌由嗜酸细胞组成，核仁大小不等，大量筛孔形成

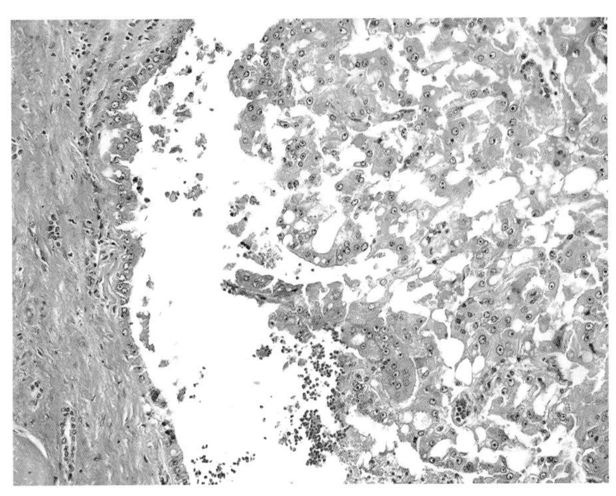

▲ 图 3-239 本例获得性囊性肾病相关肾细胞癌可见囊内生长的实性筛状结节

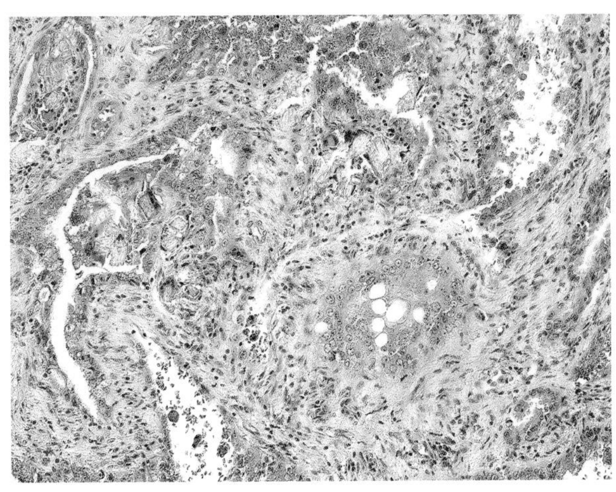

▲ 图 3-240 典型获得性囊性肾病相关肾细胞癌可见肿瘤内草酸钙结晶

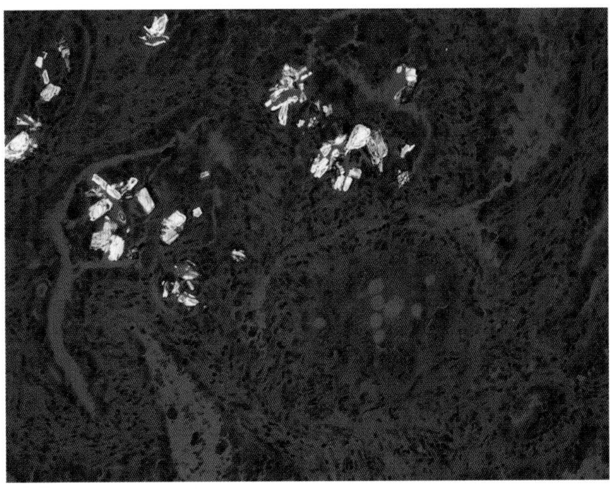

▲ 图 3-241 为图 3-240 中的同一视野，偏振光下的草酸钙结晶

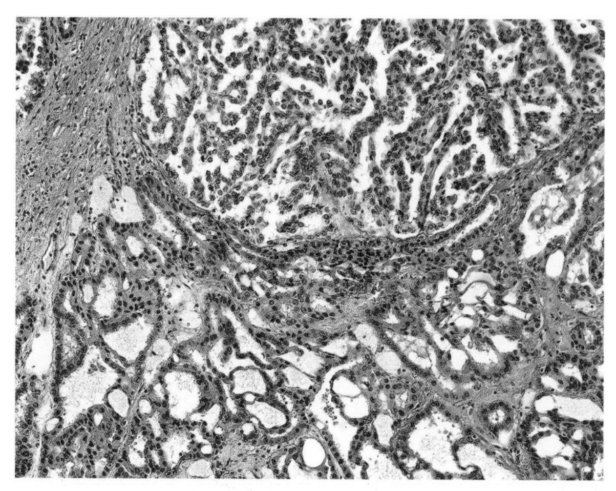

▲ 图 3-242　获得性囊性肾病相关肾细胞癌与乳头状肾细胞癌之间是否存在相关性尚存在争议。本例下方为典型的嗜酸性筛状结构，上方为类似于 1 型乳头状肾细胞癌的结构

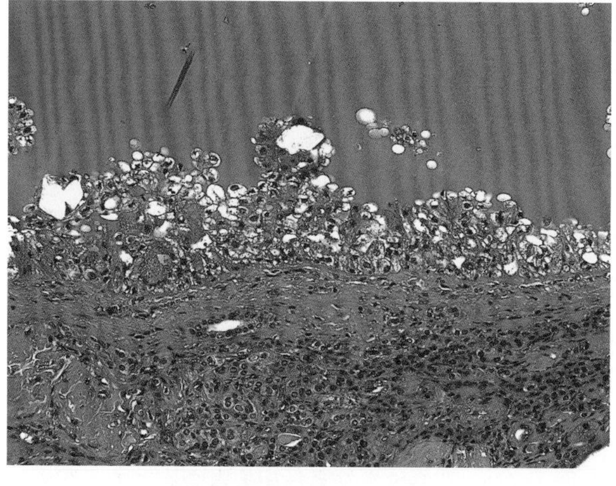

▲ 图 3-243　获得性囊性肾病中，未形成确切肿块的囊腔内可见上皮细胞层次增厚，簇状分布，这被认为是肿瘤的前驱病变，称为“非典型囊肿”

3. 甲状腺样肾细胞癌

甲状腺样或甲状腺滤泡样肾细胞癌（thyroid-like or thyroid follicular-like RCC）是一种罕见的肾癌类型，形态与甲状腺滤泡性肿瘤相似（图 3-244 和图 3-245）。尽管很少见，但甲状腺癌有可能转移到肾脏（图 3-246），因此在诊断甲状腺样肾细胞癌之前，应使用免疫组化（TTF1、甲状腺球蛋白）来排除甲状腺来源的肿瘤（图 3-247）。有研究显示 PAX2 和 PAX8 在甲状腺样肾细胞癌中表达不一[213, 214]，但相当数量的研究显示肿瘤细胞 PAX8 阳性[214, 215]。因此 PAX8 阳性一般提示肿瘤源自肾脏，但无法鉴别转移性甲状腺癌。此外，这类肿瘤缺乏相对特异的免疫组化标记。在这类肿瘤中免疫组化 AMACR 的应用情况报道并不多，我们以往对这部分病例的经验提示，在甲状腺样肾细胞癌中 AMACR 可能为阴性[216]（图 3-248），这显然有别于乳头状肾细胞癌。在典型乳头状肾细胞癌、管状囊性肾细胞癌、获得性囊性肾病相关肾细胞癌和其他亚型的肾细胞癌中均可能出现滤泡样结构（图 3-249 和图 3-250）。因此，最好当肿瘤完全由甲状腺滤泡样成分构成时，才作出甲状腺样肾细胞癌的诊断[214]。

经验与教训：甲状腺样肾细胞癌

- 形似甲状腺肿瘤（滤泡性腺瘤或腺癌）
- 甲状腺癌很少会转移到肾脏，应进行免疫组化检查（TTF1、甲状腺球蛋白）来排除这种可能
- 滤泡腔内可见胶状物质
- 免疫组化相对非特异，PAX8 和 CK7 表达不一
- 与乳头状肾细胞癌相比，AMACR 可能表达降低，但证据有限
- 肿瘤兼有乳头状肾细胞癌和甲状腺样肾细胞癌形态时，最好诊断为乳头状肾细胞癌

最近报道了一种罕见的肾肿瘤，呈萎缩的肾组织样改变[217]。由于肾脏萎缩呈甲状腺滤泡样改变，因此这类肿瘤可能被想当然地归为甲状腺样肾细胞癌的一种亚型，然而最近一项大型的系列研究提出，这种肿瘤可能与甲状腺样肾细胞癌无关，更倾向于肾小管萎缩后的有序排列伴肾小球囊性改变[218]（图 3-251 和图 3-252）。

4. 其他少见类型的肾细胞癌

最近发现了多种其他类型的肾细胞癌，目前均未纳入主要肿瘤分类当中，因其为新近认识，且尚不确定其在形态学和遗传学方面潜在的异质性。其中包括，伴有 6p21/*TFEB*/*VEGFA* 扩增的肾细胞癌[38, 219–223]、*ALK* 重排的肾细胞癌[224–232]

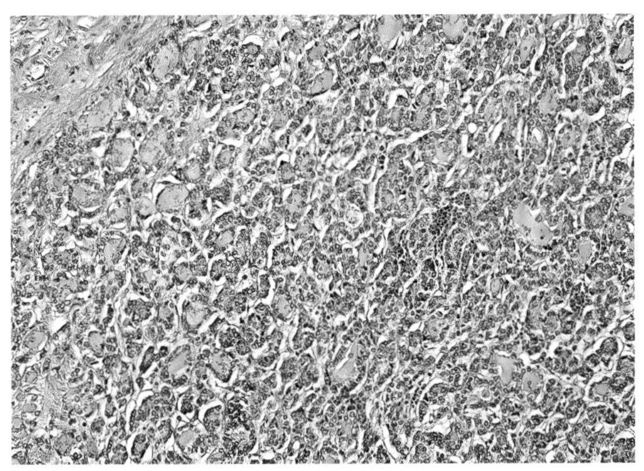

▲ 图 3-244　甲状腺样肾细胞癌由具有胶体样物质的管状或滤泡结构组成，形似于甲状腺肿瘤

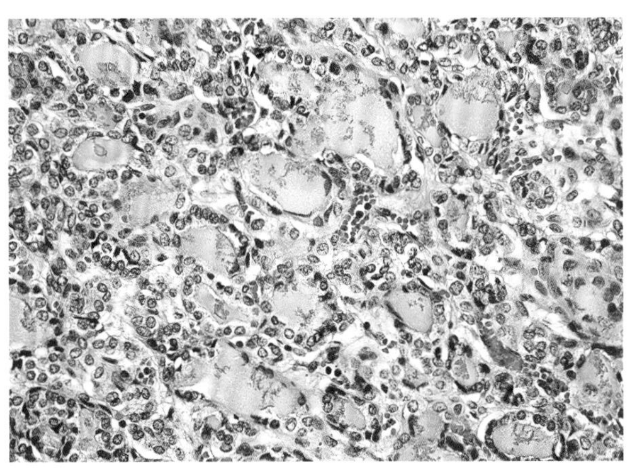

▲ 图 3-245　高倍镜下，甲状腺样肾细胞癌可见淡红染物质，类似于甲状腺胶质

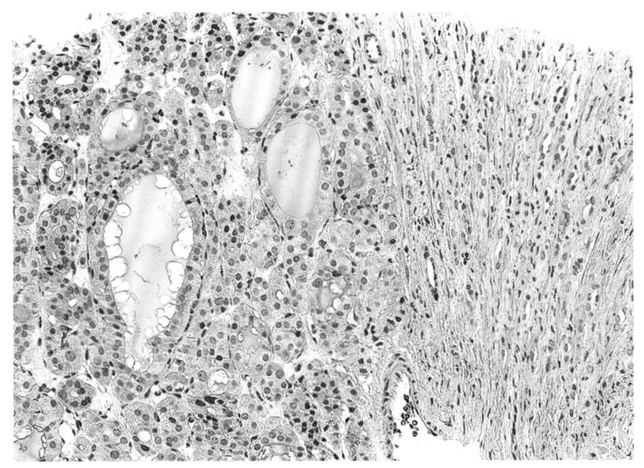

▲ 图 3-246　甲状腺癌偶可转移到肾脏，本例穿刺活检取自同时患有甲状腺癌和肾脏肿物的患者

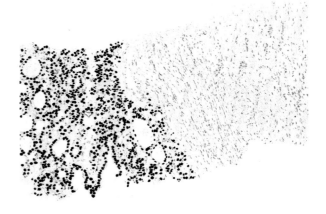

▲ 图 3-247　为图 **3-246** 中的同一病例，免疫组化 **TTF1** 阳性，支持转移性甲状腺癌，而不是甲状腺样肾细胞癌

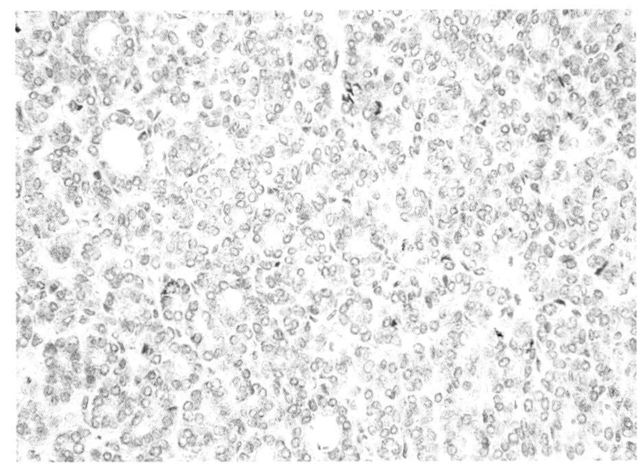

▲ 图 3-248　甲状腺样肾细胞癌的 **AMACR** 一般为弱阳性或阴性，有别于 **1** 型乳头状肾细胞癌

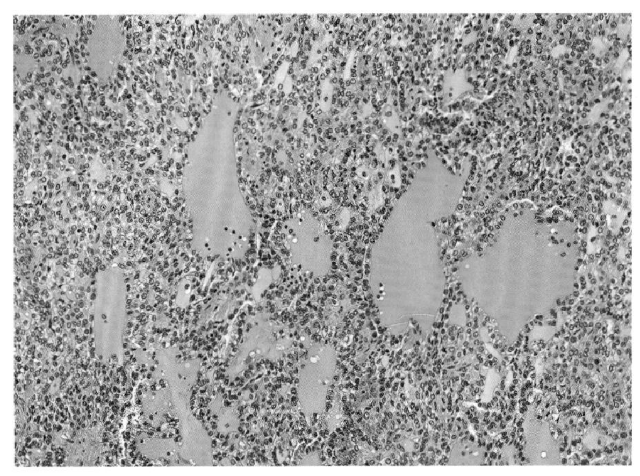

▲ 图 3-249　一些乳头状肾细胞癌局灶具有甲状腺样特征，最好归类为乳头状肾细胞癌，而不是甲状腺滤泡样肾细胞癌。本病例可见胶质样物质，但其他区域更符合乳头状肾细胞癌（图 **3-250**）

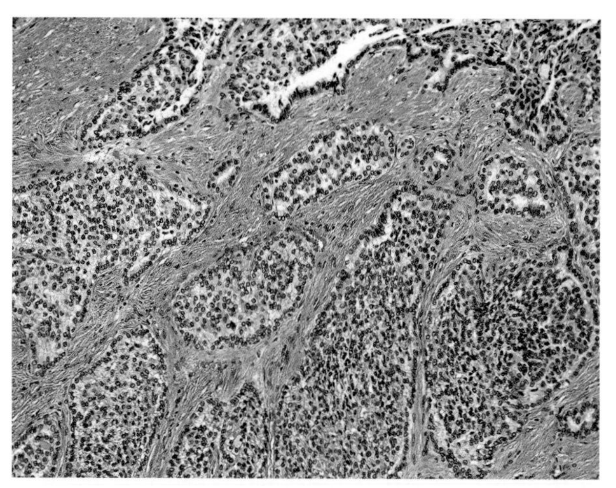

▲ **图 3-250** 为图 **3-249** 中的同一病例，可见更符合 **1** 型乳头状肾细胞癌的区域。该肿瘤 **AMACR** 和 **CK7** 强阳性，且有相邻的乳头状腺瘤，均支持 **1** 型乳头状肾细胞癌（未提供图片）

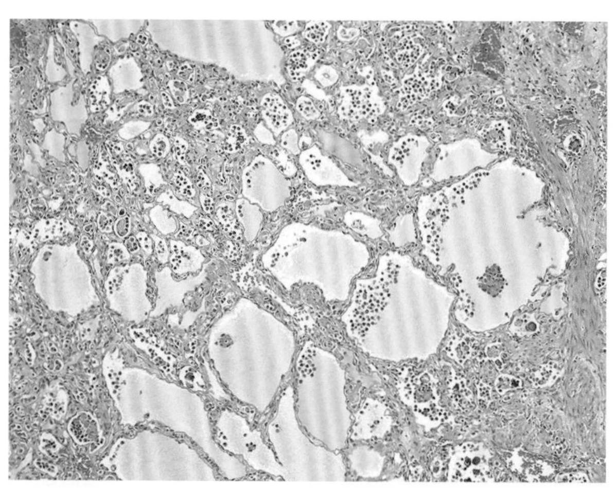

▲ **图 3-251** 最近发现了一种肾脏萎缩样病变，虽然最初认为这可能是甲状腺样肾细胞癌的一个谱系，但最近的研究表明这可能是肾小管萎缩后的有序排列伴肾小球囊性改变（图片由 **Jesse K. McKenney, MD, Cleveland Clinic** 提供）

和伴平滑肌瘤样间质的肾细胞癌（详见后述双相型/三相型肿瘤）[142, 233]。尽管现在还存在一些问题，但上述这些肿瘤都可能是独立的类型。目前研究发现伴有 6p21/*TFEB*/*VEGFA* 扩增的肾细胞癌具有侵袭性，可能影响对于肿瘤的治疗决策，已有建议提出使用 VEGF 靶向药物治疗该类肾细胞癌，但其疗效仍待证实[221]。同样，ALK 抑制疗法也被建议用于治疗 *ALK* 重排的肾细胞癌，已取得一些成效[234]。表 3-6 总结了这些肿瘤的特征（图 3-253 至图 3-256）。

5. 未定类的肾细胞癌

未定类的肾细胞癌不是特异的肾细胞癌亚型，而是指来源于肾脏，但根据现有标准无法归类的一组肾细胞癌。不同的医疗机构诊断标准不一；但需要留意临床医生可能会认为未定类的肾细胞癌是一种侵袭性肿瘤[178, 179]。因此，我们的办法是，当肿瘤接近某一特定亚型的肾细胞癌，仅存在非关键性的不典型特征时，尽量避免使用未定类的肾细胞癌这个诊断。例如，在嗜酸细胞模式中所讨论的，如果一个肿瘤介于嗜酸细胞腺瘤和嫌色细胞癌之间时，诊断为未分类的肾细胞癌将会误导临床医生[162]。但是，确实存在一些分型困难的原发性肾细胞肿瘤，所以这个诊断还是必要的（图 3-257 至图 3-261）。对于无法确定其起源亚型的各种肉瘤样肿瘤，建议将其归入这一类别。

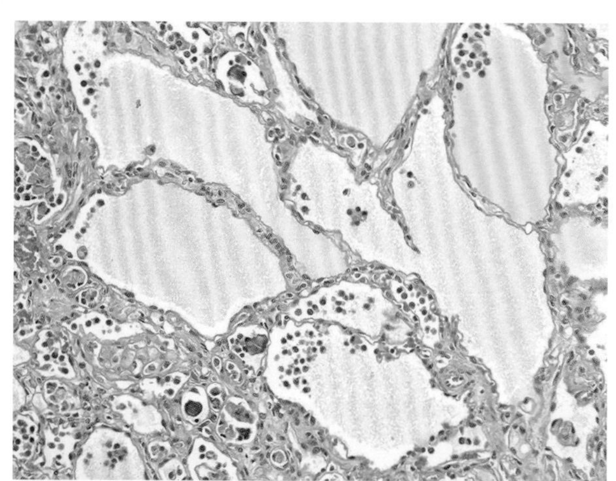

▲ **图 3-252** 高倍镜下，萎缩性肾脏样肿瘤由伴有钙化的囊性结构组成，这可能与肾小球囊性改变有关（图片由 **Jesse K. McKenney, MD, Cleveland Clinic** 提供）

6. 上皮样血管平滑肌脂肪瘤/血管周上皮样细胞肿瘤（PEComa），实性模式

除了类似透明细胞肾细胞癌的上皮样血管平滑肌脂肪瘤之外，其他不常见类型的上皮样血管平滑肌脂肪瘤也有报道，病变可能会更为实性或嗜酸性（图 3-262 至图 3-265）。与其他类型的

表 3-6　新近发现的少见类型的肾细胞癌的特征

	形态学	免疫组织化学	行　为	遗传学	预想治疗
6p21/*TFEB*/*VEGFA* 扩增的肾细胞癌	透明细胞或呈嗜酸性，管状或乳头状，偶尔呈嫌色细胞样（图 3-253 和图 3-254）	• 阳性：黑素细胞标志物（尤其是 melan-A）常阳性，组织蛋白酶 K 常阳性 • 阴性：碳酸酐酶Ⅸ	高度侵袭性	6p21 多个拷贝（>10），包括 *TFEB* 和 *VEGFA* 基因，通常没有 *TFEB* 重排。可用 *TFEB* 分离探针荧光原位杂交检测	VEGF 抑制药，但未经验证
ALK 重排的肾细胞癌	多样，乳头状，筛状，胞质内空泡，黏液形成或呈黏液样变（图 3-255）	ALK 免疫组化常阳性，尽管缺乏 *TFE3* 重排但免疫组化也可阳性，其他肾细胞癌标志物一般是非特异的（局灶 CK7 阳性，Vimentin 阳性）	可能转移	*ALK* 基因重排，不同的伴侣基因	*ALK* 抑制药（艾乐替尼）
伴有平滑肌间质的肾细胞癌	透明细胞巢和腺体散在分布于丰富的平滑肌间质中（图 3-256）。平滑肌可延伸并远离上皮，甚至累及肾周脂肪或正常肾脏	• 阳性：CK7、高分子量 CK、CD10、碳酸酐酶Ⅸ • 阴性：AMACR	通常不表现侵袭性，但据报道有少部分病例伴淋巴结侵犯，部分患者伴有结节性硬化症	*TSC1*、*TSC2*、*MTOR* 或 *ELOC*（原 *TCEB1*）突变	未知

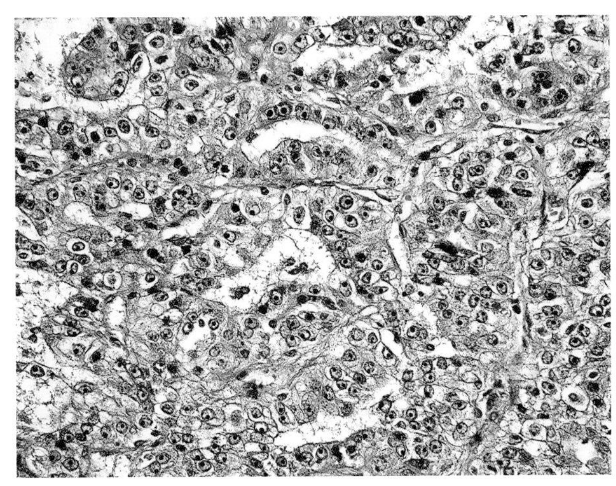

▲ 图 3-253　伴有 6p21 扩增（包括 *TFEB* 和 *VEGFA*）的肾细胞癌会呈现不同的模式。本例可见浅染至嗜酸性的细胞，其胞核含有非常明显的核仁，类似于 HLRCC 肿瘤的胞核

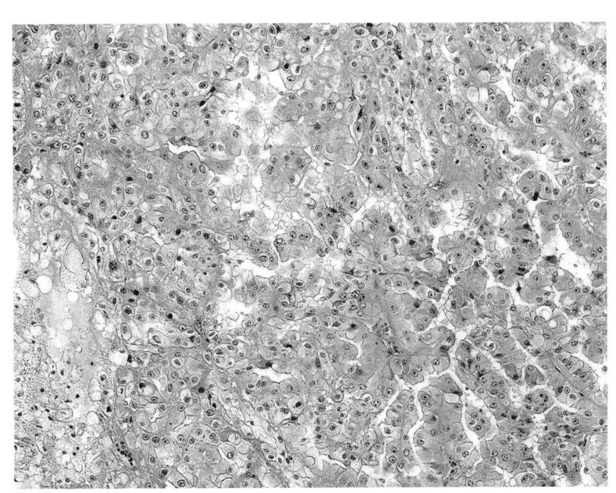

▲ 图 3-254　伴有 6p21 扩增的肾细胞癌的其他模式包括嗜酸性乳头状生长

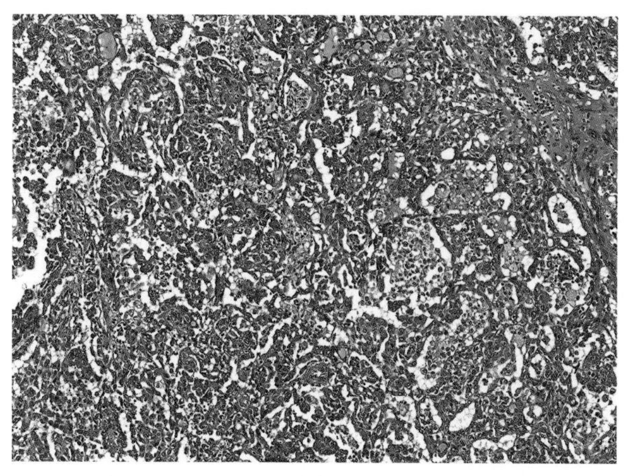

▲ 图 3–255 *ALK* 重排的肾细胞癌可有不同的结构形式。本例可见复杂且胞质嗜酸性的乳头状结构。其他已知的模式包括呈筛状、胞质内空腔及黏液分泌（未提供图片）（图片由 **Ondrej Hes, MD, PhD, Charles University, Plzen, Czech Republic** 提供）

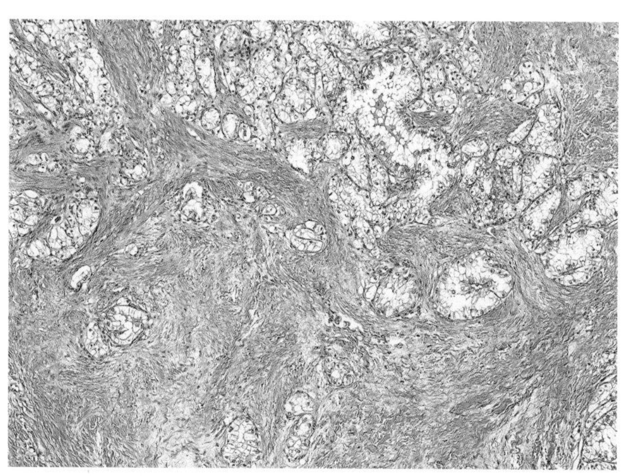

▲ 图 3–256 伴有平滑肌间质的肾细胞癌通常形成透明细胞肾细胞癌样的腺体结构，“漂浮”在平滑肌间质中

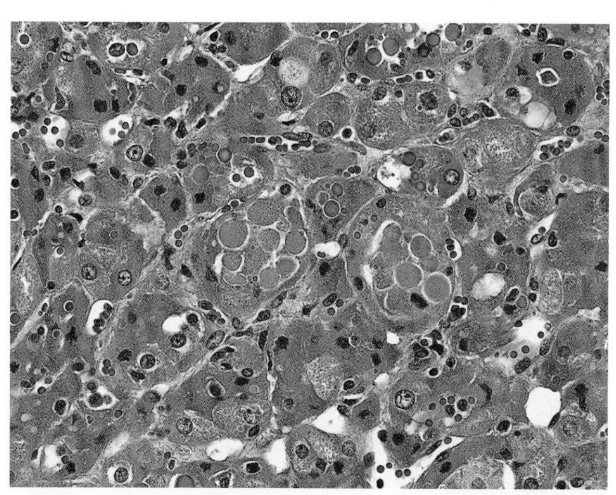

▲ 图 3–257 本例肾细胞癌因其不同寻常的伴有大的玻璃样小球的嗜酸细胞模式，被诊断为未定类的肾细胞癌。免疫组化显示 **CK7** 呈弥漫阳性（未提供图片），**CD117** 和 **Vimentin** 阴性，病变发生在获得性囊性肾病的背景下。之前讨论的低级别嗜酸细胞性肿瘤也可能需要考虑；但本例形态不典型，有明显的核仁和玻璃样小球

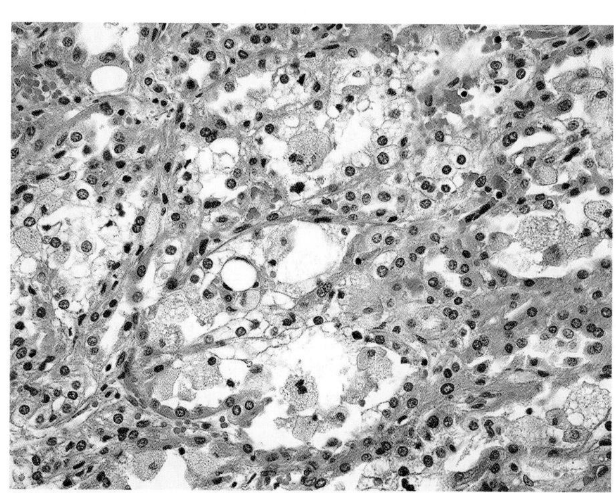

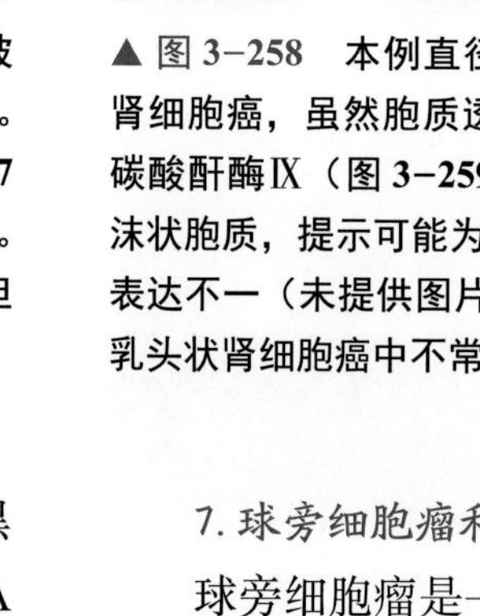

▲ 图 3–258 本例直径 **2.5cm** 的肿瘤被诊断为未定类的肾细胞癌，虽然胞质透明，提示透明细胞肾细胞癌，但碳酸酐酶Ⅸ（图 **3–259**）完全阴性。肿瘤细胞也可见泡沫状胞质，提示可能为乳头状肾细胞癌；然而，**AMACR** 表达不一（未提供图片），部分区域阴性或弱阳性，这在乳头状肾细胞癌中不常见

PEComa 一样，这类肿瘤的表型也呈平滑肌和黑素细胞标记双阳性，如 SMA、desmin、melan-A 及 HMB45 的组合标记均呈阳性[130, 235, 236]。也有极少数类似嗜酸细胞腺瘤的病例报道[237]。在透明 / 淡染细胞模式中对上皮样血管平滑肌脂肪瘤 / PEComa 有更详细的阐述。

7. 球旁细胞瘤和血管周细胞肿瘤

球旁细胞瘤是一种非常罕见的肾脏肿瘤，被认为和球旁器平滑肌的表型一致[238]。据此认为该肿瘤产生肾素，从而导致难治性高血压。典型的病例切除肿瘤后高血压也随之消失[238-240]。组织学上，肿瘤由多角形或梭形细胞构成，胞核圆

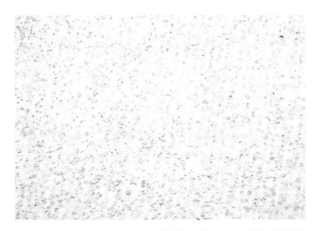

▲ 图 3-259 为图 **3-258** 中的同一病例，肿瘤的碳酸酐酶Ⅸ完全阴性，这在体积小的、分化良好的透明细胞肾细胞癌中是不常见的

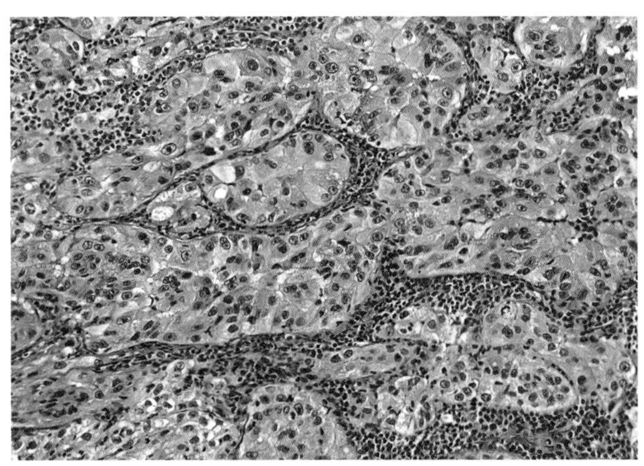

▲ 图 3-260 未定类的肾细胞癌累及淋巴结，癌细胞呈嗜酸性，核仁明显，形态学和免疫组化无法明确其分类

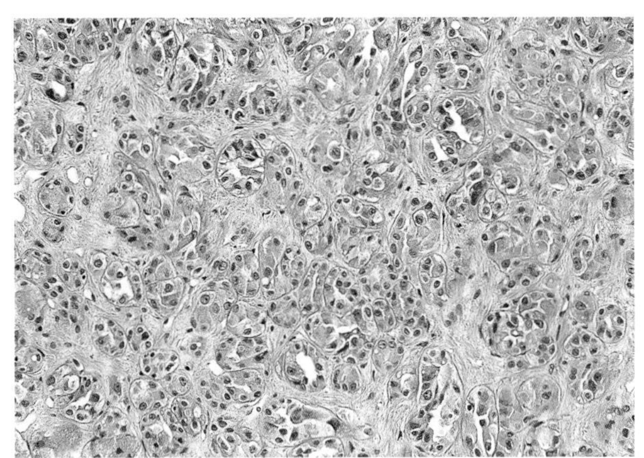

▲ 图 3-261 本例为肾切除术标本中无意中发现的小肿瘤结节。然而，肿瘤的生长方式较为特殊，呈纤维间质背景下的小管样增生，不能明确其分类，故考虑为未定类的肾细胞癌

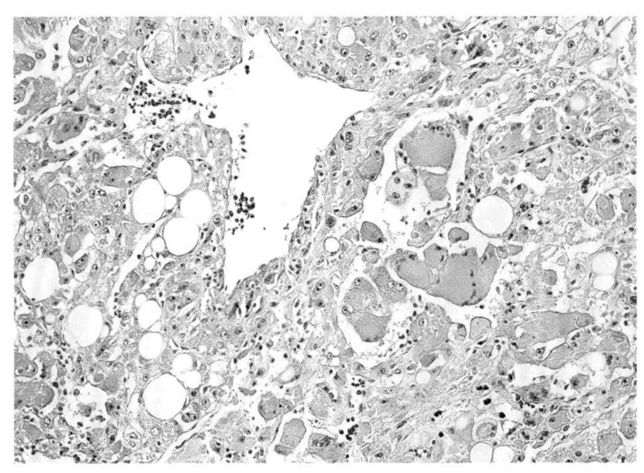

▲ 图 3-262 本例上皮样血管平滑肌脂肪瘤由具有嗜酸性胞质的多形性巨细胞组成，诊断的线索是存在局灶脂肪滴

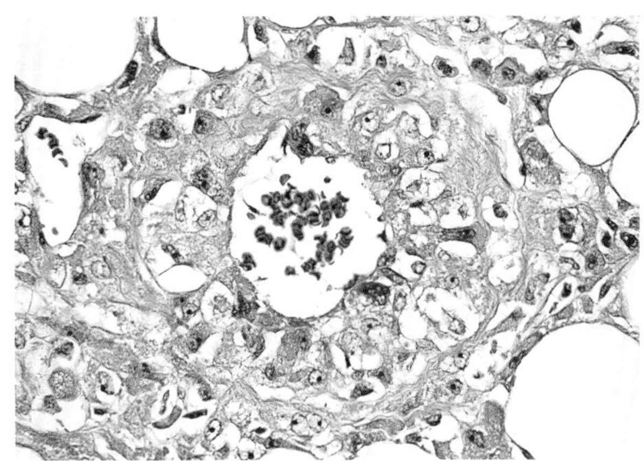

▲ 图 3-263 为图 **3-262** 中的同一病例，排列在血管壁的上皮样细胞也是诊断上皮样血管平滑肌脂肪瘤 /**PEComa** 的一个线索

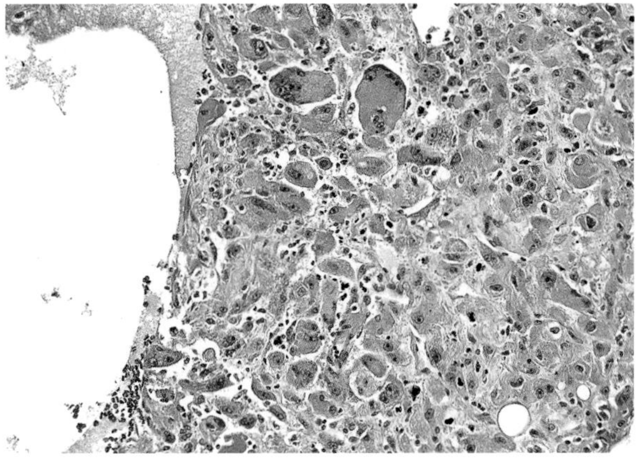

▲ 图 3-264 本例上皮样血管平滑肌脂肪瘤由片状排列的多形性巨细胞组成，主要的鉴别诊断为高级别肾细胞癌

形，位于细胞中央，伴有多少不等的嗜酸性胞质[238]（图 3–266 和图 3–267）。一些具有迷惑性的生长模式包括形成乳头状结构和正常肾小管陷入（图 3–268）。免疫组化显示肾素和其他特异性较低的标志物如平滑肌肌动蛋白、CD34 和 CD117 等阳性[238]。电镜下，肿瘤特征性地包含有菱形肾素原颗粒（图 3–269）。这些肿瘤通常都被认为是良性的；然而，也有一个罕见的伴有转移的病例被报道[241]。

近来，人们更进一步认识到血管周细胞肿瘤也可以发生在肾脏，尤其是血管球瘤（图 3–270 至图 3–272），以及相对少见的肌周细胞瘤或血管平滑肌瘤[242–246]（图 3–273 和图 3–274）。肌周细胞瘤或血管平滑肌瘤更多呈梭形细胞间叶肿瘤的表现，而血管球瘤则多呈上皮样细胞形态，使其更难和肾细胞来源的肿瘤及球旁细胞瘤相鉴别。血管球瘤免疫组化平滑肌肌动蛋白、Ⅳ型胶原、calponin、CD34 大多呈阳性，desmin 则较少见阳性[242]。有趣的是，最近的一系列病例中也发现其有局灶肾素表达，但阳性范围不如球旁细胞瘤中弥漫[242]。虽然较大的皮下血管球瘤通常被认为具有不典型特征，但发生于腹腔深部器官者通

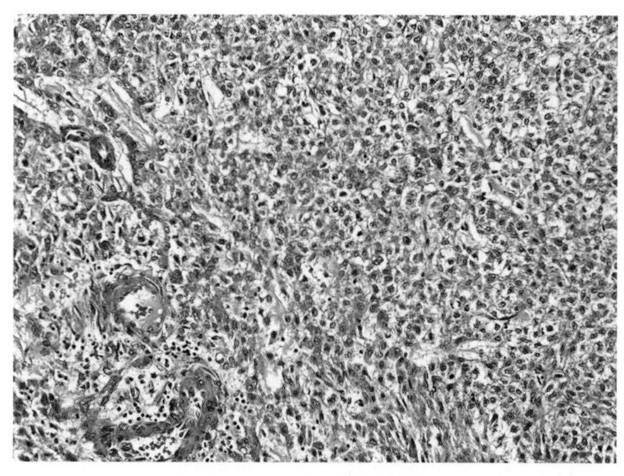

▲ 图 3–265　本例血管平滑肌脂肪瘤由形态单一的温和的上皮样细胞组成，是否应考虑为上皮样或经典的血管平滑肌脂肪瘤尚有争议，因为它缺乏在之前讨论过的恶性特征

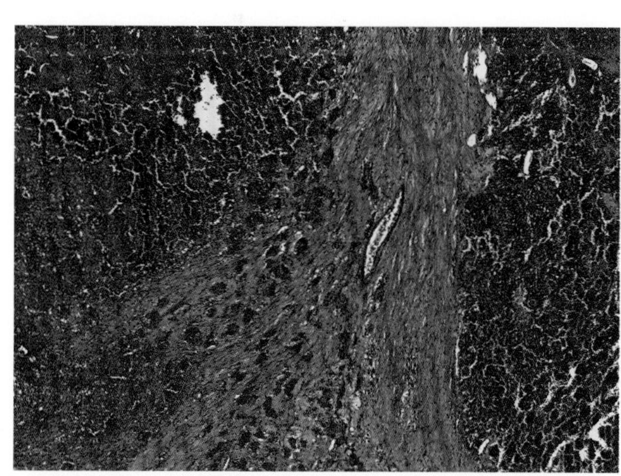

▲ 图 3–266　球旁细胞瘤的细胞形态多样，由上皮样到梭形细胞均可，纤维间质多少不等

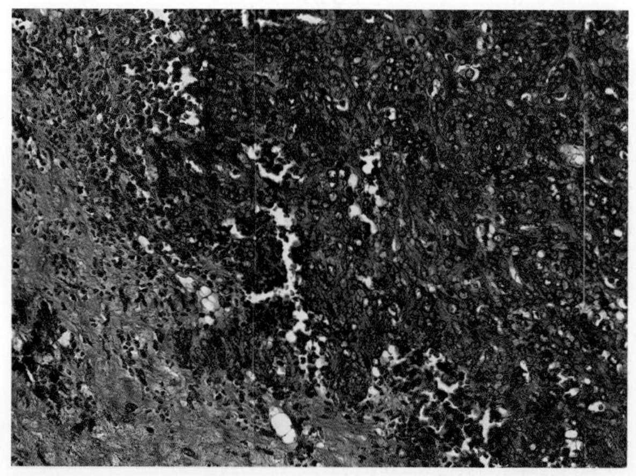

▲ 图 3–267　本例球旁细胞瘤中可见少量嗜酸性胞质，细胞核形态温和而单一

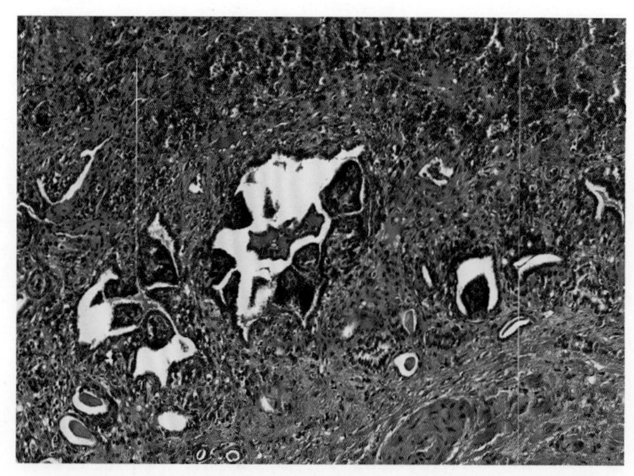

▲ 图 3–268　在球旁细胞瘤中可见局灶乳头状结构

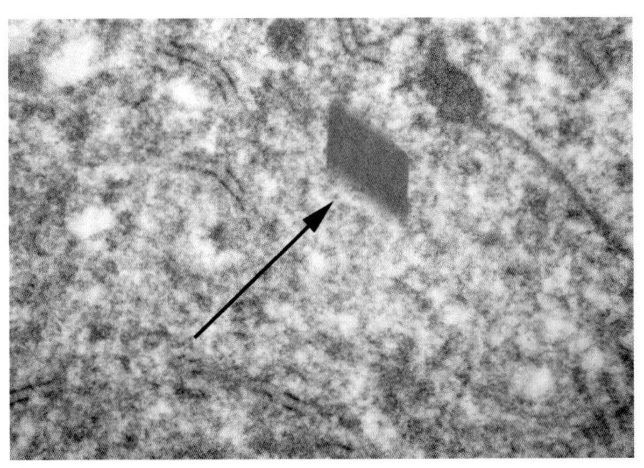

▲ 图 3-269　球旁细胞瘤的特征性电镜表现为菱形肾素原颗粒（箭）

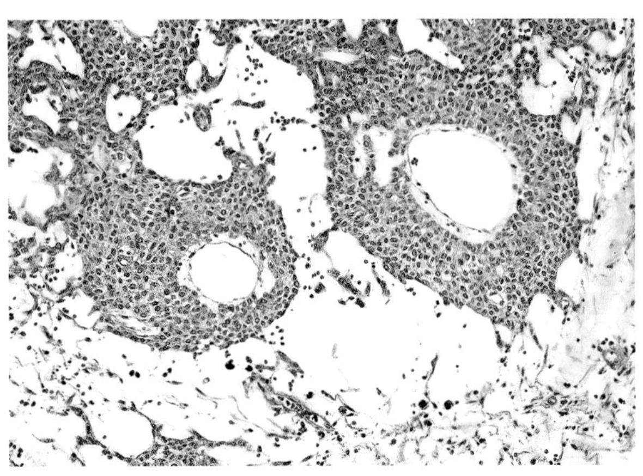

▲ 图 3-270　最近发现肾脏亦可发生血管球瘤，本例可见水肿的间质伴有血管周样细胞增生，与软组织中的血管球瘤相同

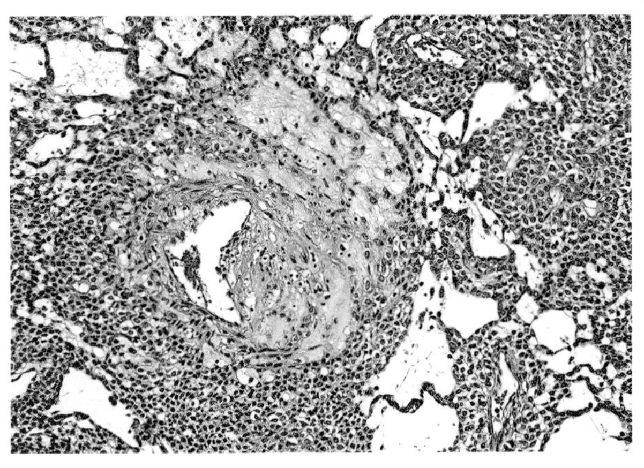

▲ 图 3-271　本例肾脏血管球瘤可见单一的上皮样细胞围绕血管排列，肿瘤细胞相连成索，被水肿的间质分隔。肾的血管球瘤常比在表皮或软组织的血管球瘤体积大

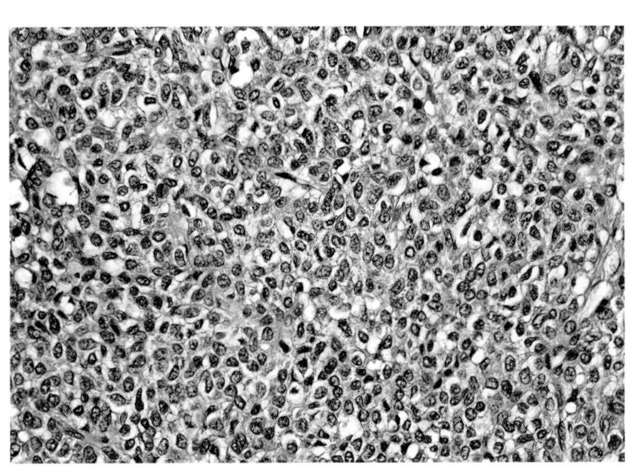

▲ 图 3-272　高倍镜下，可见肾血管球瘤细胞核呈温和的卵圆形，胞质不明显，排列呈片状结构

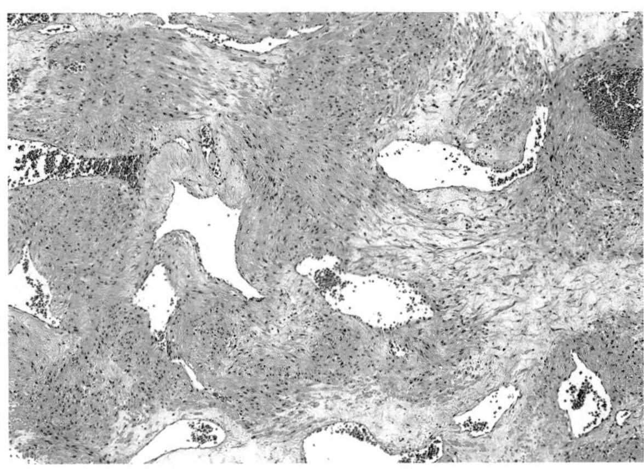

▲ 图 3-273　极少数其他类型的血管周细胞肿瘤也可发生于肾脏，如血管平滑肌瘤（图例）及肌周细胞瘤（未提供图片），但形态非上皮样

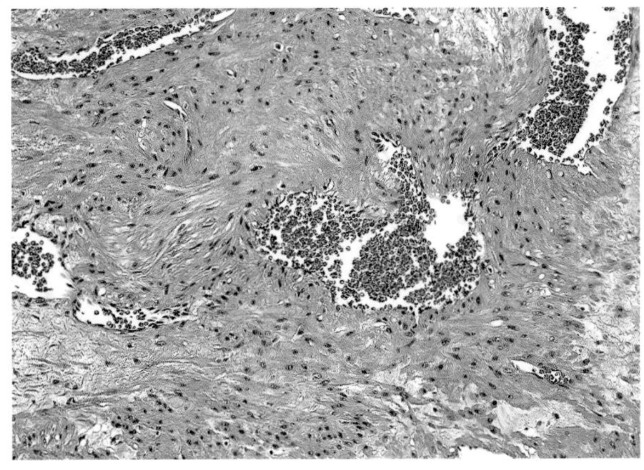

▲ 图 3-274　高倍镜下，本例血管平滑肌瘤由排列在血管周围的平滑肌细胞组成

常都很大且大多数表现出良性行为；然而，也有转移性病例的报道[247]，目前尚不明确软组织恶性血管球瘤的诊断标准是否适用于肾脏。

8. *神经内分泌肿瘤*

肾脏也可出现神经内分泌肿瘤，类似于其他更常见的部位如肺和胃肠道[248-255]（图 3-275）。在这种情况下，对病理医生来说最重要的便是记住，尽管绝大多数肾脏肿瘤为肾细胞来源，但肾脏也可发生神经内分泌肿瘤，在诊断时需要列入考虑范围。肾脏的神经内分泌肿瘤谱系包括从分化好的神经内分泌肿瘤（以前的类癌）到小细胞及大细胞神经内分泌癌。小细胞癌和大细胞癌更可能是尿路上皮 / 肾盂来源，而非肾实质。肾脏分化好的神经内分泌肿瘤的生长方式包括紧密的小梁结构或缎带状结构、片状生长、实性或筛状结构，有时可类似肾细胞癌的管状或腺样结构。与其他神经内分泌肿瘤一样，其免疫组化常显示突触素（Syn）阳性（图 3-276），其次为嗜铬素（CgA），CK 或 Vimentin 有时阳性。典型的高分化神经内分泌肿瘤中 TTF1 阴性，而小细胞癌（肺或其他来源）则相反，TTF1 可呈阳性[248]。PAX8 阴性可能有助于与肾细胞肿瘤的鉴别[255]，但这可能取决于抗体，因为已有报道在肾脏神经内分泌肿瘤中 PAX8 阳性，尤其是在使用多克隆抗体时[256]。由于肾高分化神经内分泌肿瘤罕见，尚不明确是否能采用类似其他器官神经内分泌肿瘤的预后预测指标。当然，肿瘤分期是对生存最好的预测指标，而值得注意的是在神经内分泌肿瘤中，相当一部分患者在肾切除术时发现有区域淋巴结累及。其他的研究表明核分裂数和细胞异型性与其生物学行为相关[257]。

9. *后肾腺瘤*

后肾腺瘤是一种罕见的良性肾肿瘤，通常形成小管和乳头状结构，内衬有异常温和、单一的上皮细胞并伴有胚胎样外观（但缺乏核分裂象），核小圆形或卵圆形（图 3-277 至图 3-280）。尽管大多数标本相对较小（3～6cm），但也曾有报道指出肿瘤可达 15cm[258]。由于这种肿瘤少见，最常需

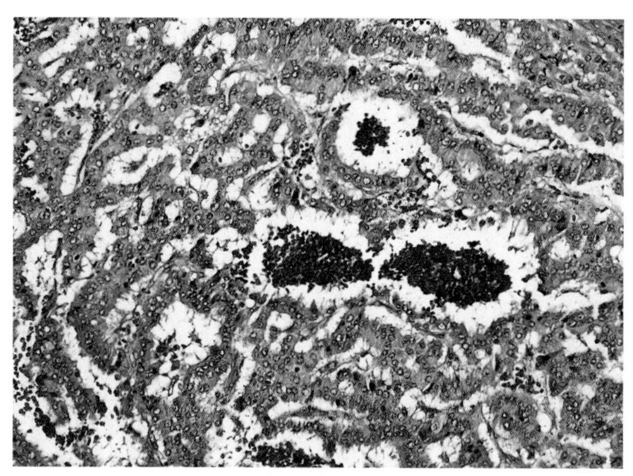

▲ 图 3-275　高分化的神经内分泌肿瘤（类癌）也可发生于肾脏。本例可见小梁或缎带状结构。由于肾脏神经内分泌肿瘤很罕见，故其很有可能与肾细胞癌混淆

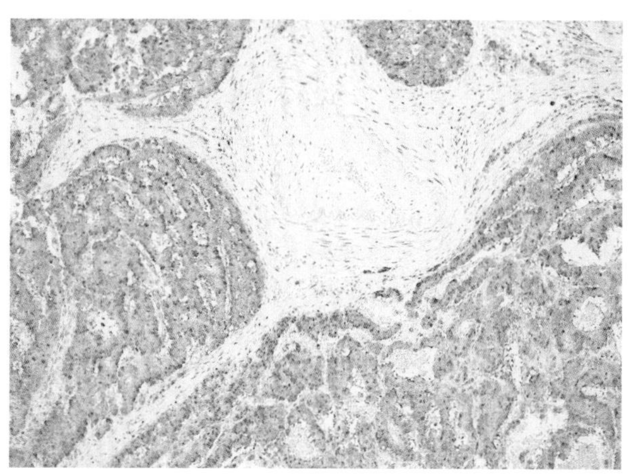

▲ 图 3-276　为图 3-275 中的同一病例，高分化神经内分泌肿瘤，免疫组化可见 Syn 弥漫阳性

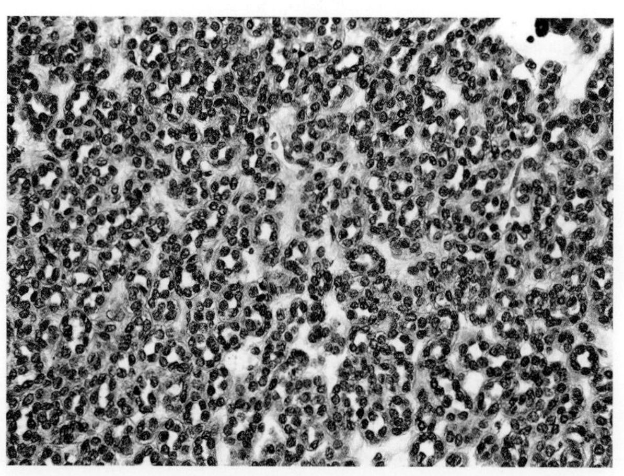

▲ 图 3-277　后肾腺瘤中可见由温和的细胞排列成的一致的小管样结构

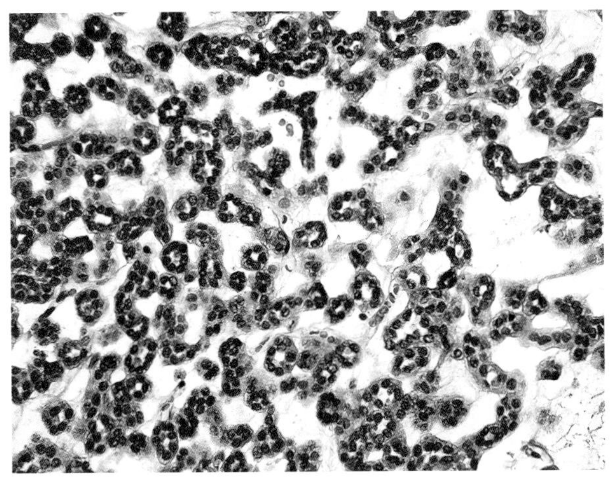

▲ 图 3-278　高倍镜下，后肾腺瘤细胞的胞核非常小，类似淋巴细胞

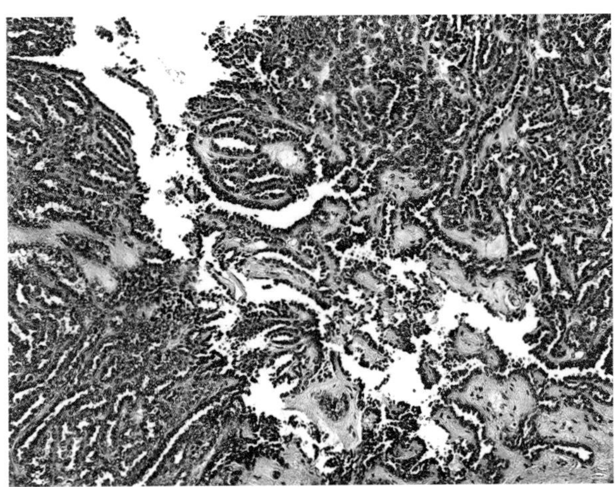

▲ 图 3-279　后肾腺瘤中的乳头状结构可能会使其与乳头状肾细胞癌相混淆

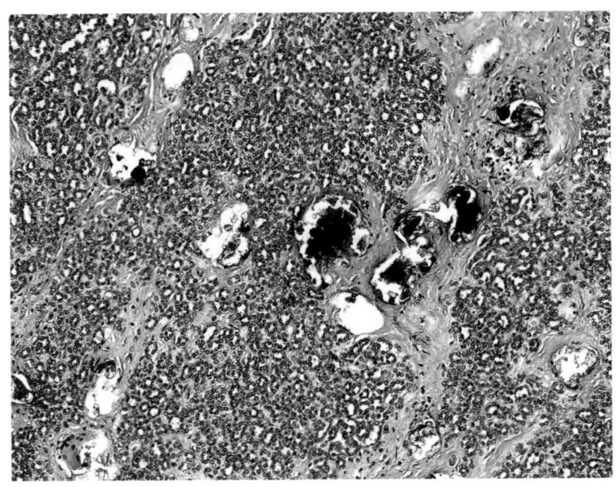

▲ 图 3-280　在后肾腺瘤中可出现砂粒体，有时甚至数量很多，这一点也与乳头状肾细胞癌有重叠

鉴别诊断的肿瘤为乳头状肾细胞癌（Ⅰ型），后者也可以有管状和实性成分（图 3–281 和图 3–282）。

关键特征：后肾腺瘤

- 大小不等，通常很小，极少数可＞10cm。
- 小型腺泡和乳头状结构。
- 胞核小，比淋巴细胞略大，核仁不明显。
- 可出现砂粒体。
- 通常无假包膜。
- 免疫组化[259]。
  – WT-1 阳性（图 3–283）。
  – CD57 阳性。
  – AMACR 阴性或弱阳型（与乳头状肾细胞癌相反，图 3–284）。
  – CK7 阴性或弱阳型（与乳头状肾细胞癌相反，图 3–285）。

备忘列表：后肾腺瘤与其他的“蓝色细胞肿瘤”相比

- 小而一致的核仁
- 管状或乳头状结构（可见砂粒体）
- 核分裂象 / 异型性不明显（如果存在，考虑乳头状肾细胞癌或肾母细胞瘤）
- 无实性 / 胚基成分（如有，考虑肾母细胞瘤）
- AMACR 阴性或弱阳性（如果强阳性，则考虑乳头状肾细胞癌）
- CK7 阴性或弱阳性（如果强阳性，则考虑乳头状肾细胞癌）
- WT-1 阳性
- CD57 阳性

（六）囊性病变

1. 低度恶性潜能的多房囊性肾肿瘤

这种病变曾经被称为多房囊性肾细胞癌，在 2016 年 WHO 分类中被重新命名为低度恶性潜能的多房囊性肾肿瘤，这是因为有长期的证据表明，这种以囊性病变为主的肿瘤具有高度良性的行为，并且缺乏转移的证据。WHO 诊断标准将其描述为完全囊性肿瘤，仅在囊壁见散在的肿瘤细胞（图 3–286 至图 3–288），而没有任何肉眼可见的实性区域[260]。

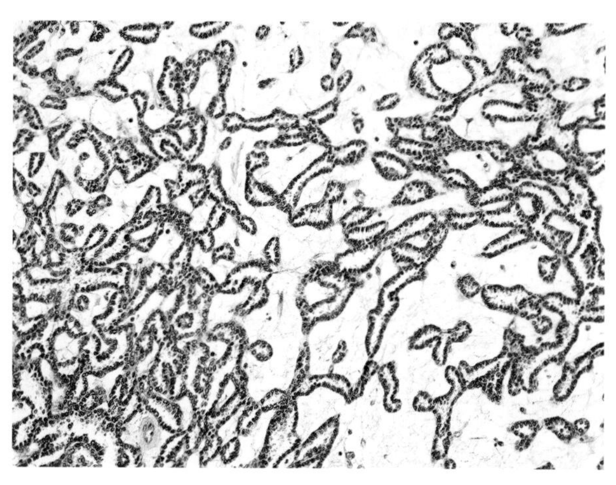

▲ 图 3-281　本例乳头状肾细胞癌部分区域可能会与后肾腺瘤混淆，即由小细胞排列成的互相连接的小管，但亦可见典型的乳头状肾细胞癌区域（图 **3-282**）

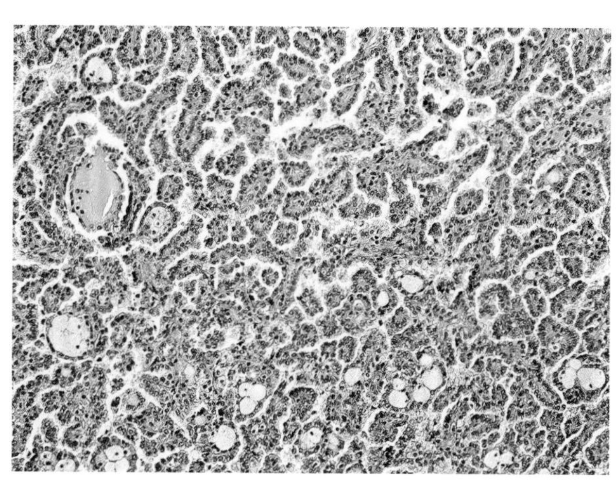

▲ 图 3-282　为图 **3-281** 中的同一肿瘤，可见典型的乳头状肾细胞癌区域

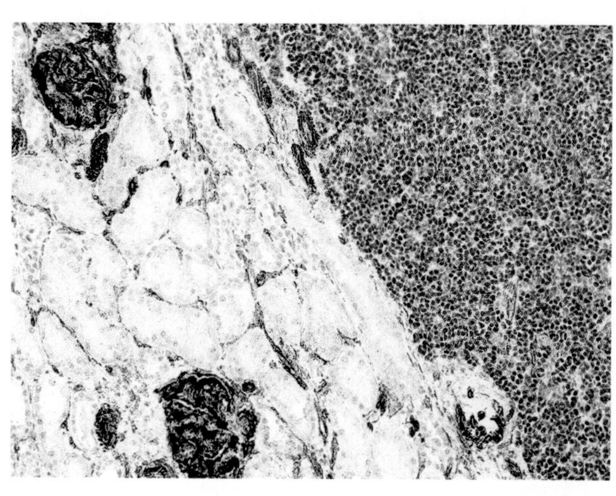

▲ 图 3-283　**WT-1** 在后肾腺瘤的肿瘤细胞中常呈弥漫核阳性（右侧）。肾小球的细胞也同样被标记出来（左侧）

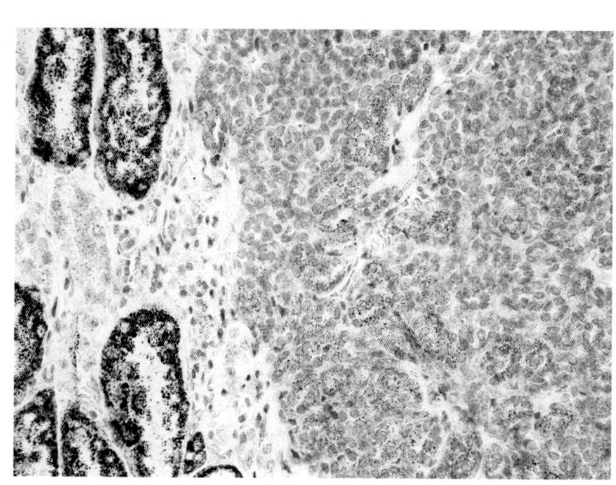

▲ 图 3-284　在后肾腺瘤中 **AMACR** 表达通常很微弱（右侧），与乳头状肾细胞癌或近端小管（左侧）的强阳性不同

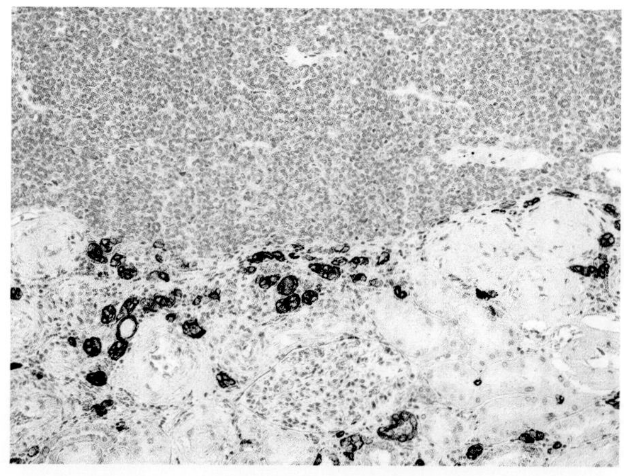

▲ 图 3-285　在后肾腺瘤中 **CK7** 通常也很微弱，和 **1** 型乳头状肾细胞癌相反，底部的正常肾小管亦可见斑片状阳性

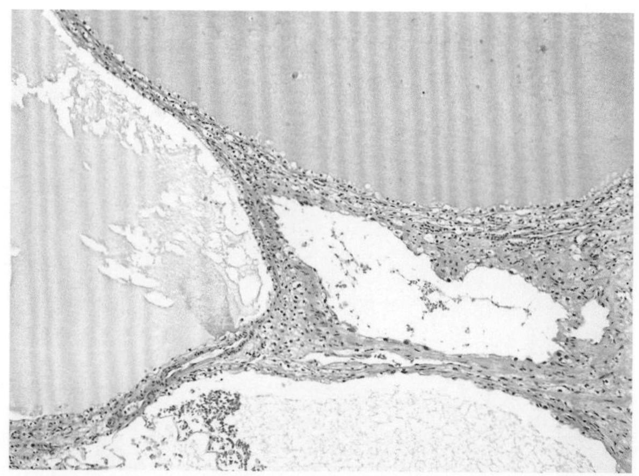

▲ 图 3-286　低度恶性潜能的多房囊性肾肿瘤由多个囊腔构成，衬覆胞质透亮的细胞，无肉眼可见的实性区域

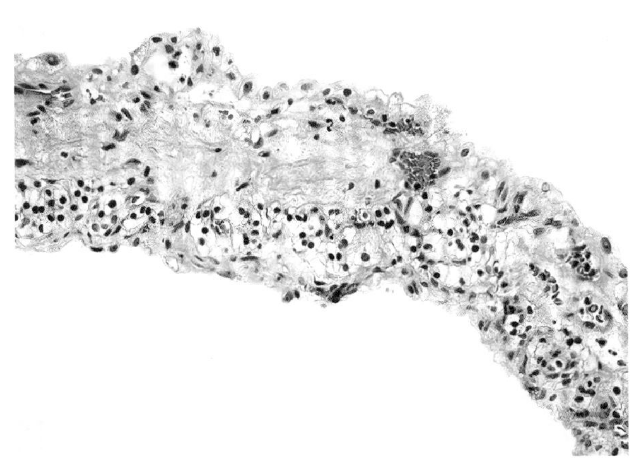

▲ 图 3-287 高倍镜下，低度恶性潜能的多房囊性肾肿瘤的囊壁衬覆胞质透亮的细胞，并且在囊壁内可见少量上皮细胞聚集

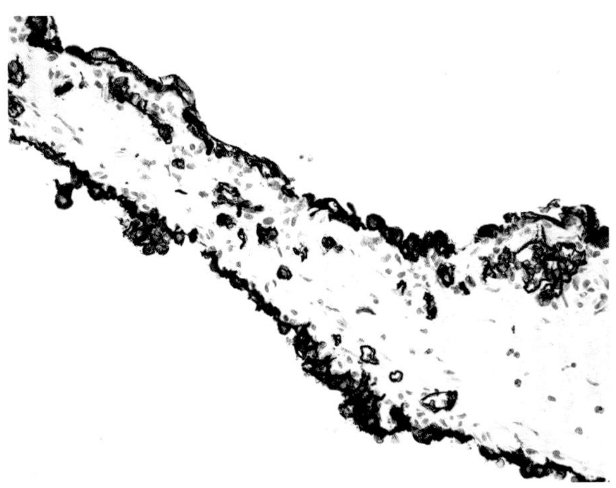

▲ 图 3-288 CAM5.2 显示低度恶性潜能的多房囊性肾肿瘤的囊壁内上皮细胞阳性

尽管有这样严格的定义，但也有证据表明，不符合这些标准的广泛囊性变的透明细胞肾细胞癌预后也良好[28, 261, 262]。因此，对于呈囊性但不符合诊断标准的肿瘤，应当做出诊断述评来突出其良性行为。

述评示例：广泛囊性变的透明细胞肾细胞癌

肾，左侧，部分肾切除术

- 透明细胞肾细胞癌，伴广泛囊性改变：见述评
- 最大径 3.5cm
- ISUP/WHO 分级 2 级
- 局限于肾脏（pT_{1a} 期）
- 切缘阴性

述评：尽管该肿瘤不符合低度恶性潜能多房囊性肾肿瘤的诊断标准，但有证据表明广泛囊性变的透明细胞肾细胞癌预后良好

诊断低度恶性潜能的多房囊性肾肿瘤，通常并不需要行免疫组化；然而，值得留意的是 CK7 阳性细胞可能较多（图 3-289），这与透明细胞乳头状肾细胞癌的表型相重叠[263]。实际上，一些作者认为在这两种病变中确实有很多重叠之处[264]。对于这两种类型似乎并不是非鉴别不可，因为两者都具有高度良性的行为，其中多房囊性肾肿瘤

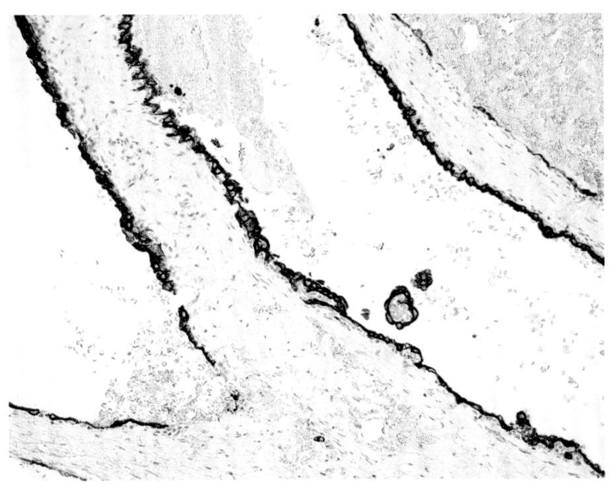

▲ 图 3-289 在低度恶性的多房囊性肾肿瘤中，可有大量细胞 CK7 阳性，因此对于鉴别透明细胞乳头状肾细胞癌的帮助并不大

的认识及被命名时间更早，并且已正式被认定为低度恶性的肿瘤，而透明细胞乳头状肾细胞癌在本书编撰时仍被认为是非侵袭性的癌（译者注：2022 年第 5 版 WHO 已更名为“透明细胞乳头状肾肿瘤”）。

2. 透明细胞乳头状肾细胞癌，囊性型

一些透明细胞乳头状肾细胞癌的病例也可以呈广泛囊性变（图 3-290 和图 3-291），以至于无法客观鉴别低度恶性潜能的多房囊性肾肿瘤。表 3-7 对比了两种病变的特点[263, 265, 266]。通常来

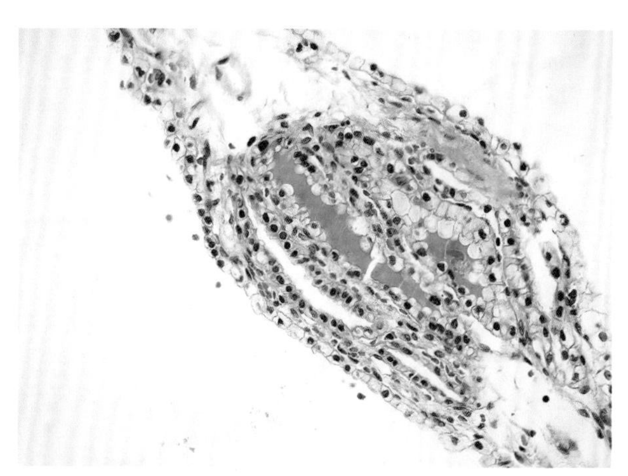

▲ 图 3-290　透明细胞乳头状肾细胞癌可呈广泛囊性变，这使得其与低度恶性的多房囊性肾肿瘤的鉴别变得主观。本例透明细胞乳头状肾细胞癌在囊壁内可见小腺体样结构，胞核排列整齐，为诊断的线索，与多房囊性肾肿瘤中的细胞单个排列不同

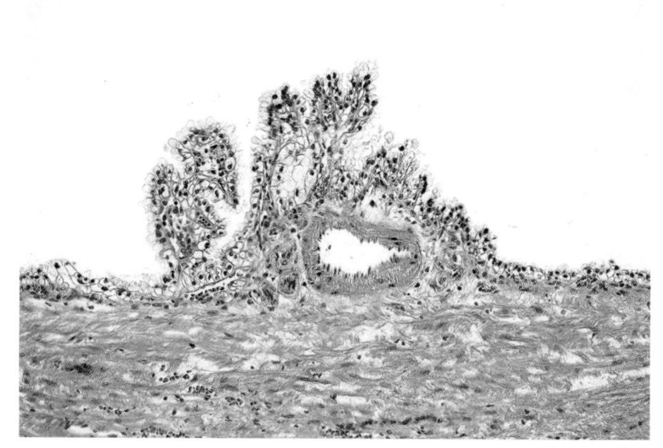

▲ 图 3-291　为图 3-290 中的同一病例，透明细胞乳头状肿瘤中亦可见小灶分支状乳头，提示为透明细胞乳头状肾细胞癌而非多房囊性肾肿瘤。有时鉴别这两种病变存在困难，但因两者均为非侵袭性肿瘤，故鉴别诊断的临床意义可能不大

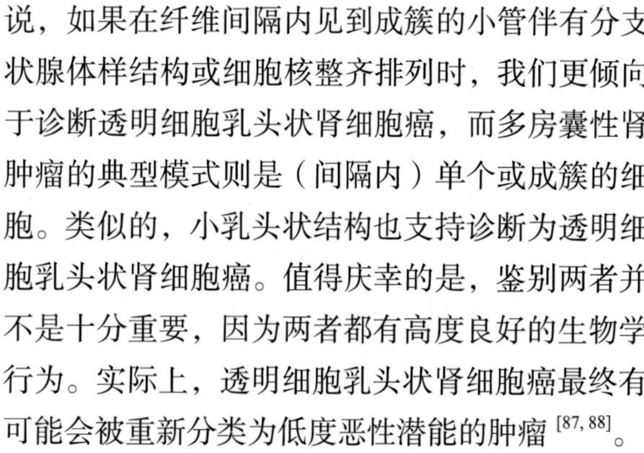

说，如果在纤维间隔内见到成簇的小管伴有分支状腺体样结构或细胞核整齐排列时，我们更倾向于诊断透明细胞乳头状肾细胞癌，而多房囊性肾肿瘤的典型模式则是（间隔内）单个或成簇的细胞。类似的，小乳头状结构也支持诊断为透明细胞乳头状肾细胞癌。值得庆幸的是，鉴别两者并不是十分重要，因为两者都有高度良好的生物学行为。实际上，透明细胞乳头状肾细胞癌最终有可能会被重新分类为低度恶性潜能的肿瘤 [87, 88]。

3. 不典型肾囊肿及良性肾囊肿

不典型肾囊肿这一术语，涵盖了一些缺乏实性成分而不能诊断为癌，但具有可疑为癌前病变的不典型特征的一类囊性病变 [212]。Matoso 等的研究对其主要形态进行了描述，包括被覆以下上皮的囊肿：①透明细胞，有时排列成局灶小簇乳头状；②复层嗜酸性细胞；③乳头状增生的嗜酸性细胞 [212]。其中的透明细胞型类似于透明细胞乳头状肾细胞癌，且经常伴有 CK7 和碳酸酐酶Ⅸ阳性，也确实存在一些有透明细胞乳头状肿瘤的患者，其肿瘤是多发的，包括一些早期的肿瘤或囊肿（图 3-292 和图 3-293）。在数个常染色体显性（成人）多囊肾病的患者中，Matoso 描述了囊肿内呈乳头状增生的生长方式 [212]，该模式在不典型肾囊肿中亦可见到，一般称之为囊内被

表 3-7　囊性透明细胞乳头状肾细胞癌与低度恶性的多房囊性肾肿瘤的鉴别

透明细胞乳头状肾细胞癌	低度恶性的多房囊性肾肿瘤
实性区域伴分支状小管	无实性区域
突向囊内的簇状乳头	无簇状乳头
间隔内单个细胞少见	间隔内细胞团及细胞簇
无 3p 缺失或 *VHL* 基因异常	3p 缺失及 *VHL* 基因异常
CK7 阳性	CK7 常阳性
目前没有已知的恶性生物学行为	已被重新分类为低度恶性潜能的肿瘤

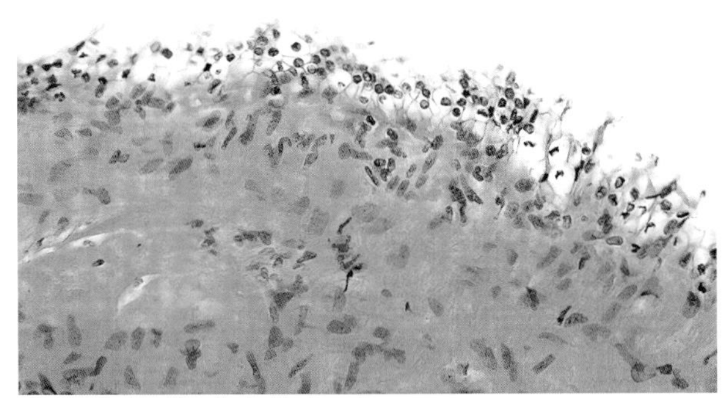

▲ **图 3-292 囊肿取自多发透明细胞乳头状肾细胞癌的患者，囊壁被覆胞质透明的细胞，但未形成明确的肿块。将此病变考虑为“不典型囊肿”更为合理，可能是一种肿瘤前驱病变**

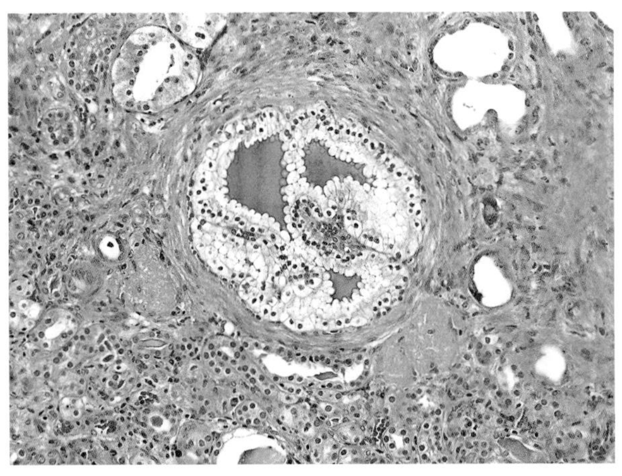

▲ **图 3-293 本例为多发透明细胞乳头状肾细胞癌，可见一簇伴有透明胞质的小管，这可能是一种前驱病变或是初期的肿瘤**

覆上皮的乳头状增生（见后述）。如前所述，在获得性囊性肾病的基础上，囊肿也可见到增厚的嗜酸性上皮内的“打孔样”的小腔（见“获得性囊性肾病”），这被视为相关肿瘤的前驱病变[211]。依据以往的经验，在切除的肾脏中很少见到仅有此类囊肿而无肿瘤，也可能是因为在这种情况下行肾切除最常见的指征就是存在肿瘤。不过，在这样的病例中，使用诸如不典型囊肿或伴有上皮增生的囊肿这类名称并做出述评，可能会更为合理，说明这些可能是肾脏肿瘤的前驱病变。

当我们遇到由单囊或多囊构成的囊性病变不伴有以上特征（被覆透明细胞、假复层细胞或乳头状增生），而是被覆良性小管的扁平或立方上皮时，诊断为良性皮质囊肿或是多发性囊肿是较合理的。通常这类良性囊肿间仍可存留有正常的肾小管及一些肾小球结构（图 3-294），这与透明细胞乳头状肾细胞癌或多房囊性肾肿瘤中（囊壁间）的单个肿瘤细胞或腺体是不同的。如果对被覆的透明细胞存有疑问，免疫组化碳酸酐酶Ⅸ可有帮助，多数细胞呈胞膜阳性提示为肿瘤或其前驱病变，如不典型肾囊肿中所述。

4. 常染色体显性遗传（成人型）多囊肾病

类似于内科肾脏病，伴囊肿形成的肾病本身是很复杂的；然而，由于泌尿医生或是外科病理医生相对更常遇到多囊肾，这里归纳了一些最常见的要点进行简短的讨论。伴有常染色体显性遗传的多囊肾病（图 3-295），也被称为成人型多囊肾病，肾脏通常显著增大至 1～2kg 甚至更重，并被囊肿广泛取代[267]。患者最常见 *PKD1* 基因突变或是相对少见的 *PKD2* 基因突变。除肾脏疾病外，患者也可能有心脏瓣膜异常，中枢神经系统动脉瘤，以及肝脏或胰腺囊肿。此类囊性肾病中，囊壁内层乳头状增生很常见，我们通常会报告为囊肿伴乳头状增生（图 3-296 和图 3-297）。

述评示例：常染色体显性多囊肾病

肾，左侧，肾切除术
- 显著增大（#g），多囊肾，符合常染色体显性遗传（成人型）多囊肾病
- 囊肿内衬上皮呈乳头状增生

5. 获得性囊性肾病

与常染色体显性遗传多囊肾病相比，获得性囊性肾病常常更小且仅有部分肾被囊肿取代[267]（图 3-298）。这种囊肿发生于慢性肾脏疾病中，通常在长期透析后出现，但长期透析并不是必要条件。囊壁衬覆的上皮可出现多种异常形态，包

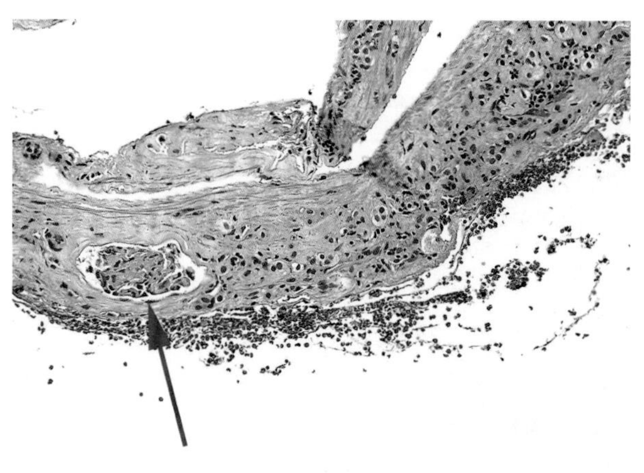

▲ 图 3-294　两个并列的良性肾皮质囊肿，此切片囊内被覆上皮并不明显，囊壁内可见一个肾小球（箭）及萎缩的小管，这与透明细胞乳头状肾细胞癌及低度恶性潜能的多房囊性肾肿瘤的（囊壁内）肿瘤细胞不同

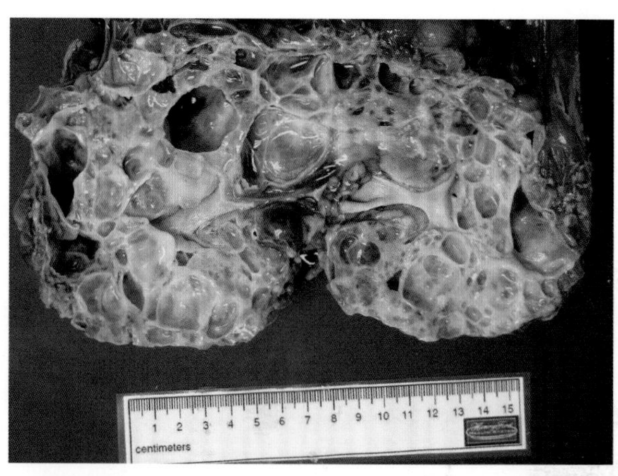

▲ 图 3-295　常染色体显性遗传（成人型）多囊肾病的肾脏通常显著增大（**1～2kg**），并被囊肿广泛取代

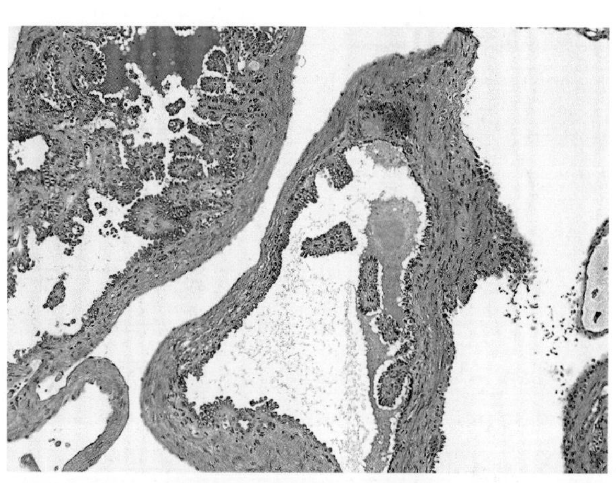

▲ 图 3-296　常染色体显性遗传多囊肾病的囊肿通常内衬温和的立方上皮细胞，但乳头状增生也相对常见

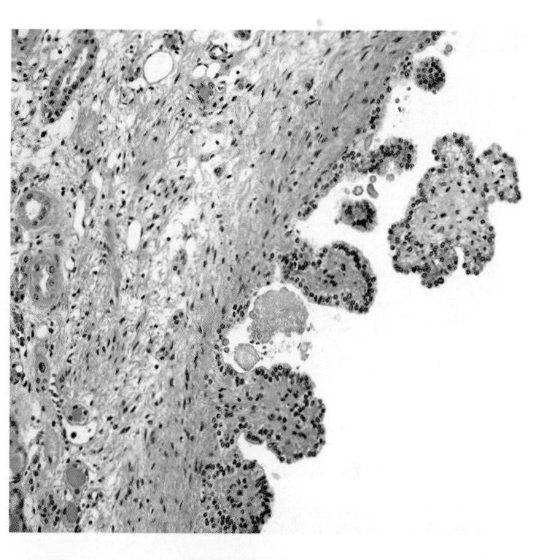

▲ 图 3-297　高倍镜下，常染色体显性遗传多囊肾病的囊壁内层乳头状增生，在某种程度上类似乳头状肾源性腺瘤

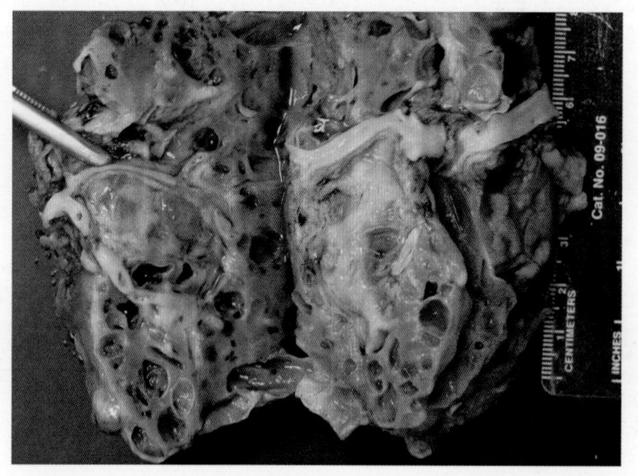

◀ 图 3-298　与常染色体显性遗传多囊肾病（图 **3-295**）相比，获得性囊性肾病的肾脏体积常常较小或接近正常肾脏，且仅有部分肾组织被囊肿取代

括细胞复层改变或出现提示早期筛状结构的小囊腔（图3-299和图3-300），推测这种病变是获得性囊性肾病相关肾细胞癌的前驱病变[211]。然而，很难明确伴有这种上皮增生的囊肿是在什么时间点转变为肿瘤的。当囊肿转为实性，伴筛状结构的肿块形成或是小管融合性增生时，我们通常都会做出肿瘤的诊断。常染色体显性遗传多囊肾病常因为体积过大或造成疼痛而被切除，获得性囊性肾病则相对较少被切除，除非形成疑似肿块的病变。因此，从我们的经验来看，仅仅发现“不典型”囊肿而不伴有肿块的概率是不高的。

（七）浸润性模式

1. 尿路上皮癌

当遇到一例浸润肾脏的癌，肿瘤细胞破坏了正常的肾小球及肾小管时，应当首先考虑尿路上皮癌，通常其治疗与肾细胞肿瘤有显著差异。如果在肾盂见到乳头状尿路上皮癌的成分或是尿路上皮原位癌，常易于诊断（图3-301）；然而，一些病例中可能缺乏上述改变，使得诊断更加困难（图3-302和图3-303）。出现鳞状分化的区域（图3-304）也可提示尿路上皮癌。值得注意的是，

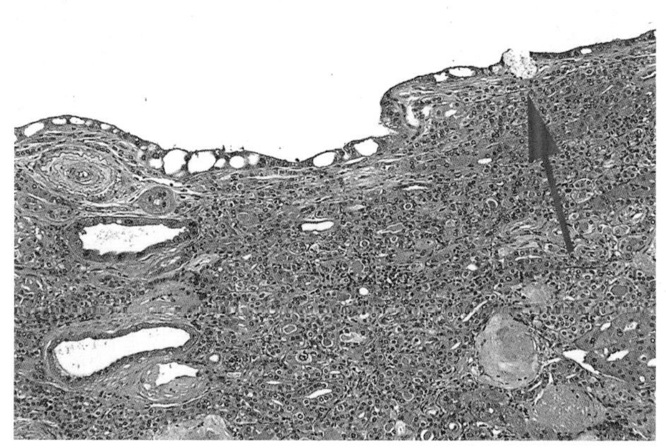

▲ 图3-299 本例获得性囊性肾病的囊肿具有小的、隐约筛状结构的小腔，并可见草酸钙结晶（箭），被认为是获得性囊性肾病（相关）肾细胞癌的前驱病变

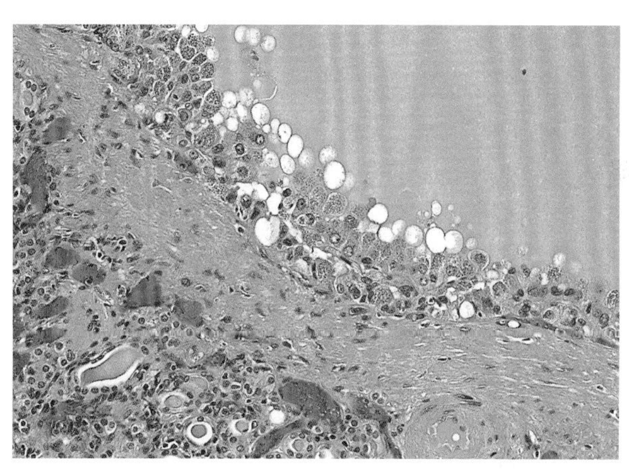

▲ 图3-300 本例获得性囊性肾病的囊肿由假复层排列的胖圆细胞构成，胞质染色深浅不一。在获得性囊性肾病的背景下，有理由将其视作一个“不典型囊肿”

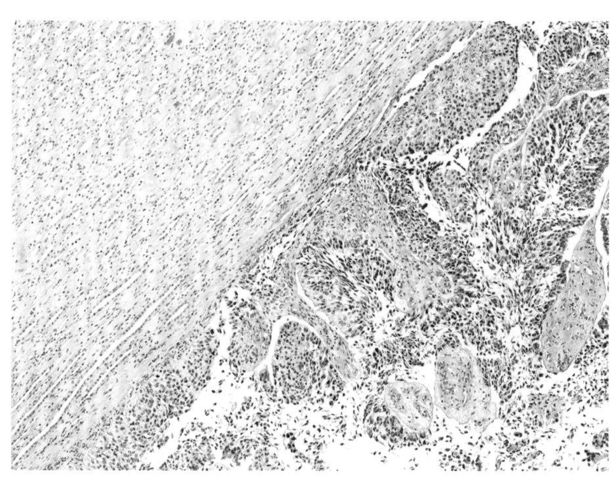

▲ 图3-301 当肾盂及输尿管存在乳头状尿路上皮癌时，尿路上皮癌侵及肾脏的诊断通常是显而易见的

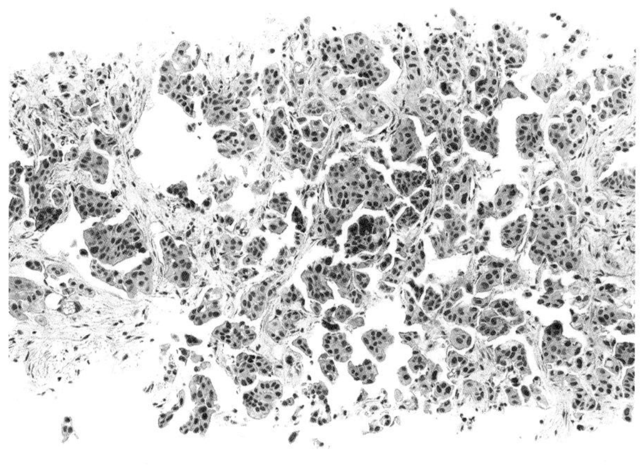

▲ 图3-302 本例肾肿物活检可见微乳头结构特征的癌，GATA3以及p63免疫组化阳性（未提供图片），提示为尿路上皮癌侵犯肾脏

肾细胞肿瘤也有可能侵犯肾盂，并且在输尿管镜下取到活检。我们曾遇到过表现为这种生长方式的肾细胞癌，包括乳头状肾细胞癌（图 3-305 和图 3-306），所以并不能因为有肾盂受累就排除肾细胞癌的诊断。肾盂的尿路上皮癌可以呈逆行生长进入肾乳头尖部的髓质肾小管，因此可有显著的肾髓质受累，此生物学行为本身不一定意味着侵犯（见分期部分）。免疫组化通常对于鉴别肾细胞癌与尿路上皮癌很有帮助。尿路上皮癌中，p63 和 p40、GATA3 以及高分子量 CK 通常阳性（图 3-307 和图 3-308）。其他新近出现的标志物，如 uroplakin Ⅱ，可能对特别疑难的病例有所帮助[268, 269]。一般来说，PAX8 阳性提示肾细胞癌；然而，也有报道指出上尿路的尿路上皮癌表型与肾细胞癌存在某些重叠，尤其是 PAX8（例如，在上尿路的尿路上皮癌中有过 PAX8 阳性的记载，图 3-309）[17]。因此，在这种情况下免疫组化通常需要几个标志物组合在一起，而不能依赖单一标志物进行判断。GATA3 在少数肾细胞肿瘤中也可呈阳性，但是目前发现绝大多数都是表达于分化好的肿瘤，如肾嫌色细胞癌、透明细胞乳头状肾细胞癌以及一部分乳头状肿瘤[76,270]。一些学者认为，集合管癌中 p63 可呈阳性[271, 272]，对此我们需要谨慎看待，因为通常认为 p63 阳性强烈提

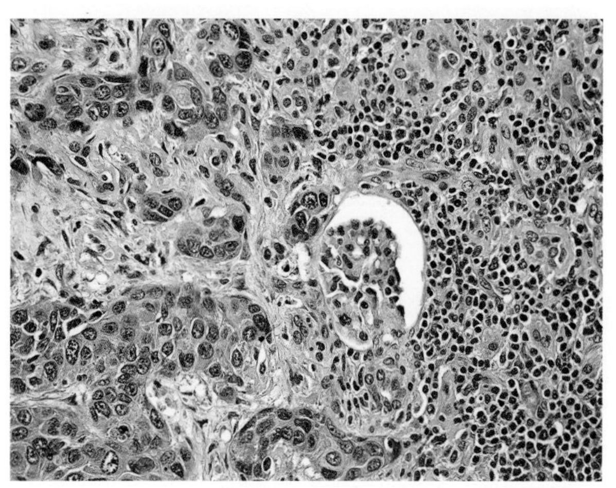

▲ **图 3-303　形态类似集合管癌的尿路上皮癌，肿瘤呈浸润性生长，侵犯周围结构如肾小球等**

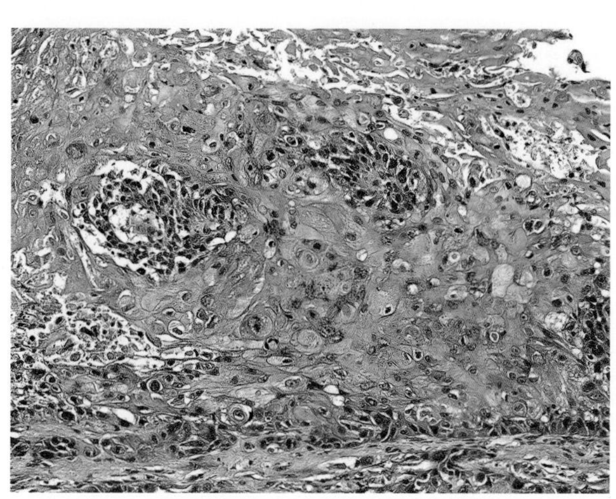

▲ **图 3-304　肾脏肿瘤中出现鳞状分化更支持伴有鳞状分化的尿路上皮癌，而不是肾细胞来源的肿瘤**

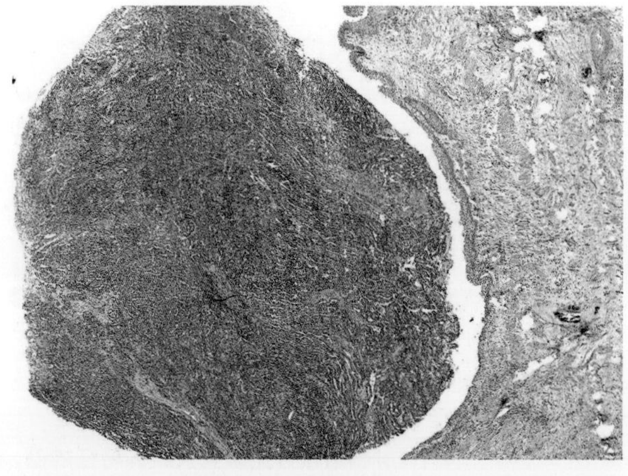

▲ **图 3-305　尽管肾盂侵犯通常提示尿路上皮癌，但本例乳头状肾细胞癌亦形成息肉样结节突入肾盂**

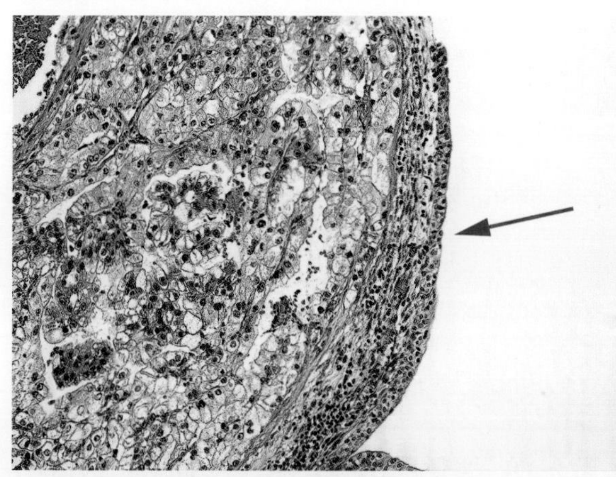

▲ **图 3-306　本例肾细胞癌位于肾盂尿路上皮层（箭）的下方**

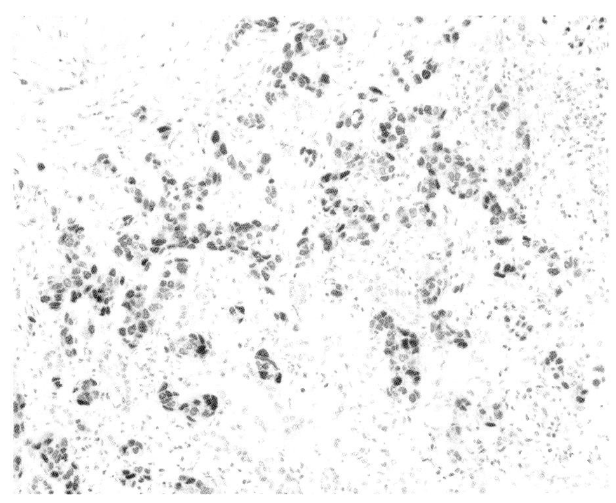

▲ 图 3–307　浸润肾实质的肿瘤，形态似集合管癌，免疫组化 **GATA3** 阳性提示其为尿路上皮癌

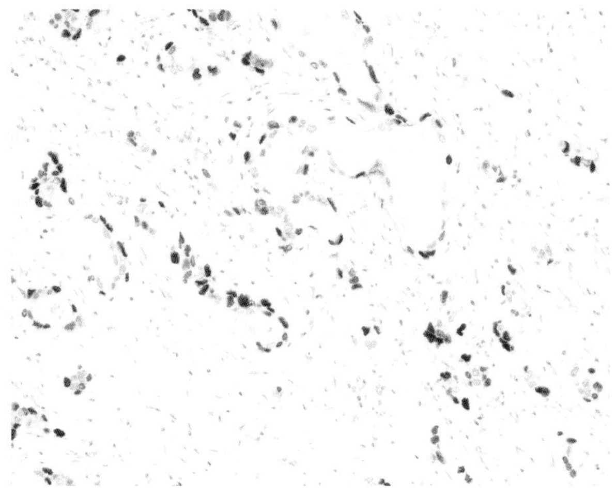

▲ 图 3–308　尿路上皮癌侵犯肾脏，**p63** 阳性，支持该诊断

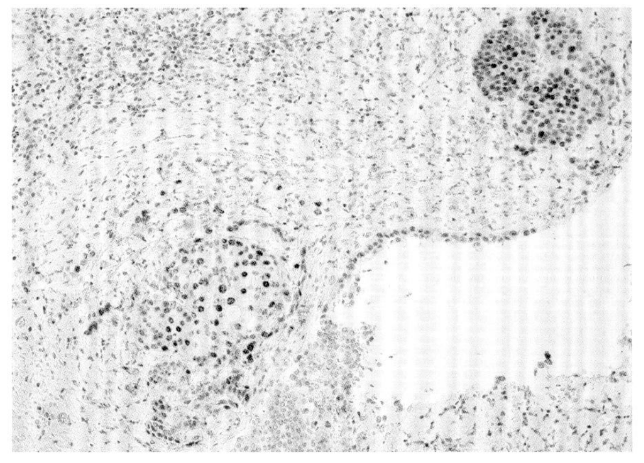

▲ 图 3–309　本例肾盂尿路上皮癌可见 **PAX8** 斑片状阳性。**PAX8** 作为一个肾小管标志物，也有报道其可表达于上尿路的尿路上皮癌

示为尿路上皮癌；然而，在肾细胞肿瘤中也有报道过极少数 p63 阳性病例，再次提示我们，应当联合应用多个标志物，而不能仅凭单一标志物进行鉴别[153]。

经验与教训：尿路上皮癌侵及肾脏

- 在浸润性癌侵及肾脏时应作为首要考虑
- 治疗不同于大多数肾细胞癌肾
  - 输尿管切除 vs. 根治性肾切除
  - 细胞毒性化疗 vs. 酪氨酸激酶 /VEGF/MTOR 抑制药
- 寻找肾盂表面肿瘤成分（乳头状癌或原位癌）很有帮助，必要时可以进行大体标本的补充取材
- 免疫组化很有帮助，但也可能存在陷阱
  - p63 阳性常强烈提示尿路上皮癌，但在极少数肾细胞癌中也有可能阳性
  - PAX8（阳性）通常提示肾细胞癌，但也可能表达于上尿路的尿路上皮癌
  - GATA3 及高分子量 CK 阳性通常提示尿路上皮癌，但也可在特定的肾细胞癌中表达
  - 新近的标志物如 uroplakin Ⅱ在疑难病例中会很有帮助

2. 延胡索酸水合酶缺陷型 / 遗传性平滑肌瘤病和肾细胞癌综合征

延胡索酸水合酶（FH）缺陷型肾细胞癌主要在乳头状肿瘤讨论；然而，随着对其形态学异质性认识的不断深入，需要谨记该病变亦可表现为破坏正常结构的浸润性癌，类似于集合管癌或髓质癌[21, 158]（图 3–310 和图 3–311）。目前，对于病理医生来说，识别 FH 缺陷型肾细胞癌最好的手段就是 FH 的免疫组化，通常呈异常的阴性结果（图 3–312）。

3. 肾髓质癌

髓质癌是一种侵袭性肾癌，特征性地出现在镰状细胞贫血患者中，或者少数见于其他血红蛋白病，总体较肾细胞癌患者年轻。这类肿瘤形成浸润性管状、乳头状、实性及筛状结构，累及正常的肾结构[158, 273, 274]，有时会伴有大量的炎症（图 3–313 和图 3–314）。镰状细胞贫血或其他血红蛋白病对

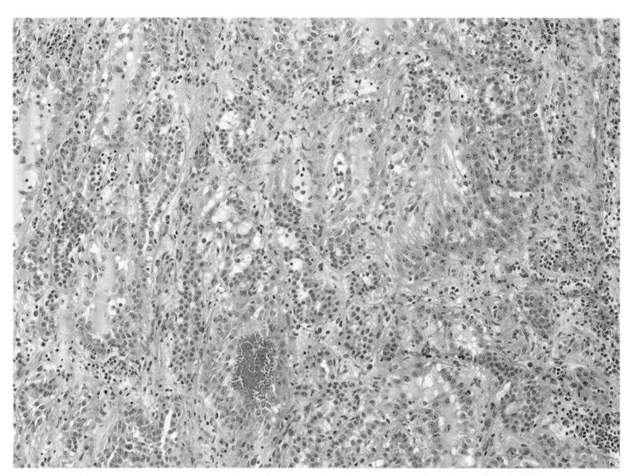

▲ 图 3-310 本例延胡索酸水合酶缺陷型肾细胞癌呈浸润性生长，类似于集合管癌（图片由 **Steven C. Smith, MD, PhD, Virginia Commonwealth University** 提供）

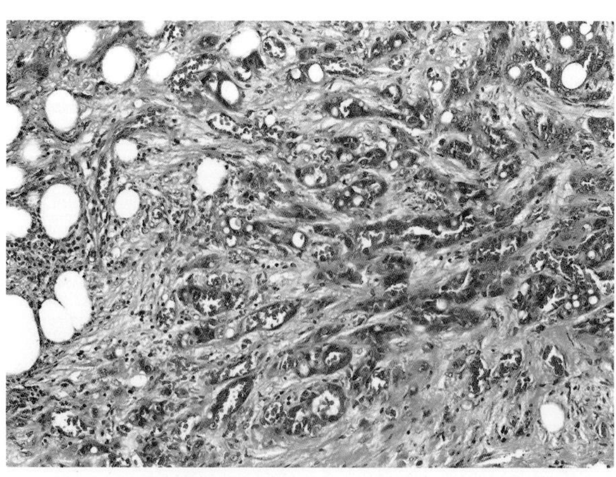

▲ 图 3-311 本例延胡索酸水合酶缺陷型肾细胞癌可见浸润周围脂肪（图片由 **Steven C. Smith, MD, PhD, Virginia Commonwealth University** 提供）

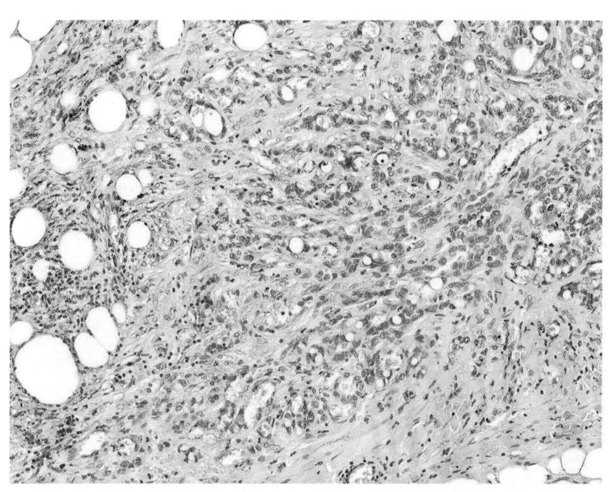

▲ 图 3-312 为图 **3-311** 中的同一视野，可见延胡索酸水合酶蛋白呈异常阴性（图片由 **Steven C. Smith, MD, PhD, Virginia Commonwealth University** 提供）

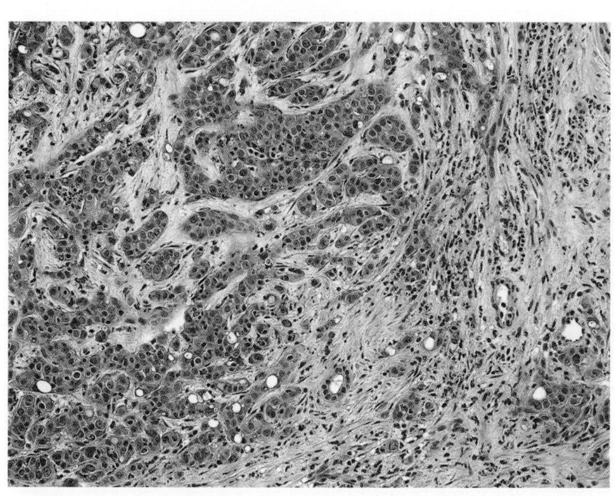

▲ 图 3-313 本例肾髓质癌来自一位年轻的镰状细胞贫血患者，肿瘤呈浸润性生长，伴纤维性间质，类似于集合管癌或尿路上皮癌

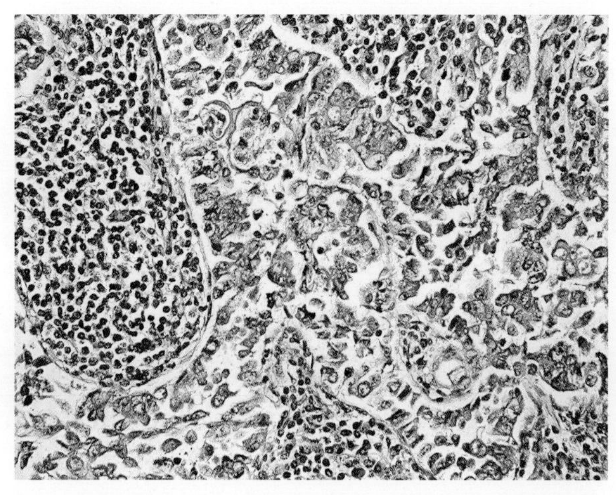

◀ 图 3-314 本例髓质癌可见明显的肿瘤周围慢性炎症反应

于本病诊断基本上是必要条件。近来人们注意到 *SMARCB1* 基因（前称 INI1）的缺陷是这类肿瘤的一个关键发病机制，因此 SMARCB1 蛋白的免疫组化异常阴性可作为病理医生诊断此类肿瘤的一个依据[158, 273–280]。OCT3/4 常用于诊断睾丸精原细胞瘤和胚胎性癌，也可用作诊断髓质癌的工具[280]。

常见问题：髓质癌是否有可能发生在无镰状细胞贫血的患者

最近发现，极少数伴有 *SMARCB1* 缺失的肿瘤也可以发生在不伴有镰状细胞贫血或血红蛋白病的患者（图 3–315）。对于这种情况，人们提出使用“伴有髓质癌表型的未分类肾细胞癌”这一术语[158, 281, 282]。尽管目前关于这一现象的数据甚少，但所有的证据均表明这类肿瘤和髓质癌一样，是高度侵袭性的

4. 集合管癌

集合管癌曾被称为最常见的五种肾癌的类型之一；然而，随着如今对肾细胞癌亚型认识的提高，以及依据免疫组化进行业分类的进展，集合管癌实质上是在排除了数个相关的鉴别诊断后，而得出的排除性诊断（见备忘列表）。因此，我们的经验是，在如今的临床工作中，集合管癌已经极其罕见，这就好像纤维肉瘤早已经不是最常见的肉瘤之一，而几乎消匿于软组织病理中一样[283]。然而，似乎仍存在极少数的病例符合这些诊断标准[284]（图 3–316）。典型的集合管癌和髓质癌的肿瘤中心都位于髓质内[284]。最近一项研究评估了集合管癌的分子学特征，发现其不仅存在 *SMARCB1* 改变或 *FH* 纯合缺失，同样会存在 *NF2*、*SETD2* 和 *CDKN2A* 等基因改变[285]。伴有 *SMARCB1* 改变或 *FH* 纯合缺失分别代表着髓质癌以及 FH 缺陷型肾细胞癌的可能。

备忘列表：诊断集合管癌

- 浸润性管状 / 乳头状 / 实性结构破坏肾脏
- 有肾细胞起源的证据（通常 PAX8 阳性）
- 患者无镰状细胞贫血或血红蛋白病（否则可能为髓质癌）
- 免疫组化 SMARCB1（INI1）正常表达（否则可能为髓质癌或伴髓质癌表型的未定类肾细胞癌）
- 免疫组化 FH 正常表达和（或）*FH* 基因检测为阴性（否则符合 FH 缺陷型肾细胞癌 /HLRCC）
- 无尿路上皮癌成分（尿路上皮标志物 p63/GATA3 通常为阴性，但也见报道提示表型重叠）
- 临床及免疫组化结果不支持其他器官来源的转移癌

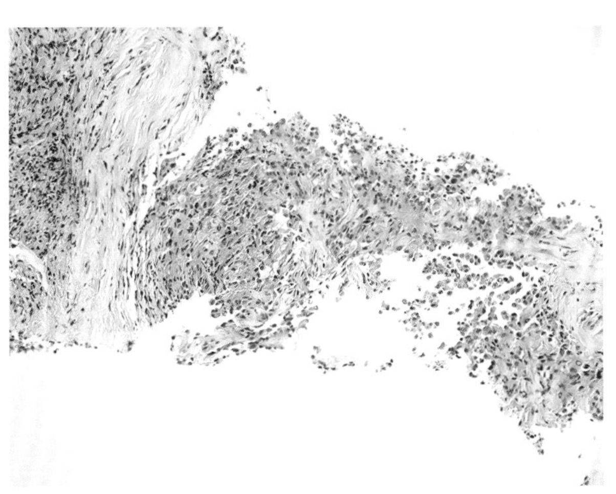

▲ 图 3–315 本例肾肿物活检示高级别肾细胞癌。免疫组化 **PAX8** 阳性，提示原发肾细胞肿瘤（未提供图片）。病例进行了全基因组测序以寻找可行的治疗靶点，发现了 ***SMARCB1***（**INI1**）突变。患者没有已知的血红蛋白病，遗憾的是因肿瘤进展，患者在确诊不久后身故

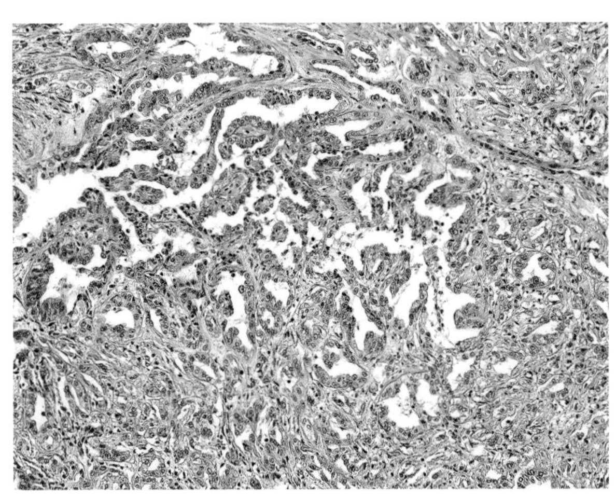

▲ 图 3–316 全面评估排除了其他的诊断后，本例肾肿物被诊断为集合管癌。**AMACR** 示微弱的斑片状阳性，不支持乳头状肾细胞癌，并且 **FH** 免疫组化正常表达（无缺失）。其他需要排除的诊断包括尿路上皮癌以及肾脏转移性肿瘤

5. 肾脏的转移癌

尽管大多数的肾肿瘤都是原发性肾细胞癌或尿路上皮肿瘤，偶尔其他癌症也会转移到肾脏。有意思的是，这些转移癌可以像原发肾肿瘤一样呈单发性和单侧发生；或者在原发肿瘤诊断后多年才发生；或者是长入肾盂似原位发生的肿瘤；或者似肾细胞癌一样侵犯肾血管[286-288]。肾脏的转移癌最常见来源于肺（图 3-317 和图 3-318），其他来源还包括结肠、头颈部、女性生殖道、乳腺、软组织及胸腺。

经验与教训：肾脏的转移癌

- 常为单发性 / 单侧
- 原发癌与转移癌之间可能会有很长时间间隔（> 10 年）
- 可能侵犯肾盂或肾静脉，类似肾脏的原发肿瘤
- 最常见的原发灶：肺
- 器官特异性免疫组化标志物检测及肿瘤病史是最有帮助的

（八）梭形细胞模式

1. 血管平滑肌脂肪瘤

血管平滑肌脂肪瘤是一种良性肿瘤，并且是肾脏最常见的间叶性肿瘤[289]。鉴于大多数包含有大量脂肪的肿瘤在影像学中都能被识别，那些交至外科病理医生手上的病例通常都是以梭形细胞为主，由乏脂性的平滑肌样细胞构成（图 3-319）。然而，肿瘤典型的组织学形态由平滑肌样细胞、富含脂质的细胞及异常的厚壁血管混合组成（图 3-320 至图 3-325）。其组成细胞被称为血管周上皮样细胞（perivascular epithelioid cells，PEC），这是一种被认为没有正常对应细胞的异常肿瘤细胞[130, 235, 236]。PEC 具有独特的免疫组化表型，平滑肌及黑素细胞标志物均呈阳性，如 SMA、desmin、melan-A 及 HMB45 等。病理医生评估肾脏标本，尤其是活检标本时，应当要留意的是黑素细胞标志物的表达可能会比较局限（图 3-326），组织蛋白酶 K 表达通常更弥漫[132]（图 3-327）。在大多数病例中，单独靠 HE 形态便可直接作出诊断；然而在活检病例中，诊断则较有难度。肾脏多发性血管平滑肌脂肪瘤可见于结节性硬化症，但是尚不清楚是否存在一定数量的血管平滑肌脂肪瘤时就支持结节性硬化症的诊断[290]，局灶性上皮样特征也并不少见。然而，由于上皮样血管平滑肌脂肪瘤被认为具有恶性潜能，除非（上皮样特征）是广泛存在，甚至类似于肾细胞癌（见前述“透明细胞模式和管状 / 实性生长模式”中“上皮样血管平滑肌脂肪瘤”部分），否则我们不推荐使用上皮样血管平滑肌脂肪瘤这一术语。目前尚没有证据表明局灶性上皮样特征会

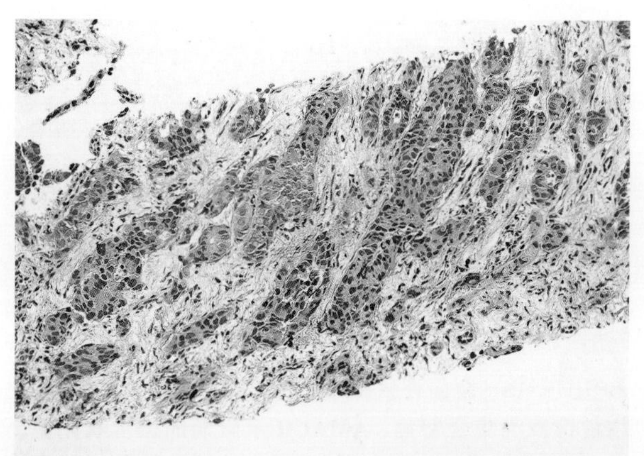

▲ **图 3-317　肺癌是最常见转移至肾脏的恶性肿瘤，本例患者已知有肺癌并行肾肿物活检，结果显示为肾转移癌**

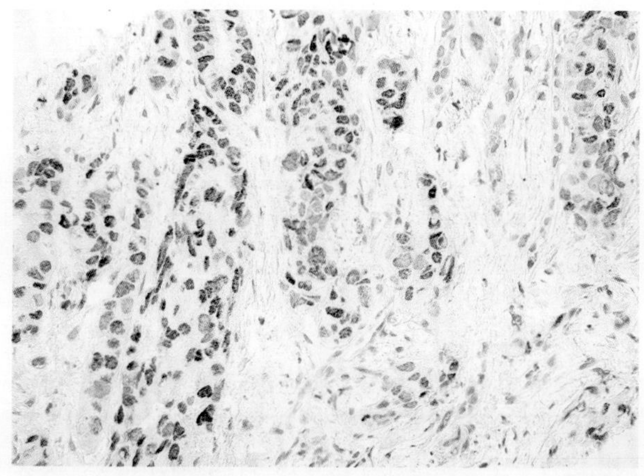

▲ **图 3-318　为图 3-317 中的同一病例，TTF1 免疫组化阳性**

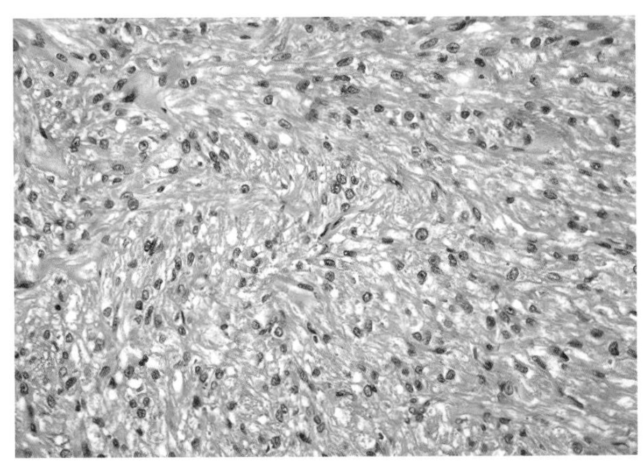

▲ 图 3-319 通常在外科病理工作中遇到的血管平滑肌脂肪瘤都是肌样细胞为主型，因为那些富含脂肪的肿瘤可以通过影像学识别。本例的主要组成为嗜酸性梭形细胞

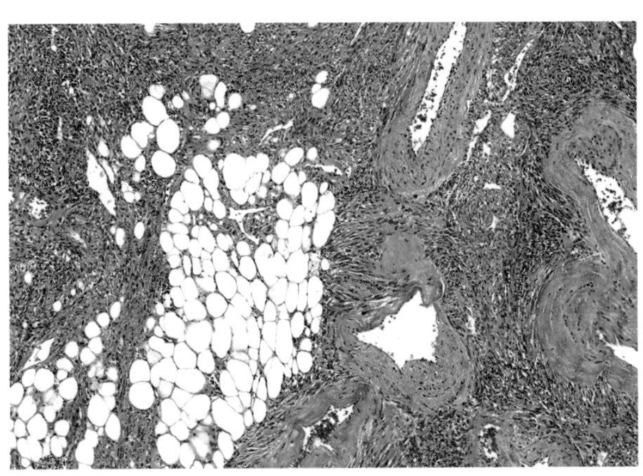

▲ 图 3-320 经典的血管平滑肌脂肪瘤包含梭形细胞、富含脂质的脂肪样细胞以及厚壁血管

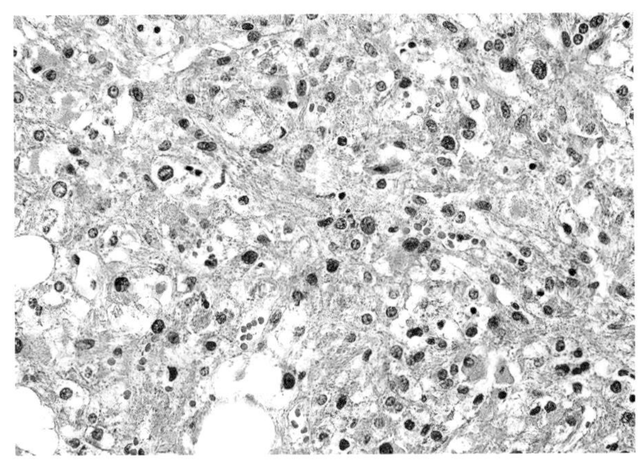

▲ 图 3-321 高倍镜下血管平滑肌脂肪瘤的嗜酸性梭形细胞或上皮样细胞可有轻度不典型性，弥漫分布而非巢状生长，此点有助于与肾细胞癌鉴别

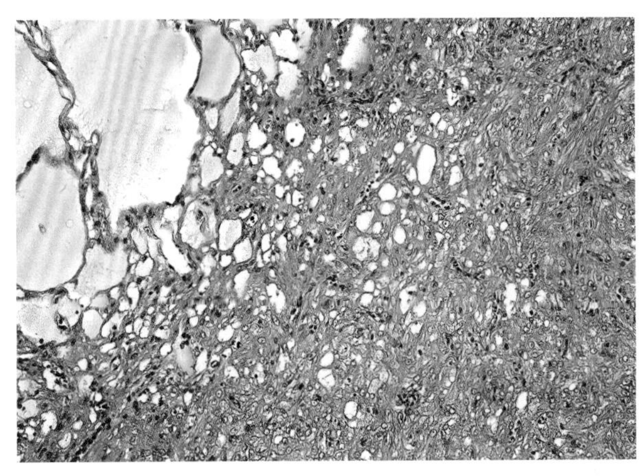

▲ 图 3-322 本例肾血管平滑肌脂肪瘤表现为不寻常的生长模式，含假囊样区域及梭形上皮样细胞

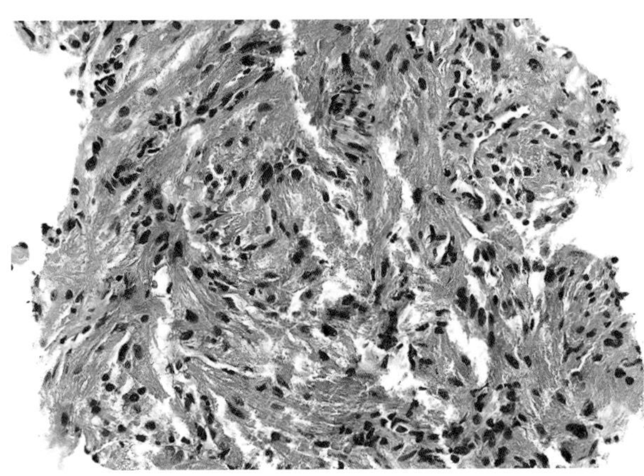

▲ 图 3-323 肾肿物活检中，血管平滑肌脂肪瘤是肾肿瘤中少数几个明确为良性的肿瘤之一，本例以梭形细胞为主型

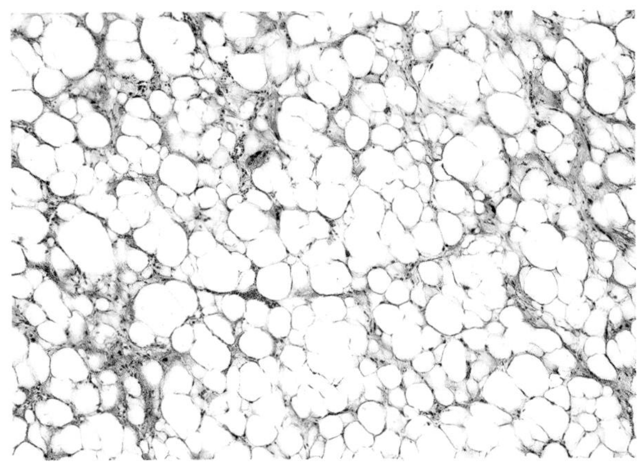

▲ 图 3-324 本例体积大的肾血管平滑肌脂肪瘤，主要由脂肪细胞构成，形成一个巨大的腹腔内肿物，类似不典型脂肪瘤样肿瘤 / 高分化脂肪肉瘤

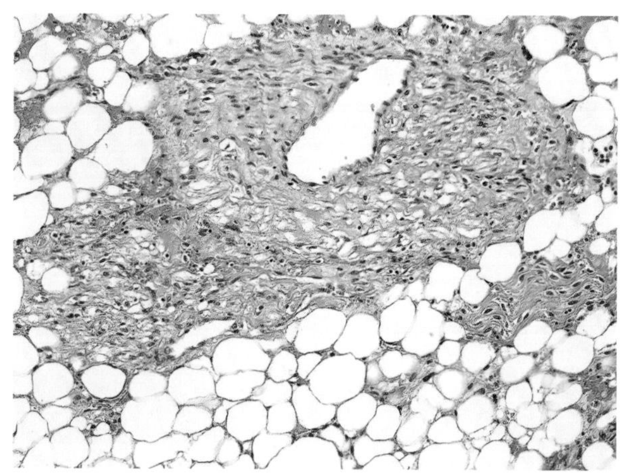

▲ 图 3-325　为图 **3-324** 中的同一病例，肿瘤中可见局灶血管周围有上皮样细胞环绕，是诊断本病的线索

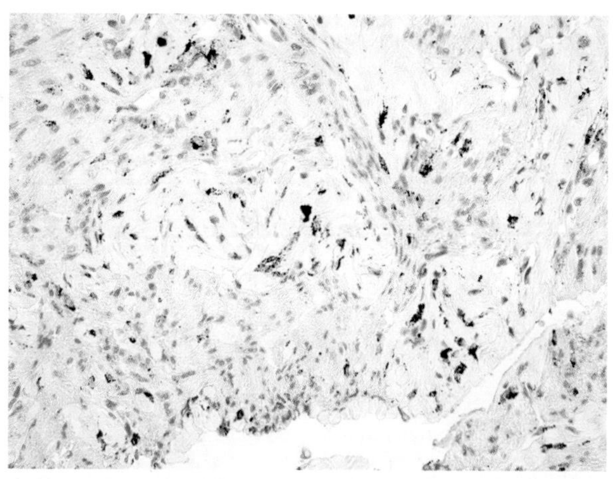

▲ 图 3-326　肾血管平滑肌脂肪瘤中可见黑素细胞标志物局灶阳性，本视野少数细胞 **HMB45** 阳性，支持血管平滑肌脂肪瘤的诊断

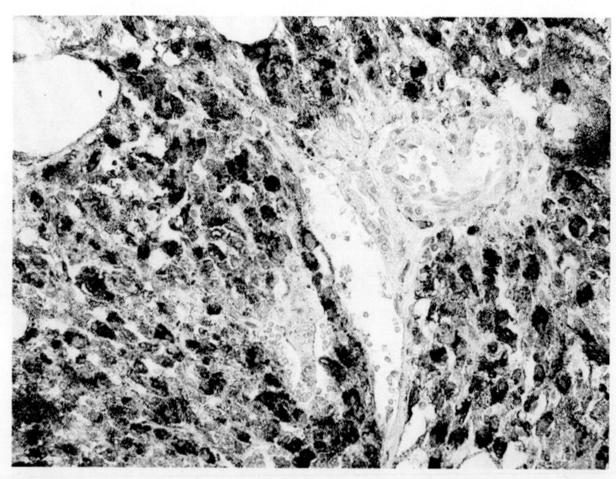

▲ 图 3-327　组织蛋白酶 **K** 在血管平滑肌脂肪瘤中常弥漫阳性

改变血管平滑肌脂肪瘤的良性本质。

经验与教训：血管平滑肌脂肪瘤

- 肾包膜的血管平滑肌脂肪瘤有时被称为“包膜瘤”，尽管这个术语是非特异性的
- 在外科病理诊断工作中遇到的肿瘤常以梭形细胞为主，因为富脂肪的肿瘤可以通过影像学辨认，不至于与肾细胞癌混淆
- 在疑似血管平滑肌脂肪瘤中，若低倍镜下黑素细胞标志物阴性，则需在高倍镜下查找是否存在少数阳性细胞
- 组织蛋白酶 K 常常在血管平滑肌脂肪瘤呈弥漫表达
- 平滑肌标志物（SMA，desmin）通常也呈不同程度的阳性
- 局灶性上皮样特征似乎不会改变血管平滑肌脂肪瘤的良性生物学行为

2. 肉瘤样肾细胞癌

肉瘤样肾细胞癌可源自任何亚型的肾细胞癌。因此，它本身并不是一个特异的亚型，而是一种去分化的共同归宿，提示肿瘤侵袭性增强。对于有转移的肉瘤样肾细胞癌来说，其最佳的临床治疗方案尚无定论。一些研究提出了使用与经典肾细胞癌治疗方案不同的特定药物组合方案 [16]。因此，病理医生在作出此分类时应务求准确。一般我们的做法是，只有当肿瘤存在一些单独评估容易被误认为是肉瘤的区域时，才会将其认为是肉瘤样癌（图 3-328 至图 3-331）。然而，在透明细胞肾细胞癌中也报道过有少量梭形细胞改变，其意义目前尚不清楚，但目前认为其并不属于肉瘤样肾细胞癌的范围 [291]（图 3-332）。对于那些纯粹呈肉瘤样改变，且未能识别其潜在亚型的肿瘤，目前推荐将其视为未定类的肾细胞癌。肉瘤样成分的组织学形态通常为非特异性梭形细胞模式，类似于未分化多形性肉瘤 [292]；然而，其他特异的形态也有报道，如骨肉瘤样、横纹肌肉瘤样以及脂肪肉瘤样 [293, 294]。极少数梭形细胞成分可相对呈低级别（图 3-333）。

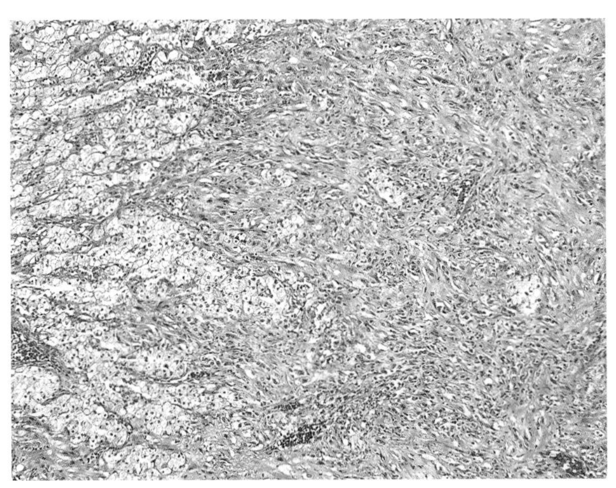

▲ 图 3-328　本例肉瘤样肾细胞癌可见由透明细胞肾细胞癌（左侧）与恶性梭形细胞增殖的截然分界（右侧）

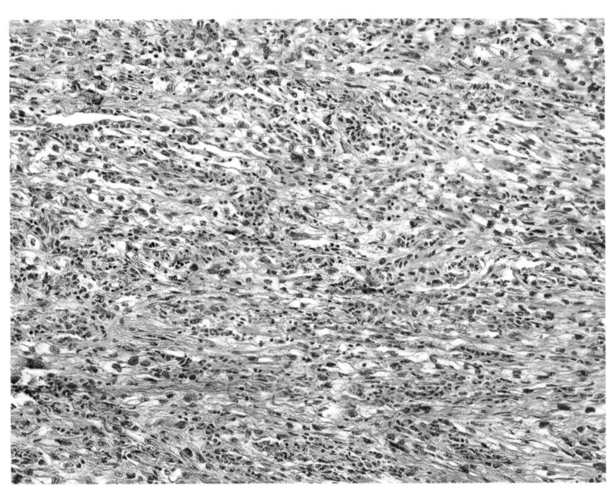

▲ 图 3-329　高倍镜下，本例肉瘤样肾细胞癌可见非特异性梭形细胞模式，可能使人想到多形性未分化肉瘤的可能

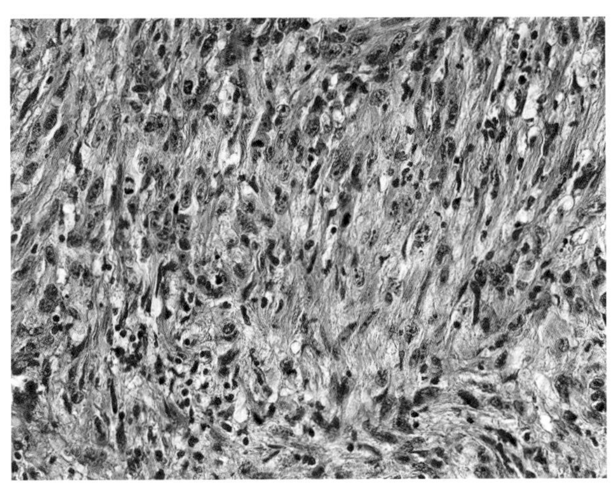

▲ 图 3-330　高倍镜下，本例肉瘤样肾细胞癌由多形性细胞组成，无明显的上皮分化

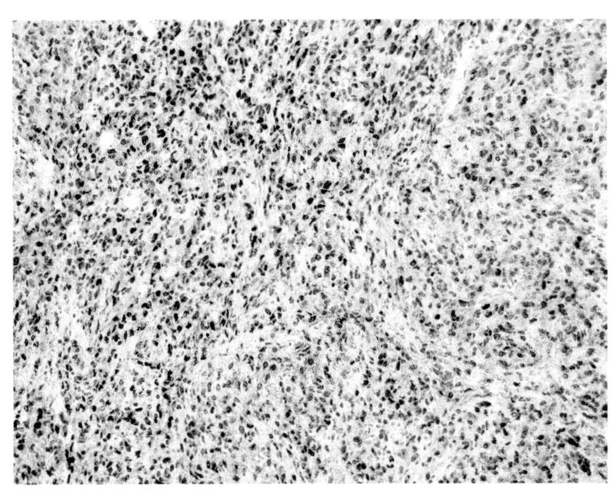

▲ 图 3-331　免疫组化可见肉瘤样肾细胞癌中 **PAX8** 有表达，支持其为上皮来源

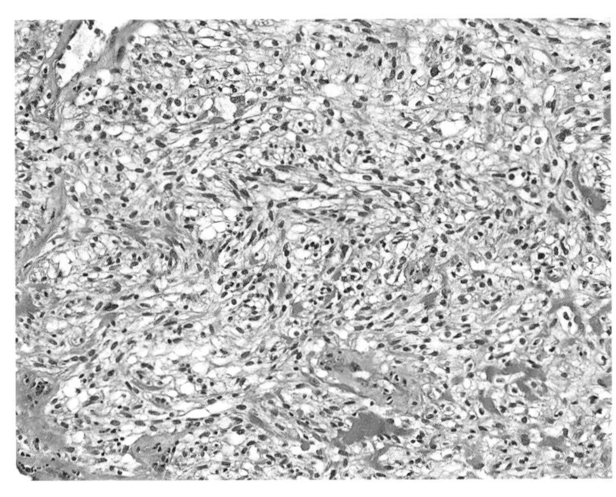

◀ 图 3-332　梭形细胞改变在透明细胞肾细胞癌中有过报道，尽管细胞呈梭形，且不形成巢状或管状结构，但本病例在一定程度上可识别其为上皮源性，这是否意味着肉瘤样变目前尚有待商榷

人们逐渐认识到肾细胞癌中的横纹肌样变（图 3–334 和图 3–335）预示着侵袭性行为[295]。肿瘤细胞仅形态上类似横纹肌母细胞，但免疫组化并未显示出向骨骼肌分化的表型，所以其被称为横纹肌样而不是横纹肌母细胞性。在目前的分级中，横纹肌样肾细胞癌被认为是 4 级[62, 63]。然而，其预后是否和梭形细胞肉瘤样肾细胞癌一样差，尚有争议[296–298]。因此，目前来看区别两者是必要的，但应将两者均视为 4 级。这种形态学的特点为肿瘤细胞胞质内含嗜酸性小球，类似横纹肌肉瘤中胞质有横纹的细胞。横纹肌样特征与透明细胞肾细胞癌最为相关，但其在大多数肾细胞癌亚型中也都有报道[297]。

3. 黏液小管状和梭形细胞癌

黏液小管状和梭形细胞癌将会在“伴有梭形细胞及上皮样成分的肿瘤”中进行更深入的讨论。然而，有极少数报道表明这类肿瘤形态以梭形细胞为主，类似间叶性肿瘤[299]（图 3–336 和图 3–337）。在此情况下，识别其温和且一致的梭形细胞成分，将有助于与肉瘤样肾细胞癌相鉴别。上皮标志物（CK、PAX8）阳性有助于与真正的间叶性肿瘤相区别，也有一些细微的形态学线索

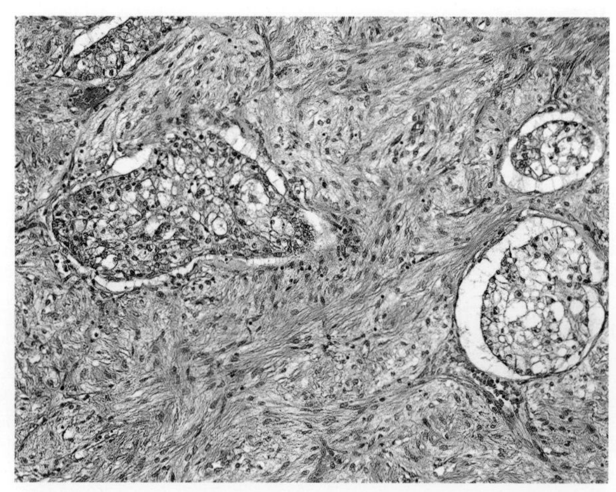

▲ 图 3–333 极少数肉瘤样肾细胞癌具有令人迷惑的低级别肉瘤样成分，本例可见几个透明细胞肾细胞癌上皮细胞岛与温和的梭形细胞成分混合，类似肌成纤维细胞反应，但该患者后来出现了转移性肿瘤，同样由梭形细胞构成，且上皮标志物呈局灶阳性

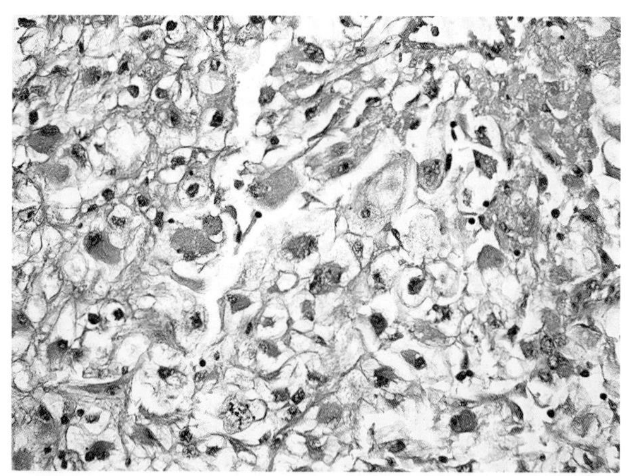

▲ 图 3–334 肾细胞癌的横纹肌样特征表现为胞质内嗜酸性物质形成的玻璃样小球，类似横纹肌母细胞的“条带”细胞

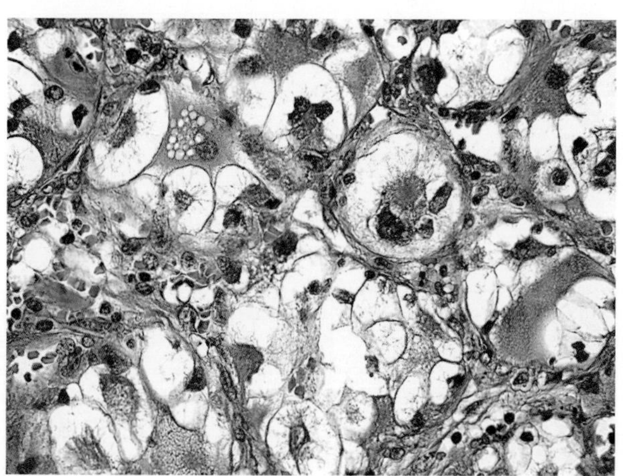

▲ 图 3–335 高倍镜下，横纹肌样肾细胞癌的肿瘤细胞胞质透亮，含有嗜酸性小球

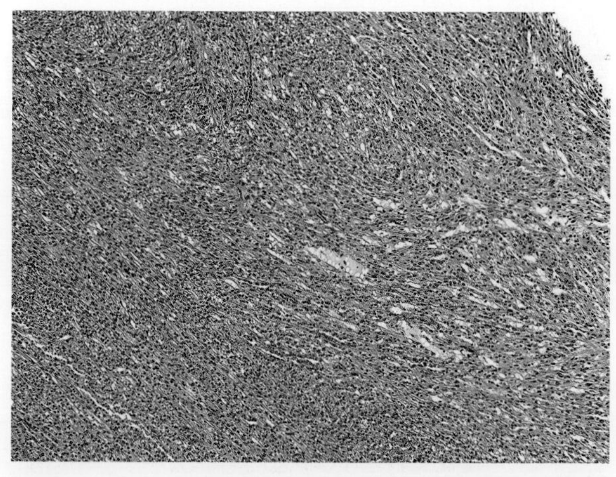

▲ 图 3–336 本例黏液小管状和梭形细胞癌主要由梭形细胞组成，可能会导致其与间叶性肿瘤混淆

有助诊断，如泡沫细胞、局灶管状结构及黏蛋白沉积。通常，黏液小管状和梭形细胞癌的免疫组化表型和乳头状肾细胞癌相同（CK7 和 AMACR 阳性）。

4. 平滑肌肉瘤

尽管原发性肾脏肉瘤与癌相比较少见，平滑肌肉瘤是发生于肾脏及周围结构（如肾静脉或下腔静脉）最为常见的一种肉瘤。事实上，平滑肌肉瘤更有可能为肾外起源而非肾实质（如发生于肾静脉及肾盂）。类似于其他深部软组织部位[300]，诊断平滑肌肉瘤的标准应当放低，如有轻度核异型性、坏死或局灶核分裂象都可支持肾/肾周部位的平滑肌肉瘤（图3-338至图3-340）而非平滑肌瘤。对于分化好的肿瘤，其特点可能会类似于平滑肌瘤，即仅有轻微异型性及少量核分裂；而在高级别肿瘤中，可能有必要行免疫组化以确认平滑肌分化[300]（理想情况有一种以上的平滑肌标志物阳性，如 SMA、desmin 及 caldesmon，图 3-341）。对于高级别肿瘤，寻找肾细胞癌成分可有助于排除肉瘤样肾细胞癌。鉴别诊断时还需要考虑到相对常见的血管平滑肌脂肪瘤的可能。血管平滑肌脂肪瘤胞质通常浅染或

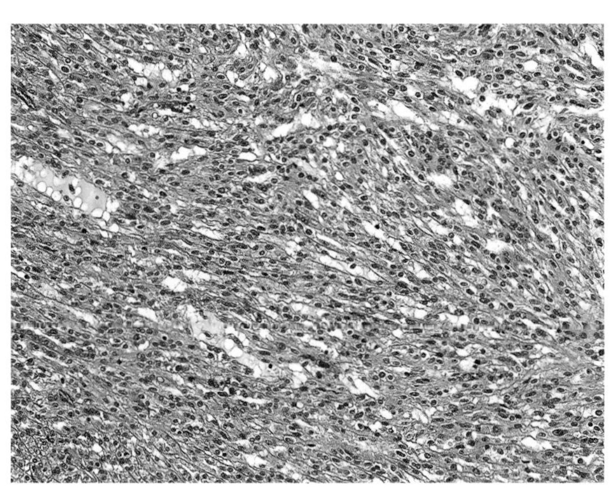

▲ 图 3-337　为图 **3-336** 中的同一肿瘤，高倍镜下可见局灶腺管分化，支持黏液小管和梭形细胞癌

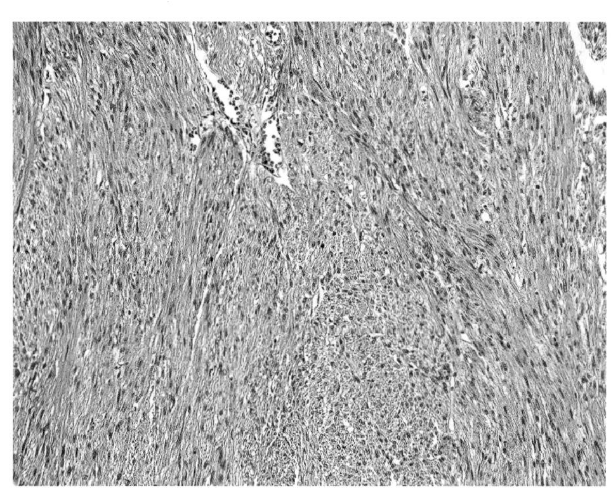

▲ 图 3-338　平滑肌肉瘤可发生在肾脏和肾周部位，本例可见嗜酸性平滑肌细胞呈束状排列

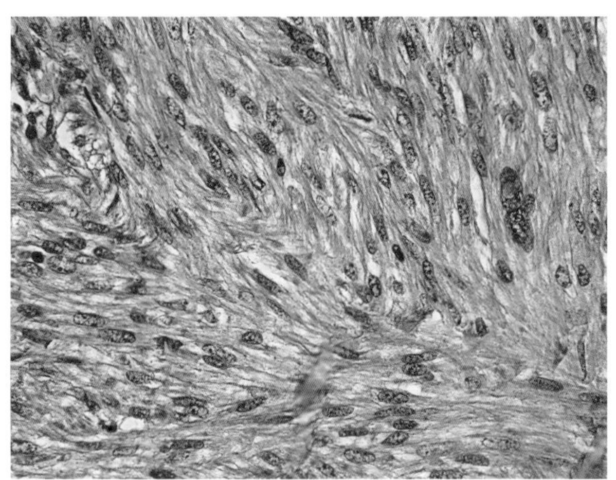

▲ 图 3-339　在高倍镜下，只要排除血管平滑肌脂肪瘤，即便仅有局灶核异型性也更倾向于平滑肌肉瘤而不是平滑肌瘤

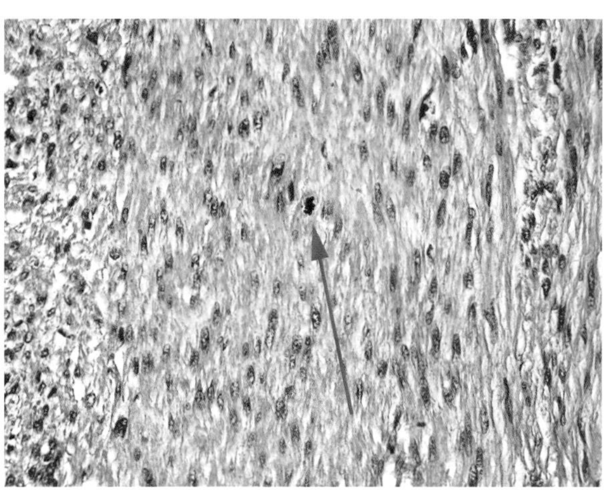

▲ 图 3-340　只要存在核分裂象（箭），无论数量多少，都更倾向于诊断肾平滑肌肉瘤，而非平滑肌瘤

呈纤维样，这与真正的平滑肌肿瘤中致密的嗜酸性胞质不同。同样的，黑素细胞标志物的表达也有助于明确诊断血管平滑肌脂肪瘤。如前所述，血管平滑肌脂肪瘤中黑素细胞标志物阳性可非常局灶，而蛋白酶K常呈弥漫强阳性[132]。

5. 平滑肌瘤

此前，是否存在肾脏平滑肌瘤始终存疑，大部分意见认为可能只是肌样细胞为主的血管平滑肌脂肪瘤。然而，最近的一系列报道描述了一些特征明显的肾脏平滑肌瘤，几乎都发生于女性，通常源自肾包膜[301, 302]（图3-342至图3-344）。肿瘤免疫组化通常呈雌、孕激素受体阳性，与其显著好发于女性这一特点相符[301]，提示其为发生于子宫以外的妇科类型的平滑肌瘤。我们的做法是，当出现这些特征性的临床表现时（女性、定位于肾包膜、雌孕激素受体阳性，以及体积相

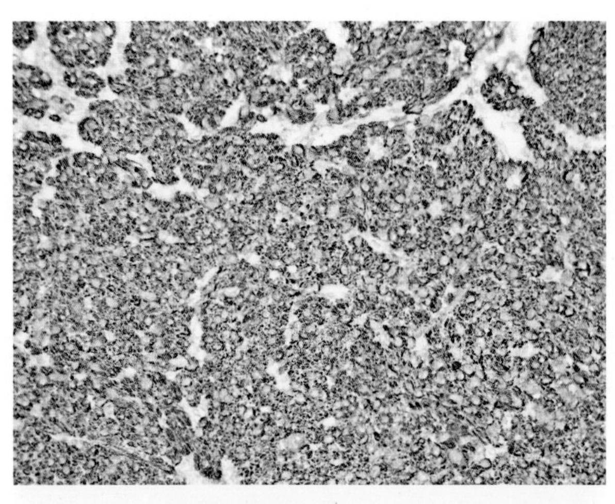

▲ 图 3-341 如疑有平滑肌分化，排除血管平滑肌脂肪瘤后，最好有两种平滑肌标志物阳性，才足以诊断肾平滑肌肉瘤，本例显示 caldesmon 强阳性

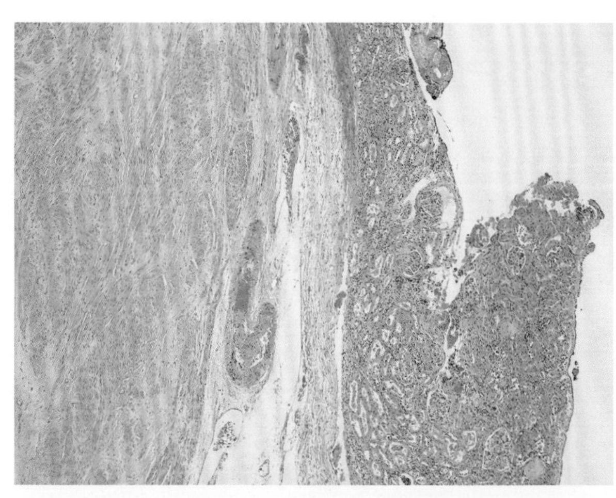

▲ 图 3-342 本例为行部分肾切除的平滑肌瘤，目测源于肾包膜，右侧有少量肾实质

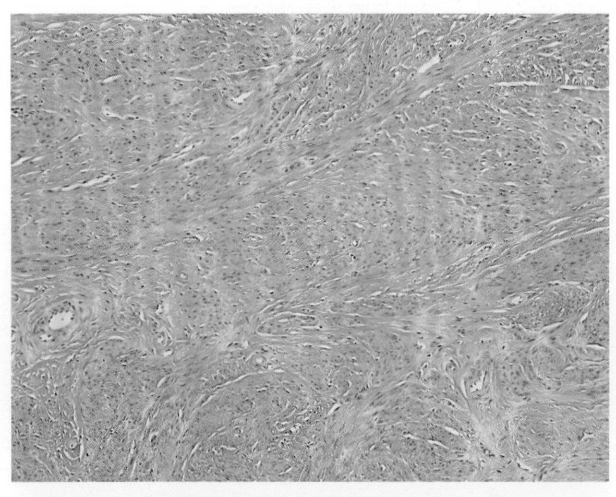

▲ 图 3-343 为图 3-342 中的同一病例，高倍镜下，肾平滑肌瘤可见成束的嗜酸性梭形细胞，缺乏血管平滑肌脂肪瘤中常见的脂肪及厚壁血管。即使是仅有局灶的黑素细胞标志物阳性，都更支持血管平滑肌脂肪瘤而非平滑肌瘤

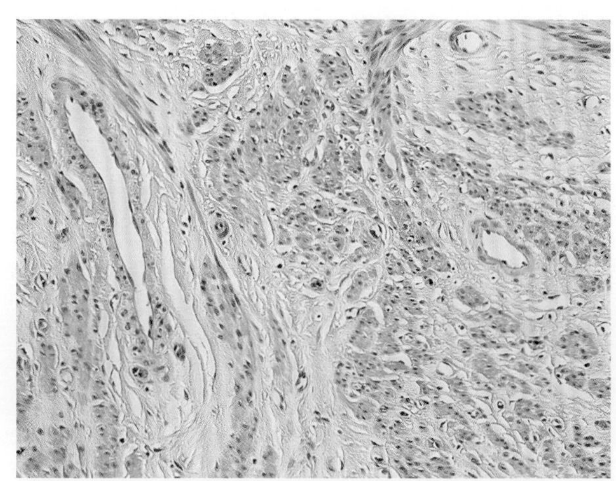

▲ 图 3-344 本例肾平滑肌瘤，平滑肌束间有疏松的纤维间质，让人想到发生于子宫的妇科类型的平滑肌瘤

对较小），则尽量保留平滑肌瘤的诊断。相反，对于更大的肿瘤或是发生于男性且伴有任何不典型特征（核分裂象、坏死、异型性）的肿瘤，则更倾向平滑肌肉瘤。

6. 肾髓质间质细胞瘤

肾髓质间质细胞瘤（旧称髓质纤维瘤）是一种良性肿瘤，通常是在因其他原因切除的肾脏中或是尸检中（图 3-345）偶然发现[303]。这类病变被认为没有很明确的临床意义（尽管曾被认为可能与高血压有关）。然而，极少数肿瘤也因为体积较大，形成有临床表现的肿块，而需要行手术切除[304]（图 3-346）。大多数肿瘤为 5mm 甚至更小，可见多少不等、形态温和的梭形细胞增生，其间可见内陷的髓质肾小管（图 3-347 至图 3-349）。在大多数病例中，鉴于其典型的髓质定位、体积小及形态特点，无须进行特殊检查或免疫组化即可诊断。然而，临床上极少数病例表现为较大肿块，多种免疫组化标志物均阴性，只有 SMA 及 calponin 有微弱阳性，比在肌成纤维细胞瘤或平滑肌瘤中的表达更弱。雌激素受体可呈阳

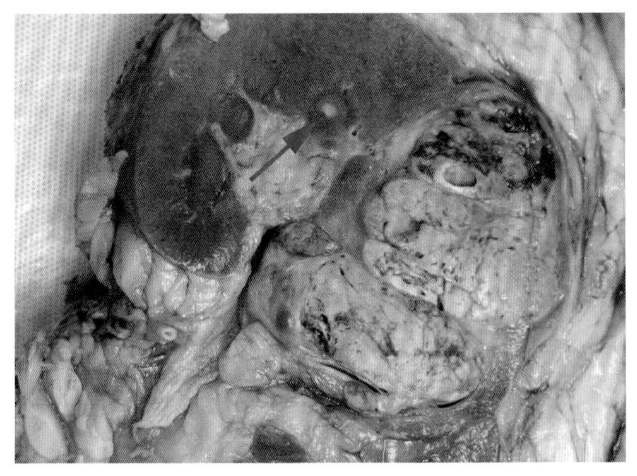

▲ 图 3-345 本例为透明细胞肾细胞癌（右侧）的全肾切除标本，邻近肿物的髓质内可见一个小的肾髓质间质细胞瘤（箭）

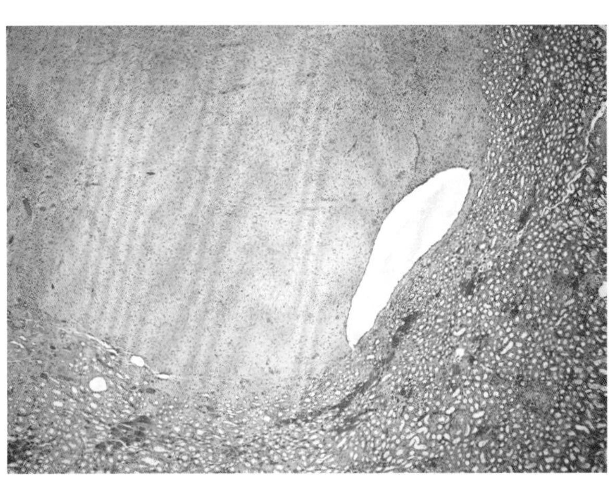

▲ 图 3-346 肾髓质间质细胞瘤偶尔可体积较大并引起临床关注，本例因为肿瘤体积大且有陷入的囊状扩张的小管，需鉴别肾髓质间质细胞瘤与混合性上皮间叶性肿瘤

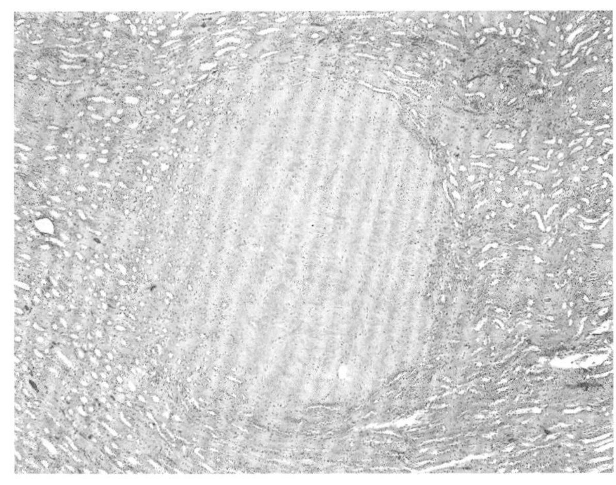

▲ 图 3-347 大多数肾髓质间质细胞瘤<5mm 且为无意发现的结节，本例肾髓质中可见一纤维组织结节，改变了原本髓质区的正常结构

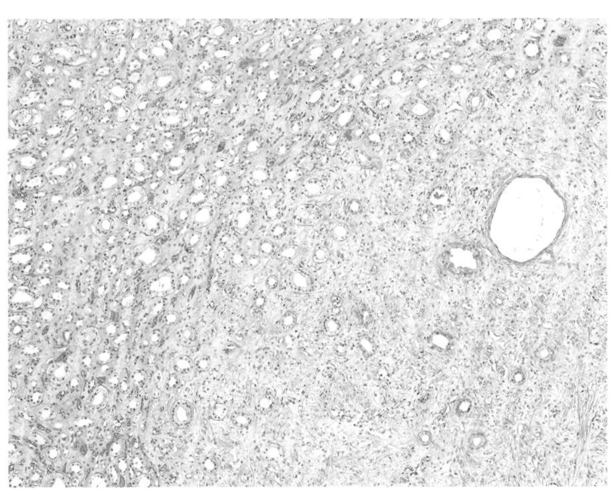

▲ 图 3-348 本例肾髓质间质细胞瘤细胞稍丰富，且有少数内陷的肾小管

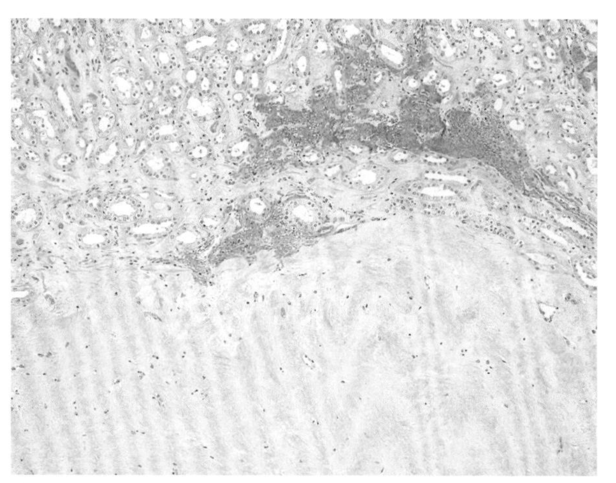

▲ 图 3-349　本例肾髓质间质细胞瘤，呈寡细胞性，主要成分是胶原

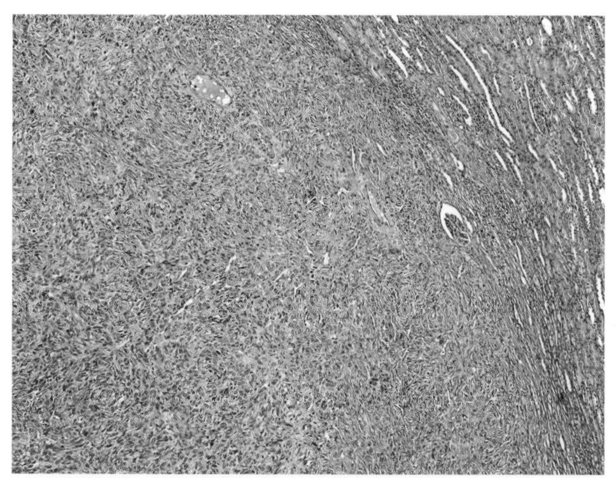

▲ 图 3-350　本例肾孤立性纤维性肿瘤，可见梭形细胞增生并取代了部分肾脏

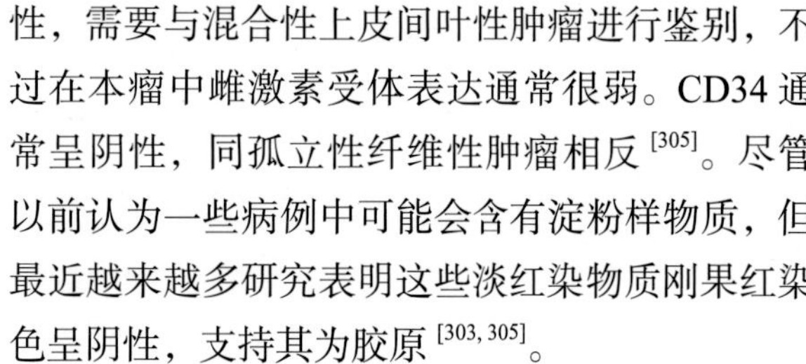

性，需要与混合性上皮间叶性肿瘤进行鉴别，不过在本瘤中雌激素受体表达通常很弱。CD34 通常呈阴性，同孤立性纤维性肿瘤相反[305]。尽管以前认为一些病例中可能会含有淀粉样物质，但最近越来越多研究表明这些淡红染物质刚果红染色呈阴性，支持其为胶原[303, 305]。

关键特征：肾髓质间质细胞瘤

- 绝大多数都很小（＜5mm），且为偶然发现。
- 温和的梭形细胞。
- 髓质小管内陷，有时呈囊性。
- 时有嗜酸性胶原（刚果红染色阴性）。
- 极少数肿瘤体积大，临床表现为肿块。
- 免疫组化：非特异。
  - 相对较弱的 SMA 和 calponin。
  - 雌孕激素受体弱阳性。
  - CD34 弱阳性或阴性。

7. 孤立性纤维性肿瘤

孤立性纤维性肿瘤可以发生在泌尿生殖道，包括肾脏。其特征与其他部位的孤立性纤维性肿瘤相似，呈梭形细胞模式，细胞密度从丰富到稀少，可见细胞间胶原以及“鹿角状”或“血管外皮瘤样”分支状血管结构[306, 307]（图 3-350 至图 3-352）。和在其他的部位一样，孤立性纤维性肿瘤被认为具有恶性潜能，取决于其组织学和临床特征，如核分裂象的多少及肿瘤大小。最近提出

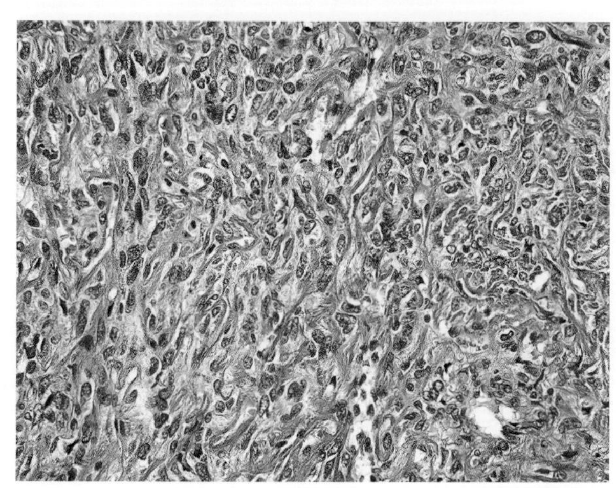

▲ 图 3-351　孤立性纤维性肿瘤可含有富于细胞的区域，伴有显著的细胞间胶原

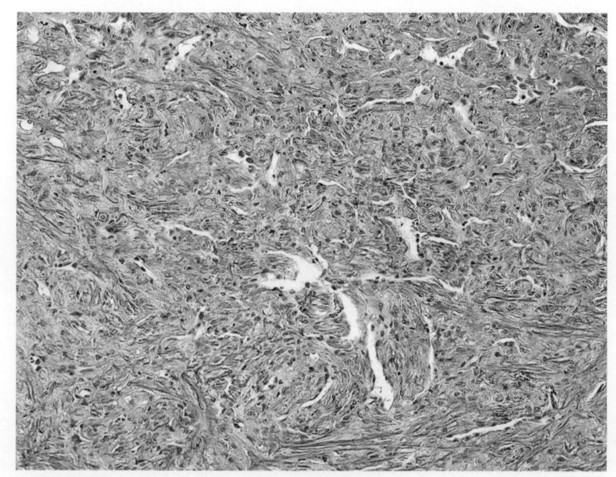

▲ 图 3-352　孤立性纤维性肿瘤也可出现细胞稀疏的区域，伴显著的胶原以及分支状的血管

了一项危险度分级系统，综合考虑患者的年龄、肿瘤大小、核分裂象及肿瘤坏死以得出危险分级[308]（表3-8）。与其他部位一样，肾脏孤立性纤维性肿瘤中常见CD34阳性，且STAT6免疫组化阳性，是确诊的有力证据，与*NAB2-STAT6*融合有关（图3-353）。极少数肾脏孤立性纤维性肿瘤可有脂肪成分，这有可能导致其很难与脂肪肉瘤及血管平滑肌脂肪瘤相鉴别[309]。值得注意的是，一项研究发现在肾孤立性纤维性肿瘤中偶

表3-8 孤立性纤维性肿瘤的危险度分级

年 龄	分 数
<55岁	0分
≥55岁	1分
肿瘤大小	
<5cm	0分
5～10cm	1分
10～15cm	2分
≥15cm	3分
每10个HPF下的有丝分裂象	
0个	0分
1～3个	1分
≥4个	2分
坏 死	
<10%	0分
≥10%	1分
危险度评分（各项分数之和）	
低度危险	0～3分
中度危险	4～5分
高度危险	6～7分

引自Demicco EG，Park MS，Araujo DM，et al. Solitary fibrous tumor: a clinicopathological study of 110 cases and proposed risk assessment model. Mod Pathol. 2012; 25(9):1298-1306.

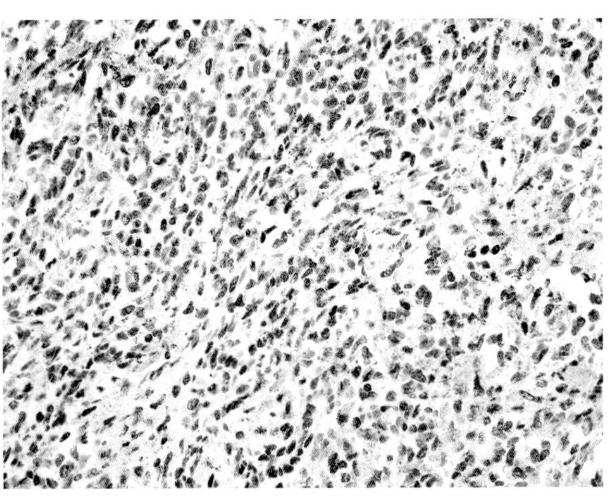

▲ 图3-353 **STAT6免疫组化有助于明确孤立性纤维性肿瘤的诊断**

尔可见PAX8阳性，与肉瘤样肾细胞癌鉴别时可能会导致诊断困难[310]。需要说明的是，该项研究使用的是多克隆抗体，特异性可能不如单克隆抗体。

8. 炎性肌成纤维细胞肿瘤

炎性肌成纤维细胞肿瘤更多见于其他部位，几乎很少表现为肾脏肿物[311]（图3-354和图3-355）。一般来说，在软组织部位炎性肌成纤维细胞肿瘤被认为是具有恶性潜能的中间型肿瘤，偶有转移；而对于在肾脏的病例了解相对较少。炎性肌成纤维细胞肿瘤由具有较长的胞体突起的梭形细胞构成，与肌成纤维细胞瘤表型一致，Actin恒定阳性（常呈“双轨样”即双线状阳性模式），desmin及CK可呈阳性[312]。经典的炎性肌成纤维细胞肿瘤存在*ALK*重排，免疫组化ALK阳性可以提示，但许多泌尿生殖道炎性肌成纤维细胞肿瘤中ALK阴性[311, 313]，提示其更准确的分类应当是假肉瘤样肌成纤维细胞增生，而非经典的炎性肌成纤维细胞肿瘤[314]。

9. 血管瘤

血管瘤，尤其是一种被称为吻合状血管瘤的新亚型，在肾脏诊断得越来越多[315-320]（图3-356至图3-360）。

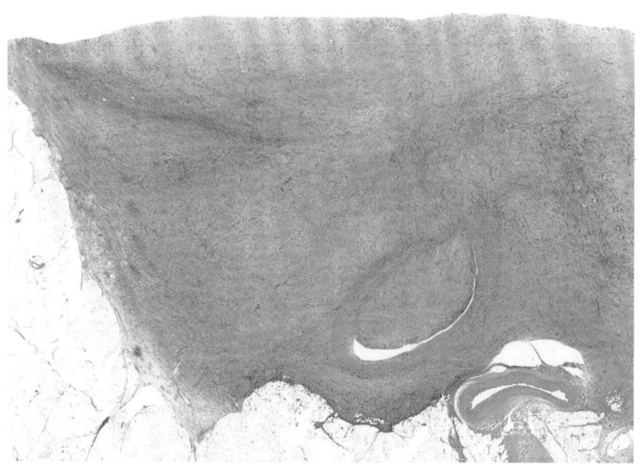

▲ 图 3-354　罕见的炎性肌成纤维细胞瘤可表现为肾脏肿物，本例肿瘤取代了大部分肾脏并延伸至底部的肾窦，可见一条受累的静脉

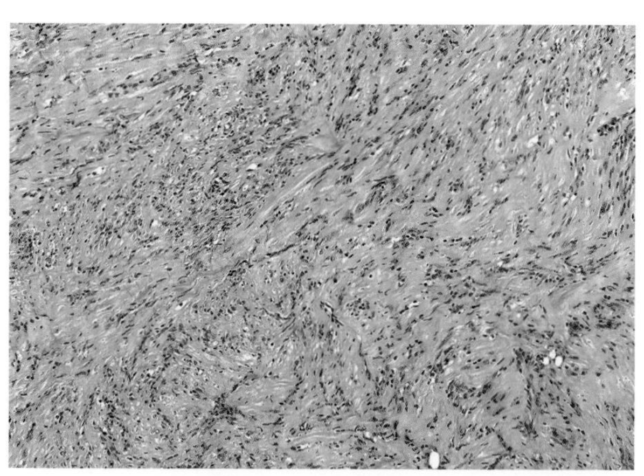

▲ 图 3-355　高倍镜下，炎性肌成纤维细胞肿瘤由梭形细胞组成，具有肌成纤维细胞表型及多种炎症细胞浸润，**ALK** 免疫组化阳性，支持本诊断

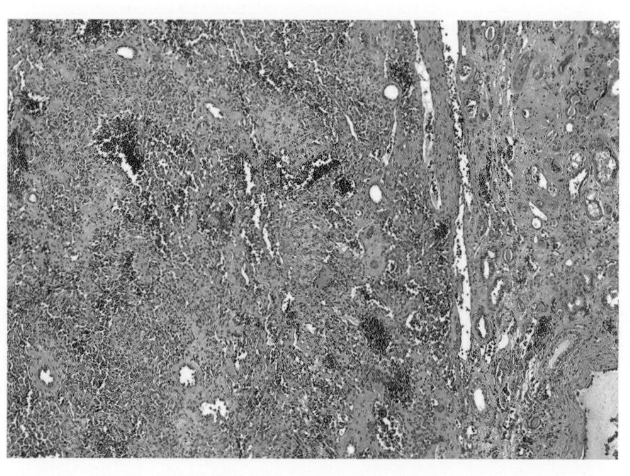

▲ 图 3-356　血管瘤以肾占位作为临床表现的情况日益增多，尤其在终末期肾病患者中更为突出。本例血管瘤显示充血区域与肾实质（右侧）相融合

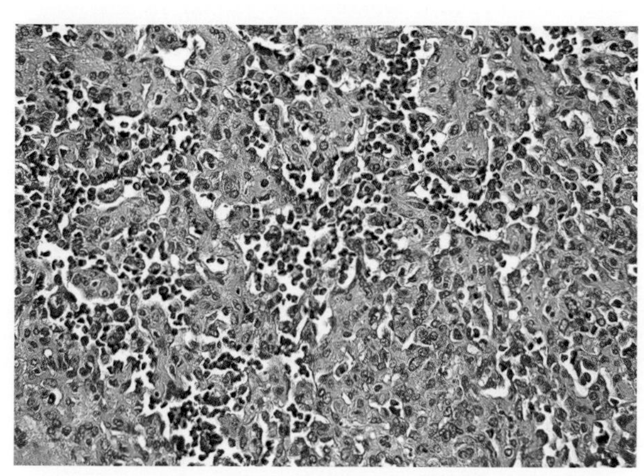

▲ 图 3-357　高倍镜下，吻合状血管瘤中可见许多相互交通的血管间隙，这可能会导致其与血管肉瘤相混淆，但本病内皮细胞缺乏非典型性及多层结构

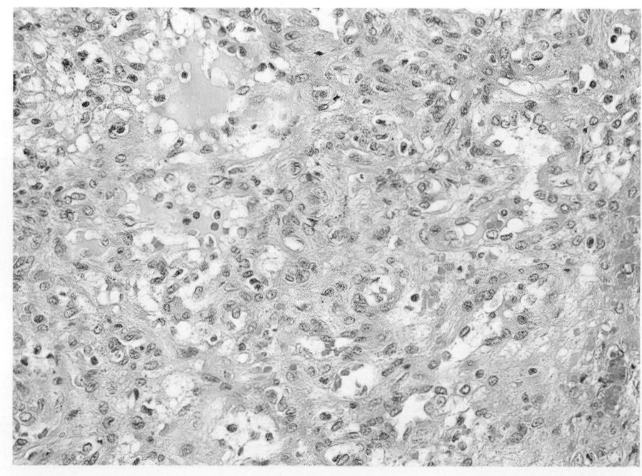

▲ 图 3-358　在本例吻合状血管瘤中，血管腔内衬温和的内皮细胞

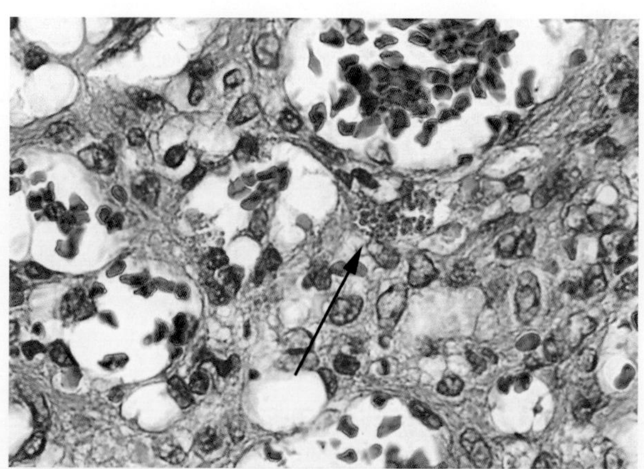

▲ 图 3-359　吻合性血管瘤通常可见玻璃样小球（箭）

经验与教训：吻合状血管瘤

- 多见于泌尿生殖器官（肾脏、卵巢）、脊柱旁软组织，其他部位较少
- 血管间相互连接可能提示着异常的结构，如血管肉瘤；但该病变不具有明显异型性或内皮细胞层次增加
- 常有髓外造血
- 多见于终末期肾病的肾脏中
- 常包含玻璃样小球（图 3-359）
- 强烈推荐使用免疫组化（图 3-360）以排除伴有硬化 / 退行性变的肾细胞癌，后者也可见显著的血管结构，且肿瘤细胞不明显[321, 322]

10. 其他间叶性肿瘤

肾脏中亦报道过许多其他间叶性肿瘤，包括血管肉瘤、横纹肌肉瘤、骨肉瘤、滑膜肉瘤、尤因肉瘤、淋巴管瘤和神经鞘瘤[238]。一般来说，这些肿瘤与在其他解剖部位发生的同类肿瘤相似。滑膜肉瘤将会在“伴有梭形细胞及上皮成分的肿瘤”进行讨论，因其常呈双相，伴有内陷的小管，形成囊性成分。

（九）伴有梭形细胞及上皮成分的肿瘤

1. 黏液小管状和梭形细胞癌

黏液小管状和梭形细胞癌是一个不寻常的肾细胞癌亚型，包含小管状成分（通常类似于乳头状肾细胞癌）、梭形细胞成分（由受压扁平的梭形细胞构成，缺乏肉瘤样的不典型性改变）及黏液样物质[299, 323-331]（图 3-361 至图 3-367）。由于其与乳头状肾细胞癌的相似性（包括典型的 AMACR 强阳性），曾被提出是乳头状肾细胞癌的一个亚型[329]。然而，最近有研究表明其具有独特的基因拷贝数改变，即包括 1、4、6、8、9、13、14、15 和 22 号染色体的多个染色体丢失[323, 327, 328, 332]，以及 Hippo 通路基因的分子转变，这都提示其为一种独立类型的肿瘤[326, 333]。在黏液小管状和梭形细胞癌中，也有文献记载过

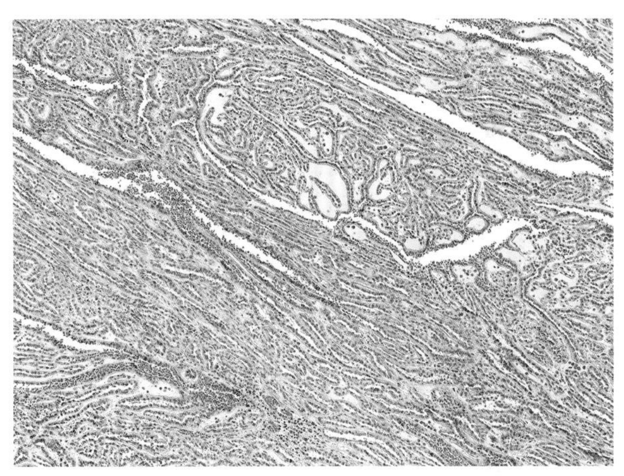

▲ 图 3-361 **黏液小管状和梭形细胞癌由管状结构组成，常有挤压并拉伸的形态改变，伴有黏液成分**

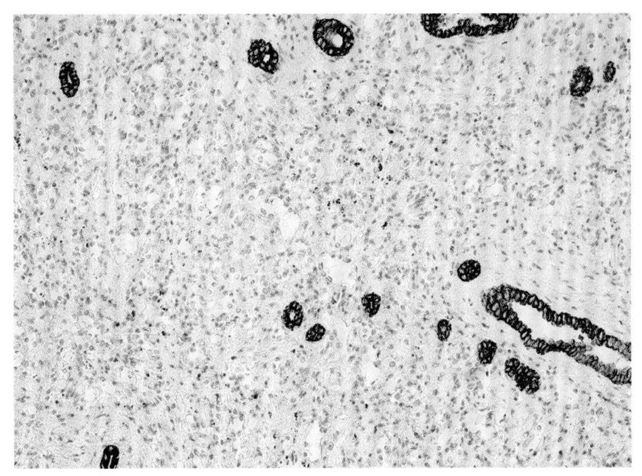

▲ 图 3-360 **诊断肾血管瘤宜谨慎，需要行免疫组化检查，如 CK（如图所示）、PAX8 或碳酸酐酶Ⅸ等以排除退变的肾细胞癌**

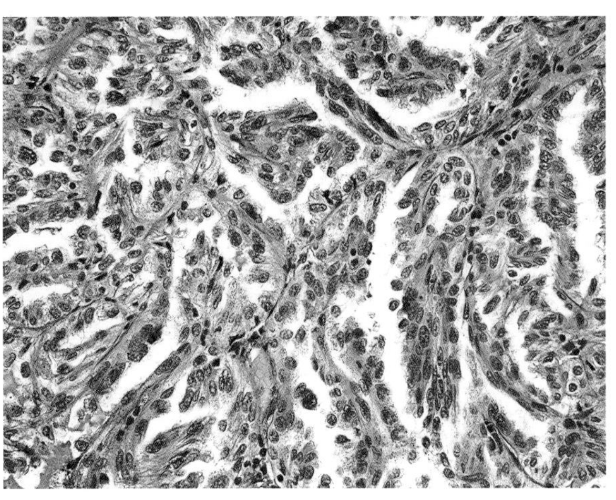

▲ 图 3-362 **高倍镜下，黏液小管状和梭形细胞癌可见管状结构伴梭形上皮细胞成分**

不寻常及具有迷惑性的模式，尤其是缺乏黏液且以梭形细胞为主的这种形态改变（图 3–363 和图 3–364，可参见“梭形细胞肿瘤”）[299]。大多数病例未表现出侵袭性行为，但也有极少数报道该肿瘤存在转移和肉瘤样变[69]。与本章讨论的大多数其他不常见的肾细胞癌亚型一样，此亚型并没有推荐的特异性治疗手段，在罕见的转移病例中曾经按照肾细胞癌的治疗方法进行处理。

经验与教训：黏液小管状和梭形细胞癌

- 管状成分类似乳头状肾细胞癌，典型病例免疫组化 AMACR 强阳性
- CK7 通常阳性（图 3–368）
- 梭形细胞成分可能是被挤压拉长的管状结构
- 黏液轻度嗜碱性
- 遗传学：多条染色体的丢失，1、4、6、8、9、13、14、15 和 22
- 与肉瘤样肾细胞癌鉴别
  - 梭形细胞成分形态通常相对一致（肉瘤样肾细胞癌为多形性）
  - 识别管状和黏液成分有助于避免误诊

2. 血管平滑肌脂肪瘤伴上皮性囊肿

血管平滑肌脂肪瘤和其他血管周上皮样细胞肿瘤（PEComa）已在“伴有梭形细胞和上皮成分的肿瘤”中述及。肾脏还存在一种罕见病变，表现为血管平滑肌脂肪瘤中有上皮性囊肿形成，称之为血管平滑肌脂肪瘤伴上皮性囊肿或 AMLEC（angiomyolipoma with epithelial cysts）[334–336]（图 3–369 至图 3–371），肿瘤可表现为双相形态，类似肾混合性上皮间叶性肿瘤或其他双相肾脏肿瘤。肿瘤中梭形细胞成分在上皮性囊腔的周围密度增加，类似于膀胱横纹肌肉瘤的生发层。这些区域中雌激素受体、孕激素受体和 CD10 也常呈阳性，使其与混合性上皮间质瘤更为相似[334]。但与其他亚型的血管平滑肌脂肪瘤一样，可通过黑素细胞标记或组织蛋白酶 K 呈阳性辨认该病变。另一个需要考虑的鉴别诊断是滑膜肉瘤，将在本文介绍。滑膜肉瘤的细胞异型性更高，核分裂象活跃，且不表达黑素细胞标记。

3. 混合性上皮间叶性肿瘤和囊性肾瘤

关于混合性上皮间叶性肿瘤及（成人）囊性肾瘤是同一类肿瘤谱系还是两个独立的病变，一直存在相当大的争议[337–339]。目前，WHO 分类将其视为同一家族的肿瘤[340]。两者相似之处包括，好发于围绝经期女性、间质细胞表达雌激素受体和孕激素受体、梭形细胞构成的间质类似于卵巢样间质。需要注意的是，目前普遍认为儿童囊性肾瘤是一种完全独立的肿瘤，特征是 *DICER1* 基

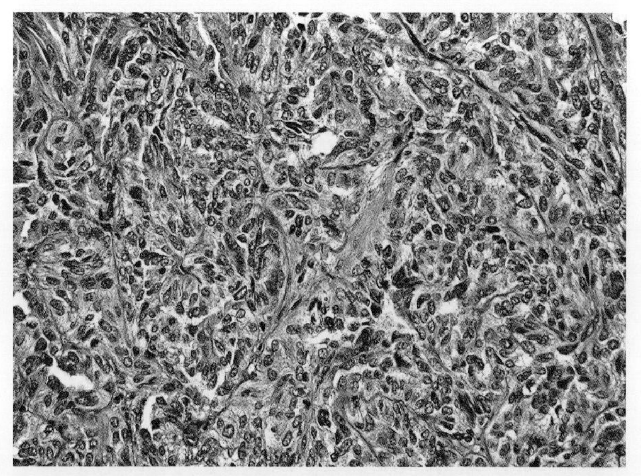

▲ 图 3–363　本例黏液小管状和梭形细胞癌可见梭形细胞排列成小团状。虽然肿瘤主体为梭形细胞，但这些巢状结构提示为上皮分化

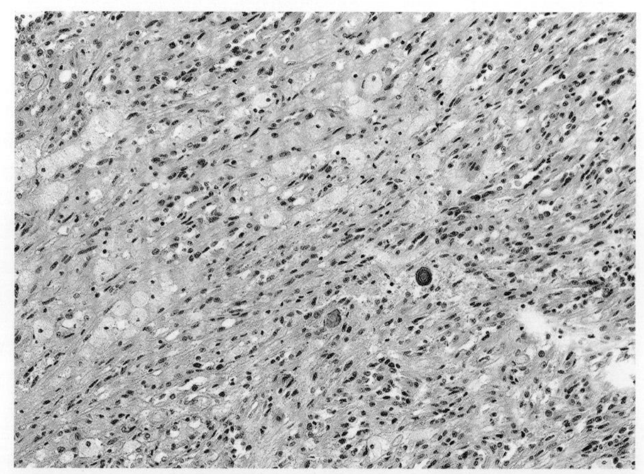

▲ 图 3–364　本例黏液小管状和梭形细胞癌形似梭形细胞肿瘤，但泡沫细胞和砂粒体提示上皮来源

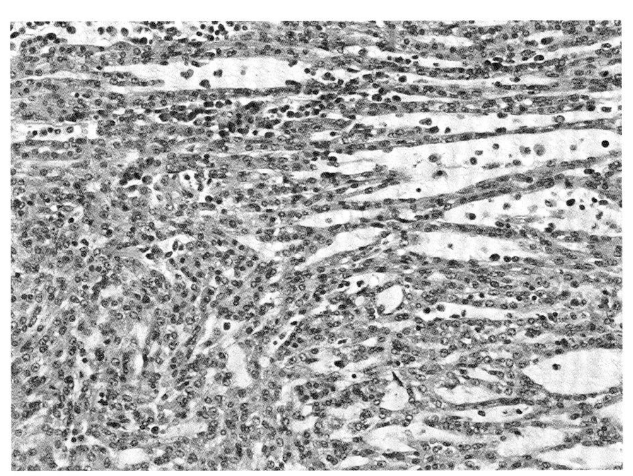

▲ 图 3-365 本例黏液小管状和梭形细胞癌可见拉长的管状结构，其间还可见嗜碱性黏液

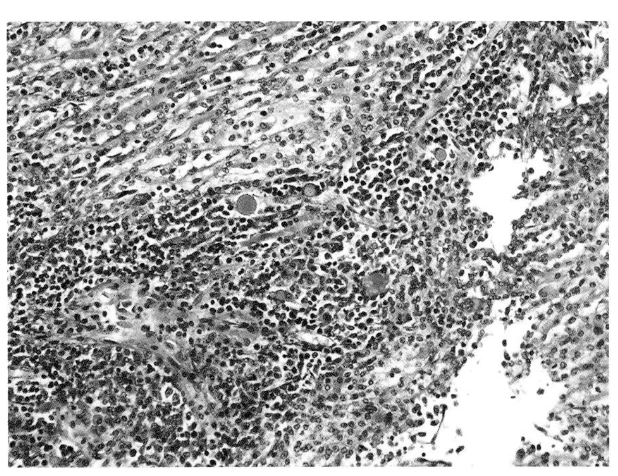

▲ 图 3-366 黏液小管状和梭形细胞癌常可见含有浆细胞的慢性炎症区域

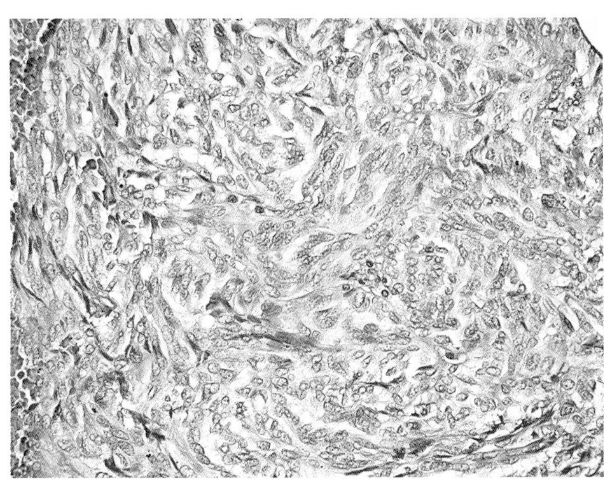

▲ 图 3-367 阿尔辛蓝（alcian blue）染色可见黏液小管状和梭形细胞癌中的黏液成分

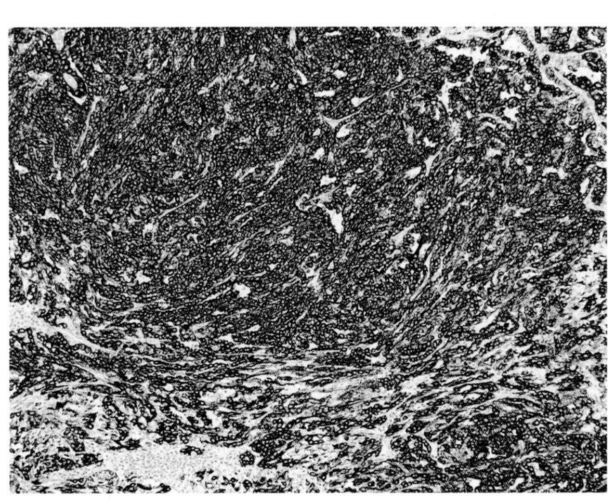

▲ 图 3-368 黏液小管状和梭形细胞癌和典型的 1 型乳头状肾细胞癌一样，免疫组化 CK7 阳性

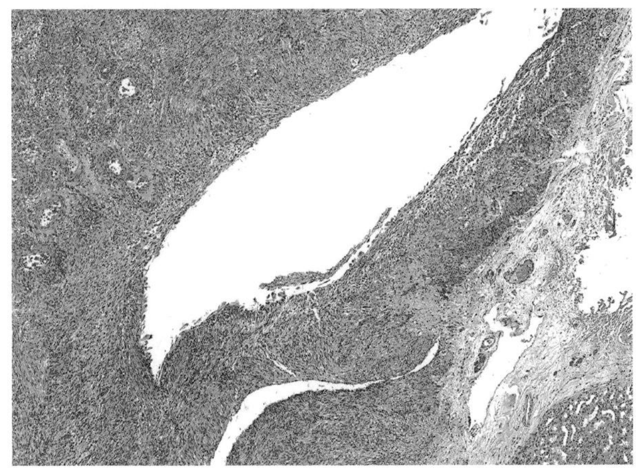

▲ 图 3-369 本例血管平滑肌脂肪瘤可见一个扩张的大囊腔，内衬上皮细胞

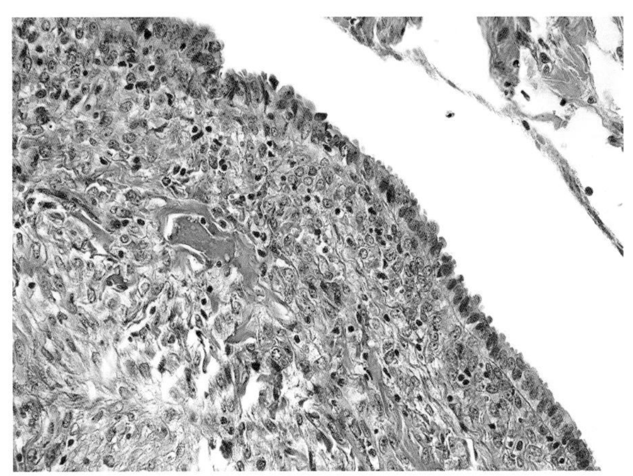

▲ 图 3-370 本例血管平滑肌脂肪瘤可见上皮囊肿，囊腔周围的细胞密度增加

因突变，主要发生在2岁以下儿童[341]。尽管雌、孕激素受体在混合性上皮间叶性肿瘤和囊性肾瘤中都呈阳性，但并非完全特异性，在血管平滑肌脂肪瘤、肾髓质间质细胞肿瘤，甚至在肾间质非肿瘤性反应性区域也可呈阳性[305, 334, 342]。

关键特征：混合性上皮间叶性肿瘤家族

- 女性多发。
- 实性和囊性结构（图3-372）。
- 卵巢样间质（图3-373）。
- 间质玻璃样变，类似卵巢白体，可能是玻璃样变的血管（图3-374）。
- 囊性结构周围梭形细胞密度增加。
- 其他特征。
  - 叶状增生。
  - 管状增生。
  - 脂肪组织。
  - 乳头状突起。
  - 甲状腺滤泡样小管。
- 免疫组化。
  - 雌/孕激素受体通常阳性（图3-375）。

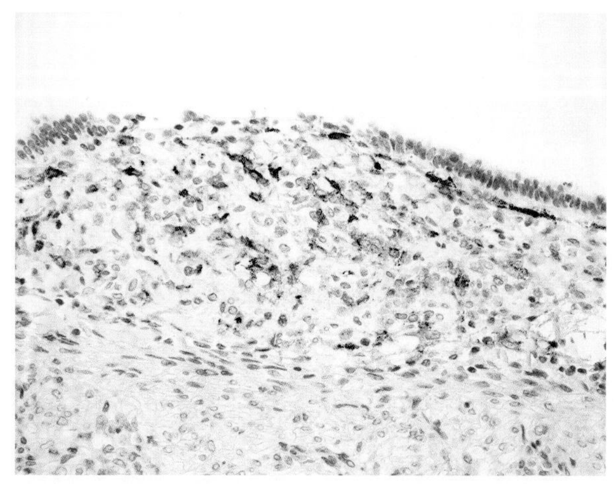

▲ 图3-371　为图3-370中的同一肿瘤，melan-A可见环绕囊肿的细胞呈斑片状阳性，提示血管平滑肌脂肪瘤

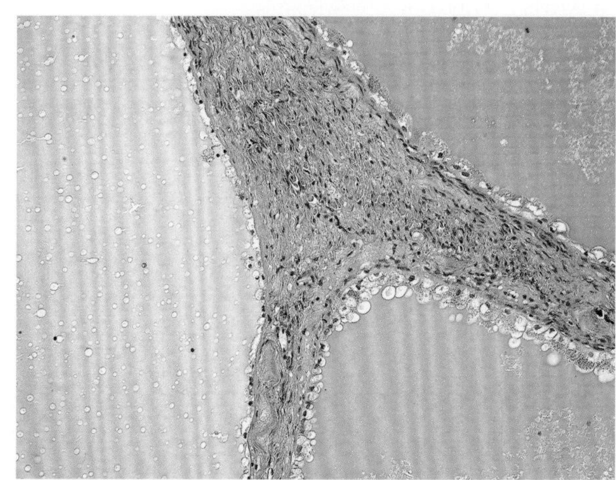

▲ 图3-372　混合性上皮间叶肿瘤家族包括囊性肾瘤和混合性上皮间叶性肿瘤。图示区域与囊性肾瘤最为一致，囊内衬覆鞋钉状细胞，囊壁可见梭形间质细胞

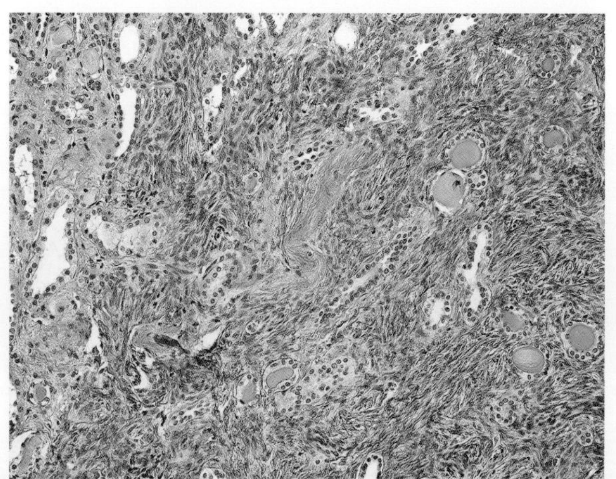

▲ 图3-373　混合性上皮间叶性肿瘤的实性区域类似于卵巢间质，肿瘤内的肾小管类似于甲状腺滤泡（右侧）

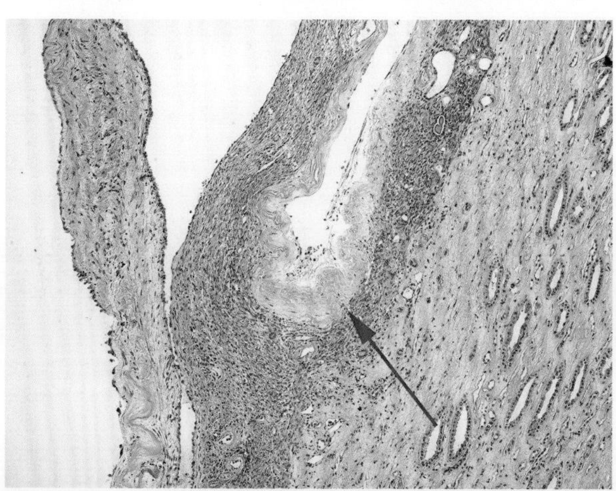

▲ 图3-374　有报道指出混合性上皮间叶性肿瘤中可见类似卵巢白体的结构（箭），实际上可能是异常的血管，本视野内还可见囊性区域（左侧）

– SMA（图 3–376）、desmin、caldesmon 常呈阳性。
– CD34、CD10、WT-1 表达不定。
– PAX8 在上皮成分中阳性。

4. 滑膜肉瘤

作为一种软组织肿瘤，滑膜肉瘤更常见于四肢，但也可发生于肾脏，且可出现一些值得注意的独特的组织学特征。肿瘤的梭形细胞成分与发生于软组织中的滑膜肉瘤相似；但内陷的小管成分使其表现出双相、多囊状外观（图 3–377 和图 3–378）。虽然滑膜肉瘤在软组织中也存在双相形态，但肾脏滑膜肉瘤的上皮成分可能并不属于肿瘤本身，表现为 PAX8 阳性且不表达 TLE1，与滑膜肉瘤的肿瘤细胞的表达不一致[335, 343]。换言之，肾脏滑膜肉瘤主要为单相型，其内的上皮成分是内陷的小管上皮。滑膜肉瘤与混合性上皮间叶性肿瘤，以及血管平滑肌脂肪瘤伴上皮性囊肿的区别在于滑膜肉瘤中细胞异型性更大，混合性上皮间叶性肿瘤的雌激素 / 孕激素受体阳性，血管平滑肌脂肪瘤中黑素细胞标志物阳性。疑难病例行分子检测如 FISH 检测滑膜肉瘤的 *SS18*（旧称 SYT）重排，可能会有所帮助[343]。

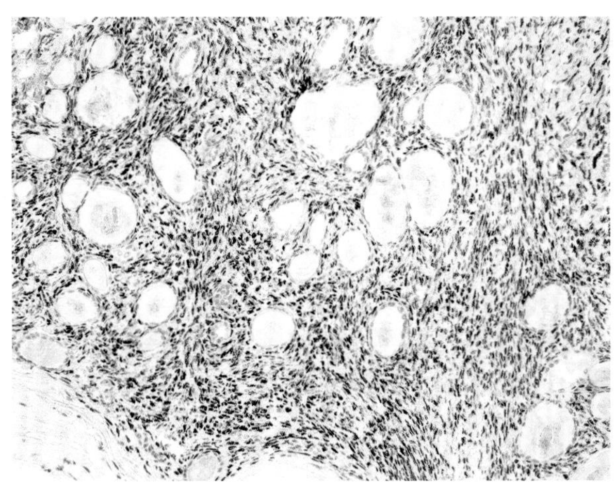

▲ 图 3–375　免疫组化可见典型的混合性上皮间叶性肿瘤中雌激素受体阳性

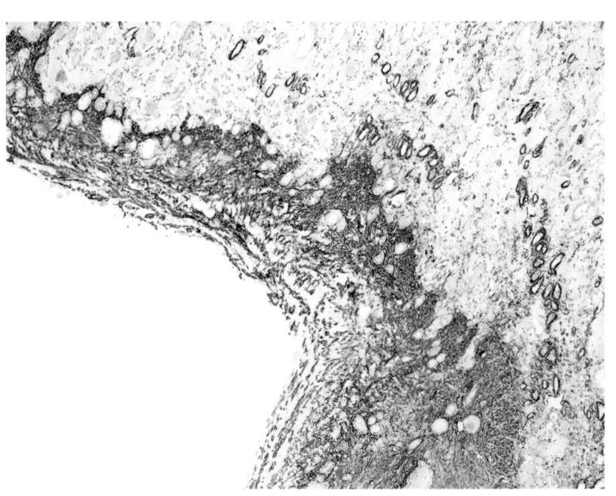

▲ 图 3–376　混合性上皮间叶性肿瘤的 SMA 免疫组化可见囊周阳性增加

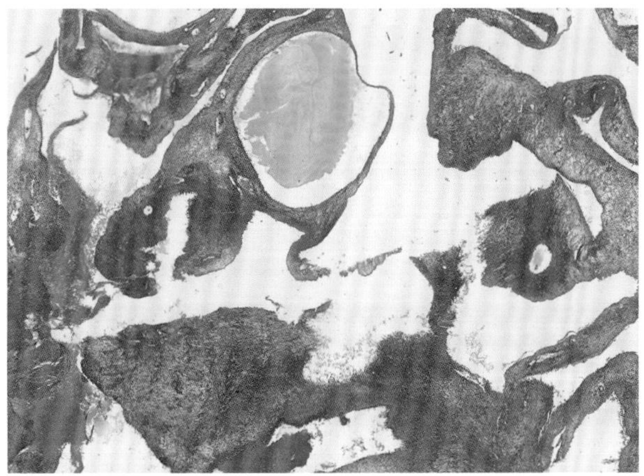

▲ 图 3–377　本例肾脏滑膜肉瘤形似肾脏的囊实性肿瘤，可见多个囊腔（图片由 Andres Matoso, MD, Johns Hopkins Medical Institutions 提供）

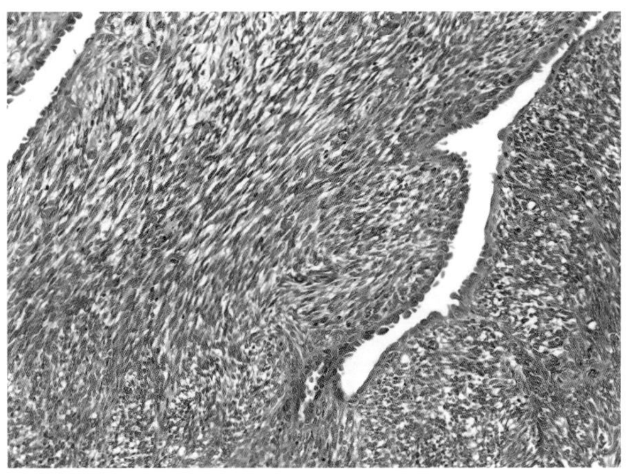

▲ 图 3–378　高倍镜下，肾脏滑膜肉瘤通常比良性双相型肾脏肿瘤细胞密度高，具有轻度异型性（图片由 Andres Matoso, MD, Johns Hopkins Medical Institutions 提供）

5. Wilms 瘤 / 肾母细胞瘤

肾母细胞瘤是一种恶性胚胎性肿瘤，主要由未分化的肾胚基细胞组成，伴有不同比例的上皮和间质成分[341]（图 3–379 和图 3–380）。主要发生在儿童中，绝大部分发生在 10 岁以下，但成人也可能出现（图 3–381 和图 3–382）。典型的肾母细胞瘤具有三相型特征，包括肾胚基细胞、管状结构和间质成分，但有时也可为双相甚至单一形态（图 3–383）。由于这类肿瘤主要属于儿科肿瘤病理范畴，本节只简要介绍成人需要与之鉴别的肿瘤。在成人中，肿瘤以管状结构为主时需要考虑后肾腺瘤。后肾腺瘤的细胞形态非常温和，细胞核小，类似于淋巴细胞。当细胞核较大且具有异型性，或者可见核分裂象时需要考虑乳头状肾细胞癌或肾母细胞瘤。免疫组化套餐可用于区分乳头状肾细胞癌、后肾腺瘤以及肾母细胞瘤。典型肾母细胞瘤表现为 WT-1 弥漫阳性、AMACR 阴性和 CK7 弱阳性或阴性。乳头状肾细胞癌表现为 AMACR 强阳性和 CK7 弥漫阳性（当肿瘤细胞密度增加导致嗜碱性增强时，CK7 对于鉴别两者尤为关键）。尽管后肾腺瘤和肾母细胞瘤的 WT-1 均呈弥漫阳性，并且 CD57 也呈阳性，

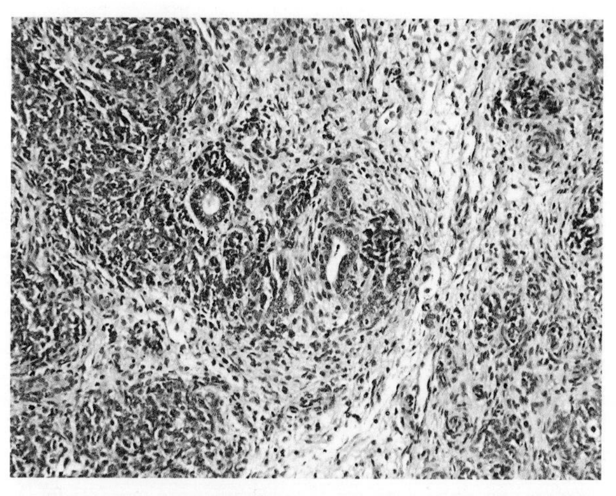

▲ 图 3–379　肾母细胞瘤（Wilms 瘤）通常由三部分组成：胚基细胞 – 小而密集的蓝色细胞；间质 – 梭形细胞；小管 – 明显的上皮成分

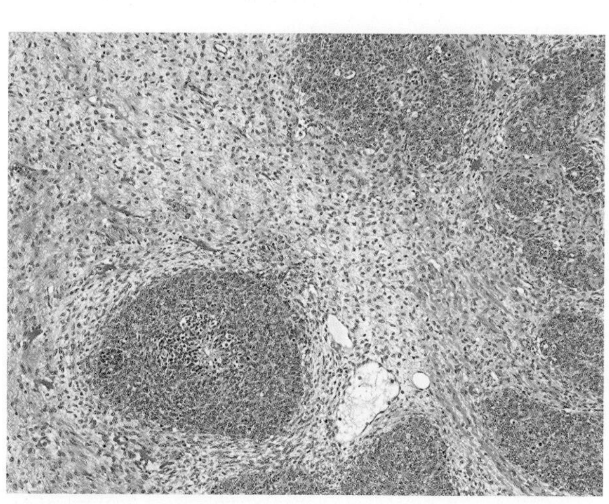

▲ 图 3–380　本视野下肾母细胞瘤可见梭形细胞间质中的肾胚基细胞巢团

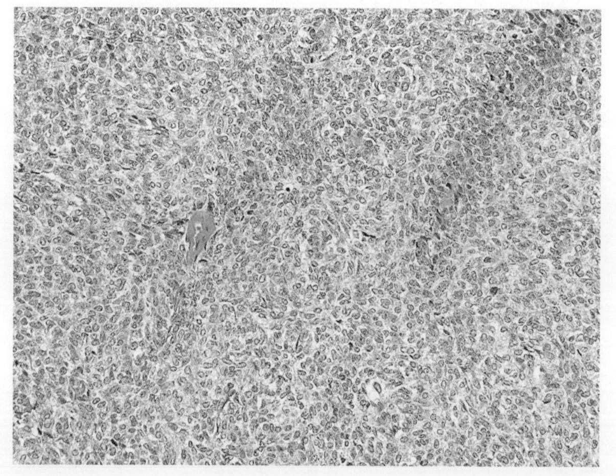

▲ 图 3–381　本例肾母细胞瘤发生于一名 33 岁男性，可见肾胚基成分

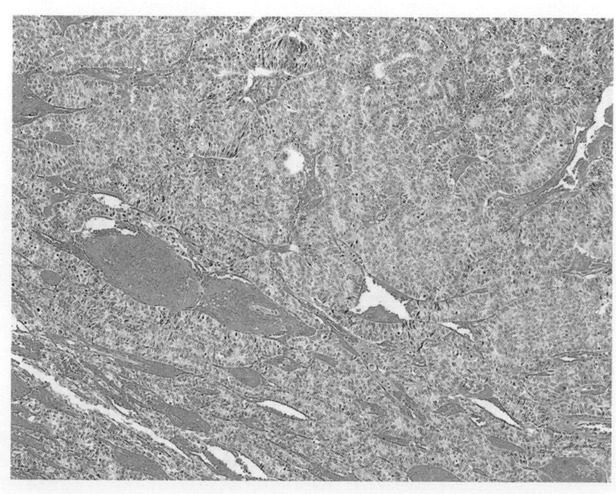

▲ 图 3–382　为图 3–381 中的同一肿瘤，其他区域可见小管分化

但CD57的阳性范围通常不同，后肾腺瘤中呈弥漫性，而在肾母细胞瘤中呈局灶性[259]。

6. 其他双相型 / 三相型肿瘤

其他双相型或三相型肾肿瘤很少见。伴血管平滑肌瘤样间质的肾细胞癌，或者伴有平滑肌间质的肾细胞癌，具有罕见的生长方式，正逐渐为人所知[233, 344, 345]。此类肿瘤包含类似于透明细胞肾细胞癌的上皮成分，且伴有显著的平滑肌增生（图3-384）。有趣的是，这些上皮成分的免疫组化表型类似于透明细胞乳头状肾细胞癌，CK7、高分子量CK和碳酸酐酶Ⅸ均阳性，CD10的表达略有差异。结节性硬化症患者中这种肿瘤更常见，但也有散发病例[193, 334–347]。最近研究发现这些肿瘤中 *TSC1*、*TSC2* 和 *MTOR* 基因频繁突变，表明与透明细胞肾细胞癌一样，该肿瘤可以是综合征（结节性硬化症相关）的一种表现，也可以出现散发病例，两者具有相似的相关基因改变。现已发现一组伴有间质显著增生的肿瘤有 *ELOC* 突变（以前称为TCEB1），其意义目前尚不明确[345, 348]。

在后肾性肿瘤中还存在比后肾腺瘤更为罕见的肿瘤，包括后肾间质瘤和后肾腺纤维瘤，前者由梭形细胞围绕血管和肾小管形成同心圆样结构；后者由类似后肾腺瘤和后肾间质瘤的两种成分所构成[258]。前文已述及，罕见的肉瘤样肾细胞癌可能由于伴有低级别肉瘤样成分而呈假双相型的外观（见“肉瘤样肾细胞癌”）[292]。最后，仅在一项研究中报道了一种罕见形态，被描述为平滑肌和腺瘤样肾脏肿瘤（smooth muscle and

述评示例：伴有平滑肌间质的肾细胞癌

伴有平滑肌 / 血管平滑肌瘤样间质的肾细胞癌是一种新近发现的肾细胞癌，肿瘤细胞类似透明细胞肾细胞癌，间质富含平滑肌。这种肿瘤缺乏透明细胞肾细胞癌的典型分子改变，常发生在结节性硬化症的患者中，但也存在散发病例。迄今为止，尽管数据有限，但这种肿瘤生物学行为似乎为非侵袭性

参考文献：Shah RB, Stohr BA, Tu ZJ, et al. “Renal cell carcinoma with leiomyomatous stroma” harbor somatic mutations of TSC1. TSC2. MTOR. and/or ELOC（TCEB1）: clinicopathologic and molecular characterization of 18 sporadic tumors supports a distinct entity. Am J Surg Pathol. 2020;44:571–581. // Guo J, Tretiakova MS, Troxell ML, et al. Tuberous sclerosis–associated renal cell carcinoma: a clinicopathologic study of 57 separate carcinomas in 18 patients. Am J Surg Pathol. 2014;38:1457-1467. // Yang P, Cornejo KM, Sadow PM, et al. Renal cell carcinoma in tuberous sclerosis complex. Am J Surg Pathol. 2014;38: 895-909.

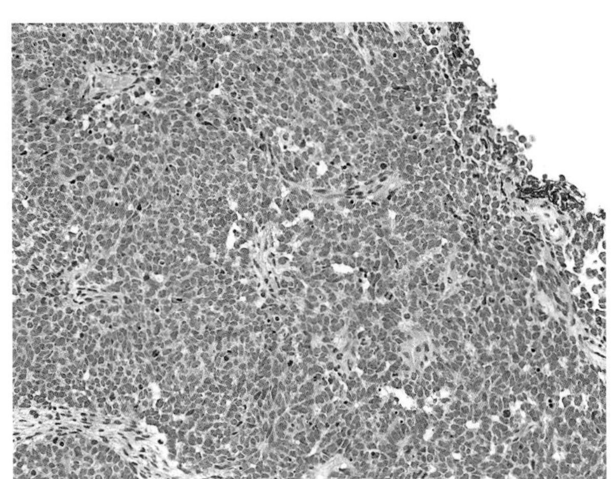

▲ 图3-383 当肾母细胞瘤只有1种或2种成分占优势时，形态具有迷惑性，本例主要成分为肾胚基细胞

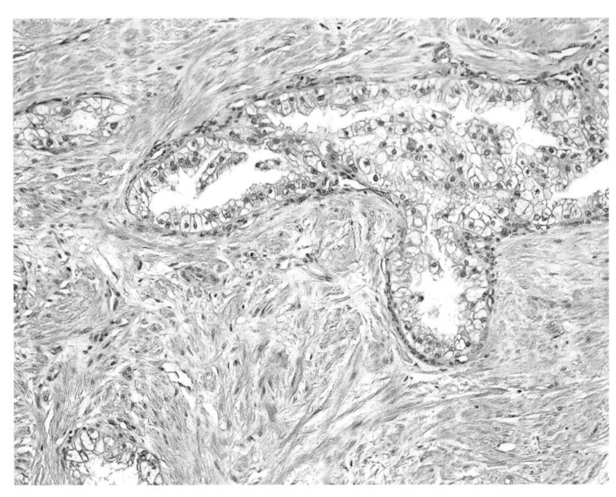

▲ 图3-384 肾细胞癌伴有平滑肌或平滑肌瘤样间质，是一种罕见的双相型肾细胞癌，上皮成分类似于透明细胞肾细胞癌，但间质为编织状的平滑肌

adenoma-like renal tumor，SMART），包含类似乳头状肾细胞癌的上皮和平滑肌间质两种成分。尚需论证这种肿瘤是一种独立的组织学类型，还是属于混合性上皮间叶性肿瘤的一种亚型[349]。

三、肾癌分期

与其他肿瘤的分期相比，肾癌分期有时候具有迷惑性。一般而言上皮恶性肿瘤呈破坏性侵犯邻近组织，伴有纤维组织反应，但典型的肾癌侵袭方式却表现为指状息肉样突起，延伸到静脉分支或肾窦组织，在镜下和大体观察时都很容易被忽略[350, 351]（图 3–385 和图 3–386）。

关键特征：pT_{3a} 期肾细胞癌

- 肾窦侵犯（可为肾门的软组织血管侵犯或直接侵犯肾门脂肪，图 3–387 和图 3–388）。
- 侵犯肾周脂肪（图 3–389 和图 3–390）。
- 蔓延至肾静脉或静脉分支（图 3–391 至图 3–395）。
- 蔓延至肾集合管系统[9]（2016 年 AJCC 新的分期系统，图 3–396）。

经验与教训：肾癌分期

- 当肿瘤大小>5cm 时，透明细胞肾细胞癌侵犯肾窦的可能性显著增加[10, 11, 352, 353]
  - 对于超过 5～6cm 的透明细胞肾细胞癌，如未见明显肾窦侵犯时，应多处取材以进一步明确
- 肾静脉分支可能血管壁薄，肌层稀少或缺如[40]，因此肿瘤累及肾静脉分支很可能会被误认是多发性肿瘤结节，而不是血管侵犯（图 3–397）
- 多发性结节或“雪人”状外观的肿瘤，特别在一个大肿瘤伴有多个小结节时，应高度疑有静脉受累（图 3–398）

当肾细胞癌，尤其是透明细胞肾细胞癌侵犯肾静脉主干时，有时会出现一个有趣的现象，在肾肿瘤侵入肾静脉分支后，相反于静脉走行方向的区域出现多个“卫星”结节，称为逆行静脉侵犯[41, 353]（图 3–399）。当肾脏出现较大肿物（特

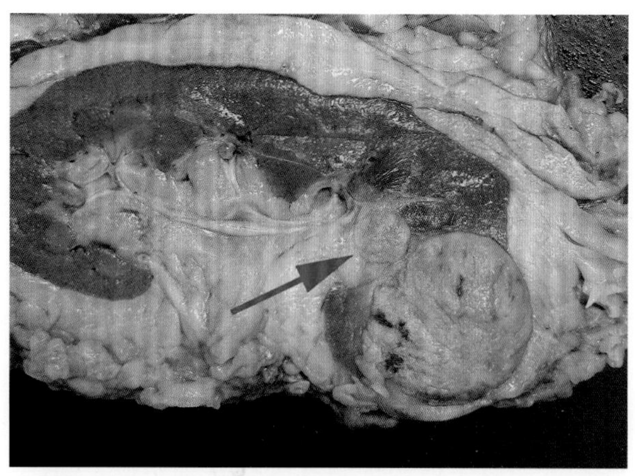

▲ 图 3–385　本例肾细胞癌可见一个卫星结节（箭）朝肾窦膨出。如果肿瘤大体呈圆形或球形并伴局部膨出，应高度怀疑肾静脉或肾窦侵犯

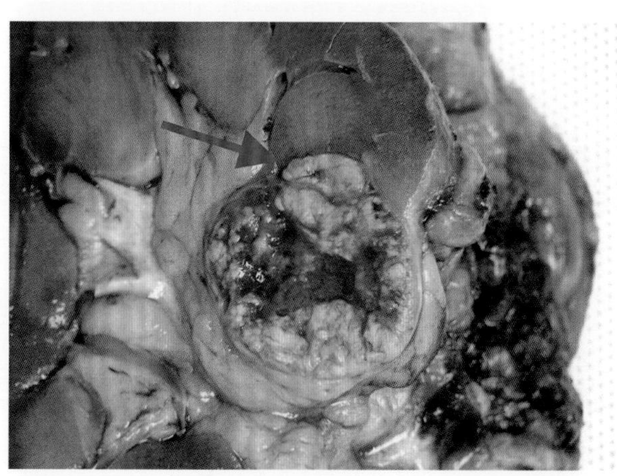

▲ 图 3–386　本例透明细胞肾细胞癌中，在大体呈圆形的瘤体中形成一个小的突起（箭）。这样的区域需在镜下仔细观察，可能提示肾静脉分支受累

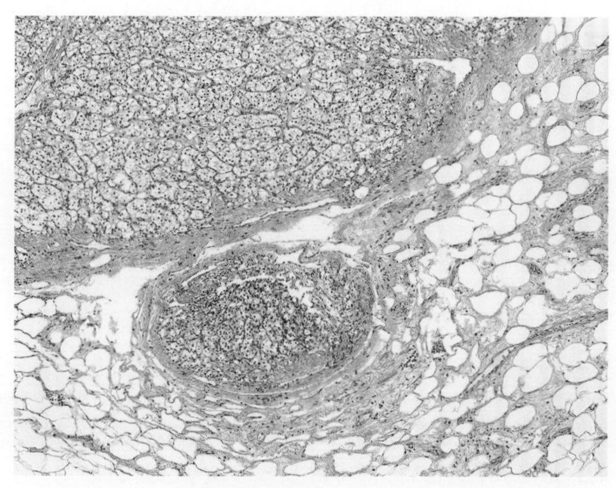

▲ 图 3–387　肾窦侵犯可累及肾门脂肪内的小血管间隙

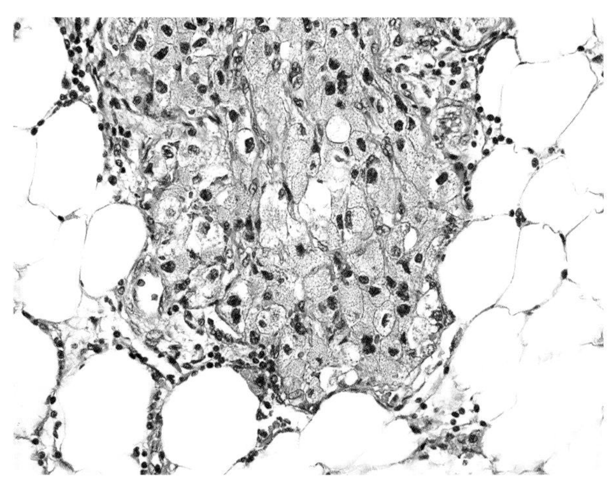

▲ 图 3-388　直接侵犯脂肪组织也可认为是肾窦侵犯

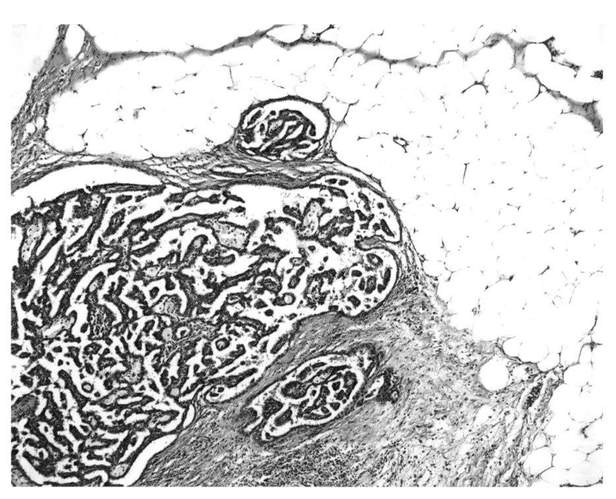

▲ 图 3-389　本例乳头状肾细胞癌的肾周脂肪可见多个癌结节，可以认为是肾周脂肪浸润

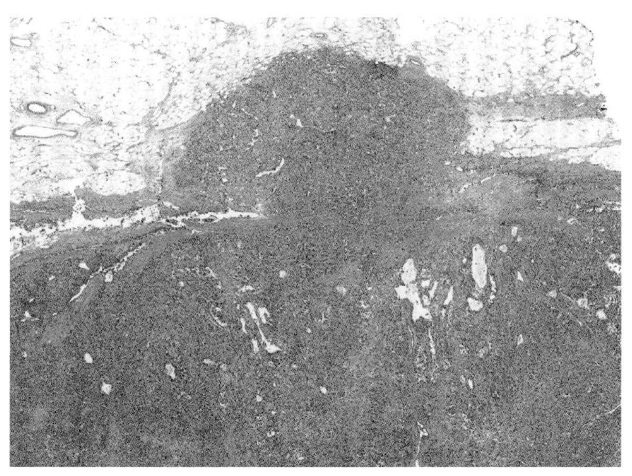

▲ 图 3-390　本例高级别的肾细胞癌累及肾周脂肪，形成蘑菇状外观

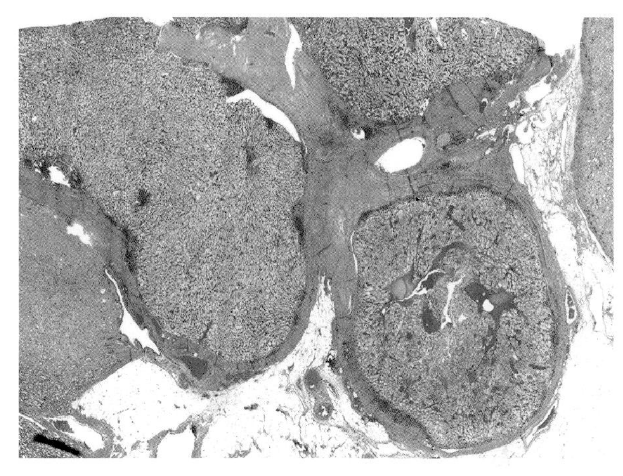

▲ 图 3-391　本例可见透明细胞肾细胞癌的多个癌结节累及肾窦内肾静脉分支

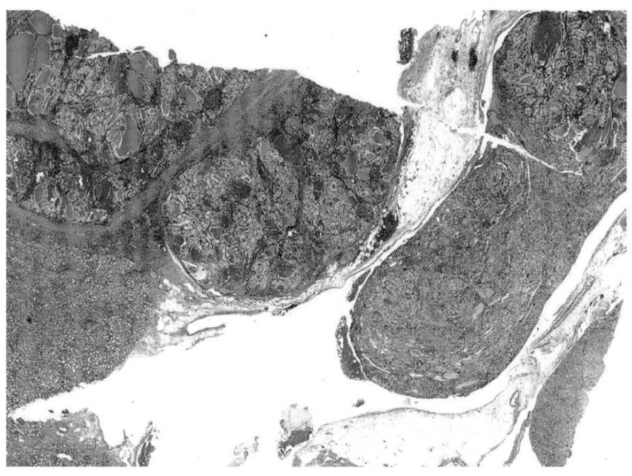

▲ 图 3-392　透明细胞肾细胞癌累及肾窦的静脉分支，呈大息肉样结节状外观，分期为 pT_{3a} 期

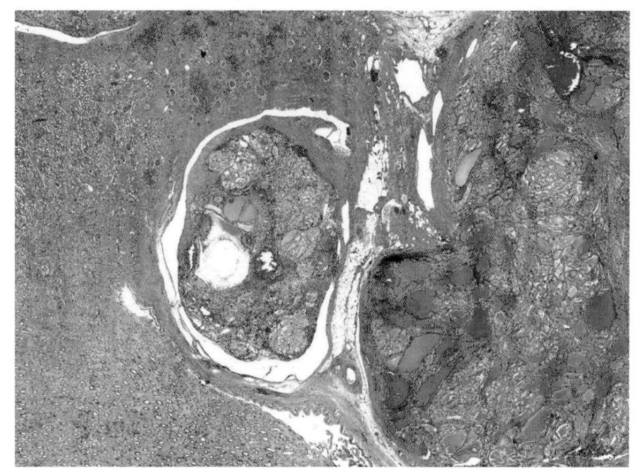

▲ 图 3-393　透明细胞肾细胞癌形成小突起侵犯小静脉分支。瘤栓被肾实质包围，但肿瘤主体与受累的静脉之间有脂肪分隔

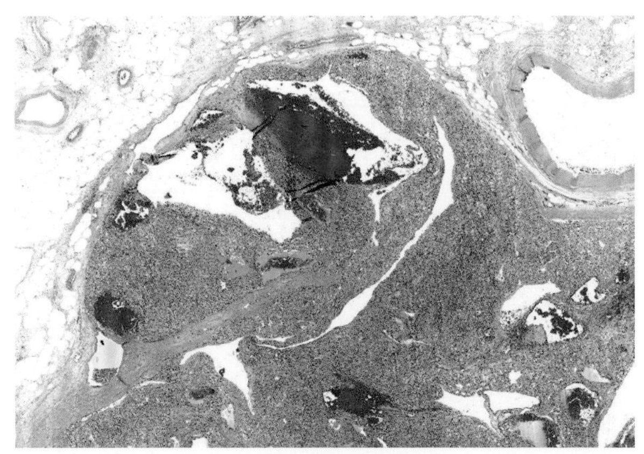

▲ 图 3-394 本例透明细胞肾细胞癌朝肾窦膨出，可见残存静脉管腔，提示肾窦内静脉受累

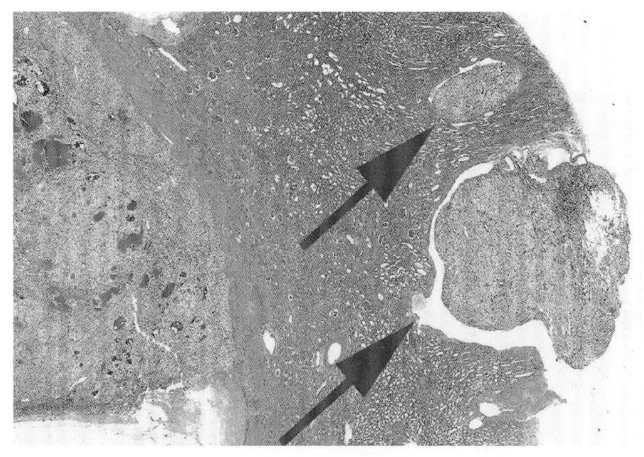

▲ 图 3-395 本例部分肾切除术的标本可见局灶小静脉分支侵犯（箭），卫星结节远离肿瘤主体

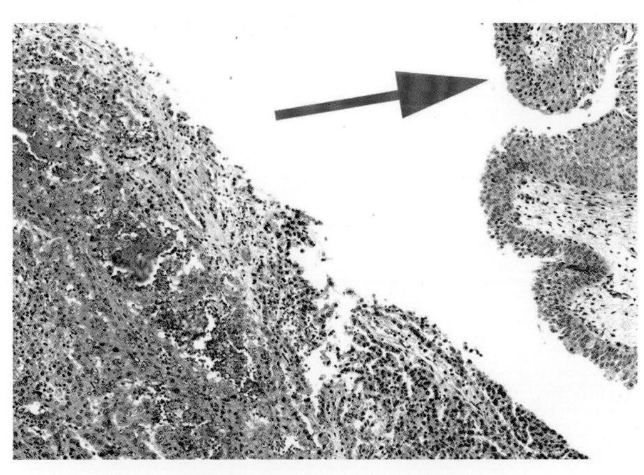

▲ 图 3-396 本例乳头状肾细胞癌蔓延至肾盂（箭示黏膜），在 **2016 年 AJCC** 分期系统中分期为 $\mathbf{pT_{3a}}$ 期

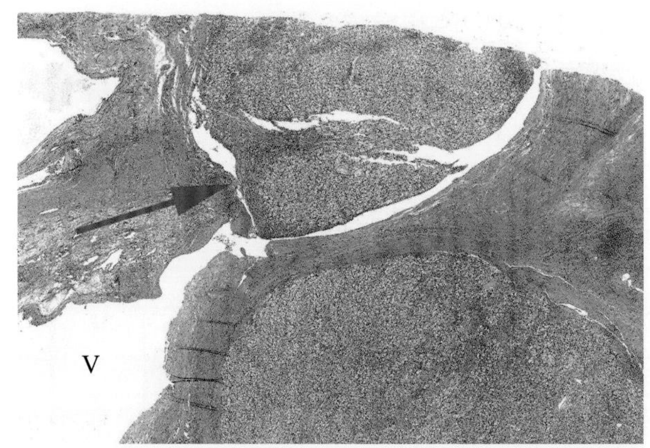

▲ 图 3-397 在某些病例中，难以区分肿瘤累及静脉分支与多发癌结节。本例大体可见明显的肾门广泛受累，但镜下并不明显。箭示一个肿瘤结节蔓延至静脉管腔（**v**）

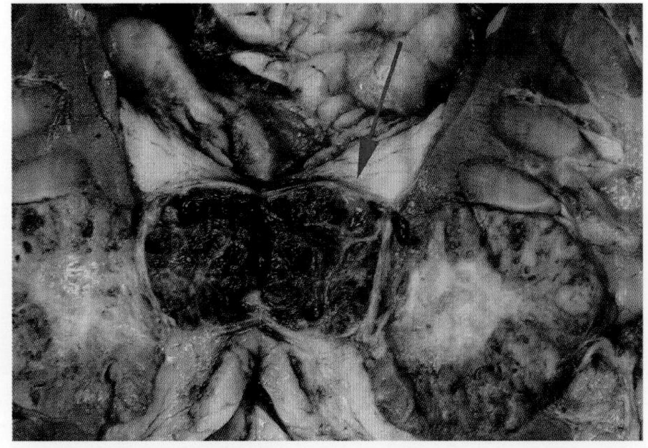

▲ 图 3-398 肾细胞癌有“雪人”样（箭）突起时，需考虑静脉或软组织侵犯

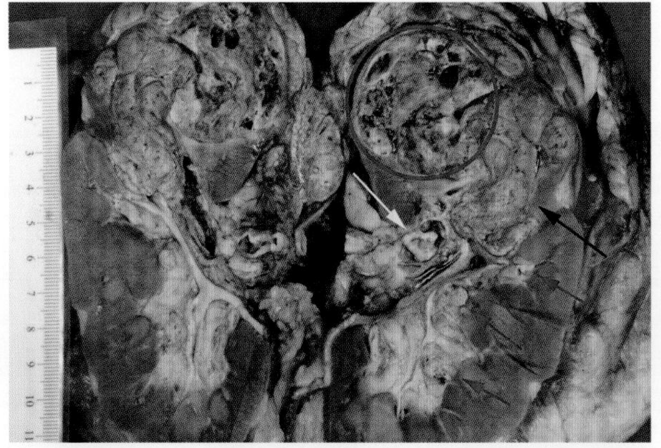

▲ 图 3-399 逆行静脉侵犯是指当肾细胞癌累及肾静脉主干后，沿肾静脉分支逆行播散。在本例中，红圈为原发灶的大致位置，黑箭示肿瘤凸出并填满实质的肾静脉分支（白箭），远离肿瘤主体的肾组织中可见数个逆行扩散形成的卫星结节（红箭）

别是透明细胞肾细胞癌），伴随多个融合或散在的结节时，应考虑到这一点。根据作者的经验，除了 VHL 综合征[353]，透明细胞肾细胞癌罕见同时出现多个原发灶。对于多发性“透明细胞性”肿瘤还应考虑透明细胞乳头状肾细胞癌的可能，该肿瘤通常是多灶的[72, 353]。

关键特征：肾细胞癌分期（AJCC 第 8 版）

- pT_{1a} 期 = 肿瘤最大径≤4cm，局限于肾脏。
- pT_{1b} 期 =4cm ＜肿瘤最大径≤7cm，局限于肾脏。
- pT_{2a} 期 =7cm ＜肿瘤最大径≤10cm，局限于肾脏（注：透明细胞肾细胞癌罕见＞7cm 仍局限于肾脏，需广泛取材）。
- pT_{2b} 期 = 肿瘤最大径＞10cm，局限于肾（注：透明细胞肾细胞癌罕见＞7cm 仍局限于肾脏，需广泛取材）。
- pT_{3a} 期 = 侵犯肾窦、肾周脂肪、肾静脉或分支或集合系统。
- pT_{3b} 期 = 侵犯横膈以下的腔静脉，不伴有静脉壁侵犯。
- pT_{3c} 期 = 侵犯横膈以上的腔静脉或侵及静脉壁。
- pT_4 期 = 直接侵犯肾上腺或肾周（Gerota）筋膜外侵犯（罕见）。
- pN_0 期 vs. pN_1 期 = 累及一个或多个淋巴结。
- pM_1 期 = 远处转移或非直接蔓延所致的肾上腺受累。

备忘列表：透明细胞肾细胞癌体积＞5cm 且无确切肾外蔓延的病理报告要点

- 肿瘤是否邻近肾门脂肪？需将肿瘤与脂肪组织相邻区域全部取材以评估浸润情况
- 无息肉状或指状突出（如有，需要考虑是否静脉受累）
- 显微镜下无肾窦内脉管浸润（如有，亦属浸润）
- 肾周脂肪内无蘑菇状凸起

临床上，行根治性肾切除术一般会保留肾上腺。如果标本附有肾上腺，需要观察大体标本中是否存在肾细胞癌直接累及肾上腺（pT_4 期）、非直接蔓延所致的肾上腺受累（pM_1 期），还是两者均不存在。有时外科医生会单独送检一份腔静脉标本，其内可能会有游离的肿瘤碎片。我们通常至少取两到三块这样的标本，辨别静脉壁是否有肿瘤黏附（pT_{3b} 期）或侵犯（pT_{3c} 期）。

常见问题：评估肾静脉切缘

由于肾细胞癌可以呈息肉样累及静脉，因此有时会在根治性肾切除标本的边缘观察到肿瘤凸向静脉形成指状突起。目前认为这不属于切缘阳性，除非肿瘤与静脉壁粘连甚至侵犯管壁[351]。如果肿瘤结节松动，未与静脉壁粘连，则为阴性切缘（图 3-400）。取材时可以连静脉横断面及肿瘤一起包埋，镜下观察有无粘连，或者将静脉壁剪成条形，观察有无粘连或侵犯（图 3-401）

肾或输尿管的尿路上皮癌有各自的分期系统，根据肿瘤累及深度进行评估（固有层、固有肌层、肾实质等）。由于肾盂的尿路上皮癌可以直接侵蚀肾髓质，沿髓质区肾小管向上播散，并非浸润性生长，评估分期时应注意此陷阱（图 3-402）。

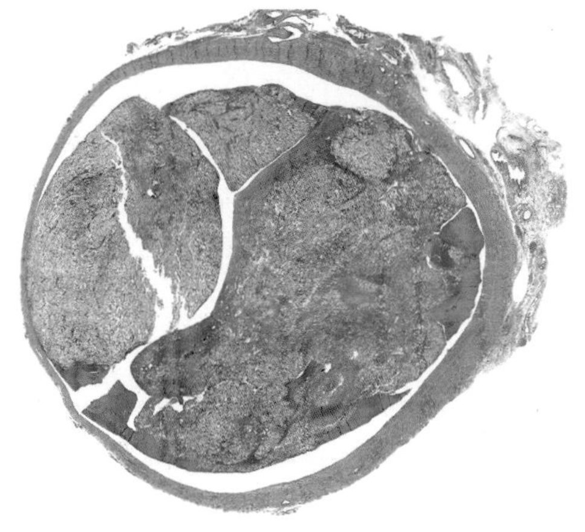

▲ 图 3-400　进行肾静脉切缘取材时，如果管腔内可见肿瘤，但未与静脉壁粘连，通常认为这是阴性切缘，因为这可能并不意味着肿瘤组织在该处穿透 / 浸润了静脉壁

关键特征：肾盂和输尿管尿路上皮癌分期（第8版AJCC分类）

- 非浸润性乳头状肿瘤 =pT_a 期。
- 非浸润性平坦型原位癌 =pTis 期。
- 固有层侵犯 =pT_1 期。
- 固有肌层侵犯（输尿管或肾盂）=pT_2 期（图3-403）。
- 侵犯肾盂周围或肾盂周围脂肪 =pT_3 期。
- 侵犯肾实质 =pT_3 期。
- 侵犯邻近器官 =pT_4 期。
- 穿透肾组织并侵犯肾周脂肪 =pT_4 期（图3-404）。

四、肾癌分级

肾癌的分级近年发生了明显的改变，从最初Fuhrman分级利用不同的形态计量参数作为分级标准[354]到当前的国际泌尿病理学会（ISUP）/WHO分级主要评估核仁的显著程度[62, 63, 355]。这种评分系统适用于透明细胞肾细胞癌和乳头状肾细胞癌。注意这个分级不能用于肾嫌色细胞癌，肾嫌色细胞癌尽管有更明显的核不典型性，但预后通常较好[62, 65]。其他类型的肾细胞癌可用该系统分级，如管状囊性肾细胞癌、透明细胞乳头状肾细胞癌等；但是，在其他肾细胞癌中该分级是

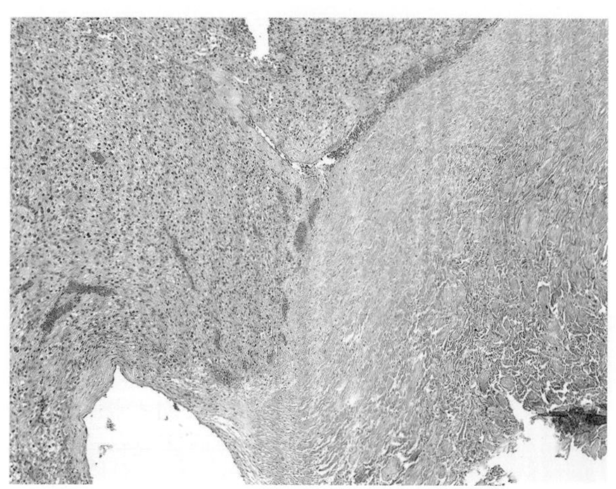

▲ 图3-401　如果在肾切除标本中观察到肾细胞癌紧贴静脉壁切缘（右侧），可认为切缘阳性

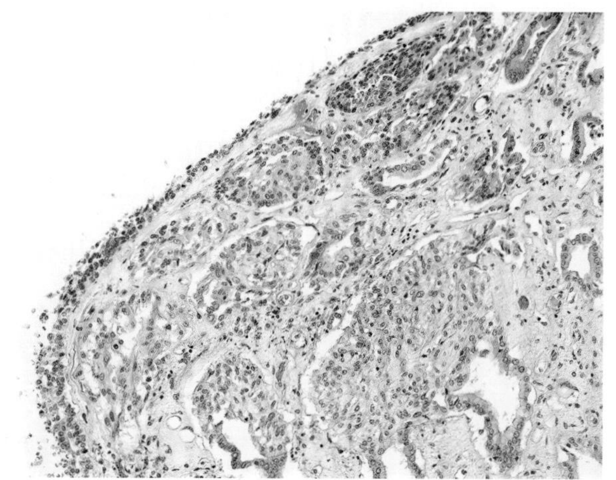

▲ 图3-402　尿路上皮癌可以向上累及髓质区小管，这种情况不属于肾实质侵犯

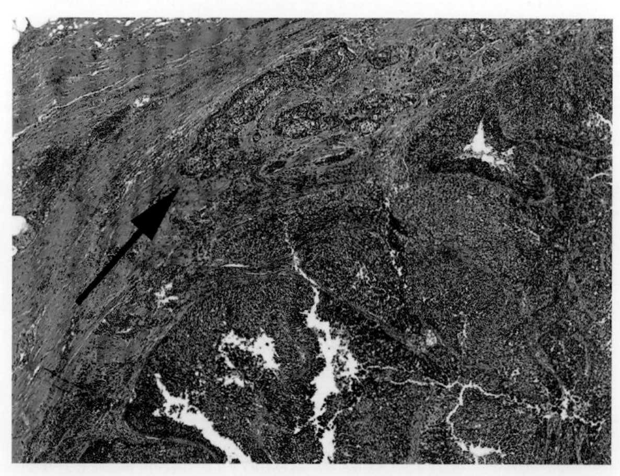

▲ 图3-403　pT_2 期尿路上皮癌侵犯输尿管或肾盂固有肌层（箭）

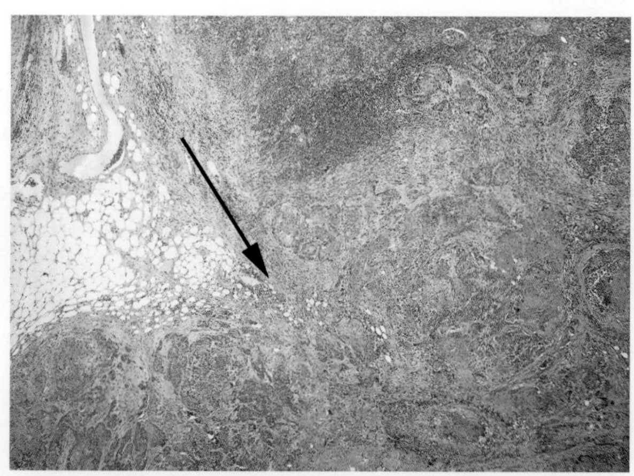

▲ 图3-404　尿路上皮癌穿透肾脏并累及肾周脂肪（箭），分期为 pT_4 期

否对预后的评估有价值尚未经过验证。

关键特征：肾细胞癌核仁分级（ISUP/WHO 分级，图 3-405 至图 3-408）

- 核仁在高倍视野下不明显（物镜，40×）= 1 级。
- 核仁在高倍视野下明显（物镜，40×）=2 级。
- 核仁在中倍视野下明显（物镜，10×）=3 级。
- 奇异核、分叶核，肉瘤样 / 横纹肌样形态 = 4 级。
- 肾嫌色细胞癌 = 不适用此分级。

五、炎性模式和假瘤

（一）淋巴瘤

多种淋巴瘤均可累及肾脏，但原发于肾脏且无全身其他部位受累的淋巴瘤是极其罕见的。肾脏淋巴瘤多为 B 细胞性淋巴瘤[356]。偶尔会在紧邻肾脏肿瘤的周围组织中发现淋巴瘤（图 3-409），换言之，当肾脏肿瘤周围的“炎症”反应异常活跃，且细胞形态单一时，需考虑到同时存在淋巴瘤的可能。

（二）黄色肉芽肿性肾盂肾炎

黄色肉芽肿性肾盂肾炎是一种罕见的假瘤样

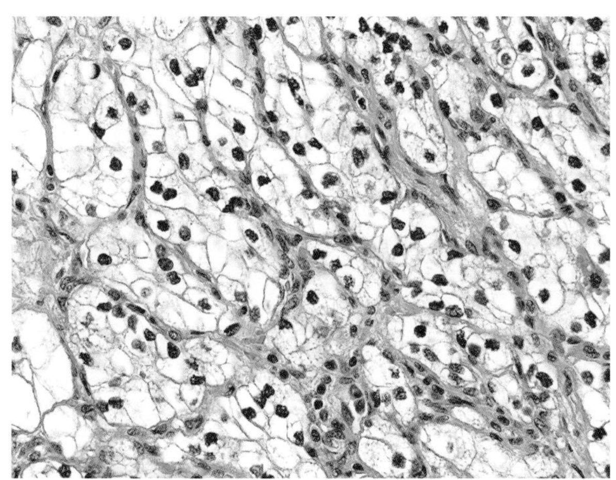

▲ 图 3-405　**1 级肾细胞癌的细胞核小，大小类似于淋巴细胞，高倍镜下核仁不明显**

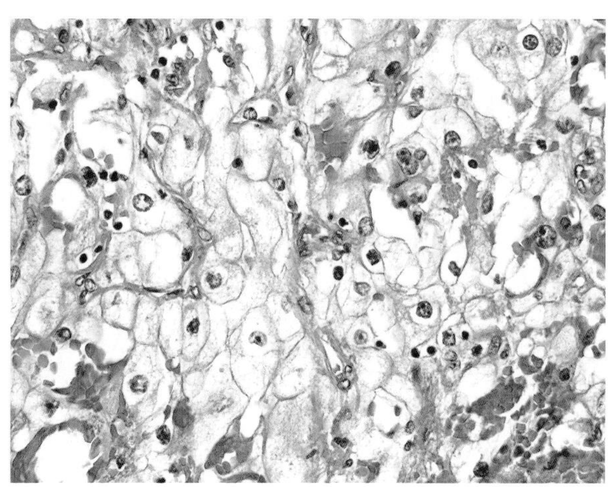

▲ 图 3-406　**2 级肾细胞癌在高倍镜下可见明显的核仁，但是在 10× 的物镜下不明显**

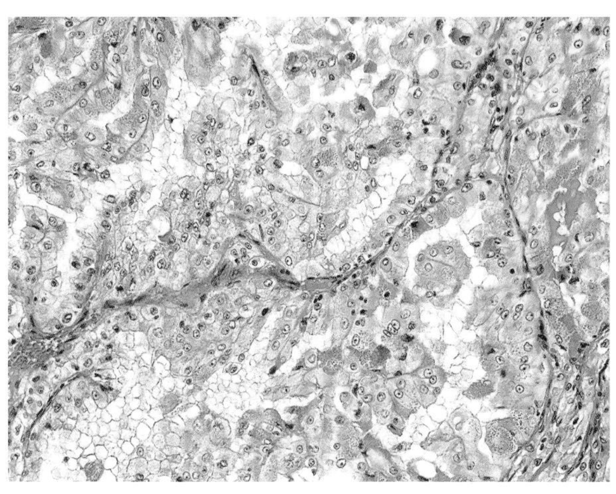

▲ 图 3-407　**3 级肾细胞癌在 10× 物镜下就能观察到核仁**

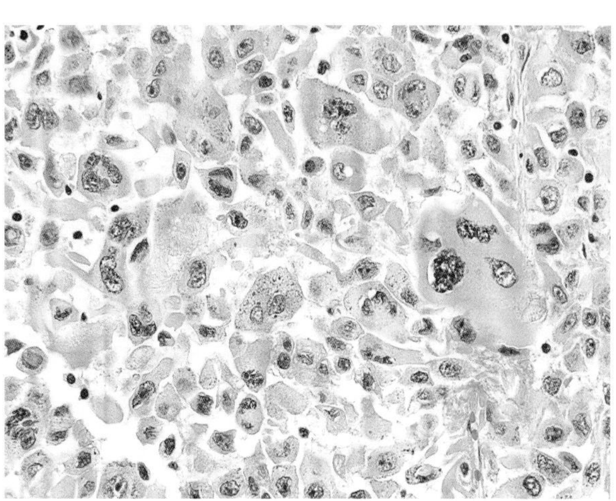

▲ 图 3-408　**4 级肾细胞癌可见明显的多形核或分叶核，肉瘤样或横纹肌样特征（未提供图片）也属于 4 级肾细胞癌**

病变，通常由梗阻（结石）和随后的感染（最常见的是大肠埃希菌或奇异变形杆菌）引起[357]。病变常累及整个肾脏，也可累及节段肾组织形成占位，临床上类似于肾脏恶性肿瘤（图3-410）。邻近组织如腰肌或腹壁受累也可能导致误诊[358, 359]。组织学特征包括伴有组织细胞反应的肉芽肿性炎症，偶有巨细胞或胆固醇结晶，以及其他炎症细胞，包括淋巴细胞、中性粒细胞和浆细胞[357]（图3-411至图3-414）。在透明细胞肾细胞癌中提到，病变中显著的泡沫样组织细胞形成可能会误诊为透明细胞肾细胞癌，而当病变出现梭形细胞时则类似肉瘤样肾细胞癌（图3-415）。可以通过组织细胞和上皮细胞的免疫组化标记进行鉴别。

（三）软斑病

软斑病是另一种组织细胞性假瘤，常见于膀胱，但也可出现在肾脏[289, 360]。现认为这是由于巨噬细胞无法释放溶酶体酶降解细菌所导致的，最常见的是大肠埃希菌[361]。软斑病的典型表现包括嗜酸性组织细胞（称为 von Hansemann 组织细胞），胞质中有嗜碱的靶样结构（Michaelis-Gutmann 小体，图3-416）。Michaelis-Gutmann 小体钙染色（von Kossa 染色，图3-417）或 PAS、铁染色阳性。尽管软斑病的典型结构是嗜酸性的上皮样组织细胞，但偶尔也会出现梭形细胞，类似间叶源性肿瘤或肉瘤样肾细胞癌（图3-418）。与黄色肉芽肿性肾盂肾炎类似，行组织细胞

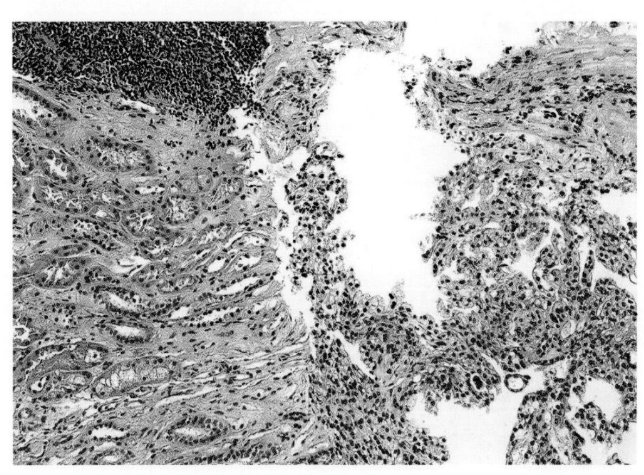

▲ 图3-409　本例肾肿物活检右下方可见乳头状肾细胞癌，左上方可见小淋巴细胞性淋巴瘤/慢性淋巴细胞性白血病累及肾实质

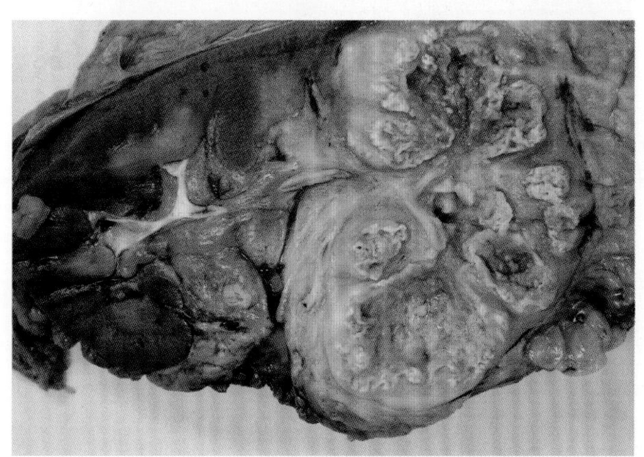

▲ 图3-410　黄色肉芽肿性肾盂肾炎累及肾段形成肿物，取代部分肾组织，临床上类似肾细胞癌

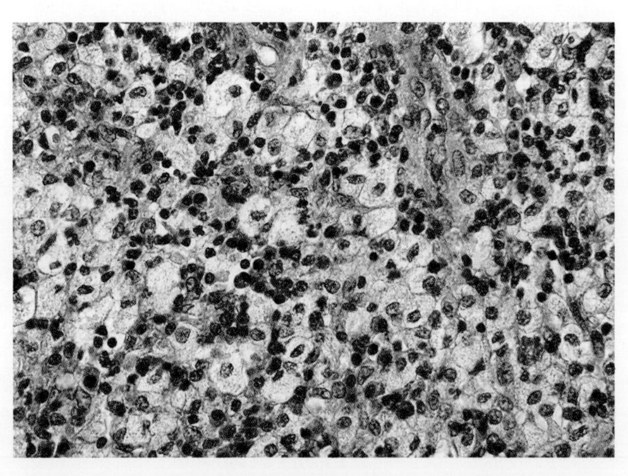

▲ 图3-411　黄色肉芽肿性肾盂肾炎的典型表现是泡沫样组织细胞，混杂其他炎症细胞

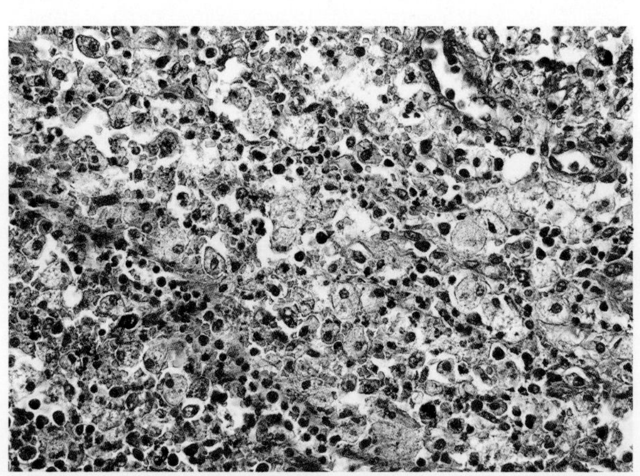

▲ 图3-412　中性粒细胞的出现也有助于区分黄色肉芽肿性肾盂肾炎与肾细胞癌或其他肿瘤

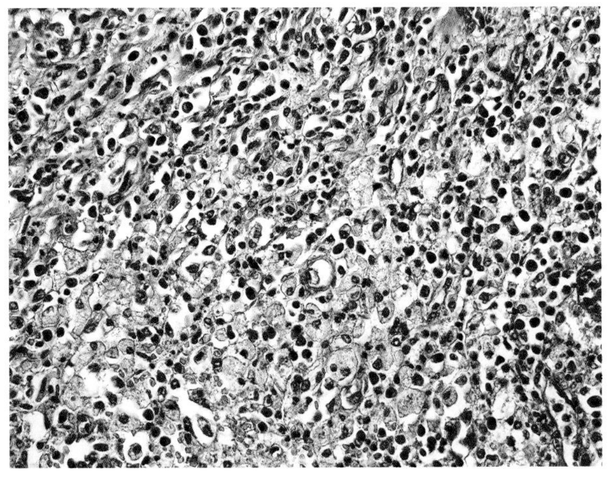

▲ 图 3-413 本例黄色肉芽肿性肾盂肾炎可见组织细胞和浆细胞同时存在

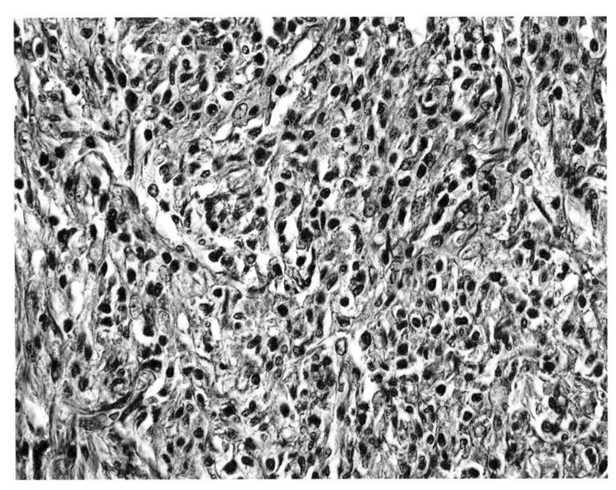

▲ 图 3-414 此视野下的黄色肉芽肿性肾盂肾炎可见梭形细胞增生，类似间叶源性肿瘤

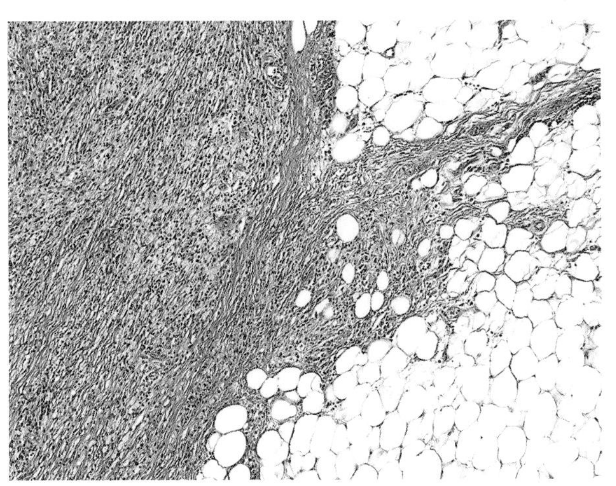

▲ 图 3-415 本例黄色肉芽肿性肾盂肾炎中，炎症延伸到了肾周组织，临床上可能类似于侵袭性肿瘤

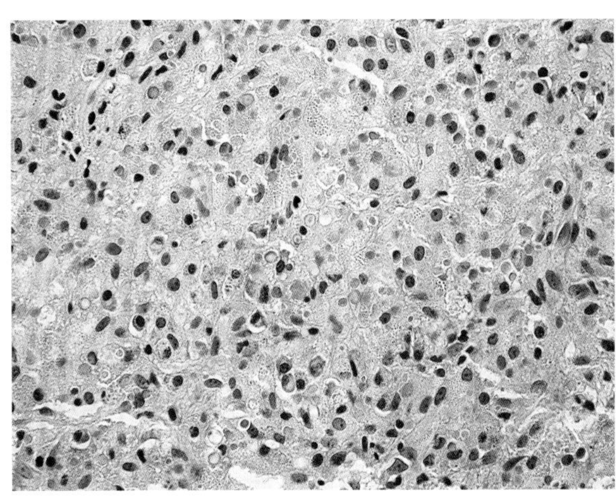

▲ 图 3-416 软斑病由众多胞质嗜酸的组织细胞组成，其内含有嗜碱性的靶样小体（**Michaelis-Gutmann** 小体）

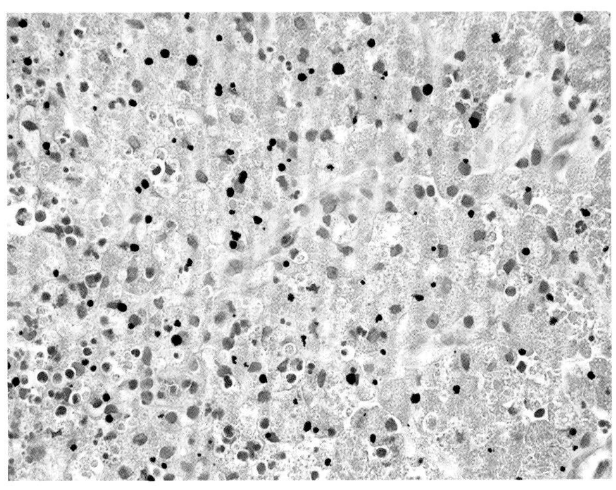

▲ 图 3-417 钙（**von Kossa**）染色显示软斑病的 **Michaelis-Gutmann** 小体（黑色）

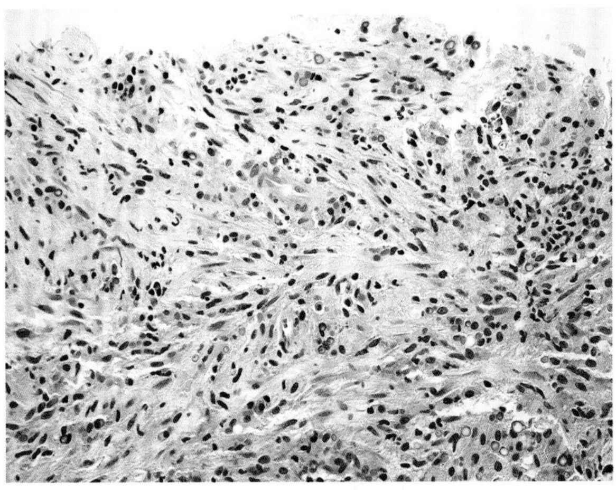

▲ 图 3-418 罕见情况下软斑病含有梭形细胞，本例在穿刺活检中被误诊为肿瘤

和上皮细胞免疫组化标记，可与肾细胞癌进行鉴别。

六、易错病变

（一）血管瘤与肾细胞癌的鉴别

前述在梭形细胞模式中提及，近年来对肾脏血管瘤，尤其对新发现的吻合性血管瘤亚型的认知逐渐提高[315-318, 320, 362]。但是在诊断血管瘤前，必须排除透明细胞肾细胞癌，后者可能上皮成分不明显或被肿瘤内的瘢痕所掩盖[321, 363]（图 3-419 至图 3-421）。为避免误诊，应进行肾细胞癌标志物（CK、PAX8、碳酸酐酶Ⅸ，图 3-422 和图 3-423）免疫组化检查，以除外肾细胞癌的可能。真性吻合性血管瘤常可见玻璃样小球和（或）髓外造血。

（二）透明细胞肾细胞癌和透明细胞乳头状肾细胞癌的鉴别

由于透明细胞乳头状肾细胞癌预后较佳，诊断本病需要严格的标准。尽管分支状排列的腺体结构和细胞核排列方式是其典型的特征，但

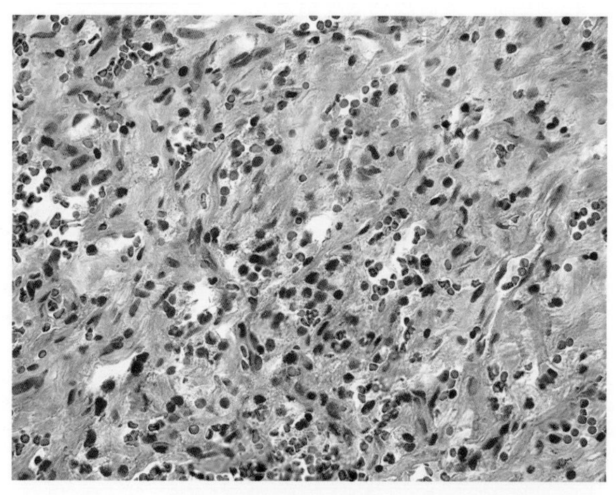

▲ 图 3-419　本例肾细胞癌的肿物活检可见明显的纤维组织伴有小血管腔，可能会被误认为是良性纤维组织或间质病变，从而忽略了以梭形细胞为主的肾细胞癌

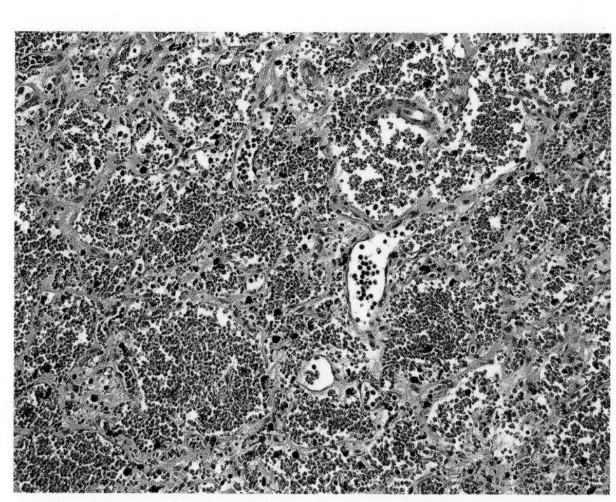

▲ 图 3-420　本例肾细胞癌可见大量血腔，提示血管瘤，但其内上皮成分细胞核稍增大，仍提示上皮来源肿瘤

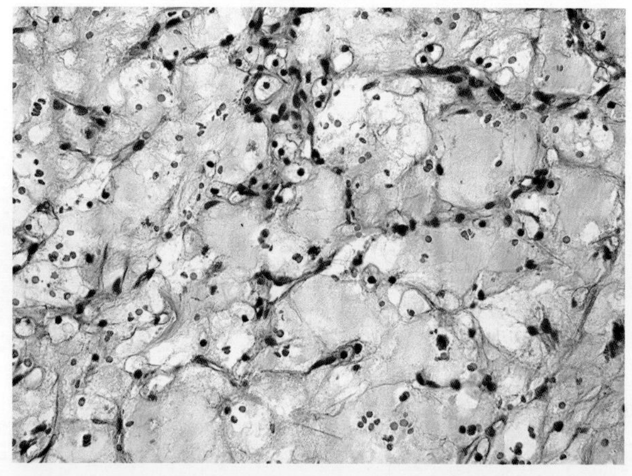

▲ 图 3-421　本例透明细胞肾细胞癌的硬化区域，可见水肿的纤维组织和大量毛细血管。可见上皮性肿瘤成分，但很容易被误认为是淋巴细胞、组织细胞或毛细血管

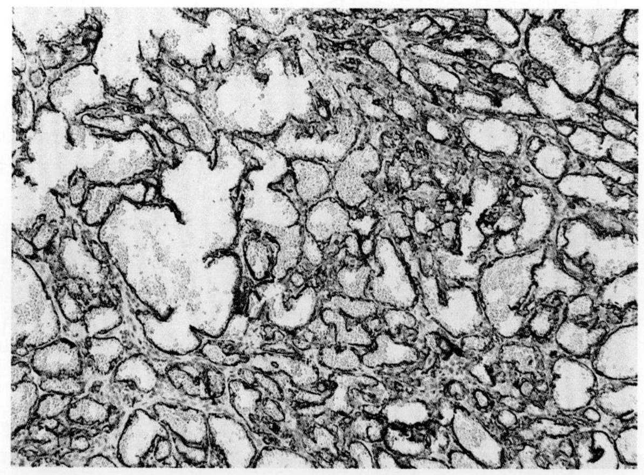

▲ 图 3-422　在本例血管瘤样肾细胞癌中，角蛋白 AE1/AE3 免疫组化显示上皮成分衬覆于血腔内侧

偶尔透明细胞肾细胞癌[29, 90]甚至易位性肾细胞癌[99]均可出现这种改变（图 3–424）。当免疫组化表型不完全符合透明细胞乳头状肾细胞癌，比如 CD10 或 AMACR 阳性、CK7 局灶阳性（图 3–425 和图 3–426）时，谨慎起见，应诊断为透明细胞肾细胞癌而不是透明细胞乳头状肾细胞癌[29, 90]。

（三）肾癌侵犯微小静脉

在肾癌分期提及，肾癌累及静脉或肾窦组织在大体观察上很容易被忽略，如果取材时未能取中膨出的肿瘤，那么也无法在镜下发现侵犯。图 3–427 和图 3–428 展示了一例几乎漏诊的早期静脉侵犯病例，在大体观察时容易将其误认作肿瘤主体的一部分而忽略。

（四）未定类的嗜酸细胞性肿瘤

嗜酸细胞腺瘤是一种良性肾脏肿瘤，而嗜酸细胞型肾嫌色细胞癌则被认为是非侵袭性肿瘤。形态特征介于两者之间的肿瘤在临床上可能很难处理。图 3–429 所示病例可见多项嗜酸细胞腺瘤的特征，极易误诊。但仔细观察后发现

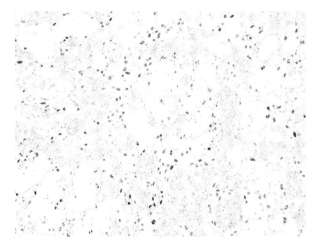

▲ 图 3–423 **PAX8 有助于显示血管瘤样肾细胞癌中的肿瘤性上皮成分**

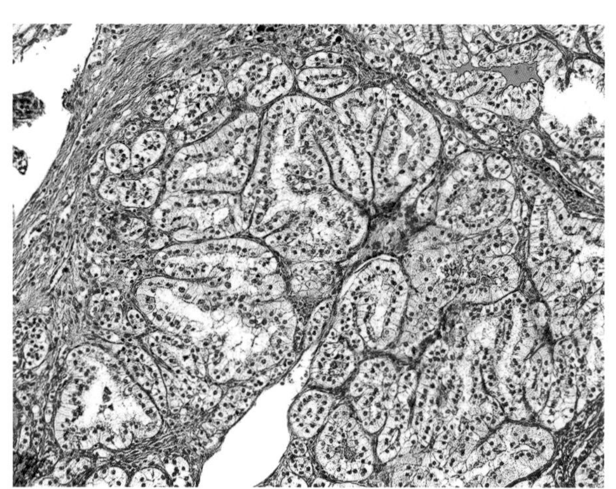

▲ 图 3–424 **本例肿瘤可见特殊的细胞核排列方式，使人联想到透明细胞乳头状肾细胞癌**

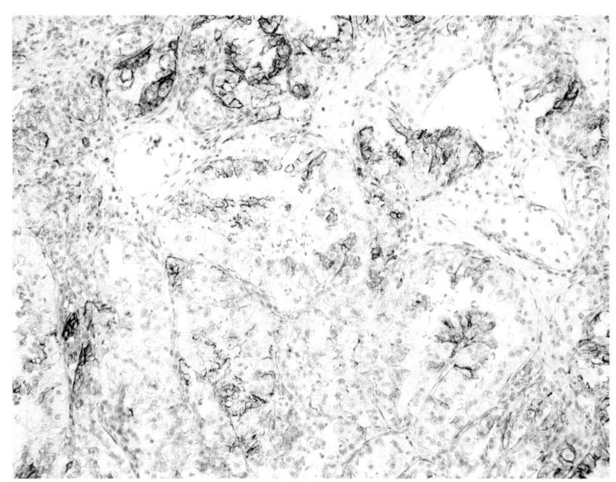

▲ 图 3–425 **为图 3–424 中的同一病例，免疫组化 CK7 可见斑驳阳性，与典型透明细胞乳头状肾细胞癌的表达模式不符，后者 CK7 为弥漫一致的强阳性**

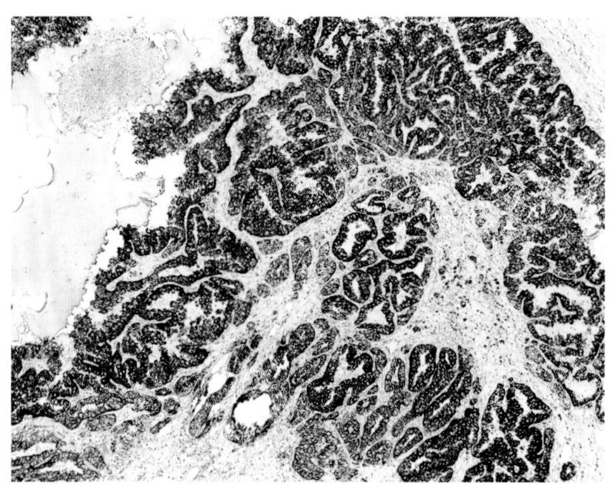

▲ 图 3–426 **为图 3–424 和图 3–425 中的同一病例，免疫组化 AMACR 强阳性，不支持透明细胞乳头状肾细胞癌的诊断。本例最后诊断为透明细胞肾细胞癌**

在间质内有许多单个细胞，核分裂象易见（图 3–430 和图 3–431）。大多数泌尿系统的病理学家认为如果核分裂象较多则不能诊断嗜酸细胞腺瘤[162]。本例病变免疫组化可见 Vimentin 弥漫强阳性（图 3–432），而在嗜酸细胞腺瘤或肾嫌色细胞癌中 Vimentin 仅在“中央瘢痕区域”呈局灶阳性[175]。基于上述不典型的特征，作者认为此病例应诊断为未定类的肾细胞癌伴嗜酸细胞特征。临床上可能会认为未定类肾细胞癌是一种侵袭性肿瘤，因此在诊断时应谨慎使用此命名[178, 179]，本例肿瘤细胞核分裂象活跃且 Vimentin 弥漫阳性，这些不寻常的改变即便是嗜酸细胞型肾嫌色细胞癌也无法完全解释，所以诊断为未定类的肾细胞癌。

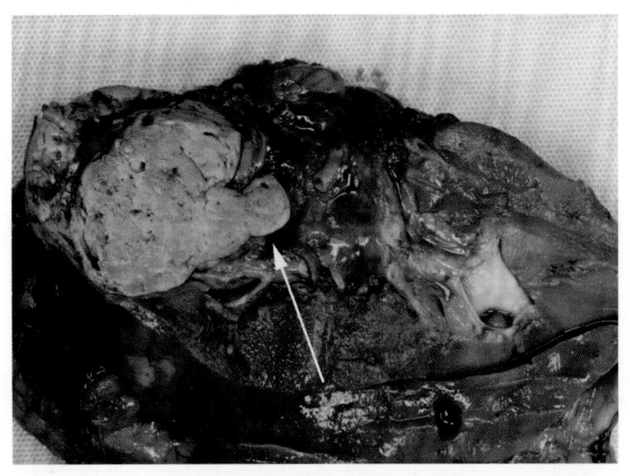

▲ **图 3–427　本例透明细胞肾细胞癌可见一个小型指状膨出（箭），易被误认为属于肿瘤主体的一部分**

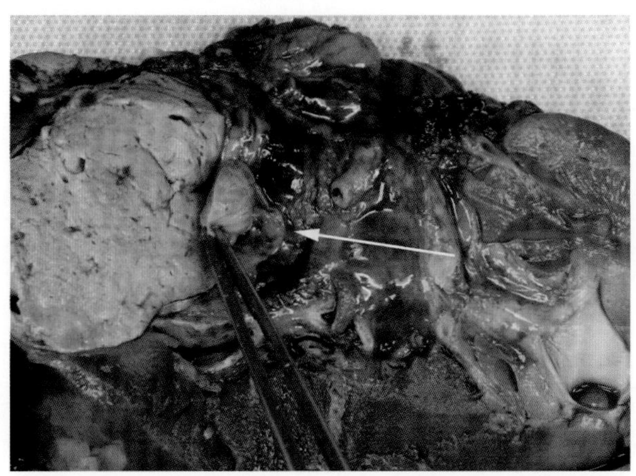

▲ **图 3–428　详细检视图 3–427 大体标本后可发现膨出的部分为息肉样结构。拉起肿瘤后可看见下方光滑的静脉壁。需要仔细进行取材以在镜下观察这种位于血管内的病灶**

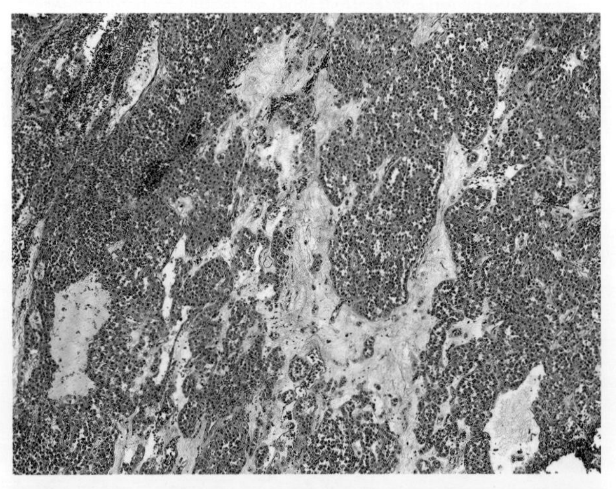

▲ **图 3–429　低倍镜下肿瘤组织具有嗜酸细胞腺瘤的特征**

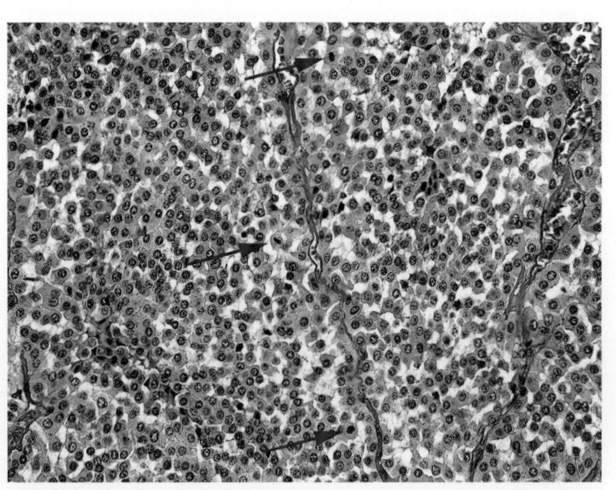

▲ **图 3–430　为图 3–429 中的同一肿瘤，高倍镜下可见大量核分裂象（箭）**

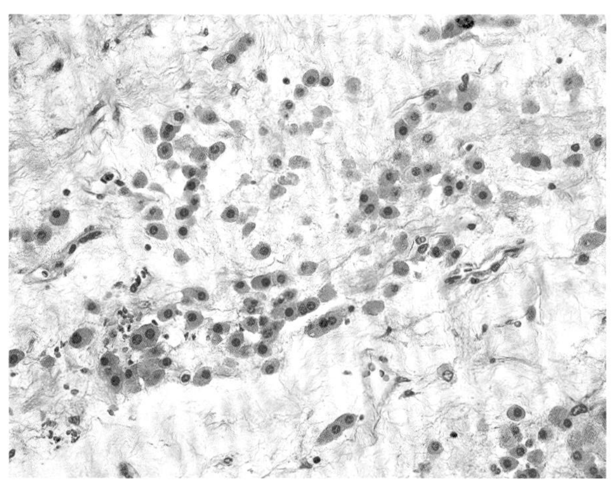

▲ 图 3-431 为图 3-429 和图 3-430 中的同一肿瘤，间质内可见大量单个细胞，在嗜酸细胞腺瘤中并不常见

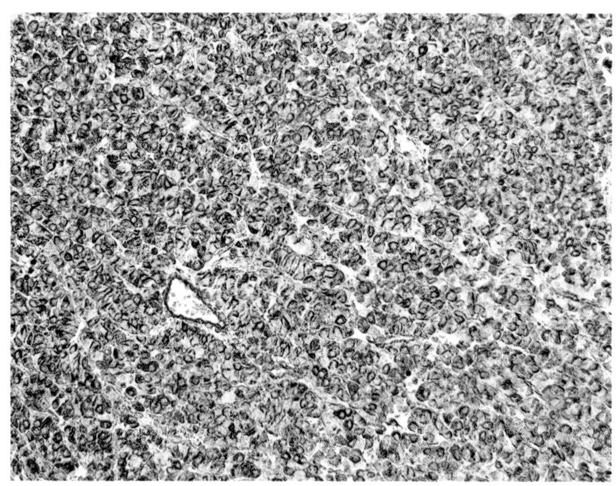

▲ 图 3-432 为图 3-429 和图 3-431 中的同一肿瘤，免疫组化示 Vimentin 弥漫阳性，可排除嗜酸细胞腺瘤的诊断

参考文献

[1] Jennette JC, Olson JL, Silva FG, et al. *Heptinstall's Pathology of the Kidney*. Philadelphia, PA: Wolters Kluwer Health/ Lippincott Williams & Wilkins; 2015.

[2] Clapp WL, Croker BP. Kidney. In: Mills SE, ed. *Histology for Pathologists*. Philadelphia, PA: Wolters Kluwer Health/ Lippincott Williams & Wilkins; 2012:891-970.

[3] Henriksen KJ, Meehan SM, Chang A. Non-neoplastic renal diseases are often unrecognized in adult tumor nephrectomy specimens: a review of 246 cases. *Am J Surg Pathol*. 2007; 31: 1703-1708.

[4] Truong LD, Shen SS, Park MH, et al. Diagnosing nonneoplastic lesions in nephrectomy specimens. *Arch Pathol Lab Med*. 2009;133:189-200.

[5] Bonsib SM, Pei Y. The non-neoplastic kidney in tumor nephrectomy specimens: what can it show and what is important?. *Adv Anat Pathol*. 2010;17:235-250.

[6] Bijol V, Mendez GP, Hurwitz S, et al. Evaluation of the nonneoplastic pathology in tumor nephrectomy specimens: predicting the risk of progressive renal failure. *Am J Surg Pathol*. 2006;30:575-584.

[7] Fleming S. Distal nephron neoplasms. *Semin Diagn Pathol*. 2015;32:114-123.

[8] Bonsib SM. Urologic diseases germane to the medical renal biopsy: review of a large diagnostic experience in the context of the renal architecture and its environs. *Adv Anat Pathol*. 2018;25:333-352.

[9] Rini BI, McKiernan JM, Chang SS, et al. Kidney. In: Amin MB, Edge SB, Greene FL, et al, eds. *AJCC Cancer Staging Manual*. Switzerland: Springer; 2017:739-755.

[10] Bonsib SM. T2 clear cell renal cell carcinoma is a rare entity: a study of 120 clear cell renal cell carcinomas. *J Urol*. 2005;174:1199-1202; discussion 1202.

[11] Bonsib SM. The renal sinus is the principal invasive pathway: a prospective study of 100 renal cell carcinomas. *Am J Surg Pathol*. 2004;28:1594-1600.

[12] Sarsik B, Simsir A, Yilmaz M, et al. Spectrum of nontumoral renal pathologies in tumor nephrectomies: nontumoral renal parenchyma changes. *Ann Diagn Pathol*. 2013;17:176-182.

[13] Srigley JR, Zhou M, Allan R, et al. *Protocol for the Examination of Specimens From Patients With Invasive Carcinoma of Renal Tubular Origin*. 2017. Available at https://documents.cap.org/protocols/cp-kidney-17protocol-4011.pdf. Accessed November 27, 2019.

[14] Moch H, Amin MB, Argani P, et al. Renal cell tumours. In: Moch H, Humphrey PA, Ulbright TM, et al, eds. *WHO Classification of Tumours of the Urinary System and Male Genital Organs*. Lyon: International Agency for Research on Cancer; 2016:14-17.

[15] De Vriese AS, Sethi S, Nath KA, et al. Differentiating primary, genetic, and secondary FSGS in adults: a clinicopathologic approach. *J Am Soc Nephrol*. 2018;29:759-774.

[16] Motzer RJ, Jonasch E, Agarwal N, et al. *NCCN Clinical Practice Guidelines in Oncology (NCCN Guidelines) Kidney Cancer*. 2019. Available at https://www.nccn.org/professionals/physician_gls/PDF/kidney.pdf. Accessed August 28, 2019.

[17] Chang A, Brimo F, Montgomery EA, et al. Use of PAX8 and GATA3 in diagnosing sarcomatoid renal cell carcinoma and sarcomatoid urothelial carcinoma. *Hum Pathol*. 2013;44:1563-1568.

[18] Higgins JP, Kaygusuz G, Wang L, et al. Placental S100

(S100P) and GATA3: markers for transitional epithelium and urothelial carcinoma discovered by complementary DNA microarray. *Am J Surg Pathol*. 2007;31:673-680.

[19] Shen SS, Ro JY. Histologic diagnosis of renal mass biopsy. *Arch Pathol Lab Med*. 2019;143:705-710.

[20] Merino MJ, Torres-Cabala C, Pinto P, et al. The morphologic spectrum of kidney tumors in hereditary leiomyomatosis and renal cell carcinoma (HLRCC) syndrome. *Am J Surg Pathol*. 2007;31:1578-1585.

[21] Smith SC, Trpkov K, Chen YB, et al. Tubulocystic carcinoma of the kidney with poorly differentiated foci: a frequent morphologic pattern of fumarate hydratase-deficient renal cell carcinoma. *Am J Surg Pathol*. 2016;40:1457-1472.

[22] Muller M, Guillaud-Bataille M, Salleron J, et al. Pattern multiplicity and fumarate hydratase (FH)/S-(2-succino)-cysteine (2SC) staining but not eosinophilic nucleoli with perinucleolar halos differentiate hereditary leiomyomatosis and renal cell carcinoma-associated renal cell carcinomas from kidney tumors without FH gene alteration. *Mod Pathol*. 2018;31:974-983.

[23] Shuch B, Zhang J. Genetic predisposition to renal cell carcinoma: implications for counseling, testing, screening, and management. *J Clin Oncol*. 2018;36:JCO2018792523.

[24] Moch H, Bonsib SM, Delahunt B, et al. Clear cell renal cell carcinoma. In: Moch H, Humphrey PA, Ulbright TM, et al, eds. *WHO Classification of Tumours of the Urinary System and Male Genital Organs*. Lyon: International Agency for Research on Cancer; 2016:18-21.

[25] Reuter VE, Tickoo SK. Differential diagnosis of renal tumours with clear cell histology. *Pathology*. 2010;42:374-383.

[26] Taneja K, Cheng L, Al-Obaidy K, et al. Clear cell renal cell carcinoma with a poorly-differentiated component: a novel variant causing potential diagnostic difficulty. *Mod Pathol*. 2019;32:147-148 (abstract).

[27] Williamson SR, Kum JB, Goheen MP, et al. Clear cell renal cell carcinoma with a syncytial-type multinucleated giant tumor cell component: implications for differential diagnosis. *Hum Pathol*. 2014;4:735-744.

[28] Williamson SR, MacLennan GT, Lopez-Beltran A, et al. Cystic partially regressed clear cell renal cell carcinoma: a potential mimic of multilocular cystic renal cell carcinoma. *Histopathology*. 2013;63:767-779.

[29] Williamson SR, Gupta NS, Eble JN, et al. Clear cell renal cell carcinoma with borderline features of clear cell papillary renal cell carcinoma: combined morphologic, immunohistochemical, and cytogenetic analysis. *Am J Surg Pathol*. 2015;39:1502-1510.

[30] Liu L, Qian J, Singh H, et al. Immunohistochemical analysis of chromophobe renal cell carcinoma, renal oncocytoma, and clear cell carcinoma: an optimal and practical panel for differential diagnosis. *Arch Pathol Lab Med*. 2007;131:1290-1297.

[31] Laury AR, Perets R, Piao H, et al. A comprehensive analysis of PAX8 expression in human epithelial tumors. *Am J Surg Pathol*. 2011;35:816-826.

[32] Tong GX, Yu WM, Beaubier NT, et al. Expression of PAX8 in normal and neoplastic renal tissues: an immunohistochemical study. *Mod Pathol*. 2009;22:1218-1227.

[33] Tacha D, Zhou D, Cheng L. Expression of PAX8 in normal and neoplastic tissues: a comprehensive immunohistochemical study. *Appl Immunohistochem Mol Morphol*. 2011;19:293-299.

[34] Favazza L, Chitale DA, Barod R, et al. Renal cell tumors with clear cell histology and intact VHL and chromosome 3p: a histological review of tumors from the Cancer Genome Atlas database. *Mod Pathol*. 2017;30:1603-1612.

[35] Magers MJ, Cheng L. Practical molecular testing in a clinical genitourinary service. *Arch Pathol Lab Med*. 2020;144:277-289.

[36] Chen YB, Xu J, Skanderup AJ, et al. Molecular analysis of aggressive renal cell carcinoma with unclassified histology reveals distinct subsets. *Nat Commun*. 2016;7:13131.

[37] Klatte T, Said JW, Seligson DB, et al. Pathological, immunohistochemical and cytogenetic features of papillary renal cell carcinoma with clear cell features. *J Urol*. 2011;185:30-35.

[38] Williamson SR, Grignon DJ, Cheng L, et al. Renal cell carcinoma with chromosome 6p amplification including the TFEB gene: a novel mechanism of tumor pathogenesis?. *Am J Surg Pathol*. 2017;41:287-298.

[39] Bonsib SM. Renal lymphatics, and lymphatic involvement in sinus vein invasive (pT3b) clear cell renal cell carcinoma: a study of 40 cases. *Mod Pathol*. 2006;19:746-753.

[40] Bonsib SM. Renal veins and venous extension in clear cell renal cell carcinoma. *Mod Pathol*. 2007;20:44-53.

[41] Bonsib SM, Bhalodia A. Retrograde venous invasion in renal cell carcinoma: a complication of sinus vein and main renal vein invasion. *Mod Pathol*. 2011;24:1578-1585.

[42] Trpkov K, Grignon DJ, Bonsib SM, et al. Handling and staging of renal cell carcinoma: the International Society of Urological Pathology consensus (ISUP) conference recommendations. *Am J Surg Pathol*. 2013;37:1505-1517.

[43] Pagano S, Ruggeri P, Franzoso F, et al. Unusual renal cell carcinoma metastasis to the gallbladder. *Urology*. 1995;45:867-869.

[44] Cheng SK, Chuah KL. Metastatic renal cell carcinoma to the pancreas: a review. *Arch Pathol Lab Med*. 2016;140:598-602.

[45] Amin MB, Amin MB, Tamboli P, et al. Prognostic impact of histologic subtyping of adult renal epithelial neoplasms: an experience of 405 cases. *Am J Surg Pathol*. 2002;26:281-291.

[46] Leibovich BC, Lohse CM, Crispen PL, et al. Histological subtype is an independent predictor of outcome for patients with renal cell carcinoma. *J Urol*. 2010;183:1309-1315.

[47] Brugarolas J. Molecular genetics of clear-cell renal cell carcinoma. *J Clin Oncol*. 2014;32:1968-1976.

[48] Reuter VE, Argani P, Zhou M, et al. Best practices recommendations in the application of immunohistochemistry in the kidney tumors: report from the International Society of Urologic Pathology consensus conference. *Am J Surg Pathol*. 2014;38:e35-e49.

[49] Al-Ahmadie HA, Alden D, Fine SW, et al. Role of immunohistochemistry in the evaluation of needle core

biopsies in adult renal cortical tumors: an ex vivo study. *Am J Surg Pathol*. 2011;35:949-961.

[50] Al-Ahmadie HA, Alden D, Qin LX, et al. Carbonic anhydrase Ⅸ expression in clear cell renal cell carcinoma: an immunohistochemical study comparing 2 antibodies. *Am J Surg Pathol*. 2008;32:377-382.

[51] Genega EM, Ghebremichael M, Najarian R, et al. Carbonic anhydrase Ⅸ expression in renal neoplasms: correlation with tumor type and grade. *Am J Clin Pathol*. 2010;134:873-879.

[52] Stillebroer AB, Mulders PF, Boerman OC, et al. Carbonic anhydrase Ⅸ in renal cell carcinoma: implications for prognosis, diagnosis, and therapy. *Eur Urol*. 2010;58:75-83.

[53] Donato DP, Johnson MT, Yang XJ, et al. Expression of carbonic anhydrase IX in genitourinary and adrenal tumours. *Histopathology*. 2011;59:1229-1239.

[54] Gobbo S, Eble JN, Maclennan GT, et al. Renal cell carcinomas with papillary architecture and clear cell components: the utility of immunohistochemical and cytogenetical analyses in differential diagnosis. *Am J Surg Pathol*. 2008; 32:1780-1786.

[55] Deng FM, Kong MX, Zhou M. Papillary or pseudopapillary tumors of the kidney. *Semin Diagn Pathol*. 2015;32:124-139.

[56] Paner G, Amin MB, Moch H, et al. Chromophobe renal cell carcinoma. In: Moch H, Humphrey PA, Ulbright TM, et al, eds. *WHO Classification of Tumours of the Urinary System and Male Genital Organs*. Lyon: International Agency for Research on Cancer; 2016:27-28.

[57] Jacob JM, Williamson SR, Gondim DD, et al. Characteristics of the peritumoral pseudocapsule vary predictably with histologic subtype of T1 renal neoplasms. *Urology*. 2015;86:956-961.

[58] Wobker SE, Williamson SR. Modern pathologic diagnosis of renal oncocytoma. *J Kidney Cancer VHL*. 2017;4:1-12.

[59] Amin MB, Paner GP, Alvarado-Cabrero I, et al. Chromophobe renal cell carcinoma: histomorphologic characteristics and evaluation of conventional pathologic prognostic parameters in 145 cases. *Am J Surg Pathol*. 2008;32:1822-1834.

[60] Przybycin CG, Cronin AM, Darvishian F, et al. Chromophobe renal cell carcinoma: a clinicopathologic study of 203 tumors in 200 patients with primary resection at a single institution. *Am J Surg Pathol*. 2011;35:962-970.

[61] Akhtar M, Tulbah A, Kardar AH, et al. Sarcomatoid renal cell carcinoma: the chromophobe connection. *Am J Surg Pathol*. 1997;21:1188-1195.

[62] Delahunt B, Cheville JC, Martignoni G, et al. The International Society of Urological Pathology (ISUP) grading system for renal cell carcinoma and other prognostic parameters. *Am J Surg Pathol*. 2013;37:1490-1504.

[63] Delahunt B, Eble JN, Egevad L, et al. Grading of renal cell carcinoma. *Histopathology*. 2019;74:4-17.

[64] Meskawi M, Sun M, Ismail S, et al. Fuhrman grade [corrected] has no added value in prediction of mortality after partial or [corrected] radical nephrectomy for chromophobe renal cell carcinoma patients. *Mod Pathol*. 2013;26:1144-1149.

[65] Delahunt B, Sika-Paotonu D, Bethwaite PB, et al. Fuhrman grading is not appropriate for chromophobe renal cell carcinoma. *Am J Surg Pathol*. 2007;31:957-960.

[66] Paner GP, Amin MB, Alvarado-Cabrero I, et al. A novel tumor grading scheme for chromophobe renal cell carcinoma: prognostic utility and comparison with Fuhrman nuclear grade. *Am J Surg Pathol*. 2010;34:1233-1240.

[67] Davis CF, Ricketts CJ, Wang M, et al. The somatic genomic landscape of chromophobe renal cell carcinoma. *Cancer Cell*. 2014;26:319-330.

[68] Sperga M, Martinek P, Vanecek T, et al. Chromophobe renal cell carcinoma–chromosomal aberration variability and its relation to Paner grading system: an array CGH and FISH analysis of 37 cases. *Virchows Arch*. 2013;463:563-573.

[69] Srigley JR, Delahunt B, Eble JN, et al. The International Society of Urological Pathology (ISUP) vancouver classification of renal neoplasia. *Am J Surg Pathol*. 2013; 37: 1469-1489.

[70] Srigley JR, Cheng L, Grignon DJ, et al. Clear cell papillary renal cell carcinoma. In: Moch H, Humphrey PA, Ulbright TM, et al, eds. *WHO Classification of Tumours of the Urinary System and Male Genital Organs*. Lyon: International Agency for Research on Cancer; 2016:40-41.

[71] Tickoo SK, dePeralta-Venturina MN, Harik LR, et al. Spectrum of epithelial neoplasms in end-stage renal disease: an experience from 66 tumor-bearing kidneys with emphasis on histologic patterns distinct from those in sporadic adult renal neoplasia. *Am J Surg Pathol*. 2006;30:141-153.

[72] Williamson SR, Eble JN, Cheng L, et al. Clear cell papillary renal cell carcinoma: differential diagnosis and extended immunohistochemical profile. *Mod Pathol*. 2013;26:697-708.

[73] Zhou H, Zheng S, Truong LD, et al. Clear cell papillary renal cell carcinoma is the fourth most common histologic type of renal cell carcinoma in 290 consecutive nephrectomies for renal cell carcinoma. *Hum Pathol*. 2014;45:59-64.

[74] Rohan SM, Xiao Y, Liang Y, et al. Clear-cell papillary renal cell carcinoma: molecular and immunohistochemical analysis with emphasis on the von Hippel-Lindau gene and hypoxia-inducible factor pathway-related proteins. *Mod Pathol*. 2011;24:1207-1220.

[75] Brunelli M, Erdini F, Cima L, et al. Proximal CD13 versus distal GATA-3 expression in renal neoplasia according to WHO 2016 classification. *Appl Immunohistochem Mol Morphol*. 2018;26:316-323.

[76] Mantilla JG, Antic T, Tretiakova M. GATA3 as a valuable marker to distinguish clear cell papillary renal cell carcinomas from morphologic mimics. *Hum Pathol*. 2017; 66:152-158.

[77] Aydin H, Chen L, Cheng L, et al. Clear cell tubulopapillary renal cell carcinoma: a study of 36 distinctive low-grade epithelial tumors of the kidney. *Am J Surg Pathol*. 2010;34:1608-1621.

[78] Mantilla JG, Antic T, tretiakova MS. GATA-3 is a specific marker for clear cell papillary renal cell carcinoma. *Mod Pathol*. 2017;30:241A (abstract).

[79] Martignoni G, Brunelli M, Segala D, et al. Validation of 34betaE12 immunoexpression in clear cell papillary renal cell carcinoma as a sensitive biomarker. *Pathology*. 2017;49:10-18.

[80] Xu J, Reznik E, Lee HJ, et al. Abnormal oxidative metabolism in a quiet genomic background underlies clear cell papillary renal cell carcinoma. *eLife*. 2019;8:e38986.

[81] Adam J, Couturier J, Molinie V, et al. Clear-cell papillary renal cell carcinoma: 24 cases of a distinct low-grade renal tumour and a comparative genomic hybridization array study of seven cases. *Histopathology*. 2011;58:1064-1071.

[82] Fisher KE, Yin-Goen Q, Alexis D, et al. Gene expression profiling of clear cell papillary renal cell carcinoma: comparison with clear cell renal cell carcinoma and papillary renal cell carcinoma. *Mod Pathol*. 2014;27:222-230.

[83] Inoue T, Matsuura K, Yoshimoto T, et al. Genomic profiling of renal cell carcinoma in patients with end-stage renal disease. *Cancer Sci*. 2012;103:569-576.

[84] Munari E, Marchionni L, Chitre A, et al. Clear cell papillary renal cell carcinoma: micro-RNA expression profiling and comparison with clear cell renal cell carcinoma and papillary renal cell carcinoma. *Hum Pathol*. 2014;45:1130-1138.

[85] Wolfe A, Dobin SM, Grossmann P, et al. Clonal trisomies 7,10 and 12, normal 3p and absence of VHL gene mutation in a clear cell tubulopapillary carcinoma of the kidney. *Virchows Arch*. 2011;459:457-463.

[86] Morlote D, Rais-Bahrami S, Harada S, et al. A molecular profile of clear cell papillary renal cell carcinoma by next generation sequencing. *Mod Pathol*. 2018;31:370 (abstract).

[87] Williamson SR, Cheng L. Clear cell renal cell tumors: not all that is "clear" is cancer. *Urol Oncol*. 2016;34:292.e217-292.e222.

[88] Diolombi ML, Cheng L, Argani P, et al. Do clear cell papillary renal cell carcinomas have malignant potential?. *Am J Surg Pathol*. 2015;39:1621-1634.

[89] Gupta S, Inwards CY, Van Dyke DL, et al. Defining clear cell papillary renal cell carcinoma in routine clinical practice. *Histopathology*. 2020;76:1093-1095.

[90] Dhakal HP, McKenney JK, Khor LY, et al. Renal neoplasms with overlapping features of clear cell renal cell carcinoma and clear cell papillary renal cell carcinoma: a clinicopathologic study of 37 cases from a single institution. *Am J Surg Pathol*. 2016;40:141-154.

[91] Williamson SR, Zhang S, Eble JN, et al. Clear cell papillary renal cell carcinoma-like tumors in patients with von Hippel-Lindau disease are unrelated to sproadic clear cell papillary renal cell carcinoma. *Am J Surg Path*. 2013;37:1131-1139.

[92] Argani P. MiT family translocation renal cell carcinoma. *Semin Diagn Pathol*. 2015;32:103-113.

[93] Gandhi JS, Malik F, Amin MB, et al. MiT family translocation renal cell carcinomas: a 15th anniversary update. *Histol Histopathol*. 2020;35:125-136.

[94] Durinck S, Stawiski EW, Pavia-Jimenez A, et al. Spectrum of diverse genomic alterations define non-clear cell renal carcinoma subtypes. *Nat Genet*. 2015;47:13-21.

[95] Xia QY, Wang XT, Ye SB, et al. Novel gene fusion of PRCC-MITF defines a new member of MiT family translocation renal cell carcinoma: clinicopathological analysis and detection of the gene fusion by RNA sequencing and FISH. *Histopathology*. 2018;72:786-794.

[96] Camparo P, Vasiliu V, Molinie V, et al. Renal translocation carcinomas: clinicopathologic, immunohistochemical, and gene expression profiling analysis of 31 cases with a review of the literature. *Am J Surg Pathol*. 2008;32:656-670.

[97] Martignoni G, Gobbo S, Camparo P, et al. Differential expression of cathepsin K in neoplasms harboring TFE3 gene fusions. *Mod Pathol*. 2011;24:1313-1319.

[98] Martignoni G, Pea M, Gobbo S, et al. Cathepsin-K immunoreactivity distinguishes MiTF/TFE family renal translocation carcinomas from other renal carcinomas. *Mod Pathol*. 2009;22:1016-1022.

[99] Xia QY, Wang Z, Chen N, et al. Xp11.2 translocation renal cell carcinoma with NONO-TFE3 gene fusion: morphology, prognosis, and potential pitfall in detecting TFE3 gene rearrangement. *Mod Pathol*. 2017;30:416-426.

[100] Argani P, Zhang L, Reuter VE, et al. RBM10-TFE3 renal cell carcinoma: a potential diagnostic pitfall due to cryptic intrachromosomal Xp11.2 inversion resulting in false-negative TFE3 FISH. *Am J Surg Pathol*. 2017;41:655-662.

[101] Just PA, Letourneur F, Pouliquen C, et al. Identification by FFPE RNA-Seq of a new recurrent inversion leading to RBM10-TFE3 fusion in renal cell carcinoma with subtle TFE3 break-apart FISH pattern. *Genes Chromosomes Cancer*. 2016;55:541-548.

[102] Xia QY, Wang XT, Zhan XM, et al. Xp11 translocation renal cell carcinomas (RCCs) with RBM10-TFE3 gene fusion demonstrating melanotic features and overlapping morphology with t(6;11) RCC: interest and diagnostic pitfall in detecting a paracentric inversion of TFE3. *Am J Surg Pathol*. 2017;41:663-676.

[103] Classe M, Malouf GG, Su X, et al. Incidence, clinicopathological features and fusion transcript landscape of translocation renal cell carcinomas. *Histopathology*. 2017;70:1089-1097.

[104] Argani P, Zhang L, Sung YS, et al. A novel RBMX-TFE3 gene fusion in a highly aggressive pediatric renal perivascular epithelioid cell tumor. *Genes Chromosomes Cancer*. 2020;59:58-63.

[105] Argani P, Hawkins A, Griffin CA, et al. A distinctive pediatric renal neoplasm characterized by epithelioid morphology, basement membrane production, focal HMB45 immunoreactivity, and t(6;11)(p21.1;q12) chromosome translocation. *Am J Pathol*. 2001;158:2089-2096.

[106] Yousif MQ, Salih ZT, DeYoung BR, et al. Differentiating intrarenal ectopic adrenal tissue from renal cell carcinoma in the kidney. *Int J Surg Pathol*. 2018;26:588-592.

[107] Sangoi AR, Fujiwara M, West RB, et al. Immunohistochemical distinction of primary adrenal cortical lesions from

metastatic clear cell renal cell carcinoma: a study of 248 cases. *Am J Surg Pathol*. 2011;35:678-686.

[108] Li H, Hes O, MacLennan GT, et al. Immunohistochemical distinction of metastases of renal cell carcinoma to the adrenal from primary adrenal nodules, including oncocytic tumor. *Virchows Arch*. 2015;466:581-588.

[109] Doyle LA, Fletcher CD. Peripheral hemangioblastoma: clinicopathologic characterization in a series of 22 cases. *Am J Surg Pathol*. 2014;38:119-127.

[110] Ip YT, Yuan JQ, Cheung H, et al. Sporadic hemangioblastoma of the kidney: an underrecognized pseudomalignant tumor?. *Am J Surg Pathol*. 2010;34:1695-1700.

[111] Kuroda N, Agatsuma Y, Tamura M, et al. Sporadic renal hemangioblastoma with CA9, PAX2 and PAX8 expression: diagnostic pitfall in the differential diagnosis from clear cell renal cell carcinoma. *Int J Clin Exp Pathol*. 2015;8:2131-2138.

[112] Liu Y, Qiu XS, Wang EH. Sporadic hemangioblastoma of the kidney: a rare renal tumor. *Diagn Pathol*. 2012;7:49.

[113] Nonaka D, Rodriguez J, Rosai J. Extraneural hemangioblastoma: a report of 5 cases. *Am J Surg Pathol*. 2007; 31:1545-1551.

[114] Verine J, Sandid W, Miquel C, et al. Sporadic hemangioblastoma of the kidney: an underrecognized pseudomalignant tumor?. *Am J Surg Pathol*. 2011;35:623-624.

[115] Wang CC, Wang SM, Liau JY. Sporadic hemangioblastoma of the kidney in a 29-year-old man. *Int J Surg Pathol*. 2012;20:519-522.

[116] Yin WH, Li J, Chan JK. Sporadic haemangioblastoma of the kidney with rhabdoid features and focal CD10 expression: report of a case and literature review. *Diagn Pathol*. 2012;7:39.

[117] Zhao M, Williamson SR, Yu J, et al. PAX8 expression in sporadic hemangioblastoma of the kidney supports a primary renal cell lineage: implications for differential diagnosis. *Hum Pathol*. 2013;44:2247-2255.

[118] Carney EM, Banerjee P, Ellis CL, et al. PAX2(-)/PAX8(-)/inhibin A(+) immunoprofile in hemangioblastoma: a helpful combination in the differential diagnosis with metastatic clear cell renal cell carcinoma to the central nervous system. *Am J Surg Pathol*. 2011;35:262-267.

[119] Ingold B, Wild PJ, Nocito A, et al. Renal cell carcinoma marker reliably discriminates central nervous system haemangioblastoma from brain metastases of renal cell carcinoma. *Histopathology*. 2008;52:674-681.

[120] Jung SM, Kuo TT. Immunoreactivity of CD10 and inhibin alpha in differentiating hemangioblastoma of central nervous system from metastatic clear cell renal cell carcinoma. *Mod Pathol*. 2005;18:788-794.

[121] Rivera AL, Takei H, Zhai J, et al. Useful immunohistochemical markers in differentiating hemangioblastoma versus metastatic renal cell carcinoma. *Neuropathology*. 2010; 30:580-585.

[122] Weinbreck N, Marie B, Bressenot A, et al. Immunohistochemical markers to distinguish between hemangioblastoma and metastatic clear-cell renal cell carcinoma in the brain: utility of aquaporin1 combined with cytokeratin AE1/AE3 immunostaining. *Am J Surg Pathol*. 2008;32:1051-1059.

[123] Montironi R, Lopez-Beltran A, Cheng L, et al. Clear cell renal cell carcinoma (ccRCC) with hemangioblastoma-like features: a previously unreported pattern of ccRCC with possible clinical significance. *Eur Urol*. 2014;66:806-810.

[124] Sancheti S, Menon S, Mukherjee S, et al. Clear cell renal cell carcinoma with hemangioblastoma-like features: a recently described pattern with unusual immunohistochemical profile. *Indian J Pathol Microbiol*. 2015;58:354-355.

[125] Brimo F, Robinson B, Guo C, et al. Renal epithelioid angiomyolipoma with atypia: a series of 40 cases with emphasis on clinicopathologic prognostic indicators of malignancy. *Am J Surg Pathol*. 2010;34:715-722.

[126] Eble JN, Amin MB, Young RH. Epithelioid angiomyolipoma of the kidney: a report of five cases with a prominent and diagnostically confusing epithelioid smooth muscle component. *Am J Surg Pathol*. 1997;21:1123-1130.

[127] He W, Cheville JC, Sadow PM, et al. Epithelioid angiomyolipoma of the kidney: pathological features and clinical outcome in a series of consecutively resected tumors. *Mod Pathol*. 2013;26:1355-1364.

[128] Kryvenko ON, Jorda M, Argani P, et al. Diagnostic approach to eosinophilic renal neoplasms. *Arch Pathol Lab Med*. 2014;138:1531-1541.

[129] Martignoni G, Pea M, Reghellin D, et al. Perivascular epithelioid cell tumor (PEComa) in the genitourinary tract. *Adv Anat Pathol*. 2007;14:36-41.

[130] Martignoni G, Pea M, Reghellin D, et al. PEComas: the past, the present and the future. *Virchows Arch*. 2008;452:119-132.

[131] Nese N, Martignoni G, Fletcher CD, et al. Pure epithelioid PEComas (so-called epithelioid angiomyolipoma) of the kidney: a clinicopathologic study of 41 cases: detailed assessment of morphology and risk stratification. *Am J Surg Pathol*. 2011;35:161-176.

[132] Martignoni G, Bonetti F, Chilosi M, et al. Cathepsin K expression in the spectrum of perivascular epithelioid cell (PEC) lesions of the kidney. *Mod Pathol*. 2012;25:100-111.

[133] Argani P, Aulmann S, Illei PB, et al. A distinctive subset of PEComas harbors TFE3 gene fusions. *Am J Surg Pathol*. 2010;34:1395-1406.

[134] Agaram NP, Sung YS, Zhang L, et al. Dichotomy of genetic abnormalities in PEComas with therapeutic implications. *Am J Surg Pathol*. 2015;39:813-825.

[135] Eble JN, Moch H, Amin MB, et al. Papillary adenoma. In: Moch H, Humphrey PA, Ulbright TM, et al, eds. *WHO Classification of Tumours of the Urinary System and Male Genital Organs*. Lyon: International Agency for Research on Cancer; 2016:42-43.

[136] Delahunt B, Algaba F, Eble J, et al. Papillary renal cell carcinoma. In: Moch H, Humphrey PA, Ulbright TM, et al, eds. *WHO Classification of Tumours of the Urinary System and Male Genital Organs*. Lyon: International Agency for Research on Cancer; 2016:23-25.

[137] Skinnider BF, Folpe AL, Hennigar RA, et al. Distribution of cytokeratins and vimentin in adult renal neoplasms and normal renal tissue: potential utility of a cytokeratin antibody panel in the differential diagnosis of renal tumors. *Am J Surg Pathol*. 2005;29:747-754.

[138] Skenderi F, Ulamec M, Vanecek T, et al. Warthin-like papillary renal cell carcinoma: clinicopathologic, morphologic, immunohistochemical and molecular genetic analysis of 11 cases. *Ann Diagn Pathol*. 2017;27:48-56.

[139] Ulamec M, Skenderi F, Trpkov K, et al. Solid papillary renal cell carcinoma: clinicopathologic, morphologic, and immunohistochemical analysis of 10 cases and review of the literature. *Ann Diagn Pathol*. 2016;23:51-57.

[140] Hes O, Condom Mundo E, Peckova K, et al. Biphasic squamoid alveolar renal cell carcinoma: a distinctive subtype of papillary renal cell carcinoma?. *Am J Surg Pathol*. 2016;40:664-675.

[141] Trpkov K, Athanazio D, Magi-Galluzzi C, et al. Biphasic papillary renal cell carcinoma is a rare morphological variant with frequent multifocality: a study of 28 cases. *Histopathology*. 2018;72:777-785.

[142] Trpkov K, Hes O. New and emerging renal entities: a perspective post-WHO 2016 classification. *Histopathology*. 2019;74:31-59.

[143] Pivovarcikova K, Peckova K, Martinek P, et al. "Mucin"-secreting papillary renal cell carcinoma: clinicopathological, immunohistochemical, and molecular genetic analysis of seven cases. *Virchows Arch*. 2016;469(1):71-80.

[144] Cancer Genome Atlas Research Network, Linehan WM, Spellman PT, Ricketts CJ, et al. Comprehensive molecular characterization of papillary renal-cell carcinoma. *N Engl J Med*. 2016;374:135-145.

[145] Delahunt B, Eble JN. Papillary renal cell carcinoma: a clinicopathologic and immunohistochemical study of 105 tumors. *Mod Pathol*. 1997;10:537-544.

[146] Lefevre M, Couturier J, Sibony M, et al. Adult papillary renal tumor with oncocytic cells: clinicopathologic, immunohistochemical, and cytogenetic features of 10 cases. *Am J Surg Pathol*. 2005;29:1576-1581.

[147] Han G, Yu W, Chu J, et al. Oncocytic papillary renal cell carcinoma: a clinicopathological and genetic analysis and indolent clinical course in 14 cases. *Pathol Res Pract*. 2017;213:1-6.

[148] Kunju LP, Wojno K, Wolf JS Jr, et al. Papillary renal cell carcinoma with oncocytic cells and nonoverlapping low grade nuclei: expanding the morphologic spectrum with emphasis on clinicopathologic, immunohistochemical and molecular features. *Hum Pathol*. 2008;39:96-101.

[149] Hes O, Brunelli M, Michal M, et al. Oncocytic papillary renal cell carcinoma: a clinicopathologic, immunohistochemical, ultrastructural, and interphase cytogenetic study of 12 cases. *Ann Diagn Pathol*. 2006; 10: 133-139.

[150] Saleeb RM, Brimo F, Farag M, et al. Toward biological subtyping of papillary renal cell carcinoma with clinical implications through histologic, immunohistochemical, and molecular analysis. *Am J Surg Pathol*. 2017;41:1618-1629.

[151] Al-Obaidy KI, Eble JN, Nassiri M, et al. Recurrent KRAS mutations in papillary renal neoplasm with reverse polarity. *Mod Pathol*. 2020;33:1157-1164.

[152] Al-Obaidy KI, Eble JN, Cheng L, et al. Papillary renal neoplasm with reverse polarity: a morphologic, immunohistochemical, and molecular study. *Am J Surg Pathol*. 2019;43:1099-1111.

[153] Lau HD, Chan E, Fan AC, et al. A clinicopathologic and molecular analysis of fumarate hydratase-deficient renal cell carcinoma in 32 patients. *Am J Surg Pathol*. 2020;44:98-110.

[154] Pivovarcikova K, Martinek P, Grossmann P, et al. Fumarate hydratase deficient renal cell carcinoma: chromosomal numerical aberration analysis of 12 cases. *Ann Diagn Pathol*. 2019;39:63-68.

[155] Shyu I, Mirsadraei L, Wang X, et al. Clues to recognition of fumarate hydratase-deficient renal cell carcinoma: findings from cytologic and limited biopsy samples. *Cancer Cytopathol*. 2018;126:992-1002.

[156] Trpkov K, Hes O, Agaimy A, et al. Fumarate hydratase-deficient renal cell carcinoma is strongly correlated with fumarate hydratase mutation and hereditary leiomyomatosis and renal cell carcinoma syndrome. *Am J Surg Pathol*. 2016;40:865-875.

[157] Chen YB, Brannon AR, Toubaji A, et al. Hereditary leiomyomatosis and renal cell carcinoma syndrome-associated renal cancer: recognition of the syndrome by pathologic features and the utility of detecting aberrant succination by immunohistochemistry. *Am J Surg Pathol*. 2014;38:627-637.

[158] Ohe C, Smith SC, Sirohi D, et al. Reappraisal of morphologic differences between renal medullary carcinoma, collecting duct carcinoma, and fumarate hydratase-deficient renal cell carcinoma. *Am J Surg Pathol*. 2018;42:279-292.

[159] Grubb RL Ⅲ, Franks ME, Toro J, et al. Hereditary leiomyomatosis and renal cell cancer: a syndrome associated with an aggressive form of inherited renal cancer. *J Urol*. 2007;177:2074-2079; discussion 2079-2080.

[160] Smith SC, Sirohi D, Ohe C, et al. A distinctive, low-grade oncocytic fumarate hydratase-deficient renal cell carcinoma, morphologically reminiscent of succinate dehydrogenase-deficient renal cell carcinoma. *Histopathology*. 2017; 71: 42-52.

[161] Klein MJ, Valensi QJ. Proximal tubular adenomas of kidney with so-called oncocytic features. A clinicopathologic study of 13 cases of a rarely reported neoplasm. *Cancer*. 1976; 38:906-914.

[162] Williamson SR, Gadde R, Trpkov K, et al. Diagnostic criteria for oncocytic renal neoplasms: a survey of urologic pathologists. *Hum Pathol*. 2017;63:149-156.

[163] Trpkov K, Yilmaz A, Uzer D, et al. Renal oncocytoma

revisited: a clinicopathological study of 109 cases with emphasis on problematic diagnostic features. *Histopathology*. 2010;57:893-906.

[164] Perez-Ordonez B, Hamed G, Campbell S, et al. Renal oncocytoma: a clinicopathologic study of 70 cases. *Am J Surg Pathol*. 1997;21:871-883.

[165] Amin MB, Crotty TB, Tickoo SK, et al. Renal oncocytoma: a reappraisal of morphologic features with clinicopathologic findings in 80 cases. *Am J Surg Pathol*. 1997;21:1-12.

[166] Tickoo SK, Amin MB, Zarbo RJ. Colloidal iron staining in renal epithelial neoplasms, including chromophobe renal cell carcinoma: emphasis on technique and patterns of staining. *Am J Surg Pathol*. 1998;22:419-424.

[167] Ng KL, Morais C, Bernard A, et al. A systematic review and meta-analysis of immunohistochemical biomarkers that differentiate chromophobe renal cell carcinoma from renal oncocytoma. *J Clin Pathol*. 2016;69:661-671.

[168] Ng KL, Rajandram R, Morais C, et al. Differentiation of oncocytoma from chromophobe renal cell carcinoma (RCC): can novel molecular biomarkers help solve an old problem?. *J Clin Pathol*. 2014;67:97-104.

[169] Trpkov K, Hes O, Bonert M, et al. Eosinophilic, solid, and cystic renal cell carcinoma: clinicopathologic study of 16 unique, sporadic neoplasms occurring in women. *Am J Surg Pathol*. 2016;40:60-71.

[170] Sukov WR, Ketterling RP, Lager DJ, et al. CCND1 rearrangements and cyclin D1 overexpression in renal oncocytomas: frequency, clinicopathologic features, and utility in differentiation from chromophobe renal cell carcinoma. *Hum Pathol*. 2009;40:1296-1303.

[171] Joshi S, Tolkunov D, Aviv H, et al. The genomic landscape of renal oncocytoma identifies a metabolic barrier to tumorigenesis. *Cell Rep*. 2015;13:1895-1908.

[172] Williamson SR. Renal oncocytoma with perinephric fat invasion. *Int J Surg Pathol*. 2016;24:625-626.

[173] Wobker SE, Przybycin CG, Sircar K, et al. Renal oncocytoma with vascular invasion: a series of 22 cases. *Hum Pathol*. 2016;58:1-6.

[174] Hes O, Michal M, Sima R, et al. Renal oncocytoma with and without intravascular extension into the branches of renal vein have the same morphological, immunohistochemical, and genetic features. *Virchows Arch*. 2008;452:193-200.

[175] Hes O, Michal M, Kuroda N, et al. Vimentin reactivity in renal oncocytoma: immunohistochemical study of 234 cases. *Arch Pathol Lab Med*. 2007;131:1782-1788.

[176] Williamson SR, Cheng L, Gadde R, et al. Renal cell tumors with an entrapped papillary component: a collision with predilection for oncocytic tumors. *Virchows Arch*. 2020;476:399-407.

[177] Richard PO, Jewett MA, Bhatt JR, et al. Active surveillance for renal neoplasms with oncocytic features is safe. *J Urol*. 2016;195:581-586.

[178] Zisman A, Chao DH, Pantuck AJ, et al. Unclassified renal cell carcinoma: clinical features and prognostic impact of a new histological subtype. *J Urol*. 2002;168:950-955.

[179] Karakiewicz PI, Hutterer GC, Trinh QD, et al. Unclassified renal cell carcinoma: an analysis of 85 cases. *BJU Int*. 2007;100:802-808.

[180] Gobbo S, Eble JN, Delahunt B, et al. Renal cell neoplasms of oncocytosis have distinct morphologic, immunohistochemical, and cytogenetic profiles. *Am J Surg Pathol*. 2010;34:620-626.

[181] Kuroda N, Tanaka A, Ohe C, et al. Review of renal oncocytosis (multiple oncocytic lesions) with focus on clinical and pathobiological aspects. *Histol Histopathol*. 2012;27:1407-1412.

[182] Tickoo SK, Reuter VE, Amin MB, et al. Renal oncocytosis: a morphologic study of fourteen cases. *Am J Surg Pathol*. 1999;23:1094-1101.

[183] Sabo E, Miselevich I, Bejar J, et al. The role of vimentin expression in predicting the long-term outcome of patients with localized renal cell carcinoma. *Br J Urol*. 1997;80:864-868.

[184] Gill AJ, Amin MB, Smith S, et al. Succinate dehydrogenase-deficient renal carcinoma. In: Moch H, Humphrey PA, Ulbright TM, et al, eds. *WHO Classification of Tumours of the Urinary System and Male Genital Organs*. Lyon: International Agency for Research on Cancer; 2016:35-36.

[185] Gill AJ, Hes O, Papathomas T, et al. Succinate dehydrogenase (SDH)-deficient renal carcinoma: a morphologically distinct entity: a clinicopathologic series of 36 tumors from 27 patients. *Am J Surg Pathol*. 2014;38:1588-1602.

[186] Williamson SR, Eble JN, Amin MB, et al. Succinate dehydrogenase-deficient renal cell carcinoma: detailed characterization of 11 tumors defining a unique subtype of renal cell carcinoma. *Mod Pathol*. 2015;28:80-94.

[187] Housley SL, Lindsay RS, Young B, et al. Renal carcinoma with giant mitochondria associated with germ-line mutation and somatic loss of the succinate dehydrogenase B gene. *Histopathology*. 2010;56:405-408.

[188] Gill AJ, Benn DE, Chou A, et al. Immunohistochemistry for SDHB triages genetic testing of SDHB, SDHC, and SDHD in paraganglioma-pheochromocytoma syndromes. *Hum Pathol*. 2010;41:805-814.

[189] Gill AJ. Succinate dehydrogenase (SDH) and mitochondrial driven neoplasia. *Pathology*. 2012;44:285-292.

[190] Gill AJ. Succinate dehydrogenase (SDH)-deficient neoplasia. *Histopathology*. 2018;72:106-116.

[191] Barletta JA, Hornick JL. Succinate dehydrogenase-deficient tumors: diagnostic advances and clinical implications. *Adv Anat Pathol*. 2012;19:193-203.

[192] Doyle LA, Hornick JL. Gastrointestinal stromal tumours: from KIT to succinate dehydrogenase. *Histopathology*. 2014;64:53-67.

[193] Guo J, Tretiakova MS, Troxell ML, et al. Tuberous sclerosis-associated renal cell carcinoma: a clinicopathologic study of 57 separate carcinomas in 18 patients. *Am J Surg Pathol*. 2014;38:1457-1467.

[194] Trpkov K, Abou-Ouf H, Hes O, et al. Eosinophilic solid

and cystic renal cell carcinoma (ESC RCC): further morphologic and molecular characterization of ESC RCC as a distinct entity. *Am J Surg Pathol*. 2017;41:1299-1308.

[195] Li Y, Reuter VE, Matoso A, et al. Re-evaluation of 33 'unclassified' eosinophilic renal cell carcinomas in young patients. *Histopathology*. 2018;72:588-600.

[196] Tretiakova MS. Eosinophilic solid and cystic renal cell carcinoma mimicking epithelioid angiomyolipoma: series of 4 primary tumors and 2 metastases. *Hum Pathol*. 2018;80:65-75.

[197] McKenney JK, Przybycin CG, Trpkov K, et al. Eosinophilic solid and cystic renal cell carcinomas have metastatic potential. *Histopathology*. 2018;72:1066-1067.

[198] Mehra R, Vats P, Cao X, et al. Somatic Bi-allelic loss of TSC genes in eosinophilic solid and cystic renal cell carcinoma. *Eur Urol*. 2018;74:483-486.

[199] Palsgrove DN, Li Y, Pratilas CA, et al. Eosinophilic solid and cystic (ESC) renal cell carcinomas harbor TSC mutations: molecular analysis supports an expanding clinicopathologic spectrum. *Am J Surg Pathol*. 2018;42: 1166-1181.

[200] Parilla M, Kadri S, Patil SA, et al. Are sporadic eosinophilic solid and cystic renal cell carcinomas characterized by somatic tuberous sclerosis gene mutations?. *Am J Surg Pathol*. 2018;42:911-917.

[201] Trpkov K, Williamson SR, Gao Y, et al. Low-grade oncocytic tumour of kidney (CD117-negative, cytokeratin 7-positive): a distinct entity?. *Histopathology*. 2019;75:174-184.

[202] Chen YB, Mirsadraei L, Jayakumaran G, et al. Somatic mutations of TSC2 or MTOR characterize a morphologically distinct subset of sporadic renal cell carcinoma with eosinophilic and vacuolated cytoplasm. *Am J Surg Pathol*. 2019;43:121-131.

[203] He H, Trpkov K, Martinek P, et al. "High-grade oncocytic renal tumor": morphologic, immunohistochemical, and molecular genetic study of 14 cases. *Virchows Arch*. 2018;473:725-738.

[204] Trpkov K, Bonert M, Gao Y, et al. High-grade oncocytic tumour (HOT) of kidney in a patient with tuberous sclerosis complex. *Histopathology*. 2019;75:440-442.

[205] Amin MB, MacLennan GT, Gupta R, et al. Tubulocystic carcinoma of the kidney: clinicopathologic analysis of 31 cases of a distinctive rare subtype of renal cell carcinoma. *Am J Surg Pathol*. 2009;33:384-392.

[206] Zhou M, Yang XJ, Lopez JI, et al. Renal tubulocystic carcinoma is closely related to papillary renal cell carcinoma: implications for pathologic classification. *Am J Surg Pathol*. 2009;33:1840-1849.

[207] Tran T, Jones CL, Williamson SR, et al. Tubulocystic renal cell carcinoma is an entity that is immunohistochemically and genetically distinct from papillary renal cell carcinoma. *Histopathology*. 2016;68:850-857.

[208] Al-Hussain TO, Cheng L, Zhang S, et al. Tubulocystic carcinoma of the kidney with poorly differentiated foci: a series of 3 cases with fluorescence in situ hybridization analysis. *Hum Pathol*. 2013;44:1406-1411.

[209] Skenderi F, Ulamec M, Vranic S, et al. Cystic renal oncocytoma and tubulocystic renal cell carcinoma: morphologic and immunohistochemical comparative study. *Appl Immunohistochem Mol Morphol*. 2016;24:112-119.

[210] Kuroda N, Ohe C, Mikami S, et al. Review of acquired cystic disease-associated renal cell carcinoma with focus on pathobiological aspects. *Histol Histopathol*. 2011; 26: 1215-1218.

[211] Cheuk W, Lo ES, Chan AK, et al. Atypical epithelial proliferations in acquired renal cystic disease harbor cytogenetic aberrations. *Hum Pathol*. 2002;33:761-765.

[212] Matoso A, Chen YB, Rao V, et al. Atypical renal cysts: a morphologic, immunohistochemical, and molecular study. *Am J Surg Pathol*. 2016;40:202-211.

[213] Amin MB, Gupta R, Ondrej H, et al. Primary thyroid-like follicular carcinoma of the kidney: report of 6 cases of a histologically distinctive adult renal epithelial neoplasm. *Am J Surg Pathol*. 2009;33:393-400.

[214] Eble JN, Delahunt B. Emerging entities in renal cell neoplasia: thyroid-like follicular renal cell carcinoma and multifocal oncocytoma-like tumours associated with oncocytosis. *Pathology*. 2018;50:24-36.

[215] Dhillon J, Tannir NM, Matin SF, et al. Thyroid-like follicular carcinoma of the kidney with metastases to the lungs and retroperitoneal lymph nodes. *Hum Pathol*. 2011;42:146-150.

[216] Li C, Dong H, Fu W, et al. Thyroid-like follicular carcinoma of the kidney and papillary renal cell carcinoma with thyroid-like feature: comparison of two cases and literature review. *Ann Clin Lab Sci*. 2015;45:707-712.

[217] Hes O, de Souza TG, Pivovarcikova K, et al. Distinctive renal cell tumor simulating atrophic kidney with 2 types of microcalcifications. Report of 3 cases. *Ann Diagn Pathol*. 2014;18:82-88.

[218] Herlitz L, Hes O, Michal M, et al. "Atrophic kidney" -like lesion: clinicopathologic series of 8 cases supporting a benign entity distinct from thyroid-like follicular carcinoma. *Am J Surg Pathol*. 2018;42:1585-1595.

[219] Argani P, Reuter VE, Zhang L, et al. TFEB-amplified renal cell carcinomas: an aggressive molecular subset demonstrating variable melanocytic marker expression and morphologic heterogeneity. *Am J Surg Pathol*. 2016;40:1484-1495.

[220] Gupta S, Argani P, Jungbluth AA, et al. TFEB expression profiling in renal cell carcinomas: clinicopathologic correlations. *Am J Surg Pathol*. 2019;43:1445-1461.

[221] Gupta S, Johnson SH, Vasmatzis G, et al. TFEB-VEGFA (6p21.1) co-amplified renal cell carcinoma: a distinct entity with potential implications for clinical management. *Mod Pathol*. 2017;30:998-1012.

[222] Peckova K, Vanecek T, Martinek P, et al. Aggressive and nonaggressive translocation t(6;11) renal cell carcinoma: comparative study of 6 cases and review of the literature.

Ann Diagn Pathol. 2014;18:351-357.

[223] Skala SL, Xiao H, Udager AM, et al. Detection of 6 TFEB-amplified renal cell carcinomas and 25 renal cell carcinomas with MITF translocations: systematic morphologic analysis of 85 cases evaluated by clinical TFE3 and TFEB FISH assays. *Mod Pathol.* 2018;31:179-197.

[224] Bodokh Y, Ambrosetti D, Kubiniek V, et al. ALK-TPM3 rearrangement in adult renal cell carcinoma: report of a new case showing loss of chromosome 3 and literature review. *Cancer Genet.* 2018;221:31-37.

[225] Cajaiba MM, Jennings LJ, George D, et al. Expanding the spectrum of ALK-rearranged renal cell carcinomas in children: identification of a novel HOOK1-ALK fusion transcript. *Genes Chromosomes Cancer.* 2016;55:814-817.

[226] Debelenko LV, Raimondi SC, Daw N, et al. Renal cell carcinoma with novel VCL-ALK fusion: new representative of ALK-associated tumor spectrum. *Mod Pathol.* 2011;24:430-442.

[227] Hodge JC, Pearce KE, Sukov WR. Distinct ALK-rearranged and VCL-negative papillary renal cell carcinoma variant in two adults without sickle cell trait. *Mod Pathol.* 2013;26:604-605.

[228] Kuroda N, Liu Y, Tretiakova M, et al. Clinicopathological study of seven cases of ALK-positive renal tumor identification of new fusion partners including CLIP1 and KIF5B genes. *Mod Pathol.* 2019;32:85.

[229] Marino-Enriquez A, Ou WB, Weldon CB, et al. ALK rearrangement in sickle cell trait-associated renal medullary carcinoma. *Genes Chromosomes Cancer.* 2011;50:146-153.

[230] Smith NE, Deyrup AT, Marino-Enriquez A, et al. VCL-ALK renal cell carcinoma in children with sickle-cell trait: the eighth sickle-cell nephropathy?. *Am J Surg Pathol.* 2014;38:858-863.

[231] Sukov WR, Hodge JC, Lohse CM, et al. ALK alterations in adult renal cell carcinoma: frequency, clinicopathologic features and outcome in a large series of consecutively treated patients. *Mod Pathol.* 2012;25:1516-1525.

[232] Yu W, Wang Y, Jiang Y, et al. Genetic analysis and clinicopathological features of ALK-rearranged renal cell carcinoma in a large series of resected Chinese renal cell carcinoma patients and literature review. *Histopathology.* 2017;71:53-62.

[233] Williamson SR. Renal cell carcinomas with a mesenchymal stromal component: what do we know so far?. *Pathology.* 2019;51:453-462.

[234] Pal SK, Bergerot P, Dizman N, et al. Responses to alectinib in ALK-rearranged papillary renal cell carcinoma. *Eur Urol.* 2018;74:124-128.

[235] Hornick JL, Fletcher CD. PEComa: what do we know so far?. *Histopathology.* 2006;48:75-82.

[236] Folpe AL, Kwiatkowski DJ. Perivascular epithelioid cell neoplasms: pathology and pathogenesis. *Hum Pathol.* 2010;41:1-15.

[237] Martignoni G, Pea M, Bonetti F, et al. Oncocytoma-like angiomyolipoma. A clinicopathologic and immunohistochemical study of 2 cases. *Arch Pathol Lab Med.* 2002;126:610-612.

[238] Martignoni G, Cheville J, Fletcher CDM, et al. Mesenchymal tumours occurring mainly in adults. In: Moch H, Humphrey PA, Ulbright TM, et al, eds. *WHO Classification of Tumours of the Urinary System and Male Genital Organs.* Lyon: International Agency for Research on Cancer; 2016:59-69.

[239] Kuroda N, Gotoda H, Ohe C, et al. Review of juxtaglomerular cell tumor with focus on pathobiological aspect. *Diagn Pathol.* 2011;6:80.

[240] Kuroda N, Maris S, Monzon FA, et al. Juxtaglomerular cell tumor: a morphological, immunohistochemical and genetic study of six cases. *Hum Pathol.* 2013;44:47-54.

[241] Duan X, Bruneval P, Hammadeh R, et al. Metastatic juxtaglomerular cell tumor in a 52-year-old man. *Am J Surg Pathol.* 2004;28:1098-1102.

[242] Sirohi D, Smith SC, Epstein JI, et al. Pericytic tumors of the kidney-a clinicopathologic analysis of 17 cases. *Hum Pathol.* 2017;64:106-117.

[243] Zhao M, Williamson SR, Sun K, et al. Benign perivascular myoid cell tumor (myopericytoma) of the urinary tract: a report of 2 cases with an emphasis on differential diagnosis. *Hum Pathol.* 2014;45:1115-1121.

[244] Al-Ahmadie HA, Yilmaz A, Olgac S, et al. Glomus tumor of the kidney: a report of 3 cases involving renal parenchyma and review of the literature. *Am J Surg Pathol.* 2007;31:585-591.

[245] Herawi M, Parwani AV, Edlow D, et al. Glomus tumor of renal pelvis: a case report and review of the literature. *Hum Pathol.* 2005;36:299-302.

[246] Li J, Zhao M, Chen Z, et al. Renal myopericytoma: a clinicopathologic study of six cases and review of the literature. *Int J Clin Exp Pathol.* 2015;8:4307-4320.

[247] Lamba G, Rafiyath SM, Kaur H, et al. Malignant glomus tumor of kidney: the first reported case and review of literature. *Hum Pathol.* 2011;42:1200-1203.

[248] Hansel DE, Epstein JI, Berbescu E, et al. Renal carcinoid tumor: a clinicopathologic study of 21 cases. *Am J Surg Pathol.* 2007;31:1539-1544.

[249] Kuroda N, Alvarado-Cabrero I, Sima R, et al. Renal carcinoid tumor: an immunohistochemical and molecular genetic study of four cases. *Oncol Lett.* 2010;1:87-90.

[250] Kuroda N, Tanaka A, Ohe C, et al. Review of renal carcinoid tumor with focus on clinical and pathobiological aspects. *Histol Histopathol.* 2013;28:15-21.

[251] Pivovarcikova K, Agaimy A, Martinek P, et al. Primary renal well-differentiated neuroendocrine tumour (carcinoid): next-generation sequencing study of 11 cases. *Histopathology.* 2019;75:104-117.

[252] Lane BR, Chery F, Jour G, et al. Renal neuroendocrine tumours: a clinicopathological study. *BJU Int.* 2007;100:1030-1035.

[253] Raslan WF, Ro JY, Ordonez NG, et al. Primary carcinoid of the kidney. Immunohistochemical and ultrastructural studies of five patients. *Cancer*. 1993;72:2660-2666.
[254] Aung PP, Killian K, Poropatich CO, et al. Primary neuroendocrine tumors of the kidney: morphological and molecular alterations of an uncommon malignancy. *Hum Pathol*. 2013;44:873-880.
[255] Jeung JA, Cao D, Selli BW, et al. Primary renal carcinoid tumors: clinicopathologic features of 9 cases with emphasis on novel immunohistochemical findings. *Hum Pathol*. 2011;42:1554-1561.
[256] Liau JY, Tsai JH, Jeng YM, et al. The diagnostic utility of PAX8 for neuroendocrine tumors: an immunohistochemical reappraisal. *Appl Immunohistochem Mol Morphol*. 2016;24:57-63.
[257] Moch H, Cheville J. Neuroendocrine tumours. In: Moch H, Humphrey PA, Ulbright TM, et al, eds. *WHO Classification of Tumours of the Urinary System and Male Genital Organs*. Lyon: International Agency for Research on Cancer; 2016:72-73.
[258] Grignon DJ, Eble JN, Argani P, et al. Metanephric tumours. In: Moch H, Humphrey PA, Ulbright TM, et al, eds. *WHO Classification of Tumours of the Urinary System and Male Genital Organs*. Lyon: International Agency for Research on Cancer; 2016:45-47.
[259] Kinney SN, Eble JN, Hes O, et al. Metanephric adenoma: the utility of immunohistochemical and cytogenetic analyses in differential diagnosis, including solid variant papillary renal cell carcinoma and epithelial-predominant nephroblastoma. *Mod Pathol*. 2015;28:1236-1248.
[260] Montironi R, Cheng L, Lopez-Beltran A, et al. Multilocular cystic renal neoplasm of low malignant potential. In: Moch H, Humphrey PA, Ulbright TM, et al, eds. *WHO Classification of Tumours of the Urinary System and Male Genital Organs*. Lyon: International Agency for Research on Cancer; 2016:22.
[261] Corica FA, Iczkowski KA, Cheng L, et al. Cystic renal cell carcinoma is cured by resection: a study of 24 cases with long-term follow-up. *J Urol*. 1999;161:408-411.
[262] Park JJ, Jeong BC, Kim CK, et al. Postoperative outcome of cystic renal cell carcinoma defined on preoperative imaging: a retrospective study. *J Urol*. 2017;197:991-997.
[263] Williamson SR, Halat S, Eble JN, et al. Multilocular cystic renal cell carcinoma: similarities and differences in immunoprofile compared with clear cell renal cell carcinoma. *Am J Surg Pathol*. 2012;36:1425-1433.
[264] Brimo F, Atallah C, Li G, et al. Cystic clear cell papillary renal cell carcinoma: is it related to multilocular clear cell cystic neoplasm of low malignant potential?. *Histopathology*. 2016;68:666-672.
[265] von Teichman A, Comperat E, Behnke S, et al. VHL mutations and dysregulation of pVHL- and PTEN-controlled pathways in multilocular cystic renal cell carcinoma. *Mod Pathol*. 2011;24:571-578.
[266] Halat S, Eble JN, Grignon DJ, et al. Multilocular cystic renal cell carcinoma is a subtype of clear cell renal cell carcinoma. *Mod Pathol*. 2010;23:931-936.
[267] Liapis H, Winyard PJD. Cystic diseases and developmental kidney defects. In: Jennette JC, Olson JL, Silva FG, et al, eds. *Heptinstall's Pathology of the Kidney*. Philadelphia, PA: Wolters Kluwer Health/Lippincott Williams & Wilkins; 2015:119-171.
[268] Smith SC, Mohanty SK, Kunju LP, et al. Uroplakin Ⅱ outperforms uroplakin Ⅲ in diagnostically challenging settings. *Histopathology*. 2014;65:132-138.
[269] Leivo MZ, Elson PJ, Tacha DE, et al. A combination of p40, GATA-3 and uroplakin Ⅱ shows utility in the diagnosis and prognosis of muscle-invasive urothelial carcinoma. *Pathology*. 2016;48:543-549.
[270] Miettinen M, McCue PA, Sarlomo-Rikala M, et al. GATA3: a multispecific but potentially useful marker in surgical pathology: a systematic analysis of 2500 epithelial and nonepithelial tumors. *Am J Surg Pathol*. 2014;38:13-22.
[271] Gonzalez-Roibon N, Albadine R, Sharma R, et al. The role of GATA binding protein 3 in the differential diagnosis of collecting duct and upper tract urothelial carcinomas. *Hum Pathol*. 2013;44:2651-2657.
[272] Albadine R, Schultz L, Illei P, et al. PAX8 (+)/p63 (-) immunostaining pattern in renal collecting duct carcinoma (CDC): a useful immunoprofile in the differential diagnosis of CDC versus urothelial carcinoma of upper urinary tract. *Am J Surg Pathol*. 2010;34:965-969.
[273] Amin MB, Smith SC, Agaimy A, et al. Collecting duct carcinoma versus renal medullary carcinoma: an appeal for nosologic and biological clarity. *Am J Surg Pathol*. 2014;38:871-874.
[274] Liu Q, Galli S, Srinivasan R, et al. Renal medullary carcinoma: molecular, immunohistochemistry, and morphologic correlation. *Am J Surg Pathol*. 2013;37:368-374.
[275] Calderaro J, Masliah-Planchon J, Richer W, et al. Balanced translocations disrupting SMARCB1 are hallmark recurrent genetic alterations in renal medullary carcinomas. *Eur Urol*. 2016;69:1055-1061.
[276] Calderaro J, Moroch J, Pierron G, et al. SMARCB1/INI1 inactivation in renal medullary carcinoma. *Histopathology*. 2012;61:428-435.
[277] Carlo MI, Chaim J, Patil S, et al. Genomic characterization of renal medullary carcinoma and treatment outcomes. *Clin Genitourin Cancer*. 2017;15:e987-e994.
[278] Cheng JX, Tretiakova M, Gong C, et al. Renal medullary carcinoma: rhabdoid features and the absence of INI1 expression as markers of aggressive behavior. *Mod Pathol*. 2008;21:647-652.
[279] Jia L, Carlo MI, Khan H, et al. Distinctive mechanisms underlie the loss of SMARCB1 protein expression in renal medullary carcinoma: morphologic and molecular analysis of 20 cases. *Mod Pathol*. 2019;32:1329-1343.
[280] Rao P, Tannir NM, Tamboli P. Expression of OCT3/4 in renal medullary carcinoma represents a potential diagnostic pitfall. *Am J Surg Pathol*. 2012;36:583-588.

[281] Colombo P, Smith SC, Massa S, et al. Unclassified renal cell carcinoma with medullary phenotype versus renal medullary carcinoma: lessons from diagnosis in an Italian man found to harbor sickle cell trait. *Urol Case Rep*. 2015;3:215-218.
[282] Sirohi D, Smith SC, Ohe C, et al. Renal cell carcinoma, unclassified with medullary phenotype: poorly differentiated adenocarcinomas overlapping with renal medullary carcinoma. *Hum Pathol*. 2017;67:134-145.
[283] Folpe AL. "Hey! Whatever happened to hemangiopericytoma and fibrosarcoma?" an update on selected conceptual advances in soft tissue pathology which have occurred over the past 50 years. *Hum Pathol*. 2020;95:113-136.
[284] Gupta R, Billis A, Shah RB, et al. Carcinoma of the collecting ducts of Bellini and renal medullary carcinoma: clinicopathologic analysis of 52 cases of rare aggressive subtypes of renal cell carcinoma with a focus on their interrelationship. *Am J Surg Pathol*. 2012;36:1265-1278.
[285] Pal SK, Choueiri TK, Wang K, et al. Characterization of clinical cases of collecting duct carcinoma of the kidney assessed by comprehensive genomic profiling. *Eur Urol*. 2016;70:516-521.
[286] Huang H, Tamboli P, Karam JA, et al. Secondary malignancies diagnosed using kidney needle core biopsies: a clinical and pathological study of 75 cases. *Hum Pathol*. 2016;52:55-60.
[287] Wu AJ, Mehra R, Hafez K, et al. Metastases to the kidney: a clinicopathological study of 43 cases with an emphasis on deceptive features. *Histopathology*. 2015;66:587-597.
[288] Zhou C, Urbauer DL, Fellman BM, et al. Metastases to the kidney: a comprehensive analysis of 151 patients from a tertiary referral centre. *BJU Int*. 2016;117:775-782.
[289] Tamboli P, Ro JY, Amin MB, et al. Benign tumors and tumor-like lesions of the adult kidney. Part Ⅱ: benign mesenchymal and mixed neoplasms, and tumor-like lesions. *Adv Anat Pathol*. 2000;7:47-66.
[290] Calio A, Warfel KA, Eble JN. Pathological features and clinical associations of 58 small incidental angiomyolipomas of the kidney. *Hum Pathol*. 2016;58:41-46.
[291] Tanas Isikci O, He H, Grossmann P, et al. Low-grade spindle cell proliferation in clear cell renal cell carcinoma is unlikely to be an initial step in sarcomatoid differentiation. *Histopathology*. 2018;72:804-813.
[292] de Peralta-Venturina M, Moch H, Amin M, et al. Sarcomatoid differentiation in renal cell carcinoma: a study of 101 cases. *Am J Surg Pathol*. 2001;25:275-284.
[293] Delahunt B. Sarcomatoid renal carcinoma: the final common dedifferentiation pathway of renal epithelial malignancies. *Pathology*. 1999;31:185-190.
[294] Petersson F, Michal M, Franco M, et al. Chromophobe renal cell carcinoma with liposarcomatous dedifferentiation–report of a unique case. *Int J Clin Exp Pathol*. 2010;3:534-540.
[295] Przybycin CG, McKenney JK, Reynolds JP, et al. Rhabdoid differentiation is associated with aggressive behavior in renal cell carcinoma: a clinicopathologic analysis of 76 cases with clinical follow-up. *Am J Surg Pathol*. 2014;38:1260-1265.
[296] Chapman-Fredricks JR, Herrera L, Bracho J, et al. Adult renal cell carcinoma with rhabdoid morphology represents a neoplastic dedifferentiation analogous to sarcomatoid carcinoma. *Ann Diagn Pathol*. 2011;15:333-337.
[297] Kuroda N, Karashima T, Inoue K, et al. Review of renal cell carcinoma with rhabdoid features with focus on clinical and pathobiological aspects. *Pol J Pathol*. 2015;66:3-8.
[298] Zhang BY, Cheville JC, Thompson RH, et al. Impact of rhabdoid differentiation on prognosis for patients with grade 4 renal cell carcinoma. *Eur Urol*. 2015;68:5-7.
[299] Fine SW, Argani P, DeMarzo AM, et al. Expanding the histologic spectrum of mucinous tubular and spindle cell carcinoma of the kidney. *Am J Surg Pathol*. 2006;30:1554-1560.
[300] Samaratunga H, Delahunt B. Mesenchymal tumors of adult kidney. *Semin Diagn Pathol*. 2015;32:160-171.
[301] Patil PA, McKenney JK, Trpkov K, et al. Renal leiomyoma: a contemporary multi-institution study of an infrequent and frequently misclassified neoplasm. *Am J Surg Pathol*. 2015;39:349-356.
[302] Gupta S, Jimenez RE, Folpe AL, et al. Renal leiomyoma and leiomyosarcoma: a study of 57 cases. *Am J Surg Pathol*. 2016;40:1557-1563.
[303] Calio A, Warfel KA, Eble JN. Renomedullary interstitial cell tumors: pathologic features and clinical correlations. *Am J Surg Pathol*. 2016;40:1693-1701.
[304] Bazzi WM, Huang H, Al-Ahmadie H, et al. Clinicopathologic features of renomedullary interstitial cell tumor presenting as the main solid renal mass. *Urology*. 2014;83:1104-1106.
[305] Lu Z, Al-Obaidy K, Cheng L, et al. Immunohistochemical characteristics of renomedullary interstitial cell tumor: a study of 41 tumors with emphasis on differential diagnosis of mesenchymal neoplasms. *Hum Pathol*. 2018;82:46-50.
[306] Kouba E, Simper NB, Chen S, et al. Solitary fibrous tumour of the genitourinary tract: a clinicopathological study of 11 cases and their association with the NAB2-STAT6 fusion gene. *J Clin Pathol*. 2017;70:508-514.
[307] Kuroda N, Ohe C, Sakaida N, et al. Solitary fibrous tumor of the kidney with focus on clinical and pathobiological aspects. *Int J Clin Exp Pathol*. 2014;7:2737-2742.
[308] Demicco EG, Park MS, Araujo DM, et al. Solitary fibrous tumor: a clinicopathological study of 110 cases and proposed risk assessment model. *Mod Pathol*. 2012;25:1298-1306.
[309] Cortes LG, Caserta NM, Billis A. Fat-forming solitary fibrous tumor of the kidney: a case report. *Anal Quant Cytopathol Histpathol*. 2014;36:295-298.
[310] McDaniel AS, Palanisamy N, Smith SC, et al. A subset of solitary fibrous tumors express nuclear PAX8 and PAX2: a potential diagnostic pitfall. *Histol Histopathol*. 2016;31:223-230.

[311] Kapusta LR, Weiss MA, Ramsay J, et al. Inflammatory myofibroblastic tumors of the kidney: a clinicopathologic and immunohistochemical study of 12 cases. *Am J Surg Pathol*. 2003;27:658-666.

[312] Montgomery EA, Shuster DD, Burkart AL, et al. Inflammatory myofibroblastic tumors of the urinary tract: a clinicopathologic study of 46 cases, including a malignant example inflammatory fibrosarcoma and a subset associated with high-grade urothelial carcinoma. *Am J Surg Pathol*. 2006;30:1502-1512.

[313] Hirsch MS, Dal Cin P, Fletcher CD. ALK expression in pseudosarcomatous myofibroblastic proliferations of the genitourinary tract. *Histopathology*. 2006;48:569-578.

[314] Jebastin JAS, Smith SC, Perry KD, et al. Pseudosarcomatous myofibroblastic proliferations of the genitourinary tract are genetically different from nodular fasciitis and lack USP6, ROS1 and ETV6 gene rearrangements. *Histopathology*. 2018;73:321-326.

[315] Brown JG, Folpe AL, Rao P, et al. Primary vascular tumors and tumor-like lesions of the kidney: a clinicopathologic analysis of 25 cases. *Am J Surg Pathol*. 2010;34:942-949.

[316] Kryvenko ON, Gupta NS, Meier FA, et al. Anastomosing hemangioma of the genitourinary system: eight cases in the kidney and ovary with immunohistochemical and ultrastructural analysis. *Am J Clin Pathol*. 2011;136: 450-457.

[317] Kryvenko ON, Haley SL, Smith SC, et al. Haemangiomas in kidneys with endstage renal disease: a novel clinicopathological association. *Histopathology*. 2014; 65: 309-318.

[318] Kuroda N, Ohe C, Deepika S, et al. Review of renal anastomosing hemangioma with focus on clinical and pathological aspects. *Pol J Pathol*. 2016;67:97-101.

[319] Mehta V, Ananthanarayanan V, Antic T, et al. Primary benign vascular tumors and tumorlike lesions of the kidney: a clinicopathologic analysis of 15 cases. *Virchows Arch*. 2012;461:669-676.

[320] Montgomery E, Epstein JI. Anastomosing hemangioma of the genitourinary tract: a lesion mimicking angiosarcoma. *Am J Surg Pathol*. 2009;33:1364-1369.

[321] Kryvenko ON, Roquero L, Gupta NS, et al. Low-grade clear cell renal cell carcinoma mimicking hemangioma of the kidney: a series of 4 cases. *Arch Pathol Lab Med*. 2013; 137:251-254.

[322] Verine J. Differential diagnosis of primary benign vascular tumors and/or tumor-like lesions of the kidney: immunohistochemical stains should not be restricted to vascular and pan cytokeratin markers. *Virchows Arch*. 2013;462:365-367.

[323] Cossu-Rocca P, Eble JN, Delahunt B, et al. Renal mucinous tubular and spindle carcinoma lacks the gains of chromosomes 7 and 17 and losses of chromosome Y that are prevalent in papillary renal cell carcinoma. *Mod Pathol*. 2006;19:488-493.

[324] Eble JN. Mucinous tubular and spindle cell carcinoma and post-neuroblastoma carcinoma: newly recognised entities in the renal cell carcinoma family. *Pathology*. 2003;35:499-504.

[325] Kenney PA, Vikram R, Prasad SR, et al. Mucinous tubular and spindle cell carcinoma (MTSCC) of the kidney: a detailed study of radiological, pathological and clinical outcomes. *BJU Int*. 2015;116:85-92.

[326] Mehra R, Vats P, Cieslik M, et al. Biallelic alteration and dysregulation of the hippo pathway in mucinous tubular and spindle cell carcinoma of the kidney. *Cancer Discov*. 2016;6:1258-1266.

[327] Peckova K, Martinek P, Sperga M, et al. Mucinous spindle and tubular renal cell carcinoma: analysis of chromosomal aberration pattern of low-grade, high-grade, and overlapping morphologic variant with papillary renal cell carcinoma. *Ann Diagn Pathol*. 2015;19:226-231.

[328] Ren Q, Wang L, Al-Ahmadie HA, et al. Distinct genomic copy number alterations distinguish mucinous tubular and spindle cell carcinoma of the kidney from papillary renal cell carcinoma with overlapping histologic features. *Am J Surg Pathol*. 2018;42:767-777.

[329] Shen SS, Ro JY, Tamboli P, et al. Mucinous tubular and spindle cell carcinoma of kidney is probably a variant of papillary renal cell carcinoma with spindle cell features. *Ann Diagn Pathol*. 2007;11:13-21.

[330] Thway K, du Parcq J, Larkin JM, et al. Metastatic renal mucinous tubular and spindle cell carcinoma. Atypical behavior of a rare, morphologically bland tumor. *Ann Diagn Pathol*. 2012;16:407-410.

[331] Wang L, Zhang Y, Chen YB, et al. VSTM2A overexpression is a sensitive and specific biomarker for mucinous tubular and spindle cell carcinoma (MTSCC) of the kidney. *Am J Surg Pathol*. 2018;42:1571-1584.

[332] Sadimin ET, Chen YB, Wang L, et al. Chromosomal abnormalities of high-grade mucinous tubular and spindle cell carcinoma of the kidney. *Histopathology*. 2017;71: 719-724.

[333] Ged Y, Chen YB, Knezevic A, et al. Mucinous tubular and spindle-cell carcinoma of the kidney: clinical features, genomic profiles, and treatment outcomes. *Clin Genitourin Cancer*. 2019;17:268-274.e1.

[334] Fine SW, Reuter VE, Epstein JI, et al. Angiomyolipoma with epithelial cysts (AMLEC): a distinct cystic variant of angiomyolipoma. *Am J Surg Pathol*. 2006;30:593-599.

[335] Karafin M, Parwani AV, Netto GJ, et al. Diffuse expression of PAX2 and PAX8 in the cystic epithelium of mixed epithelial stromal tumor, angiomyolipoma with epithelial cysts, and primary renal synovial sarcoma: evidence supporting renal tubular differentiation. *Am J Surg Pathol*. 2011;35:1264-1273.

[336] Davis CJ, Barton JH, Sesterhenn IA. Cystic angiomyolipoma of the kidney: a clinicopathologic description of 11 cases. *Mod Pathol*. 2006;19:669-674.

[337] Turbiner J, Amin MB, Humphrey PA, et al. Cystic nephroma and mixed epithelial and stromal tumor of kidney: a detailed clinicopathologic analysis of 34 cases

and proposal for renal epithelial and stromal tumor (REST) as a unifying term. *Am J Surg Pathol*. 2007;31:489-500.

[338] Calio A, Eble JN, Grignon DJ, et al. Mixed epithelial and stromal tumor of the kidney: a clinicopathologic study of 53 cases. *Am J Surg Pathol*. 2016;40:1538-1549.

[339] Calio A, Eble JN, Grignon DJ, et al. Cystic nephroma in adults: a clinicopathologic study of 46 cases. *Am J Surg Pathol*. 2016;40:1591-1600.

[340] Michal M, Amin MB, Delahunt B, et al. Mixed epithelial and stromal tumour family. In: Moch H, Humphrey PA, Ulbright TM, et al, eds. *WHO Classification of Tumours of the Urinary System and Male Genital Organs*. Lyon: International Agency for Research on Cancer; 2016:70-71.

[341] Argani P, Bruder E, Dehner L, et al. Nephroblastic and cystic tumours occurring mainly in children. In: Moch H, Humphrey PA, Ulbright TM, et al, eds. *WHO Classification of Tumours of the Urinary System and Male Genital Organs*. Lyon: International Agency for Research on Cancer; 2016:48-58.

[342] Tickoo SK, Gopalan A, Tu JJ, et al. Estrogen and progesterone-receptor-positive stroma as non-tumorous proliferation in kidneys: a possible metaplastic response to obstruction. *Mod Pathol*. 2008;21:60-65.

[343] Schoolmeester JK, Cheville JC, Folpe AL. Synovial sarcoma of the kidney: a clinicopathologic, immunohistochemical, and molecular genetic study of 16 cases. *Am J Surg Pathol*. 2014;38:60-65.

[344] Williamson SR, Cheng L, Eble JN, et al. Renal cell carcinoma with angioleiomyoma-like stroma: clinicopathological, immunohistochemical, and molecular features supporting classification as a distinct entity. *Mod Pathol*. 2015;28: 279-294.

[345] Shah RB, Stohr BA, Tu ZJ, et al. "Renal cell carcinoma with leiomyomatous stroma" harbor somatic mutations of TSC1, TSC2, MTOR, and/or ELOC (TCEB1): clinicopathologic and molecular characterization of 18 sporadic tumors supports a distinct entity. *Am J Surg Pathol*. 2020;44:571-581.

[346] Williamson SR, Hornick JL, Eble JN, et al. Renal cell carcinoma with angioleiomyoma-like stroma and clear cell papillary renal cell carcinoma: exploring SDHB protein immunohisto-chemistry and the relationship to tuberous sclerosis complex. *Hum Pathol*. 2018;75:10-15.

[347] Yang P, Cornejo KM, Sadow PM, et al. Renal cell carcinoma in tuberous sclerosis complex. *Am J Surg Pathol*. 2014;38:895-909.

[348] Parilla M, Alikhan M, Al-Kawaaz M, et al. Genetic underpinnings of renal cell carcinoma with leiomyomatous stroma. *Am J Surg Pathol*. 2019;43:1135-1144.

[349] Smith NE, Epstein JI, Parwani AV, et al. Smooth muscle and adenoma-like renal tumor: a previously unreported variant of mixed epithelial stromal tumor or a distinctive renal neoplasm?. *Hum Pathol*. 2015;46:894-905.

[350] Williamson SR, Rao P, Hes O, et al. Challenges in pathologic staging of renal cell carcinoma: a study of interobserver variability among urologic pathologists. *Am J Surg Pathol*. 2018;42:1253-1261.

[351] Williamson SR, Taneja K, Cheng L. Renal cell carcinoma staging: pitfalls, challenges, and updates. *Histopathology*. 2019;74:18-30.

[352] Bonsib SM, Gibson D, Mhoon M, et al. Renal sinus involvement in renal cell carcinomas. *Am Surg Pathol*. 2000;24:451-458.

[353] Taneja K, Arora S, Rogers CG, et al. Pathologic staging of renal cell carcinoma: a review of 300 consecutive cases with emphasis on retrograde venous invasion. *Histopathology*. 2018 73:681-691.

[354] Fuhrman SA, Lasky LC, Limas C. Prognostic significance of morphologic parameters in renal cell carcinoma. *Am J Surg Pathol*. 1982;6:655-663.

[355] Delahunt B, Sika-Paotonu D, Bethwaite PB, et al. Grading of clear cell renal cell carcinoma should be based on nucleolar prominence. *Am J Surg Pathol*. 2011;35:1134-1139.

[356] Amin MB, Moch H, Alkan S, et al. Renal haematopoietic neoplasms. In: Moch H, Humphrey PA, Ulbright TM, et al, eds. *WHO Classification of Tumours of the Urinary System and Male Genital Organs*. Lyon: International Agency for Research on Cancer; 2016:73-75.

[357] Li L, Parwani AV. Xanthogranulomatous pyelonephritis. *Arch Pathol Lab Med*. 2011;135:671-674.

[358] Kuo CC, Wu CF, Huang CC, et al. Xanthogranulomatous pyelonephritis: critical analysis of 30 patients. *Int Urol Nephrol*. 2011;43:15-22.

[359] Rajesh A, Jakanani G, Mayer N, et al. Computed tomography findings in xanthogranulomatous pyelonephritis. *J Clin Imaging Sci*. 2011;1:45.

[360] Esparza AR, McKay DB, Cronan JJ, et al. Renal parenchymal malakoplakia. Histologic spectrum and its relationship to megalocytic interstitial nephritis and xanthogranulomatous pyelonephritis. *Am J Surg Pathol*. 1989;13:225-236.

[361] Lusco MA, Fogo AB, Najafian B, et al. AJKD atlas of renal pathology: malakoplakia. *Am J Kidney Dis*. 2016;68:e27-e28.

[362] Buttner M, Kufer V, Brunner K, et al. Benign mesenchymal tumours and tumour-like lesions in end-stage renal disease. *Histopathology*. 2013;62:229-236.

[363] Taneja K, Arora S, Rogers CG, et al. Unclassified hemangioma-like renal cell carcinoma: a potential diagnostic pitfall. *Hum Pathol*. 2018;75:132-136.

第4章 睾 丸
TESTIS

一、正常睾丸

（一）解剖和组织学

睾丸是成对的器官，正常位于阴囊，与精索相连。在胚胎发育过程中，睾丸自腹腔上部发生，沿着睾丸引带通过腹股沟管，最终降入阴囊。睾丸血管和淋巴管与睾丸一同发生。阴囊从外到内分别是阴囊皮肤、阴囊肌肉、会阴浅筋膜，以及最内层包裹睾丸的睾丸鞘膜。睾丸由三层薄层组织包裹，由外向内分别是：与腹膜直接相延续的睾丸鞘膜脏层、起保护作用的致密纤维组成的白膜、穿插入实质内的血管膜。在睾丸实质内，纤维隔膜将弯曲生长的生精小管分隔成250个紧密排列的小叶[1]（图4–1）。

生精小管之间的间质为疏松结缔组织，包含血管、淋巴管、神经及睾丸间质细胞（Leydig细胞）（图4–2）。睾丸间质细胞胞质颗粒状、嗜酸性，促黄体生成素（luteinizing hormone，LH）可刺激睾丸间质细胞分泌睾丸雄激素（图4–3）。血管膜与睾丸间质细胞关系密切，协助激素在生精小管和间质之间转运。

生精小管在睾丸门部汇合于睾丸网，随后进入附睾，最终汇入输精管。睾丸网连接生精小管和附睾，各种物质可与精液在此混合或被上皮重吸收（图4–4）。

附睾是一个睾丸旁结构，位于睾丸的后外侧（图4–5）。附睾头部位于睾丸上方，睾丸网的输出小管与头部连接，和体尾部延续，从下方出附睾，并进入输精管。

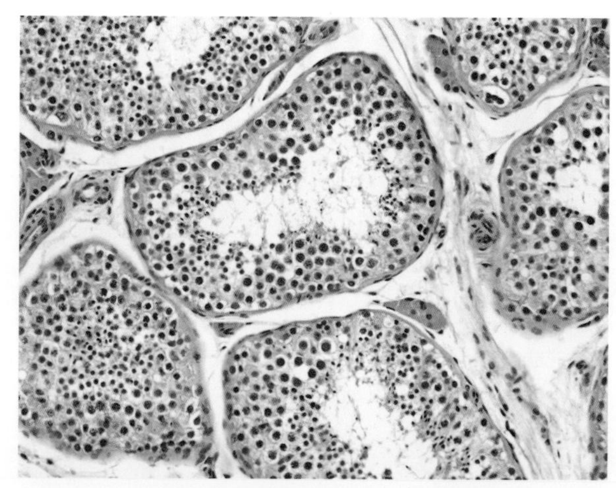

▲ **图4–1　低倍镜下可见多个正常生精小管及精子发生全程，间质小血管旁可见小簇Leydig细胞**

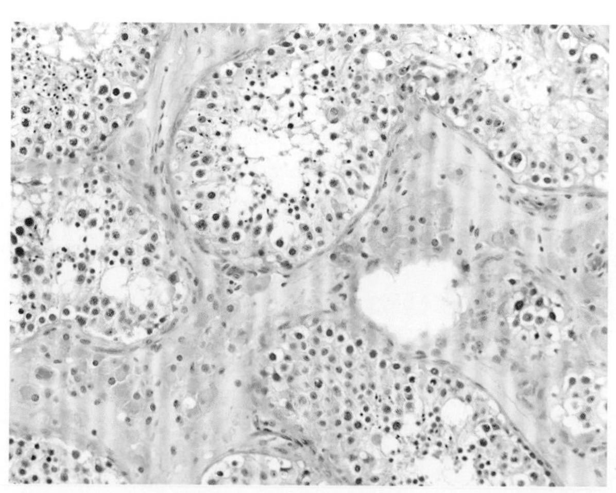

▲ **图4–2　睾丸间质，疏松的结缔组织内可见血管、淋巴管、神经和间质细胞**

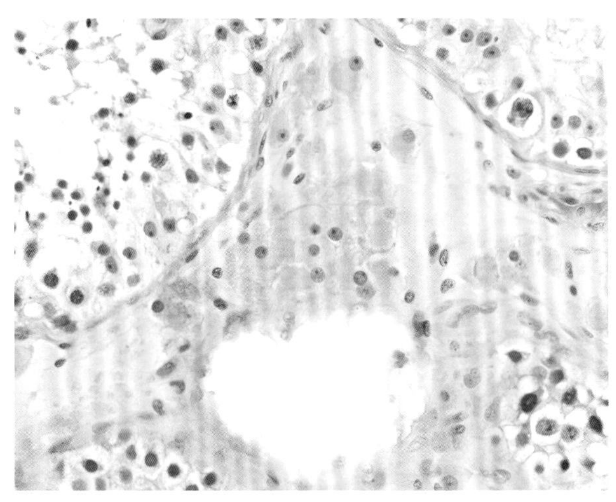

▲ 图 4-3 间质细胞位于睾丸间质内，可分泌雄激素，支持生殖细胞发育

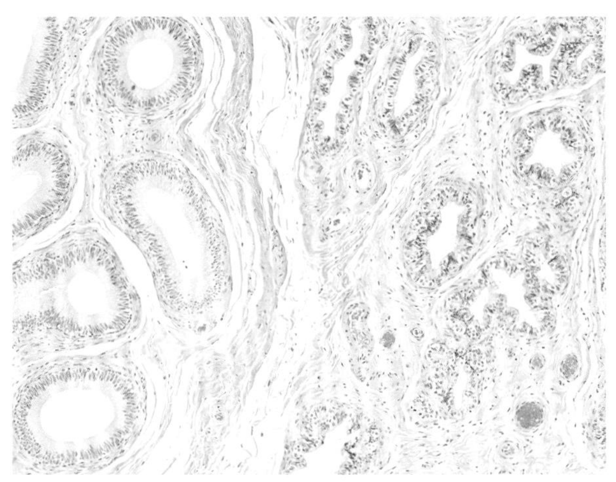

▲ 图 4-4 睾丸网位于睾丸门部或睾丸纵隔内，为狭长、复杂的腺样结构，连接生精小管和附睾

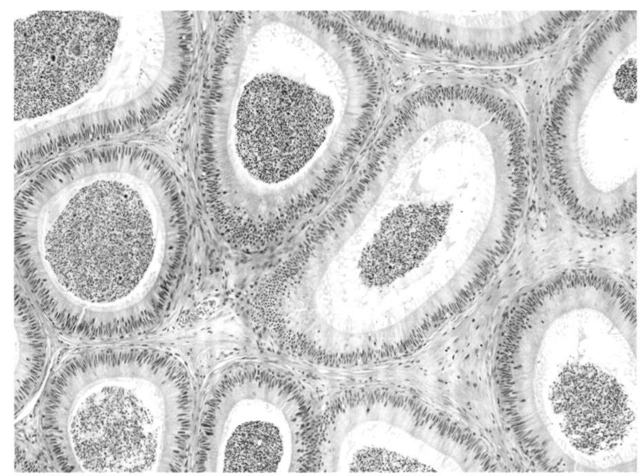

▲ 图 4-5 附睾位于阴囊内，睾丸后方。附睾的小管管腔规则，衬覆假复层纤毛上皮。本图中可见管腔内充满精子

生殖细胞及支持细胞的各种类型列于表 4-1[1]。睾丸内各种小管的结构、相对数量及细胞类型会随着性激素影响的时长而改变。表 4-2 和图 4-6 至图 4-15 展示了睾丸成熟过程中的特征。

（二）异常睾丸

1. 隐睾

隐睾是指阴囊内缺少一侧或双侧睾丸，通常是睾丸未能完全下降至阴囊所致。隐睾可处于睾丸下降过程中途经的任一部位，如阴囊上方、腹股沟区或腹腔。睾丸下降通常从妊娠的 8—15 周开始，35 周完成。2%～8% 的男童存在隐睾的情况，危险因素包括低出生体重儿、小于胎龄儿和早产儿[2]。

隐睾发生生殖细胞肿瘤（germ cell tumor，GCT）的风险增加。约 5% 的生殖细胞肿瘤发生于隐睾，双侧隐睾患者发生生殖细胞肿瘤的概率更高。因此，应尽快行隐睾下降固定术进行矫正。术中需要找到在腹股沟或腹部的睾丸，将其固定于阴囊。除了发生肿瘤的风险外，隐睾患者更常表现为不育。与正常下降的睾丸相比，隐睾患者的睾丸扭转也更常见。

睾丸消失或睾丸退化通常是指在妊娠第 7 个月时睾丸发育停滞，在附睾和输精管中常可见睾丸残余。睾丸退化患者，双侧睾丸都未能形成，甚至完全消失。睾丸残余可表现为纤维化、含铁血黄素沉积和钙化等[3]（图 4-16 和图 4-17）。

关键特征：隐睾的睾丸组织学表现

- 生精小管萎缩且管径减小。
- 唯支持细胞生长或支持细胞结节“Pick 腺瘤”（图 4-18）。
- 生精小管内可见微结石（图 4-19）。
- 生精小管周围纤维化，间质纤维化，明显的 Leydig 细胞。
- 含铁血黄素沉积（图 4-20）。
- 在接受过隐睾睾丸固定术的成人中，可能会看到成熟停滞、唯支持细胞模式和生精功能低下等多种模式的生精小管，伴有睾丸 Leydig 细胞增生。

表 4-1　正常睾丸细胞

生殖细胞	组织学表现	位　置	功　能
精原细胞（图 4-6）	细胞呈圆形，胞质透亮，轻度嗜酸性，细胞核圆形，居中，核仁明显	生精小管内，紧贴基底膜	未分化的生殖细胞
初级精母细胞（图 4-7）	与精原细胞相似，染色质更致密，呈丝状	生精小管内，位于基底膜及腔缘面之间，相对靠近腔侧	染色体复制，为第一次减数分裂做准备
次级精母细胞（图 4-8）	与初级精母细胞相比，细胞核更小，圆形，染色质分散，颗粒状	生精小管内，近腔侧	染色体组型减半，完成第二次减数分裂，形成精子细胞
精子细胞（图 4-9）	细胞核卵圆形或拉长，染色质浓聚	生精小管内，腔缘面，与支持细胞相连	成熟前的最后阶段，与支持细胞分离后成为精子
精子（图 4-10）	完全成熟的精子，有顶体和可活动的尾部	与支持细胞分离，位于腔内	能充分活动的细胞，具有受精能力
支持细胞（Sertoli 细胞，图 4-11）	高柱状，锥形，细胞轮廓不清，胞质丰富，淡红染，核圆形，核仁显著	生精小管基底部	其胞质围绕生殖细胞，支持精子发生；吞噬精子细胞成熟过程中多余的细胞质
睾丸间质细胞（Leydig 细胞，图 4-12）	圆形细胞，胞质丰富、嗜酸性，呈颗粒状，细胞核圆形，核仁明显；细胞质内常可见脂质小滴、脂褐素，成人可见 Reinke 结晶	位于间质，也可见于精索和门部，与神经关系密切	产生睾丸雄激素和胰岛素样因子 3

表 4-2　睾丸各个发育阶段的组织学特征

时　期	组织学特征
胎儿期	生精小管内包含大量支持细胞和生殖母细胞（原始生殖细胞），缺乏开放的管腔，间质为大量 Leydig 细胞。开始形成小叶间隔（图 4-13）
出生时	生精小管为实性，充满大量支持细胞和生殖细胞，包括生殖母细胞和精原细胞。Leydig 细胞数量较胎儿期减少，缺乏 Reinke 结晶。小叶间隔完全形成，约分为 250 个小叶
青春期前	生精小管长度、宽度、直径及支持细胞数量均增加。随着小管的变化，所有类型的精原细胞均增多，无成熟精子。间质中 Leydig 细胞较少，可能是残存的胎儿期 Leydig 细胞（图 4-14）
青春期	激素作用下成熟的 Leydig 细胞增生，开始分泌雄激素刺激支持细胞和生殖细胞发育，生精小管管腔开放。睾丸体积增大
青春期后 / 成人	小叶内生精小管高度卷曲，占实质的绝大部分。成熟的支持细胞在生精小管的基底侧，支持生殖细胞成熟。可见完整的精子生成过程及成熟精子。成熟的 Leydig 细胞在间质中单个存在或呈小簇状分布（图 4-15）
老年期	生精小管硬化，散在分布，精子生成减少

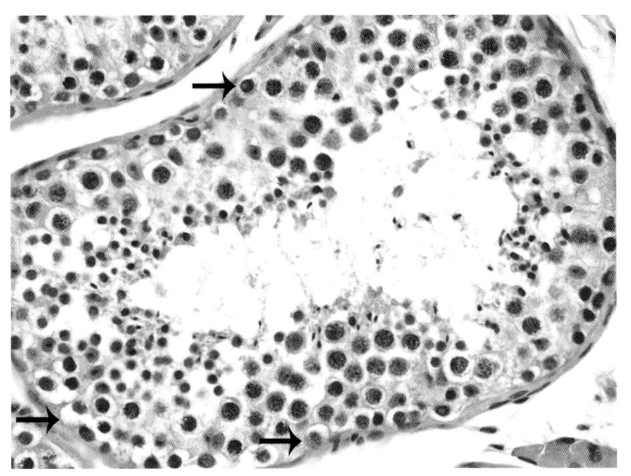

▲ 图 4-6 精原细胞（表 4-1），箭示位于基底的精原细胞，是生精小管内最原始的生殖细胞

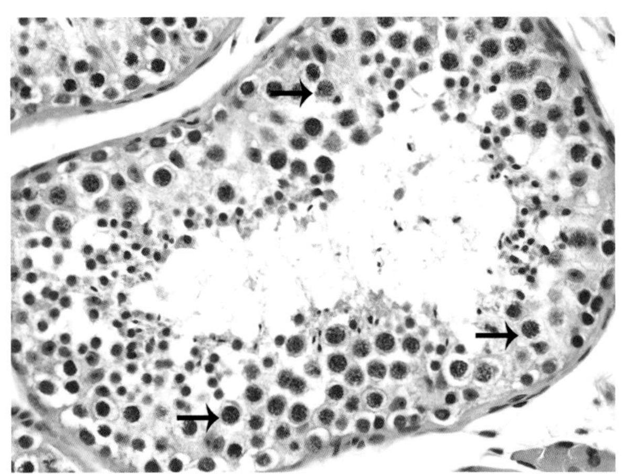

▲ 图 4-7 初级精母细胞（表 4-1），箭示其位于基底膜上方，但未达到腔缘面

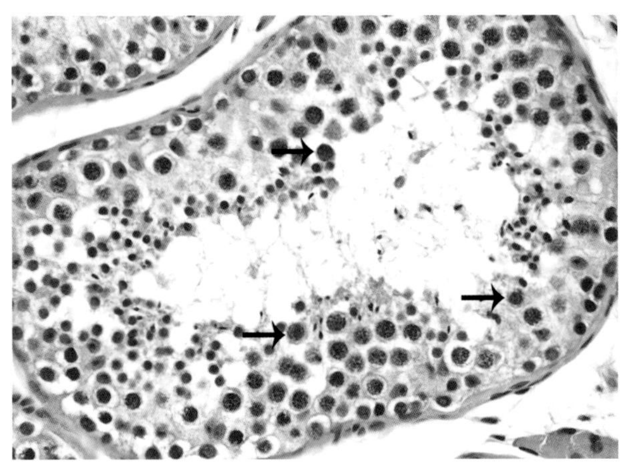

▲ 图 4-8 次级精母细胞（表 4-1），箭示其相对于初级精母细胞而言更接近管腔。日常工作中，仅 **HE** 染色很难区分初级和次级精母细胞

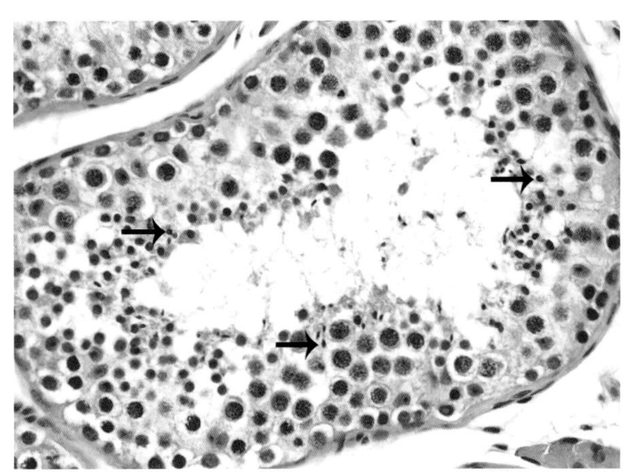

▲ 图 4-9 精子细胞（表 4-1），箭示其仍与生精小管内的支持细胞相连

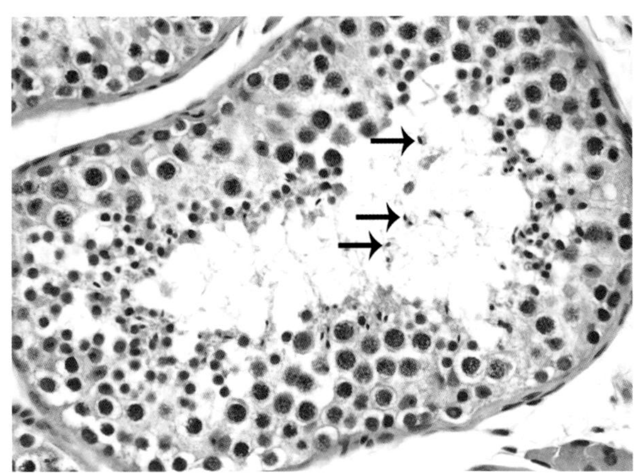

▲ 图 4-10 成熟精子（表 4-1），箭示成熟精子已被释放入管腔，后将通过输精管离开睾丸

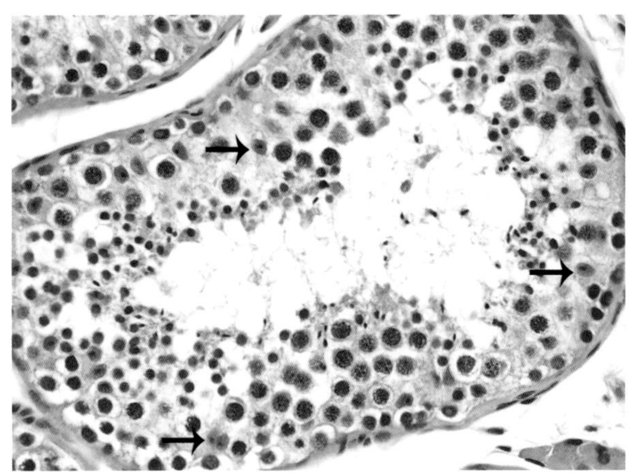

▲ 图 4-11 支持细胞（表 4-1），箭示为支持细胞，呈锥形、核仁明显。由于与生精小管的生殖细胞交错分布，因此细胞轮廓不清

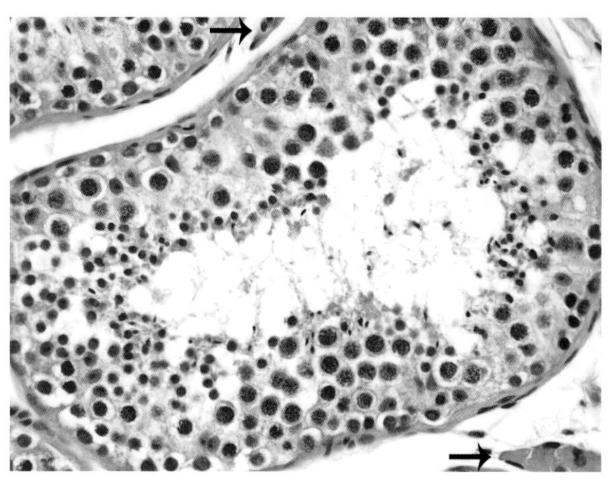

▲ 图 4-12　间质细胞（表 **4-1**），箭示其位于生精小管周围的间质内

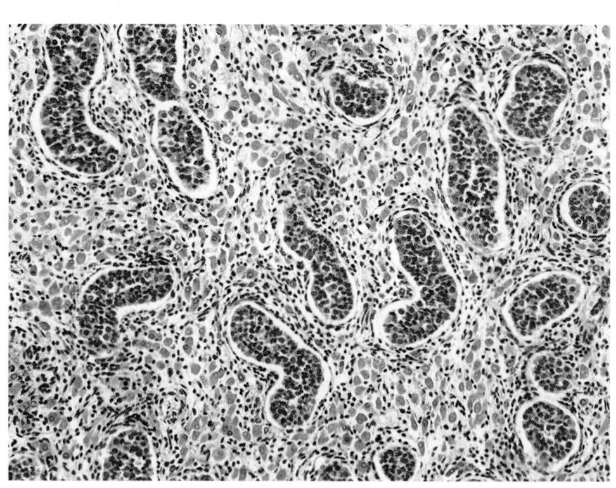

▲ 图 4-13　本例为胎儿的睾丸，可见未成熟、缺乏管腔的生精小管，管腔内被覆未成熟的立方形支持细胞，间质内见未成熟的 **Leydig** 细胞

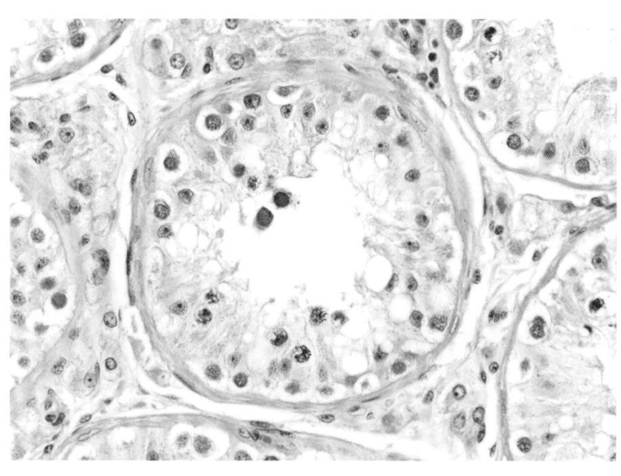

▲ 图 4-14　青春期前的生精小管，精子发生过程尚未完全，支持细胞明显，缺少精子

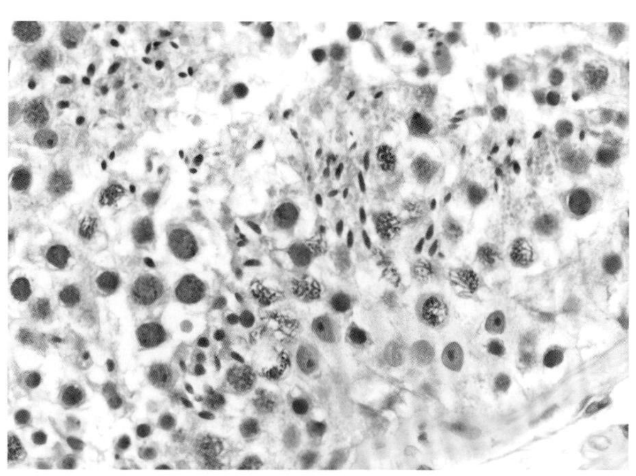

▲ 图 4-15　成年男性完整的生精过程，造精细胞发育的各个阶段均可见，管腔内见成熟精子。支持细胞核仁明显，与生殖细胞相间，为其发育提供必要的条件

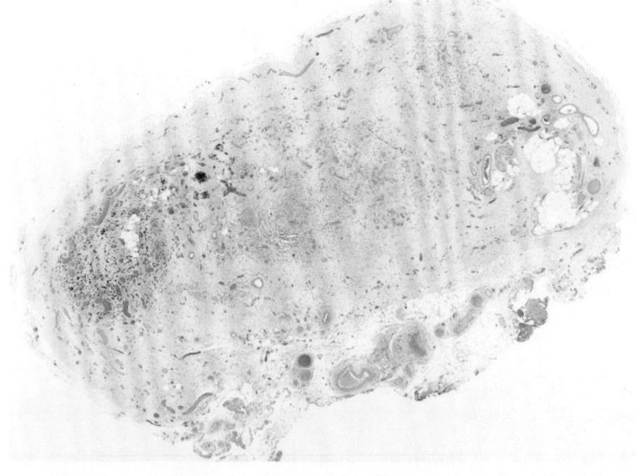

▲ 图 4-16　隐睾，睾丸通常位于腹股沟管甚至是腹腔，体积缩小、纤维化

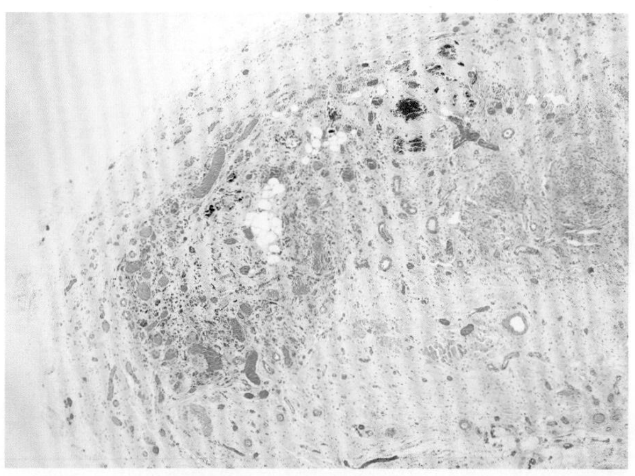

▲ 图 4-17　中倍镜下，可见大量血管、钙化与含铁血黄素沉积，缺乏形态正常的生精小管

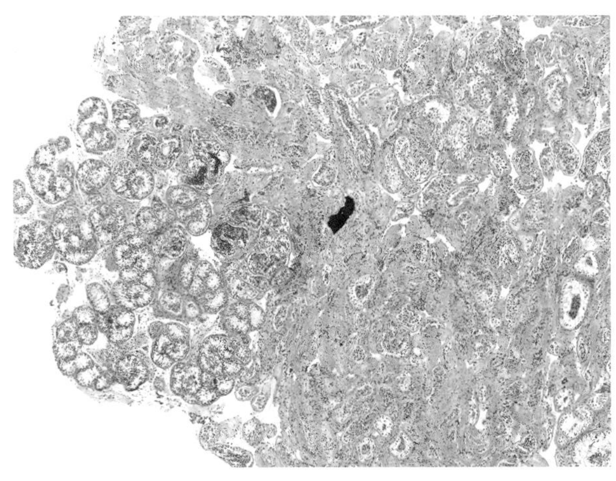

▲ 图 4–18 隐睾中常见唯支持细胞模式（详见下文），支持细胞增生形成散在分布的结节，又称 **Pick** 腺瘤，也常与隐睾有关

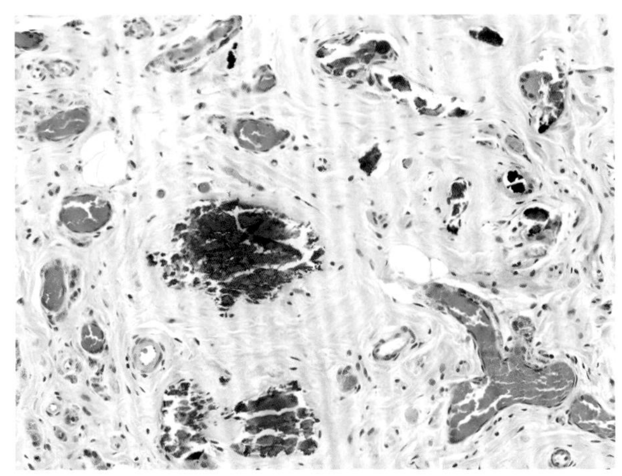

▲ 图 4–19 隐睾的另一个特征是在残存的生精小管内可见微结石

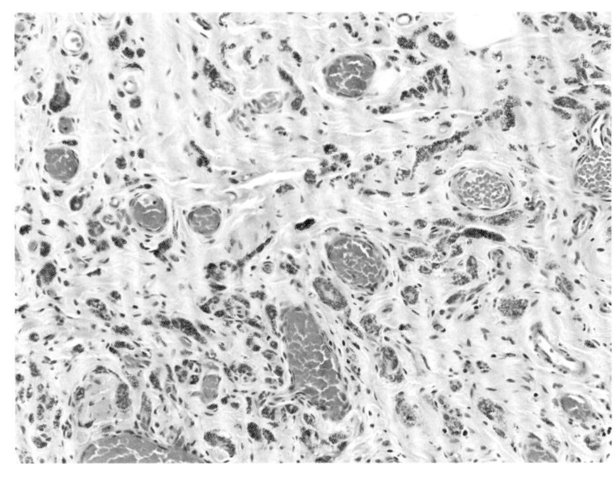

▲ 图 4–20 含铁血黄素沉积也是隐睾的常见特征，血管数量增加

2. 性发育异常疾病

“性发育异常疾病”是一大类疾病，包括性腺发育不全、无性腺症和卵睾型性发育障碍。2006 年的专家组共识中，将“由于染色体、性腺或解剖学发育异常所致的先天性疾病”统称为“性发育异常疾病”[4]。这些疾病潜在的生理机制各不相同，可能与染色体异常（X 单体综合征，即 Turner 综合征；先天性生精小管发育不全综合征，即 Klinefelter 综合征）、卵睾型发育障碍（卵睾综合征）、激素信号通路改变（5α– 还原酶缺陷症）与先天性肾上腺皮质增生症（congenital adrenal hyperplasia，CAH）等有关。

卵睾型性发育障碍：卵睾型性发育障碍是性发育异常最常见的解剖学发现。患者最常见的染色体核型是 46, XX，也存在 XY 和 XXY 的嵌合体表型，常表现为外生殖器畸形。大体上，混合性卵睾组织中的卵巢及睾丸成分呈首尾相连（图 4–21）。组织学上可同时发现卵巢实质和输卵管结构，与未成熟的生精小管关系密切（图 4–22）。生精小管内衬幼稚的支持细胞，管腔不开放，生殖细胞缺如（图 4–23）。纤维性间质及输卵管型浆液上皮则提示卵巢成分（图 4–24）。

常见问题：性腺母细胞瘤的特征

- 性腺母细胞瘤一般发生于性发育异常的患者
- 常见于 Y 染色体相关的性腺发育不全的患者
- 肿瘤通常由生殖细胞肿瘤和性索间质肿瘤混合组成
- 卵巢间质包绕类似精原细胞瘤 / 无性细胞瘤区域，其内可见环状小管（图 4–25）
- 钙化常见（图 4–26）

3. 先天性肾上腺皮质增生症

先天性肾上腺皮质增生症（CAH）是一种常染色体隐性遗传综合征，由于特异性酶的缺陷导致激素合成减少或缺失。临床表现各异，取决于缺乏的酶的种类。由于性激素合成受到影响，这类综合征的患者常因雄激素过多而出现男性化和

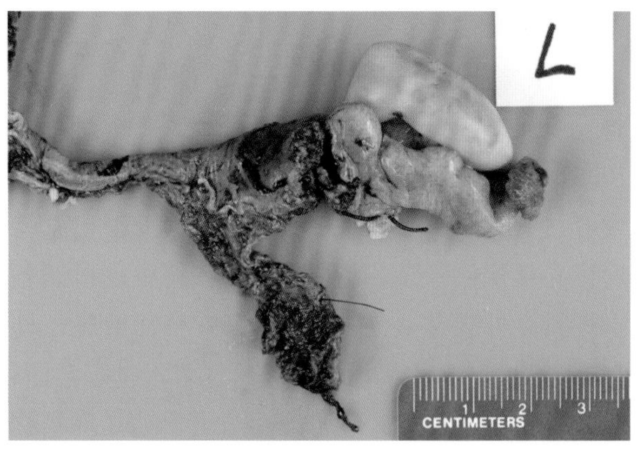

▲ 图 4-21　一个卵睾的大体标本。图片左侧为完整的输卵管，连接卵巢和睾丸。图片右侧为输卵管伞端

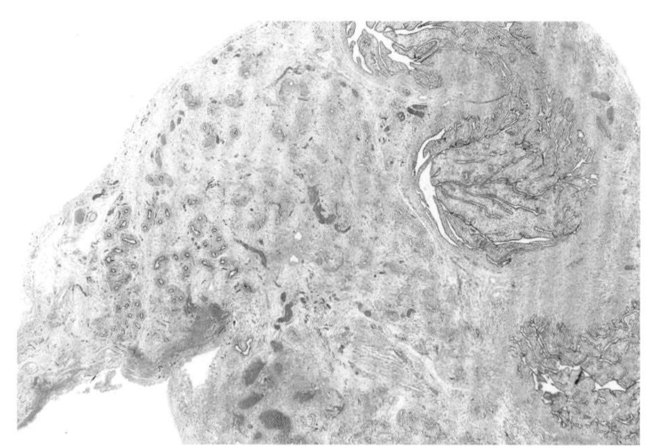

▲ 图 4-22　低倍镜下的卵睾，输卵管位于图片右上方，左侧可见生精小管

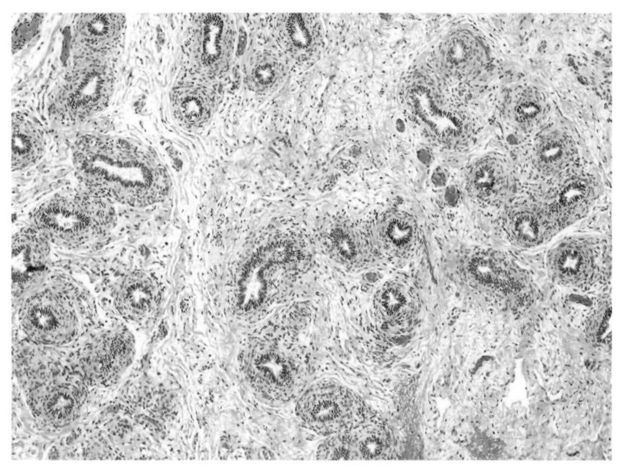

▲ 图 4-23　高倍镜下，卵睾的生精小管可见胎儿型的未成熟支持细胞，无生殖细胞

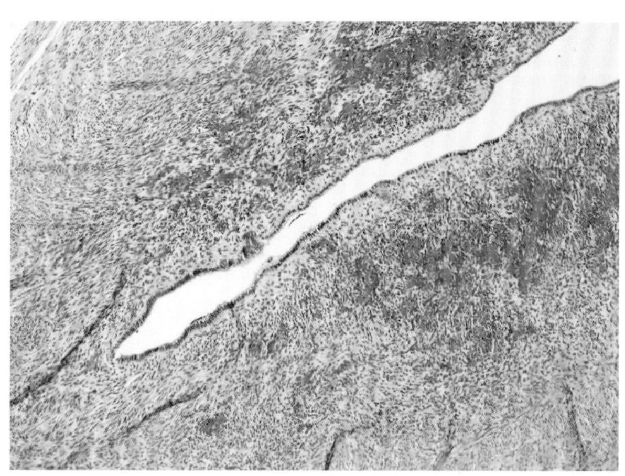

▲ 图 4-24　卵睾内可见卵巢纤维间质，围绕着内衬浆液性上皮的输卵管

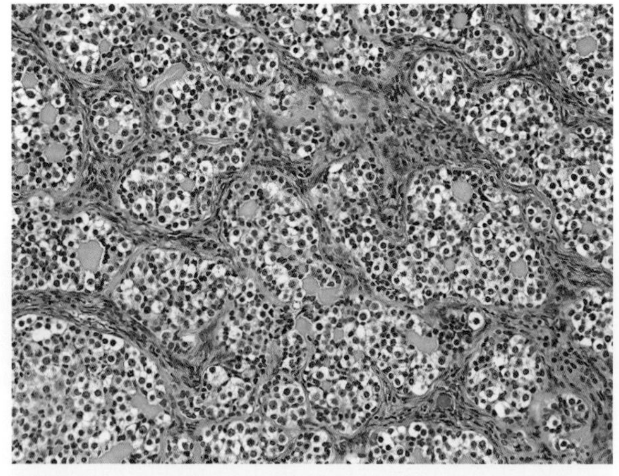

▲ 图 4-25　性腺母细胞瘤是在性腺发育不全的基础上，出现混合存在的生殖细胞肿瘤及性索间质肿瘤。镜下，生殖细胞成分类似于精原细胞瘤 / 无性细胞瘤，也可见小灶嗜酸性物质，类似于环状小管样的性索肿瘤

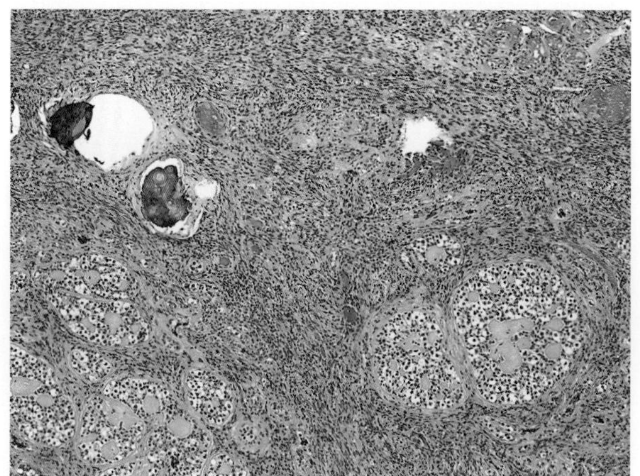

▲ 图 4-26　性腺母细胞瘤中，小管被卵巢间质包绕。间质钙化和玻璃样变性常见

多毛症等临床表现。

先天性肾上腺皮质增生症患者最常见的是21-羟化酶缺乏，约占95%。21-羟化酶缺乏与肾上腺性腺综合征中的睾丸“肿瘤”（testicular “tumor” of the adrenogenital syndrome，TTAGS）关系最为密切。增生的类固醇细胞通常位于睾丸门部，可能与固有细胞受激素过度刺激有关。这些肿瘤也被称为睾丸肾上腺残基瘤（testicular adrenal rest tumor，TART），由于增生的类固醇细胞通常被认为是睾丸门部的正常组分而不是异位的肾上腺组织，因此这个名称不太受认可。

TTAGS呈结节状，由具有丰富嗜酸性胞质的圆形细胞组成，类似Leydig细胞（图4-27）。肿瘤常常双侧同时发生，一旦出现此情况，就需警惕CAH，而不是Leydig细胞瘤。TTAGS细胞本质为内分泌起源，可偶见细胞核异型及核分裂象（图4-28）。由于组织学上相似，TTAGS需与Leydig细胞瘤行鉴别诊断。鉴别线索包括CAH的其他临床表现、双侧同时发生、带状纤维、脂肪化生及核的多形性。免疫组化方面，TTAGS通常高表达CD56，雄激素受体阴性，而Leydig细胞瘤则雄激素受体阳性[5]。需要注意，Leydig细胞瘤可同时表达CD56和Syn，所以雄激素受体的强阳性提示为Leydig细胞瘤。

雄激素不敏感综合征：雄激素不敏感综合征（androgen insensitivity syndrome，AIS）是一种性发育异常疾病，发生于外观为女性的患者，但因存在Y染色体可形成睾丸。睾丸可以产生雄激素和黄体生成素，但患者缺乏功能性雄激素受体，因此不会发生男性化。临床上，患者染色体为46, XY，外观常为女性，身材高大，女性生殖器官发育不良。这类患者发生生殖细胞肿瘤的风险增加，一般建议行性腺切除术。性腺通常位于腹腔、腹股沟管甚至是阴唇内。组织学上，AIS患者的性腺可见缺乏管腔的小管，内衬不成熟的支持细胞（图4-29）。持续高水平的LH会导致Leydig细胞增生。

经验与教训：肾上腺皮质残余

- 睾丸旁的软组织内可见良性的肾上腺皮质组织结节，也可出现在精索和附睾
- 在睾丸组织内发现肾上腺组织十分罕见
- 男性隐睾患者更常见
- 肾上腺组织在睾丸的发育过程中随睾丸进入腹股沟区
- 病变境界清晰，只包含肾上腺皮质组织，缺乏髓质成分（图4-30）

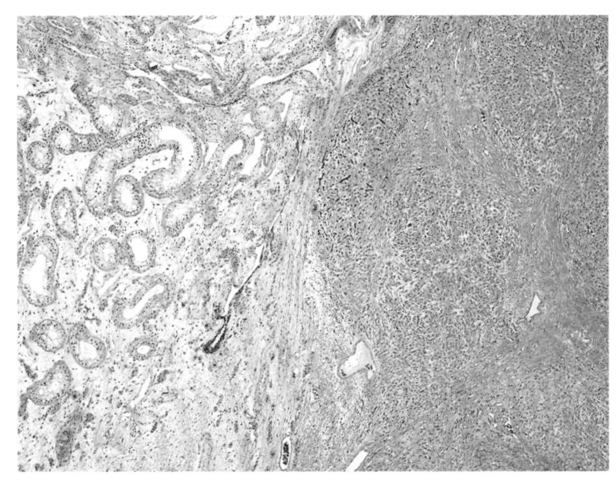

▲ 图4-27 肾上腺性腺综合征中的睾丸肿瘤与肾上腺性腺综合征相关，睾丸内原有类固醇细胞增生。病变位于睾丸内，由巢团分布的嗜酸性细胞组成，形态上与Leydig细胞相似

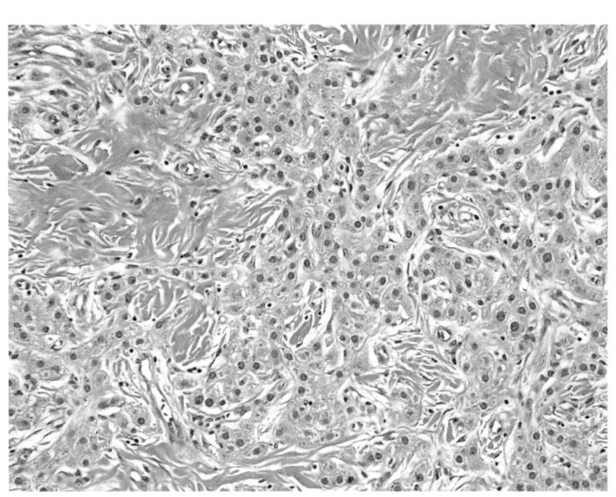

▲ 图4-28 高倍镜下的肾上腺性腺综合征的睾丸肿瘤，可见颗粒状嗜酸性的胞质，细胞核圆形，偶有异型性，符合内分泌起源特征

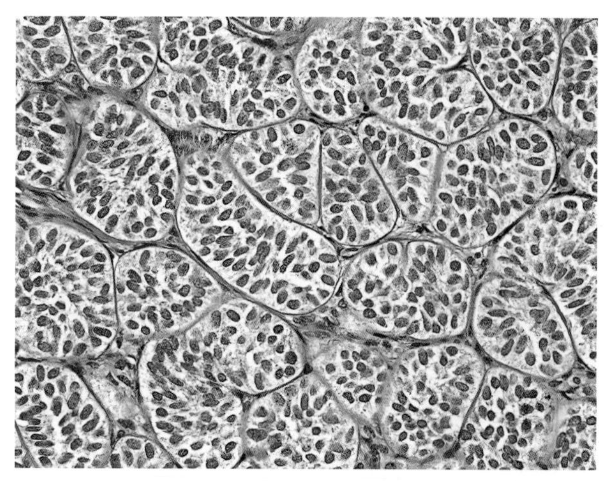

▲ 图 4-29　雄激素不敏感综合征组织学检查可见小而密集的生精小管，内衬未成熟的支持细胞，基本没有生殖细胞

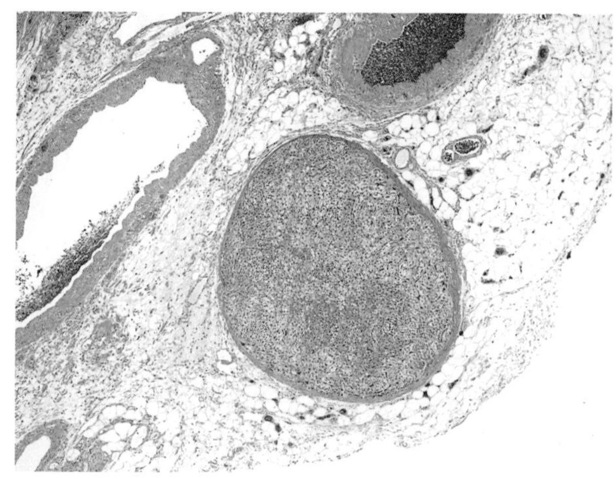

▲ 图 4-30　肾上腺皮质残余可见肾上腺皮质细胞组成的良性结节，通常位于睾丸周围的软组织内

常见问题：睾丸和睾丸旁还可出现哪些异位组织

- 脾：脾性腺融合一般发生于胚胎时期，胚胎期的性腺与异位的脾融合并迁移至阴囊。几乎仅累及左侧睾丸，符合脾脏的解剖位置[6]
- 肝：肝睾丸融合的病例在疝和隐睾的标本中均有报道[7]
- 肾：异位的肾组织也可出现于隐睾[8]
- 其他在睾丸可见的化生组织包括脂肪、软骨以及骨组织[9]

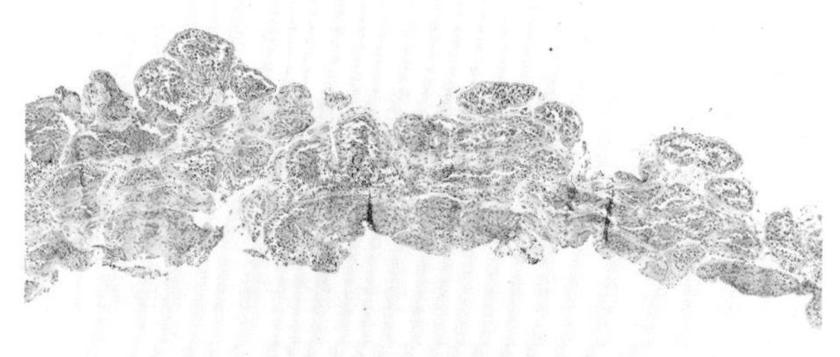

▲ 图 4-31　不育症的睾丸活检常存在组织及细胞的挤压变形，因此评估有一定难度。低倍镜下观察标本全貌，有助于评估人工挤压假象的范围，以及可供评估的完整生精小管数量。报告可评估小管的数量，可帮助临床医生了解取材是否充分

二、睾丸及附睾的非肿瘤性病变

（一）不育症的睾丸活检

临床上将精液内缺乏精子定义为器质性无精症。采用睾丸活检可以从组织学上分析无精症的病因（图 4-31）。无精症可能是由于输精管梗阻（如囊性纤维化），或者非梗阻性的精子产生异常所致。不育症睾丸活检的五个主要模式包括精子发生正常、精子发生低下、精子成熟阻滞、唯支持细胞模式和生精小管萎缩[10]。表 4-3 是不育症患者睾丸活检的常见模式。当多种模式同时出现时，报告每种类型的占比是有用的。

最近有研究提出利用免疫标志物检测生殖细胞和精原细胞。DOG1 在精母细胞和精子细胞中表达，MAGE-A4 在精原细胞中选择性表达，有助于区分成熟阻滞和唯支持细胞综合征[11]（图 4-32 至图 4-41）[11]。

经验与教训：克氏综合征

- 克氏综合征发生于存在额外 X 染色体的男性（47，XXY）
- 表现为不育、睾丸体积减小和睾酮分泌减少
- 睾丸活检可见大量硬化的生精小管和 Leydig 细胞增生，生殖细胞的整体数量减少
- 如有精子，可采用显微睾丸精子提取术辅助生殖

表 4-3　不育症睾丸活检的常见类型				
	是否存在精子	是否存在生殖细胞	诊断提示点	临床意义
精子发生正常（图 4-32 至图 4-34）	有，数量正常	有，具有相应成熟过程	完整的精子发生过程，与年龄匹配	伴有导管外阻塞，生育能力正常
精子发生低下（图 4-35）	有，数量减少，部分小管内未见精子（小管之间有差异）	有，部分小管可见相应成熟过程	精子发生过程完整（<50% 的生精小管），数量低于对应年龄正常范围（精子生成不足），小管之间有差异，包括部分小管仅有支持细胞（<50% 的生精小管）	采用睾丸精子提取（testicular sperm extraction，TESE）可正常生育
精子成熟阻滞（图 4-36 和图 4-37）	无	有，但停滞于成熟的早期或晚期	成熟阻滞，未见完整的精子发生过程	晚期成熟阻滞比早期成熟阻滞更有可能成功生育
唯支持细胞（图 4-38 和图 4-39）	无	无	仅见支持细胞（生殖细胞发育不良），缺乏完整的精子发生过程	睾丸精子提取有可能生育
生精小管萎缩 / 玻璃样变（图 4-40 和图 4-41）	无（单一形态）	无（单一形态）	可见萎缩的生精小管（如有其他模式存在，伴或不伴精子生成均需加以附注）	完全萎缩者无法生育

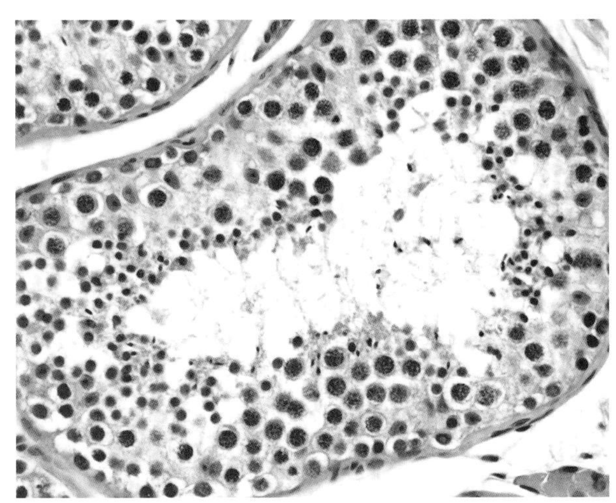

▲ 图 4-32　本图可见典型完整精子生成过程，从精原细胞到精子的各阶段细胞均可见，极向正常。支持细胞位于近腔侧，为发育中的生殖细胞提供营养。生精小管周围的间质内可见少量 **Leydig** 细胞

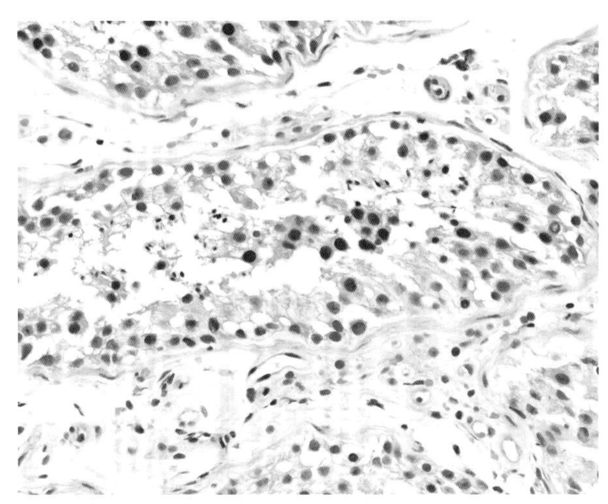

▲ 图 4-33　小标本处理过程中导致睾丸活检中的生精小管扭曲。尽管存在人工假象，但管腔内存在成熟的精子，提示生精过程完整。管腔内脱落的成熟中的生殖细胞，可能是处理标本不当所致

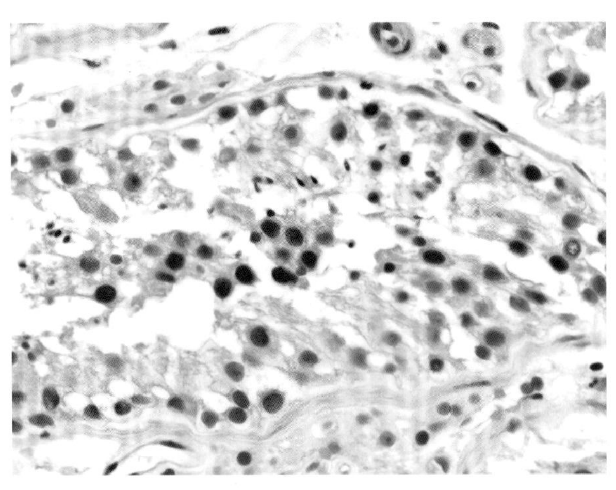

▲ 图 4-34　高倍镜下，管腔内可见成熟精子，细胞核细长，胞质不明显。成熟精子的存在提示生精过程完整

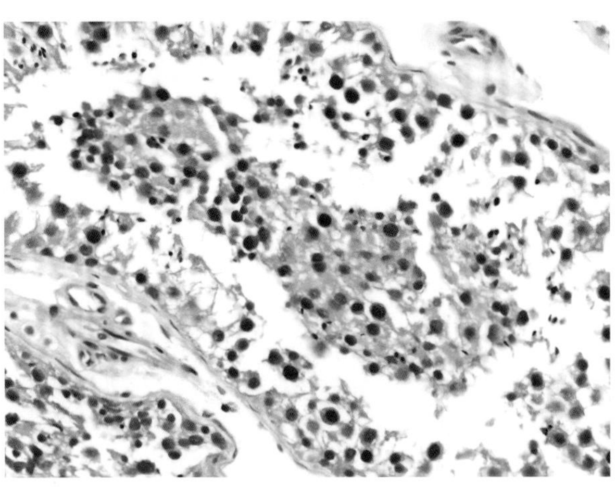

▲ 图 4-35　如果仅部分管腔可见精子，部分管腔呈精子成熟阻滞或唯支持细胞改变，建议诊断为精子发生低下，且需报告各类病变的占比

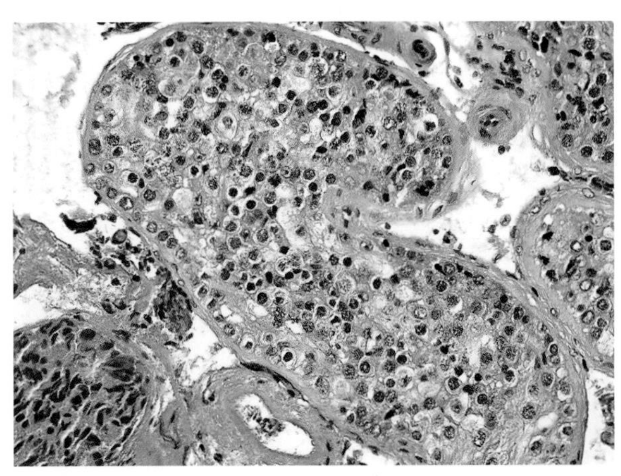

▲ 图 4-36　精子成熟阻滞，生殖细胞存在，发育至次级精母细胞阶段。生精小管管腔不清，未见精子细胞和精子

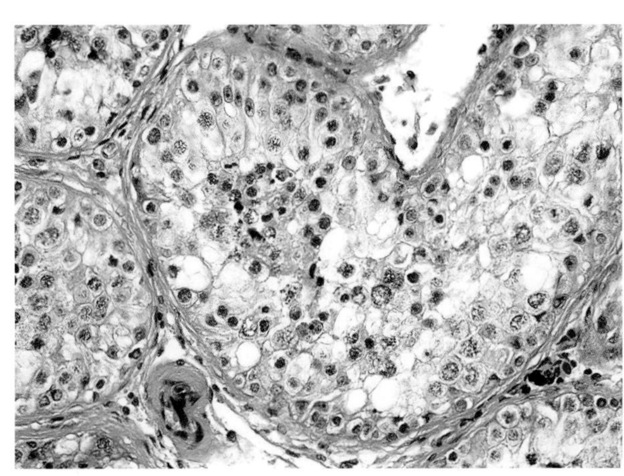

▲ 图 4-37　高倍镜下，次级精母细胞可见显著的丝状染色质，细胞远离管腔，未见精子细胞和精子

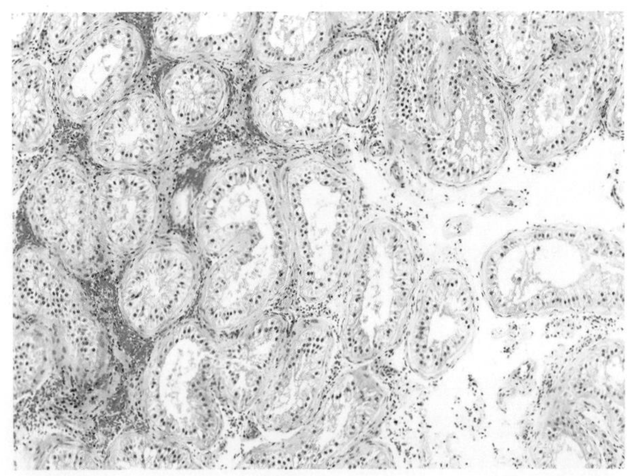

▲ 图 4-38　唯支持细胞模式，低倍镜下生精小管内细胞形态单一，管腔内缺乏成熟精子

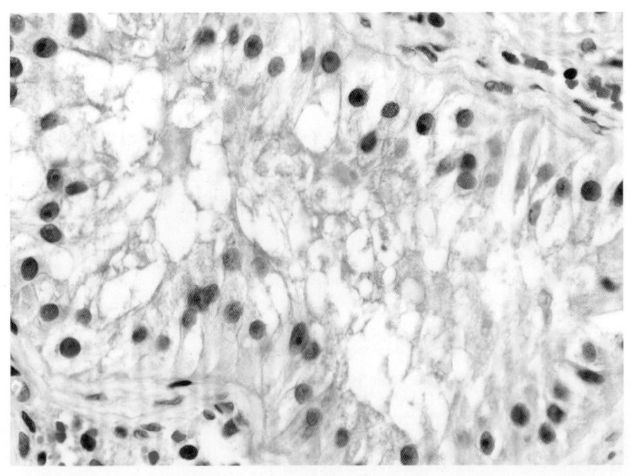

▲ 图 4-39　高倍镜下，典型的支持细胞呈锥形，胞质疏松、嗜酸性，细胞边界不清。细胞核圆形，核仁明显

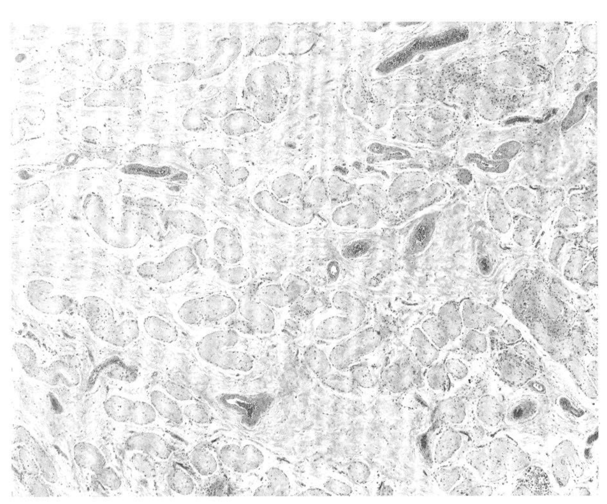

▲ 图 4-40 **萎缩的睾丸可见生精小管玻璃样变，管径变小，间质纤维化，且缺乏 Leydig 细胞**

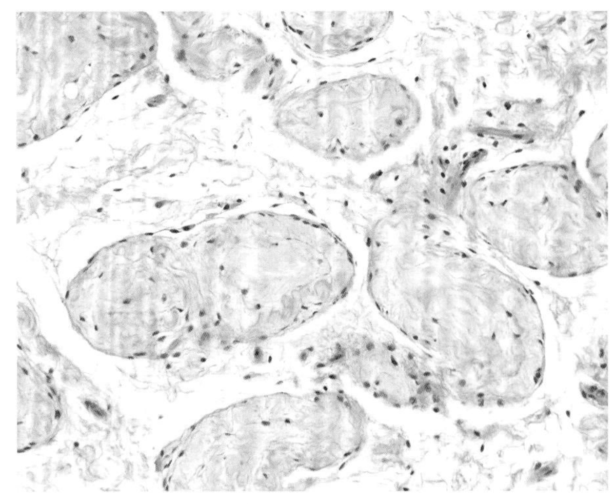

▲ 图 4-41 **高倍镜下，萎缩的睾丸见生精小管管腔闭塞，大部分由疏松的胶原成分取代，管腔内没有生殖细胞或支持细胞**

备忘列表：不育症的睾丸活检[10]

- 在所有生精小管中寻找是否存在完整的生精过程；若任一小管未见完整生精过程，按表 4-3 进行诊断
- 确定病变是否累及所有小管，还是多种异质性病变同时存在
- 如果存在混合区域，评估不同形态各自占比
- 注明有无原位生殖细胞肿瘤
- 评估间质中的 Leydig 细胞，以及有无纤维化、炎症或肉芽肿等病变
- 报告横切生精小管数量，作为活检质量的评估指标

（二）感染 / 炎症

1. 睾丸炎与附睾炎

睾丸和附睾的炎症分别称为睾丸炎和附睾炎，常同时发生。睾丸炎和附睾炎通常是临床诊断而不是病理诊断，表现为睾丸疼痛和肿胀。若在适当的抗生素治疗后肿胀持续存在，或者是疼痛未缓解，可以通过睾丸切除术来缓解症状。睾丸炎可分为急性、慢性和肉芽肿性炎。组织学上，炎症细胞类型也分为急性（中性粒细胞）和慢性（淋巴细胞、浆细胞或肉芽肿），病程及浸润的细胞种类能够提示发病的可能原因。

急性感染性睾丸炎常伴发附睾炎，常见的病原体包括尿道常见细菌，如大肠埃希菌、假单胞菌、克雷伯菌、葡萄球菌、链球菌和放线菌。在性行为活跃的男性中，还可见到淋病奈瑟菌和沙眼衣原体等致病菌。急性睾丸 – 附睾炎中常可见明显的中性粒细胞浸润，常形成脓肿和微脓肿。慢性睾丸 – 附睾炎可能由持续性细菌感染所致，炎症细胞类型主要为淋巴细胞和浆细胞，伴有纤维化和生精小管破坏。慢性炎症发生纤维化时，由于病变与周围软组织粘连，易被误认为肿瘤。

经验与教训：流行性腮腺炎

- 睾丸炎和附睾炎通常同时发生，孤立的附睾炎罕见
- 若患者只表现为孤立的附睾炎，临床需首先考虑流行性腮腺炎，因附睾炎常先于睾丸炎发生
- 腮腺炎性附睾 – 睾丸炎是一个重要的诊断，因其常会导致不育

肉芽肿性睾丸炎的病因包括真菌感染、结核与结节病。极少情况下，布鲁菌病也会导致畜牧业人员的睾丸炎。荚膜组织胞浆菌也会造成附睾 – 睾丸炎，组织学特点为肉芽肿形成，内见伴窄基芽生的小型酵母相病原体，银染色可显示酵母相形态。结核性附睾 – 睾丸炎的表现与其他部位的结核感染相似，可见朗格汉斯多核巨细胞和组织

细胞包围的干酪样肉芽肿（图 4–42），抗酸染色（Ziehl-Neelsen staining）可显示抗酸杆菌。结节病累及睾丸和附睾时，表现为边界清楚的非干酪样肉芽肿，可与结核的干酪样肉芽肿相鉴别[12]。

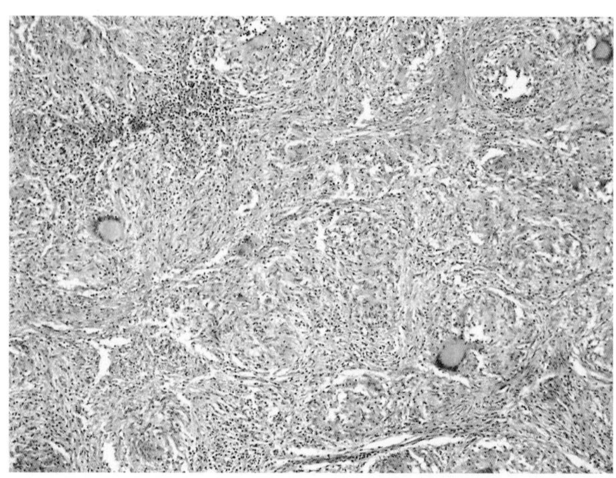

▲ 图 4–42　睾丸肉芽肿性炎需与多种病变鉴别，本图中可见朗格汉斯巨细胞，提示为结核性附睾 – 睾丸炎

备忘列表：睾丸与睾丸周围肉芽肿性病变的鉴别诊断[13]

- 真菌感染
- 结核
- 结节病
- 血管炎
- 软斑病
- 精子肉芽肿
- 硬化性脂肪肉芽肿
- 精原细胞瘤伴肉芽肿反应

2. 软斑病

和其他泌尿道部位一样，睾丸与附睾也可出现软斑病。约 2/3 的病例仅累及睾丸，少数病例同时累及睾丸与附睾。与泌尿生殖系统其他部位的软斑病一样，睾丸的软斑病也与大肠埃希菌慢性感染有关，也可见组织细胞呈片状分布，部分胞质中可见靶样包涵体（Michaelis-Gutmann 小体）（图 4–43 和图 4–44）。病变可形成肿块，诊断时可能会考虑恶性肿瘤。Leydig 细胞瘤形态特征与软斑病类似，也有胞质丰富、嗜酸性的细胞，免疫组化很容易鉴别两者（图 4–45）。软斑病可见 CD68 弥漫阳性，铁染色可显示 Michaelis-Gutmann 小体，Leydig 细胞瘤不表达 CD68，但抑制素和钙网蛋白弥漫阳性[12]。

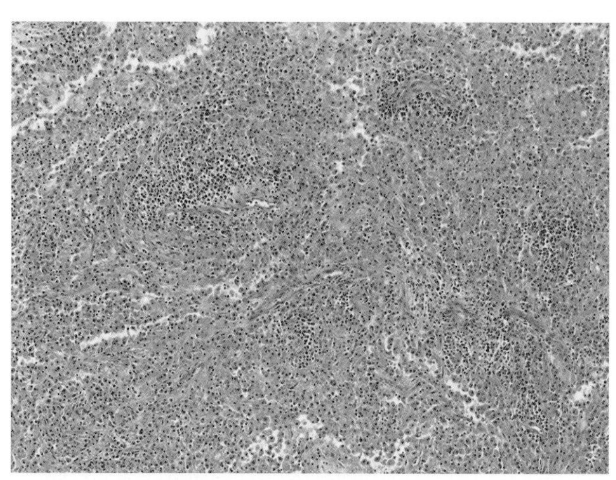

▲ 图 4–43　低倍镜下，软斑病表现为片状分布的红染的组织细胞，可见散在慢性炎症细胞浸润

3. 精子肉芽肿

精子肉芽肿是精子外渗的反应性改变，发生在外伤或输精管切除术后。病变形成疼痛性结节，可能被误认为恶性肿瘤。病变集中在附睾，最初为精子引起的中性粒细胞反应，随后发展成肉芽肿性炎及纤维化[12]。

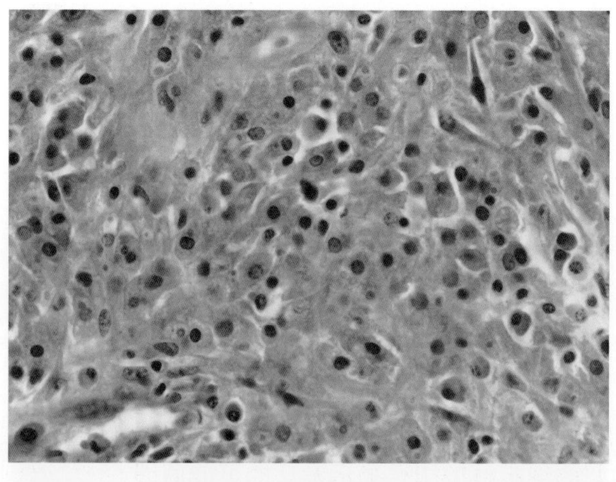

▲ 图 4–44　高倍镜下，组织细胞的胞质内可见嗜碱性圆形包涵体，部分呈靶样，即 **Michaelis-Gutmann** 小体，是对细菌的不完全吞噬作用所致

（三）睾丸扭转与血管炎

若睾丸的血供发生改变，可导致局灶性梗

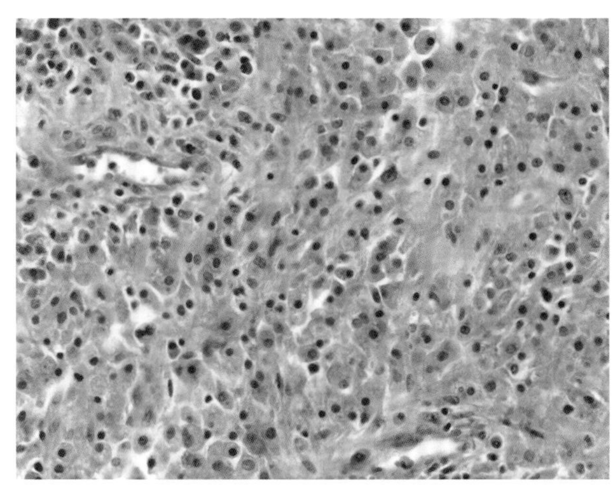

▲ 图 4-45 上皮样的组织细胞具有丰富的嗜酸性胞质，与 Leydig 细胞相似

死。睾丸扭转时，精索扭曲使得进入睾丸的血供减少；血管炎可破坏血管使得睾丸血供不足，上述两种情况均可能影响睾丸的血供。这两种原因所致的梗死在临床上均表现为剧烈疼痛，需迅速进行睾丸相关临床和超声检查。

若临床怀疑睾丸扭转，泌尿外科医生可能会先尝试轻微旋转睾丸，观察血供能否迅速恢复。睾丸血供完全阻断可以导致睾丸坏死，属于泌尿科急症。在尝试解除扭转后，如果超声显示无血供，提示睾丸无活力时，应行睾丸切除术。切除后睾丸的组织学改变取决于从发生扭转到进行切除之间的时间长短。由于扭转时整个睾丸的血供均受累，因此所有的实质均梗死。在急性期可见出血性梗死，血管扩张，在相对正常的生精小管周边可见红细胞外渗（图 4–46）。随着扭转时间增加，生精小管开始出现坏死，以及血管纤维素样坏死。

睾丸钟摆畸形相关的孤立急性扭转是睾丸扭转的首要病因，发生这种畸形时睾丸可在鞘膜内自行旋转。因可能存在双侧睾丸畸形，治疗时还需行对侧睾丸固定术，以预防其未来发生扭转。一些证据表明，扭转可能是间歇性的，间歇性睾丸扭转病例镜下可见慢性血管炎及血管的纤维素样坏死，但没有系统性血管炎的病史，也不会发展为系统性血管炎[14]。

睾丸缺血损伤需要与血管炎进行鉴别诊断。睾丸常为系统性血管炎的受累部位之一，详查临床病史，可能会发现血管炎影响其他器官的临床表现。结节性多动脉炎（polyarteritis nodosa，PAN）是最常见累及睾丸的血管炎，其次为肉芽肿性多血管炎[15]。对血管炎亚型的全面鉴别诊断取决于受累血管的大小，不属于本文讨论的范围。无论何种类型，当发现睾丸血管炎时，需要行更多的临床检查。

血管炎最重要的诊断线索是睾丸的节段性梗死，而非弥漫性梗死（图 4–47 和图 4–48）。在梗死区域，生精小管可能完全坏死，只剩下“鬼影小管”的轮廓（图 4–49）。病变通常只累及睾丸的一个小叶，其余小叶血流灌注正常、组织存活。对于节段性梗死，必须仔细检查血管，以发现血管炎相关形态学证据：如破碎的白细胞、红细胞外渗、纤维素样坏死，以及肉芽肿性或非肉芽肿性炎症（图 4–50 和图 4–51）。

三、睾丸肿瘤

睾丸肿瘤包括发生在睾丸实质、位于睾丸白膜内的所有良恶性肿瘤。睾丸肿瘤最常见的一类是起源于原始生殖细胞的生殖细胞肿瘤[16]。这类肿瘤形态多样，将在下文根据其组织学特征进行详述。多数情况下生殖细胞肿瘤均为混合性肿瘤，但部分生殖细胞肿瘤可能仅表现为一种形态，尤其是儿童患者。另一类常见睾丸肿瘤是性索间质肿瘤，起源于睾丸间质内的细胞。最后一类为其他部位转移或直接蔓延而来累及睾丸的肿瘤。表 4–4 根据 2016 年的 WHO 分类，总结了不同细胞来源的睾丸肿瘤类型[17]。

评估睾丸肿瘤时，从肿瘤的生长模式出发对诊断较为有用。具体来说，首先判断肿瘤形态是单一的还是混合性的，可协助提供肿瘤分类方向——性索间质肿瘤通常由一种细胞构成，而生殖细胞肿瘤通常是包含具有不同形态的混合性肿瘤，形态单一的生殖细胞肿瘤在儿童中更为常见。确定了肿瘤分类或确定了鉴别诊断的肿瘤类型后，可应用免疫组化进行验证。

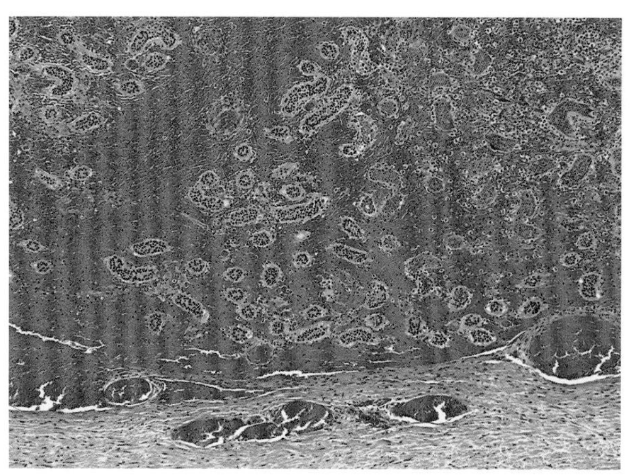

▲ 图 4-46　这例小儿急性睾丸扭转可见间质内弥漫性出血。右上角可见一些坏死的生精小管，其他小管仍存活。若血管持续阻塞，所有的生精小管均会坏死

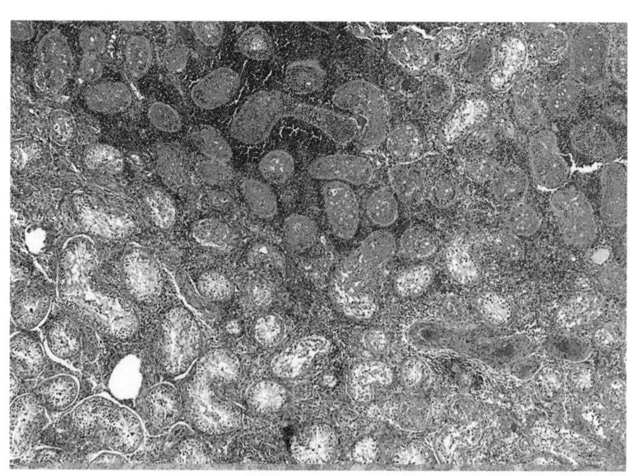

▲ 图 4-47　睾丸的节段性梗死导致局灶生精小管坏死，周围可见存活的正常生精小管。出现这种形态时，需仔细检查梗死灶周围和远处的血管

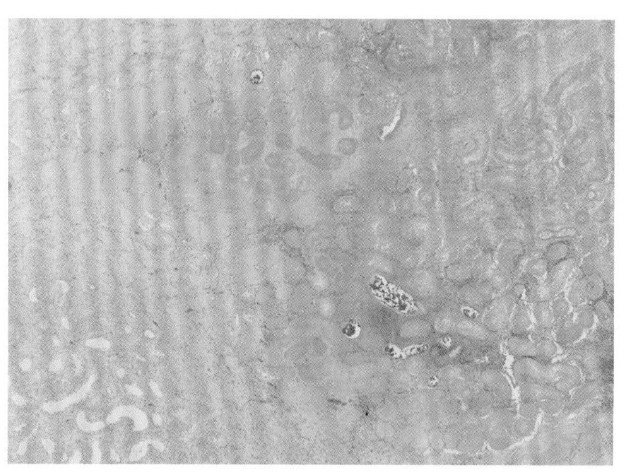

▲ 图 4-48　低倍镜下可见节段性梗死引起的局灶坏死，坏死小管紧邻正常小管

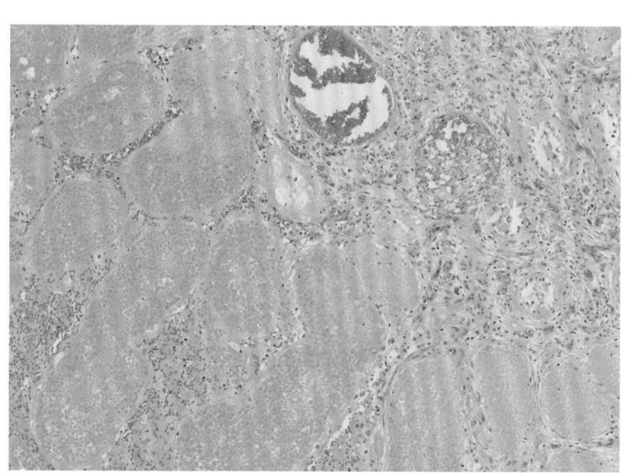

▲ 图 4-49　陈旧性梗死灶可见坏死小管的轮廓以及周围炎症细胞浸润

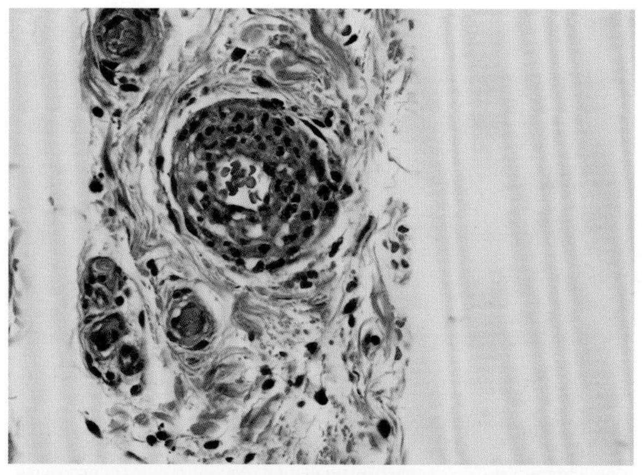

▲ 图 4-50　仔细观察睾丸的血管壁，查找血管炎的证据。高倍镜下，本例小血管可见透壁性分布的中性粒细胞及其碎片

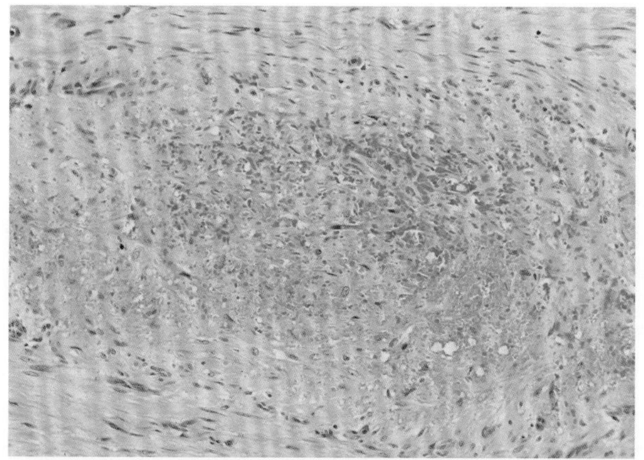

▲ 图 4-51　血管壁纤维素样坏死并堵塞管腔，血管周围见红细胞外溢，符合血管壁破坏伴红细胞漏出改变

表 4–4 睾丸不同细胞起源的恶性肿瘤

肿瘤类型	肿瘤名称	生长方式
起源于原位生殖细胞肿瘤的生殖细胞肿瘤	原位生殖细胞肿瘤	器官样
	精原细胞性生殖细胞肿瘤	
	精原细胞瘤	单形性
	非精原细胞性生殖细胞肿瘤	
	胚胎性癌	多形性
	卵黄囊瘤	多形性
	绒毛膜癌	多形性
	畸胎瘤（青春期后）	器官样
	混合性生殖细胞肿瘤	混合性
	退变的生殖细胞肿瘤	梭形
与原位生殖细胞肿瘤无关的生殖细胞肿瘤	精母细胞瘤	多形性
	畸胎瘤（青春期前）	器官样
	皮样与表皮样囊肿	器官样
	分化好的神经内分泌肿瘤	单形性
	卵黄囊瘤（青春期前）	多形性
性索间质肿瘤	间质细胞肿瘤	单形性
	支持细胞肿瘤	单形性
	颗粒细胞肿瘤	单形性
	卵泡膜 – 纤维细胞瘤	梭形
继发 / 转移肿瘤	淋巴瘤	单形性
	原始神经外胚层肿瘤 / 尤因肉瘤	单形性

睾丸肿瘤这章将按照肿瘤的整体形态分节讨论。首先讨论组织学改变单一（单形性）的肿瘤，然后讨论多形性或具有器官样结构的肿瘤（细胞形成特定的结构）。

（一）单形性睾丸肿瘤

此类肿瘤呈单一形态的生长及排列方式。低倍镜下，这一组肿瘤多呈实性或弥漫性生长。细胞形态较为一致，肿瘤细胞之间比较相似。精原细胞瘤、淋巴瘤、间质细胞瘤、颗粒细胞瘤和类癌 / 神经内分泌肿瘤都属于这种单形性肿瘤。

1. 精原细胞瘤

精原细胞瘤是睾丸最常见的生殖细胞肿瘤，约占睾丸生殖细胞肿瘤的 50%。精原细胞瘤是单形性生殖细胞肿瘤最常见的类型，也是混合性生殖细胞肿瘤中常见的组分。在混合性生殖细胞肿瘤中可含有精原细胞瘤组分，但若出现精原细胞瘤以外的任何其他组分，均认为是“非精原细胞性”生殖细胞肿瘤。“非精原细胞性”混合性生殖细胞肿瘤中，其实可以存在一定比例的精原细胞瘤成分，因此这种命名容易造成误解。

大体上，精原细胞瘤为边界清楚的分叶状肿物，切面灰褐色或白色，鱼肉状（图 4–52）。肿瘤内的纤维束将肿瘤间隔成分叶状（图 4–53）。纤维间隔及片状肿瘤组织间可见散在分布的淋巴细胞（图 4–54）。在低倍镜下，由粉红色（纤维化）和蓝色（淋巴细胞）分割白色或空亮区域，此种模式可协助辨别精原细胞瘤。

镜下，肿瘤由片状分布、形态一致的大细胞组成，细胞胞质透亮，核为多边形（常有钝圆的边角），中央可见明显核仁。对这类细胞的经典描述为“煎蛋”样外观，即在煮熟的蛋白区域中间有一个蛋黄（图 4–55 和图 4–56）。精原细胞瘤的胞质也可为嗜酸性，或者胞质稀少。肿瘤内常见肉芽肿性反应，由大量肥胖的组织细胞组成，可位于生精小管内（图 4–57）。如在睾丸内见到肉芽肿，应仔细查找有无精原细胞瘤或原位生殖细胞肿瘤（图 4–58 和图 4–59）。由于生精小管间精原细胞瘤体积较小，肉眼难以察觉，镜下发现片状淋巴细胞浸润是诊断该肿瘤的有用线索[12]。

合体滋养层细胞也可出现在典型的精原细

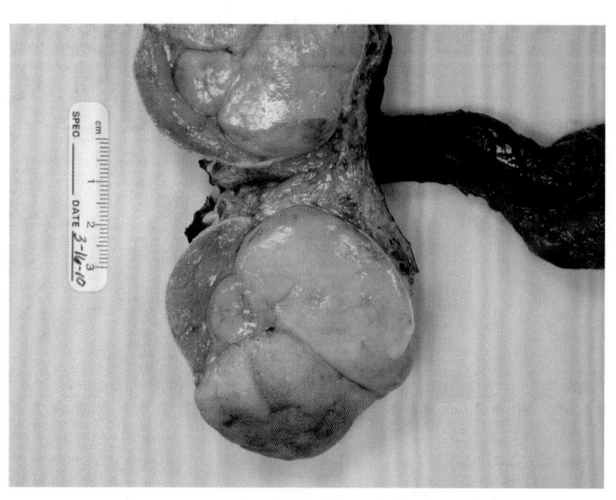

▲ 图 4–52　睾丸精原细胞瘤的大体标本，肿瘤切面隆起，为分叶状肿物，灰褐色或白色

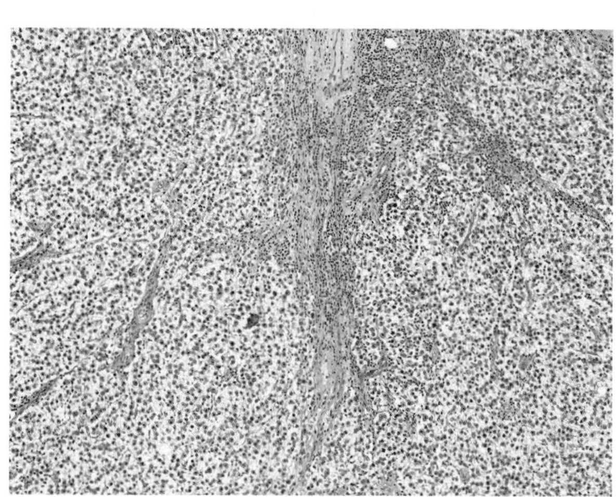

▲ 图 4–53　低倍镜下纤维间隔明显，可见粉染条带状纤维把肿瘤间隔成分叶状，与大体标本所见的分叶状形态一致

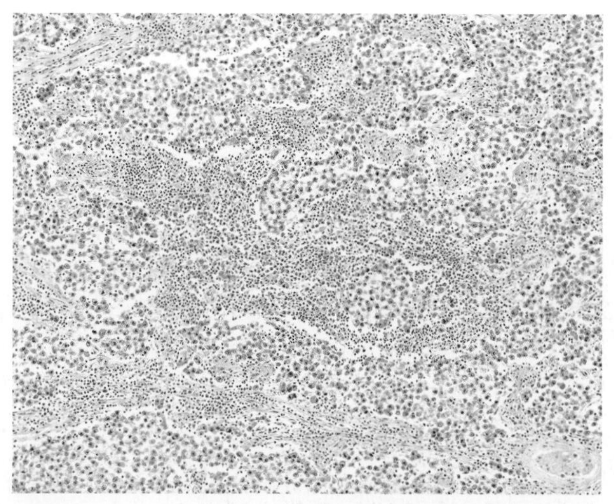

▲ 图 4–54　淋巴细胞与精原细胞瘤密切相关，常沿纤维间隔聚集

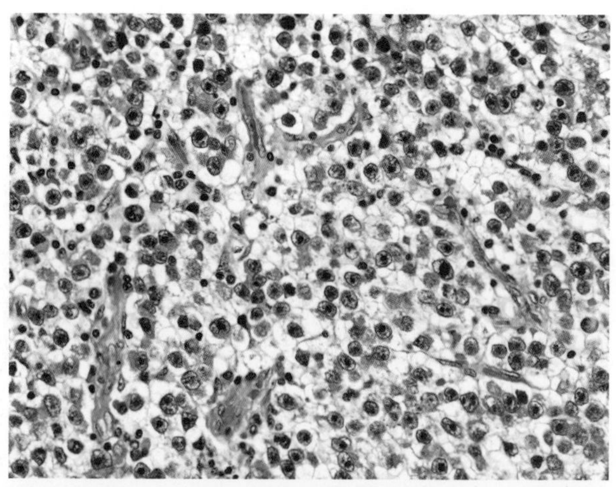

▲ 图 4–55　细胞学上，精原细胞瘤常被形容为“煎蛋”样细胞，胞质丰富透亮，细胞核多边形，核仁明显。因其胞质透亮及核质比低，使得肿瘤镜下总体色调呈现白色

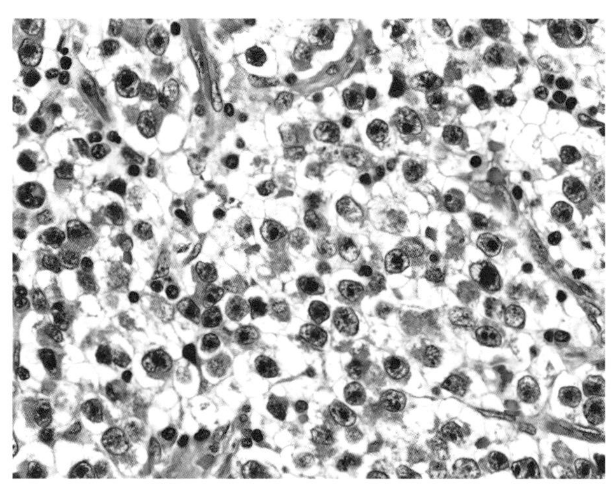

▲ 图 4-56　精原细胞瘤的肿瘤细胞核呈多角形或方形，核仁明显

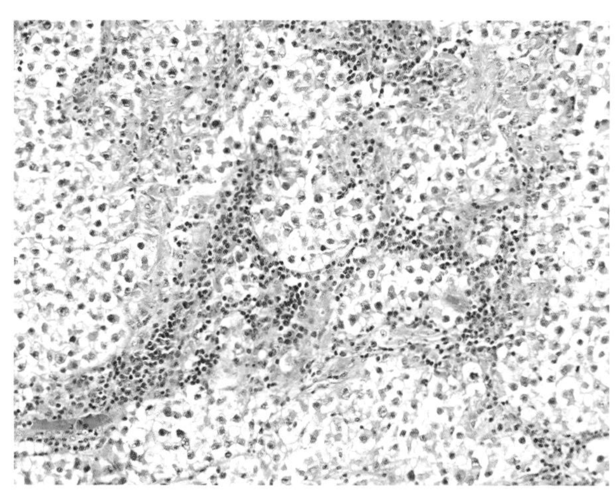

▲ 图 4-57　精原细胞瘤常见肉芽肿性反应。肥胖、嗜酸性的组织细胞与淋巴细胞和肿瘤细胞混杂。当在睾丸中发现组织细胞反应时需仔细排除精原细胞瘤的可能

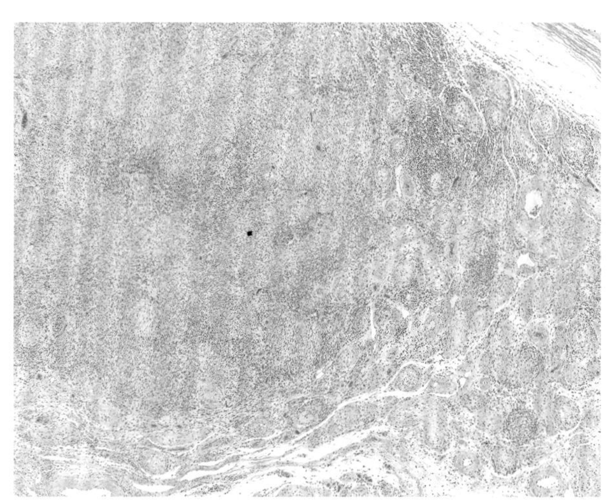

▲ 图 4-58　图示明显的组织细胞反应，伴有大量淋巴细胞时，需警惕精原细胞瘤的可能

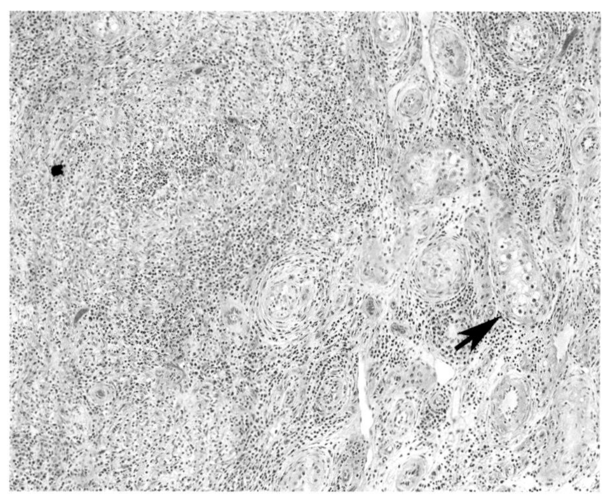

▲ 图 4-59　存在生精小管内原位生殖细胞肿瘤（箭），也提示精原细胞瘤

胞瘤中，并不代表绒毛膜癌成分。细胞体积大，多核，胞质丰富，类似绒毛膜癌（图 4-60 和图 4-61）。合体滋养层细胞可以产生 β- 人绒毛膜促性腺激素（beta-human chorionic gonadotropin，β-hCG），临床检验数值通常为数百单位，而绒毛膜癌 β-hCG 水平可达数千单位。在单纯性精原细胞瘤中，存在合体滋养层细胞和 β-hCG 轻度升高并不足以诊断绒毛膜癌。

典型的精原细胞瘤表达 OCT3/4、胎盘碱性磷酸酶（placental alkaline phosphatase，PLAP）和 CD117，OCT3/4 是精原细胞瘤最特异的标志物，也表达于胚胎性癌。在存在合体滋养层细胞的精原细胞瘤中，这些多核细胞 β-hCG 呈阳性，不应与绒毛膜癌成分相混淆。

2. 淋巴瘤

淋巴瘤可继发累及睾丸，为淋巴瘤全身性表现之一，罕见情况下可为睾丸原发。最常见的淋巴瘤类型是弥漫大 B 细胞性淋巴瘤，因此睾丸淋巴瘤更常见于老年男性。高级别淋巴瘤可见多形性肿瘤性 B 淋巴细胞，核分裂活跃。睾丸原发淋

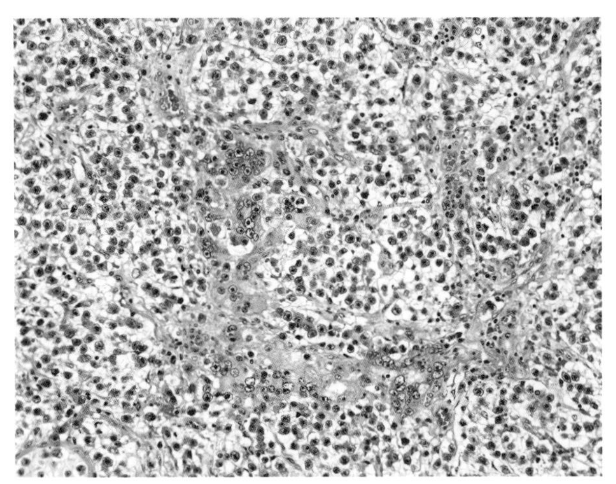

▲ 图 4-60　部分单纯性精原细胞瘤中可见合体滋养层细胞，并不意味着合并绒毛膜癌成分

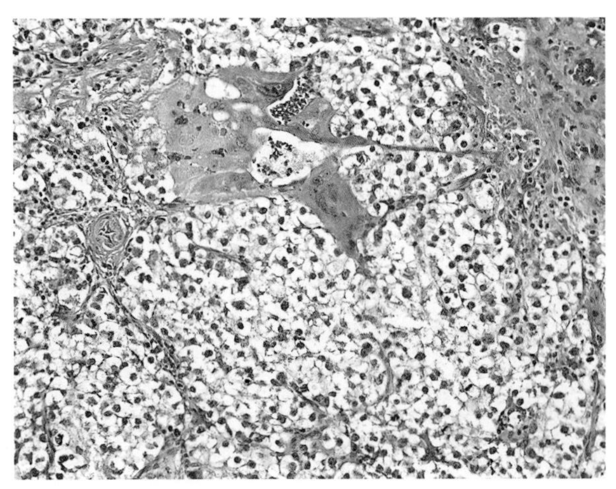

▲ 图 4-61　典型的精原细胞瘤的背景下可见胞质丰富的多核细胞，为合体滋养层细胞，可分泌 β-hCG，导致血清 β-hCG 轻度升高

经验与教训：精原细胞瘤的少见生长方式

- 典型的精原细胞瘤为实性生长，但也有少见的生长方式，需要与其他生殖细胞肿瘤相鉴别
- 精原细胞瘤可出现的少见形态，可类似非精原细胞瘤性生殖细胞肿瘤
  - 微囊型：卵黄囊瘤[18]
  - 假腺样型：胚胎性癌（图 4-62 和图 4-63）
  - 管状：支持细胞肿瘤
  - 印戒细胞样：其他腺癌
- 在单个肿瘤细胞浸润间质，未形成肿块时，需考虑精原细胞瘤的间质 / 小管间生长方式[19]（图 4-64）

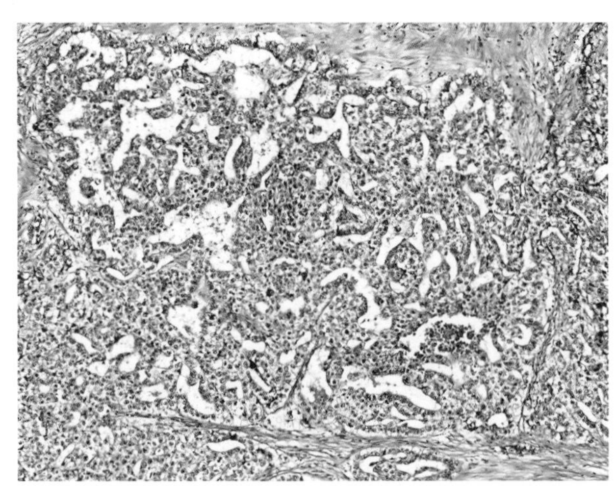

▲ 图 4-62　低倍镜下，肿瘤呈腺样生长，提示胚胎性癌。然而肿瘤细胞形态过于一致，与胚胎性癌的显著多形性、核分裂象活跃不相符。本例为精原细胞瘤的假腺样生长，形似胚胎性癌

巴瘤的鉴别诊断包括精原细胞瘤和精母细胞性肿瘤，都能通过免疫组化进行鉴别[20]。当淋巴瘤累及睾丸时，肿瘤细胞片状分布，形态相对一致，浸润间质，但生精小管结构完好（图 4-65）。

经验与教训：鉴别睾丸淋巴瘤及精原细胞瘤

- 形态学上，精原细胞瘤与睾丸淋巴瘤有相似性，肿瘤细胞相对一致，可见较多淋巴细胞（图 4-66）
- 临床上，淋巴瘤患者更为年长，而精原细胞瘤多发于年轻男性；但老年男性也可发生单纯性精原细胞瘤
- 成年人中最常累及睾丸的淋巴瘤是弥漫大 B 细胞性淋巴瘤，且高度异型
- 精原细胞瘤的肿瘤细胞通常比淋巴瘤形态更一致（图 4-67）
- 淋巴瘤主要在间质蔓延，生精小管完好
- 淋巴瘤无原位生殖细胞肿瘤
- 精原细胞瘤表达 OCT3/4、SALL4 和 PLAP
- 淋巴瘤表达淋巴细胞标志物 CD45、CD20 等
- 有时候，淋巴瘤也可以表达 OCT3/4 或 SALL4，所以这些标志物应组合使用[21]

3. 支持细胞肿瘤

支持细胞肿瘤是睾丸间质肿瘤中第二常见的类型。肿瘤由支持细胞结节构成，根据临床综合

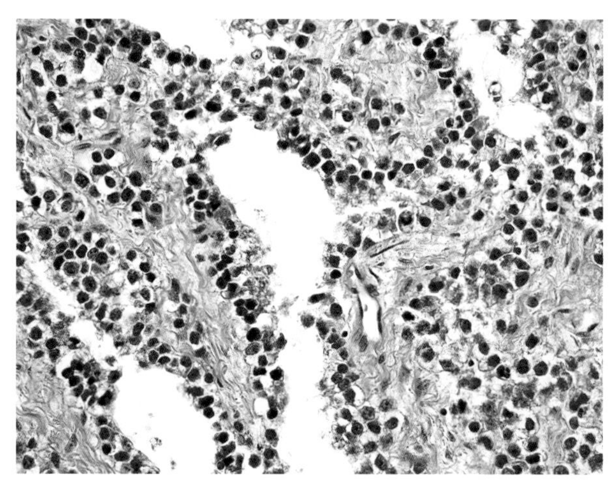

▲ 图 4-63　**精原细胞瘤的假腺样生长，可见腺管样区域，管腔开放。相比典型的精原细胞瘤，此例肿瘤胞质较少，然而其细胞核形状（多边形）和明显的核仁支持精原细胞瘤。免疫组化精原细胞瘤表达 CD117 和 D2-40，胚胎性癌表达 CK 和 CD30，有助于两者鉴别**

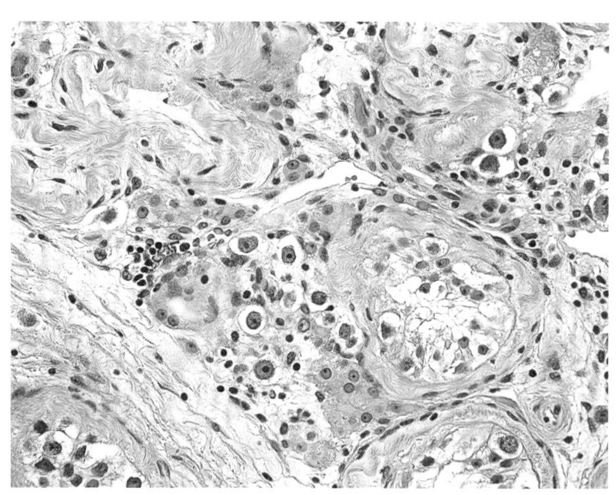

▲ 图 4-64　**间质 / 生精小管间精原细胞瘤，肿瘤细胞浸润在生精小管之间，未形成明显肿块**

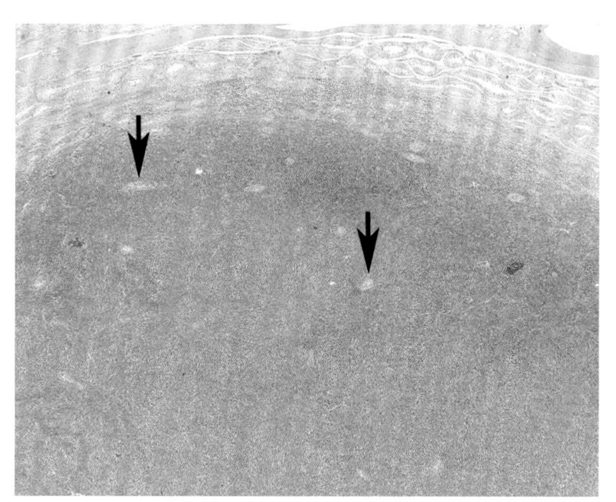

▲ 图 4-65　**低倍镜下，睾丸淋巴瘤可见片状分布、形态一致的细胞围绕着内陷的生精小管（箭）。如果周围未受累的生精小管存在原位生殖细胞肿瘤，则提示精原细胞瘤**

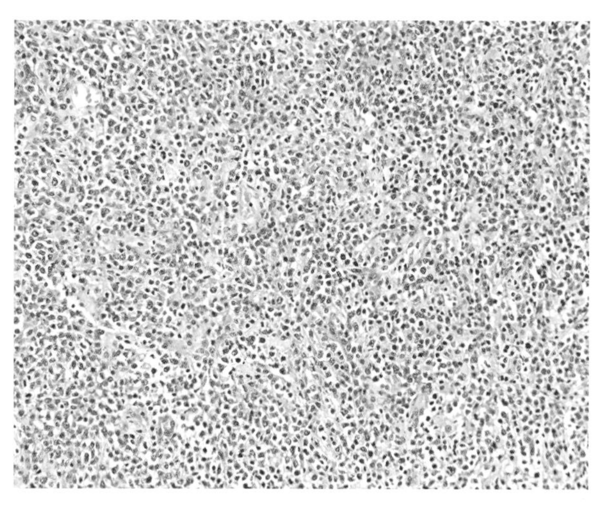

▲ 图 4-66　**淋巴瘤表现为片状分布、形态较为一致的小淋巴样细胞。尽管弥漫大 B 细胞性淋巴瘤是最常见累及睾丸的淋巴瘤类型，但细胞体积小到中等、形态单一的淋巴瘤更容易与精原细胞瘤混淆**

征的不同，可有各种各样的形态学表现，最常见的是非特殊型支持细胞瘤。特殊情况如 Carney 综合征、Peutz-Jeghers 综合征（特征性地表现为大细胞钙化性亚型）和雄激素不敏感综合征患者，可有不同的组织学表现。综合征相关的患者肿瘤可为双侧发生，和 Leydig 细胞瘤一样，绝大部分支持细胞肿瘤都是良性的。对应的恶性肿瘤，其特征与后文所述恶性 Leydig 细胞瘤相似（见“关键特征：Leydig 细胞瘤的恶性特征”）。

支持细胞肿瘤的生长方式多样，但或多或少均存在管状结构，此为提示支持细胞分化最可靠的特征。肿瘤间质常见黏液样变或硬化（图 4-68 至图 4-70）。由于胞质含有脂质，肿瘤细胞淡红染或透亮（图 4-71）。其他形态包括实性、结节

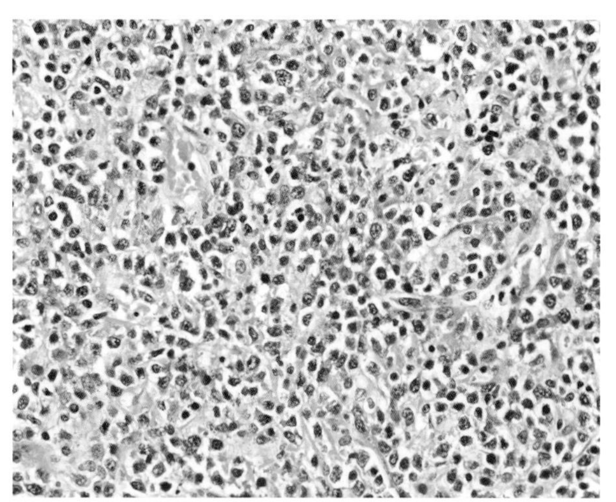

▲ 图 4-67　高倍镜下淋巴瘤细胞可见更明显的核多形性，细胞核扭曲且固缩，胞质较为丰富，无大且显著的核仁，不支持精原细胞瘤

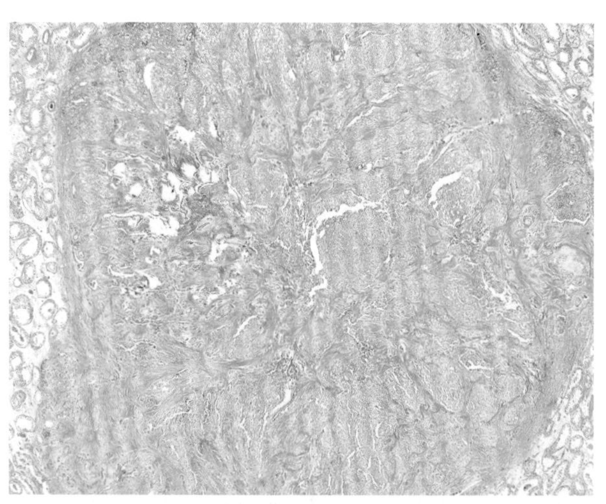

▲ 图 4-68　低倍镜下的非特殊型支持细胞瘤，肿瘤境界相对清楚，细胞排列成巢团状或呈管状，瘤细胞间可见纤维间隔

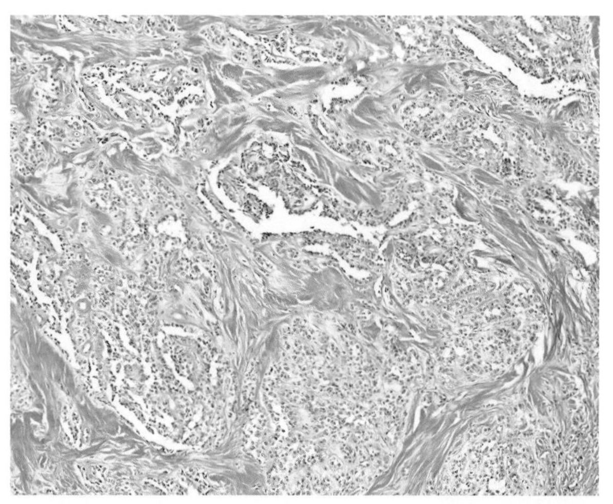

▲ 图 4-69　低倍镜下发现致密纤维带，是诊断支持细胞肿瘤的线索

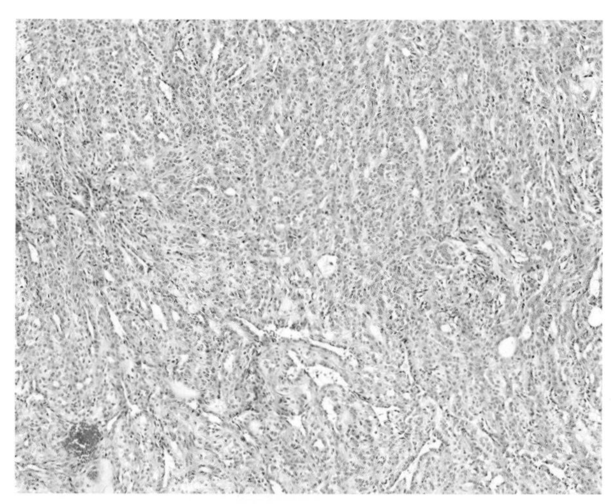

▲ 图 4-70　绝大多数支持细胞瘤都有一定程度的小管形成，这是诊断的直接线索之一

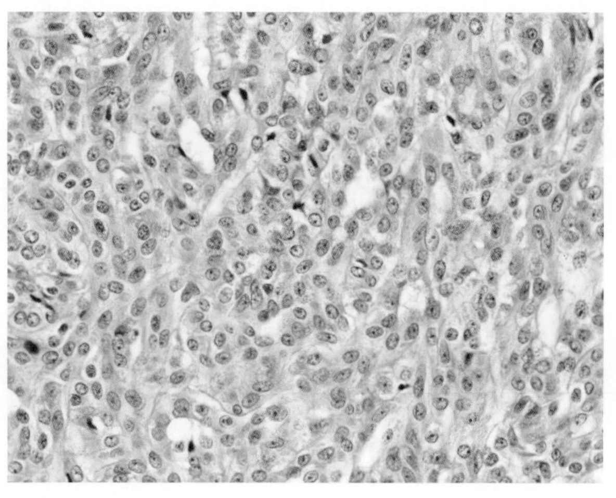

◀ 图 4-71　支持细胞瘤的细胞呈圆形，形态一致，由于内含脂质，故胞质淡染、红染或空亮。鉴于细胞形态温和，染色质呈点状，与类癌的形态有重叠，免疫组化可鉴别这两种肿瘤

状、小梁状和巢团状（图 4–72 和图 4–73）。由于支持细胞肿瘤的生长方式多样，所以需与许多疾病相鉴别（见后述“经验与教训”）。

免疫组化有助于鉴别诊断，支持细胞肿瘤中抑制素、钙网蛋白和类固醇生成因子 1（steroidogenic factor 1，SF1）弥漫强阳性。类癌则神经内分泌标志物阳性，卵黄囊瘤 AFP 和 glypican3 阳性，精原细胞瘤 PLAP 和 OCT3/4 阳性。支持细胞肿瘤与 Leydig 细胞瘤免疫组化标志物有重叠，两者都表达抑制素和钙网蛋白，但 Melan-A 更常见表达于 Leydig 细胞瘤。

经验与教训：支持细胞肿瘤不同的生长方式以及相关鉴别诊断

- 小梁状 / 巢团状：类癌
- 网状：卵黄囊瘤
- 实性且胞质透亮：精原细胞瘤 [22]
- 实性且胞质嗜酸：Leydig 细胞瘤（图 4–74）
- 条索状：颗粒细胞瘤

常见问题：Carney 综合征的遗传学和临床特征

- *PRKAR1A*（位于 17q23-24）的常染色体显性胚系突变
- 皮肤表现通常是该综合征的首要线索：雀斑和蓝痣 [23]
- 与大细胞钙化性支持细胞肿瘤密切相关（图 4–75）
- 多个器官受累，包括先天性肾上腺皮质增生和各种肿瘤，如垂体腺瘤、黏液瘤、黏液样纤维腺瘤和神经鞘瘤

4. 间质（Leydig）细胞肿瘤

Leydig 细胞肿瘤是睾丸间质细胞肿瘤中最常见的类型。因肿瘤含有功能性的间质细胞，产生雄激素，故患者可出现男性乳房发育或性早熟等临床表现。

组织学上，Leydig 细胞肿瘤通常边界清晰，肿瘤细胞为形态一致的圆形细胞，胞质丰富，嗜酸性、颗粒状，核圆形（图 4–76）。肿瘤细胞在

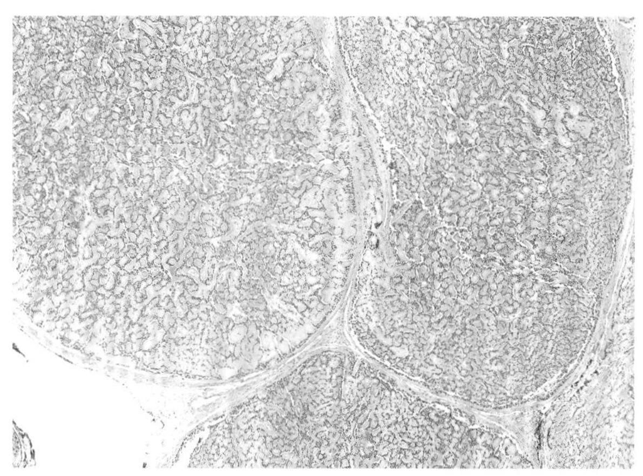

▲ 图 4–72 在这例支持细胞肿瘤中，肿瘤细胞以小梁状排列为主，生长方式形似类癌

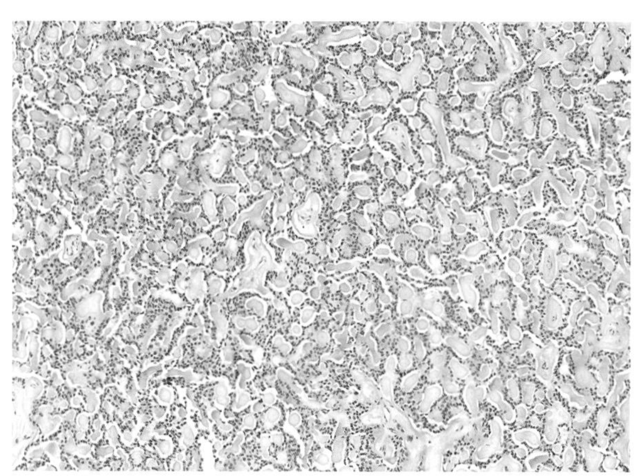

▲ 图 4–73 高倍镜下，小梁之间有致密的透明样物质，类似生精小管的基底膜

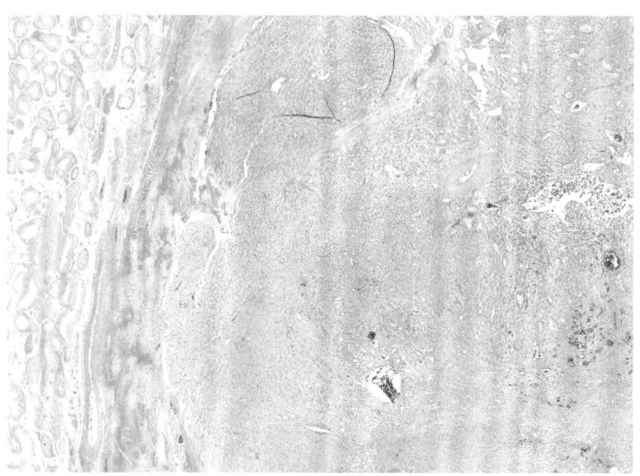

▲ 图 4–74 肿瘤在低倍镜下呈境界清楚的嗜酸性结节，提示可能为 Leydig 细胞肿瘤。支持细胞肿瘤与其他肿瘤的组织学特征有重叠，但通常来说，管状生长方式和明显的纤维间隔有助于诊断该疾病

形态上与正常的睾丸间质细胞相似，胞质中常见脂褐素和 Reinke 结晶（图 4–77）。肿瘤细胞可表达 α– 抑制素、钙网蛋白、Melan-A、SF1 和雄激素受体 [24]。神经内分泌标志物可以出现斑片状阳性。这些免疫表型中，Melan-A 可能有所帮助，但其他表型并不特异，与其他性索间质肿瘤重叠。

这类肿瘤通常为惰性，只有 10% 表现出恶性行为。虽然转移是明确恶性的唯一证据，但还是有一些提示其为恶性的形态特征（见后述“关键特征”）。

关键特征：Leydig 细胞肿瘤的恶性特征 [25, 26]

- 肿瘤＞5cm。
- 浸润性生长。
- 睾丸外播散（图 4–78）。
- 细胞具异型性（图 4–79）。
- 核分裂象多，甚至出现病理性核分裂象。
- 脉管侵犯（图 4–80）。
- 坏死（图 4–81 和图 4–82）。
- Ki-67 增殖指数增加。

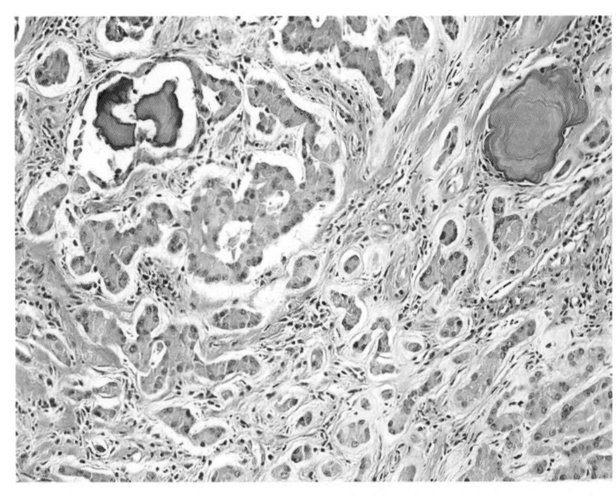

▲ 图 4–75　大细胞钙化性支持细胞肿瘤是一种十分特异的组织学亚型，与 **Carney** 综合征有关。瘤细胞呈条索状，与非特殊型支持细胞肿瘤相比，瘤细胞胞质丰富、嗜酸性，肿瘤内伴有大片钙化

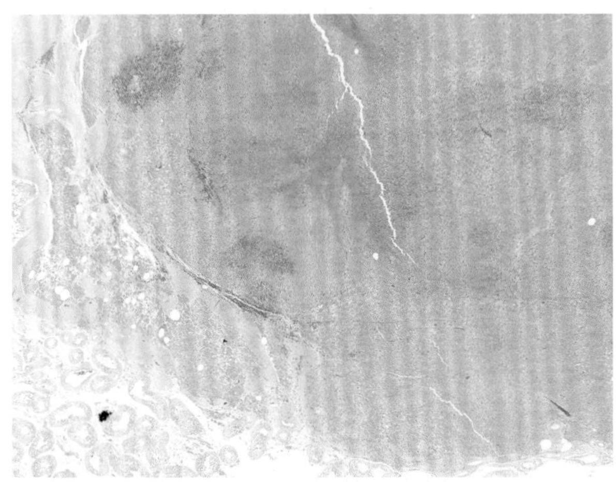

▲ 图 4–76　低倍镜下，良性 **Leydig** 细胞肿瘤通常边界清晰，嗜酸性

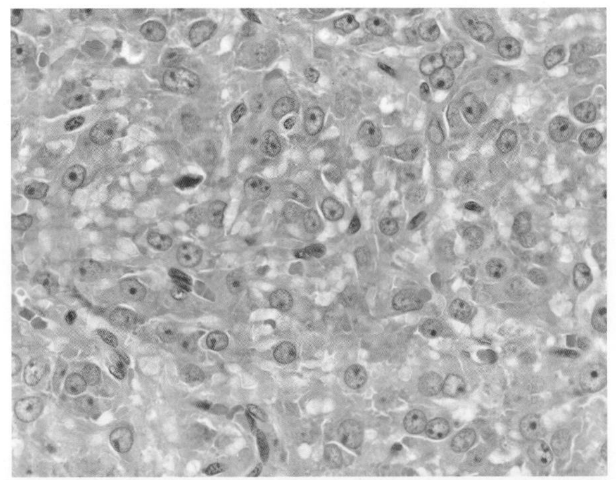

▲ 图 4–77　细胞学上，**Leydig** 细胞肿瘤的瘤细胞和正常间质细胞一样，有丰富的嗜酸性胞质，常见脂褐素，并可见胞质内结晶

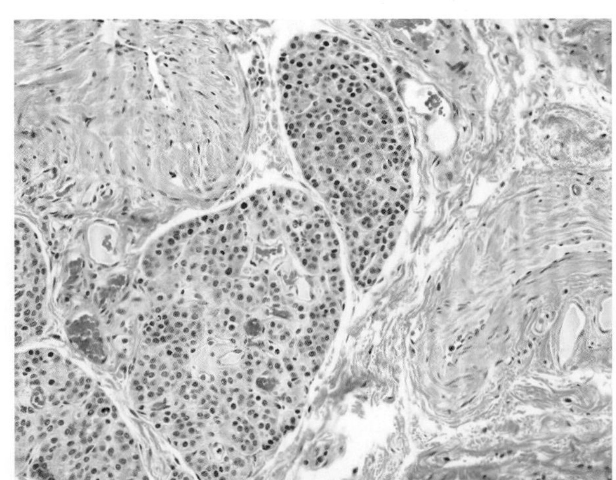

▲ 图 4–78　精索切缘可见睾丸 **Leydig** 细胞肿瘤，提示睾丸外扩散。在性索间质肿瘤中出现浸润性生长和睾丸外扩散提示肿瘤具有恶性潜能

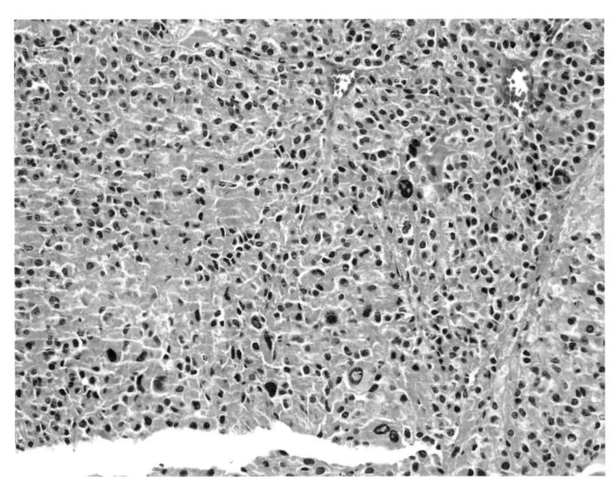

▲ 图 4-79 细胞核高度异型是提示 **Leydig** 细胞肿瘤具有恶性潜能的一个线索

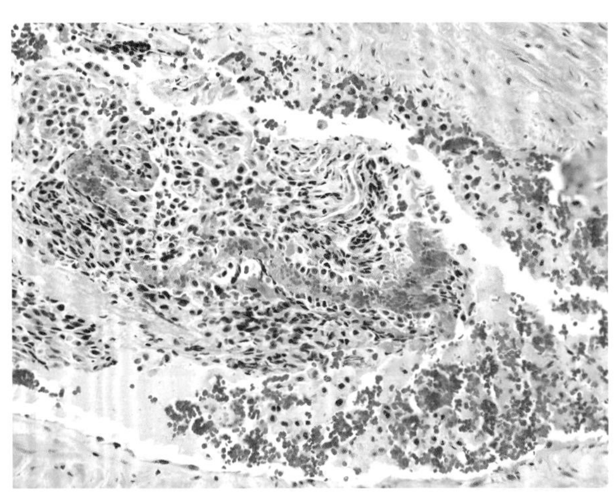

▲ 图 4-80 **Leydig** 细胞肿瘤若伴有淋巴管及血管侵犯，提示其可能为恶性

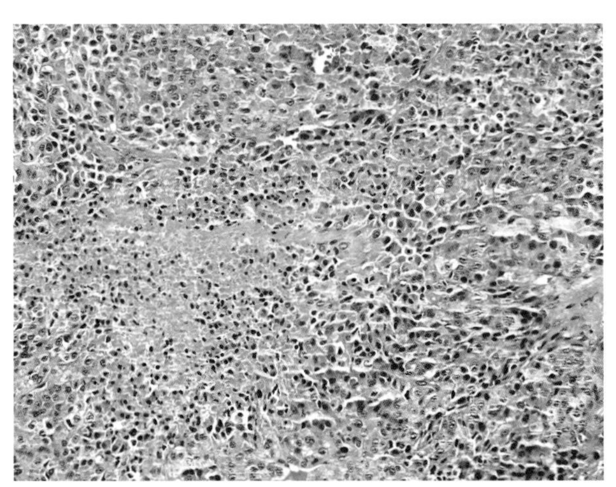

▲ 图 4-81 **Leydig** 细胞肿瘤和其他性索间质肿瘤内出现坏死，也提示可能为恶性

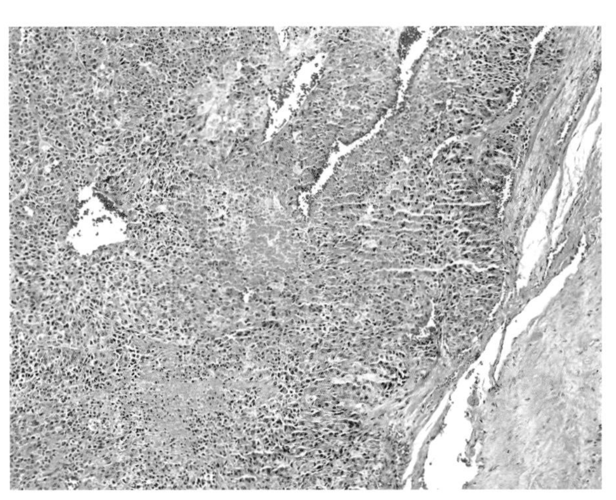

▲ 图 4-82 本例睾丸 **Leydig** 细胞肿瘤可见地图样坏死，良性肿瘤一般无坏死改变

述评示例：Leydig 细胞肿瘤

睾丸，左侧，根治性睾丸切除术

- Leydig 细胞肿瘤，2.0cm
- 缺乏与侵袭性行为相关的组织学特征（见述评）

述评：大多数 Leydig 细胞肿瘤为惰性。与侵袭性生物学行为相关的特征包括：肿瘤＞5cm、浸润性的边界、睾丸外扩散、细胞异型性、核分裂象增多或出现病理性核分裂象、脉管侵犯、坏死、Ki-67 增殖指数增高等，本例肿瘤未发现上述特征

经验与教训：精索 Leydig 细胞异位

- 在睾丸实质以外发现 Leydig 细胞并不意味着恶性
- 正常的 Leydig 细胞有沿着神经生长的趋势，可在精索、睾丸纵隔、睾丸白膜及附睾中出现

5. 颗粒细胞瘤

颗粒细胞瘤是一种罕见的性索肿瘤，多见于卵巢，但也可发生于睾丸。这些肿瘤来源于 FSH 反应性的颗粒细胞，受到刺激后分泌雌激素，临床上可表现为男性乳房发育，患者血清中的抑制

素水平常常升高。如同其他性索间质类肿瘤，大多数颗粒细胞瘤为良性，分为两种亚型，即幼年型和成人型。

组织学上，成人型颗粒细胞瘤可呈实性、弥漫或结节状生长，常可见典型的 Call-Exner 小体（图 4-83 和图 4-84）。Call-Exner 小体是由颗粒细胞围绕着嗜酸性无细胞成分形成的小型滤泡样结构。细胞学上，肿瘤细胞核呈典型的“咖啡豆”形态，可见明显的核沟（图 4-85）。颗粒细胞瘤中最常见的免疫组化阳性标志物是抑制素，也可表达其他非特异的性索间质标志物，如 SF1 和钙网蛋白 [17]。

幼年型颗粒细胞瘤发生于 1 岁以下男童。与成人型颗粒细胞瘤的区别在于幼年型颗粒细胞瘤可见多种生长方式混合存在，常见明显的大滤泡。肿瘤往往呈结节状生长，内含大小不等的滤泡，富于细胞的间质穿插于滤泡间，滤泡腔内常见嗜碱性物质。

6. 类癌 / 高分化神经内分泌肿瘤

睾丸类癌和其他部位的类癌一样，是分化好的神经内分泌肿瘤。原发性单纯睾丸类癌罕见，占睾丸肿瘤的不到 1%。已发现类癌与畸胎瘤、表皮样囊肿和皮样囊肿有关 [27]。这些肿瘤可能为睾丸的单胚层畸胎瘤中的一种。由于原发性睾丸类癌罕见，必须排除其他原发部位类癌转移的可能。

典型的类癌呈巢团状或小梁状生长，可有菊形团（图 4-86 至图 4-88）。细胞学上，肿瘤细胞染色质细腻，核仁不明显（图 4-89）。神经内分泌标志物阳性，包括 Syn、CgA 和 CD56。

总的来说，类癌在行睾丸切除后预后良好。但如果是伴有核分裂增多的“非典型”类癌（每 HPE 2～10 个）或有凝固性坏死，则存在转移可能。此外，体积较大的肿瘤比较小的肿瘤更容易转移。

7. 原始神经外胚层肿瘤

单纯性原始神经外胚层肿瘤（primitive neuroectodermal tumor，PNET）极少发生于睾丸，仅有少量病例报道 [28, 29]。PNET 更常见于畸胎瘤继发恶性体细胞肿瘤，由未成熟神经组织过度生长形成 [30]。原发性 PNET 形态学上与中枢神经系统的 PNET 相似：原始的小蓝圆细胞排列成小管状、真性菊形团和实性片状（图 4-90），可出现神经毡样间质。肿瘤细胞与中枢神经系统 PNET 一样，CD99 呈细胞膜弥漫强阳性。

（二）多形性肿瘤

1. 胚胎性癌

胚胎性癌是一种高度原始的生殖细胞肿瘤，重现了原始的胚胎组织发生过程。单纯性胚胎性癌是第二常见的单一组织类型的生殖细胞肿瘤，

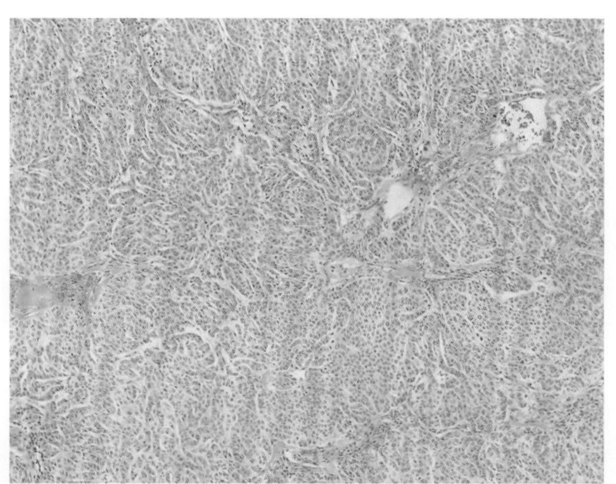

▲ 图 4-83 在低倍镜下颗粒细胞瘤呈实性结节状生长，细胞形态相对温和

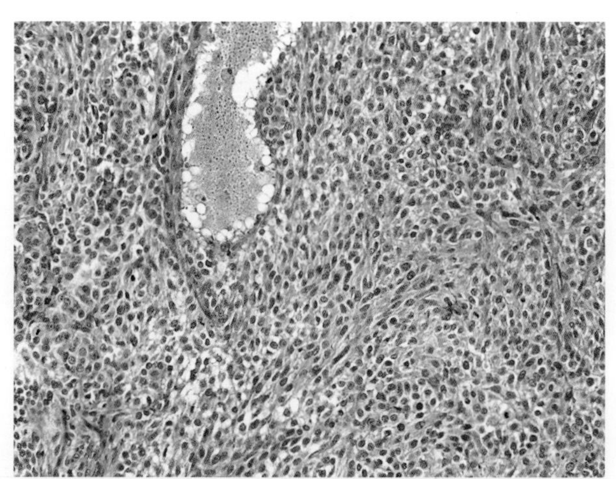

▲ 图 4-84 颗粒细胞瘤可为富于细胞性，核分裂象可较活跃，但并不意味着侵袭性生物学行为

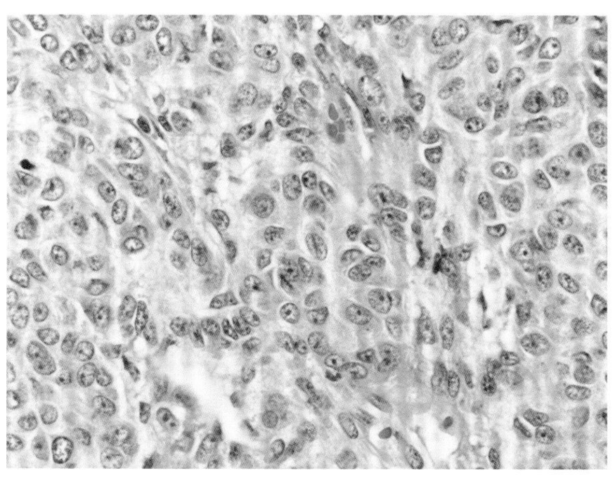

▲ 图 4-85　典型颗粒细胞瘤的细胞核染色质细腻，可见核沟，类似“咖啡豆”

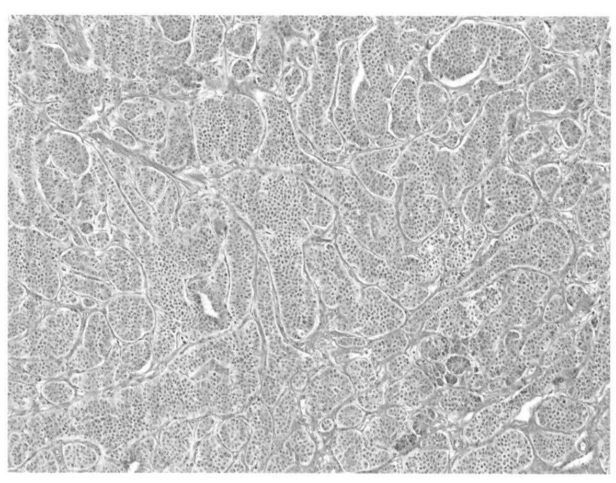

▲ 图 4-86　低倍镜下，类癌呈典型的小梁状、条索状或巢团状结构

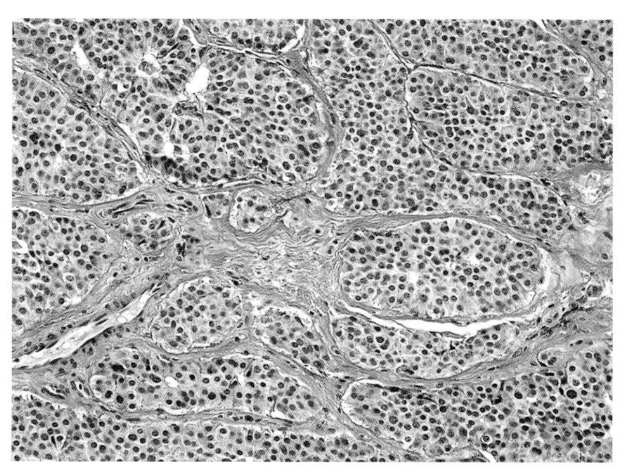

▲ 图 4-87　类癌可见中等大小的细胞巢团，其内肿瘤细胞呈圆形，形态一致

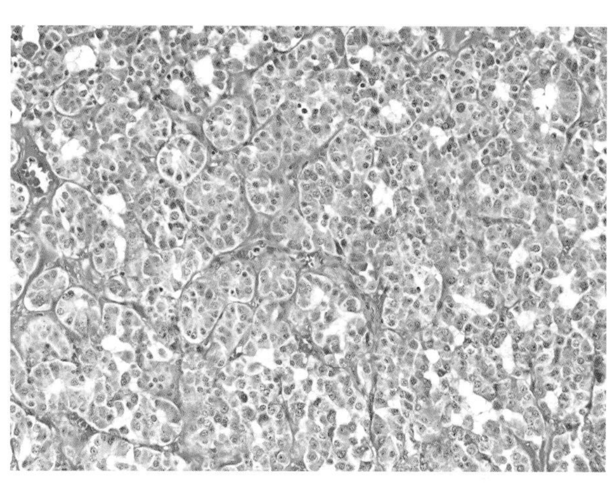

▲ 图 4-88　类癌中常见菊形团结构，本例出现小管状生长方式，类似支持细胞肿瘤

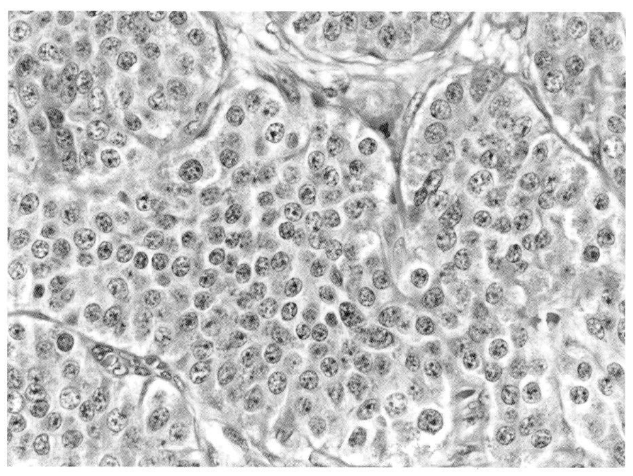

▲ 图 4-89　类癌具有神经内分泌细胞的特征，核圆形，染色质呈胡椒盐样，核仁不明显

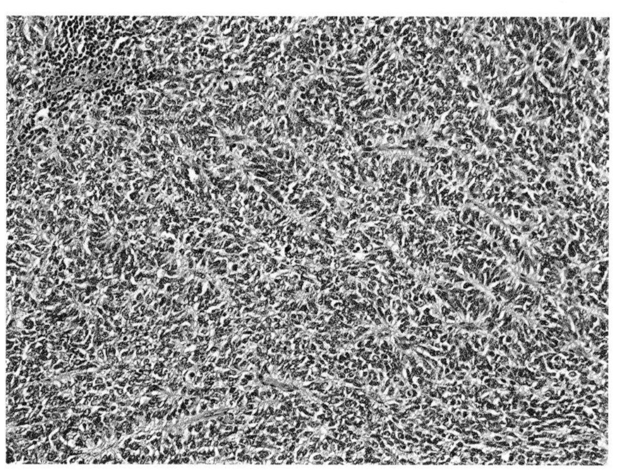

▲ 图 4-90　发生于睾丸的原始神经外胚层肿瘤（**PNET**）与中枢神经系统部位发生的 **PNET** 形态学特征相同，小蓝圆形肿瘤细胞形成菊形团及管状结构，亦可呈实性片状生长

仅次于精原细胞瘤，但单纯性胚胎性癌相当罕见，仅占单形性生殖细胞肿瘤的2%～20%，一般认为约5%。不同于其他单一组织类型的生殖细胞肿瘤，单纯性胚胎性癌在青春期前的儿童中极为罕见，但大多数混合性生殖细胞肿瘤均混有胚胎性癌的成分，且胚胎性癌占比大，则肿瘤复发风险高。

肿瘤大体呈质软灰色肿块，常见出血和坏死。组织学上，胚胎性癌为多形性明显的原始肿瘤，具有多种生长方式。按出现频率高低排序，表现为实性、乳头状/管状和假内胚窦样（图4–91）。腺样生长区域常见，是提示存在胚胎性癌的有用特征（图4–92）。当与卵黄囊瘤混合存在时，也可呈弥漫性胚胎瘤样改变。胚胎性癌的标志性特征是高度的多形性和细胞异型性。肿瘤细胞大，圆形或柱状，胞质丰富。细胞核多角形，染色质深染，核仁明显，核膜不规则。相对于精原细胞瘤，胚胎性癌细胞核拥挤和重叠更为常见。肿瘤性坏死及核分裂象易见（图4–93和图4–94）。肿瘤的周边出现红染的坏死物质和退变的肿瘤细胞，使生精小管内胚胎性癌易于被识别[12]（图4–95）。

胚胎性癌最常见的鉴别诊断难点是与多形性明显的精原细胞瘤相鉴别。当精原细胞瘤细胞变得更不典型时，需考虑鉴别胚胎性癌。一组简易的免疫组化组合即可帮助诊断，即CD117、AE1/3、CD30。精原细胞瘤CD117呈弥漫阳性，AE1/3斑驳阳性或阴性，CD30阴性。胚胎性癌AE1/3和CD30呈弥漫阳性，不表达CD117。有时在胚胎性癌的肿瘤细胞周围看到一些污秽的细胞，称为“镶嵌”模式。这些污秽的细胞形似合体滋养层细胞，疑似合并绒毛膜癌，但OCT3/4弥漫阳性可作鉴别[31]。

2. 卵黄囊瘤

卵黄囊瘤（yolk sac tumor，YST）得名于肿瘤在形态上再现了发育过程中的胚胎形成过程，曾被称为内胚窦瘤。在成人中，卵黄囊瘤常作为混合性生殖细胞肿瘤的一种成分出现。临床上，血清AFP升高（通常＞100ng/ml）时则提示有卵黄囊成分。尽管目前临床上认为，卵黄囊瘤并不像胚胎性癌，是预后不佳的组织形态，但确有数据表明伴有卵黄囊瘤成分的肿瘤有远期复发为少见类型肿瘤的倾向，且对经典生殖细胞肿瘤的化疗耐药[32]。

卵黄囊瘤可以表现为多种形态，使得诊断更为复杂，常与胚胎性癌关系密切，后者常可作为

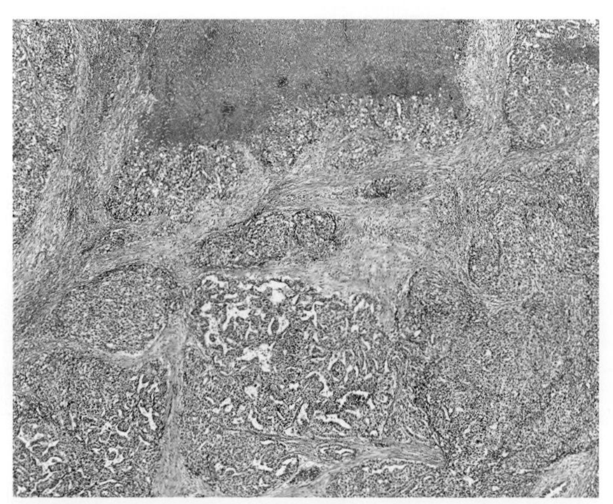

▲ 图4–91　胚胎性癌表现为高度多形性，低倍镜下即可识别出明显的异型性，常见腺样形态和坏死

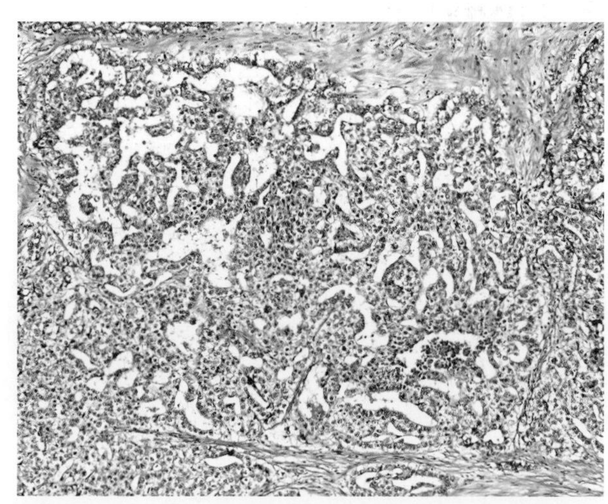

▲ 图4–92　胚胎性癌的腺样区域细胞核多形性明显，核分裂象活跃。其他含有腺样形态的生殖细胞肿瘤包括精原细胞瘤和卵黄囊瘤，胚胎性癌细胞核的特征可以将其与其他形态更为一致的肿瘤区分开来

寻找前者的有用线索（图 4–96）。常见的形态包括微囊状、大囊状、实性、腺样、伴有 SD 小体的内胚窦、附壁样伴基底膜样物质、肝样、乳头状及肉瘤样模式（图 4–97 至图 4–105）。腺样模式常可见核下空泡，类似于分泌期子宫内膜的“钢琴键”样。在卵黄囊瘤区域内常可见黏液样基质，有时形成弥漫的黏液背景或分散的黏液湖。在所有的模式中，常见的细胞学特征包括胞质内及细胞外玻璃样小球和基底膜样物质[12]（图 4–106）。

肉瘤样分化在转移性病灶尤其常见，有时与原发肿瘤相隔很长一段时间，造成诊断困难[33]。无论何时，当可能患有生殖细胞肿瘤的患者出现梭形细胞肿瘤（低级别或高级别）时，都应该要考虑到肉瘤样卵黄囊瘤（图 4–107）。对于那些未知来源的梭形细胞肿瘤，有助于诊断肉瘤样卵黄囊瘤的特征包括形成小发卷样结构（ringlet structure），免疫组化梭形细胞 AE1/AE3 和 glypican3 阳性。任何原发性生殖细胞肿瘤的病史以及病变位于常见转移部位也都是很有帮助的临床线索。

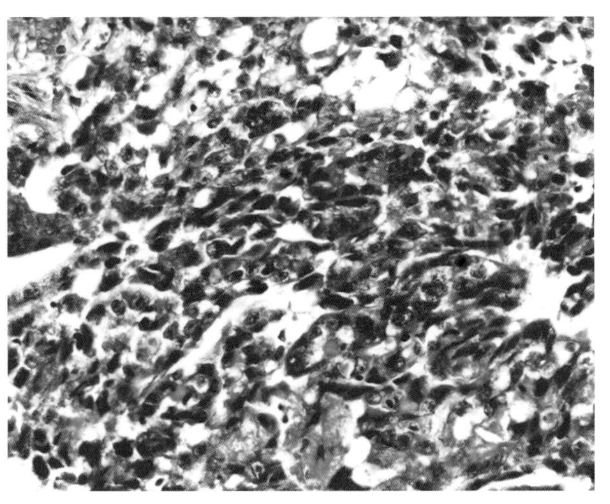

▲ 图 4–93 高倍镜下，胚胎性癌的肿瘤细胞具有高级别特征，如核分裂象多见、核重叠且具多形性，异型性较其他生殖细胞肿瘤更明显

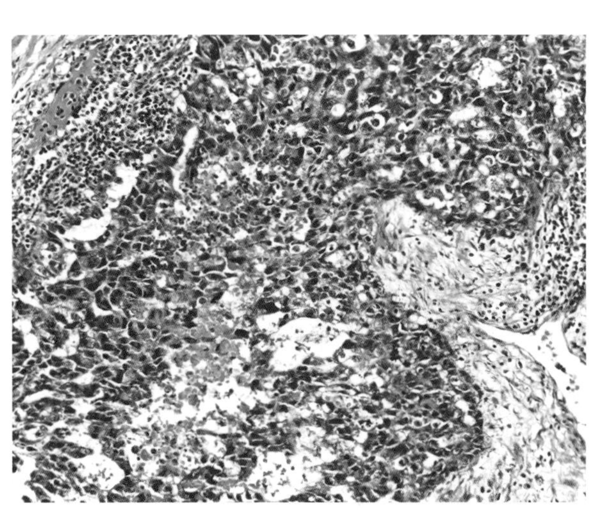

▲ 图 4–94 胚胎性癌常见地图状坏死

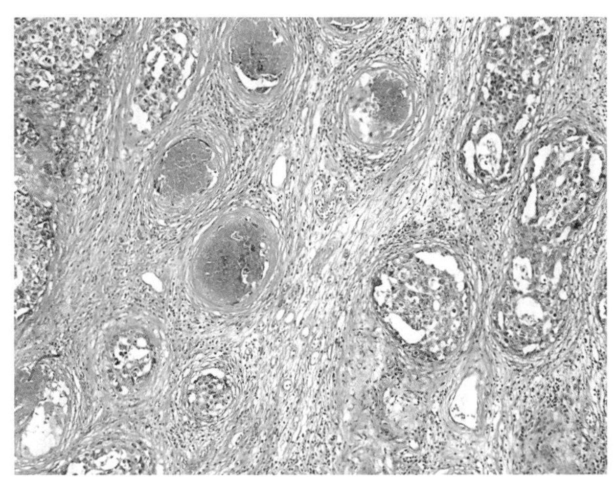

▲ 图 4–95 胚胎性癌可生长至生精小管内，即小管内生长模式。当小管内肿瘤坏死时，可见细胞坏死后的致密粉染无定形物质

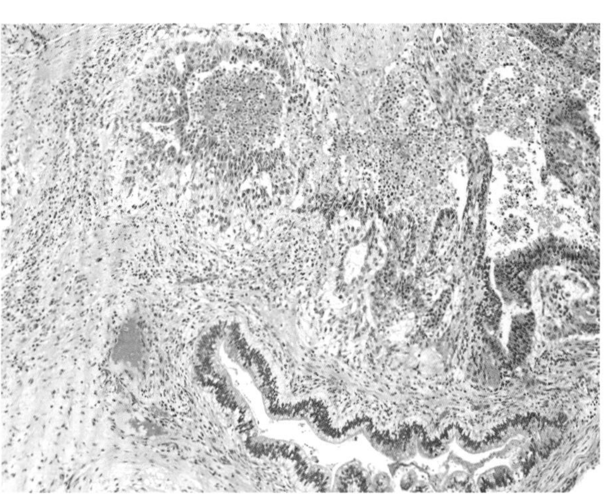

▲ 图 4–96 在混合性生殖细胞肿瘤中，卵黄囊瘤与胚胎性癌常交错存在。当发现疏松的黏液样基质环绕胚胎性癌中高度多形性的细胞时，需考虑存在卵黄囊瘤成分

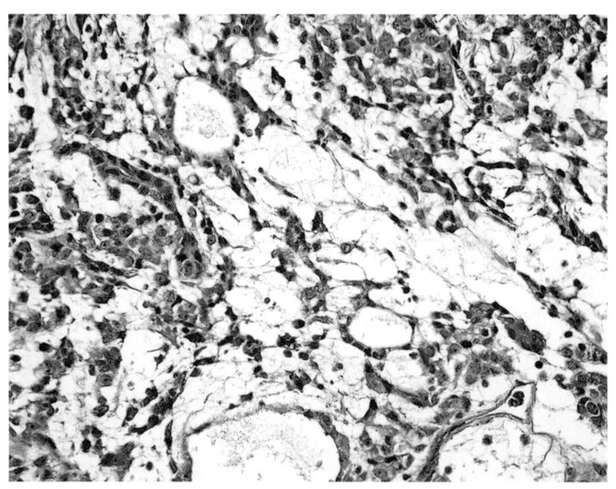

▲ 图 **4-97** 卵黄囊瘤常见黏液样基质，是低倍镜下发现卵黄囊瘤的有用线索。黏液样基质可以更弥漫，肿瘤细胞分散在其中，或者类似本例形成黏液湖，肿瘤呈大囊状

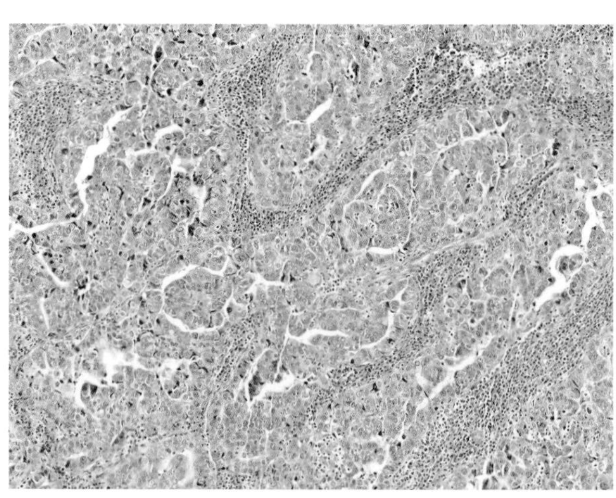

▲ 图 **4-98** 卵黄囊瘤的腺样模式可表现为紧密排列的腺体结构，腺腔呈裂隙状

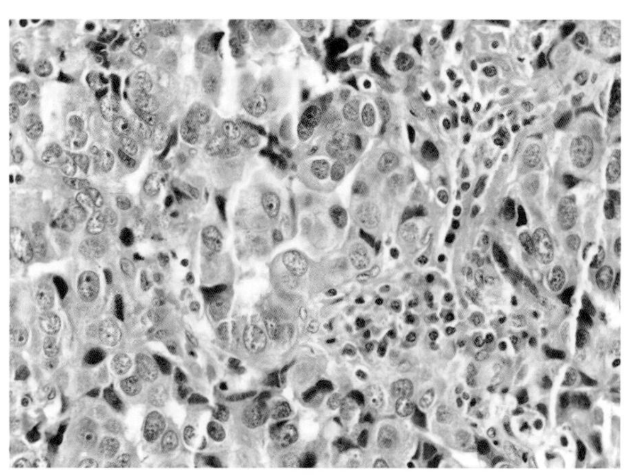

▲ 图 **4-99** 高倍镜下，卵黄囊瘤的胞质丰富、嗜酸性，可呈现一定程度的肝样分化

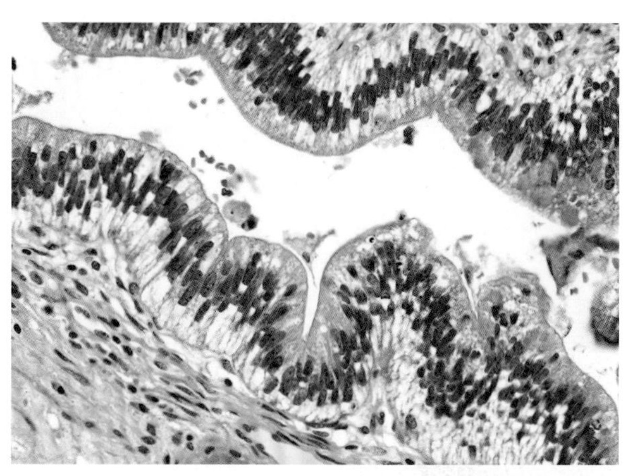

▲ 图 **4-100** 典型的核下空泡是诊断腺样型卵黄囊瘤的一个非常有用的线索，呈“钢琴键”样外观

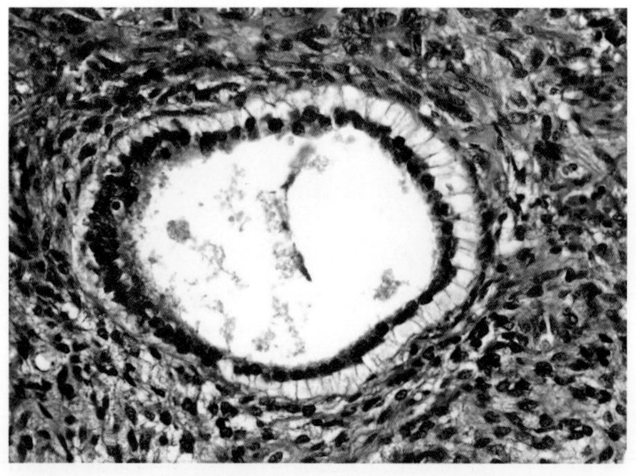

▲ 图 **4-101** 卵黄囊瘤中出现一小灶整齐排列的核下空泡。这一形态学可类似其他畸胎瘤样腺样成分

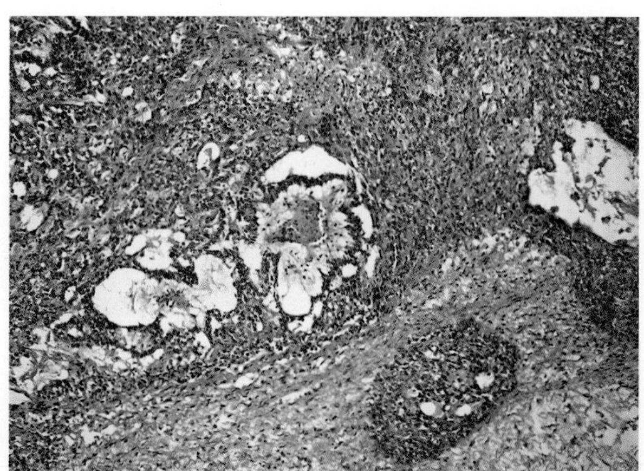

▲ 图 **4-102** **Schiller-Duval** 小体是指卵黄囊瘤细胞在血管周围紧密排列，被称为内胚窦形态

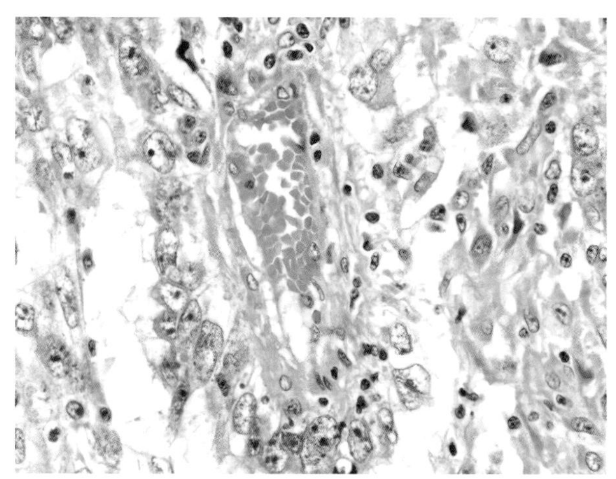

▲ 图 4-103　尽管 **Schiller-Duval** 小体是卵黄囊瘤的一个特征，但仅见于少数病例

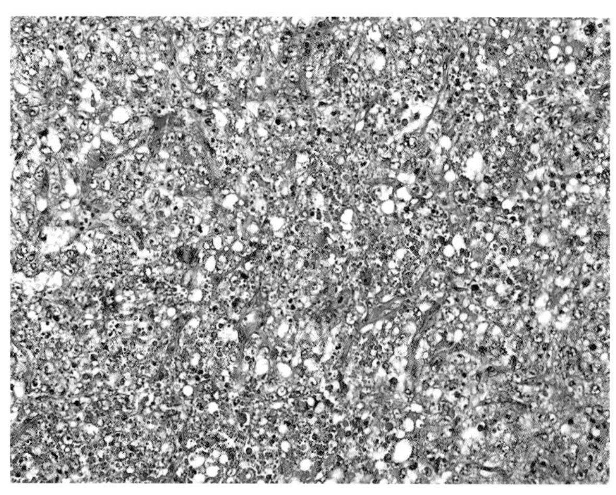

▲ 图 4-104　此例实性型卵黄囊瘤类似于其他实性生殖细胞肿瘤，如精原细胞瘤及胚胎性癌。存在细胞外玻璃样小球则强烈提示为卵黄囊瘤

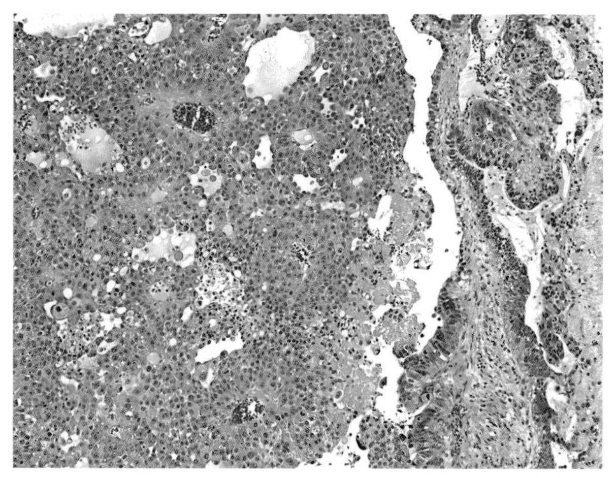

▲ 图 4-105　肝样卵黄囊瘤，可见丰富致密的嗜酸性胞质

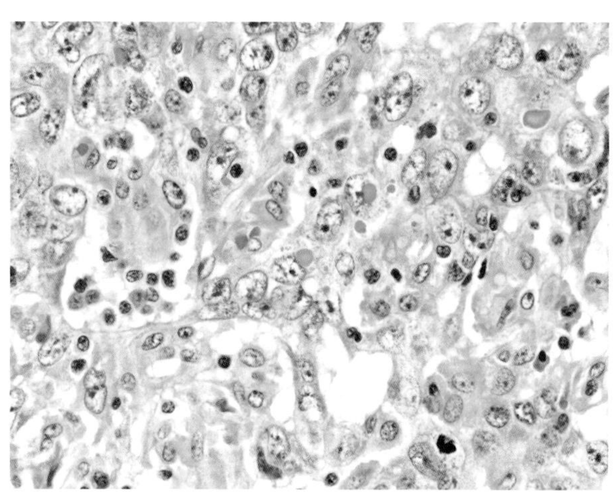

▲ 图 4-106　细胞外玻璃样小球是识别卵黄囊瘤的有用特征，尤其是在肿瘤出现少见形态时。同样，识别到基底膜样物质也强烈提示附壁型卵黄囊瘤

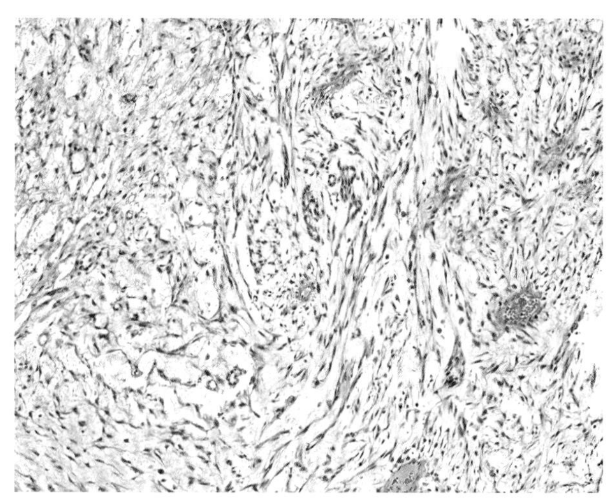

◀ 图 4-107　肉瘤样卵黄囊瘤常见于转移灶，并可能导致诊断困难。在任何有生殖细胞肿瘤风险的患者中都应考虑本病的可能，并可使用 **AE1/3** 和 **glypican3** 免疫组化协助诊断

经验与教训：睾丸网增生

- 睾丸网增生可出现玻璃样小球，类似卵黄囊瘤中所见[34]
- 增生的睾丸网可见上皮旺炽性增生形成，呈实性及微囊性上皮细胞巢状，其内包含玻璃样小球（图 4-108）
- 睾丸网增生局限于正常睾丸网区域，使通常呈裂隙状的腺体扩张
- 睾丸网增生缺乏卵黄囊瘤中可见的细胞异型性及核分裂象

经验与教训：辨认小灶的卵黄囊瘤

- 卵黄囊瘤可能会很难辨认
- 发现 AFP 升高时需要进行全面仔细地阅片以寻找卵黄囊瘤成分，有需要时可补取切片
- 可见多种生长模式
- 常与胚胎性癌关系密切
- 带状基底膜样物质（附壁形态）和（或）玻璃样小球
- 中央为胚胎性癌，伴有羊膜样空间，周围包绕卵黄囊瘤时，为“弥漫性胚胎瘤模式”[37]（图 4-109）

当 HE 切片不能明确时，免疫组化可协助诊断。卵黄囊瘤表达 SALL4 和广谱 CK，但两者不完全特异。与精原细胞瘤和胚胎性癌相反，卵黄囊瘤不表达 OCT3/4。肿瘤细胞表达 AFP，但当血清 AFP 水平很高时可能会造成背景染色明显。因此，使用 AFP 这个标志物时，需要确认组织学改变符合卵黄囊瘤的特点。另外，glypican3 也是卵黄囊瘤高度特异性的标志物。一项包含 39 例卵黄囊瘤的病例研究显示，所有肿瘤 glypican 3 均阳性[35]。值得一提的是，假如生殖细胞肿瘤特异性的标志物的抗体不完备时，可尝试使用 CDX2，它在卵黄囊瘤中通常是阳性的[36]。

3. 绒毛膜癌

绒毛膜癌是一种伴有滋养层细胞分化的生殖细胞肿瘤，由细胞滋养层细胞、中间滋养层细胞以及合体滋养层细胞所构成。绒毛膜癌大多是混合性生殖细胞肿瘤的构成成分，尽管也有报道存在纯的滋养层细胞肿瘤。不幸的是，这些肿瘤可发生转移，尤其是肺部转移，临床表现为咯血。同卵黄囊瘤一样，血清肿瘤标志物对诊断绒毛膜癌很有帮助，β-hCG 数值可升高至上万。

在混合性生殖细胞肿瘤中辨别绒毛膜癌成分，一般应从低倍镜观察开始，留意出血灶（图 4-110）。因此，在大体标本取材时也应当仔细在

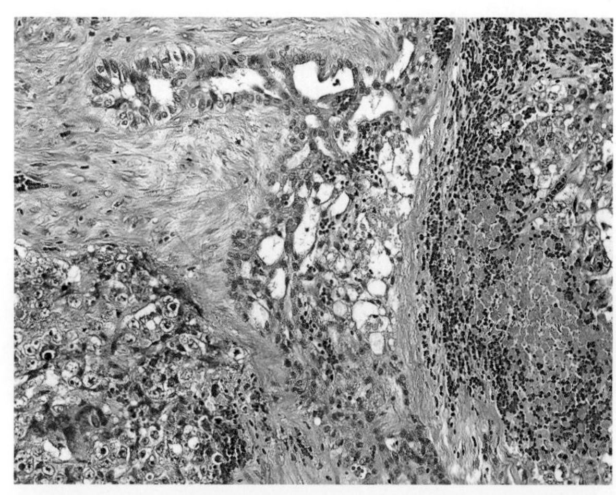

▲ 图 4-108 睾丸网增生可能由于存在玻璃样小球而类似卵黄囊瘤。不支持卵黄囊瘤的线索则包括周围细胞形态温和，集中在睾丸网中央

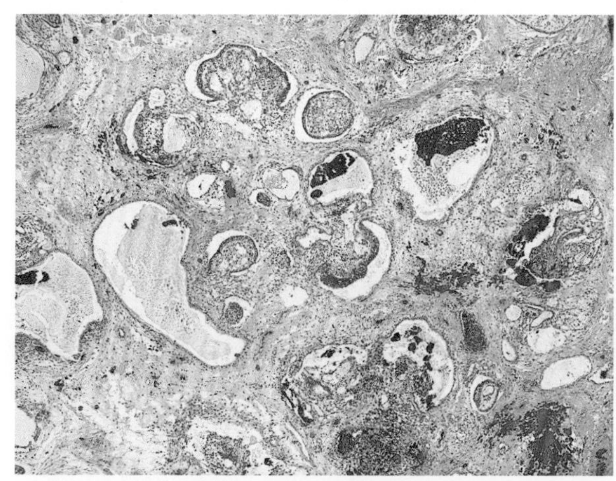

▲ 图 4-109 弥漫性胚胎瘤或多胚瘤模式是特异性的形态，胚胎性癌和卵黄囊瘤成分紧密混合。增殖的卵黄囊瘤突入到空腔内，周围衬覆胚胎性癌细胞，再现了发育中的胚胎

所有出血部位充分取样。细胞学上，绒毛膜癌通常至少有 2 种类型的细胞，即单核的细胞滋养层细胞及多核合体滋养层细胞。细胞滋养层细胞胞质呈透明至淡粉染，胞核不规则，核仁明显（图 4–111），核分裂象易见；而合体滋养层细胞具丰富深红染的胞质，胞界不清，一些合体滋养层细胞簇会形成伴出血的小腔（图 4–112）。合体滋养层细胞的数量可能很少，偶尔成簇存在（图 4–113）。尽管小的癌灶中，这两种类型细胞通常不会有序排列，但也偶尔可见类似绒毛样形态良好的区域。

绒毛膜癌表达 SALL4 和 GATA3，尤其是在细胞滋养层细胞[36, 38]，OCT3/4 为阴性，与精原细胞瘤和胚胎性癌相反。合体滋养层细胞表达 β-hCG 及人胎盘催乳素，也表达抑制素及 glypican3[39]。

常见问题：为何在绒毛膜癌患者中经常发现睾丸 Leydig 细胞增生

绒毛膜癌中升高的 β-hCG 对睾丸 Leydig 细胞产生直接的刺激效应，导致睾丸 Leydig 细胞增生

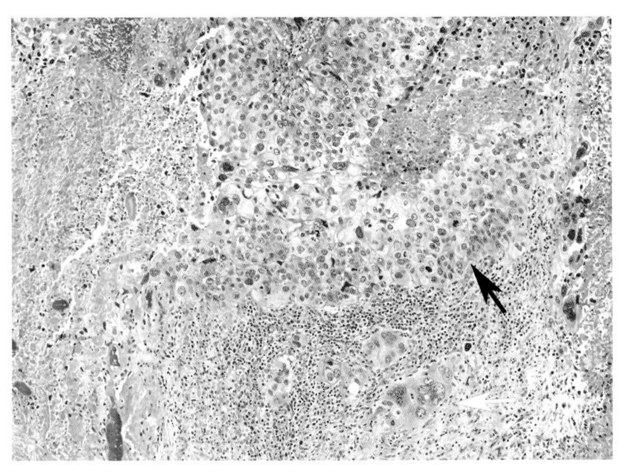

▲ 图 4–110 低倍镜下，观察出血区域有助于发现绒毛膜癌病灶。单核细胞滋养层细胞（黑箭）占肿瘤细胞的大部分，同时可见散在分布的合体滋养层细胞（白箭）

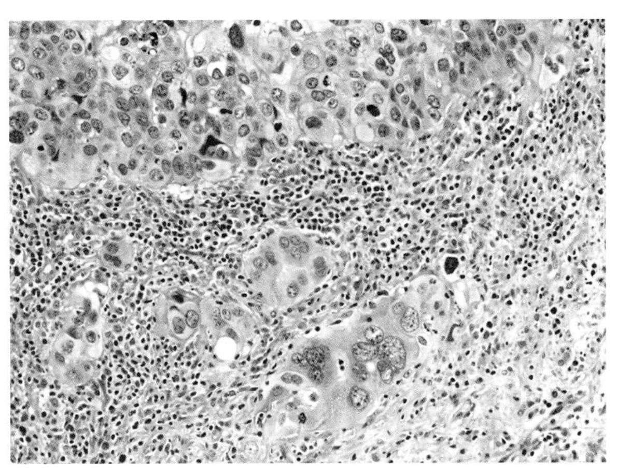

▲ 图 4–111 本图上半部分的细胞滋养层细胞可见丰富、透明至粉染的胞质，伴有空泡状染色质及中度异型性；下半部分可见多核的合体滋养层细胞

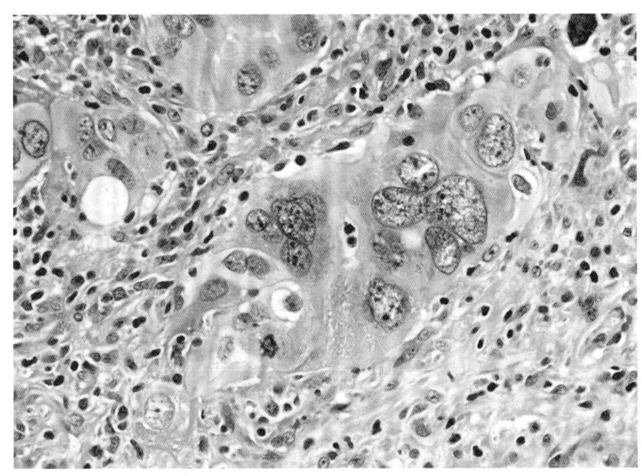

▲ 图 4–112 高倍镜下的合体滋养层细胞，可见多个增大异型的胞核，周围有丰富深粉染的胞质。这些细胞可产生 β-hCG，免疫组化强阳性

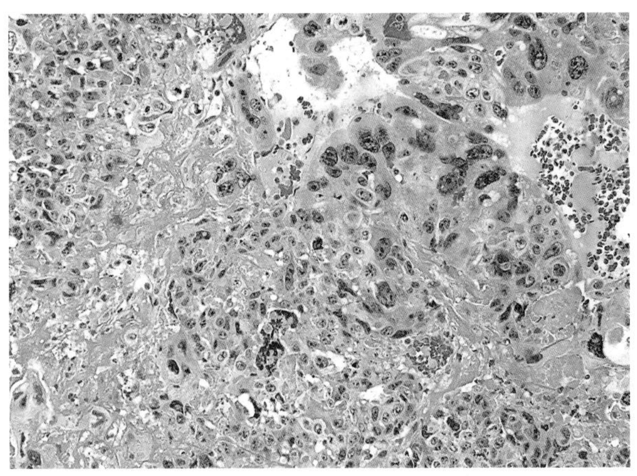

▲ 图 4–113 绒毛膜癌中成簇的合体滋养层细胞是对诊断很有帮助的形态特征，但在很多病例中仅见少许合体滋养层细胞

4. 精母细胞性肿瘤

既往被称为“精母细胞性精原细胞瘤”，可表现为3种不同的细胞类型。尽管也纳入生殖细胞肿瘤分类中，但这类肿瘤和其他生殖细胞肿瘤不同之处在于，它们并不出现在性腺外的中线部位，不像其他生殖细胞肿瘤可发生在如纵隔及脑等性腺外的部位。与精原细胞瘤的其他区别点包括缺乏纤细的纤维间隔、背景浸润的淋巴细胞，以及炎性肉芽肿形成。出现原位生殖细胞肿瘤是不支持此诊断的，因为精母细胞性肿瘤是一种非原位生殖细胞肿瘤起源的肿瘤。精母细胞性肿瘤与精原细胞瘤的一个区别在于患病人群——精原细胞瘤的中位年龄大概在40岁，而精母细胞性肿瘤主要发生在更年长的患者，大概在50岁及以上。然而，精原细胞瘤与精母细胞性肿瘤在发病年龄上有所重叠，因此并不能因为年龄就排除某一诊断。

组织学上，肿瘤呈片状和实性巢状生长，与精原细胞瘤及淋巴瘤相同（图4-114）。需要高倍镜下观察并识别这类肿瘤的“三相型”细胞学特征（图4-115）。3种细胞类型包括小细胞、中间型细胞以及巨细胞，类似于精子成熟的各个阶段，正是这种细胞学特征产生了“精母细胞性”这一名称。小细胞为小圆形的蓝色细胞，形似淋巴细胞；中等大小细胞为伴有中等量胞质的圆形细胞，染色质更加浅染、细腻；而巨细胞则具有独特的线团样丝状染色质，类似处于减数分裂中的初级精母细胞（图4-116）。肿瘤的核分裂非常活跃，可出现坏死，极少数情况下，肿瘤可能发生肉瘤样分化[40]，亦可出现生精小管内生长。

通常来说，只要在HE切片观察到这三种细胞类型，就可以做出诊断；但首先需要鉴别诊断的是精原细胞瘤。在精母细胞性肿瘤中，PLAP和OCT3/4为阴性，相反在精原细胞瘤中两者弥漫性表达[41]。

（三）具有器官样结构的肿瘤

1. 原位生殖细胞肿瘤

原位生殖细胞肿瘤（germ cell neoplasia in situ，GCNIS），曾被称为小管内生殖细胞肿瘤，是一种局限于生精小管的生精龛（靠近基底膜）内的生殖细胞恶性增殖。大多数混合性生殖细胞肿瘤以及很多精原细胞瘤中，都可以发现原位生殖细胞肿瘤，恶性细胞被认为是来源于那些未能正常发育为精原细胞的原始生殖细胞。

出现缺乏完整精子发生过程的生精小管，是发现原位生殖细胞肿瘤的线索，但是恶性细胞也可呈Paget样扩散至有精子的小管内（图4-117至图4-119）。原位生殖细胞肿瘤常呈斑片状分布

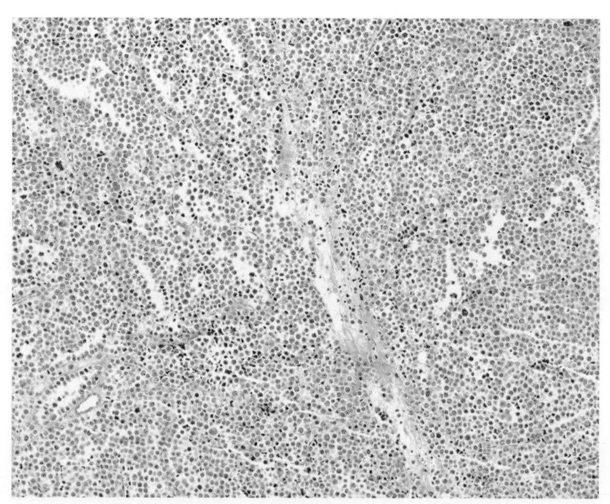

▲ 图4-114　精母细胞性肿瘤呈实性生长模式，其水肿的区域将细胞推挤开，形成肿瘤内空隙

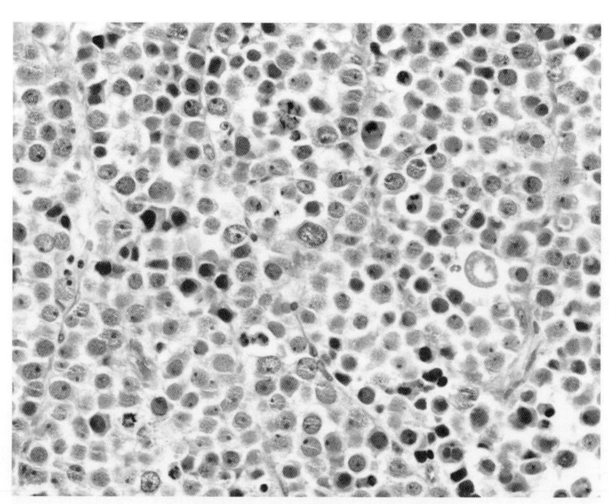

▲ 图4-115　高倍镜下，典型的“三相型”或三种细胞群有助于区分精母细胞性肿瘤与精原细胞瘤

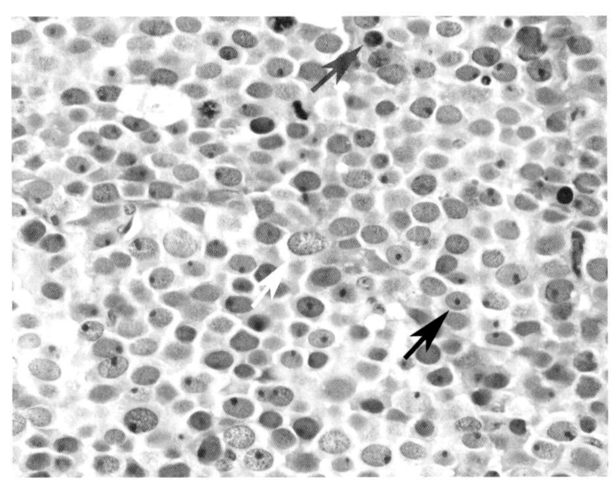

▲ 图 4-116　三种类型细胞的特征为：小细胞（红箭）类似淋巴细胞，中间型细胞（黑箭）可见细腻的染色质及单个核仁，巨细胞（白箭）核大并具有丝状染色质，类似于正处于减数分裂期的精母细胞，故名“精母细胞性肿瘤”

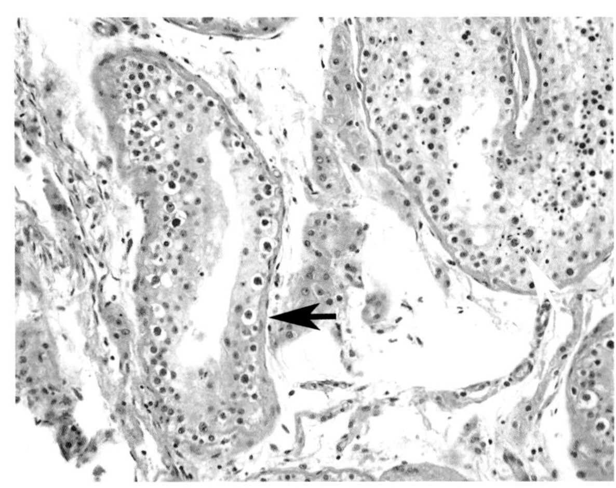

▲ 图 4-117　原位生殖细胞肿瘤（黑箭）通常呈斑片状分布于睾丸内，常常出现在混合性生殖细胞肿瘤及精原细胞瘤中。低倍镜下，有助诊断的特征是原位生殖细胞肿瘤的小管内缺乏完整的精子发生过程。邻近的小管（白箭）内可见完整的精子发育过程，说明这种病变的分布呈斑片状

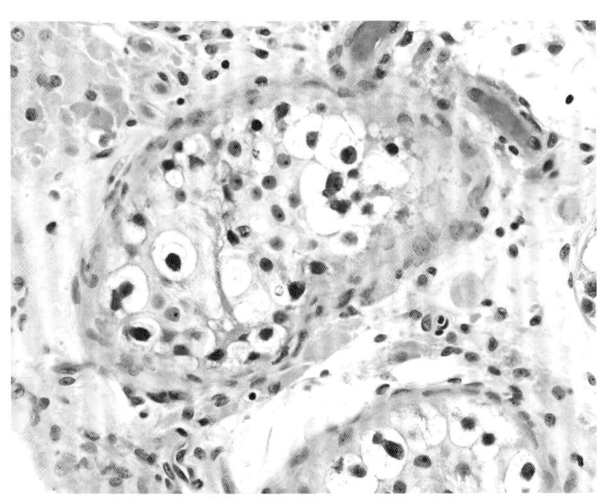

▲ 图 4-118　中倍镜下，原位生殖细胞肿瘤表现为显著增大的细胞伴核异型性

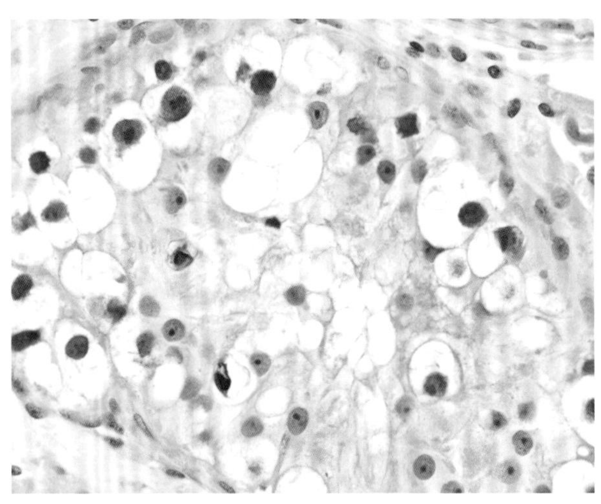

▲ 图 4-119　细胞学上，原位生殖细胞肿瘤类似于精原细胞瘤，细胞胞质丰富透亮，核增大，核仁显著。与正常的生殖细胞相比，原位生殖细胞肿瘤细胞局限于小管中的近腔缘的位置，而非位于小管腔中央

于睾丸，恶性细胞类似于精原细胞瘤的细胞，位于生精小管的基底部，核大深染，核仁明显，胞质丰富、透明。

原位生殖细胞肿瘤与精原细胞瘤相同，都表达 OCT3/4、PLAP、CD117 及 D2-40[42]。这种小管内病变的鉴别诊断包括小管内精原细胞瘤，后者常常伴有肿块或是其他部位的小管间精原细胞瘤，以及未成熟的 / 成熟迟滞的生殖细胞。未成熟生殖细胞位于小管中央，遍布所有小管，而原位生殖细胞肿瘤则位于小管的基底部位，呈斑片状分布 [17]。当基底部位的生殖细胞出现轻度核不典型性，却又不见明显核仁时，行 OCT3/4 免疫组化有助于鉴别生殖细胞的轻度不典型性与真性原位生殖细胞肿瘤。

常见问题：引起原位或生殖细胞肿瘤风险增高的情况

- 隐睾症：睾丸在腹腔内位置越高，发生恶性病变的危险越高
- 性发育异常：Y 染色体上出现 GBY 区域 [43]
- 生育能力下降 / 不育

2. 畸胎瘤

广义来说，畸胎瘤在同一肿物内包含各种类型组织成分，包括内胚层、中胚层及外胚层来源的组织 [16]。在睾丸，畸胎瘤至少有 2 个胚层来源的组织，极少数单胚层畸胎瘤表现为类癌（在单形性肿瘤中讨论）。发生在睾丸的畸胎瘤可为良性或恶性。良性畸胎瘤起源于未转化的生殖细胞，包括皮样囊肿、表皮样囊肿及青春期前型成熟性畸胎瘤。恶性的青春期后型畸胎瘤起源于其他恶性生殖细胞肿瘤。一般而言（详见后述），睾丸的青春期后型畸胎瘤应首先视作恶性，除非经充分的论证认为其符合良性（青春期前型）畸胎瘤的标准。除组织学之外，临床的人口统计学资料（发病年龄）在区分青春期前 / 后型的肿瘤时是很重要的，两者发生恶性行为的能力是不同的。

(1) 表皮样囊肿：这种罕见的良性肿瘤在形态学上类似其他部位的表皮样囊肿。囊肿境界清楚，内衬温和角化型鳞状上皮，没有附属器结构 [44]（图 4–120 和图 4–121）。肿瘤具有良性病程，当怀疑此诊断时可选择保留睾丸的手术。

(2) 皮样囊肿：皮样囊肿是一类良性成熟性畸胎瘤。这些肿瘤为境界清楚的囊肿，衬覆角化型鳞状上皮，包含皮肤附属器结构，诸如皮脂腺及毛囊。肉眼可见囊内毛发，与在卵巢的同类肿瘤相同 [45]。

(3) 青春期前型成熟性畸胎瘤：青春期前型畸胎瘤是良性肿瘤，源自未转化的生殖细胞。此型几乎占儿童睾丸生殖细胞肿瘤的 1/3，是仅次于卵黄囊瘤的儿童单纯性的生殖细胞肿瘤。它们几乎总是单纯性的肿瘤且一定无相关的原位生殖细胞肿瘤存在。组织学上，肿瘤由各种组织构成，且这些组织保留了其来源的正常组织的器官样结构，因此将这类病变归类于“具有器官样结构的肿瘤”。常见的组织类型包括神经组织、软骨、肠上皮或表皮（图 4–122），缺乏明显的细胞异型性或核分裂象 [37]（图 4–123）。在成年患者中诊断一个“良性”畸胎瘤（如青春期前型）时是需要特别谨慎的（见“备忘列表”），因为大多数成人睾丸畸胎瘤都起源于原位生殖细胞肿瘤或是其他恶性生殖细胞肿瘤的组成部分。因此，尽管睾丸的肿瘤仅表现为单纯的畸胎瘤，但也可能会出现其他生殖细胞肿瘤成分的转移。

备忘列表：发生于成人的良性青春期前型畸胎瘤的诊断标准 [46]

- 缺乏细胞异型性
- 无原位生殖细胞肿瘤
- 无生精小管萎缩 / 瘢痕
- 精子发生正常
- 无微结石
- 缺乏等臂染色体 12p/12p 获得
- 具有器官样结构
- 明显的纤毛上皮
- 明显的平滑肌

(4) 青春期后型成熟性畸胎瘤：相比而言，青春期后型成熟性畸胎瘤发生在年龄更大的患者，介于 20 岁至 40 岁之间。这类恶性肿瘤则被认为是起源于其他生殖细胞肿瘤（如卵黄囊瘤）。在一项包含 16 例伴有成熟性畸胎瘤成分的混合性生殖细胞肿瘤患者的研究中，71% 的病例畸胎瘤成分与生殖细胞肿瘤成分的等位基因缺失模式是相同的 [47]。在很多青春期后型畸胎瘤中发现了 12p 等臂染色体，也提示其来源于其他生殖细胞肿瘤。另一个提示其起源于其他生殖细胞肿瘤的现象是，尽管睾丸的肿瘤仅表现为单纯的畸胎

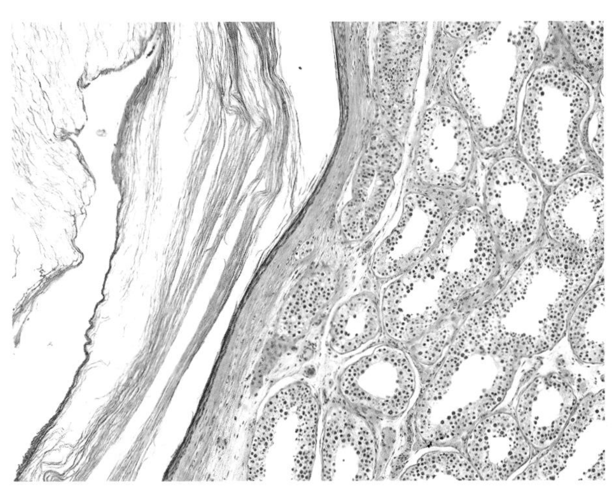

▲ 图 4-120　睾丸表皮样囊肿是一种良性畸胎瘤。肿瘤形态类似于其他部位的表皮样囊肿

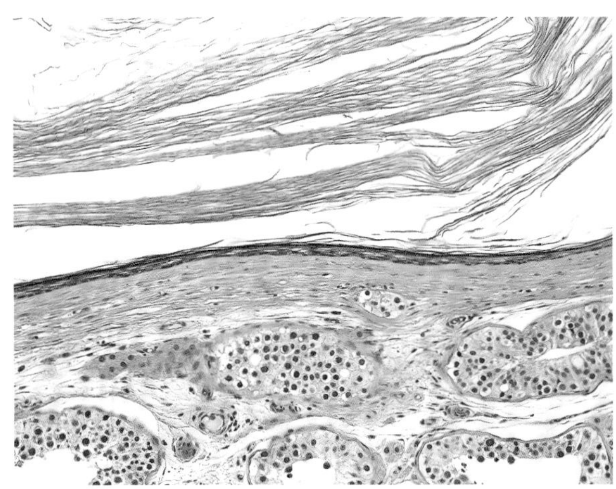

▲ 图 4-121　表皮样囊肿由温和的角化性鳞状上皮组成，缺乏皮肤附属器结构

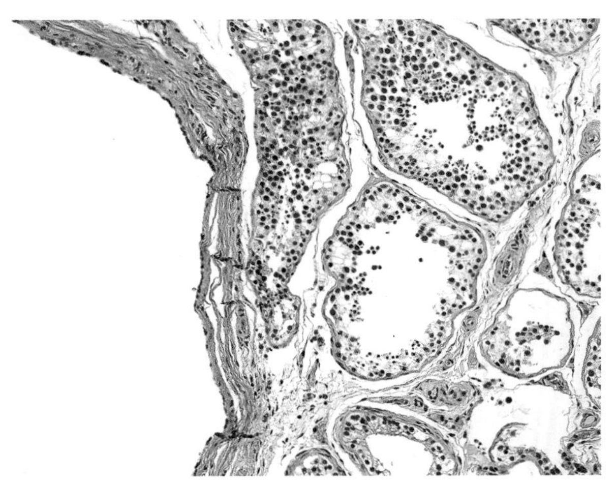

▲ 图 4-122　本例为良性青春期前型成熟性畸胎瘤，囊内被覆温和的低立方上皮。睾丸皮样 / 表皮样囊肿与青春期前型畸胎瘤的一个关键区别点在于是否混有不同的成熟的上皮、神经及间质成分

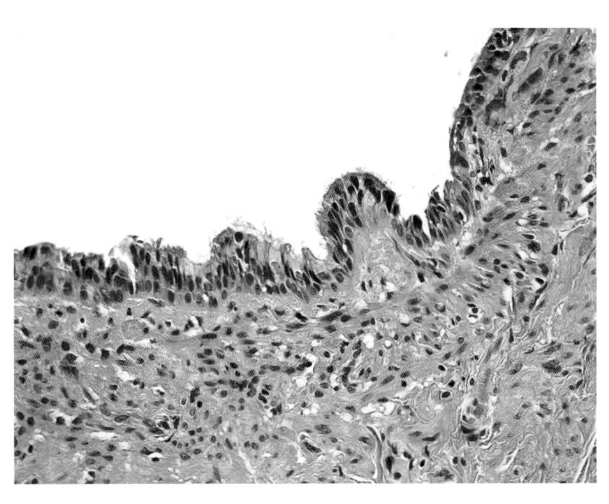

▲ 图 4-123　高倍镜下，本例青春期前型畸胎瘤被覆假复层纤毛柱状上皮，符合呼吸道黏膜上皮。青春期前型畸胎瘤中的成分不具有显著的细胞异型性及核分裂象

瘤，但会出现其他生殖细胞肿瘤成分的转移。人们认为，这是由于其他生殖细胞成分在原发肿瘤部位分化成畸胎瘤之前，早已发生了转移。

组织学上，除少数情况外，青春期后型成熟性畸胎瘤和青春期前型畸胎瘤相似。青春期后型畸胎瘤较少出现青春期前型畸胎瘤常有的器官样结构；不同成分的组织交织在一起（图 4-124 和图 4-125）。常见的组织类型包括神经组织、软骨、肠上皮或表皮（图 4-126 和图 4-127）。细胞异型性以及核分裂象增多在青春期后型畸胎瘤中常见，并且这类肿瘤具有转化为体细胞性（非生殖细胞类型）恶性肿瘤的潜能（图 4-128）。本型作为一种恶性生殖细胞肿瘤，背景中生精小管内常发现有原位生殖细胞肿瘤，是混合性生殖细胞肿瘤的成分之一。

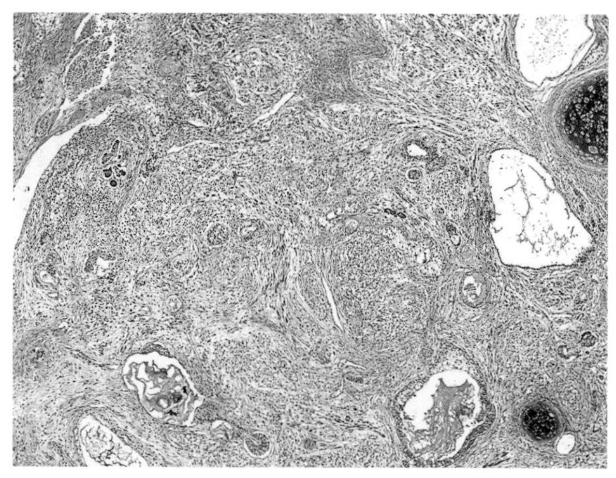

▲ 图 4-124　在青春期后型畸胎瘤中，不同类型的组织通常混杂在一起。在本视野内，软骨及肠型腺体同时出现在致密的肌瘤样间质内

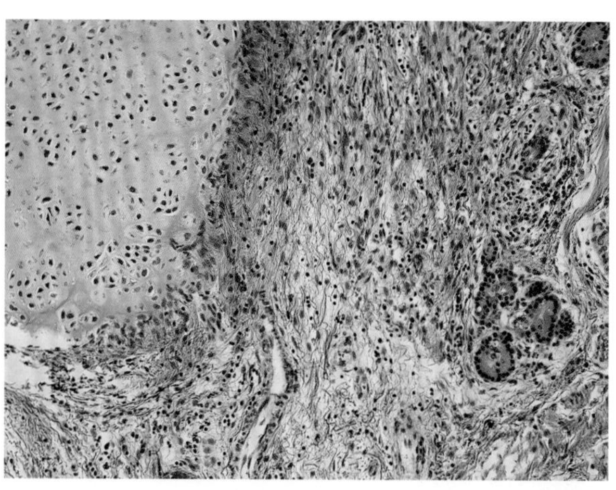

▲ 图 4-125　青春期后型畸胎瘤可见不同组织类型无序排列，但总体而言仍具有器官样形态。本视野显示的是邻近软骨的胰腺腺泡

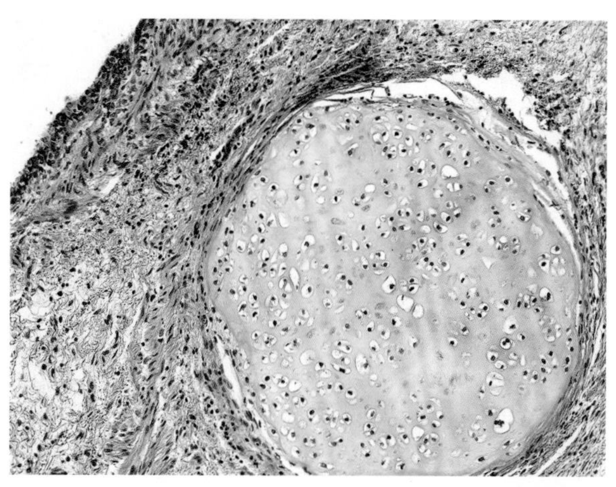

▲ 图 4-126　青春期后型畸胎瘤常可见软骨，图示软骨靠近左上角的纤毛上皮，在青春期前型畸胎瘤中不常见

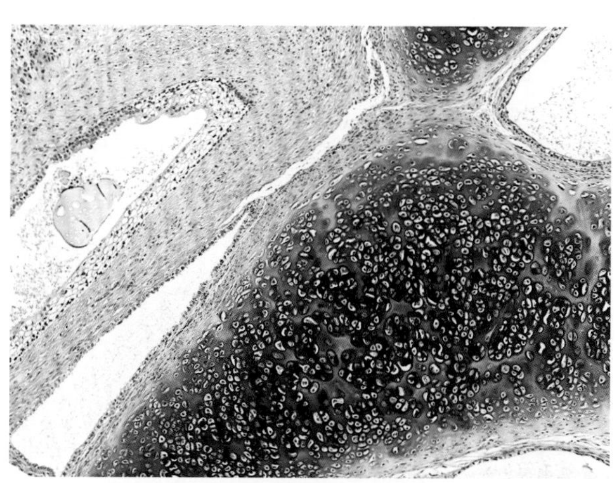

▲ 图 4-127　本例青春期后型畸胎瘤可见富于细胞的软骨，这种程度的细胞异型性及密度不符合青春期前型畸胎瘤的诊断。与其对应的良性组分相比，青春期后型畸胎瘤通常可见更明显的核异型性及更多的核分裂象

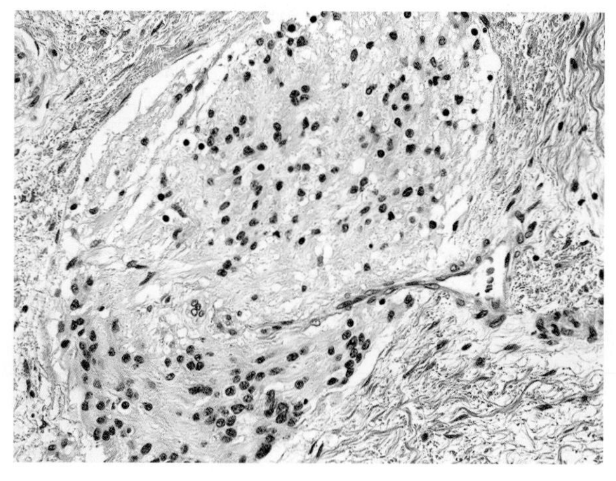

◀ 图 4-128　神经组织是青春期后型畸胎瘤的另一种常见成分，如果转变为体细胞恶性肿瘤，神经组织可能会发展成原始神经外胚叶肿瘤

述评示例：青春期后型成熟性畸胎瘤

睾丸，右侧，根治性睾丸切除术

- 畸胎瘤，青春期后型（1.5cm）
- 见述评

述评：肿瘤完全由成熟性畸胎瘤成分构成，缺乏其他生殖细胞肿瘤成分。然而，青春期后型畸胎瘤起源于恶性生殖细胞肿瘤的前驱病变，并存在转移可能。其他生殖细胞肿瘤成分可能会在转移部位出现。存在其他生殖细胞肿瘤，也提示畸胎瘤成分来源于恶性生殖细胞肿瘤（是否同时存在恶性生殖细胞肿瘤不影响本病诊断）

经验与教训：起源于畸胎瘤的体细胞性恶性肿瘤

- 起源于畸胎瘤的体细胞性恶性肿瘤是指成熟的畸胎瘤成分发生恶性转变（例如，肉瘤、癌）（图4–129）
- 体细胞性恶性肿瘤的诊断标准是单一的恶性细胞占据整个低倍（4×）视野，直径约5mm
- 在睾丸中最常见的体细胞性恶性肿瘤的类型都起源于原始成分：原始神经外胚层肿瘤最常见，横纹肌肉瘤（胚胎型）及其他少见类型如肾母细胞瘤（图4–130和图4–131）
- 上皮性恶性肿瘤较不常见，腺癌及鳞状细胞癌均可出现（图4–132）
- 部分专家认为部分体细胞性恶性肿瘤来自于卵黄囊瘤而非畸胎瘤，尤其是黏液性肉瘤样肿瘤[48]

常见问题：青春期前型畸胎瘤和青春期后型畸胎瘤的区别是什么[30, 46]

- 青春期前型畸胎瘤是良性的，呈现有序的组织结构，异型性小，核分裂象不易见；这类肿瘤起源于未转化的生殖细胞并缺乏12p等臂染色体
- 青春期后型畸胎瘤是恶性的，不呈明显器官样排列，细胞具有异型性，核分裂象增多；肿瘤起源于其他生殖细胞肿瘤并具有12p等臂染色体

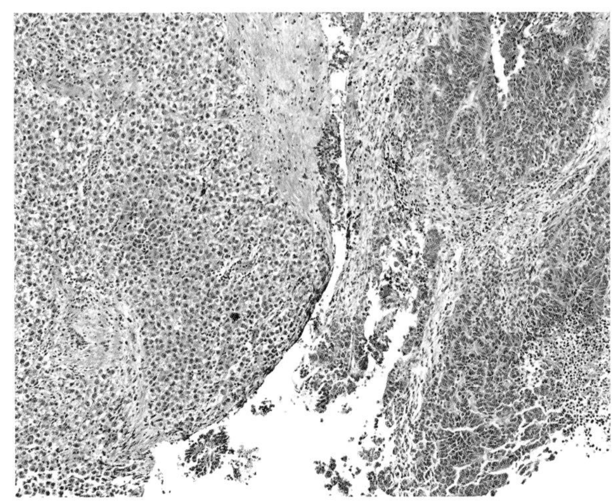

▲ 图4–129 起源于生殖细胞肿瘤的恶性体细胞肿瘤，由畸胎瘤的成分转化为相应的恶性成分。本图可见精原细胞瘤附近有原始的小圆形蓝色细胞，符合恶性体细胞肿瘤

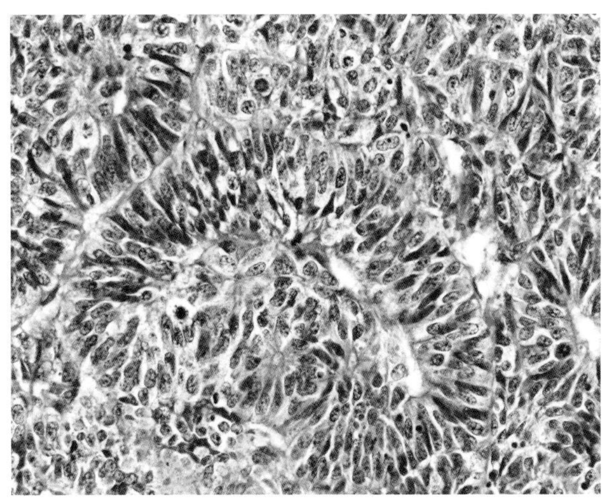

▲ 图4–130 体细胞性转化的原始神经外胚层肿瘤是起源于生殖细胞肿瘤最常见的恶性体细胞肿瘤之一，其形态学与其他部位原始神经外胚层肿瘤相同，为原始的小圆形蓝色细胞，形成小管样或菊形团结构

（四）梭形细胞肿瘤

1. 卵泡膜–纤维瘤

卵泡膜–纤维瘤为一组相对罕见的发生于睾丸的性索间质肿瘤。绝大多数肿瘤形态类似卵巢纤维瘤，卵泡膜样特征在睾丸中几乎见不到。肿瘤细胞类似于卵巢间质细胞——梭形，胞质少，呈隐约的席纹状排列，其间伴胶原间质穿插（图4–133和图4–134）。当肿瘤细胞密度增加时，核分裂象可达2个/10HPF[12]。

2. 退化的生殖细胞肿瘤

睾丸生殖细胞肿瘤的退化，或者说“燃尽”

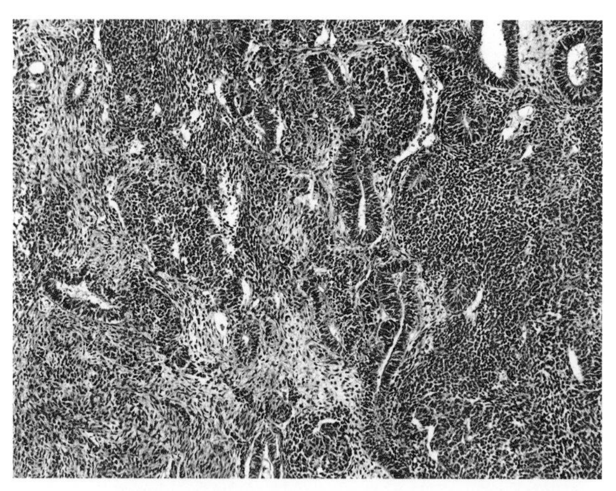

▲ 图 4-131　少见的恶性体细胞肿瘤类型还包括起源于生殖细胞肿瘤的肾母细胞瘤（**Wilms** 瘤）。形态为具有上皮、胚基细胞和间叶成分的三相型肿瘤，类似于发生在肾脏的肾母细胞瘤

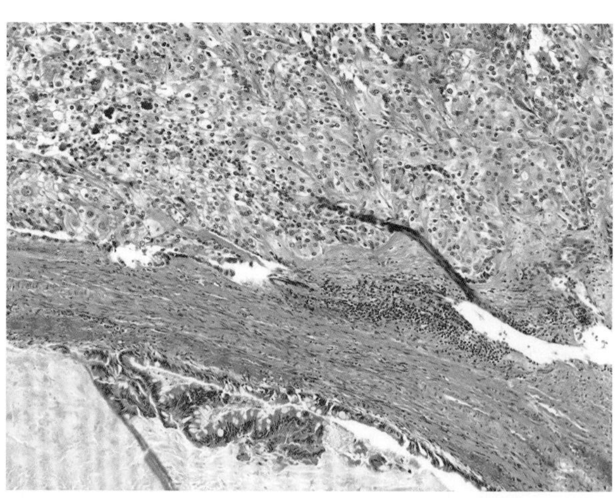

▲ 图 4-132　发生体细胞恶性转化为癌则是更为少见的现象。本例畸胎瘤在图片下方可见肠型上皮，上方则是含丰富嗜酸性胞质的癌巢。此例恶性体细胞肿瘤 **PAX8** 阳性，提示为起源于畸胎瘤的肾细胞癌

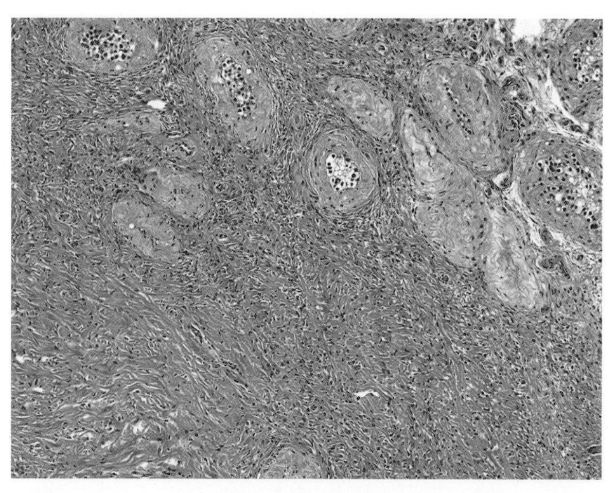

▲ 图 4-133　睾丸的性索间质肿瘤中的卵泡膜 - 纤维瘤较卵巢更为少见。形态学上，肿瘤由增生的卵巢型间质梭形细胞构成，本例视野边缘的少数生精小管陷入增生的梭形细胞

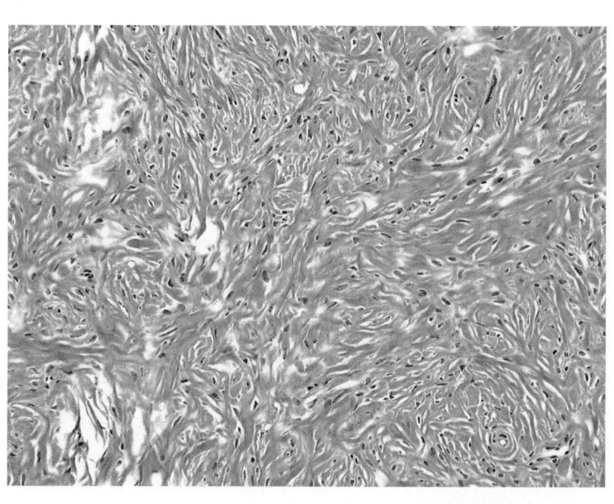

▲ 图 4-134　在本例睾丸纤维瘤中，梭形细胞间可见明显的致密胶原间质。在睾丸发生的这类肿瘤几乎不表现出卵泡膜样特征

的情况并不罕见，且大多数都发生于精原细胞瘤。临床上，通常是在明确了未知原发部位的转移性肿瘤是生殖细胞来源，并且未发现睾丸肿物时，才会怀疑此类肿瘤。组织学上，退化的生殖细胞肿瘤为分散的纤维化结节，可包含含铁血黄素细胞、钙化、玻璃样变 / 萎缩的小管以及慢性炎症（图 4-135 至图 4-137）。退化的生殖细胞肿瘤最特异性的改变是小管内的粗大钙化，这被认为是管内生长的胚胎性癌随后出现坏死及钙化导致的（图 4-138）。邻近的小管内含有原位生殖细胞肿瘤也高度支持退化的生殖细胞肿瘤，而非其他原因导致的瘢痕[49]。即使没有发现这些特征，也有必要与临床医生沟通，即睾丸中的“瘢痕”可能代表退化的生殖细胞肿瘤，且有必要进行临床分期（影像学和血清肿瘤标志物，见“述评示例”）。

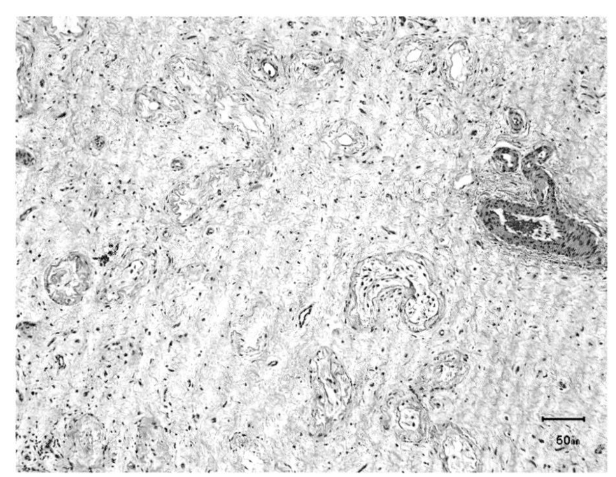

▲ 图 4-135 退化的生殖细胞肿瘤实际上是生殖细胞肿瘤退变所留下的瘢痕。正因此，温和的梭形细胞以及血管构成的纤维化结节是该肿瘤的特征，如图所示

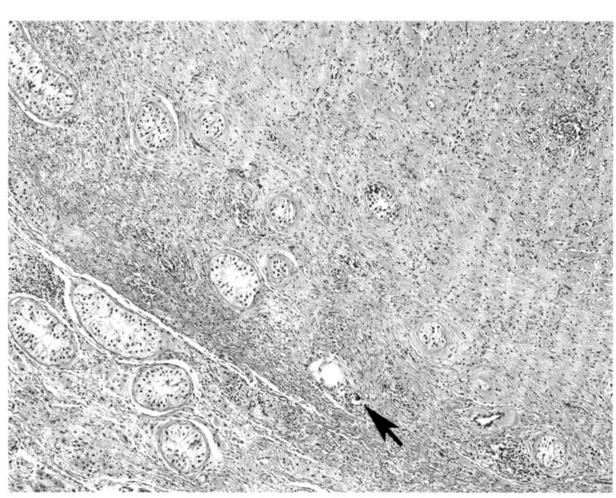

▲ 图 4-136 本例中可提示睾丸瘢痕为生殖细胞肿瘤退化而非其他原因造成的特征包括微结石（箭）和背景中唯支持细胞模式的生精小管。尽管图片中未显示，在睾丸内发现原位生殖细胞肿瘤对退化的生殖细胞肿瘤有重要诊断意义

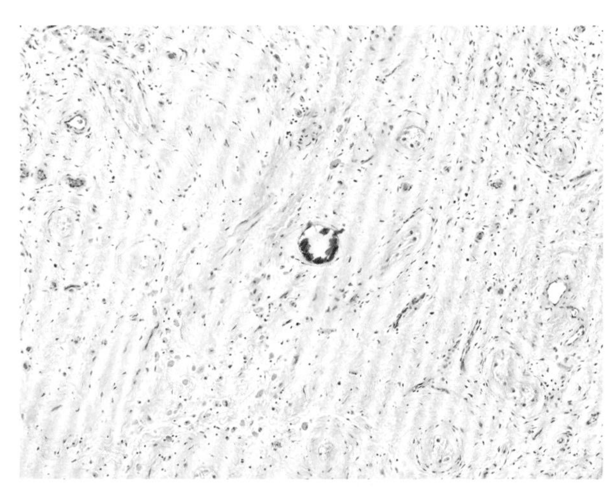

▲ 图 4-137 除了纤维化及微结石以外，此视野可见大量含铁血黄素细胞，意味着对此前存在的肿瘤的清除

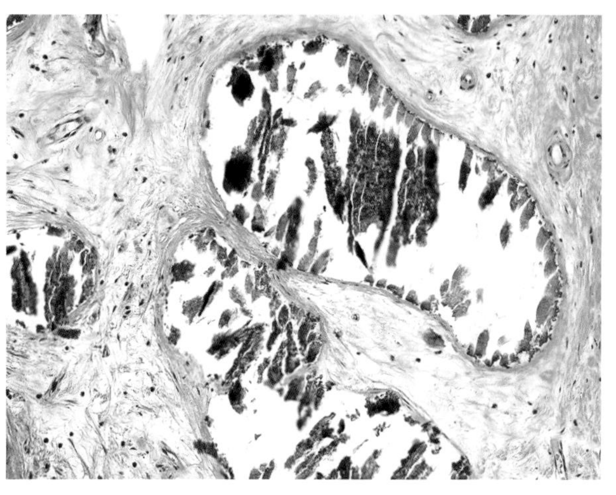

▲ 图 4-138 小管内大且粗颗粒的钙化被认为是退化的生殖细胞肿瘤最特异性的改变，是胚胎性癌坏死后的残余。在睾丸瘢痕中发现这些钙化时，应当倾向考虑退化的生殖细胞肿瘤，分期为 pT_0 期

（五）睾丸肿瘤的血清标志物

实验室检查生殖细胞肿瘤产生的肿瘤标志物对睾丸肿瘤的临床诊断、分期和监测不可或缺。根据这些标志物升高的程度，在 AJCC 的睾丸肿瘤中又有一个额外的 S 分期。AFP 和 β-hCG 的水平越高意味着预后也就更差，并被纳入国际生殖细胞分类共识的风险分组，基于这些风险分组决定是否化疗。表 4–5 总结了这些血清肿瘤标志物的作用。

在睾丸切除术前及治疗后都应连续监测 LDH、AFP 以及 β-hCG，直至水平恢复正常。降至正常后，任何标志物水平的升高都提示有病变残留 / 复发。

（六）睾丸肿瘤的免疫组化

识别各种生殖细胞和性索间质肿瘤的典型形态学特征是准确诊断的第一步；然而，正如上述

述评示例：不伴有原位生殖细胞肿瘤或粗大钙化的睾丸瘢痕

睾丸，左侧，睾丸切除术
- 瘢痕，最大径 1.5cm：见述评

述评：临床的肿块实际上是睾丸实质内的瘢痕区域。尽管没有存活的生殖细胞肿瘤，但无法排除生殖细胞肿瘤自发退化的可能。请结合临床评估（影像学、血清肿瘤标志物），除外退化的生殖细胞肿瘤的可能

参考文献：Balzer BL, Ulbright TM. Spontaneous regression of testicular germ cell tumors: an analysis of 42 cases. Am J Surg Pathol. 2006; 30(7):858-865.

述评示例：伴有原位生殖细胞肿瘤或粗大钙化的睾丸瘢痕

睾丸，左侧，睾丸切除术
- 瘢痕，符合退化的生殖细胞肿瘤：见述评
- 肉眼最大径 1.5cm
- 存在原位生殖细胞肿瘤（pTis）和（或）出现大的粗颗粒钙化（pT_0 期）

述评：临床的肿块实际上是睾丸实质内的瘢痕区域。邻近的睾丸内可见原位生殖细胞肿瘤（pTis 期）和（或）粗糙钙化（pT_0 期），这对于生殖细胞肿瘤的自发性退化有诊断意义（见参考文献）（粗大钙化通常被认为是胚胎性癌坏死及钙化所致）

参考文献：Balzer BL, Ulbright TM. Spontaneous regression of testicular germ cell tumors: an analysis of 42 cases. Am J Surg Pathol. 2006;30(7):858-865.

表 4–5　血清肿瘤标志物在生殖细胞肿瘤诊断和临床治疗中的作用 [50]

标志物	首要相关肿瘤	其他可能升高的生殖细胞肿瘤	造成其升高的非生殖细胞肿瘤因素	临床应用
LDH	精原细胞瘤	非特异性标志物，在所有生殖细胞肿瘤中常升高	白血病、横纹肌溶解、溶血、肺栓塞、心肌梗死	• LDH 显著升高与较高的瘤荷有关 • 治疗后 LDH 升高提示复发
AFP	卵黄囊瘤	在极少数胚胎性癌和畸胎瘤中升高	肝细胞癌、胰胆管肿瘤、肝脏疾病	• 在单纯性精原细胞瘤中发现 AFP 升高表明存在未检出的非精原细胞瘤成分 • AFP 水平在根治性手术后 1 个月内恢复正常
β-hCG	绒毛膜癌（显著升高至上千）	在精原细胞瘤和胚胎性癌中轻度升高（<500mU/ml）	多种具有合体滋养层细胞的肿瘤、性腺功能减退、吸食大麻、垂体腺瘤	• β-hCG 水平在根治性手术后 1 周内恢复正常 • 持续升高表明病变残留 / 复发

AFP. 甲胎蛋白；LDH. 乳酸脱氢酶；β-hCG. β- 人绒毛膜促性腺激素

讨论中提到的，此类肿瘤许多具有不常见的形态模式，可能会造成混淆。因此，在 HE 形态的指导下进行全面的免疫组化通常可以明确诊断。

针对生殖细胞肿瘤的标志物一般有 SALL4、PLAP 及 OCT4。SALL4 和 OCT3/4 均为多能干细胞和生殖细胞的标志物。SALL4 是一种核标志物，一项研究显示，其在 100% 的原位生殖细胞肿瘤、精原细胞瘤、胚胎癌和卵黄囊瘤中均呈强阳性[51]。绒毛膜癌中 SALL4 染色较弱，但所有病例均有一定程度的表达。SALL4 是一项用来鉴别生殖细胞肿瘤和性索间质肿瘤的有用标志物，也可用于原发灶不明的转移性肿瘤需要鉴别生殖细胞肿瘤起源的情况。OCT4 是生殖细胞肿瘤相对特异性的指标，但敏感性较低，仅标记原位生殖细胞肿

瘤、精原细胞瘤及胚胎性癌[52]。PLAP 在大多数原位生殖细胞肿瘤、精原细胞瘤和胚胎性癌中表达，在少数卵黄囊瘤和绒毛膜癌也有表达[53]。

性索间质肿瘤中最常见的标志物是 SF1、抑制素以及钙网蛋白。关键的是，如上所述，性索间质肿瘤中 SALL4 呈阴性。SF1 是性索间质肿瘤最特异的标志物，一项研究显示，SF1 在所有性索间质肿瘤中均表达，而在生殖细胞肿瘤中阴性[54]。

虽然一系列标志物可以用来确定生殖细胞肿瘤的亚型，但由于不同肿瘤中这些标志物的表达有重叠，使用时需要基于 HE 形态进行鉴别诊断。例如，胚胎性癌和多形性精原细胞瘤因其形态学相似而需行进一步免疫组化。进行鉴别时，OCT3/4 在两者均表达，故没有作用。使用 AE1/3、CD30、CD117 和 D2-40 免疫组化套餐可能有所帮助，其中胚胎性癌表达 AE1/3 和 CD30，不表达 CD117 和 D2-40；而精原细胞瘤具有相反的免疫表型，CD117 和 D2-40 阳性[55]。OCT3/4 可用于区分原位生殖细胞肿瘤和正常的生殖细胞（图 4-139 和图 4-140）。

卵黄囊瘤与胚胎性癌也可能紧密混合，以至于难以区分两种生殖细胞类型的相对百分比。在这种情况下，联用 glypican3 和 CD30 可以突出显示两者之一（图 4-141 至图 4-143）。表 4-6 列出了最有助于诊断睾丸肿瘤的免疫组化染色（图 4-144 至图 4-161）。

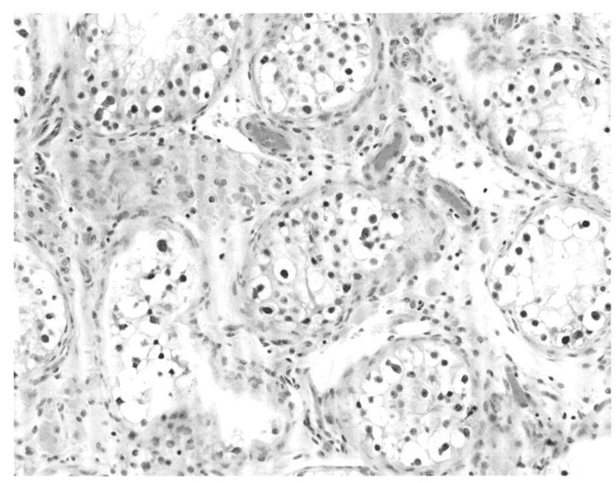

▲ 图 4-139　在这张 **HE** 染色切片中，生精小管内近腔侧可见具有胞质丰富的异型大细胞。如果对细胞的性质有所怀疑，可以用 **OCT3/4** 来帮助诊断原位生殖细胞肿瘤

（七）睾丸恶性肿瘤的病理报告和分期

由于睾丸和周围结构的解剖结构复杂，睾丸恶性肿瘤的分期可能会很有难度。若要准确分期，大体检查的技巧至关重要，同时还有赖于对肿瘤及其邻近的被膜、附睾及精索的全面取材。［见“备忘列表：CAP 和国际泌尿病理学会（ISUP）对睾丸肿瘤的大体检查、报告和分期的建议”］。

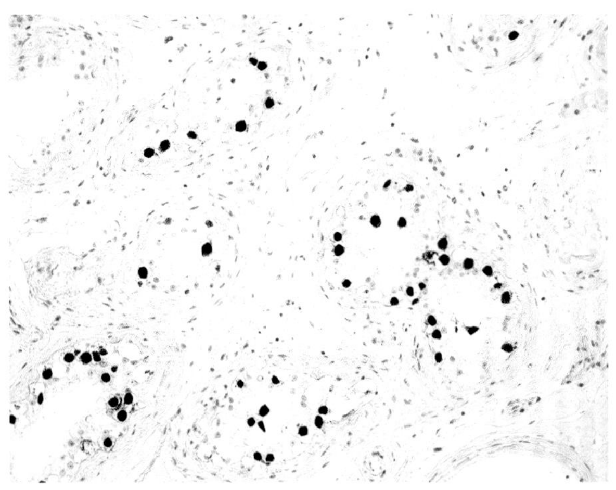

▲ 图 4-140　**OCT3/4** 在异型细胞的胞核呈强阳性，符合原位生殖细胞肿瘤

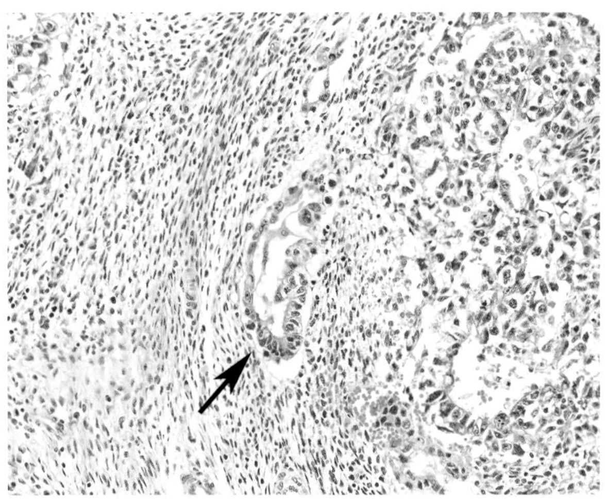

▲ 图 4-141　本例混合性生殖细胞肿瘤的 **HE** 染色可见两个增生的腺体，细胞学特征稍有不同。与右侧高度异型增生的腺体相比，箭所示腺体相对更小，细胞核多形性更小。仅凭 **HE** 染色并不能明确病变为腺样结构的卵黄囊瘤还是胚胎性癌

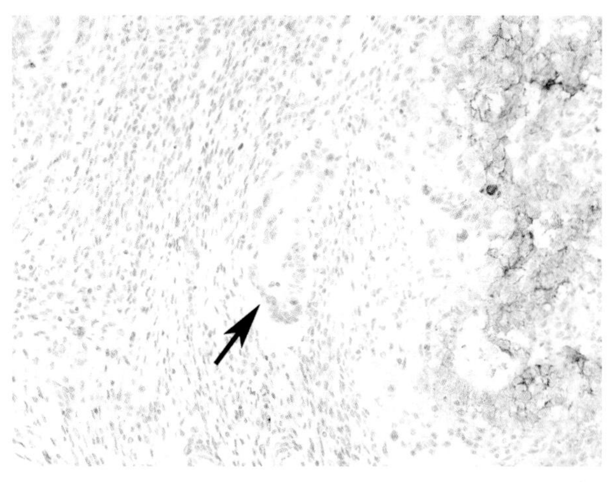

▲ 图 4-142　免疫组化可见图片右侧异型性更大的细胞 **CD30** 弥漫阳性，符合胚胎性癌；箭指示的小腺体 **CD30** 为阴性，提示为卵黄囊瘤

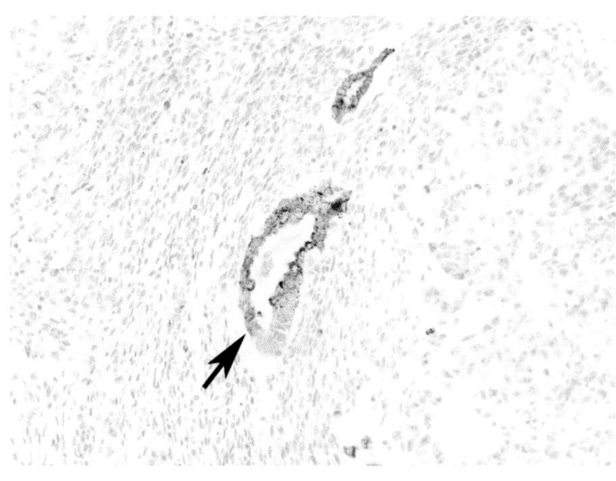

▲ 图 4-143　**glypican3** 染色正好相反，可见箭所示的单个腺体呈弥漫阳性，**glypican3** 在胚胎性癌中为阴性。联用免疫标志物比单独应用更为可靠，标志物的选择应以 **HE** 形态为基础，全面思考需要进行哪些鉴别诊断并谨慎选择

常见问题：12p 等臂染色体在诊断生殖细胞肿瘤中有何作用

- 12 号染色体短臂复制，在着丝粒每一侧产生两个短臂拷贝 = i（12p）
- 其他类型的 12p 染色体非等臂染色体获得也偶有报道
- 经常在睾丸、卵巢和中枢神经系统的生殖细胞肿瘤中发现
- 对于缺乏生殖细胞肿瘤典型组织学或免疫组化特征的转移性或原发肿瘤，可以使用荧光原位杂交（FISH）检测 i（12p）
- 缺少 i（12p）并不能排除生殖细胞肿的可能性

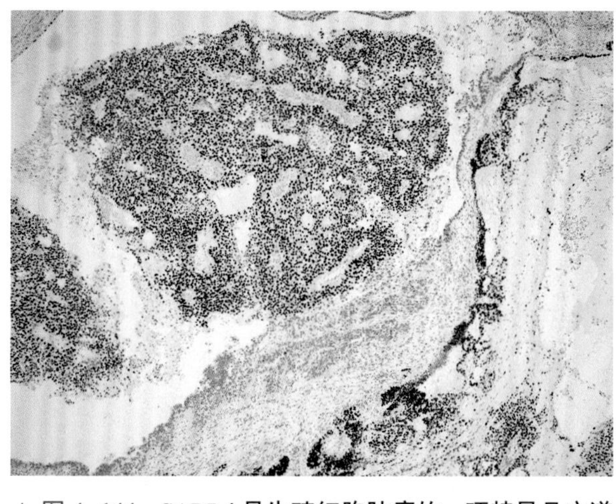

▲ 图 4-144　**SALL4** 是生殖细胞肿瘤的一项特异且广谱的免疫标志物，在所有类型的生殖细胞肿瘤中都呈核阳性，但在绒毛膜癌中阳性表达不一

备忘列表：CAP 和国际泌尿病理学会（ISUP）对睾丸肿瘤的大体检查、报告和分期的建议 [58-60]

- 2cm 及以下的肿瘤全部取材
- ＞2cm 的肿瘤，10 个蜡块或每厘米取 1～2 个蜡块，选择最终蜡块较多的方案
- 对肿瘤所有大体外观不同的区域进行广泛取材，应包括邻近的睾丸实质和白膜
- 对睾丸门部 / 纵隔、附睾、精索基部和精索边缘进行取材
- 在混合性生殖细胞肿瘤中，报告每种成分的百分比（见“述评示例”）
- 评估肿瘤的范围
  - 睾丸网侵犯并不增高其分期，但需要报告，因为具有预后意义
  - 门部软组织侵犯应分期至 pT_2 期
  - 附睾 / 精索基部切面出现肿瘤侵犯应分期至 pT_3 期
- 明确是否存在脉管侵犯
  - 无论肿瘤大小，出现脉管侵犯则分期为 pT_2 期
  - 注意人为的肿瘤移位；若未识别到明确脉管侵犯，则报告阴性
  - 精索内脉管侵犯应分期为 pT_2 期，而 pT_3 期则需有周围软组织侵犯
- 需述评有无原位生殖细胞肿瘤
  - 如果小管中存在完整的精子发育过程，通常不包含原位生殖细胞肿瘤

表 4-6　睾丸肿瘤中常用的免疫组化标志物，预期结果和常见陷阱

免疫组化标志物	染色模式	预期阳性	预期阴性	陷　阱
OCT3/4	胞核	• 精原细胞瘤 • 胚胎性癌 • 原位生殖细胞肿瘤	• 卵黄囊瘤 • 绒毛膜癌 • 精母细胞性肿瘤 • 性索间质肿瘤	• 少数情况下，胚胎性癌在化疗后 OCT3/4 可表达缺失 • 大 B 细胞性淋巴瘤可阳性
SALL4（图 4–144）	胞核	• 所有生殖细胞肿瘤[a] • 精母细胞性肿瘤 • 原位生殖细胞肿瘤	所有性索间质肿瘤	• [a] 绒毛膜癌阳性表达不一 • 部分淋巴瘤、癌及其他起源的肉瘤可呈阳性表达
PLAP（图 4–145）	胞质	• 精原细胞瘤 • 胚胎性癌 • 卵黄囊瘤 • 绒毛膜癌 • 原位生殖细胞肿瘤	精母细胞性肿瘤[b]	[b] 有极少数精母细胞性肿瘤中呈斑片状阳性
D2-40 / podoplanin（图 4–146）	胞质	精原细胞瘤	• 胚胎性癌 • 卵黄囊瘤 • 绒毛膜癌 • 精母细胞性肿瘤	[c] 部分绒毛膜癌可见局灶阳性[56]
CD117（图 4–147）	周膜质	• 精原细胞瘤 • 精母细胞性肿瘤（不同程度） • 原位生殖细胞肿瘤	• 胚胎性癌 • 卵黄囊瘤（不同程度）[d] • 绒毛膜癌 • 精母细胞性肿瘤（不同程度）	[d] 有报道指出卵黄囊瘤，尤其是实性型可呈阳性表达，类似精原细胞瘤
AE1/3（图 4–148）	胞质	• 胚胎性癌 • 卵黄囊瘤 • 绒毛膜癌	• 精原细胞瘤（不同程度） • 原位生殖细胞肿瘤 • 精母细胞性肿瘤	
CD30（图 4–149）	膜质 / 高尔基体模式（核旁点状）	胚胎性癌[e]	• 精原细胞瘤 • 卵黄囊瘤 • 绒毛膜癌 • 精母细胞性肿瘤 • 原位生殖细胞肿瘤	• [e] 极少情况下，胚胎性癌在化疗后 CD30 可表达缺失[57] • 部分淋巴瘤阳性 • 在一些单纯性精原细胞瘤中局灶阳性，除非有形态学依据，否则不一定就是胚胎性癌
glypican3（图 4–150 和图 4–151）	弥漫性膜质	• 卵黄囊瘤 • 绒毛膜癌	• 精原细胞瘤 • 胚胎性癌（不同程度）	
AFP（图 4–152）	胞质，斑片状	卵黄囊瘤	• 精原细胞瘤 • 胚胎性癌（不同程度） • 绒毛膜癌 • 精母细胞性肿瘤 • 原位生殖细胞肿瘤	• 染色可能会呈斑片状 • 血清 AFP 升高时，背景着色明显（图 4–153）

（续表）

免疫组化标志物	染色模式	预期阳性	预期阴性	陷 阱
β-hCG（图 4–154 和图 4–155）	胞质	绒毛膜癌（主要为合体滋养层细胞阳性）	• 卵黄囊瘤 • 精原细胞瘤[f] • 胚胎性癌 • 精母细胞性肿瘤 • 原位生殖细胞肿瘤	• [f]在精原细胞瘤（或非生殖细胞肿瘤）中合体滋养层细胞可呈阳性 • 血清 β-hCG 升高时，染色背景增强（图 4–156）
GATA3（图 4–157）	胞核	• 绒毛膜癌 • 卵黄囊瘤（不同程度）	• 精原细胞瘤 • 胚胎性癌 • 精母细胞性肿瘤 • 原位生殖细胞肿瘤	
SF1（图 4–158）	胞核	性索间质肿瘤	所有生殖细胞肿瘤	同样表达于肾上腺皮质肿瘤
calretinin（图 4–159 和图 4–160）	胞质	性索间质肿瘤	所有生殖细胞肿瘤	对这些肿瘤是非特异性的，须在适当的鉴别诊断情形下使用
inhibin（图 4–161）	胞质	性索间质肿瘤	所有生殖细胞肿瘤	对这些肿瘤是非特异性的，须在适当的鉴别诊断情形下使用

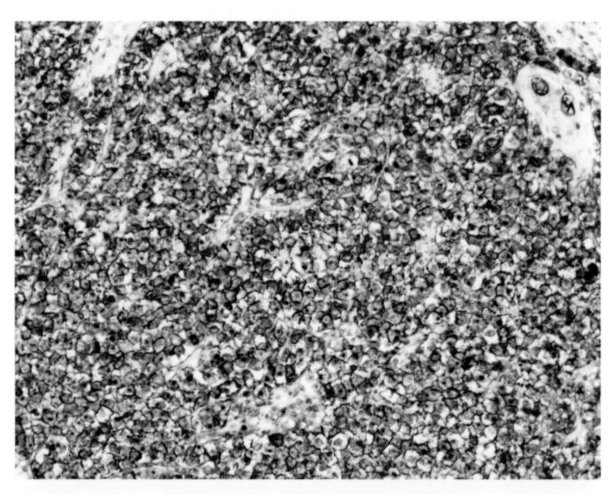

▲ 图 4–145 **PLAP 是一种生殖细胞肿瘤中广泛表达的标志物。此图显示精原细胞瘤呈胞膜强阳性。它在精原细胞瘤和精母细胞性肿瘤的鉴别中很有帮助，尽管在精母细胞性肿瘤中亦偶见阳性表达**

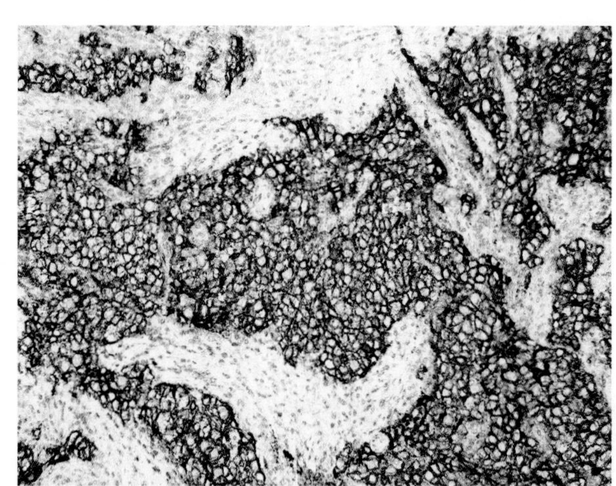

▲ 图 4–146 **D2-40，即平足蛋白，在精原细胞瘤中弥漫阳性。本例精原细胞瘤中，D2-40 呈膜浆阳性，与 PLAP 相同**

根据 2016 年 WHO 的建议，应当对睾丸肿瘤进行组织学分型，这些组织学分型又被列入“起源于原位生殖细胞肿瘤的生殖细胞肿瘤”、“原位生殖细胞肿瘤非相关性生殖细胞肿瘤”和“性索间质肿瘤”三个广义分类之中。WHO 指南中也讨论了一些有可能遇到的更为罕见的肿瘤及其分期。在非精原细胞瘤性生殖细胞肿瘤中，报告各型的百分比对临床医生有帮助，并能为治疗策略

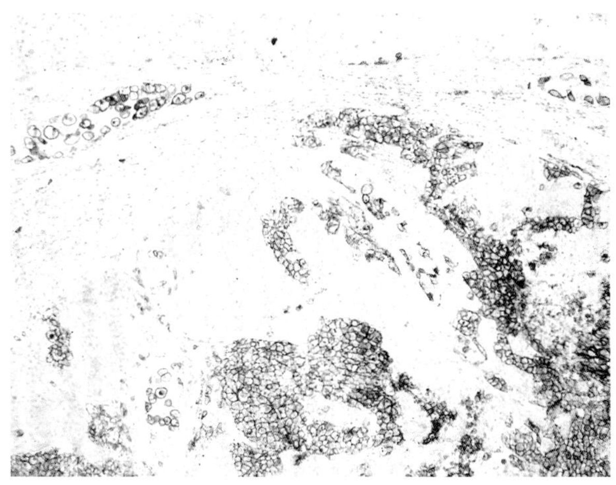

◀ 图 4-147　**CD117** 在精原细胞瘤呈弥漫膜阳性，可作为鉴别精原细胞瘤与胚胎性癌的免疫组化组套标志物之一

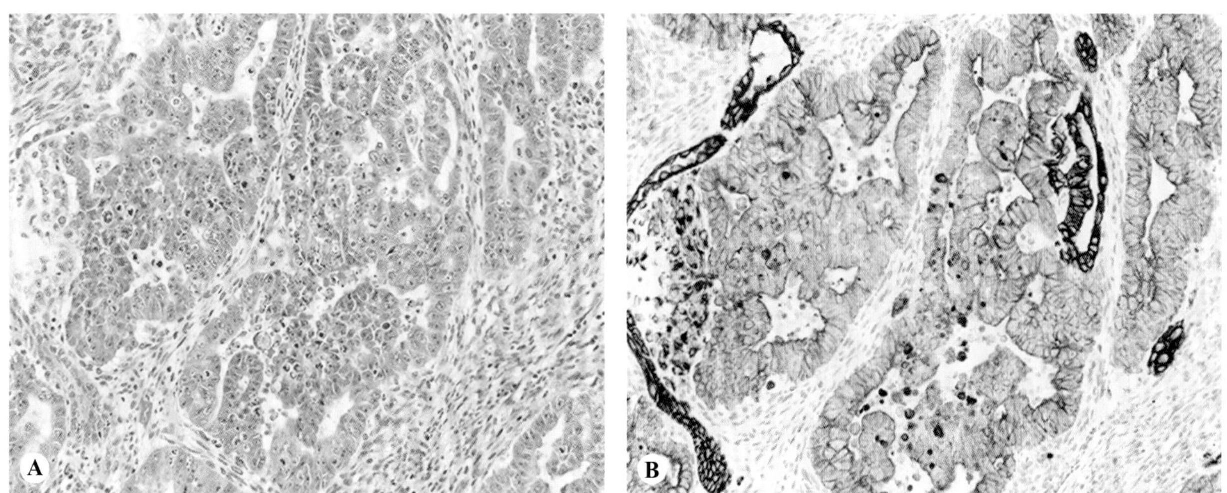

▲ 图 4-148　**A.** 高级别多形细胞呈腺样生长，符合胚胎性癌。**B. AE1/3** 并不是胚胎性癌的特异标志物，卵黄囊瘤及绒毛膜癌也为阳性；**CK** 可以用于区分胚胎性癌与精原细胞瘤

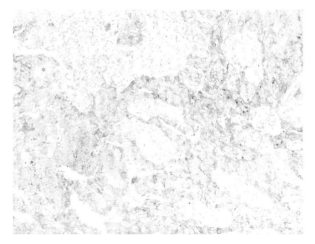

▲ 图 4-149　**CD30** 是胚胎性癌的一项更特异的标志物，常作为鉴别胚胎性癌与精原细胞瘤的免疫组化组套标志物之一

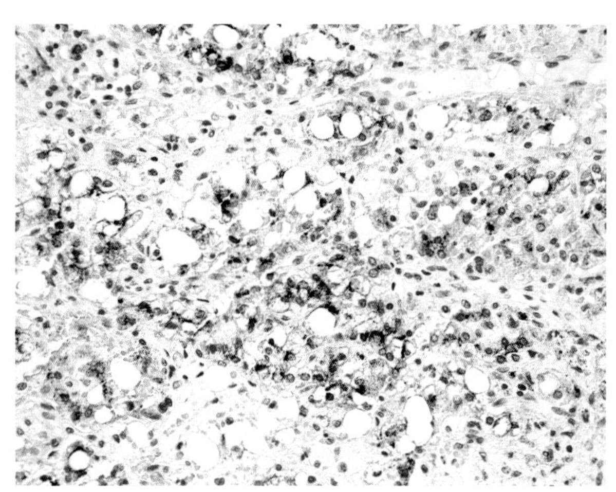

▲ 图 4-150　怀疑生殖细胞肿瘤时，**glypican3** 是卵黄囊瘤最特异的标志物，呈弥漫膜浆阳性

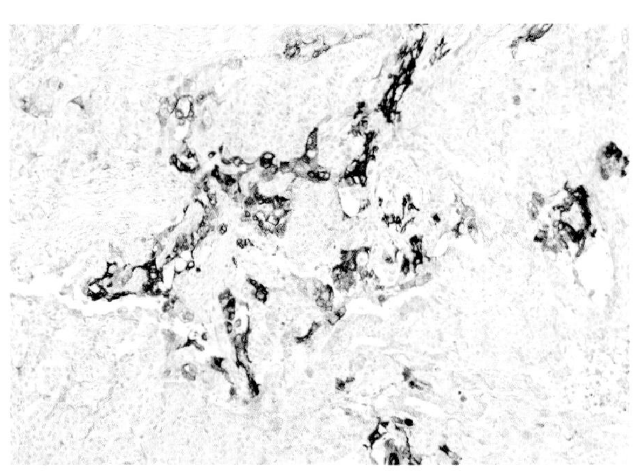

▲ 图 4-151　当卵黄囊瘤与胚胎性癌混合存在时，**glypican3** 有助于显示卵黄囊瘤成分

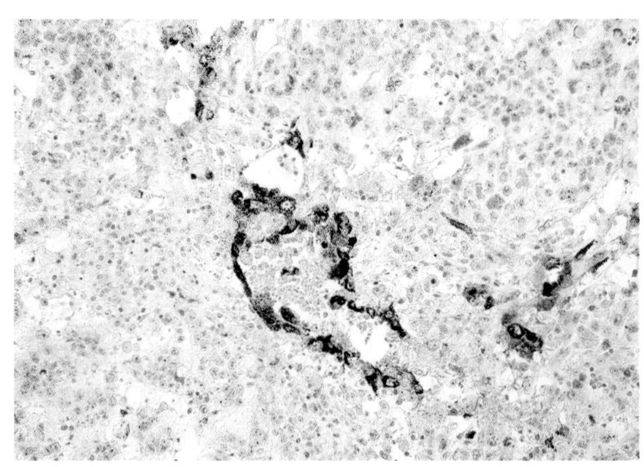

▲ 图 4-152　**AFP** 是卵黄囊瘤的一个相对特异的标志物，但可仅呈斑片状阳性

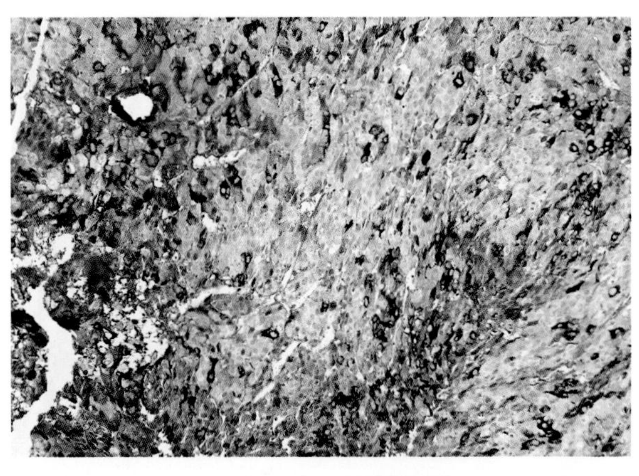

▲ 图 4-153　**AFP** 染色的一个诊断误区在于，在血清 **AFP** 很高的情况下，含有血液和血浆的区域可能会存在非特异性的背景染色，与实际的卵黄囊肿瘤区域不一致。本图大部分是真正的肿瘤阳性，但要注意，由于血清中存在 **AFP**，坏死和出血区域均可着色

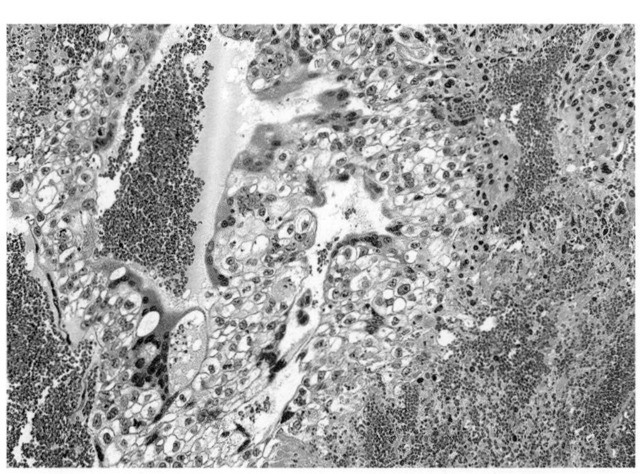

▲ 图 4-154　**β-hCG** 是绒毛膜癌一项有用的标志物，主要在合体滋养层细胞表达。**HE** 染色切片可见绒毛膜癌主要由细胞滋养层细胞和极少数合体滋养层细胞组成

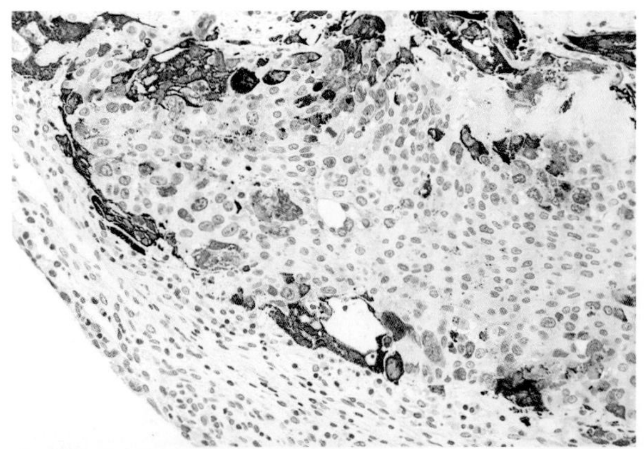

▲ 图 4-155　在本例绒毛膜癌中，**β-hCG** 仅标记大而多核的合体滋养层细胞

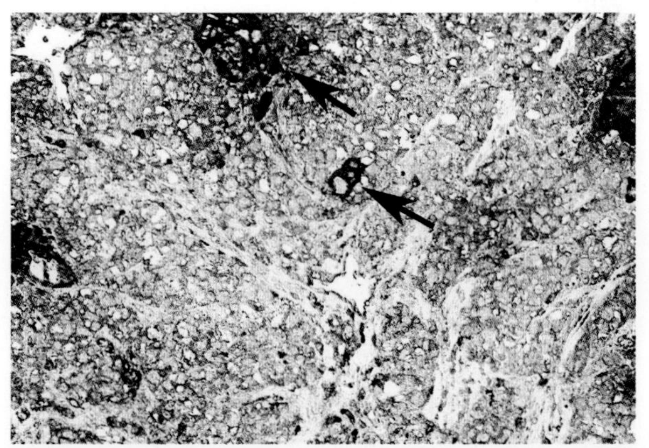

▲ 图 4-156　与 **AFP** 类似，当血清水平升高时，**β-hGG** 可具有强烈的非特异性背景染色，合体滋养层细胞（箭）中的表达比背景染色强得多

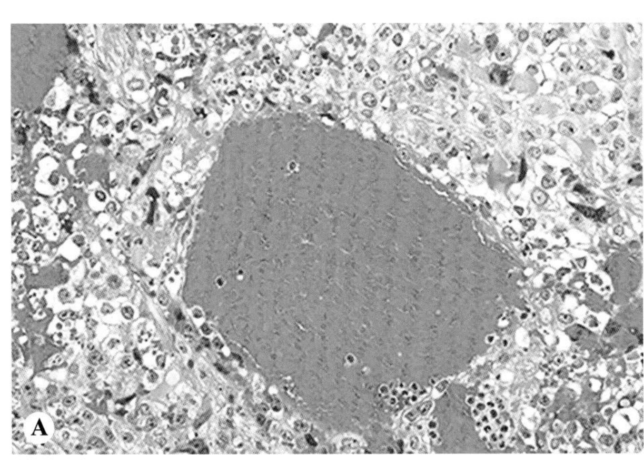

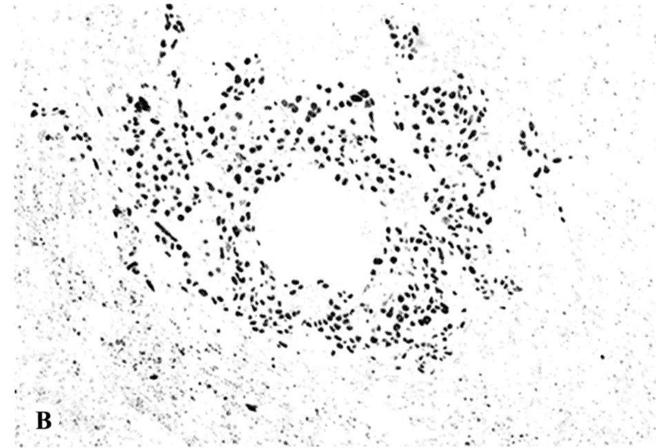

▲ 图 4–157 **A.** 本例为具有少见形态的化疗后转移性绒毛膜癌，丰富的透明胞质可能会与精原细胞瘤混淆，免疫组化有助于证明肿瘤为残留的绒毛膜癌；**B.** GATA3 在绝大多数绒毛膜癌中表达，是滋养层组织的有用标志物（图片由 **Dr Chia-Sui Kao** 提供）

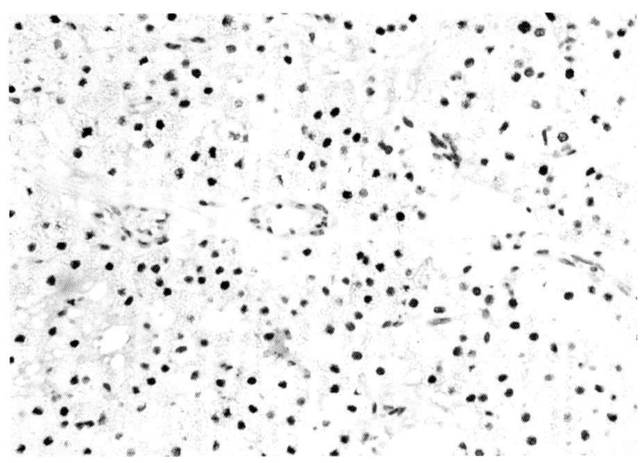

▲ 图 4–158 **SF1** 是性索间质瘤的常用标志物，有助于鉴别生殖细胞肿瘤。本例睾丸间质细胞肿瘤中呈弥漫胞核阳性（图片由 **Dr Ankur Sangoi** 提供）

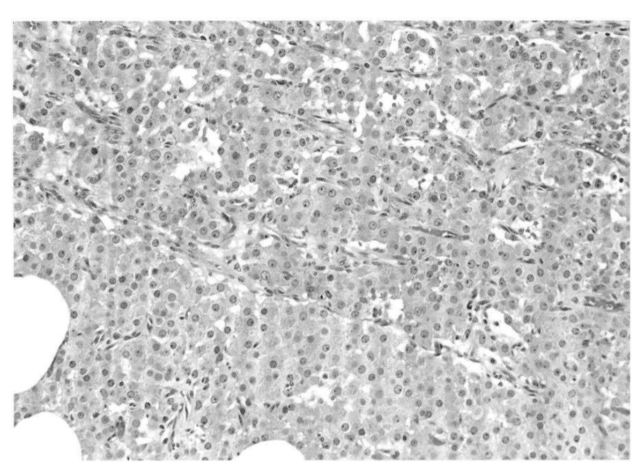

▲ 图 4–159 睾丸间质细胞肿瘤典型的 **HE** 形态呈肥胖的嗜酸性细胞，细胞核圆形

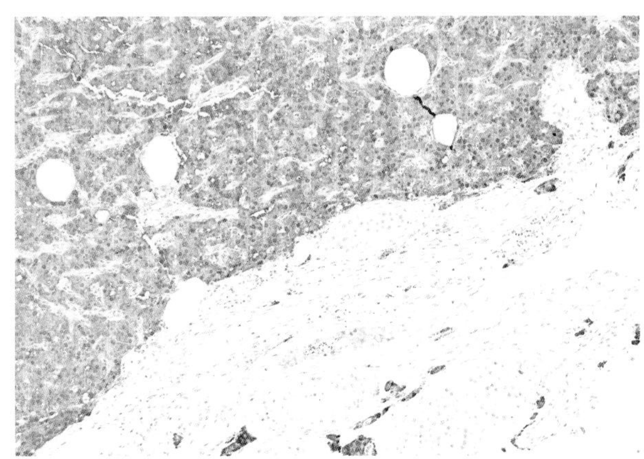

▲ 图 4–160 钙网蛋白在睾丸间质细胞肿瘤中呈弥漫胞质阳性，生精小管为阴性，但残余的正常睾丸间质细胞簇阳性。钙网蛋白也可标记许多其他类型肿瘤（间皮、肾上腺），故应当与其他标志物组合使用

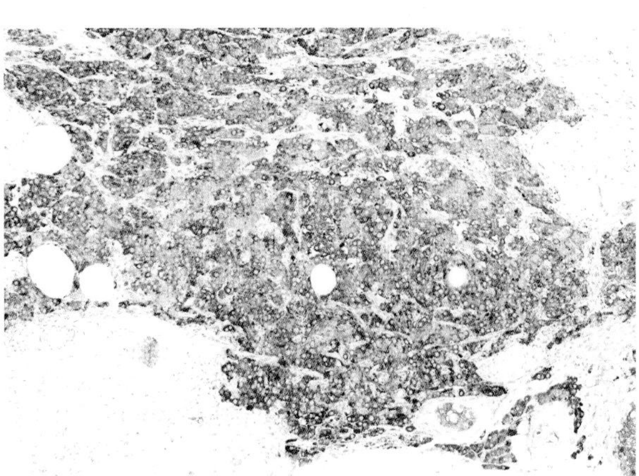

▲ 图 4–161 睾丸间质细胞肿瘤的抑制素阳性，周围生精小管呈阴性

提供重要的细节。在报告这些肿瘤时，概括性的模板可提供相应的指引，但负责签发报告的病理医生应留意睾丸肿瘤报告中的特殊难点。

肿瘤使用 AJCC 的 TNM 分期，该分期基于肿瘤大小、是否局限于睾丸内，以及有无脉管侵犯。病理的 T_1 期的病变完全局限于睾丸内、无脉管侵犯，而对单纯性精原细胞瘤的亚分期则是取决于其体积是＜3cm（pT_{1a} 期）还是≥3cm（pT_{1b} 期）。无论肿瘤大小，若发现有任何的脉管侵犯或门部软组织、附睾或白膜的侵犯，则分期应上调到 pT_2 期。准确诊断是否存在脉管侵犯能避免将患者分期错误地提高至 pT_2 期（见“常见问题：睾丸生殖细胞肿瘤中脉管侵犯与人为移位假象的诊断特征是什么”）。

生殖细胞肿瘤尤其容易失去黏附性，大体检查可能会人为导致肿瘤移位进入血管内，从而类似脉管侵犯。严格的大体检查流程可避免上述情况；例如，两次切片之间清洗刀片，将组织块放入蜡块盒之前先清洗一下。当出现这类假象时，谨慎的做法应当是避免称其为明确的脉管侵犯，并对所见加以述评（见“述评示例”）。

3 期睾丸肿瘤直接侵犯精索软组织，伴或不伴脉管侵犯。然而，需要注意的是，除非肿瘤直接侵犯精索的软组织，否则单独在精索内出现脉管侵犯并不足以诊断 pT_3 期病变（图 4–170 至图 4–172）。4 期肿瘤侵犯阴囊，无论是否存在脉管侵犯。

当肿瘤侵犯睾丸网小管之间的间质时则称为睾丸网受累（图 4–173）。这一发现本身并不提升分期，但应予以报告，因为它可能具有预后意义 [61]。原位生殖细胞肿瘤常呈 Paget 样扩散至睾丸网上皮内；但这并不代表睾丸网受累（图 4–174 和图 4–175）。同样情况亦见于睾丸门部软组织受累时，因为这可能是肿瘤生长到睾丸外阻力最小的途径。尽管目前睾丸门部软组织受累并不提升肿瘤的分期，但有证据表明它与更差的预后相关，故应在出现时予以报告 [61]（图 4–176）。

总之，对睾丸肿瘤进行准确分期面临许多挑战，掌握解剖学、分期指南和潜在陷阱对于准确报告分期是十分重要的。

常见问题：睾丸生殖细胞肿瘤中脉管侵犯与人为移位假象的诊断特征是什么 [59]

- 提示诊断脉管侵犯的特征
  - 表面干净，没有明显的人为肿瘤移位
  - 脉管内的肿瘤位于肿瘤周边及白膜附近
  - 脉管内肿瘤位于纤维素性血栓内
  - 圆润的轮廓及肿瘤黏附性种植（图 4–162 和图 4–163）
  - 直接侵犯血管或贴附于血管内皮层（图 4–164 和图 4–165）
- 提示人为肿瘤移位的特征
  - 发现肿瘤组织“涂抹”在被膜或其他切面表面（图 4–166）
  - 肿瘤散播于整个标本
  - 黏附差的肿瘤细胞“漂浮”在血管腔（图 4–167）
  - 肿瘤细胞团不规则、成角，边缘黏附性差（图 4–168）
  - 缺乏与血管壁的贴附（图 4–169）

述评示例：人为的肿瘤移位模拟脉管侵犯

睾丸，左侧，睾丸切除术

- 精原细胞瘤，2cm
- 肿瘤局限于睾丸内（pT_{1a}）
- 未见明确脉管侵犯（见述评）

述评：血管内见到黏附性差的肿瘤组织，并可在切面表面见到，符合人为的肿瘤移位。诊断明确的脉管侵犯，肿瘤必须侵犯或紧附在血管壁，并与纤维素性血栓相连，或者是血管内可见致密、具有圆形轮廓的肿瘤。由于缺乏这些明确的特征，本例应当报告为未见明确脉管侵犯

参考文献：Verrill C, Yilmaz A, Srigley JR, et al. Reporting and staging of testicular germ cell tumors: the International Society of Urological Pathology (ISUP) testicular cancer consultation conference recommendations. Am J Surg Pathol. 2017; 41(6): e22-e32.

常见问题：最常见的睾丸转移性肿瘤的原发部位有哪些 [62]

依次为前列腺、肾、结肠、尿道、肺、食管

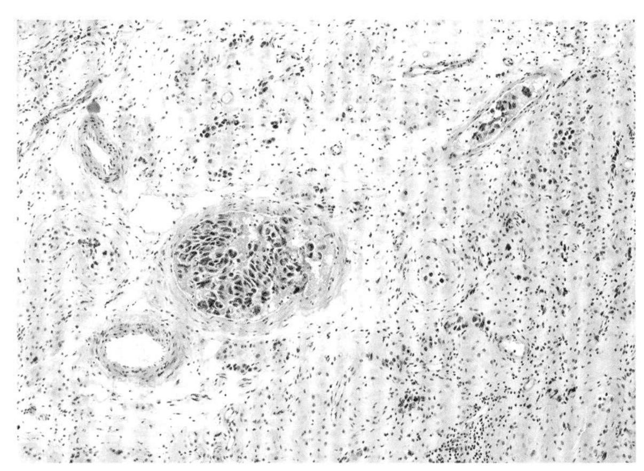

▲ 图 4–162　低倍镜下，圆形肿瘤灶提示可能为脉管侵犯

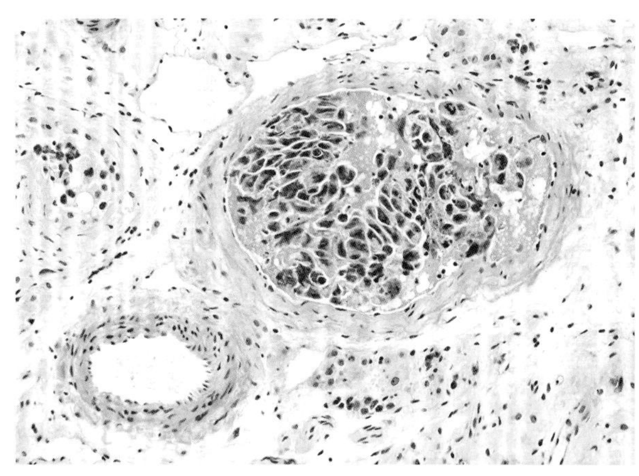

▲ 图 4–163　在更高倍数下观察，可见一个扩张的血管被圆形、紧附的肿瘤细胞团填塞，符合脉管侵犯

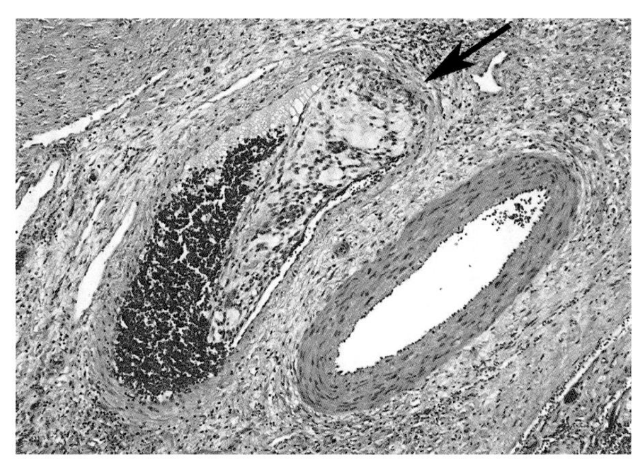

▲ 图 4–164　本例可确诊为脉管侵犯，可见肿瘤细胞紧贴血管壁（箭）

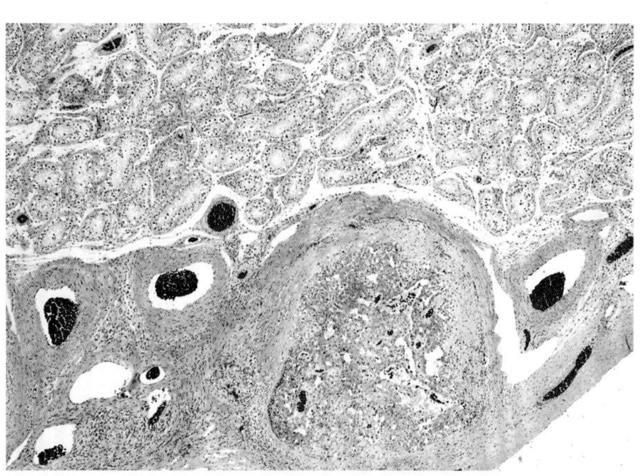

▲ 图 4–165　另一病例，致密的具有黏附性的肿瘤侵犯血管壁，对脉管侵犯有诊断意义

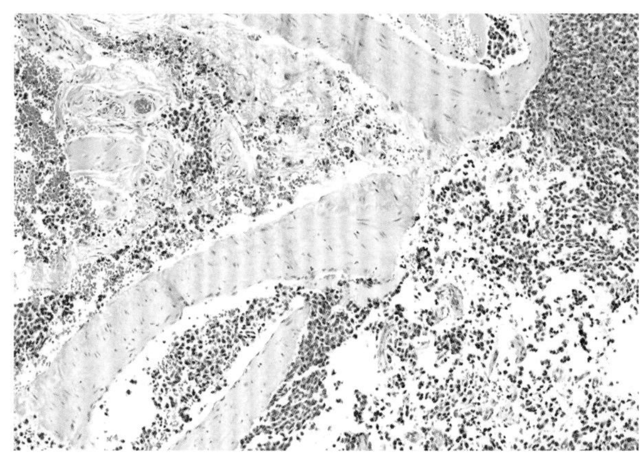

▲ 图 4–166　这是一例睾丸生殖细胞肿瘤中的“涂抹”现象或广泛的肿瘤人为移位。肿瘤散在于许多潜在的腔隙内，部分为大的血管；然而，这并不表示可以诊断为脉管侵犯。当我们在标本中发现如此大量的肿瘤人为移位，诊断脉管侵犯时应当十分谨慎

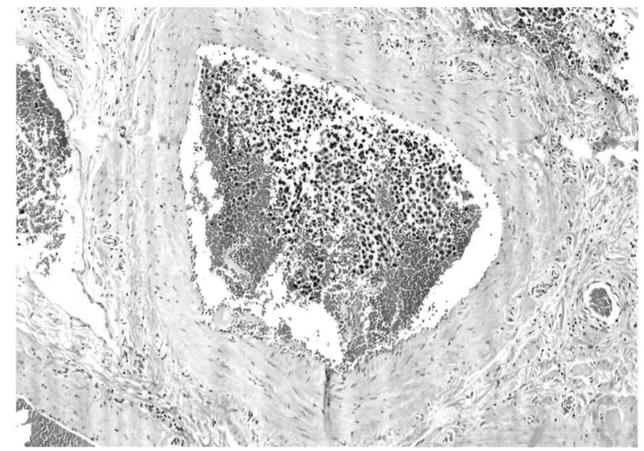

▲ 图 4–167　肿瘤细胞漂浮在血管腔内，细胞黏附性差，并不形成紧密的圆形细胞簇，这一发现并不足以诊断脉管侵犯

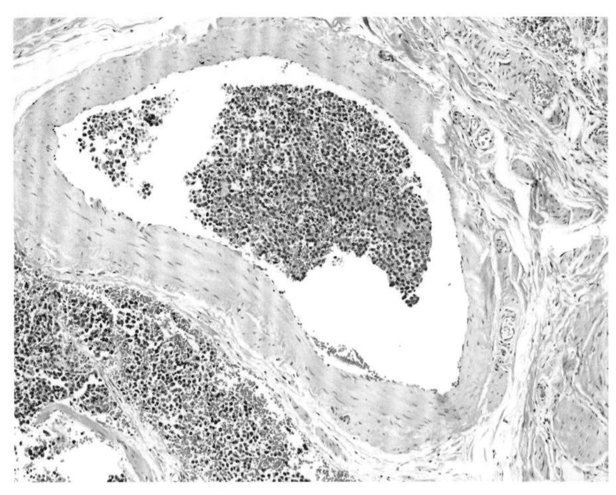

▲ 图 4-168　本图可见血管内黏附性差、非圆形的肿瘤细胞团，提示其为肿瘤的人为移位，而不应被诊断为脉管侵犯

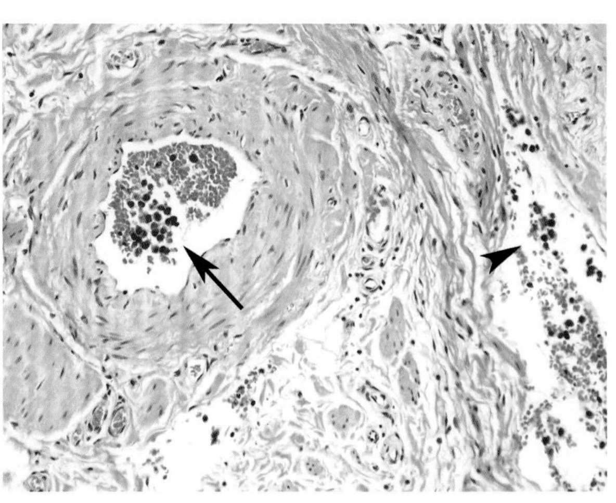

▲ 图 4-169　血管内见少量黏附性差的肿瘤细胞（箭），缺乏对血管壁的贴附，且没有紧密聚集或是形成平滑的圆形轮廓。附近有松散的肿瘤细胞也提示这是人为假象（箭头）。这一发现并不足以诊断脉管侵犯

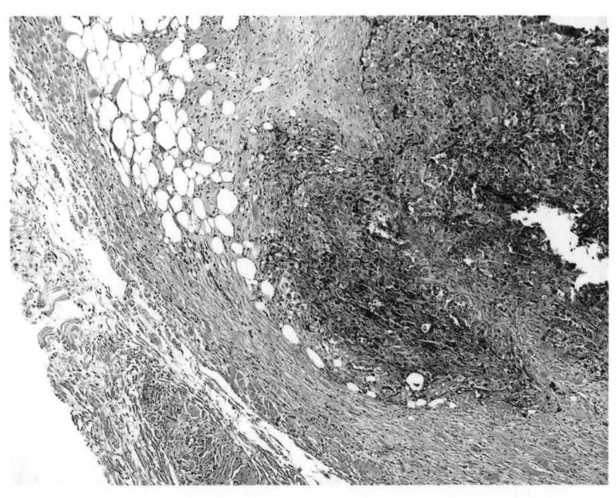

▲ 图 4-170　本图为精索横切面，显示肿瘤位于精索软组织及脂肪内，应诊断为 **pT_3** 期病变

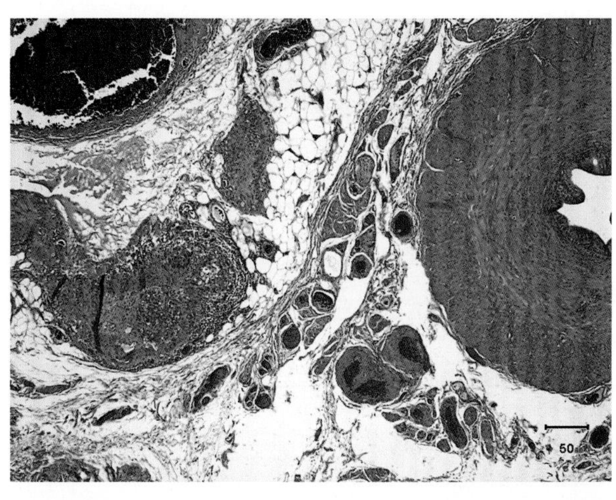

▲ 图 4-171　低倍镜下，肿瘤出现在此精索切面的脂肪内；然而，肿瘤似乎部分累及脉管腔。精索内脉管侵犯并不会将患者分期提高至 **pT_3** 期

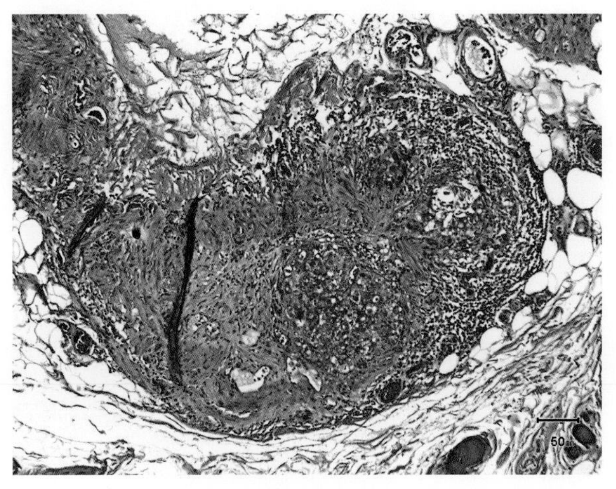

◀ 图 4-172　高倍镜下，可见肿瘤超出血管壁延伸至软组织内，故脉管侵犯以及精索软组织侵犯均存在，诊断为 **pT_3** 期病变

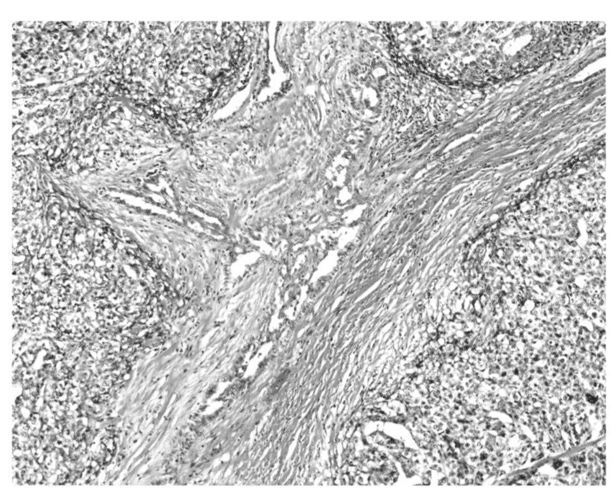

▲ 图 4-173　肿瘤浸润睾丸网腺体两侧，故诊断为睾丸网受累，此发现目前并不改变患者的病理分期，但与较差的预后相关，所以应当报告

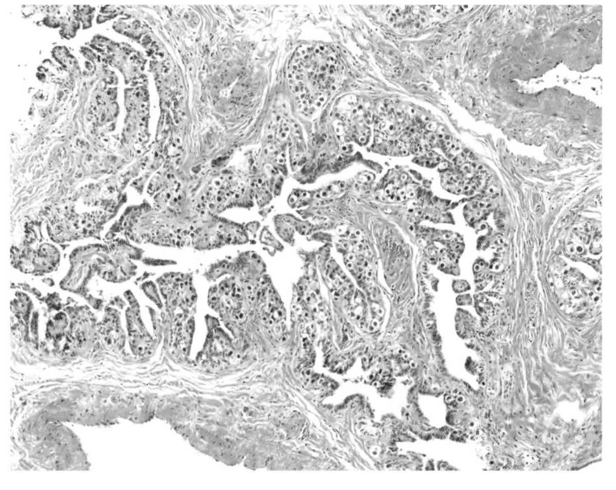

▲ 图 4-174　原位生殖细胞肿瘤呈 **Paget** 样扩散至睾丸网上皮内是常见现象，这并不足以诊断肿瘤累及睾丸网。本图中，大量的原位生殖细胞肿瘤细胞延伸至睾丸网腺腔内，但在腺体周围的间质内并不可见

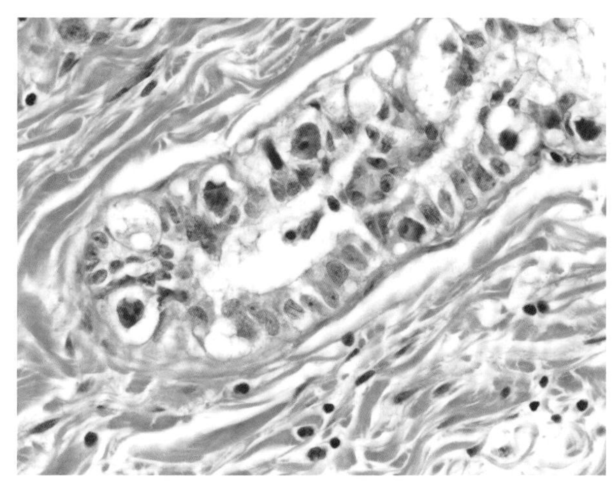

▲ 图 4-175　高倍镜下，原位生殖细胞肿瘤典型的细胞学特征，即丰富透亮的胞质及增大、异型的胞核，可见于睾丸网上皮内

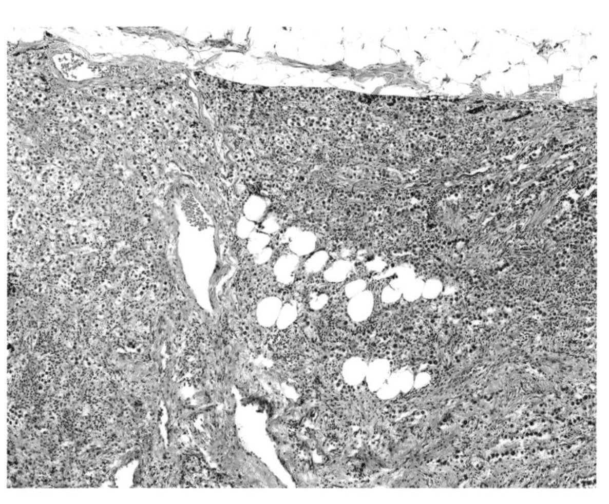

▲ 图 4-176　与睾丸网受累相同，门部软组织内出现肿瘤侵犯也应当报告。这一发现并不提高分期，但与更差的预后有关

四、易错病变

（一）睾丸梗死

一名成年男性出现睾丸疼痛及肿胀。血清肿瘤标志物的检测结果在正常范围内，但临床担心有肿瘤，遂行根治性睾丸切除术。

切片中可见一处界限清楚的区域，为梗死的生精小管伴有坏死及急性炎症反应。周围睾丸实质正常，无梗死迹象（图 4-177）。指向该诊断的首要线索即梗死为局灶性，提示单支血管节段性受累。典型的“节段性梗死”通常呈楔形，符合血管炎导致的损伤（图 4-178 和图 4-179）。当发现节段性梗死时，应当仔细检查周围血管以寻找血管炎的证据（图 4-180）。睾丸扭转是主要的鉴别诊断，通常会导致整个睾丸实质全部梗死，这是由于精索静脉的主干回流阻塞所致。睾丸扭转时，整个睾丸内常有显著的间质出血（图 4-181）。

虽然有孤立性睾丸血管炎的报道，但血管炎通常是系统性病变，临床病史可显示血管炎的其他体

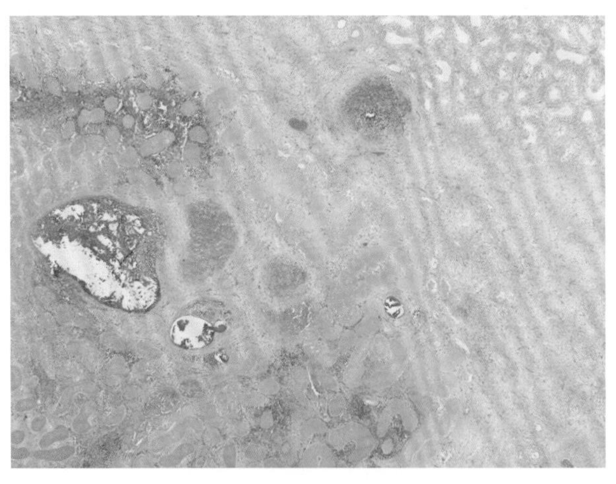

▲ 图 4-177　节段性梗死的低倍镜图像，图中右上方留有存活的生精小管，标本其余部位可见楔形梗死灶。这一表现强烈提示为睾丸血管炎导致的改变，而非睾丸扭转，应当进一步仔细检查以寻找病变的血管

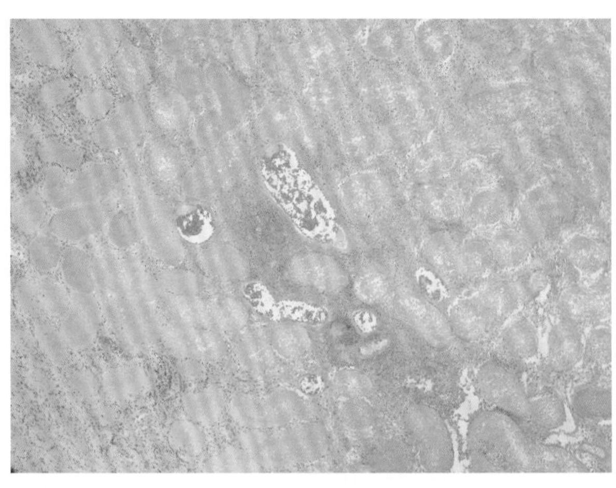

▲ 图 4-178　高倍镜下，梗死区域仍可见生精小管的残影

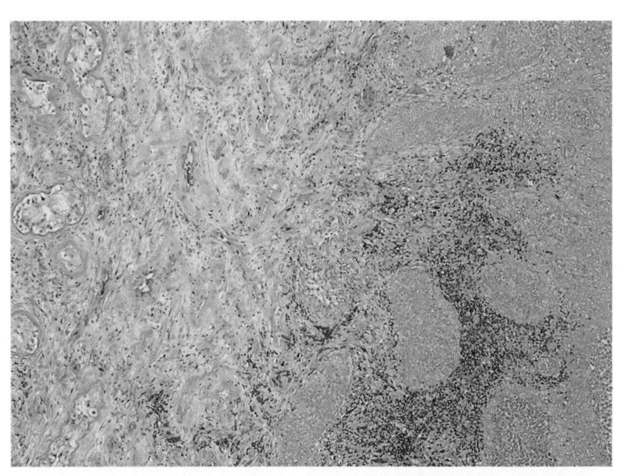

▲ 图 4-179　另一视野左上方可见大量存活的生精小管，视野其余部分可见坏死小管残影。此视野可见少量裂隙样血管，应在高倍镜下寻找血管炎的迹象；但受累的血管也可能出现在远离梗死灶部位

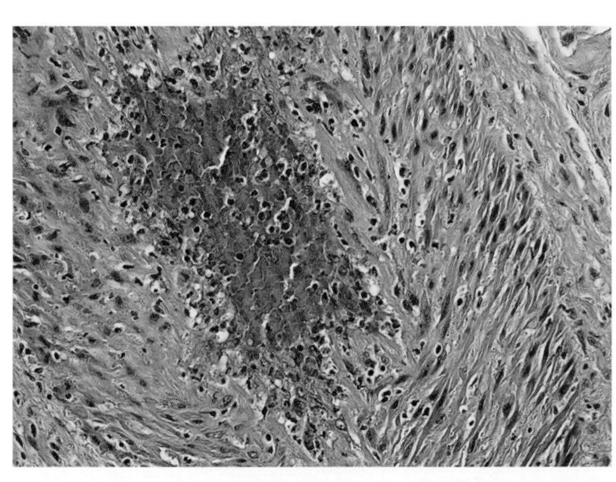

▲ 图 4-180　本图为典型的血管炎，可见血管壁内白细胞碎裂及中性粒细胞浸润。当诊断存疑时，可以用弹性纤维染色显示管壁弹力层的破坏

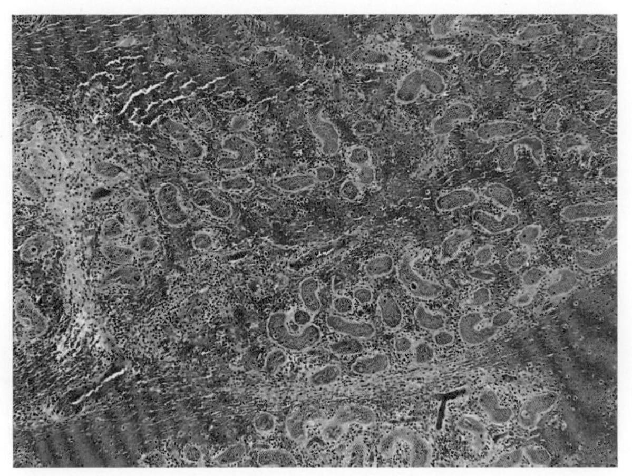

◀ 图 4-181　和节段性梗死相比，累及整个睾丸的梗死大多数为睾丸扭转。流入睾丸的血流停滞，静脉后的压力增加导致间质出血，如图所示

征和症状。临床特征包括肌肉骨骼不适、红细胞沉降率（erythrocyte sedimentation rate，ESR）升高和贫血。累及睾丸最常见的血管炎为结节性多动脉炎样血管炎，少数病例中发现肉芽肿性多血管炎[15]。一旦发现了局灶性梗死而怀疑血管炎时，仔细检查血管可发现血管炎的特征：白细胞破碎、红细胞外渗、纤维素样坏死、肉芽肿性或非肉芽肿性炎症。鉴别诊断特定类型的血管炎需依据所累及血管的大小。对血管炎进行全面的讨论超出了本章的范围，但认识到这种发生在睾丸梗死的常见模式对于确保患者接受全面的临床检查非常重要。

最近有研究表明，所谓"孤立性"睾丸血管炎通常为慢性间歇性睾丸扭转所导致的现象，即仅产生节段性梗死，而非在典型的睾丸扭转中出现的睾丸整体出血性梗死。因此，如果没有临床证据表明存在系统性症状，则应在报告中述评可能需要鉴别慢性间歇性睾丸扭转与真性血管炎[14]。

（二）退化的生殖细胞肿瘤

一名年轻男性出现腹痛，行CT显示腹膜后淋巴结显著肿大，粗针穿刺活检显示为精原细胞瘤侵犯。阴囊超声检查显示一个＜1cm的低回声区和少许微小钙化灶。根据活检结果，临床诊断为退化的生殖细胞肿瘤，并进行根治性睾丸切除术。

本例诊断的第一个要素，即患者为年轻男性，伴有腹膜后淋巴结肿大或是其他中线肿物时都应怀疑生殖细胞肿瘤。对受累淋巴结活检组织行适当的免疫组化，应包含生殖细胞标志物。同时应行血清肿瘤标志物检查，可能对指导治疗决策有所帮助。阴囊超声未见明确睾丸肿物不能排除睾丸原发性病变，故在这类患者中行根治性睾丸切除术是恰当的。比较反常的是，肿瘤所在侧的睾丸体积反而更小，有时可以根据转移灶的分布来推测病变位于哪一侧。

生殖细胞肿瘤的退变被认为是由于肿块血液供应中断所致缺血改变，或者抗肿瘤T淋巴细胞攻击引起的细胞毒效应所致[63]。组织学上，支持诊断退化的生殖细胞肿瘤的特征包括纤维瘢痕形成、邻近小管被原位生殖细胞肿瘤累及、小管内粗大的钙化和充满含铁血黄素细胞（图4–182至图4–184）。发现小管内钙化灶被认为是退化的生殖细胞肿瘤最有力的证据（图4–185），慢性炎症及微结石形成也是常见的表现。

退化的生殖细胞肿瘤的主要鉴别诊断为先前创伤或梗死留下的单纯瘢痕。睾丸瘢痕并不具有任何特异性的特征；反之，也不具有能提示退化的生殖细胞肿瘤的重要特征。尽管可见一定程度上的小管萎缩，但缺乏相关的小管内粗颗粒钙化或原位生殖细胞肿瘤。由于创伤和血管炎皆可造

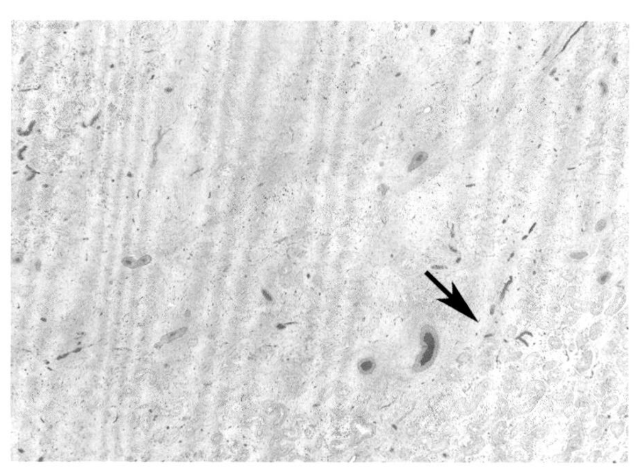

▲ 图4–182 本例为转移性精原细胞瘤患者，标本中可见纤维性瘢痕及邻近的生精小管。应仔细检查小管（箭）是否存在原位生殖细胞肿瘤，这一常见于退化的生殖细胞肿瘤的病变，如存在则强烈支持本病

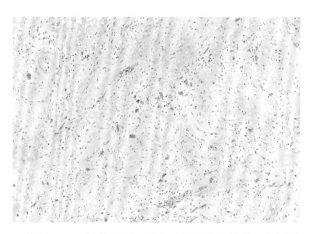

▲ 图4–183 低倍镜下，睾丸可见纤维性结节，伴局灶含铁血黄素沉积和极少数萎缩的生精小管。这些发现本身并不能诊断退化的生殖细胞肿瘤，但临床出现转移性精原细胞瘤伴睾丸瘢痕，即强烈提示这一诊断

成睾丸瘢痕，可能存在慢性炎症和含铁血黄素细胞，因此这些发现对两者均无特异性。

（三）生殖细胞肿瘤脉管侵犯的识别

一名年轻成年男性，因睾丸肿物行睾丸切除术。该肿瘤为含精原细胞瘤、畸胎瘤和卵黄囊瘤等成分的混合性生殖细胞肿瘤。评估病例时，多张切片显示离散的肿瘤细胞出现在远离肿瘤的切片表面（图 4–186）。多个区域可见少量肿瘤细胞团出现在圆形空腔内，疑为脉管侵犯。

诊断生殖细胞肿瘤中的脉管侵犯，尤其是在那些具有精原细胞瘤成分的生殖细胞肿瘤中，很有挑战性。精原细胞瘤细胞特别容易失去黏附性，取材过程中被人为地散布在表面，或者进入血管。首先需要明确的是含有肿瘤的圆形区域确实是血管；内皮标志物如 CD34、CD31 和 D2-40 有助于突出显示内皮。如果该空腔被证实为血管腔，应采用严格标准来诊断脉管侵犯。诊断标准包括圆形肿瘤细胞簇、与纤维素性血栓关系密切、贴附于血管壁以及其他部位未见黏附性差的细胞（图 4–187 和图 4–188）。除非有明确的脉管侵犯的证据，否则我们会建议避免诊断脉管侵犯，因为其具有分期及预后意义（图 4–189）。

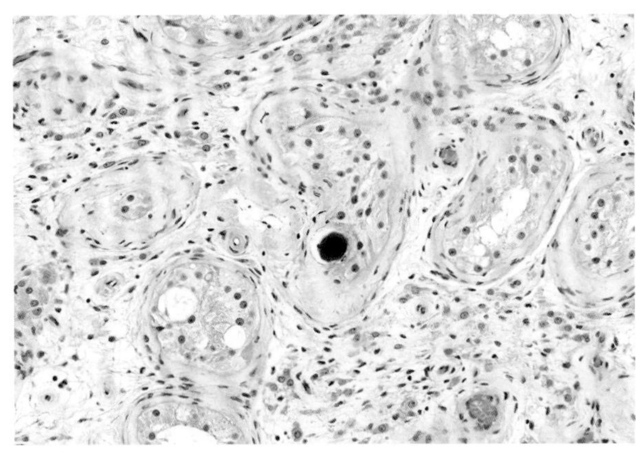

▲ 图 4–184　本视野背景的生精小管呈唯支持细胞模式，提示性腺存在某种发育不全，这是一项有助于诊断的提示，即病变可能为退化的生殖细胞肿瘤。微结石是退化的生殖细胞肿瘤中的另一项特征性改变

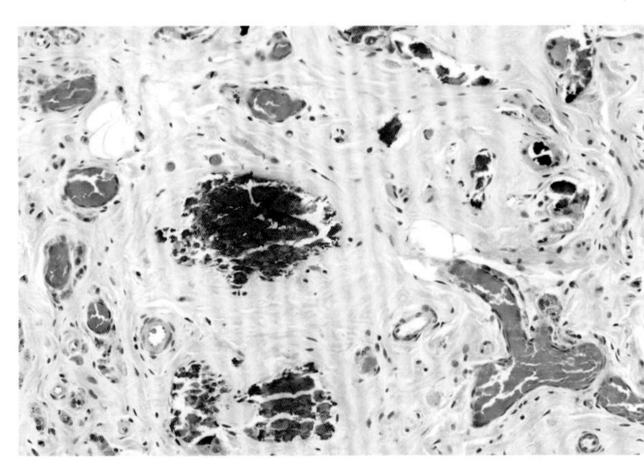

▲ 图 4–185　小管内粗大的钙化是用于诊断退化的生殖细胞肿瘤最有用的特征，如图所示，这些钙化被认为是来自于小管内坏死的胚胎性癌

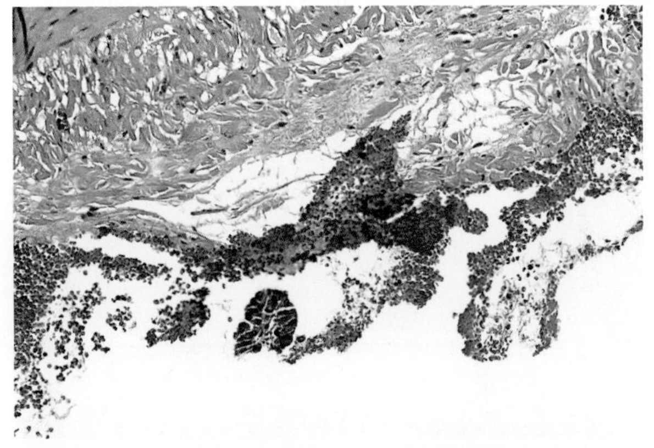

▲ 图 4–186　当在多张肿瘤切片上观察到离散的肿瘤簇被“涂抹”在表面上时，就说明在大体检查过程中发生了肿瘤人为移位。鉴于此，诊断脉管侵犯应十分谨慎，因为人为的肿瘤移位至血管内十分类似脉管侵犯

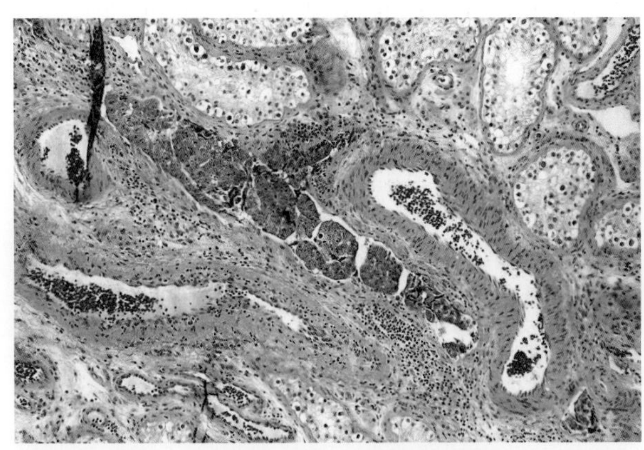

▲ 图 4–187　支持脉管侵犯的特征包括圆形、具有黏附性的肿瘤细胞簇，紧贴血管壁，如图所示

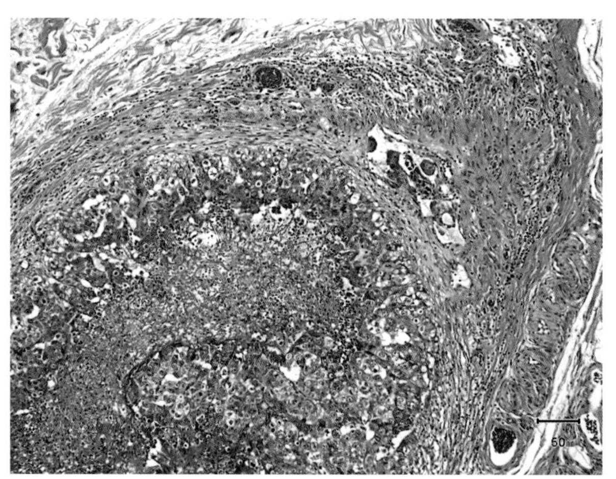

▲ 图 4-188　高倍镜下，（肿瘤）明确与血管壁相贴附并延伸穿过血管壁，可诊断脉管侵犯

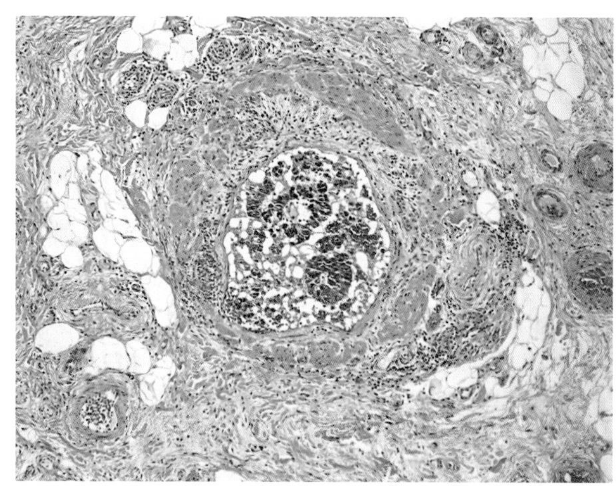

▲ 图 4-189　此图中，血管内出现了小的黏附性差的肿瘤细胞团，细胞与血管壁无明确贴附，也未见肿瘤 – 纤维素性血栓或圆润平滑的轮廓。这一改变不能明确诊断脉管侵犯，仅基于这一发现也不能将肿瘤分期提高至 $\mathbf{pT_2}$ 期

参考文献

[1] Reuter VE, Al-ahmadie H, Tickoo SK. Urinary bladder, ureter and renal pelvis. In: Mills SE, ed. *Histology for Pathologists*. 4th ed. Philadelphia, PA: Lippincott Williams and Wilkins; 2012.

[2] Virtanen HE, Bjerknes R, Cortes D, et al. Cryptorchidism: classification, prevalence and longterm consequences. *Acta Paediatr*. 2007;96(5):611-616. doi:10.1111/j.1651-2227. 2007. 00241.x.

[3] Antic T, Hyjek EM, Taxy JB. The vanishing testis: a histomorphologic and clinical assessment. *Am J Clin Pathol*. 2011;136(6):872-880. doi:10.1309/AJCPWPSJSK58RFUI.

[4] Lee PA, Houk CP, Ahmed SF, et al. Consensus statement on management of intersex disorders. *Pediatrics*. 2006; 118:e488-e500. doi:10.1542/peds.2006-0738.

[5] Wang Z, Yang S, Shi H, et al. Histopathological and immunophenotypic features of testicular tumour of the adrenogenital syndrome. *Histopathology*. 2011;58(7):1013-1018. doi:10.1111/j.1365-2559.2011.03861.x.

[6] Preece J, Phillips S, Sorokin V, Herz D. Splenogonadal fusion in an 18-month-old. *J Pediatr Urol*. 2017;13(2):214-215. doi:10.1016/j.jpurol.2016.06.005.

[7] Lund JM, Bouhadiba N, Sams V, Tsang T. Hepato-testicular fusion: an unusual case of undescended testes. *BJU Int*. 2001;88(4):439-440. doi:10.1046/j.1464-410X.2001.02359.x.

[8] McDougall EM, Mikhael BR, Carpenter B. Ectopic renal tissue associated with an undescended testis: a case report. *J Urol*. 1986;135(5):1018-1019. doi:10.1016/s0022-5347(17) 45965-9.

[9] Cheng L, MacLennan GT, Bostwick DG. *Urologic Surgical Pathology*. 4th ed. Philadelphia, PA: Elsevier; 2019.

[10] Cerilli LA, Kuang W, Rogers D. A practical approach to testicular biopsy interpretation for male infertility. *Arch Pathol Lab Med*. 2010;134(8):1197-1204. doi: 10. 1043/ 2009-0379-RA.1.

[11] Salama R, Al-Obaidy KI, Perrino CM, Grignon DJ, Ulbright TM, Idrees MT. DOG1 immunohistochemical staining of testicular biopsies is a reliable tool for objective assessment of infertility. *Ann Diagn Pathol*. 2019;40:18-22. doi:10.1016/j.anndiagpath.2019.02.015.

[12] Ulbright TM, Young RH, Robert H; Armed Forces Institute of Pathology (U.S.); American Registry of Pathology. *Tumors of the Testis and Adjacent Structures*. Silver Spring, MD: American Registry of Pathology; 2013.

[13] Oliva E, Young RH. Paratesticular tumor-like lesions. *Semin Diagn Pathol*. 2000;17(4):340-358. Available at http://www.ncbi.nlm.nih.gov/pubmed/11202549. Accessed December 9, 2019.

[14] Kao CS, Zhang C, Ulbright TM. Testicular hemorrhage, necrosis, and vasculopathy: likely manifestations of intermittent torsion that clinically mimic a neoplasm. *Am J Surg Pathol*. 2014;38(1):34-44. doi:10.1097/PAS. 0b013e31829c0206.

[15] Hernández-Rodríguez J, Tan CD, Koening CL, Khasnis A, Rodríguez ER, Hoffman GS. Testicular vasculitis: findings differentiating isolated disease from systemic disease in 72 patients. *Medicine (Baltimore)*. 2012;91(2):75-85. doi:10.1097/MD.0b013e31824156a7.

[16] Bahrami A, Ro JY, Ayala AG. An overview of testicular

germ cell tumors. *Arch Pathol Lab Med*. 2007;131(8):1267-1280. doi:10.1043/1543-2165(2007)131[1267:AOOTGC]2.0.CO;2.

[17] Moch H, Humphrey PA, Ulbright T, Reuter VE. *WHO Classification of Tumours of the Urinary System and Male Genital Organs*. 4th ed. Lyon, France: International Agency for Research on Cancer; 2016.

[18] Ulbright TM, Young RH. Seminoma with tubular, microcystic, and related patterns: a study of 28 cases of unusual morphologic variants that often cause confusion with yolk sac tumor. *Am J Surg Pathol*. 2005;29(4):500-505. doi:10.1097/01.pas.0000155146.60670.3f.

[19] Henley JD, Young RH, Wade CL, Ulbright TM. Seminomas with exclusive intertubular growth: a report of 12 clinically and grossly inconspicuous tumors. *Am J Surg Pathol*. 2004;28(9):1163-1168. doi:10.1097/01.pas.0000132742.12221.82.

[20] Al-Abbadi MA, Hattab EM, Tarawneh M, Orazi A, Ulbright TM. Primary testicular and paratesticular lymphoma: a retrospective clinicopathologic study of 34 cases with emphasis on differential diagnosis. *Arch Pathol Lab Med*. 2007;131(7):1040-1046. doi:10.1043/1543-2165(2007)131[1040:PTAPLA]2.0.CO;2.

[21] Williams AS, Shawwa A, Merrimen J, Haché KD. Expression of OCT4 and SALL4 in diffuse large B-cell lymphoma. *Am J Surg Pathol*. 2016;40(7):950-957. doi:10.1097/PAS.0000000000000648.

[22] Henley JD, Young RH, Ulbright TM. Malignant Sertoli cell tumors of the testis: a study of 13 examples of a neoplasm frequently misinterpreted as seminoma. *Am J Surg Pathol*. 2002;26(5):541-550. doi:10.1097/00000478-200205000-00001.

[23] Carney JA. The Carney complex (myxomas, spotty pigmentation, endocrine overactivity, and schwannomas). *Dermatol Clin*. 1995;13(1):19-26.

[24] Al-Agha OM, Axiotis CA. An in-depth look at leydig cell tumor of the testis. *Arch Pathol Lab Med*. 2007;131(2):311-317. doi:10.1043/1543-2165(2007)131[311:AILALC]2.0.CO;2.

[25] Cheville JC, Sebo TJ, Lager DJ, Bostwick DG, Farrow GM. Leydig cell tumor of the testis: a clinicopathologic, DNA content, and MIB-1 comparison of nonmetastasizing and metastasizing tumors. *Am J Surg Pathol*. 1998;22(11):1361-1367. doi:10.1097/00000478-199811000-00006.

[26] Kim I, Young RH, Scully RE. Leydig cell tumors of the testis. A clinicopathological analysis of 40 cases and review of the literature. *Am J Surg Pathol*. 1985;9(3):177-192. doi:10.1097/00000478-198503000-00002.

[27] Wang WP, Guo C, Berney DM, et al. Primary carcinoid tumors of the testis: a clinicopathologic study of 29 cases. *Am J Surg Pathol*. 2010;34(4):519-524. doi:10.1097/PAS.0b013e3181d31f33.

[28] Nocks BN, Dann JA. Primitive neuroectodermal tumor (immature teratoma) of testis. *Urology*. 1983;22(5):543-544. doi:10.1016/0090-4295(83)90239-x.

[29] Aguirre P, Scully RE. Primitive neuroectodermal tumor of the testis. Report of a case. *Arch Pathol Lab Med*. 1983;107(12):643-645. Available at http://www.ncbi.nlm.nih.gov/pubmed/6314925. Accessed January 22, 2020.

[30] Kao CS, Bangs CD, Aldrete G, Cherry AM, Ulbright TM. A clinicopathologic and molecular analysis of 34 mediastinal germ cell tumors suggesting different modes of teratoma development. *Am J Surg Pathol*. 2018;42(12):1662-1673. doi:10.1097/PAS.0000000000001164.

[31] Kao CS, Ulbright TM, Young RH, Idrees MT. Testicular embryonal carcinoma: a morphologic study of 180 cases highlighting unusual and unemphasized aspects. *Am J Surg Pathol*. 2014;38(5):689-697. doi:10.1097/PAS.0000000000000171.

[32] Michael H, Lucia J, Foster RS, Ulbright TM. The pathology of late recurrence of testicular germ cell tumors. *Am J Surg Pathol*. 2000;24(2):257-273. doi:10.1097/00000478-200002000-00012.

[33] Howitt BE, Magers MJ, Rice KR, Cole CD, Ulbright TM. Many postchemotherapy sarcomatous tumors in patients with testicular germ cell tumors are sarcomatoid yolk sac tumors: a study of 33 cases. *Am J Surg Pathol*. 2015;39:251-259. doi:10.1097/PAS.0000000000000322.

[34] Ulbright TM, Gersell DJ. Rete testis hyperplasia with hyaline globule formation: a lesion simulating yolk sac tumor. *Am J Surg Pathol*. 1991;15(1):66-74. doi:10.1097/00000478-199101000-00008.

[35] Zynger DL, McCallum JC, Luan C, Chou PM, Yang XJ. Glypican 3 has a higher sensitivity than alpha-fetoprotein for testicular and ovarian yolk sac tumour: immunohistochemical inves-tigation with analysis of histological growth patterns. *Histopathology*. 2010;56(6):750-757. doi:10.1111/j.1365-2559.2010.03553.x.

[36] Osman H, Cheng L, Ulbright TM, Idrees MT. The utility of CDX2, GATA3, and DOG1 in the diagnosis of testicular neoplasms: an immunohistochemical study of 109 cases. *Hum Pathol*. 2016;48:18-24. doi:10.1016/j.humpath.2015.09.028.

[37] Ulbright TM. Germ cell tumors of the gonads: a selective review emphasizing problems in differential diagnosis, newly appreciated, and controversial issues. *Mod Pathol*. 2005;18:S61-S79. doi:10.1038/modpathol.3800310.

[38] Banet N, Gown AM, Shih IM, et al. GATA-3 expression in trophoblastic tissues: an immunohistochemical study of 445 cases, including diagnostic utility. *Am J Surg Pathol*. 2015;39(1):101-108. doi:10.1097/PAS.0000000000000315.

[39] Zynger DL, Dimov ND, Luan C, Tean Teh B, Yang XJ. Glypican 3: a novel marker in testicular germ cell tumors. *Am J Surg Pathol*. 2006;30(12):1570-1575. doi:10.1097/01.pas.0000213322.89670.48.

[40] True LD, Otis CN, Delprado W, Scully RE, Rosai J. Spermatocytic seminoma of testis with sarcomatous transformation. A report of five cases. *Am J Surg Pathol*.

1988;12(2):75-82. doi:10.1097/00000478-198802000-00001.

[41] Cummings OW, Ulbright TM, Eble JN, Roth LM. Spermatocytic seminoma: an immunohistochemical study. *Hum Pathol.* 1994;25(1):54-59. doi:10.1016/0046-8177(94)90171-6.

[42] Ulbright TM. Recently described and clinically important entities in testis tumors: a selective review of changes incorporated into the 2016 classification of the world health organization. *Arch Pathol Lab Med.* 2019;143(6):711-721. doi:10.5858/arpa.2017-0478-RA.

[43] Looijenga LHJ, Kao CS, Idrees MT. Predicting gonadal germ cell cancer in people with disorders of sex development; insights from developmental biology. *Int J Mol Sci.* 2019;20(20):5017. doi:10.3390/ijms20205017.

[44] Umar SA, MacLennan GT. Epidermoid cyst of the testis. *J Urol.* 2008;180(1):335. doi:10.1016/j.juro.2008.03.170.

[45] Ulbright TM, Srigley JR. Dermoid cyst of the testis: a study of five postpubertal cases, including a pilomatrixoma-like variant, with evidence supporting its separate classification from mature testicular teratoma. *Am J Surg Pathol.* 2001;25(6):788-793. doi:10.1097/00000478-200106000-00011.

[46] Zhang C, Berney DM, Hirsch MS, Cheng L, Ulbright TM. Evidence supporting the existence of benign teratomas of the postpubertal testis: a clinical, histopathologic, and molecular genetic analysis of 25 cases. *Am J Surg Pathol.* 2013;37(6):827-835. doi:10.1097/PAS.0b013e31827dcc4c.

[47] Kernek KM, Ulbright TM, Zhang S, et al. Identical allelic losses in mature teratoma and other histologic components of malignant mixed germ cell tumors of the testis. *Am J Pathol.* 2003;163(6):2477-2484. doi:10.1016/S0002-9440(10)63602-4.

[48] Magers MJ, Kao CS, Cole CD, et al. "Somatic-type" malignancies arising from testicular germ cell tumors: a clinicopathologic study of 124 cases with emphasis on glandular tumors supporting frequent yolk sac tumor origin. *Am J Surg Pathol.* 2014;38(10):1396-1409. doi:10.1097/PAS.0000000000000262.

[49] Balzer BL, Ulbright TM. Spontaneous regression of testicular germ cell tumors: an analysis of 42 cases. *Am J Surg Pathol.* 2006;30(7):858-865. doi:10.1097/01.pas.0000209831.24230.56.

[50] Milose JC, Filson CP, Weizer AZ, Hafez KS, Montgomery JS. Role of biochemical markers in testicular cancer: diagnosis, staging, and surveillance. *Open Access J Urol.* 2011;4(1):1-8. doi:10.2147/OAJU.S15063.

[51] Cao D, Li J, Guo CC, Allan RW, Humphrey PA. SALL4 is a novel diagnostic marker for testicular germ cell tumors. *Am J Surg Pathol.* 2009;33(7):1065-1077. doi:10.1097/PAS.0b013e3181a13eef.

[52] Cheng L, Sung MT, Cossu-Rocca P, et al. OCT4: biological functions and clinical applications marker of germ cell neoplasia. *J Pathol.* 2007;211(1):1-9. doi:10.1002/path.2105.

[53] Manivel JC, Jessurun J, Wick MR, Dehner LP. Placental alkaline phosphatase immunoreactivity in testicular germ-cell neoplasms. *Am J Surg Pathol.* 1987;11(1):21-29. doi:10.1097/00000478-198701000-00003.

[54] Sangoi AR, McKenney JK, Brooks JD, Higgins JP. Evaluation of SF-1 expression in testicular germ cell tumors: a tissue microarray study of 127 cases. *Appl Immunohistochem Mol Morphol.* 2013;21(4):318-321. doi:10.1097/PAI.0b013e318277cf5a.

[55] Ulbright TM, Tickoo SK, Berney DM, et al. Best practices recommendations in the application of immunohistochemistry in testicular tumors: report from the International Society of Urological Pathology Consensus Conference. *Am J Surg Pathol.* 2014;38(8):e50-e59. doi:10.1097/PAS.0000000000000233.

[56] Idrees M, Saxena R, Cheng L, Ulbright TM, Badve S. Podoplanin, a novel marker for seminoma: a comparison study evaluating immunohistochemical expression of podoplanin and OCT3/4. *Ann Diagn Pathol.* 2010;14(5):331-336. doi:10.1016/j.anndiagpath.2010.05.008.

[57] Berney DM, Shamash J, Pieroni K, Oliver RTD. Loss of CD30 expression in metastatic embryonal carcinoma: the effects of chemotherapy? *Histopathology.* 2001;39(4):382-385. doi:10.1046/j.1365-2559.2001.01226.x.

[58] Verrill C, Perry-keene J, Srigley JR, et al. Intraoperative consultation and macroscopic handling: the International Society of Urological Pathology (ISUP) testicular cancer consultation conference recommendations. *Am J Surg Pathol.* 2018;42(6):e33-e43. doi:10.1097/PAS.0000000000001049.

[59] Verrill C, Yilmaz A, Srigley JR, et al. Reporting and staging of testicular germ cell tumors: the International Society of Urological Pathology (ISUP) testicular cancer consultation conference recommendations. *Am J Surg Pathol.* 2017;41(6):e22-e32. doi:10.1097/PAS.0000000000000844.

[60] of American Pathologists C. *Protocol for the Examination of Specimens From Patients With Malignant Germ Cell and Sex Cor-Stromal Tumors of the Testis.*; 2017. Available at www.cap.org/cancerprotocols. Accessed February 10, 2020.

[61] Yilmaz A, Cheng T, Zhang J, Trpkov K. Testicular hilum and vascular invasion predict advanced clinical stage in nonseminomatous germ cell tumors. *Mod Pathol.* 2013;26(4):579-586. doi:10.1038/modpathol.2012.189.

[62] Ulbright TM, Young RH. Metastatic carcinoma to the testis: a clinicopathologic analysis of 26 nonincidental cases with emphasis on deceptive features. *Am J Surg Pathol.* 2008;32(11):1683-1693. doi:10.1097/PAS.0b013e3181788516.

[63] Lehmann D, Muller H. Analysis of the autoimmune response in an "in situ" carcinoma of the testis. *Int J Androl.* 1987;10(1):163-168. doi:10.1111/j.1365-2605.1987.tb00178.x.

第5章 睾丸旁及外生殖器
PARATESTIS AND EXTERNAL GENITALIA

一、睾丸旁组织

（一）正常睾丸旁组织

睾丸旁及外生殖器包括与泌尿生殖专科病理的解剖学及相关病变，也囊括了皮肤和软组织病理相关的病变。因此，本章将会针对这些内容进行相对广泛的概述，尽可能将各类疾病展现给读者。对于一些专业性更强的主题，我们也参考了相应文献及专著以便进行深度阅读。

“睾丸旁”或“睾丸旁附件”泛指睾丸鞘膜、输出小管、附睾、睾丸网、精索以及射精管等，基本包括睾丸实质以外至阴囊皮肤以内的所有结构。鞘膜起源于壁腹膜，被覆间皮，该区域的间皮肿瘤即起源于此。白膜则是致密的结缔组织层，可能会发生纤维增生。生精小管汇合后离开睾丸实质，形成睾丸网及附睾（图5-1至图5-3）。输出小管由高柱状细胞排列而成，这些小管终止于精索内的输精管（图5-4至图5-6）。此外，精索内还包含睾丸动脉、精索静脉丛、神经以及淋巴管。

（二）“疝”及囊性病变

常表现为阴囊肿胀或睾丸旁无痛性肿块，其被覆的上皮与相应起源的解剖学部位的上皮类型一致。这些标本在专科病理及普通外科病理中均十分常见，通常不会造成诊断困难，但有时候仍可能存在诊断陷阱和少见形态。

1. 鞘膜积液

鞘膜积液是指睾丸鞘膜的脏层和壁层之间出现浆液积聚，病变与外伤史和梗阻有关。鞘膜积液囊壁衬覆间皮，有时可能会随时间推移而脱

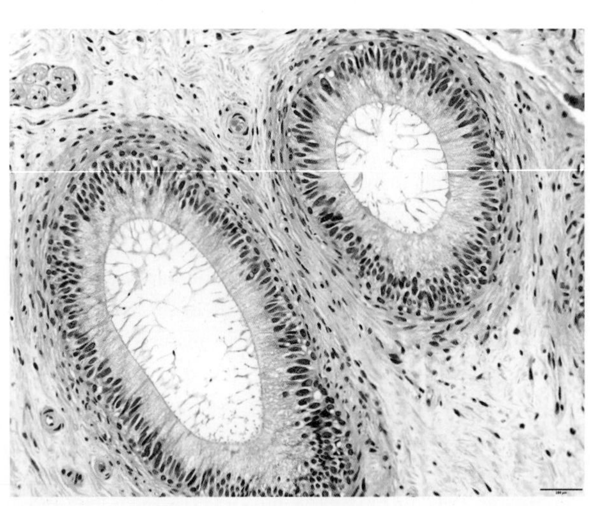

▲ 图5-1 正常附睾可见迂曲的输出小管的多个横截面，衬覆柱状上皮

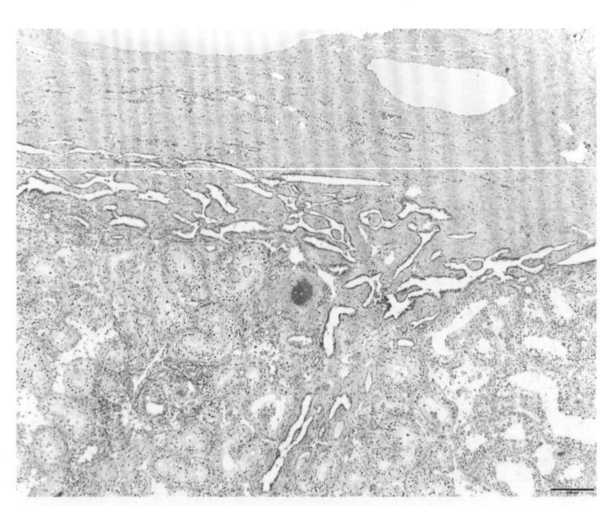

▲ 图5-2 生精小管汇合形成睾丸网，管腔大，裂隙样，穿出睾丸鞘膜后进入附睾

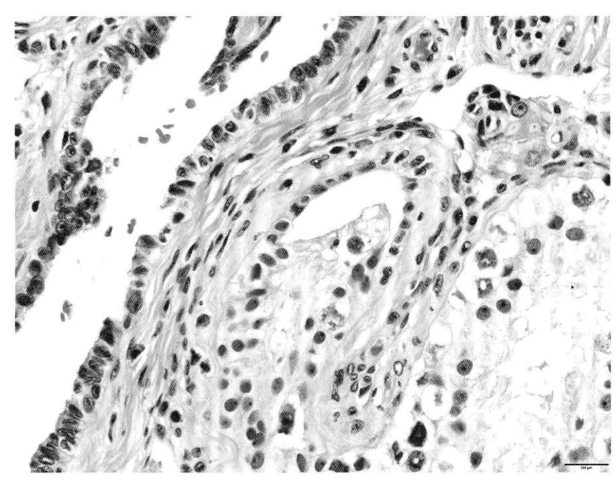

▲ 图 5-3　高倍镜下，图中央的导管显示含有生殖细胞的生精小管过渡为睾丸网

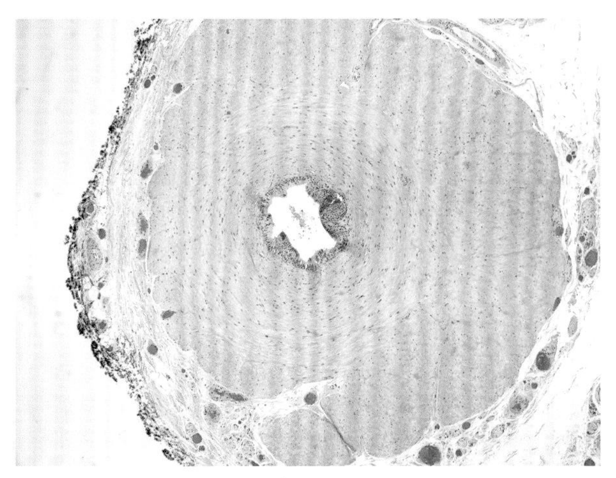

▲ 图 5-4　输精管是位于精索内的一条厚壁肌性管道，连接附睾尾部及射精管

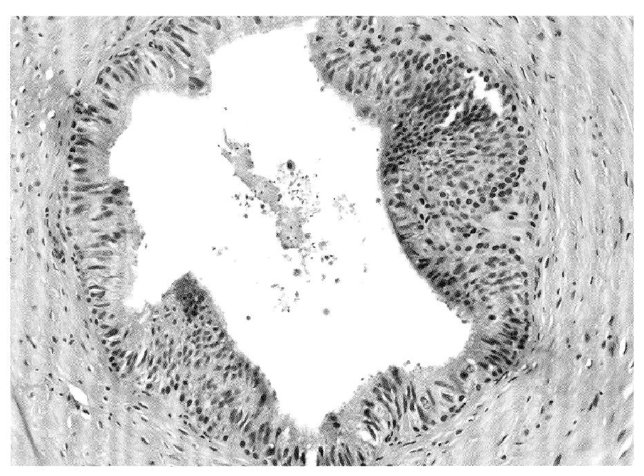

▲ 图 5-5　输精管的被覆上皮呈波浪状，凸向管腔

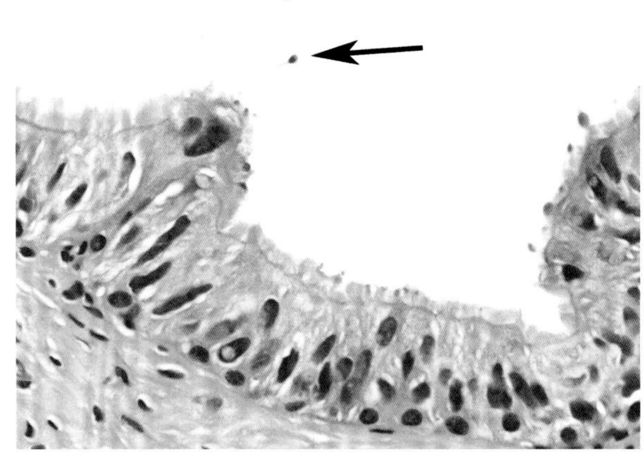

▲ 图 5-6　输精管的被覆上皮为假复层纤毛柱状细胞，管腔内可见单个精子（箭）

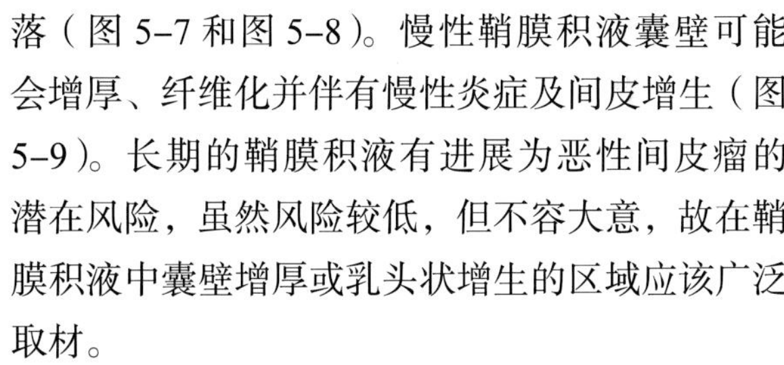

落（图 5-7 和图 5-8）。慢性鞘膜积液囊壁可能会增厚、纤维化并伴有慢性炎症及间皮增生（图 5-9）。长期的鞘膜积液有进展为恶性间皮瘤的潜在风险，虽然风险较低，但不容大意，故在鞘膜积液中囊壁增厚或乳头状增生的区域应该广泛取材。

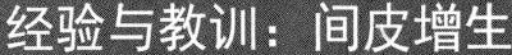

经验与教训：间皮增生

- 间皮增生在鞘膜积液的标本中常见
- 更常见于创伤性或炎性所致的长期鞘膜积液
- 增生的间皮细胞簇局限在表浅纤维组织层，似乎局限于一个虚拟的界线上方，无深部浸润（图 5-10）
- 间皮细胞形成小簇或巢状，但不会形成明显的肿块（图 5-11 和图 5-12）

2. 精子囊肿

因梗阻原因导致附睾顶部的输出小管扩张时，可形成精子囊肿。这类病变体积可以甚大，右侧更常见。组织学上呈囊性扩张，囊壁由纤维及平滑肌构成，被覆立方至假复层上皮，可见纤毛（图 5-13 至图 5-15）。精子囊肿的关键诊断特征为囊腔内发现精子；然而，在已经切开的标本中通常缺乏精子（图 5-16）。

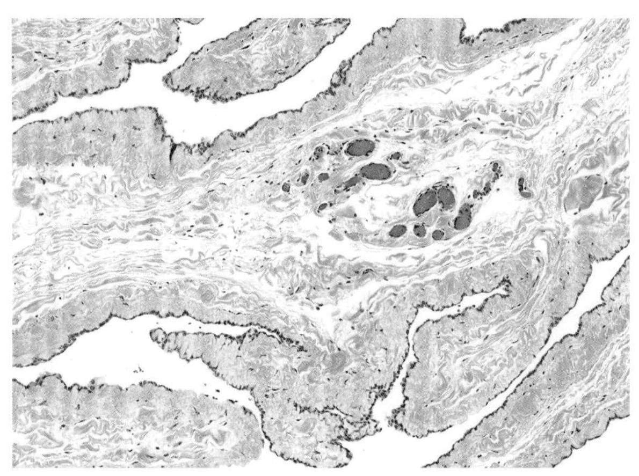

▲ 图 5-7　鞘膜积液即睾丸鞘膜内液体积聚。外科手术切除后液体流失导致囊壁塌陷，囊壁可见间皮被覆

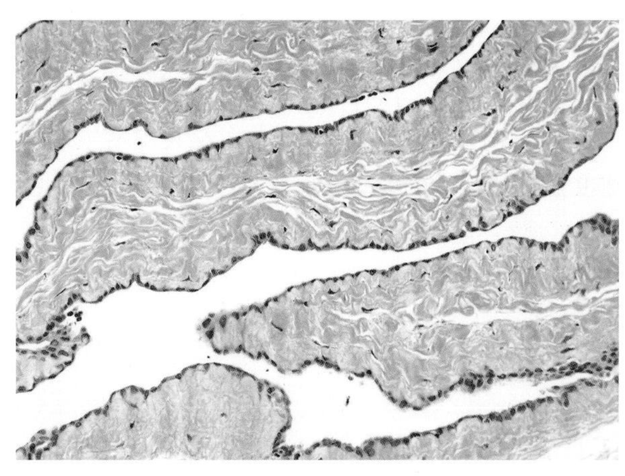

▲ 图 5-8　高倍镜下，鞘膜积液标本可见单层扁平至立方状的间皮细胞。其下方纤维组织呈波浪状，在缺乏间皮的标本中是有用的诊断特征

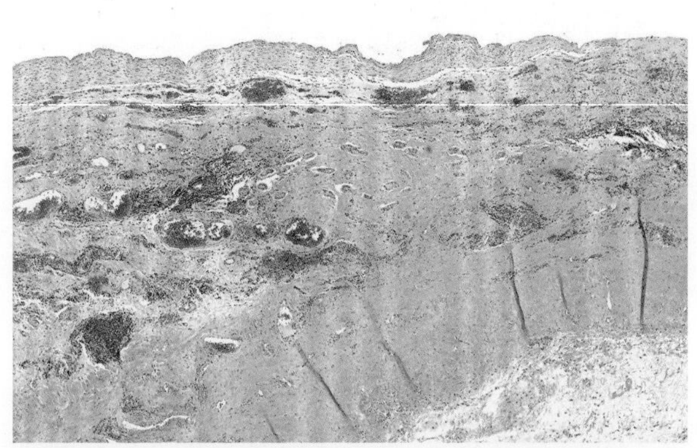

▲ 图 5-9　长期鞘膜积液的标本中常出现间皮增生。低倍镜下可见纤维组织增厚伴慢性炎症，内含小巢状内陷的间皮细胞

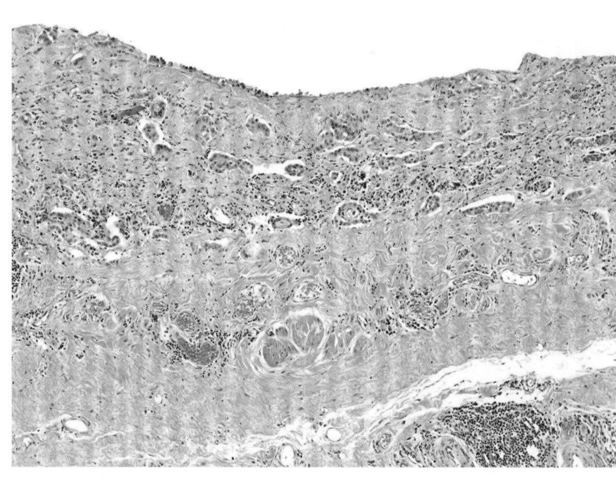

▲ 图 5-10　间皮增生与恶性间皮瘤的区别在于前者为散在的间皮细胞巢，不形成占位病变

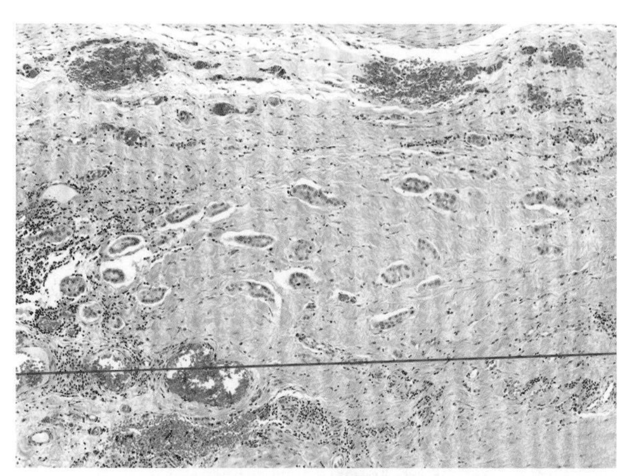

▲ 图 5-11　在这张图中，红线标出了间皮细胞巢的界限。在平行于表面的线下方出现不规则浸润时，应当怀疑恶性病变。如有脂肪组织受累则不符合间皮增生

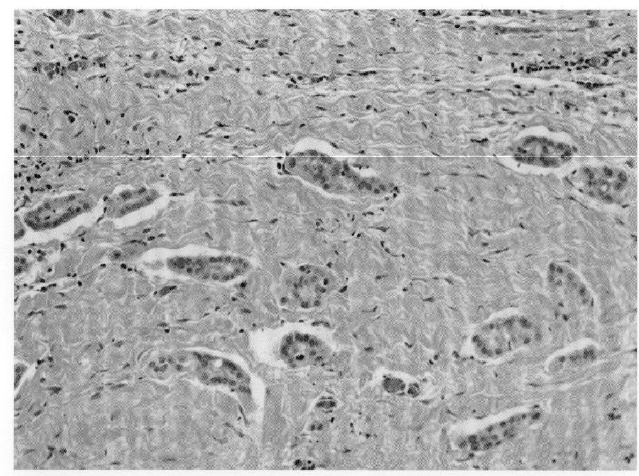

▲ 图 5-12　间皮细胞巢的细胞形态温和，无异型性，符合间皮增生

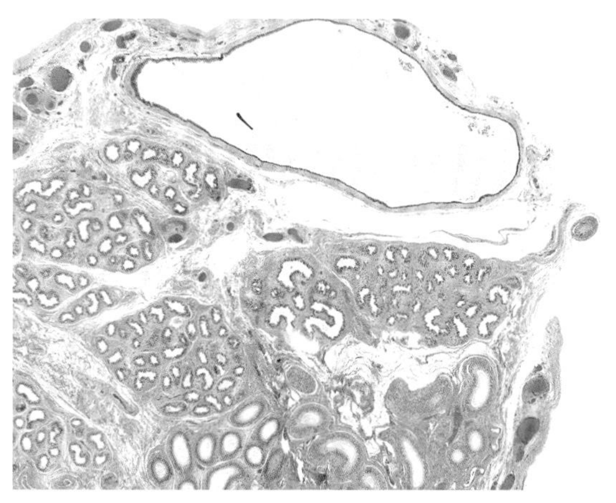

▲ 图 5-13　精子囊肿发生于扩张的附睾或睾丸网。本图在附睾中央可见精子囊肿

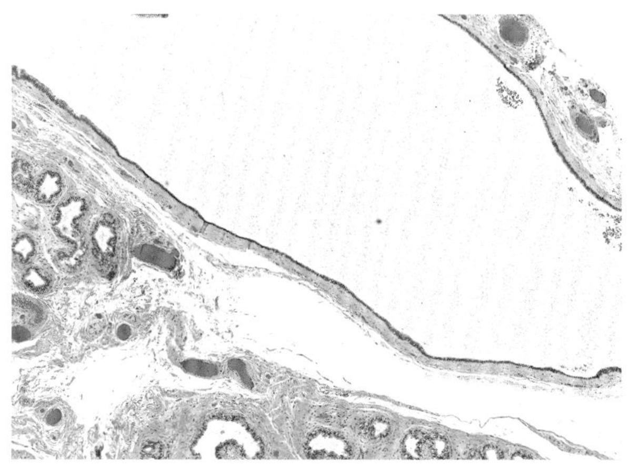

▲ 图 5-14　精子囊肿通常为单房，也可以为多房，典型的特征是其内可见精子，但在切除标本中因为囊肿被打开而甚少遇见

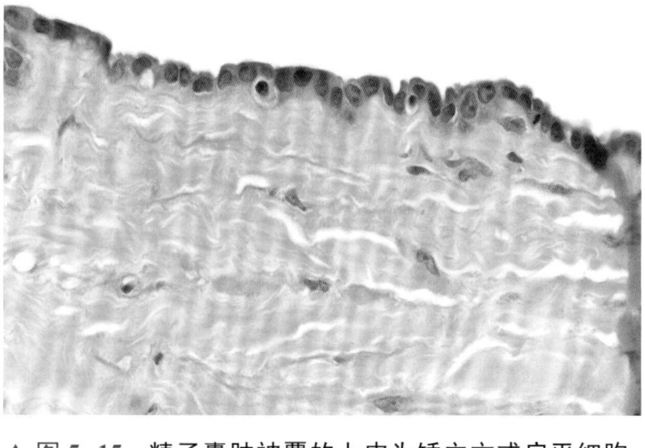

▲ 图 5-15　精子囊肿被覆的上皮为矮立方或扁平细胞，可见纤毛

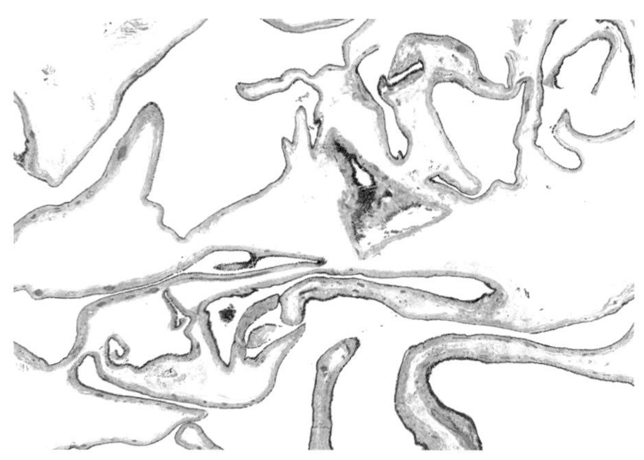

▲ 图 5-16　这例较大的精子囊肿在切除后，囊壁塌陷并折叠。病变的位置以及术中所见常有助于明确精子囊肿的诊断

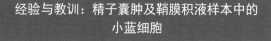

述评示例：精子囊肿

精子囊肿，左侧，切除
囊肿，衬覆形态温和的上皮，结合临床符合精子囊肿。无恶性证据

经验与教训：精子囊肿及鞘膜积液样本中的小蓝细胞

- 为鞘膜积液标本中少见的、游离的、具有黏附性的细胞簇
- 细胞簇核质比高，染色质细腻或块状，细胞核拥挤，形态上需鉴别高级别神经内分泌肿瘤（小细胞癌）（图 5-17 和图 5-18）
- 免疫组化显示 CD56 弥漫阳性，类似小细胞癌（图 5-19 和图 5-20）
- 然而，这些细胞的 Syn 和 CgA 阴性，且 Ki-67 较低
- 这些小蓝细胞是脱落退变的睾丸网细胞，掉落于鞘膜积液的标本中，实际上为良性病变 [1]

3. 精索静脉曲张

静脉瓣膜功能不全或肿瘤造成的梗阻，可引起睾丸内血管及静脉丛扩张，并形成精索静脉曲张。体格检查可发现该肿物为扭曲缠绕的血管团，或者称“蠕虫袋”。进行 Valsalva 动作时肿块可能会增大。与精子囊肿不同，精索静脉

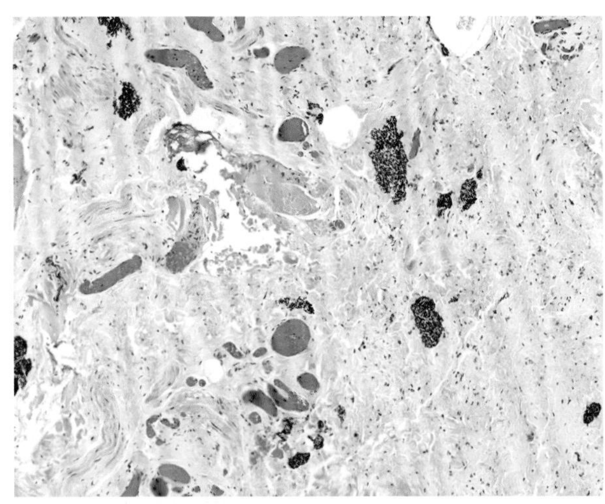

▲ 图 5-17　鞘膜积液标本中，偶见游离的来源未明的小蓝细胞簇。这些小蓝细胞被认为是脱落伴退变的良性睾丸网上皮细胞

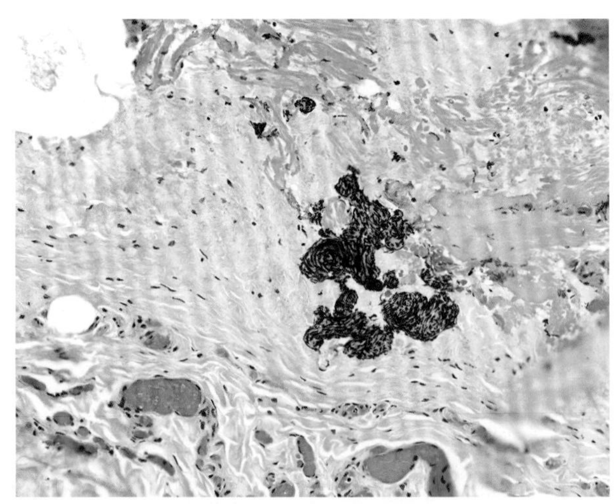

▲ 图 5-18　为图 5-17 中的同一病例，高倍镜下这些细胞簇黏附性好，核质比高，染色质污秽，形态学与小细胞癌相似，实际上为良性病变

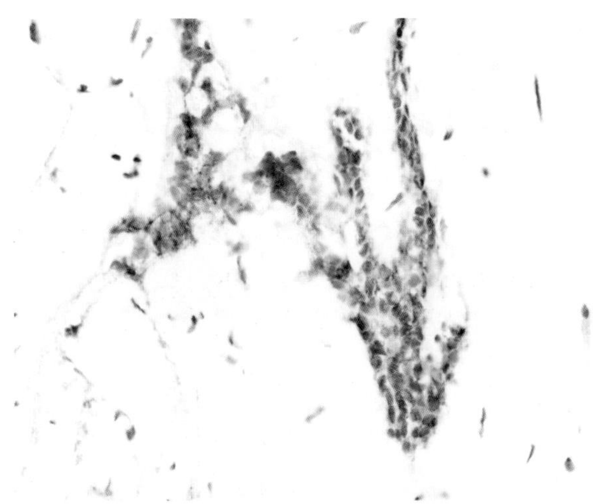

▲ 图 5-19　这一簇脱落的睾丸网细胞表达 **CD56**，可能造成诊断困扰

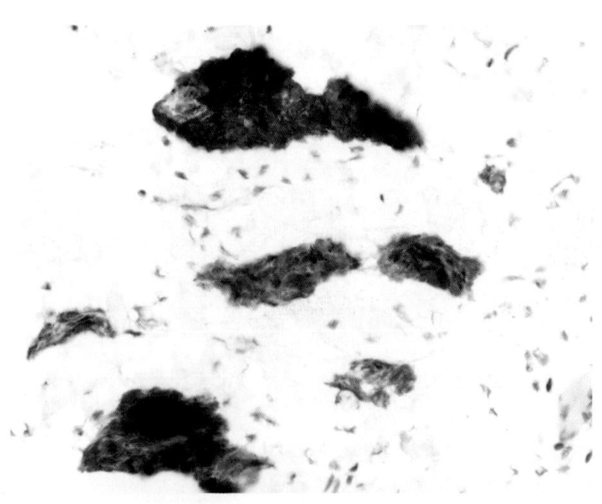

▲ 图 5-20　另一图片，显示脱落的睾丸网细胞簇表达 **CD56**。与小细胞癌不同，这些细胞 **Syn** 和 **CgA** 都阴性

曲张更常出现在静脉瓣膜更多的左侧精索，而右侧精索内静脉直接汇入下腔静脉。这类血管病变位于睾丸上方，体积增大时甚至可以穿过腹股沟环。精索静脉曲张中可见大量具有肥大平滑肌的厚壁静脉（图 5-21）。根据经验，这类病变常规进行血管结扎治疗，因此并不经常送病理检查。

4. 其他囊性病变

在睾丸旁区域会发生许多囊性病变，均为良性病变。一些“囊肿”实际上是正常结构的扩张，如睾丸网的囊性变。判断一个囊肿或囊性病变的准确来源很大程度上取决于囊肿壁是否存在被覆上皮及上皮类型。

睾丸网囊性变有多种病因（图 5-22）。睾丸网囊性发育不良发生于儿童并与肾脏畸形有关，可见被覆扁平状的睾丸网上皮的多发性囊肿。睾丸网获得性囊性变是一种类似的病变，与肾脏透析有关。囊肿被覆睾丸网上皮，呈柱状或假复层，囊腔内含蛋白性液体、精子及草酸钙结晶。

睾丸旁区域的其他囊肿包括白膜囊肿、孤立性睾丸网囊肿、囊性 Walthard 细胞巢、附睾囊肿、起源于附睾旁的多房性囊肿以及间皮囊肿

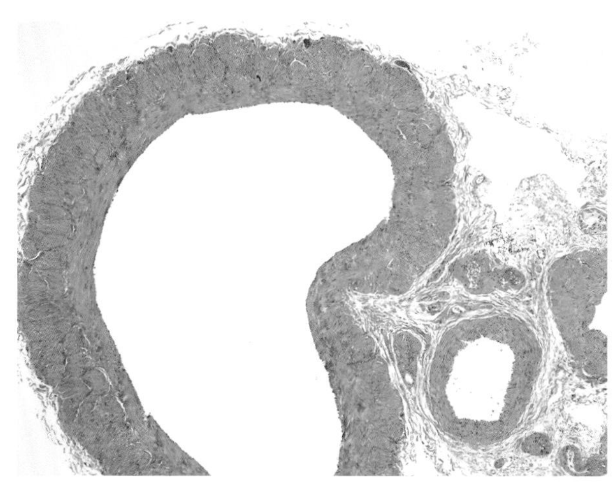

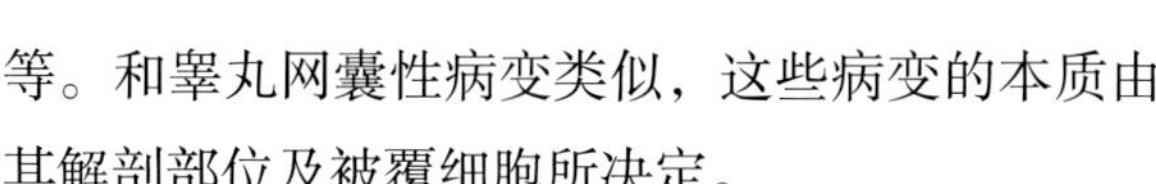

▲ 图 5-21　精索静脉曲张是精索中扭曲扩张的静脉团，临床上呈“蠕虫袋”样外观。血管扩张、增厚，血管壁平滑肌肥大

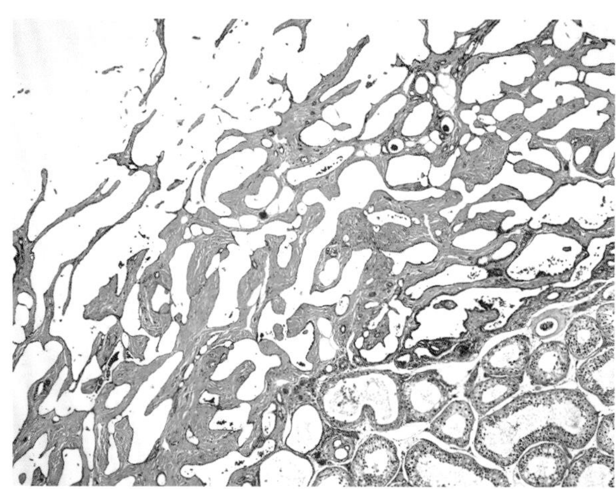

▲ 图 5-22　睾丸网囊性扩张，睾丸网内管径增大。这与血液透析、附睾梗阻和局部缺血有关

等。和睾丸网囊性病变类似，这些病变的本质由其解剖部位及被覆细胞所决定。

常见问题：非肿瘤性标本中常见的间皮增生改变有哪些

- 许多常见的标本中都有间皮被覆，如鞘膜积液、疝囊等
- 在慢性病变或嵌顿时，可能会刺激间皮出现反应性改变
- 旺炽性间皮增生是一种反应性改变，特征为被覆间皮的小管并行排列，间皮细胞不浸润脂肪
- 良性间皮增生的细胞形态较温和，无核分裂象，常与慢性炎症相关
- 高分化乳头状间皮瘤为外生性，间皮细胞呈温和的乳头状增生，不伴有浸润
- 恶性间皮增生在极少数情况下可被偶然发现，表现为更复杂的、排列拥挤的复杂管状结构，伴复杂的乳头形成，且浸润脂肪

（三）腺样病变

1. 结节性输精管炎

结节性输精管炎是输精管受损后导管细胞的反应性增生，通常发生在输精管切除术后。因损伤导致的阻塞，以及疝修补或外伤造成的输精管横断后也可发生本病。可见反应性小导管增生，被覆的上皮可呈轻度反应性不典型性伴有小核仁（图 5-23 和图 5-24）。反应性增生的导管可以远离输精管腔生长，伴周围平滑肌增生，形成肿块，类似腺癌。虽然病变的浸润性生长方式提示病变呈恶性经过；然而，其细胞学特征十分温和，与输精管上皮相似（图 5-25）。增生的导管常含有精子，表明其与完好的输精管相互延续（图 5-26 和图 5-27）。由于这些小导管可能与神经和血管关系密切，使之更具有迷惑性 [2]。根据病变部位及临床病史（既往输精管切除术）通常可比较直观地做出诊断；然而，当病变需要和尿路上皮或前列腺癌相鉴别时，需要免疫组化进行协助。增生的腺体 PAX8 弥漫阳性，GATA3 斑片状阳性，但 PSA 和 NKX3.1 阴性 [3]。

经验与教训：结节性输精管炎累及前列腺

- 结节性输精管炎可出现在前列腺壶腹部
- 低倍镜下，温和的单一腺体可类似前列腺腺癌
- 免疫组化有助于判断，结节性输精管炎的腺体表达 PAX8，而 PSA 和 NKX3.1 阴性

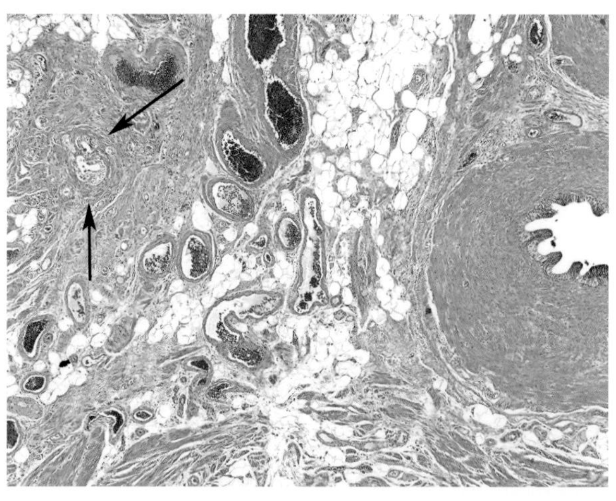

▲ 图 **5-23** 低倍镜下，结节性输精管炎表现为远离输精管管腔，位于肌壁处的浸润性小管，生长模式类似腺癌

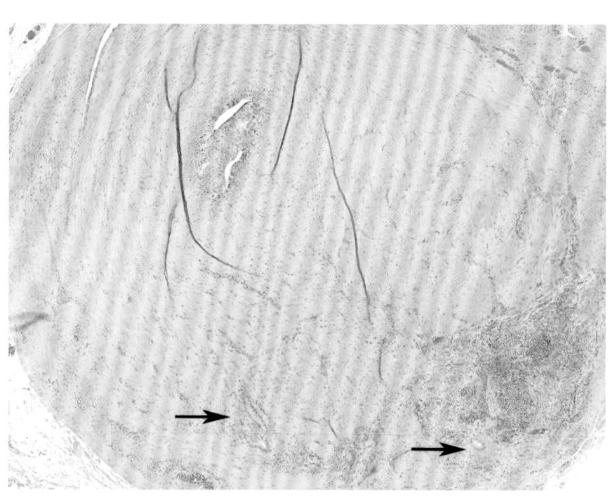

▲ 图 **5-24** 小管出现在远离输精管管腔的肌壁（箭），符合结节性输精管炎，尽管远离输精管的管腔，但认为其实际与输精管相通

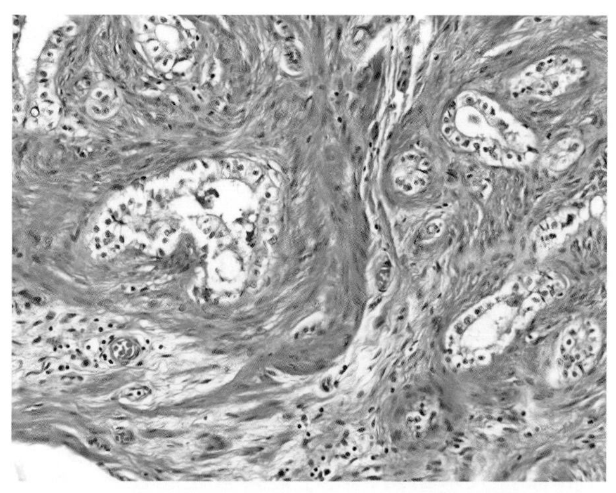

▲ 图 **5-25** 结节性输精管炎的上皮细胞形态温和，胞质丰富、透明，柱状至立方状。胞核小，缺乏明显多形性，核分裂象不活跃

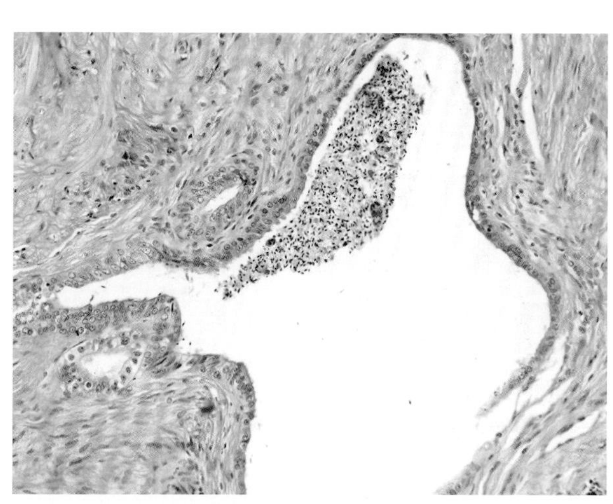

▲ 图 **5-26** 在小管内发现精子这一特征有助于诊断结节性输精管炎，表明小管与输精管腔相通

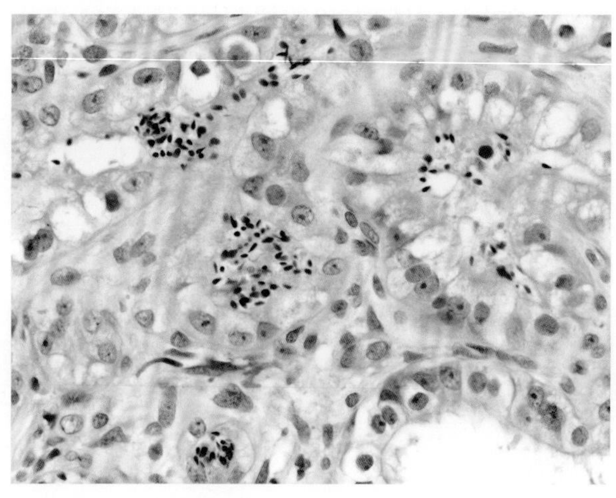

◀ 图 **5-27** 高倍镜下，小管内的精子可以通过其锥形的头部来辨认，尾部常看不到。回顾图 **5-24**，图片右下方有精子聚集，此为低倍镜下结节性输精管炎的诊断线索

2. 腺瘤样瘤

腺瘤样瘤是一种累及睾丸旁区域的良性间皮肿瘤，可类似腺癌。这种肿瘤很常见，多见于40—60岁男性。此肿瘤实际发生部位是睾丸旁，但极少数情况下腺瘤样瘤可能会累及睾丸实质。肿瘤通常较小，边界清楚，质硬，切面白色至灰色。这类肿瘤的典型组织学结构为被覆扁平间皮的腺样结构（图5–28）。横跨管腔的线状条带是有用的诊断特征[4]。腺瘤样瘤具有多种形态（见下文的“经验与教训”）并且可能累及睾丸，因此需要与许多病变相鉴别。根据其生长模式，需要鉴别生殖细胞肿瘤（尤其是卵黄囊瘤）、性索间质肿瘤、腺癌及间皮瘤等（图5–29）。腺瘤样瘤的典型免疫表达可协助鉴别诊断，瘤细胞表达D2-40、calretinin和WT-1（图5–30和图5–31）。这种免疫表型并不能排除恶性间皮瘤，但恶性间皮瘤的体积可能更大，细胞更具异型性，并可见坏死。

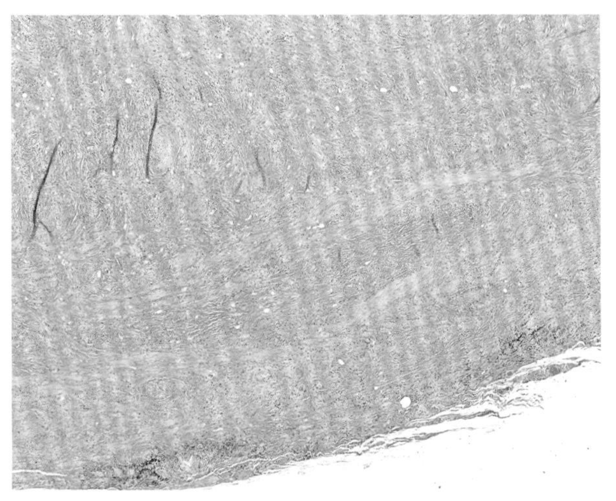

▲ **图5–28**　腺瘤样瘤是常见的睾丸旁占位，通常为边界清楚的灰白结节。组织学上，肿瘤由多少不等的平滑肌和纤维组织构成，内含被覆扁平间皮细胞的腺样结构

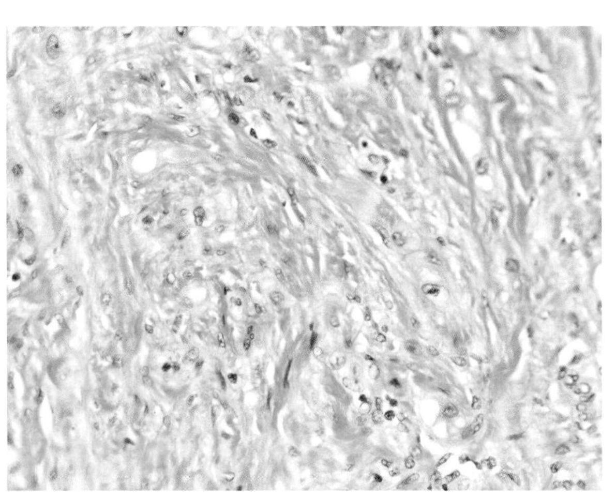

▲ **图5–29**　腺瘤样瘤中的小管可能受压、成角或类似印戒细胞。小管呈浸润性生长，类似腺癌。但缺乏核异型性，核分裂不活跃，无广泛坏死（极少数梗死的腺瘤样瘤可见坏死）

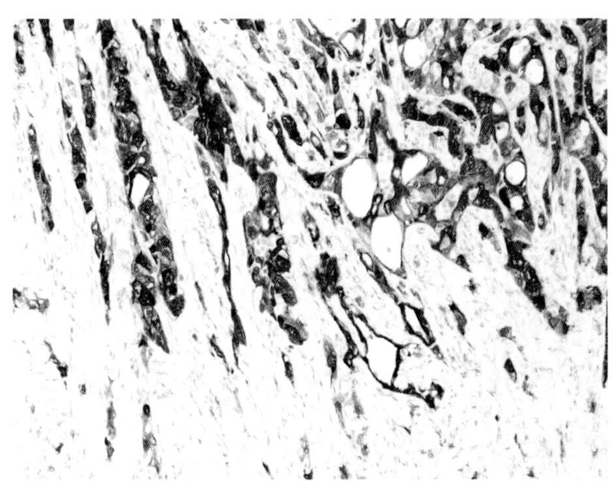

▲ **图5–30**　怀疑腺瘤样瘤时，间皮标志物免疫组化染色可显示小管衬覆的上皮，本图可见小管钙网蛋白呈弥漫强阳性

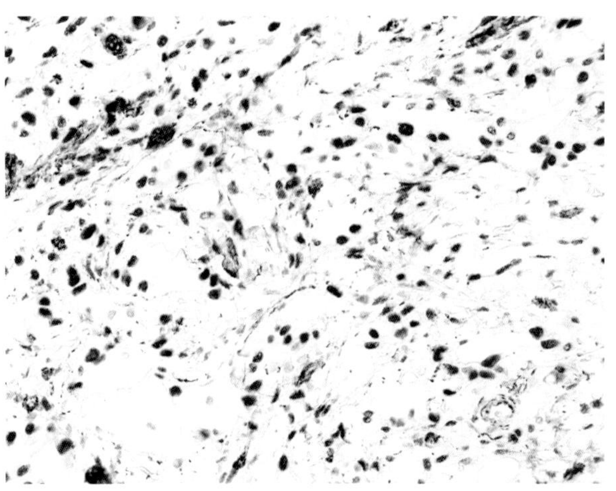

▲ **图5–31**　**WT-1**是另一种间皮标志物，在腺瘤样瘤小管样排列的间皮细胞呈胞核强阳性

经验与教训：腺瘤样瘤的生长模式 [5, 6]

- 典型的腺瘤样瘤呈腺样结构，偶见印戒样空泡（管状模式）
- 血管瘤样模式表现为被覆扁平间皮细胞的腺体形成的小管样结构
- 丛状模式表现为上皮样细胞呈实性生长模式
- 罕见的囊性模式由被覆扁平间皮细胞的囊腔构成
- 梗死偶可导致中央坏死，而这并不一定意味着恶性 [7]

3. 睾丸网腺瘤性增生

腺瘤性增生是睾丸网内少见的良性病变，上皮呈管状和乳头状增生（图 5–32 至图 5–34）。腺腔被覆温和的矮立方细胞，细胞无明显异型性。诊断的线索是发现类似于卵黄囊瘤中的玻璃样小球 [8]（图 5–35）。值得注意的是，有时睾丸网增生是生殖细胞肿瘤侵犯所致的反应性改变，可能会与生殖细胞肿瘤混淆 [9]（图 5–36）。

4. 睾丸网腺癌

这是一种极其罕见的腺癌，位于睾丸门

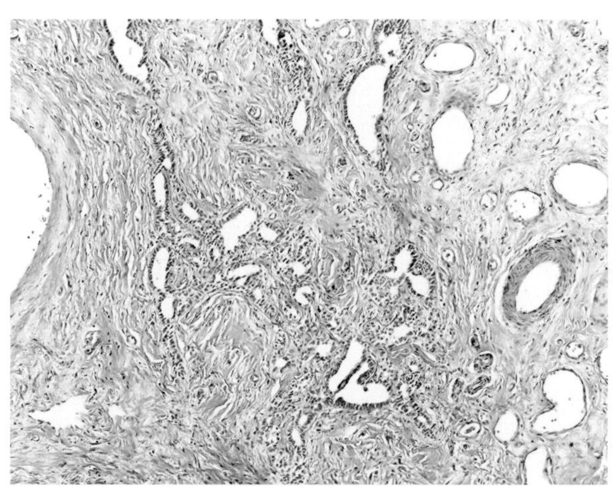

▲ 图 5–32 睾丸网增生可能是一种良性的反应性病变，表现为睾丸网导管增生。病变也可以见于生殖细胞肿瘤，为睾丸网对肿瘤浸润的反应

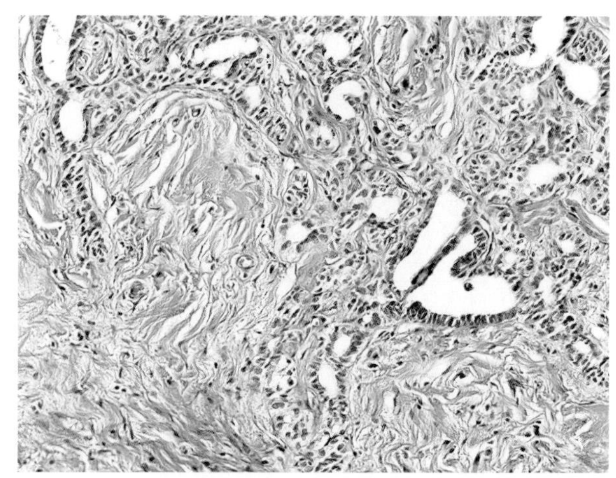

▲ 图 5–33 高倍镜下睾丸网增生可见大量背靠背生长的导管，细胞密度高于睾丸网，类似睾丸网腺癌，但后者极其罕见

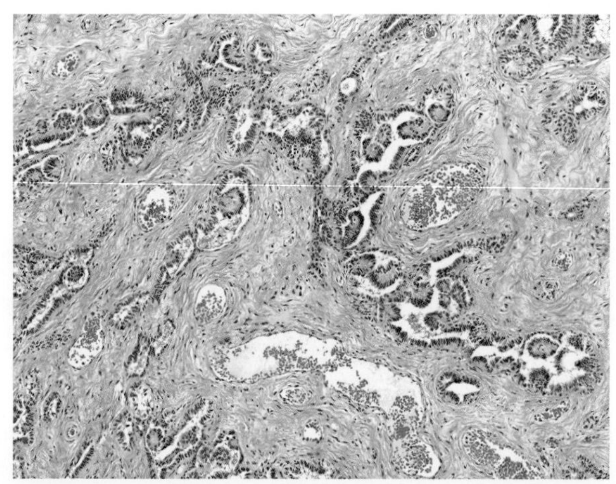

▲ 图 5–34 如图所见，睾丸网腔内乳头状增生是睾丸网增生的另一种模式。缺乏核异型性、未见直接的浸润性生长或坏死都提示病变为良性

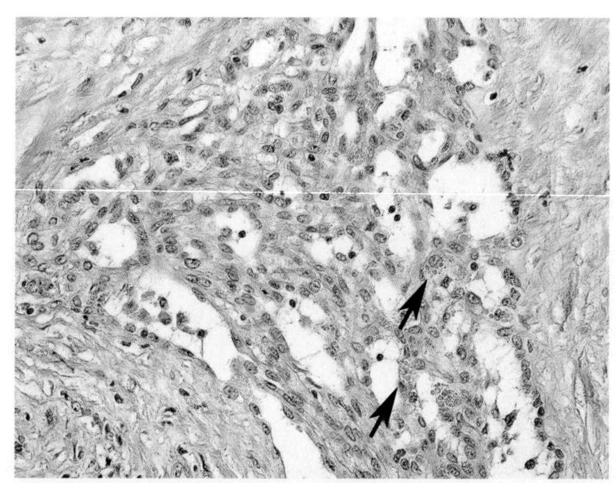

▲ 图 5–35 增生的睾丸网内的玻璃样小球（箭）可使其被误诊为卵黄囊瘤

部，起源于睾丸网上皮。尽管已经提出针对此病变的特定的诊断标准，但是肿瘤发生的部位及其睾丸网内生长的模式有助于诊断本病（见“常见问题”）。由于其罕见性，在诊断原发性睾丸网腺癌之前有必要排除其他常见的病变。组织学上，典型的睾丸网腺癌表现为浸润性生长的裂隙样腺体，腺体融合为实性区域或梭形细胞（图5-37和图5-38）。乳头状、管状乳头状、筛状以及巢状等其他结构模式也有报道。出现区域坏死有助于区别良性睾丸网增生（图5-39）。

虽然肿瘤缺乏特异性的免疫组化表型；然而，一项研究发现大多数病例CK、AE1/3、CK7、EMA以及Vimentin均呈阳性，部分病例尚可见WT-1和PAX8呈核阳性[10]。本病预后较差，常出现腹膜后淋巴结转移。主要的鉴别诊断为转移性腺癌、浆液性肿瘤及恶性间皮瘤。

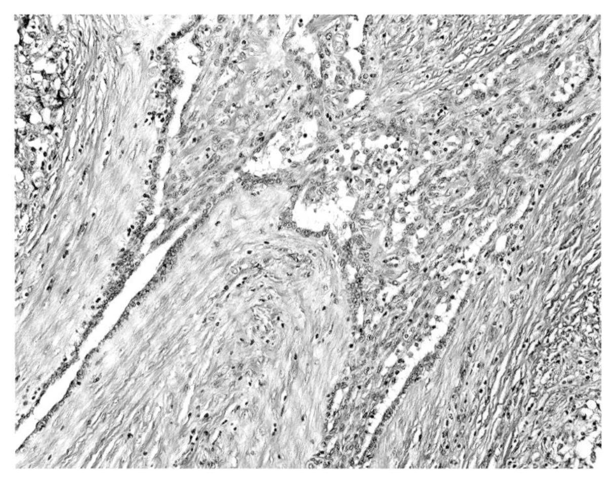

▲ 图5-36 图示睾丸网增生伴随生殖细胞肿瘤浸润出现。生殖细胞肿瘤成分位于图像左上角及右下角，视野中间为增生的睾丸网上皮

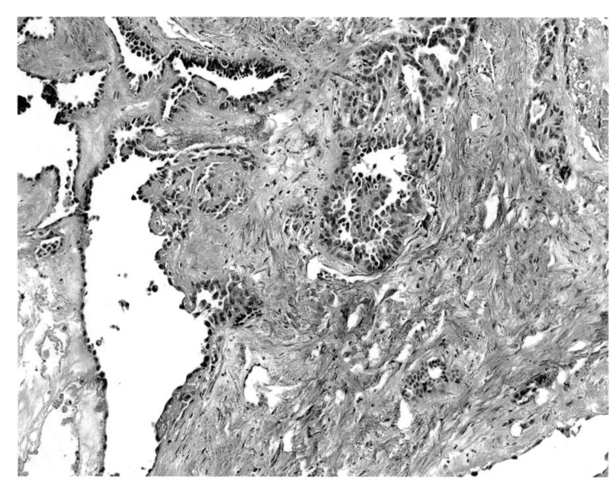

▲ 图5-37 睾丸网腺癌极其罕见，当其位于睾丸门部中央，并呈睾丸网内生长时可作出诊断

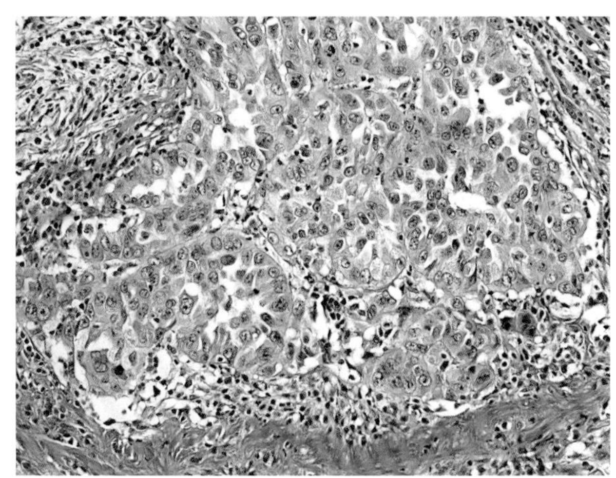

▲ 图5-38 高倍镜下，睾丸网腺癌可见明显的恶性细胞核特征，核多形性显著，染色质呈空泡状，核仁明显，核分裂象易见

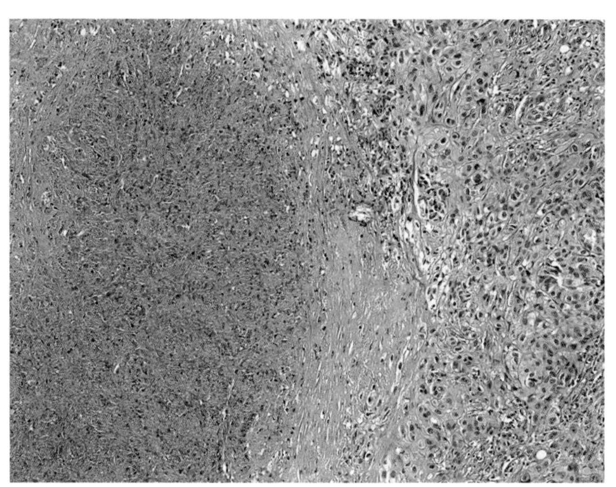

▲ 图5-39 实性生长及地图样坏死不支持良性病变。在排除了其他继发性恶性肿瘤的可能后，应考虑睾丸网腺癌

备忘列表：睾丸网腺癌的诊断标准[11]

- 肿瘤位于睾丸门部，呈睾丸网内生长
- 与其他所有睾丸及睾丸旁肿瘤的形态不同
- 无其他阴囊外原发部位肿瘤
- 排除了其他所有睾丸旁肿瘤，包括恶性间皮瘤及浆液性乳头状癌

5. 原发性附睾腺癌

原发性附睾腺癌也是一种极为罕见的肿瘤，是乳头状囊腺瘤对应的恶性病变。这些肿瘤以附睾为中心，呈明显的浸润性生长。此类肿瘤的生长模式包括管状、管囊样及管状乳头状。肿瘤细胞富含糖原，胞质丰富透亮[12]。与睾丸网腺癌类似，在作出诊断前排除其他原发部位的腺癌是十分重要的。

6. 恶性间皮瘤

恶性间皮瘤起源自睾丸鞘膜，以睾丸旁区域为中心。睾丸旁间皮瘤仅占所有间皮瘤的1%，而绝大部分间皮瘤见于胸膜和腹膜[13]。睾丸鞘膜与腹膜的间皮细胞相连续，因此多种特征都类似原发性腹膜间皮瘤，也呈不良预后。与胸膜间皮瘤相比，这类肿瘤与石棉暴露的相关性较低[14]。慢性鞘膜积液与间皮瘤有关，故在鞘膜积液标本中，应对增厚或粗糙区域仔细取样（图5–40和图5–41）。

与其他部位的恶性间皮瘤类似，大体上睾丸旁间皮瘤中的间皮细胞层显著增厚并布满肿瘤结节。镜下，恶性间皮细胞浸润深部脂肪及其他结构，呈真性侵袭性生长。需要注意，间皮增生时可能会在间皮表面下方浅表区域出现间皮细胞簇，这是一种反应性模式。

常见问题：提示恶性间皮增生的组织学特征是什么

- 肉眼可见的肿块（并非偶然的显微镜下发现）
- 间质浸润（图5–42）
- 富于细胞性（图5–43）
- 细胞异型性（图5–44）
- 间质纤维组织增生
- 坏死

上皮型间皮瘤最为常见，其生长模式包括乳头状、管状乳头状、小管状以及实性[15]。可见砂粒体（图5–45），少见的双相型恶性间皮瘤可同时存在上皮性和肉瘤性成分[15]。恶性上皮样细胞呈胖圆形，具有丰富而致密的嗜酸性胞质，细胞核具有多形性，核仁大。间皮标志物（钙网蛋白、D2-40、WT-1）阳性，可用于鉴别浸润性腺癌。双相型或肉瘤样间皮瘤，将在“梭形细胞病变”

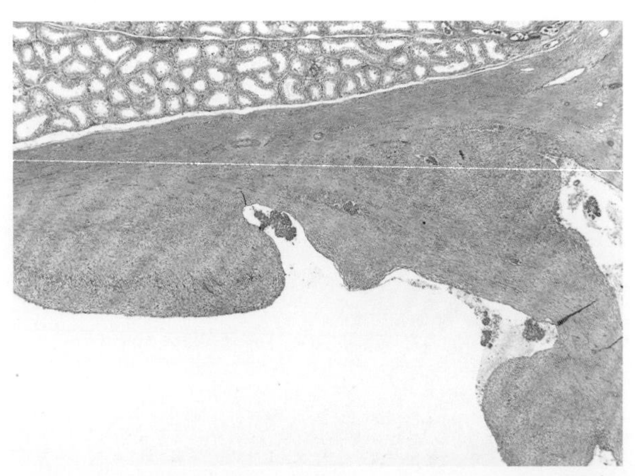

▲ **图5–40** 长期鞘膜积液与恶性间皮瘤有关，当鞘膜积液标本中出现结节或增厚的区域时，应当仔细取样。在此图中，鞘膜积液囊壁的间皮细胞层增厚，出现多灶上皮性增生

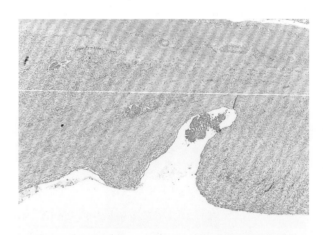

▲ **图5–41** 高倍镜下，可见恶性间皮细胞巢浸润性生长，并浸润至鞘膜囊肿的囊壁及周围的纤维组织

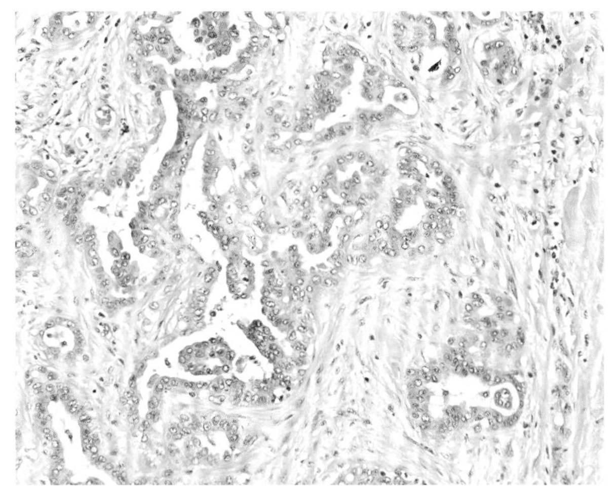

▲ 图 5-42 上皮型恶性间皮瘤，可见不规则腺体及小管侵犯间质

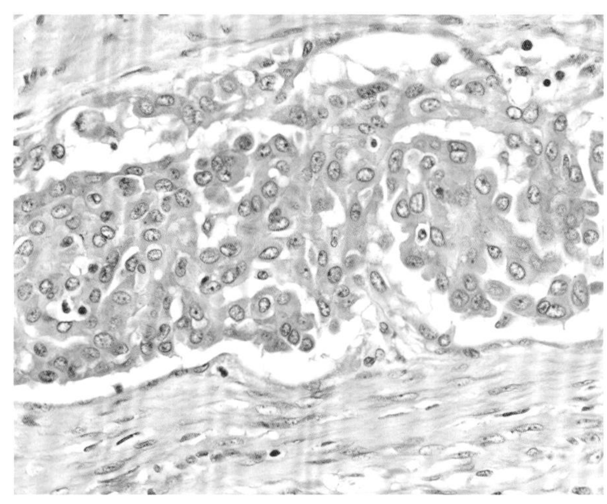

▲ 图 5-43 与良性间皮增生相比，恶性间皮瘤细胞密度更高，形成膨胀性细胞巢

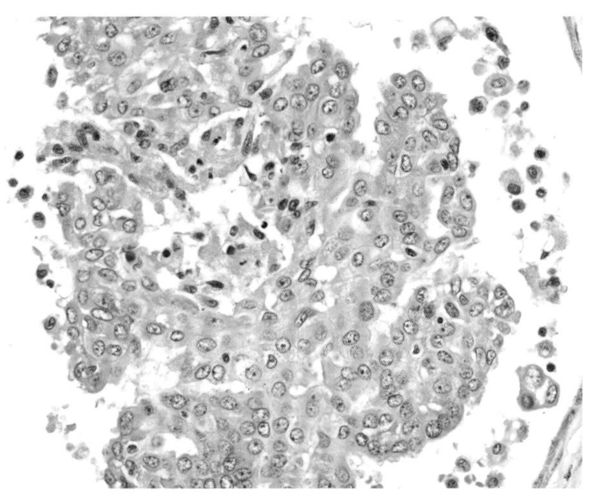

▲ 图 5-44 细胞异型性是诊断恶性间皮瘤的必备条件，如图所示，恶性细胞具有丰富、致密的嗜酸性胞质，细胞核呈多形性，可见大核仁

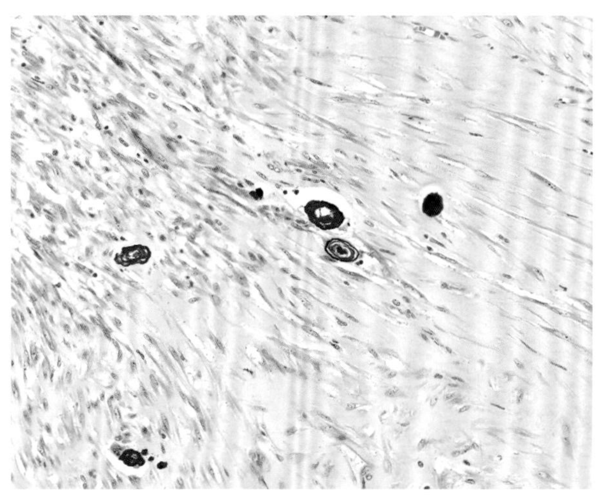

▲ 图 5-45 砂粒体、同心圆状钙化常见于恶性间皮瘤

中进行讨论。

（四）乳头状病变

1. 乳头状囊腺瘤

乳头状囊腺瘤是起源于附睾的乳头状囊性肿瘤，被覆形态温和、胞质丰富透亮的细胞。这类良性肿瘤与 von Hippel-Lindau 综合征有关[16, 17]。双侧发生的肿瘤存在遗传性综合征的可能性更大。组织学上与透明细胞乳头状肾细胞癌几乎一致。可见粗钝的乳头轴心和大量囊腔，伴有交织的纤维间质（图 5-46 至图 5-48）。细胞胞质透亮，胞核排列于细胞近腔缘，形成核下空泡（图 5-49 和图 5-50）。良性的细胞学形态对于此诊断至关重要，即不伴非典型性、无核分裂象或坏死。其免疫表型也和透明细胞乳头状肾细胞癌相同，即 PAX8 阳性、碳酸酐酶Ⅸ呈杯口状阳性、CK7 阳性，CD10、RCC 及 AMACR 阴性[18]。

本病最主要的鉴别诊断为转移性透明细胞肾细胞癌，肾细胞癌会表现出一定的异型性，具有更为巢状的生长模式，且缺乏真正的乳头轴心。免疫表型也有所不同，转移性透明细胞肾细胞癌

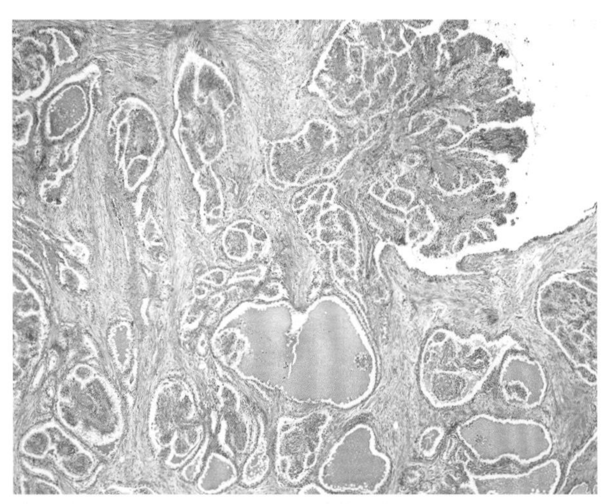

▲ 图 5-46　睾丸旁乳头状囊腺瘤是一种乳头状和囊性的肿瘤，其内可见交织排列的纤维条带

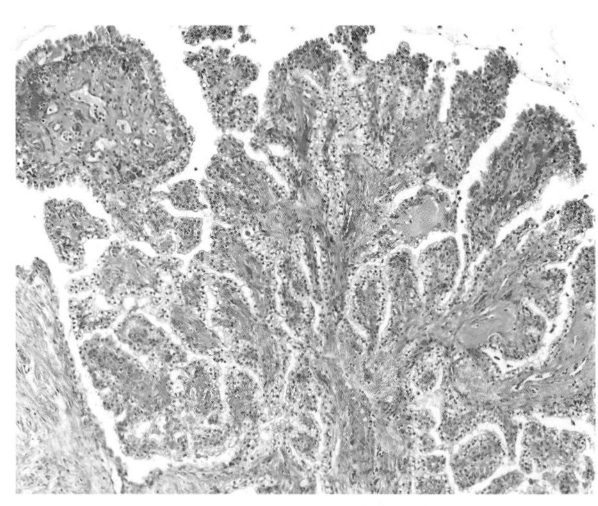

▲ 图 5-47　图示乳头状轴心通常短而钝，而不是长而纤细的

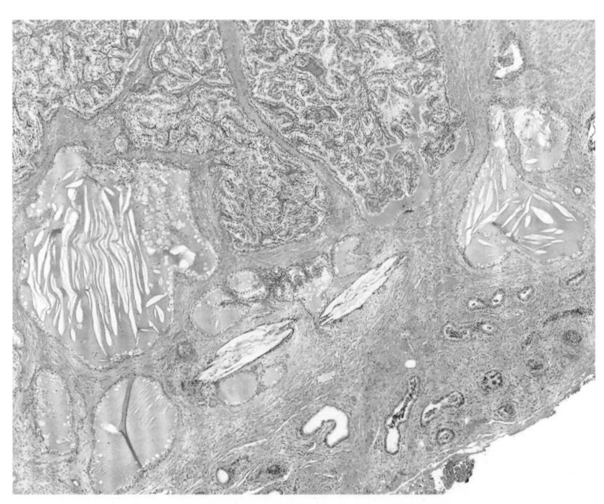

▲ 图 5-48　乳头状囊腺瘤中常见扩张的囊腔，一些肿瘤以囊性变为主要表现。间质交织的纤维条带是一个有助于诊断的特征

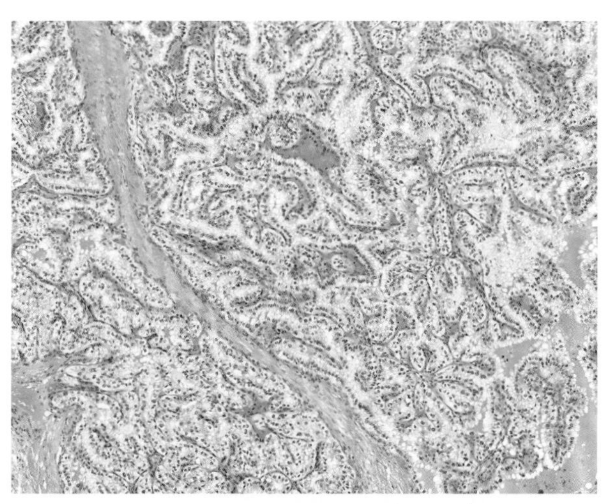

▲ 图 5-49　乳头状囊腺瘤细胞胞质丰富、透亮，胞核小而一致

可表达 CD10 和 RCC。其次需要鉴别苗勒管起源的肿瘤，即交界性浆液性肿瘤及乳头状浆液性癌。与乳头状囊腺瘤相比，上述两种病变组织结构更复杂，细胞异型性更明显。

2. 高分化乳头状间皮瘤

高分化乳头状间皮瘤与鞘膜积液有关，与恶性间皮瘤不同，本病较常发生于年轻男性。这类肿瘤表现为非侵袭性、外生性的间皮细胞增生，密布在腹膜 / 鞘膜表面。乳头分支简单，无复杂的分支状结构，被覆单层温和的立方状间皮细胞[19]（图 5-51 和图 5-52）。核分裂象罕见或缺乏，且无坏死或侵袭性生长方式。典型的高分化乳头状间皮瘤是良性病变，可使用鞘膜积液囊肿切除术进行治疗。

本病偶尔可类似恶性间皮瘤，出现细胞异型性以及更复杂的结构。故提出了“具有交界性恶性潜能的高分化乳头状间皮瘤”这一术语，用于描述存在下述特征的病变：间皮细胞具有异型性或多层排列、核分裂象增多、管状或筛状结构以及乳头分支融合[20]（图 5-53 和图 5-54）。若这

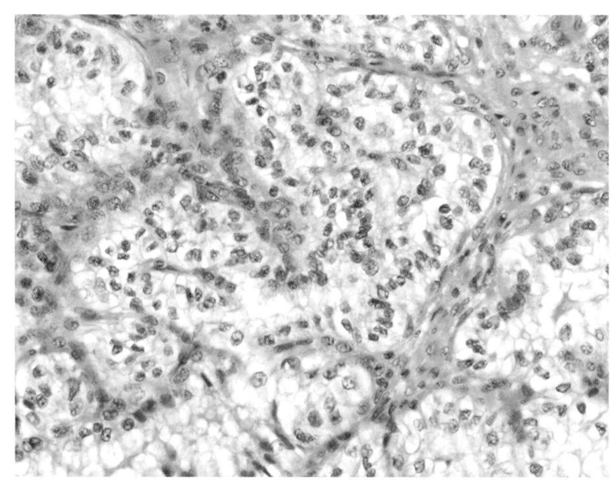

▲ 图 5-50　细胞核通常位于细胞近腔侧，形成核下空泡或呈“钢琴键”样

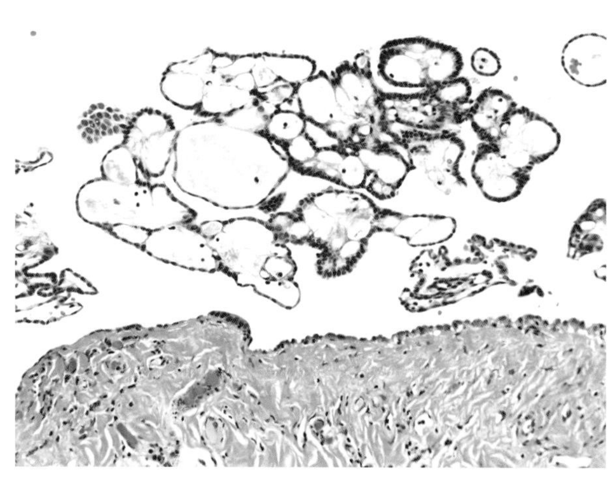

▲ 图 5-51　高分化乳头状间皮瘤可以在鞘膜积液的基础上发生，或者发生于睾丸旁。这些增生性病变由简单的乳头分支组成，衬覆温和的间皮细胞，不应出现侵袭性生长方式

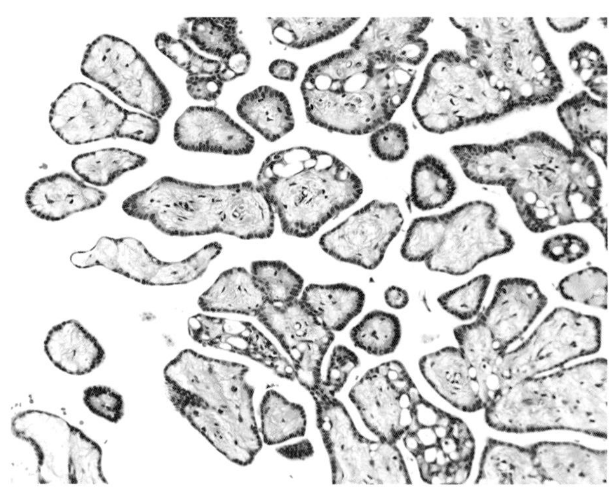

▲ 图 5-52　高分化乳头状间皮瘤，细胞无异型性，乳头无明显的复杂分支

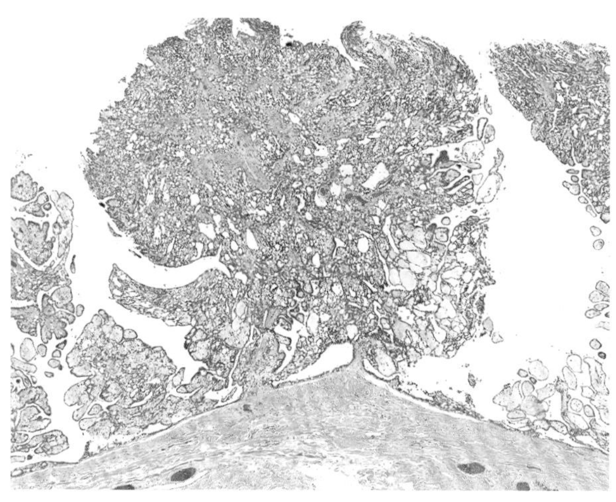

▲ 图 5-53　如有组织结构复杂性增加，则采用“具有交界性恶性潜能的高分化乳头状间皮瘤”这一诊断。这类肿瘤可见乳头分支融合或管状 / 筛状生长模式，但缺乏侵袭性生长

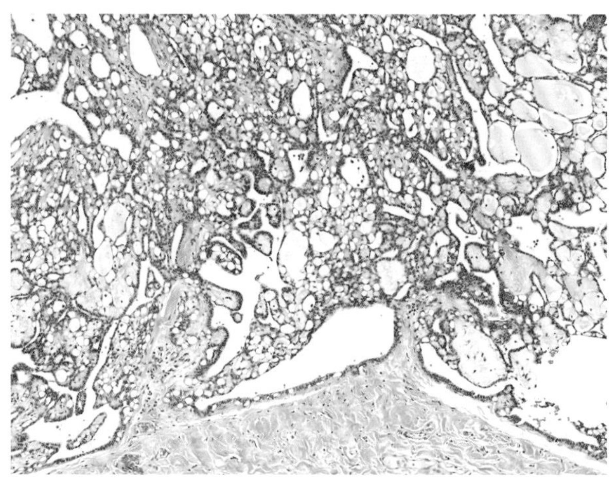

◀ 图 5-54　高倍镜下，此例具有交界性恶性潜能的高分化乳头状间皮瘤中可见管状生长及腺体呈背靠背的融合性生长模式，与图 **5-52** 高分化乳头状间皮瘤中的简单乳头分支不同。此外，具有交界性恶性潜能的高分化乳头状间皮瘤可有细胞异型性、层次增加，偶见核分裂象

些特征广泛存在，则应仔细寻找是否存在浸润性成分，以排除恶性间皮瘤的可能。

3. 卵巢型上皮性肿瘤

卵巢型上皮性肿瘤根据卵巢对应的类似病变命名，包括浆液性囊腺瘤、具有交界性恶性潜能的浆液性肿瘤、浆液性癌及良性和恶性的黏液性囊性肿瘤[13]。假说认为这类肿瘤起源于伴有苗勒管化生的睾丸鞘膜或睾丸旁区的苗勒管残余[21, 22]。尽管极为罕见，浆液性肿瘤还是略多于黏液性肿瘤。其形态与卵巢同名肿瘤相同。

具有交界性恶性潜能的浆液性肿瘤通常呈囊性，被覆复层输卵管型上皮细胞，细胞异型性轻微，核分裂象罕见，形成复杂的乳头状分支（图5–55至图5–57）。肿瘤源自苗勒管，故PAX8呈强阳性（图5–58）。在一组包含7例睾丸旁交界性浆液性肿瘤的病例回顾中，所有患者在行根治性睾丸切除术后未见复发及转移[23]。浆液性癌的肿瘤细胞呈浸润性生长，并具有高级别的核异型性，核分裂象多见，可见坏死，且常伴有砂粒体。

与卵巢相似，睾丸旁发生的黏液性肿瘤的谱系从良性（黏液性囊腺瘤）到恶性（黏液性癌）均包含在内。交界性黏液性肿瘤介于良恶性之间，表现为不典型的黏液性上皮，不伴侵袭性生长方式，而黏液性癌则可见浸润。肿瘤可为肠型上皮或宫颈管型上皮。鉴于这一部位的黏液性肿瘤实属罕见，在诊断睾丸旁原发性黏液性肿瘤之前，务必要先排除其他原发部位转移而来的可能[24]。

其他较少见的卵巢型恶性肿瘤包括睾丸Brenner瘤、子宫内膜样癌及透明细胞癌。

（五）脂肪细胞病变

1. 脂肪瘤

脂肪瘤是最常见的睾丸旁间质肿瘤。尽管为良性，但在泌尿生殖系统和外科文献中仍存在争议。许多作者认为这种聚集于精索周围的脂肪实际上是跟随精索下降的腹膜后脂肪，而非真正的肿瘤。也有看法认为这是一种独立的病变，即

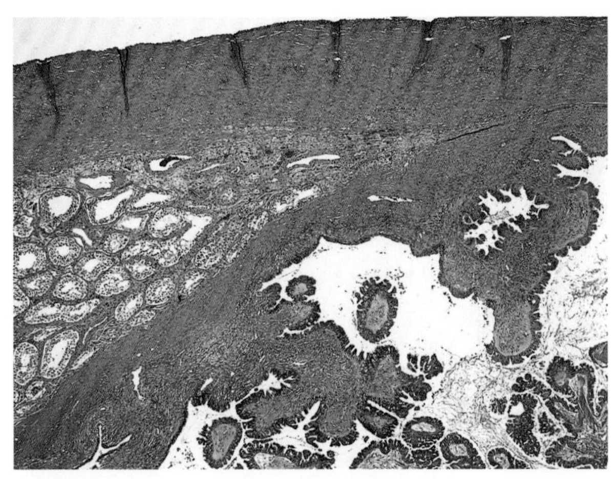

▲ 图5–55 具有交界性恶性潜能的浆液性肿瘤是被覆卵巢型上皮的囊性乳头状病变，起源于睾丸旁的苗勒管残余

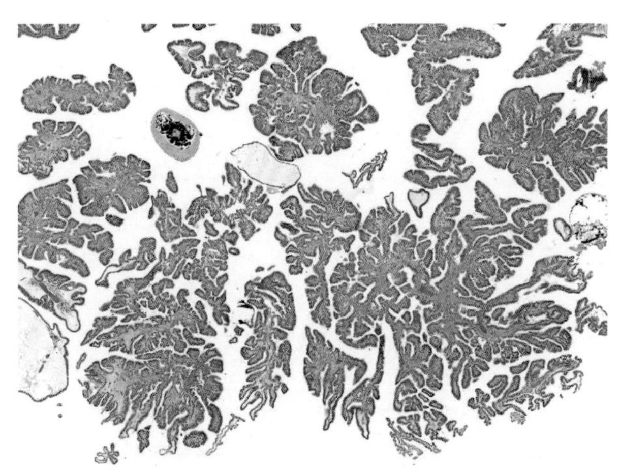

▲ 图5–56 肿瘤可见复杂的乳头状分支，细胞异型性轻微，罕见或无核分裂象

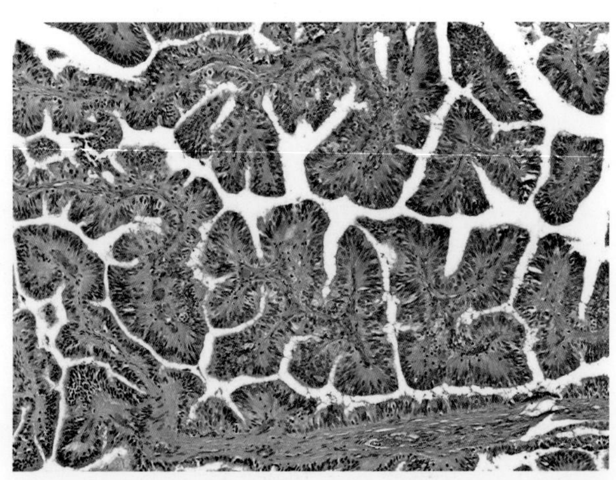

▲ 图5–57 具有交界性恶性潜能的浆液性肿瘤可见假复层浆液型上皮，伴轻度异型性

“精索脂肪瘤”，是附着在精索上具有包膜的确切肿瘤，而不是腹股沟管内的界限不清的脂肪组织团。总之，这类病变与其他部位的脂肪瘤一样，由成熟的脂肪组织构成，不具有异型性（图 5-59 至图 5-61）。精索中的体积大的真性脂肪源性肿瘤（>10cm）是指“深部”脂肪瘤样肿瘤，可通过荧光原位杂交（FISH）检测 *MDM2* 扩增等明确其是否为不典型脂肪瘤样肿瘤 / 高分化脂肪肉瘤 [25]。

2. 脂肪肉瘤

脂肪肉瘤是一种恶性脂肪细胞肿瘤，主要发生在老年人。和该区域的脂肪瘤相似，它们可能是真正的睾丸旁 / 精索病变，或者是腹膜后脂肪肉瘤的延续。后一种情况下，需通过影像学判断肿瘤的范围。作为脂肪瘤样肿瘤，高分化脂肪肉瘤容易辨别，肿瘤富含脂肪细胞，类似脂肪瘤，但细胞核具有异型性。非典型性特征包括在纤维间隔内出现增大深染的胞核（图 5-62 和图 5-63）。

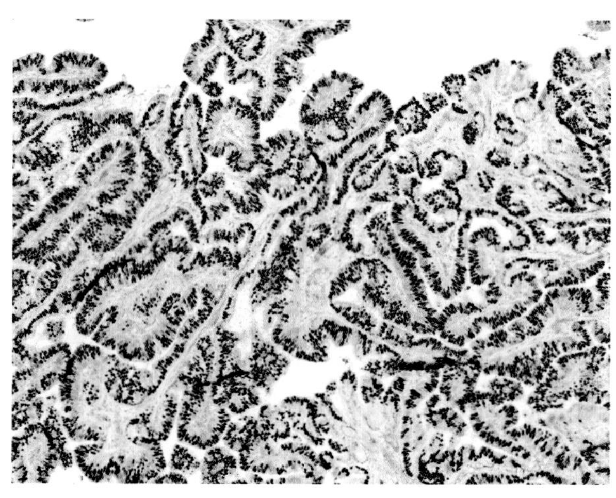

▲ 图 5-58　睾丸旁浆液性肿瘤 **PAX8** 弥漫核阳性，符合苗勒管起源

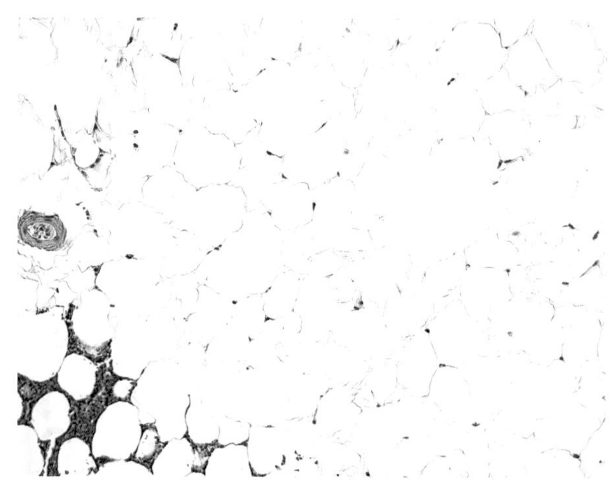

▲ 图 5-59　发生于睾丸旁的脂肪瘤可能为疝入的腹膜后脂肪，如为依附于精索的独立的、具有包膜的脂肪结节，采用“精索脂肪瘤”较恰当

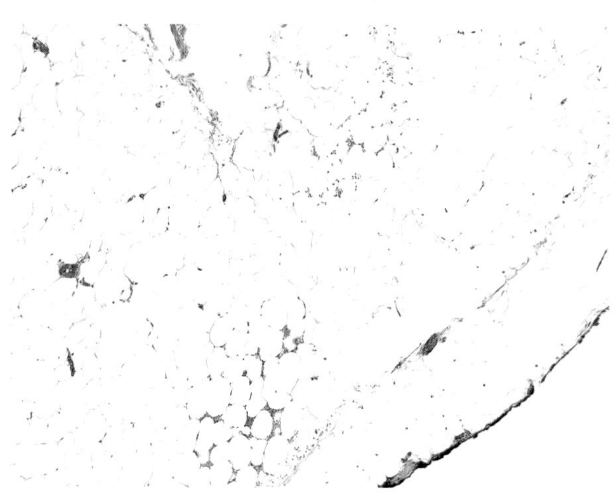

▲ 图 5-60　与其他部位的脂肪瘤一样，睾丸旁区域的脂肪瘤由成熟的脂肪细胞构成，无异型性。术中常可见薄层包膜，但在镜下则不易见到

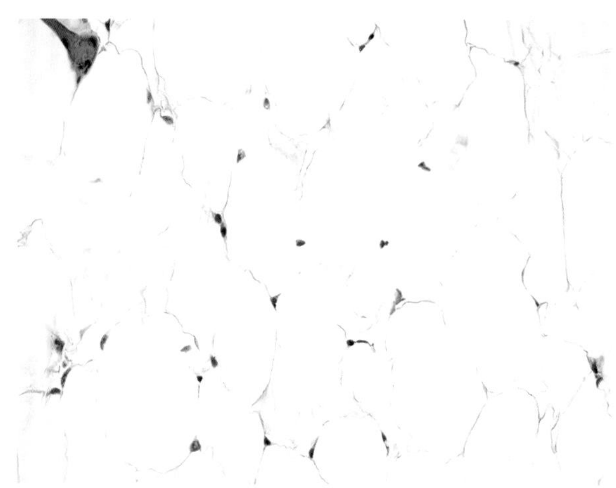

▲ 图 5-61　高倍镜下，成熟的脂肪细胞胞膜菲薄，细胞核小而一致。脂肪瘤细胞无异型性或核分裂象，但在创伤性病变中可能会出现脂肪坏死

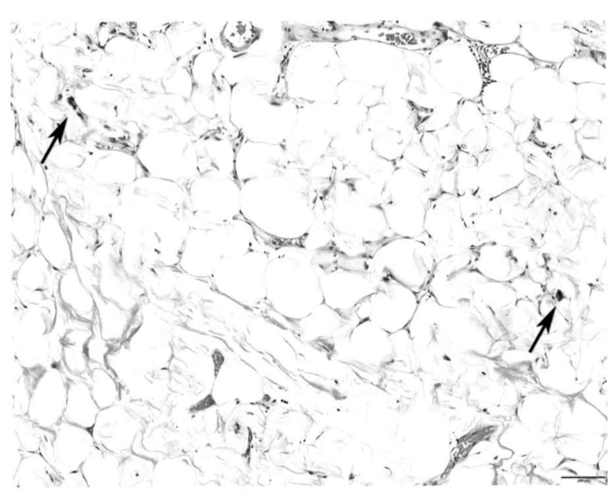

▲ 图 5-62 高分化脂肪肉瘤在低倍镜下类似于脂肪瘤，由大量脂肪细胞组成。仔细观察可发现核异型性（箭），胞核深染，拉长，形态不规则

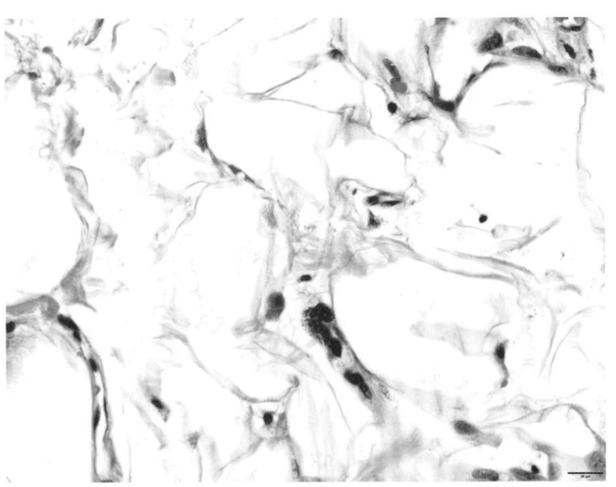

▲ 图 5-63 高倍镜下，高分化脂肪肉瘤内可见细胞核不典型的肿瘤细胞。值得注意的是异型细胞相对少见且散在分布，故在大的脂肪源性肿瘤中，在高倍镜下仔细观察是有必要的

脂肪肉瘤若出现去分化可能会使诊断困难，尤其是在小活检标本中。*MDM2* 扩增检测宜采用 FISH 进行，有助于鉴别脂肪瘤与脂肪肉瘤。

经验与教训：去分化脂肪肉瘤

- 对怀疑为去分化脂肪肉瘤的大体标本，应对任何有残余脂肪的区域进行重点取样，因为这些区域可能含有高分化脂肪肉瘤的成分，有助于诊断（图 5-64）
- 高分化脂肪肉瘤中的去分化成分有可能完全缺乏脂肪细胞，而呈多形性未分化肉瘤或其他高级别肉瘤的特征（图 5-65）
- 对于非特异性的恶性梭形细胞肿瘤，应时刻想到去分化脂肪肉瘤的可能，当肿瘤位于腹膜后时尤其需要注意（图 5-66）
- *MDM2* 的 FISH 检测有助于诊断本病，且 *MDM2* 在高分化及去分化区域中均有扩增。*MDM2* 的 FISH 检测比 *MDM2* 免疫组化更为敏感和特异（图 5-67）

（六）梭形细胞病变

1. 纤维性假瘤

睾丸旁纤维性假瘤是一种少见的阴囊内瘤样病变，常与鞘膜积液或创伤有关。肿物为斑块样或结节状，常是多灶性，因而又称“结节性睾丸鞘膜炎”[13]。组织学上，肿块由致密的纤维组织构成，伴玻璃样变及一定程度的炎症，通常是淋巴、浆细胞浸润（图 5-68 和图 5-69）。该病变的鉴别诊断包括炎性肌成纤维细胞瘤和纤维瘤病。免疫组化方面，纤维性假瘤不表达 ALK 及 β-catenin，可与炎性肌成纤维细胞瘤和纤维瘤病相鉴别[26]。这类病变的生物学行为呈惰性，经保守性切除可以治愈。

经验与教训：伴有显著平滑肌成分的腺瘤样瘤

- 腺瘤样瘤偶然可表现为以平滑肌为主的梭形细胞模式（图 5-70）
- 镜下形态与平滑肌瘤有所重叠，可能会被称作“腺瘤样平滑肌瘤”
- 虽然平滑肌间质占主要成分，但 HE 染色切片中仍可见到间皮细胞
- 上皮成分不易分辨时，进行间皮标志物（WT-1、钙网蛋白、D2-40）的免疫组化检测可协助辨别
- 一旦切除肿物，预后良好

2. 睾丸附件的平滑肌增生

偶尔可见到形态温和的平滑肌增生并围绕在附睾管周围，这是睾丸附件的平滑肌增生（smooth muscle hyperplasia of the testicular adnexa,

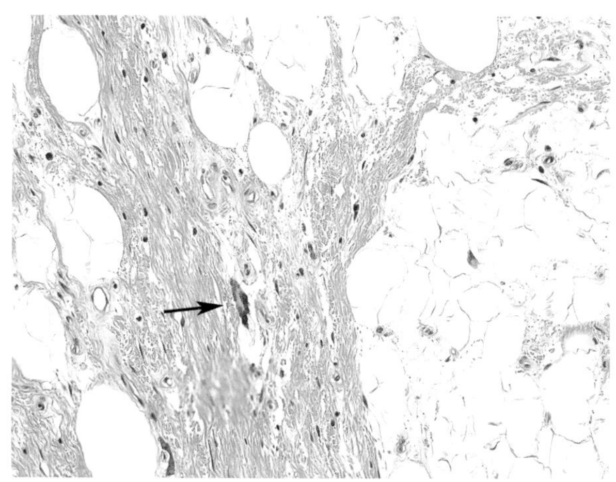

▲ 图 5-64 去分化成分也可以出现在高分化脂肪肉瘤中，表现更为实性，核异型性显著的梭形细胞成分（箭）。当背景中出现脂肪细胞性肿瘤成分时，会相对更容易识别这些去分化成分

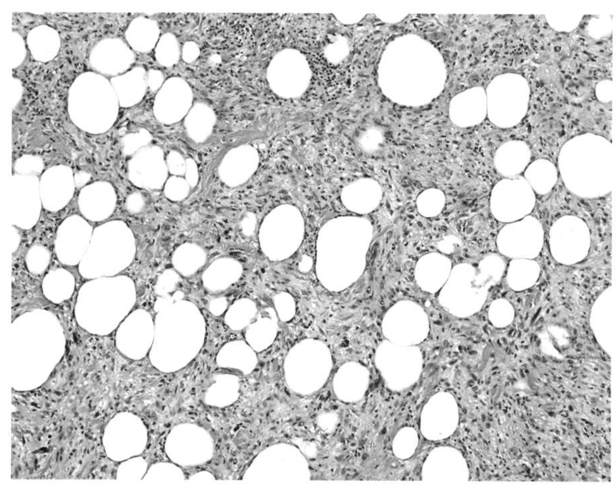

▲ 图 5-65 不同的取材区域，脂肪细胞与去分化成分的比例有所不同。图示脂肪细胞和梭形细胞肿瘤成分混合，符合去分化脂肪肉瘤

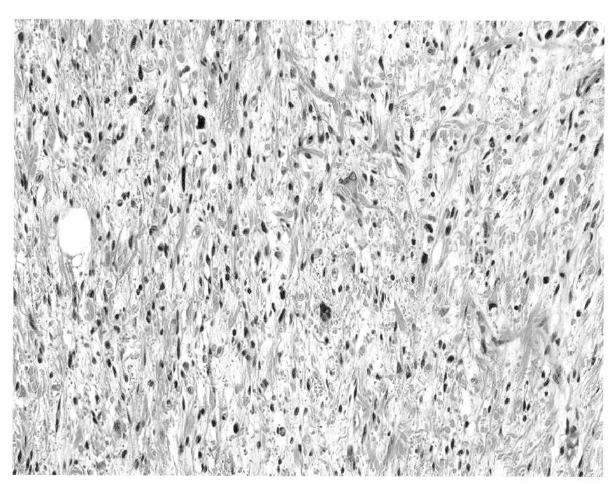

▲ 图 5-66 少数情况下可仅取到恶性梭形细胞成分——这在活检标本中是相当危险的陷阱。尽管缺乏脂肪细胞，还是应当考虑到其为去分化脂肪肉瘤的可能

▲ 图 5-67 图片左上角可见高分化成分，而在右下方则是更实性的去分化成分。免疫组化显示两种成分均可见 **MDM2** 胞核阳性。尽管荧光原位杂交检测 ***MDM2*** 扩增会更加敏感，但是 **MDM2** 免疫组化也可以协助诊断去分化脂肪肉瘤

SMH-TA）最典型的生长方式之一，这种良性病变的病因尚未明确。这不是真性肿瘤，而是由患者睾丸旁或精索中冗余的平滑肌成分形成。在一项病例回顾中，睾丸附件的平滑肌增生患者的平均年龄为 51 岁，大多数患者出现睾丸疼痛或肿物[27]。间质内平滑肌增生，位于血管间，呈“袖套”样围绕附睾输出小管或与其交错分布。平滑肌呈束状生长，缺乏平滑肌瘤的编织状排列[28]。

3. 平滑肌肉瘤

睾丸旁平滑肌肉瘤罕见，常表现为阴囊肿物。它们可能起源于睾丸鞘膜、精索、阴囊皮下软组织、肉膜肌或附睾[29]。正如其他部位的平滑肌肉瘤，肿瘤由束状排列、核呈雪茄状的恶性梭形细胞构成（图 5-71）。直接的恶性特征例如核多形性、核分裂象增多以及坏死均可见，使其与

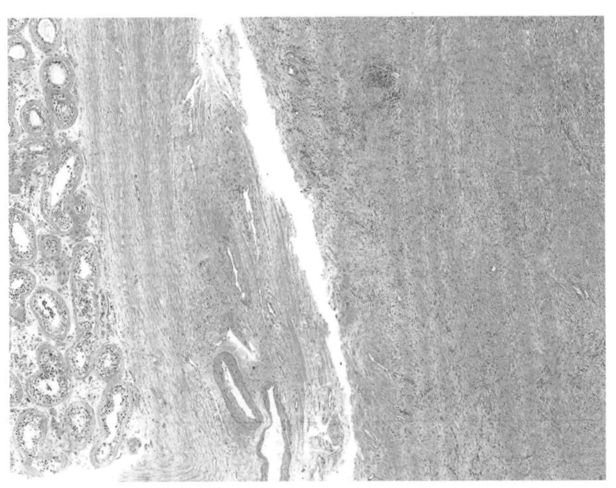

▲ 图 5-68　睾丸旁纤维性假瘤可在阴囊内形成单个肿物或多个结节，常与鞘膜积液或创伤有关。组织学上，这些结节由玻璃样变的致密纤维组织构成

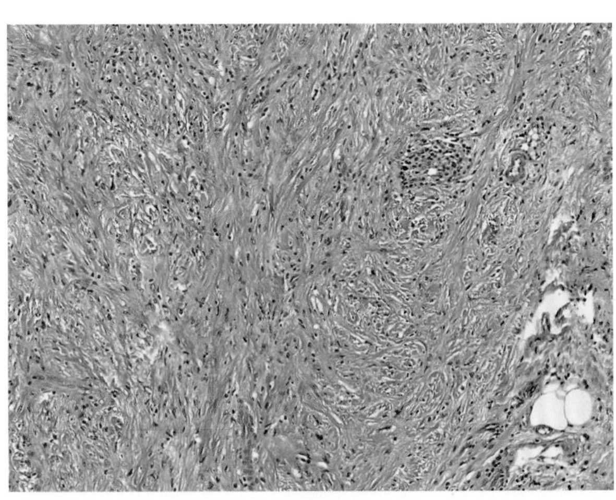

▲ 图 5-69　高倍镜下，睾丸旁纤维性假瘤可见致密的玻璃样变的纤维组织，散在慢性炎症细胞，大多数为淋巴细胞，偶见浆细胞。与炎性肌成纤维细胞瘤不同，这类病变不表达 **ALK**

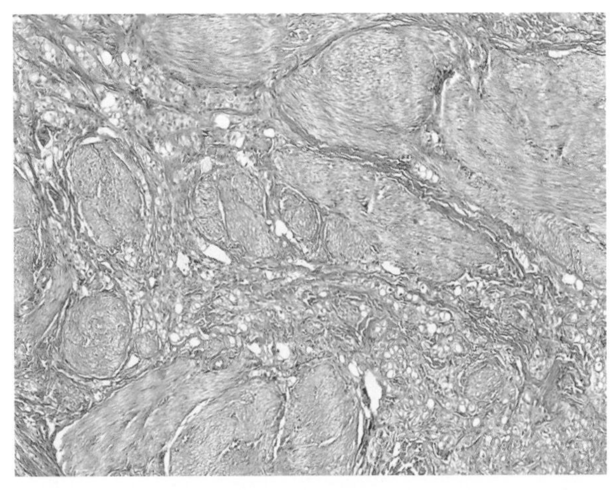

▲ 图 5-70　腺瘤样瘤可以平滑肌为主，掩盖其中的腺样或管状成分。此时需要与梭形细胞病变鉴别，可以通过间皮标志物来显示出背景的间皮成分

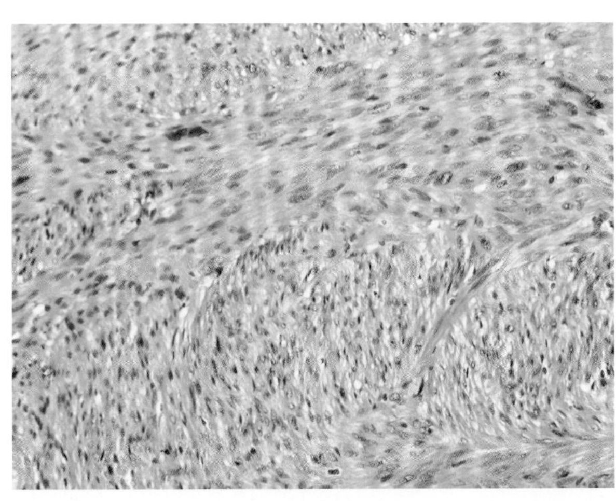

▲ 图 5-71　睾丸旁平滑肌肉瘤极其罕见，形态学特征与其他部位的平滑肌肉瘤相同。肿瘤由束状排列的异型梭形细胞构成，细胞核呈雪茄状，异型性显著

相对应的良性平滑肌瘤进行区别。低分化平滑肌肉瘤需与其他肉瘤，如去分化脂肪肉瘤及梭形细胞横纹肌肉瘤进行鉴别。在这种情况下，免疫组化及 FISH 有助于明确平滑肌肉瘤的诊断，肿瘤细胞表达普通平滑肌标志物如结蛋白、SMA 和 Actin。缺乏 *MDM2* 扩增者可不考虑脂肪肉瘤，横纹肌肉瘤将在下文进行讨论。

4. *双相型 / 肉瘤样间皮瘤*

恶性间皮瘤常表现出双相型生长，即上皮样成分（通常是乳头状）和肉瘤样成分共同存在。睾丸旁双相型间皮瘤的发生率约为上皮型间皮瘤的 1/3，尚未发现单纯肉瘤样间皮瘤的相关报道[13]。肿瘤通常局部复发或出现淋巴结转移，总体预后较差。上皮样成分可表现为前述乳头状病变一节中的任何组织形态。肉瘤样成分可表现为束状的低级别梭形细胞至高级别多形性胞核等一系列形态（图 5-72 至图 5-75）。

如活检标本以肉瘤样成分为主，则鉴别诊断

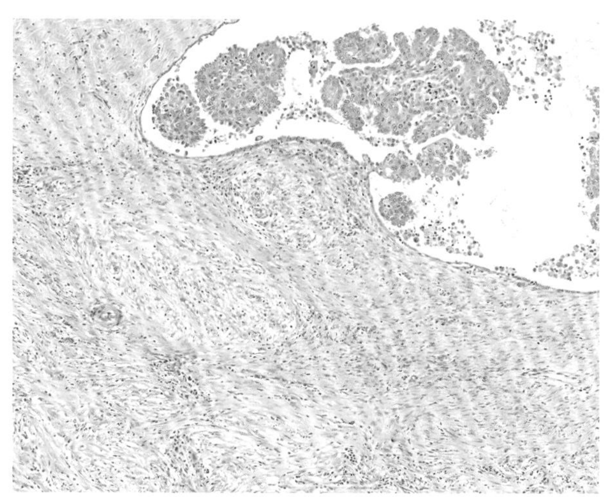

▲ 图 5-72　双相型恶性间皮瘤由普通的上皮型间皮瘤成分及肉瘤样成分构成。上皮样成分具有间皮瘤的常见细胞特征

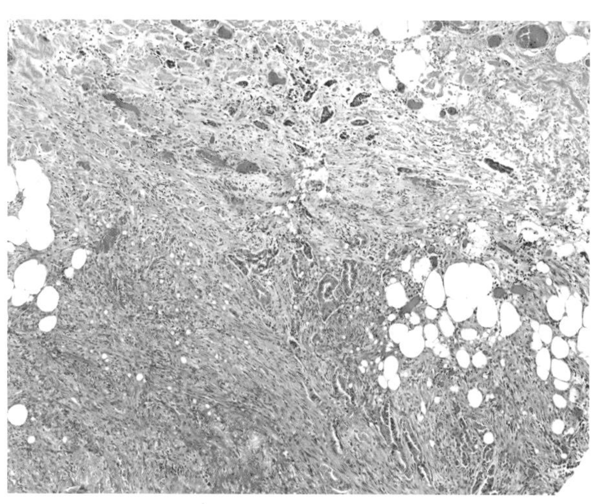

▲ 图 5-73　脂肪浸润是恶性间皮瘤的一个诊断特征。此图中，上皮样成分呈腺样，而肉瘤样成分具有非特异性的梭形细胞形态

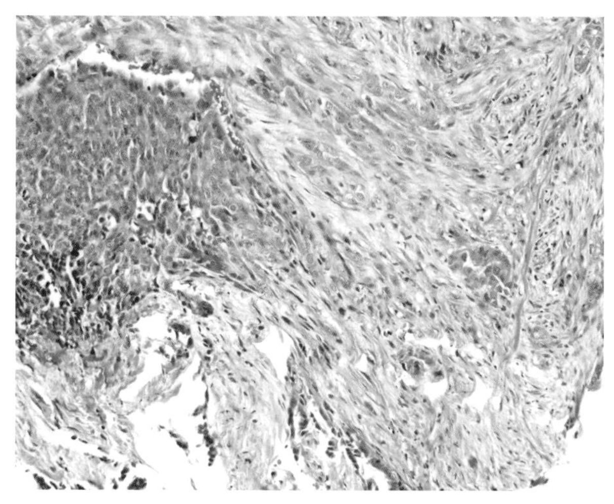

▲ 图 5-74　在此高倍视野中，实性上皮型区域（左侧）与肉瘤样区域相混合，小的上皮样细胞巢浸润至肉瘤样区域。梭形细胞的特征包括低级别至高级别

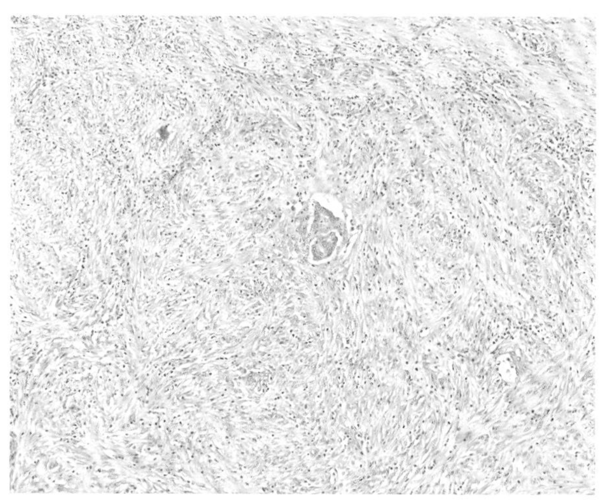

▲ 图 5-75　肉瘤样成分偶尔为主要组成，仅见极少数上皮样成分。图中可见梭形细胞背景中存在孤立性的上皮样细胞巢

囊括本章讨论的大多数梭形细胞病变（图 5-76）。如果肿瘤表达钙网蛋白、D2-40 和 WT-1，则提示间皮来源。

5. 横纹肌肉瘤

超过 90% 睾丸旁区域的横纹肌肉瘤都是胚胎性横纹肌肉瘤，并且胚胎性横纹肌肉瘤的梭形细胞亚型在此区域较为常见。大多数病例为传统的胚胎性横纹肌肉瘤亚型，约 25% 为梭形细胞亚型，小部分为两者混合 [13]。在此区域发生的梭形细胞亚型总体上预后较其他部位更好 [30]。组织学上，梭形细胞亚型表现为席纹状分布的梭形细胞，其间可见胶原穿插（图 5-77 和图 5-78）。细胞可见“拖尾”或“彗星”现象，即细胞质自胞体一侧延伸，这个特点有助于识别可能存在的横纹肌肉瘤分化（图 5-79）。免疫组化可证实存在骨骼肌分化，myogenin 和 myo-D1 阳性（图 5-80）。

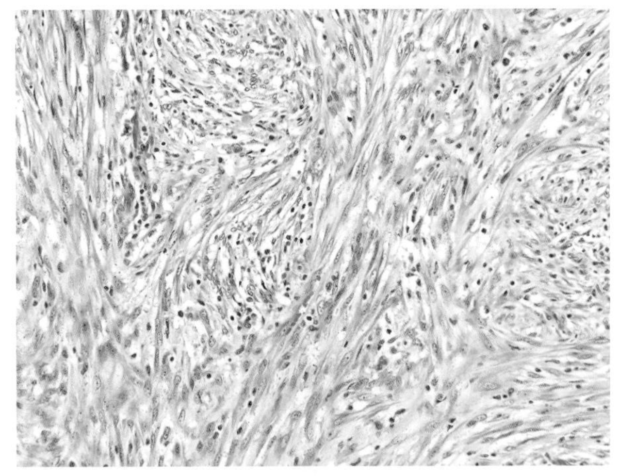

▲ 图 5-76 高倍镜下肉瘤样区域中高级别梭形细胞。如因取材局限，仅见肉瘤样区域时，则需鉴别多种其他肉瘤

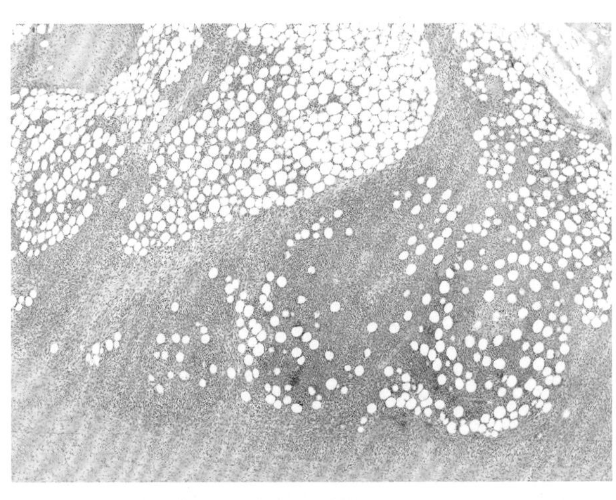

▲ 图 5-77 横纹肌肉瘤是儿童最常见的睾丸旁恶性肿瘤。绝大多数为胚胎性横纹肌肉瘤，此部位的梭形细胞亚型相比其他解剖部位更为常见

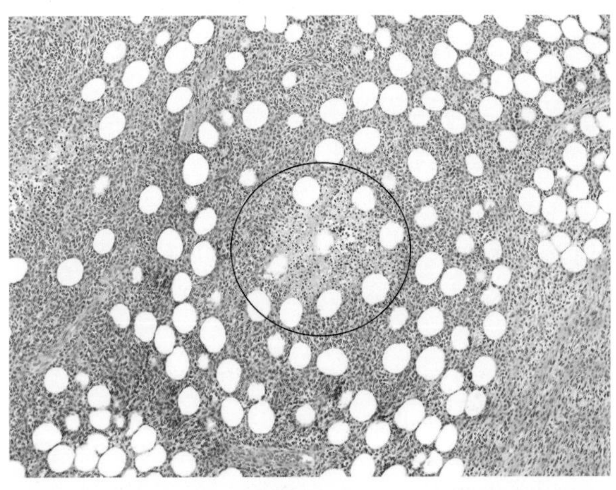

▲ 图 5-78 除了脂肪内浸润之外，坏死也有助于识别恶性梭形细胞增生，但在胚胎性横纹肌肉瘤中并不常见。圆圈部位标记了中央的坏死灶

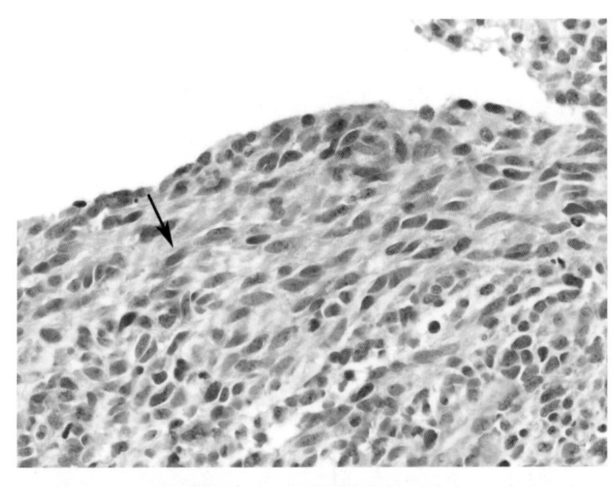

▲ 图 5-79 高倍镜下，这些细胞呈“彗星”状外观（箭），提示其为横纹肌起源。在胚胎性横纹肌肉瘤的梭形细胞亚型中，通常会有一些原始的小圆形胚胎样细胞成分

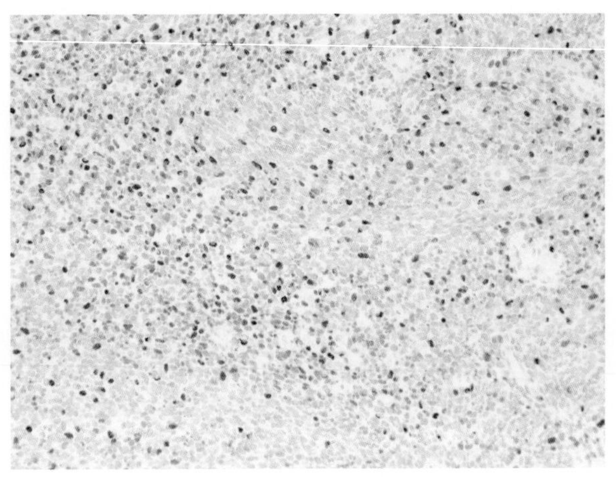

◀ 图 5-80 免疫组化 **myogenin** 显示横纹肌肉瘤中大多数细胞阳性，在胚胎性横纹肌肉瘤中通常呈斑片状表达。而腺泡样横纹肌肉瘤中 **myogenin** 通常呈弥漫阳性

常见问题：睾丸旁软组织肿物的发病率及其鉴别诊断[31]

- 大多数有症状的睾丸旁肿物都是恶性的
- 总体包括：横纹肌肉瘤、脂肪肉瘤、平滑肌肉瘤、多形性未分化肉瘤
- 在儿童（18岁以下）应首先考虑横纹肌肉瘤
- 在成人中，鉴别诊断首先应从最常见的脂肪肉瘤开始
- 成人其次常见的肿瘤是横纹肌肉瘤、平滑肌肉瘤和多形性未分化肉瘤
- 良性肿瘤：精索脂肪瘤和平滑肌瘤
- 非肿瘤性病变：肾上腺皮质残余及炎性假瘤

二、阴囊和阴茎

阴囊和阴茎疾病主要包括软组织及皮肤的病变。皮肤或软组织病理专家往往更熟悉这些疾病，但因为解剖位置的关系，病例常常落在泌尿病理医生及泌尿外科医生手上。本部分简要并完整概述了在腹股沟、阴囊、阴茎皮肤和软组织中相对常见的病变，要提醒的是，当遇到这些病变的时候，建议与相应亚专科的病理医生进行交流。

（一）正常外生殖器

阴茎的解剖结构相当复杂，对分期具有重要意义，因此有必要在本节进行回顾。广义上，阴茎从靠近腹部开始分为根部、体部以及远端的龟头。阴茎根部（或球部）实际上并不在体外，而是位于会阴深部组织，由勃起组织组成，其周围围绕致密结缔组织[32]。

阴茎轴部（也被称作体部）构成阴茎体外部分的起始。与耻骨区相连续的一面为背侧，而与会阴部相连续的一面则为腹侧。轴部组织结构排列复杂，见下文的“常见问题”。阴茎海绵体是两条圆柱状的勃起组织，位于阴茎背侧（“背部成对”）。在近端阴茎，两个圆柱体侧向分开形成阴茎脚，通过致密结缔组织与耻骨相连。组织学上，阴茎海绵体是血管组织，其内血管扩张，形态不规则，嵌于厚的肌性间质中。尿道海绵体则是单独的勃起组织，位于腹侧，包绕尿道。它同样由血管腔构成；然而其间质为较疏松的纤维组织，而非阴茎海绵体中厚的肌性间质。尿道海绵体环绕尿道的尿路上皮，可作为定位标志[32]。

远端阴茎结构十分复杂，且解剖学变异多见。龟头是阴茎远端的圆锥状尖端，尿道口位于龟头的腹侧。龟头冠也就是龟头的边缘，指的是在龟头与阴茎体部交界的冠状沟所限定的边界。通常来说，冠状沟是肉膜肌和Buck筋膜的插入点。未行包皮环切的男性，包皮能够覆盖部分或大部分龟头。龟头下方各种组织构成因部位而异，因此横切面观察有助于龟头肿瘤的准确分期[32]。

常见问题：阴茎体部由外向内的层次结构如何

- 表皮及真皮
- 肉膜：紧贴皮肤下方的不连续平滑肌层，环绕整个阴茎体
- 脂肪组织：包含血管及神经
- Buck筋膜：嵌入勃起组织及尿道的疏松结缔组织
- 睾丸白膜：覆盖阴茎海绵体的致密透明变性结缔组织
- 勃起组织：阴茎海绵体（“背部成对”）和尿道海绵体（腹侧）
- 尿道：位于腹侧，由尿道海绵体包绕；分为3个区域，即前列腺部或近端尿道、膜部尿道及阴茎部或远端尿道

阴囊由皮肤和下方纤维肌性组织组成，形成容纳睾丸及睾丸旁结构的囊袋。在阴囊中线处是阴囊的正中缝，为融合的生殖褶残余。阴囊的分层和阴茎相似，从皮肤向下依次为肉膜、精索外筋膜、提睾肌以及与睾丸鞘膜相交错的精索内筋膜[32]。

（二）炎症性病变

1. 阴囊钙质沉着

阴囊皮肤的单个或多发的钙化结节被称作阴囊钙质沉着。是表皮样囊肿破裂或创伤后，出现钙化而导致的一种良性病变[33]（图5-81和图5-82）。钙质沉积周围通常有异物巨细胞，也提

示这是表皮样囊肿破坏后的修复性/反应性过程（图 5-83 和图 5-84）。多数情况下，在样本中可见到完整的表皮包涵囊肿残留物。

2. 龟头炎

常见问题：什么是龟头炎

- 龟头炎是临床上用于泛指阴茎炎症的术语，通常与包茎或是阴茎龟头不能回缩入包皮有关
- 两类病理改变在临床可表现为龟头炎，即硬化萎缩性苔藓/闭塞性干燥性龟头炎和浆细胞性龟头炎（Zoon 龟头炎）。

(1) 硬化萎缩性苔藓/闭塞性干燥性龟头炎：硬化萎缩性苔藓（lichen sclerosus et atrophicus，LSA）也称闭塞性干燥性龟头炎（balanitis xerotica obliterans，BXO），是一种累及阴茎皮肤的慢性皮肤病变，最易见于包皮、龟头及尿道口区域。病变相对常见，大多数发生在未行包皮环切术的老年男性，也可发生于患有包茎的儿童。病变早期常呈多发性粉色或紫色斑疹（扁平病变），而后变为隆起的丘疹。随着时间推移，慢性病变会变为灰白色光滑或不规则的斑块，并可能出现糜烂或溃疡。

早期病变的镜下表现为空泡性改变，伴有角化不全、基底层不同程度增厚、不同程度真皮乳头水肿及相关的苔藓样淋巴细胞浸润（图 5-85 至图 5-88）。随着疾病进展，表皮发生萎缩，真皮乳头呈均质纤维化，形成表皮下的苍白带。炎症细胞位于纤维化下方，细胞密度不等。

LSA 和鳞状上皮异型增生有关，通常是分化好的阴茎上皮内瘤变（penile intraepithelial neoplasia，PeIN）及非 HPV 相关浸润性鳞状细胞癌（与分化型外阴鳞状细胞癌的病因相似）[34, 35]。在一项包含 86 例男性生殖器 LSA 的队列研究中，有 5.8% 患者的阴茎 LSA 与恶性增殖有关[36]。

常见问题：硬化萎缩性苔藓还是闭塞性干燥性龟头炎，应首选哪个术语

- 闭塞性干燥性龟头炎这一术语首先被用于描述阴茎炎症性皮肤病
- 然而，为了在不同的组织上保持一致，倾向使用“硬化萎缩性苔藓”这一术语，因为本命名同样适用于泌尿系统及妇科病变
- 泌尿外科医生常用闭塞性干燥性龟头炎来描述这类病变的临床外观；因此，该术语得以留用，在疾病诊断中保留这一术语是有益的，因为临床医生更为熟悉

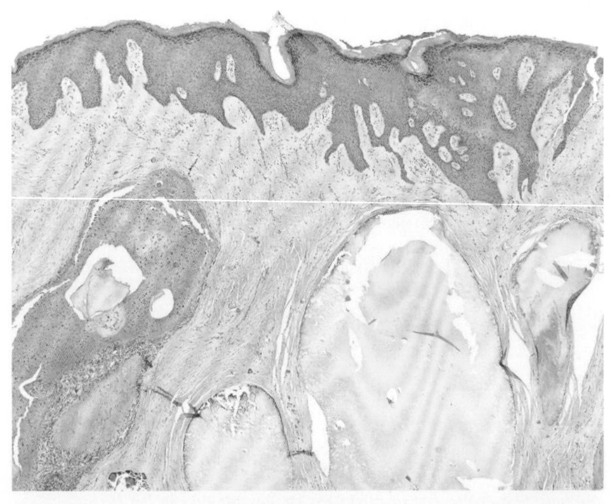

▲ 图 5-81 阴囊钙质沉着是阴囊皮下的活动性的质硬结节。组织学上，这些结节是钙盐沉积在真皮和肉膜内所致

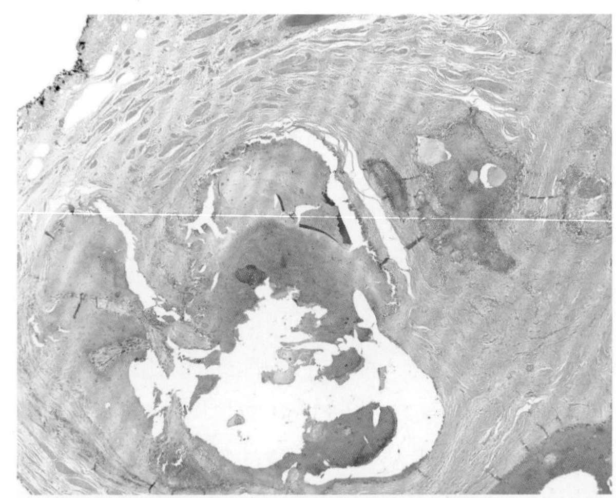

▲ 图 5-82 阴囊钙质沉着的嗜碱性结节大小不一，直径可从数毫米到数厘米。尽管在此图内未显示，偶尔可见表皮包涵囊肿的残留物或其他附件的囊性结构

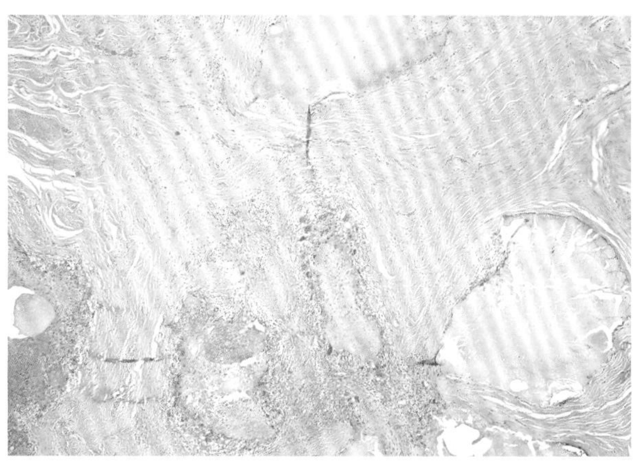

▲ 图 5-83　在钙化物周围常可见炎症反应。图中可同时见到慢性炎症细胞及异物巨细胞反应

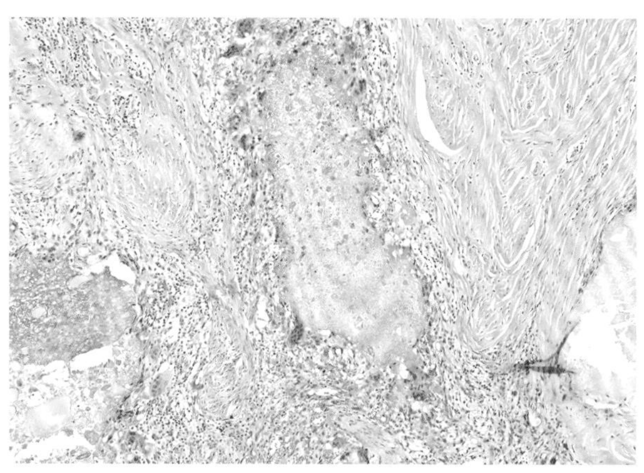

▲ 图 5-84　阴囊钙质沉着结节周围可见明显的组织细胞和异物巨细胞反应

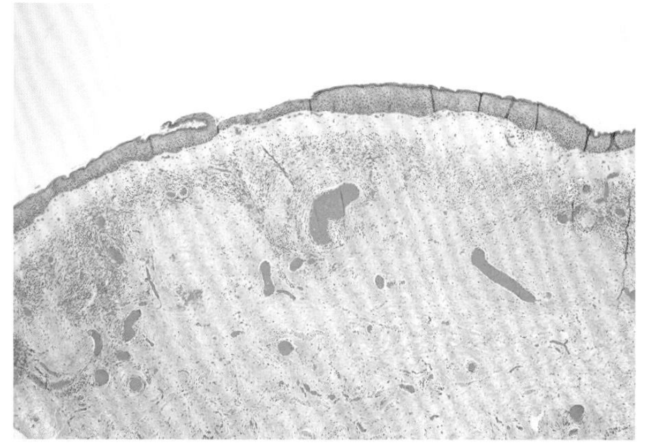

▲ 图 5-85　硬化萎缩性苔藓与闭塞性干燥性龟头炎为同义词，可表现为表面糜烂或上皮变薄

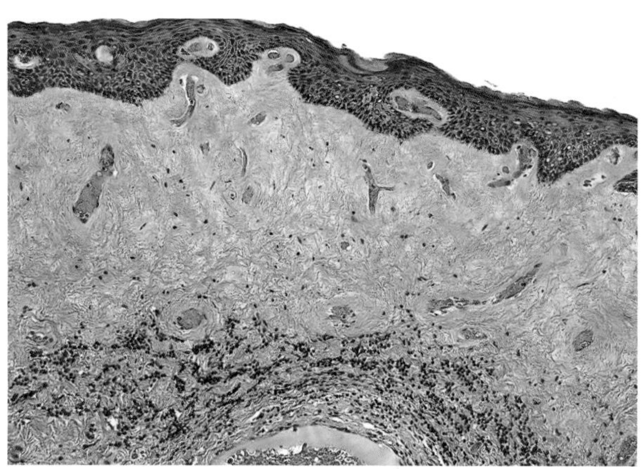

▲ 图 5-86　硬化萎缩性苔藓 / 闭塞性干燥性龟头炎的典型特征即在表皮下出现“隔离带” / 无浸润区域，紧邻下方可见慢性炎症细胞呈带状浸润

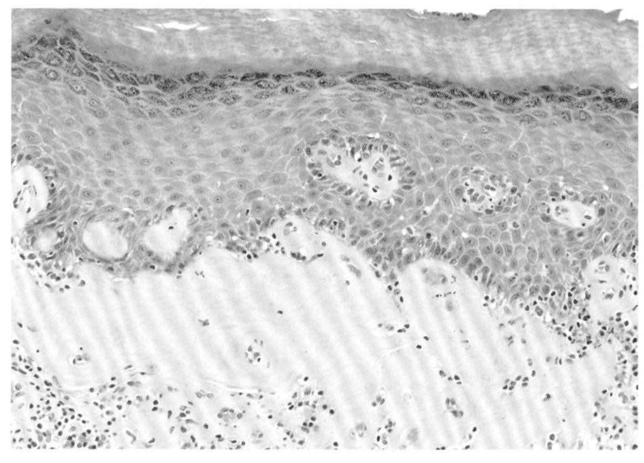

▲ 图 5-87　高倍镜下，硬化萎缩性苔藓 / 闭塞性干燥性龟头炎显示上皮基底层海绵状水肿，下方致密玻璃样变的纤维组织

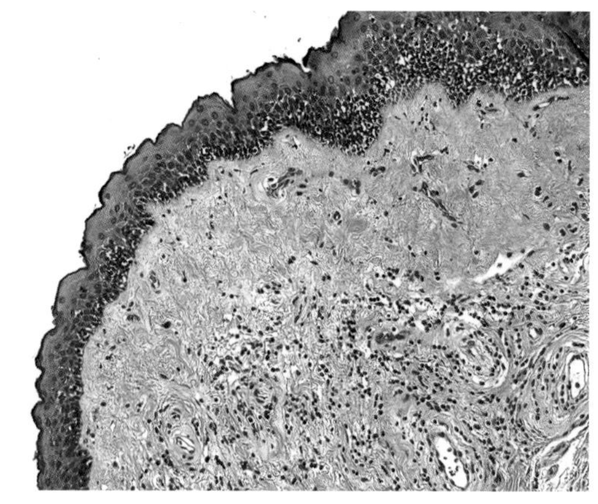

▲ 图 5-88　另一例硬化萎缩性苔藓 / 闭塞性干燥性龟头炎的高倍图像，可见玻璃样变的无浸润区域及下方的慢性炎症。这种病变的一种特征就是出现扩张的毛细血管，如图右下方所见

(2) 浆细胞性龟头炎：浆细胞性龟头炎，也被称作 Zoon 龟头炎或局限性浆细胞性龟头炎，发生在未行包皮环切术的老年男性，表现为龟头或包皮上有光泽的红 – 橙色斑块[37]。这是一种慢性炎性病变，可能是局部刺激造成，其真正的病因尚不清楚。肉眼改变并不特异，需要与诸如过敏性接触性皮炎、银屑病以及扁平苔藓等良性病变鉴别。然而，鳞状细胞癌 /Bowen 病也可以有类似的外观。本病的典型特征通过常规的组织学检查即可明确。最相符的改变是出现由淋巴细胞和浆细胞组成的苔藓样浸润。早期病变可见棘层肥厚、海绵水肿及角化不全。随着疾病的进展，表皮萎缩，有时会伴有溃疡和（或）上皮内中性粒细胞浸润。晚期也可出现真皮纤维化，还可能会形成皮下裂隙[37]（图 5–89 至图 5–91）。表皮可表现出轻度反应性不典型性，不应被过度解读为异型增生或肿瘤性增生。治疗方法包括包皮环切，激光治疗或局部涂药。

经验与教训：泌尿生殖道中富含浆细胞的炎症

- 在泌尿生殖道内任何部位发现富含浆细胞的炎症性浸润都应考虑梅毒的可能（图 5–92 和图 5–93）
- 进行鉴别诊断时，应使用针对螺旋体的特殊染色。梅毒螺旋体的免疫组化染色比传统的 Warthin-Starry 和 Steiner 染色更敏感
- 梅毒螺旋体的免疫组化并非完全特异，可与其他螺旋体发生交叉反应（图 5–94）
- 明确梅毒的诊断需要进行非螺旋体和螺旋体的血清学检测

（三）梭形细胞病变

1. 阴茎硬结症（Peyronie 病）

Peyronie 病是累及阴茎体的浅表纤维瘤病，与掌纤维瘤病（Dupuytren 挛缩）和跖纤维瘤病隶属同一家族。创伤可能是其致病机制，但患者通常未能忆及明确外伤史。病变通常由患者自行发现，阴茎出现结节并弯曲。本病相对常见，在接受前列腺癌筛查的男性中，约 8.9% 的患者

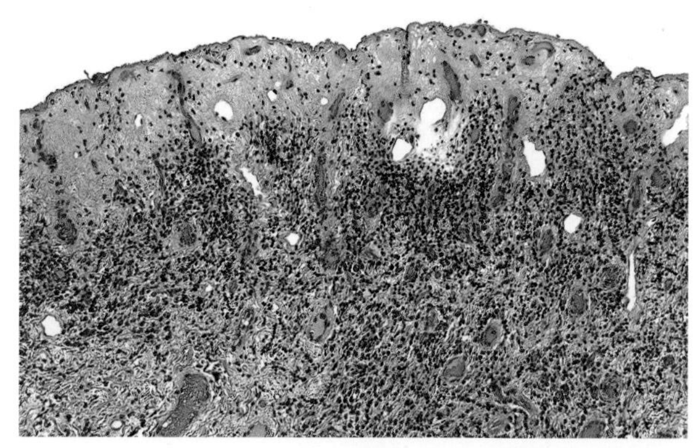

▲ 图 5–89　在本例浆细胞性龟头炎中，表皮已被完全侵蚀。黏膜固有层内可见大量慢性炎症细胞浸润，几乎全是浆细胞。富含浆细胞的皮肤炎症的鉴别诊断包括浆细胞性龟头炎和梅毒

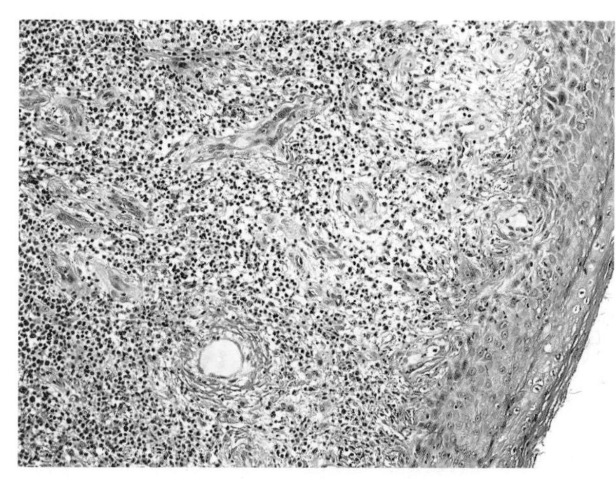

▲ 图 5–90　高倍镜下另一例浆细胞性龟头炎，可见浆细胞弥漫浸润。亦可见到上皮角化不全及海绵状水肿

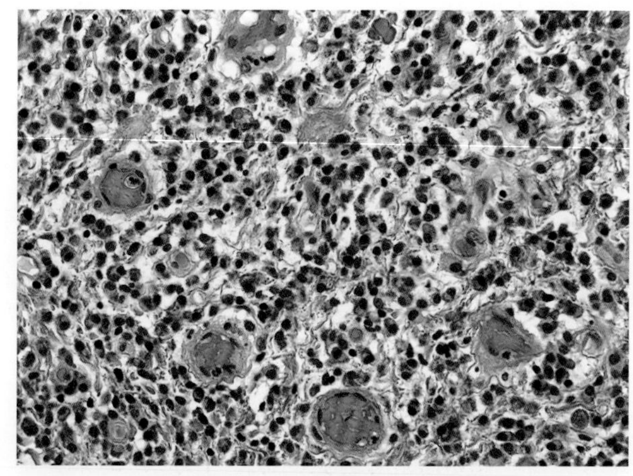

▲ 图 5–91　高倍镜下可见炎症细胞几乎全为浆细胞。在诊断浆细胞性龟头炎之前，需除外梅毒

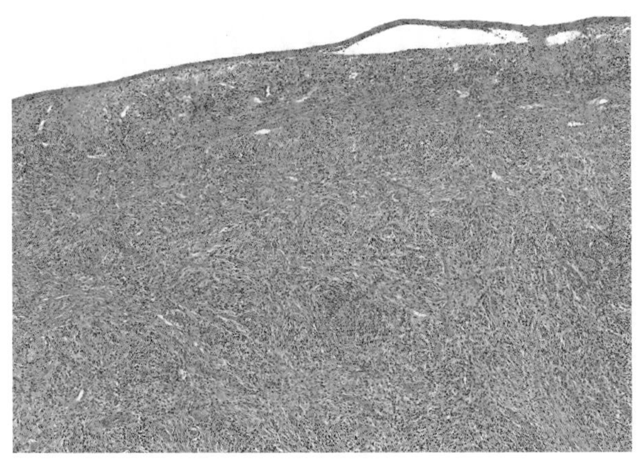

▲ 图 5-92 本图可见慢性炎症深在且弥漫浸润，结合临床病史以及大体外观，需首先与梅毒进行鉴别

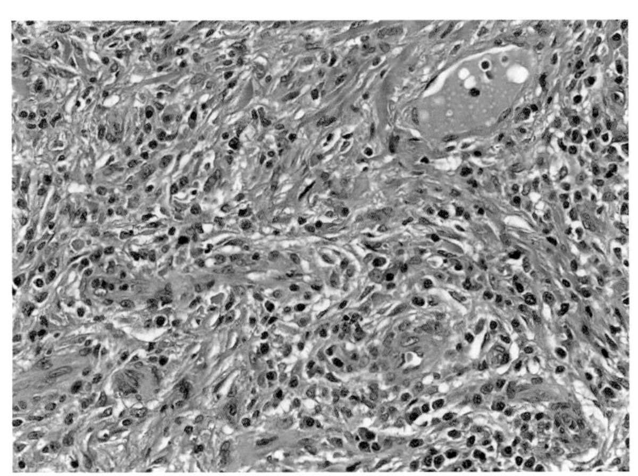

▲ 图 5-93 高倍镜下，浸润的炎症细胞主要为浆细胞，提示病因可能为梅毒

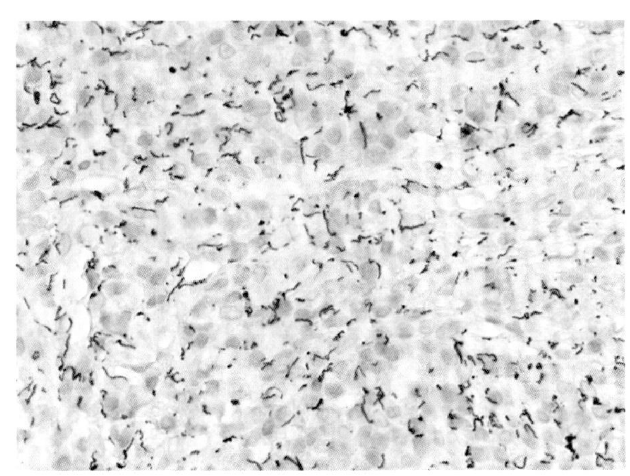

▲ 图 5-94 梅毒螺旋体的免疫组化阳性可协助诊断梅毒，由于该抗体可与其他类型的螺旋体发生交叉反应，确诊梅毒还需要血清学证据

常见问题：阴囊及阴茎的囊性病变有哪些

- 中缝囊肿：常见；位于阴茎腹侧（又称尿道口旁囊肿）或沿阴囊 / 阴茎中线分布，由于生殖皱融合不完全所致，内衬的上皮可以是鳞状上皮、柱状上皮、尿路上皮、黏液上皮、纤毛上皮或混合存在 [38]（图 5-95 至图 5-97）
- 表皮样包涵囊肿：常见；与其他部位的表皮样包涵囊肿相似 [39]
- 黏液囊肿：罕见；位于阴茎远端，目前认为起源于异位的尿道黏膜，被覆黏液柱状上皮 [40]
- 皮样囊肿：罕见；与其他部位的皮样囊肿相似，可见皮肤附属器 [41]
- 淋巴管囊肿：极罕见；有一例报道，为含有稀薄液体的多房囊肿 [42]（表 5-1）

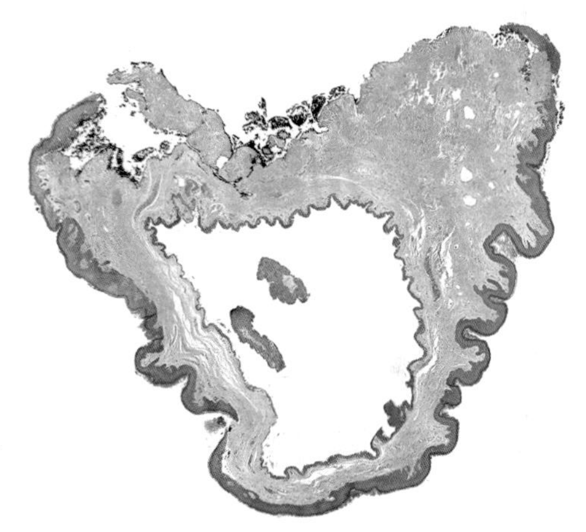

▲ 图 5-95 中缝囊肿位于阴茎腹侧的浅表位置，沿阴囊和会阴的中线分布。图示中缝囊肿位于真皮下，为单房囊肿，这类囊肿也可以多房

可存在本病，但没有阴茎功能相关的特异性表现 [43]。本病可见阴茎体周围白膜异常纤维化并增厚。组织学上，可见排列紊乱的纤维胶原结节，在后期可发生骨化 [44]。早期偶可见血管周围淋巴细胞浸润 [45]。含铁血黄素沉积常见，可能与既往创伤有关（图 5-98 和图 5-99）。

2. 巨大局限性淋巴水肿

巨大局限性淋巴水肿是在病态肥胖的基础上出现的反应性假瘤。最常表现为下肢肿块，通

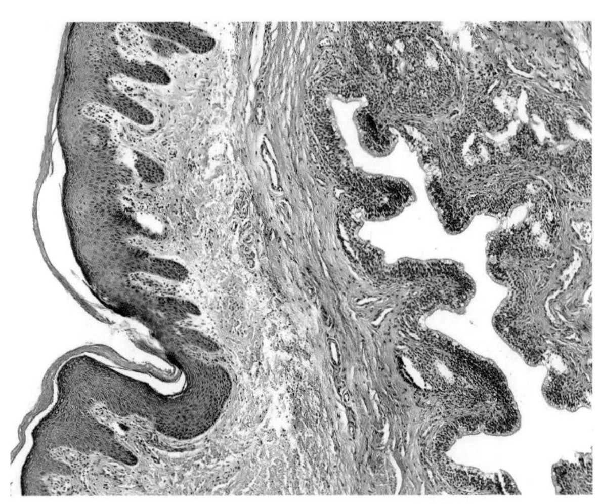

▲ 图 5-96　中缝囊肿可见不同的内衬上皮，本例被覆黏液上皮。其他上皮类型还包括尿路上皮、鳞状上皮、假复层柱状上皮和纤毛上皮

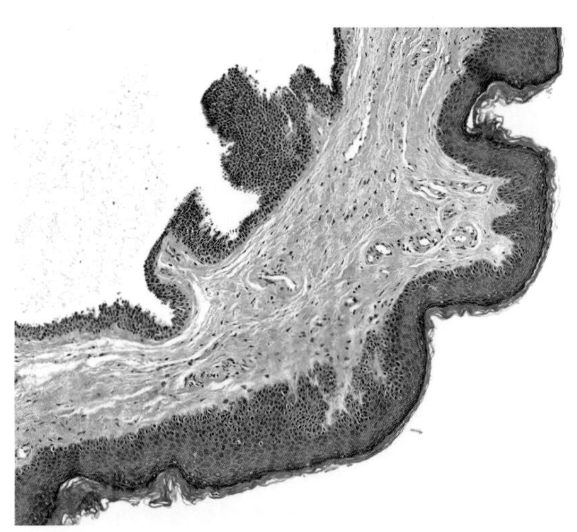

▲ 图 5-97　高倍镜下，右侧为阴茎的鳞状上皮，中缝囊肿上皮为尿路上皮

表 5-1　常见的阴茎感染性病变[92]

疾　病	病原体	临床表现	组织学表现	鉴别诊断
生殖器疱疹	单纯疱疹病毒 2 型（最常见）	病毒感染表现，由生殖器小疱进展为脓疱	3M：多核（multinucleation）、核镶嵌拥挤排列（molding of nuclei）、染色质边集（marginated chromatin）	硬化性苔藓
尖锐湿疣	人乳头瘤病毒	外生性，菜花样生长	乳头状生长，伴有角化过度和挖空细胞（可较少或没有）	PeIN 的特殊类型和鳞状细胞癌
梅毒	梅毒螺旋体	硬下疳，溃疡	早期病变可见明显的浆细胞反应。晚期病变包括扁平湿疣和树胶肿（梅毒瘤）	浆细胞性龟头炎
真菌性龟头炎	白念珠菌（最常见）	轻度灼热感、瘙痒伴红斑和浓稠分泌物	很少送活检，可见菌丝和酵母形态的真菌	其他病原体（如 HSV）感染性疾病、性传播疾病、过敏性接触性皮炎

HSV. 单纯疱疹病毒；PeIN. 阴茎上皮内瘤变

常起自大腿内侧[46]，病变也可累及外生殖器[47]。在一组共 6 例患者的研究中，病变最常累及阴囊，表现为弥漫性水肿。病变可表现为巨大肿物，在生殖器最大可达 55cm，在下肢可达 71cm。镜下可见皮肤增厚及硬化，下方脂肪小叶的纤维间隔水肿，间隔内为成纤维细胞，偶可见双核或多核。常见慢性炎症和淋巴管扩张。在累及阴囊和阴茎的病例中，部分病例可见阴囊肉膜平滑肌增生和肥大。

3. 硬化性脂肪肉芽肿

硬化性脂肪肉芽肿，也被称为“石蜡瘤”或“Tancho 结节”。硬化性脂肪肉芽肿是一种假瘤性疾病，是机体对注射至皮下的外来物质的反应。阴茎是最常受累的部位，其他部位（如阴囊、精索和会阴）受累亦见报道[48]。矿物油、石蜡、硅胶和蜡是最常见的异物。病变表现为阴茎畸形，伴有性交疼痛。大体上，结节位于皮下，与阴茎皮肤固定[49]。硬化性脂肪肉芽肿的主要组织学特征是可见完整的脂肪小球和脂肪坏死，周围伴有组织细胞反应，常见巨细胞（图 5–100 至图 5–102）。病变的硬化部分为梭形纤维化区域，常见慢性炎症细胞浸润。根据部位不同，硬化性脂肪肉芽肿还需要与腺瘤样瘤（睾丸旁肿块）、脂肪肉瘤（精索）或淋巴管瘤相鉴别。

4. 富于细胞性血管纤维瘤

富于细胞性血管纤维瘤是无痛性、局限性结节，通常见于老年男性的阴囊或腹股沟的皮下。本瘤由梭形细胞组成，间质纤维化或水肿，伴纤细胶原。重要特征是存在大量中小型厚壁血管，典型的血管壁改变常伴有纤维素性血栓、管壁纤维素样变和玻璃样变（图 5–103 至图 5–105）。核分裂象一般少见，无病理性核分裂象和坏死。尽

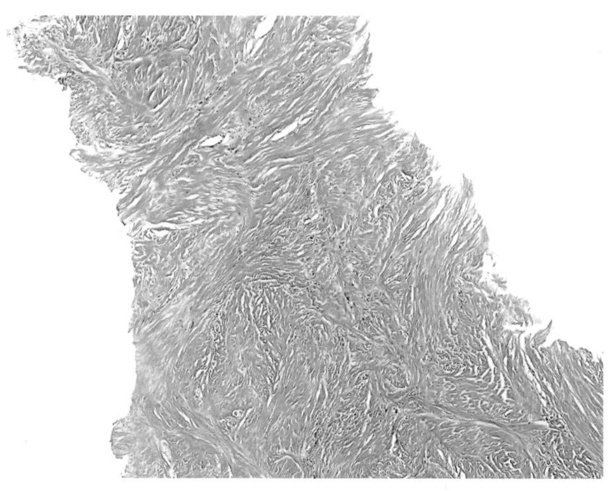

▲ 图 5–98　图为阴茎浅表性纤维瘤病，示白膜异常纤维化。病变由无序排列的胶原纤维组成，通常细胞成分稀少。含铁血黄素散在分布可能提示既往创伤

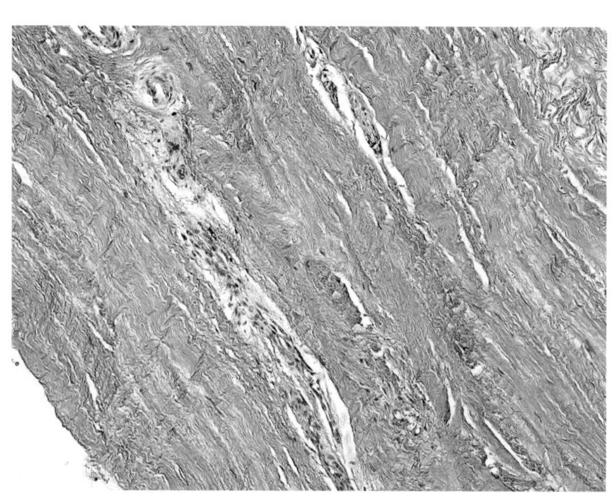

▲ 图 5–99　高倍镜下，在 Peyronie 病中可见细胞成分稀少的胶原纤维，以及围血管浸润的淋巴细胞

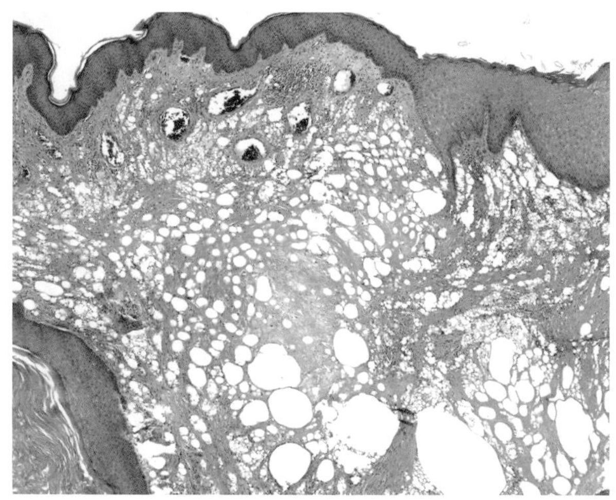

▲ 图 5–100　硬化性脂肪肉芽肿是由皮下注射外源性物质如石蜡、矿物油、硅胶或蜡所致。组织学上表现为大小不等的皮下空泡，伴有脂肪坏死和异物巨细胞反应

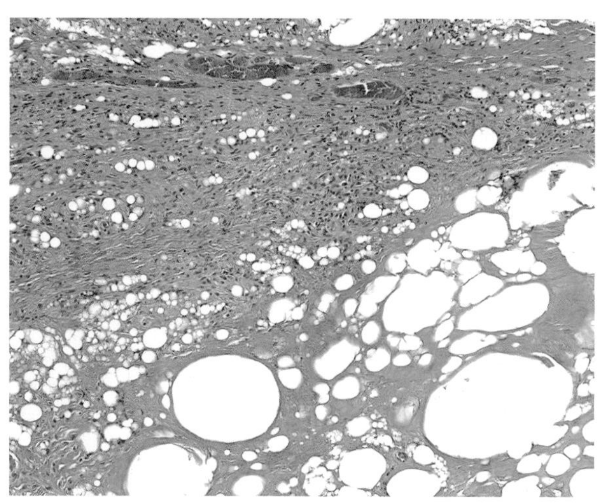

▲ 图 5–101　硬化性脂肪肉芽肿，右下可见明显的脂肪坏死，周围伴有组织细胞反应，胞质内见吞噬的脂肪空泡。病变内的梭形成纤维细胞则构成“硬化”性成分

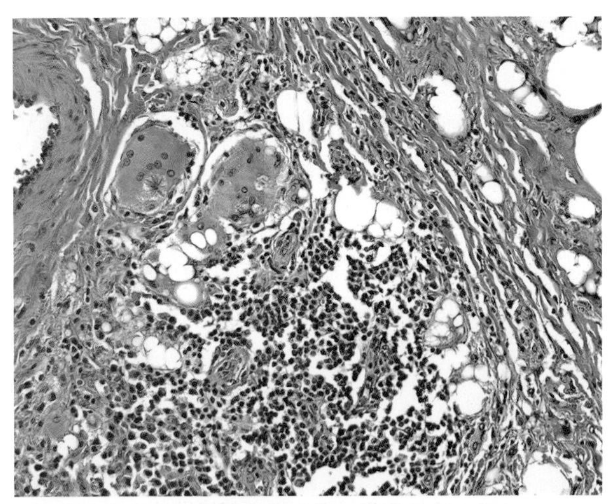

▲ 图 5-102 硬化性脂肪肉芽肿中常可见慢性炎症细胞和异物巨细胞，这是机体对异物的反应

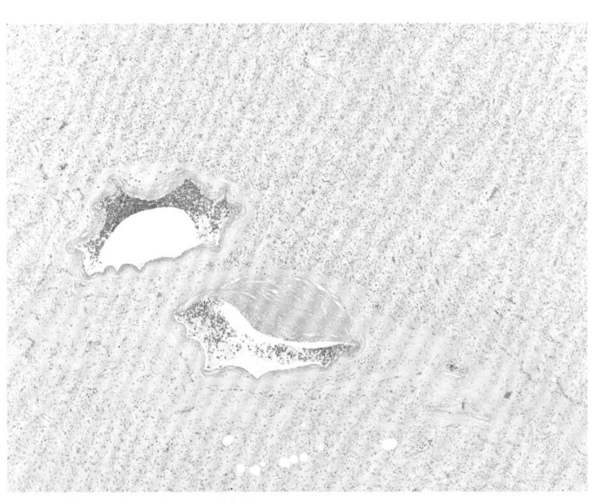

▲ 图 5-103 富于细胞性血管纤维瘤是境界清楚的肌成纤维细胞性肿瘤，可见明显血管成分。常见到伴有纤维性改变的中等大小血管，在形态温和的梭形细胞增生的背景下还可见大量小血管，病灶周边可见成熟的脂肪组织

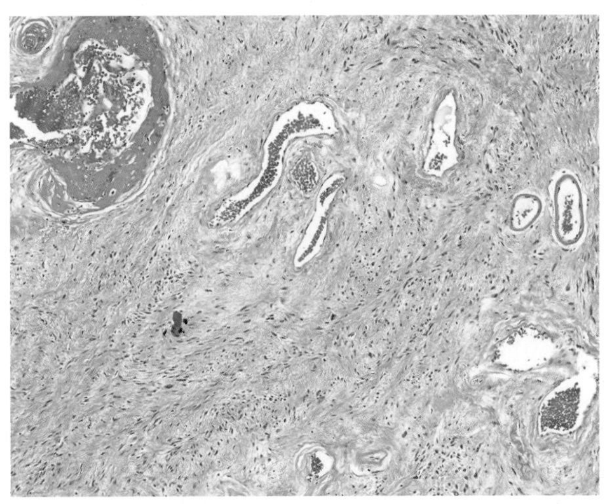

▲ 图 5-104 高倍镜下，富于细胞性血管纤维瘤可见大量大小不一的血管，可协助诊断

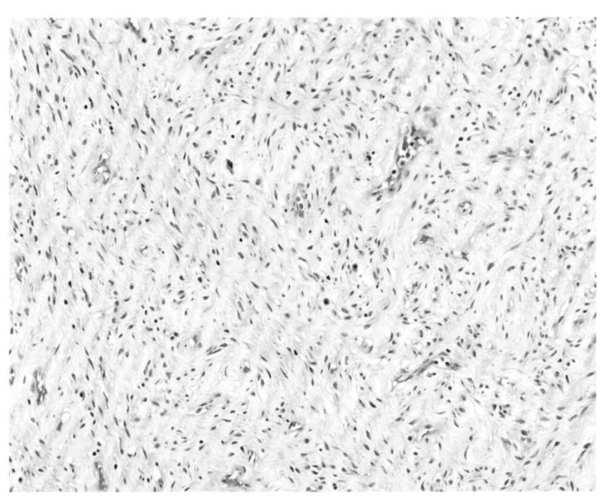

▲ 图 5-105 富于细胞性血管纤维瘤中的肌纤维瘤成分为形态一致的梭形细胞，核狭长，未见核分裂象或坏死。这些细胞杂乱地生长在疏松纤维间质中

管其通常是相对局限的病变，但肿物周围脂肪内陷会使其呈浸润性改变。肿瘤在完整切除后，一般不会复发 [50]。

富于细胞性血管纤维瘤通常只需要在 HE 染色切片下就可作出诊断，典型的特征是边界清楚的结节，内含形态温和的梭形细胞和厚壁血管。若诊断不明确，可通过少量免疫组化指标协助诊断。病变通常表达 CD34，也表达雌激素和孕激素受体（图 5-106 和图 5-107）。肿瘤不表达结蛋白，可借此鉴别发生在该部位的侵袭性血管黏液瘤 [51]。

关键特征：富于细胞性血管纤维瘤

- 发生于老年男性的腹股沟或阴囊。
- 位于皮下浅表位置的无痛、边界清楚的结节。
- 富于梭形细胞，形态温和，伴纤细的胶原。

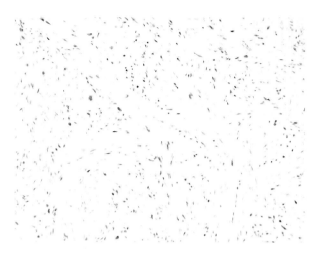

▲ 图 5-106 **CD34 可证实富于细胞性血管纤维瘤起源于肌成纤维细胞，此外约 1/3 的病例也表达 ER**

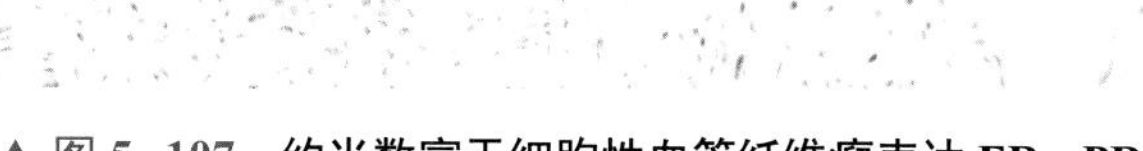

▲ 图 5-107 **约半数富于细胞性血管纤维瘤表达 ER、PR**

- 中小型厚壁血管。
- 血管可有纤维素性血栓、透明变性或纤维素样变。
- 核分裂象罕见。
- 常表达 CD34、ER 和 PR；结蛋白阴性。
- 惰性，完整切除后不复发。

5. 侵袭性血管黏液瘤

与富于细胞性血管纤维瘤不同，侵袭性血管黏液瘤通常较大，发生于深部，边界不清。由于体积较大且位于腹股沟阴囊处，这种膨胀性包块可类似疝。组织学上，肿瘤呈浸润性生长，细胞成分稀少，形态温和。细胞呈梭形或星状，分布于真正的黏液样间质中。此类疾病主要特征是中小型血管无序分布，部分管壁增厚或玻璃样变[52]，可见散在分布的慢性炎症细胞（包括肥大细胞）[13]（图 5-108）。与富于细胞性血管纤维瘤不同，本病梭形细胞结蛋白恒定阳性；由于肿瘤可不同程度表达 ER 和 PR，可能与富于细胞性血管纤维瘤相混淆。侵袭性血管黏液瘤具有局部侵袭性，有复发可能，因此作出准确诊断非常重要。

6. 血管肌成纤维细胞瘤

血管肌成纤维细胞瘤最初发现于女性会阴部，男性少见，可能发生在会阴浅层的软组织内。肿瘤大小通常＜5cm，边界清晰伴有菲薄的假包膜。组织学上可见富于细胞区域及水肿背景下的细胞稀疏区域。间质细胞呈梭形至卵圆形，可聚集在血管周围。薄壁、呈毛细血管样改变的血管是这个病变的主要特征（有别于上述两种病变中厚壁、透明样变的血管）。虽然本病境界清楚，但在肿物内可能存在脂肪。肿瘤常表达结蛋白和肌动蛋白，富于细胞性血管纤维瘤则很少表达这两个标志物。

常见问题：阴囊平滑肌瘤的特征是什么

- 阴囊平滑肌瘤是非常罕见的良性平滑肌肿瘤，累及阴囊皮肤或阴囊肉膜
- 发生于皮肤的平滑肌瘤归类为皮肤平滑肌瘤，并可进一步分为毛发平滑肌瘤（皮肤附属器平滑肌）和血管平滑肌瘤（血管平滑肌）[32]
- 发生在肉膜者称为肉膜平滑肌瘤
- 最常见的特征与其他部位的平滑肌瘤相同，即病灶境界清楚，内见平滑肌束
- 细胞特征为雪茄样细胞核，胞质丰富嗜酸
- 无细胞密度增高、坏死、核分裂象增多或浸润性生长，可出现奇异型细胞核的合胞体细胞[53]
- 可出现染色质深染、多形核和核仁增大等
- 鉴别诊断包括平滑肌肉瘤，如果核分裂象增加或出现肿瘤性坏死，则提示平滑肌肉瘤

7. 肌性内膜瘤

肌性内膜瘤罕见，因其几乎仅见于阴茎海绵

体，故在本节讨论。肌性内膜瘤是一种良性病变，起源于血管的肌性内膜，并呈血管内生长。组织学上，肿瘤可见温和的梭形细胞增生，呈丛状生长于血管内[54, 55]。细胞胞质丰富、嗜酸，与肌成纤维细胞相似（图 5-109 和图 5-110），黏液样间质常见。由于海绵体中血管密集，所以肿瘤可以在整个血管网内生长而呈结节状。在肌成纤维细胞中 SMA 弥漫阳性，而结蛋白只标记残留的原有血管壁（图 5-111）。肌性内膜瘤本质为良性且具有惰性行为，即使切除不完全也不会复发。

8. 肉瘤样癌

在阴茎或外生殖器中，位置浅表的恶性梭形细胞肿瘤可能是原发性肉瘤或肉瘤样癌。双相型恶性间皮瘤也是需要鉴别的疾病，如前所述常位于睾丸旁。病变部位不同可使诊断具有倾向性（例如，如病变发生在膀胱，则更可能是肉瘤样癌，非原发性肉瘤），若病变主体位于皮肤，则

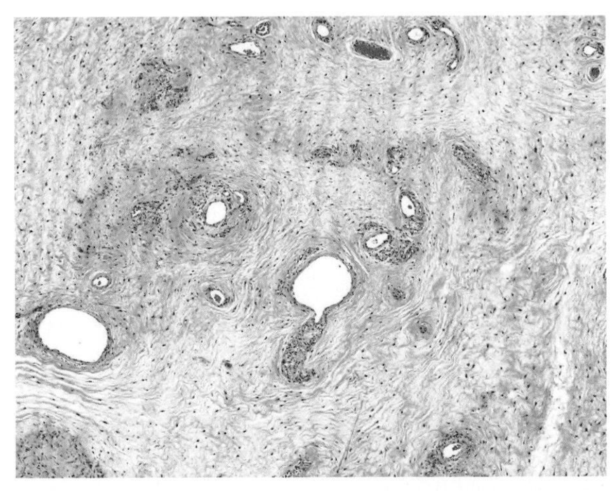

▲ 图 5-108　侵袭性血管黏液瘤偶尔见于会阴深部或阴囊，与发生于女性患者的相应病变形态类似，体积大，浸润生长，边界不清。细胞形态温和，梭形至星形，异型性不明显，黏液间质多少不等。病灶内常见明显的中小型血管

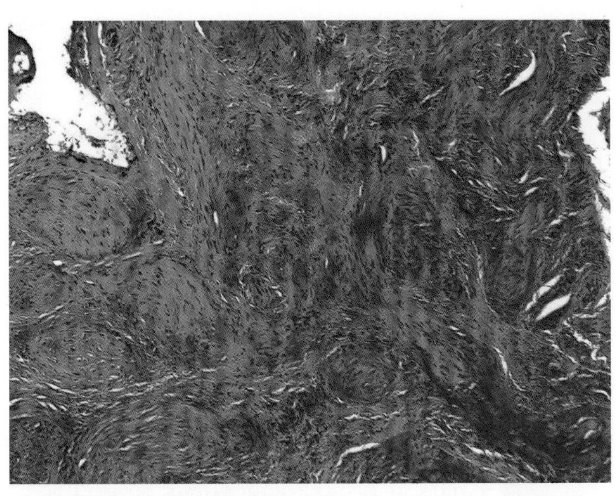

▲ 图 5-109　肌性内膜瘤表现为丛状生长形态温和的梭形细胞，以及黏液样间质

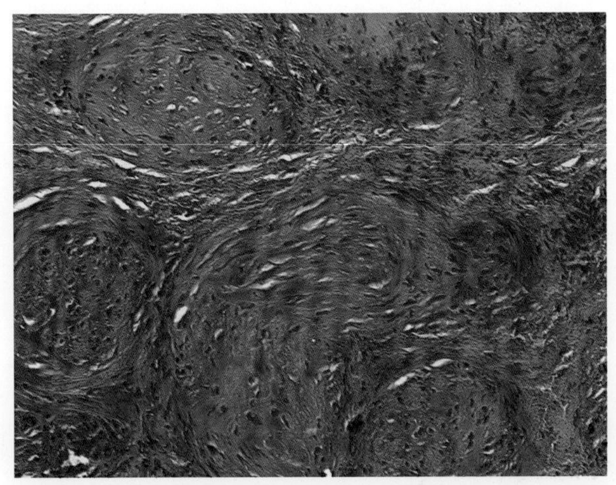

▲ 图 5-110　高倍镜下，可见肌性内膜瘤中形态温和的成纤维细胞生长于阴茎海绵体的血管网内

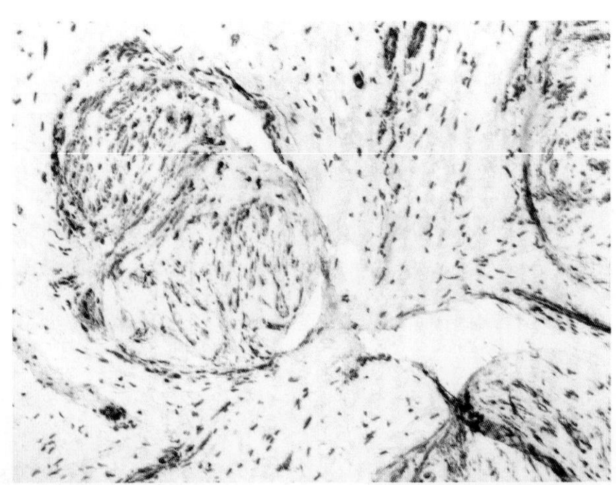

▲ 图 5-111　SMA 可标记出肌性内膜瘤内的肌成纤维细胞

更可能是鳞状细胞癌的肉瘤样癌亚型。在一组15例肉瘤样鳞状细胞癌的队列中，肉瘤样癌的大体特征为体积大、息肉样且常伴溃疡[56]。镜下主要为束状排列的高级别梭形细胞。肿瘤内核分裂象增加，常见坏死（图5-112至图5-114）。免疫组化，大多数梭形细胞表达高分子量CK和p63，符合鳞状细胞起源（图5-115）。波形蛋白弥漫阳性则提示其间质转化，由于其特异性不强，阳性表达不能作为原发性肉瘤的诊断依据。肿瘤常见腹股沟转移，且预后均很差。

（四）乳头状/外生病变

1. 纤维上皮性息肉/软纤维瘤

纤维上皮性息肉也称为皮赘，可发生在皮肤的任何区域，较常见于皮肤皱褶处如腹股沟。这是一种良性的皮肤病变，由于衣物刺激或摩擦导致，患者常出于美观原因选择切除。大体和镜下，纤维上皮性息肉均可见纤维血管轴心，被覆扁平鳞状上皮。间质常伴胶原化，富含血管，或者含有脂肪组织。经常摩擦或揉捏可能会出现表面溃疡或缺血性坏死。息肉最大可达数厘米，有

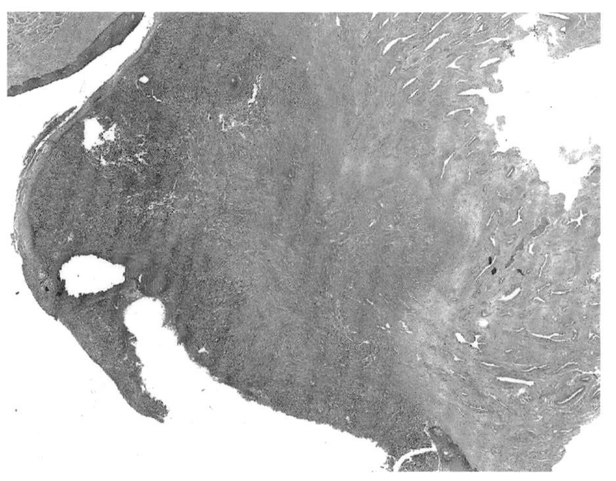

▲ 图5-112　低倍镜下，阴茎肉瘤样癌同时累及表浅及深部组织，累及海绵体

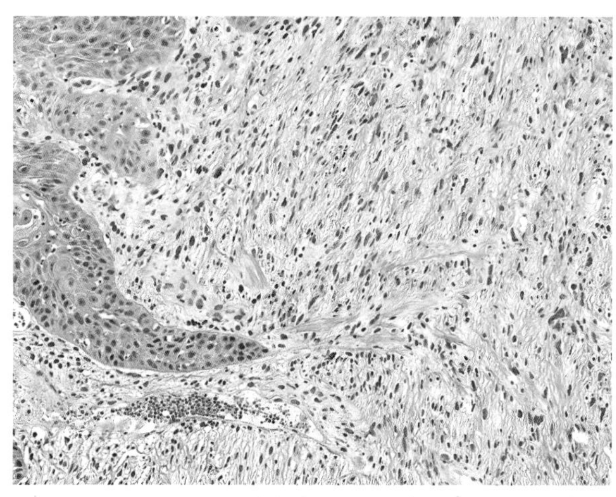

▲ 图5-113　本例肉瘤样癌，在恶性梭形细胞的背景中可见小灶普通型鳞状细胞癌成分（左上方）。当两种成分同时存在时，诊断肉瘤样癌相对容易。若仅取到了肉瘤样成分，在诊断时不能忽视肉瘤样癌的鉴别诊断

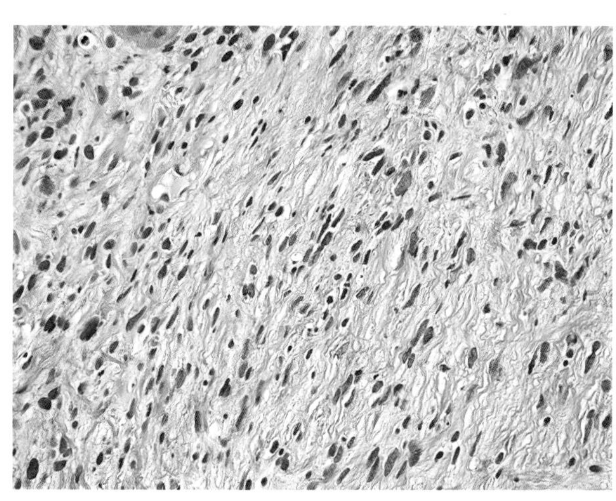

▲ 图5-114　高倍镜下，肉瘤样癌的肿瘤细胞呈梭形或上皮样，核多形性明显

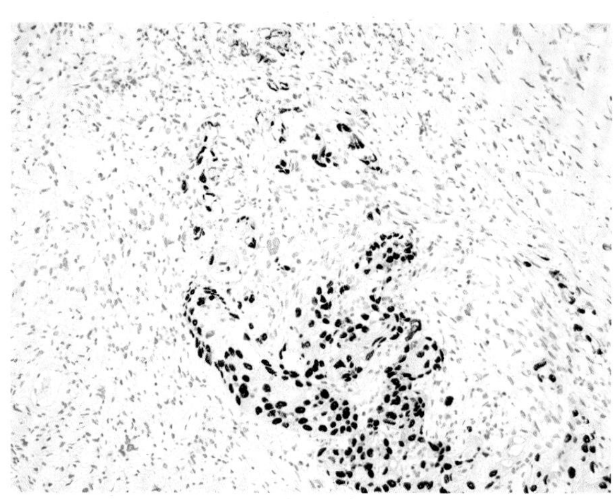

▲ 图5-115　肉瘤样癌细胞核p63阳性，符合鳞状上皮起源

些可能与避孕套式导尿管有关，大型的纤维上皮性息肉甚至被疑为尖锐湿疣或鳞癌[57, 58]。一旦切除则罕见复发。

2. 血管角皮瘤

阴囊血管角皮瘤在临床上大致可分为两类：一种是弥漫性躯体血管角皮瘤，与遗传性酶异常相关；另一种是阴囊型（Fordyce）血管角皮瘤。Fordyce 血管角皮瘤是局限于阴囊的散发性病变[59]。与之相反，弥漫性躯体血管角皮瘤可弥漫分布，最常累及躯干下部、臀部和大腿，与先天性代谢异常有关[60]。大体上，血管角皮瘤表现为皮肤表面多发性深蓝色或红色丘疹，容易出血。镜下，两类病变均可见良性血管扩张、增生，被覆上皮角化过度（图 5-116 和图 5-117）。

3. 尖锐湿疣

尖锐湿疣是人乳头状瘤病毒（human papillomavirus，HPV）感染相关的鳞状上皮增生，与 HPV 6 型及 11 型关系最密切。HPV 鳞状上皮感染后，使其呈疣状生长，在肛门生殖器出现多灶病变。常累及阴茎体、包皮、龟头以及冠状沟。

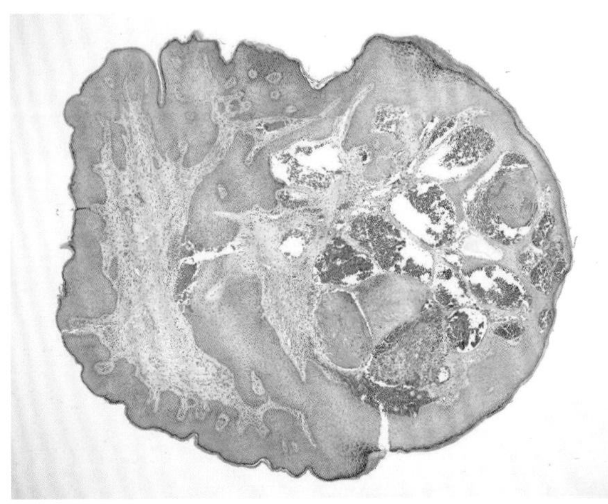

▲ 图 5-116　阴囊血管角皮瘤表现为深蓝色或红色丘疹，常伴出血。低倍镜下，病变呈乳头状或息肉样改变

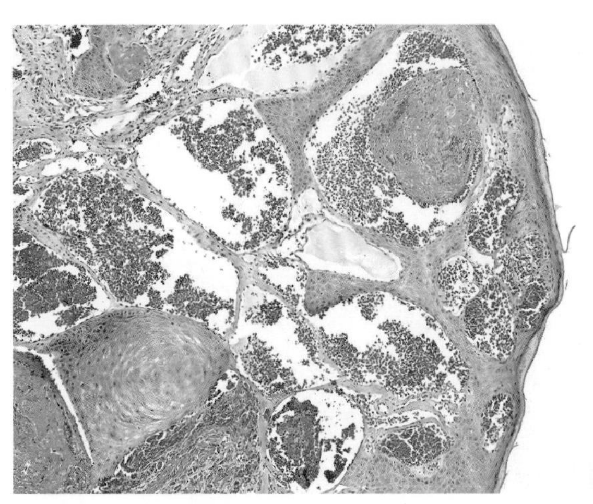

▲ 图 5-117　血管角皮瘤由扩张的血管组成，可能含有纤维素性血栓，鳞状上皮内陷并角化过度

备忘列表：尖锐湿疣与巨大湿疣[63]

	尖锐湿疣	巨大湿疣
发病人群	年轻，性生活活跃（30 岁）	老年男性（30—50 岁）
部位	肛门生殖器区任何部位	阴茎和肛门直肠
生长方式	外生性	内生性和外生性
HPV 相关	低危型（HPV 6 型，11 型）	低危型（HPV 6 型，11 型）
大小	通常<2～3cm	5～10cm
组织学特征	疣状生长，纤维血管轴心，伴轻度角化过度	深在内生性生长，可见纤维血管轴心，边界钝圆或推挤状
细胞特征	成熟的鳞状上皮内可见挖空细胞（脂溢性角化病样亚型中可能缺乏挖空细胞）	大量挖空细胞，病变深部可局灶恶变
预后	良好；几乎无恶变风险	易于复发，局部具有破坏性，可能发展为浸润性癌

组织学上，病变呈复杂的乳头状结构，鳞状上皮增生（图 5-118 至图 5-121）。尖锐湿疣的经典细胞学改变为挖空细胞，为感染病毒的细胞，可见大的核周空晕和深染的葡萄干样核。挖空细胞可见双核。需要注意，病变基底部边界清晰，无不规则浸润性生长。有时，脂溢性角化病样亚型可呈斑片样病损，表面上皮可见假角质性囊肿和棘层肥厚[61]。部分病变与低危型 HPV 亚型感染有关[62]。

经验与教训：外生殖器“湿疣样”病变的鉴别诊断[63]

- 尖锐湿疣
- 巨大湿疣
- 寻常疣
- 疣状黄瘤
- 脂溢性角化病
- 血管角皮瘤
- 纤维上皮性息肉
- 乳头状鳞状细胞癌
- 疣状癌
- 湿疣样 / 湿疣基底样阴茎上皮内瘤变
- 浸润性湿疣样 / 湿疣基底样阴茎鳞状细胞癌

常见问题：外生殖器鳞状上皮前驱病变的定义和最优命名是什么

- 在没有浸润性癌的情况下，有多种命名描述鳞状上皮的全层异型增生
- 随着时间的推移命名可能出现变化，文献中的表述可能会产生混淆
- 阴茎上皮内瘤变（PeIN）是 WHO 认可的癌前病变命名，根据不同的形态分出不同亚型（详见后述）
- 早前命名包括鳞状上皮原位癌、高级别异型增生、鳞状上皮内病变、Bowen 病、Queyrat 增殖性红斑
- 为保持一致，推荐使用 PeIN

4. 鲍恩样丘疹病

鲍恩样丘疹病是累及肛门生殖器的 HPV 相关疾病，常多灶发生。本病常见于性生活活跃的年轻人，与高危型 HPV 感染相关。本病名易与 Bowen 病相混淆，后者为 PeIN 的另外一个名称。鲍恩样丘疹病极少进展为浸润性癌，且可自行消退，因此仅需行局部治疗[64]。鉴于鲍恩样丘疹病的总体预后良好，应使用正确的术语进行诊断，以确保病理诊断与临床所保持一致。鲍恩样丘疹病的组织学特征与基底样阴茎上皮内瘤变（Bowen 病）有重叠，是造成混淆的原因。一项

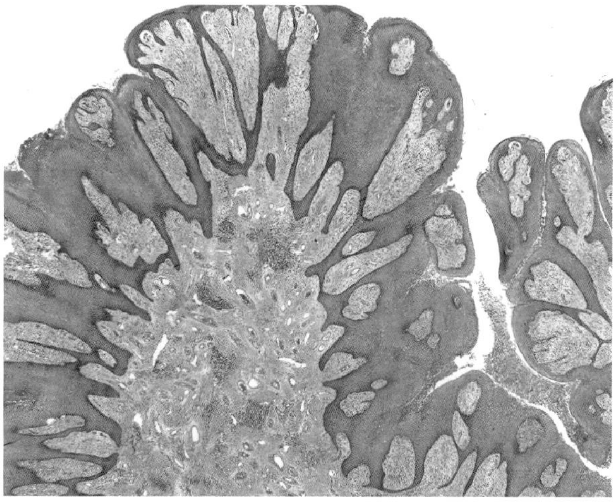

▲ **图 5-118**　湿疣是生殖器常见 HPV 相关乳头状 / 疣状病变。典型改变为复杂、钉突样乳头状突起，表面被覆角化过度的鳞状上皮

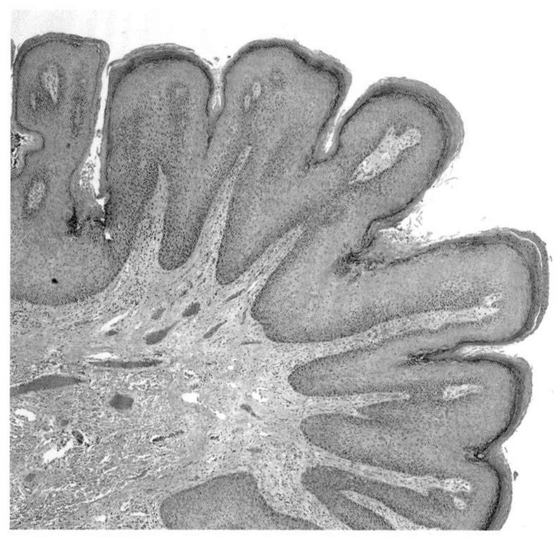

▲ **图 5-119**　另一例湿疣，可见乳头瘤状结构。图中可见角化过度的上皮和明显的颗粒层。乳头基底部光滑连续，无浸润现象

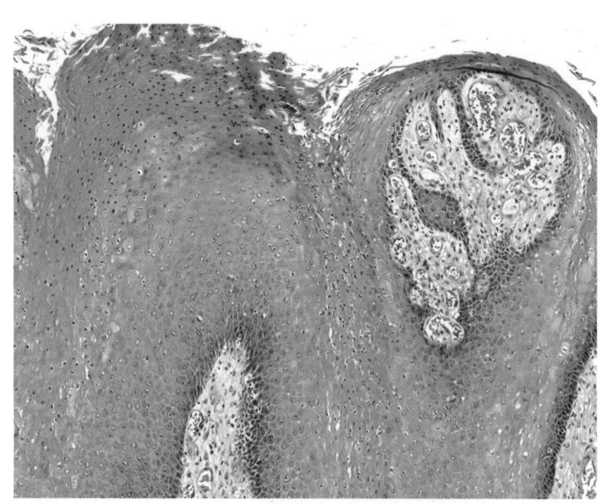

▲ 图 5-120　高倍镜下可见湿疣的多个特征，如表皮成熟且角化过度、棘层肥厚、散在的挖空细胞

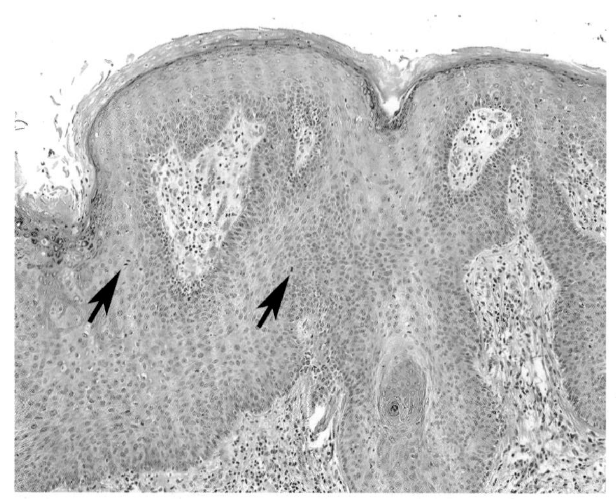

▲ 图 5-121　湿疣的基底层可见少数核分裂象。组织横切时，需准确辨认围绕在乳头轴心周边的基底层上皮细胞，避免误认为是靠近表层的核分裂象

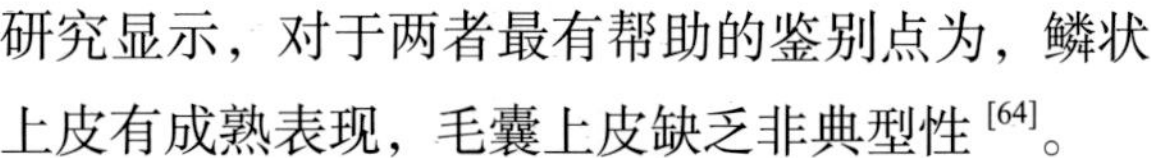

研究显示，对于两者最有帮助的鉴别点为，鳞状上皮有成熟表现，毛囊上皮缺乏非典型性[64]。

病变最常累及阴茎体，也可发生于肛门生殖器其他区域的皮肤。鲍恩样丘疹病可见多个红色或肉色的丘疹，多发性病灶是鲍恩样丘疹病与 PeIN 最有帮助的鉴别点。镜下上皮细胞异型增生，核质比增高，可呈散在单个分布，或者全层异型增生，类似鳞状上皮原位癌[65]（图 5-122 和图 5-123）。大多数病例可见挖空细胞，是有用的诊断特征。部分病例可见黑色素沉积于上皮全层。如果形态学不够典型，可行免疫组化 p16 协助诊断鲍恩样丘疹病。p16 弥漫强阳性支持鲍恩样丘疹病，可排除反应性或非异型增生病变[66]。但 p16 免疫组化不能帮助鉴别鲍恩样丘疹病和 HPV 相关 PeIN，需结合临床及肉眼形态以明确诊断。

5. 疣状癌

疣状癌是发生于阴茎和阴囊皮肤的一种外生性病变。疣状癌是分化极好的鳞状细胞癌，广基，疣状生长，类似湿疣。尽管属于浸润癌，但疣状癌预后好且极少转移。复发并不罕见，特别是当病变切除不完全时。在最新的 WHO 中，这类肿瘤被归为非 HPV 相关肿瘤[67]。

疣状癌的组织学特点是同时出现外生性乳头状结构与内生性生长，肿瘤边缘呈推挤状，与间质分界清晰。表面常见“教堂尖顶”状突出，伴有角化过度和棘层肥厚（图 5-124）。鳞状细胞胞质丰富，毛玻璃样，细胞核轻度异型，核质比偏低[68]（图 5-125 和图 5-126）。疣状癌的预后与浸润深度相关，测量时应从肿瘤表面有核区测量到浸润最深处。

疣状癌分化好，缺乏不规则浸润性边界，形态上与湿疣有所重叠。但疣状癌缺乏湿疣所见到的挖空细胞[63]。疣状癌与 HPV 不相关，不表达 p16，一般无低危型 HPV 感染的证据[69, 70]。

6. 乳头状鳞状细胞癌

乳头状鳞状细胞癌是一种非 HPV 相关浸润性鳞状细胞癌。与疣状癌相似，乳头状鳞状细胞癌分化较好且无挖空细胞。本病常见于硬化性苔藓患者，符合非 HPV 相关这一临床特征。此类肿瘤生物学行为惰性，可以复发，但转移罕见[71]。

乳头状鳞状细胞癌常累及龟头并呈外生性生长，可形成较大的病灶。表面不规则，与疣状癌相比，基底部更不规则，呈侵袭性生长。镜下可见高低不一、形态不规则的乳头，内有纤维血管

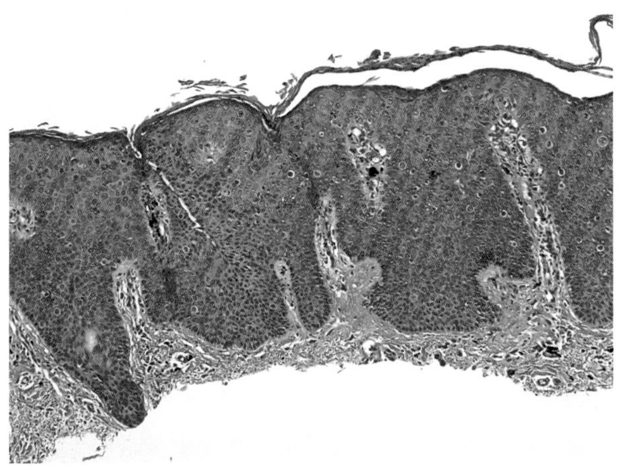

▲ 图 5-122　鲍恩样丘疹病可见上皮异型增生，类似基底细胞样阴茎上皮内瘤变（**PeIN**）或鳞状上皮原位癌。上皮缺乏成熟分化，全层均见异型细胞。须要综合临床表现排除基底细胞样 **PeIN**

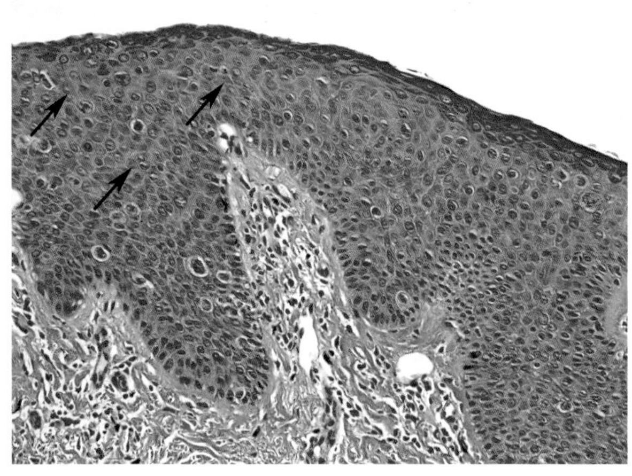

▲ 图 5-123　高倍镜下，鲍恩样丘疹病可见上皮异型增生，内见大量大的异型细胞，可见核分裂象。黑色素沉积于上皮全层（箭）

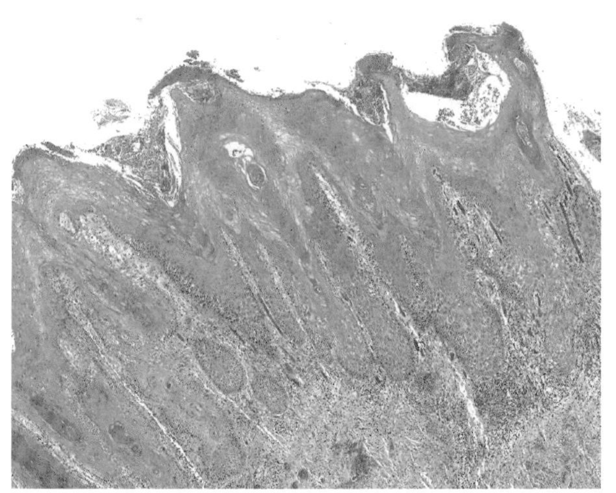

▲ 图 5-124　疣状癌与湿疣鉴别困难，关键点在于疣状癌同时具有内生性和外生性生长方式，伴推挤性边缘

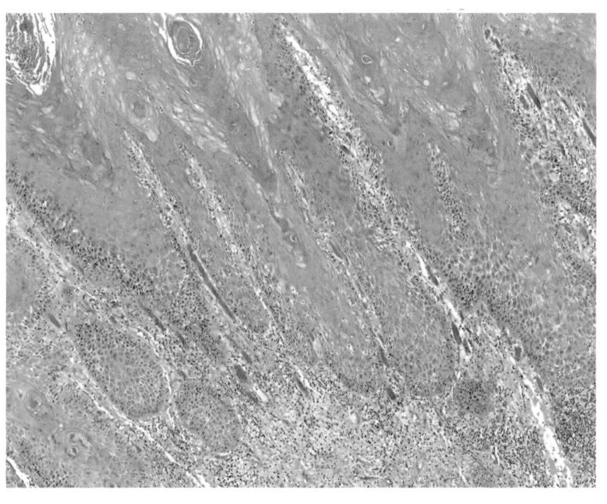

▲ 图 5-125　高倍镜下，可以看到疣状癌向内生长。与湿疣相比（图 **5-118** 和图 **5-119**），后者有更平滑的上皮间质分界，且不向下生长

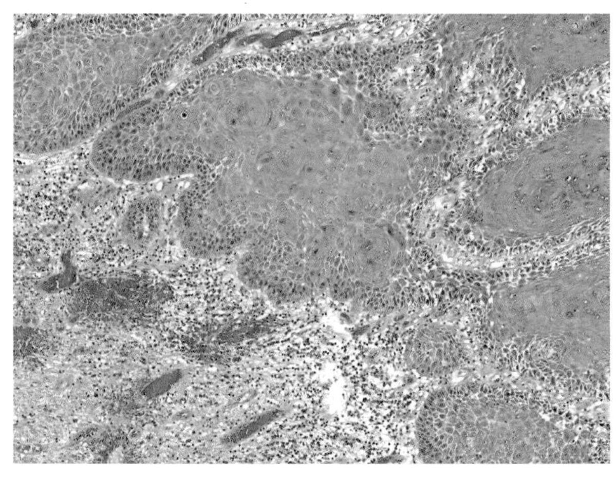

◀ 图 5-126　疣状癌的上皮分化较好，且无明显的异型性。疣状癌基底部的细胞巢具有推挤性边界，本质为浸润。病灶基底部可见慢性炎症细胞浸润

轴心[35, 72]。鳞状上皮过度角化、成熟、分化良好且没有挖空细胞，这几点可与尖锐湿疣相鉴别。肿瘤旁表皮组织可见分化型 PeIN 或硬化性苔藓[72]。

关键特征：HPV 相关浸润性鳞状细胞癌的外生亚型

- 湿疣性癌（warty carcinomas，又称尖锐湿疣型鳞癌）有尖锐的菜花状突起，类似湿疣，由中到高分化的鳞状细胞组成，并伴有挖空细胞。
- 湿疣样 – 基底细胞样癌常可见内生性和外生性生长方式，外生性区域的乳头结构可见基底细胞样细胞和透明细胞混合存在[73]。
- 乳头 – 基底细胞样癌可见明显的纤维血管轴心，由形态一致的细胞构成，核质比高[74]。

（五）原位鳞状上皮病变

1. 阴茎上皮内瘤变

阴茎上皮内瘤变是指基底膜完整的阴茎鳞状上皮异常增生[67]。与鳞状细胞原位癌同义，是浸润性鳞状细胞癌的癌前病变，常见于龟头或包皮。

阴茎上皮内瘤变的亚型根据病变与 HPV 的相关性进行分类。HPV 相关性病变的标志性特征是基底细胞样细胞、核质比增高的未分化鳞状细胞和核多形性[75]（表 5–2）。

表 5–2 阴茎上皮内瘤变（PeIN）的类型与 HPV 的相关性

HPV 相关	HPV 不相关
• 基底细胞样 • 湿疣样 • 湿疣样 – 基底细胞样	分化型（单纯型）

(1) HPV 相关的 PeIN 亚型：如前所述，基底样细胞是辨认 HPV 相关的阴茎上皮内瘤变最有用的形态学特征。基底样细胞体积小到中等大，圆形，是不成熟的细胞，核质比高。最典型的例子是 PeIN 的基底细胞样亚型，病变全层均为未成熟的基底样细胞（图 5–127 至图 5–129）。低倍镜下上皮细胞深蓝染，没有或很少角化，偶见上皮角化不全。细胞核呈中度异型性，核仁明显，染色质粗糙。上皮全层均可见核分裂象与凋亡小体。上皮脚常不规则或延长。

湿疣样 PeIN 表面可见尖锐的乳头状结构。此外表面上皮角化不全伴有异型性也是其显著特征。与基底细胞样 PeIN 相比，（湿疣样 PeIN）鳞状细胞相对较大，胞质丰富嗜酸性，使其外观呈粉红色（图 5–130）。此亚型常见挖空细胞，可

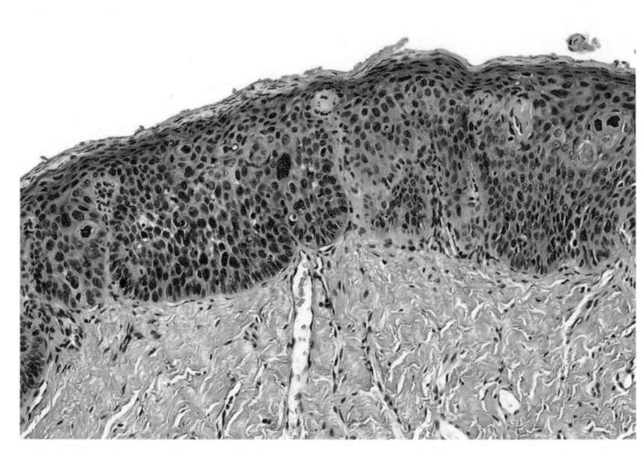

▲ 图 5–127 基底细胞样阴茎上皮内瘤变，低倍镜下可见上皮全层呈一致性的深蓝染，这是由于分化差且级别高的鳞状细胞累及整个上皮层所致

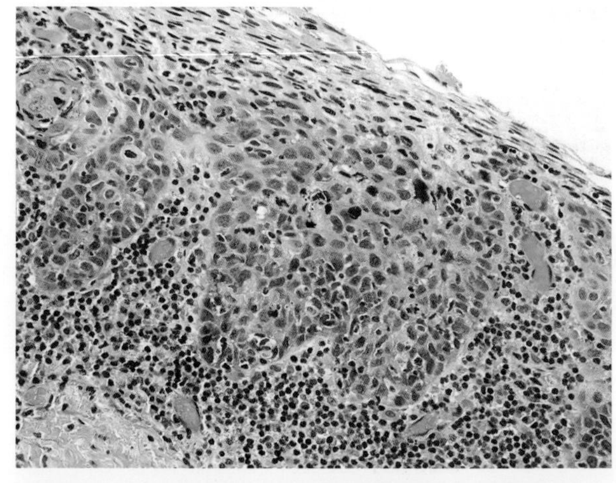

▲ 图 5–128 高倍镜下，基底细胞样阴茎上皮内瘤变中，在高级别、差分化的基底样细胞背景下，可见大量核分裂象

见多核或葡萄干样核，伴核周空晕。核分裂象易见。

湿疣样 – 基底细胞样 PeIN 是最后一种 HPV 相关 PeIN。可同时见到乳头状结构和基底样细胞。与平坦的基底细胞样 PeIN 不同，湿疣样 – 基底细胞样 PeIN 表面尖锐，起伏不平，伴角化不全。乳头轴心结构良好。在病变上半部分易见挖空细胞，下半部分则表现出明显的基底样特征（图 5–131 至图 5–134）。

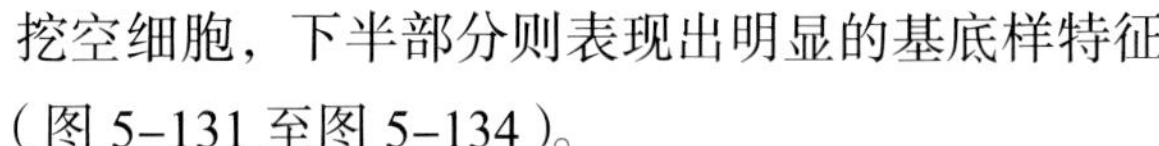

与其他 HPV 相关恶性肿瘤类似，HPV 相关性 PeIN 也呈 p16 弥漫阳性[76]（图 5–135）。另外，推荐使用 p53 及 Ki-67 鉴别鳞状上皮增生、分化型 PeIN 与 HPV 相关 PeIN。在一组包含鳞状上皮增生、分化型 PeIN、基底细胞样 PeIN 和湿疣样

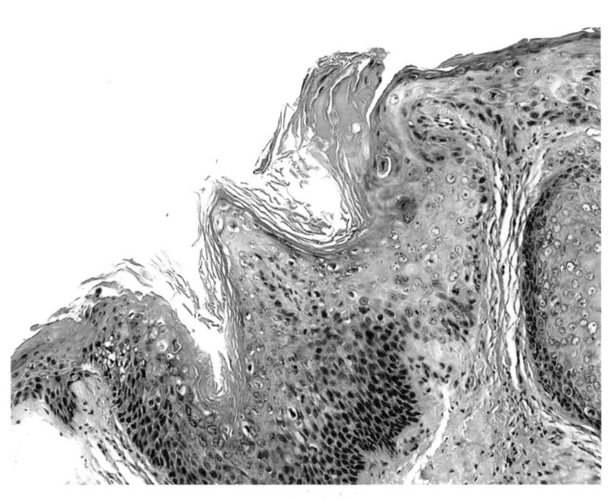

▲ 图 5–129　湿疣样阴茎上皮内瘤变（**PeIN**）可见突起的乳头状结构，被覆成熟鳞状上皮，伴角化不全，伴散在挖空细胞。所有鳞状上皮细胞均含有丰富、磨玻璃样嗜酸性胞质，使得该亚型 **PeIN** 看起来比基底细胞样 **PeIN** 更偏粉色。但是上皮细胞异型性明显，且核分裂象在上皮内全层均可见到

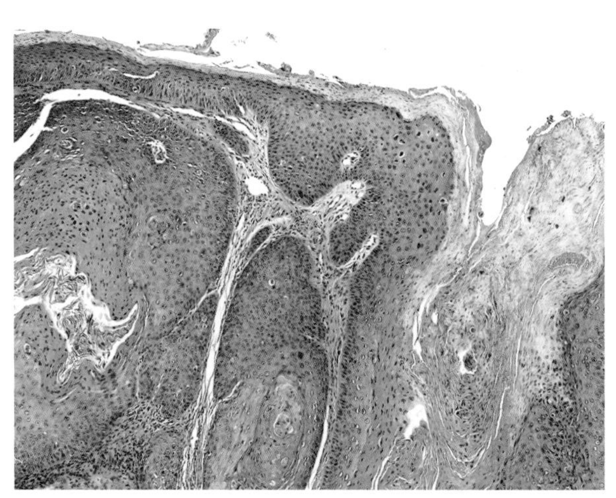

▲ 图 5–130　湿疣样 – 基底细胞样阴茎上皮内瘤变（**PeIN**）同时具有湿疣样 **PeIN** 和基底样 **PeIN** 的特点。组织学上具有乳头状瘤样结构，细胞更像基底样细胞，尤其是在较深层的上皮

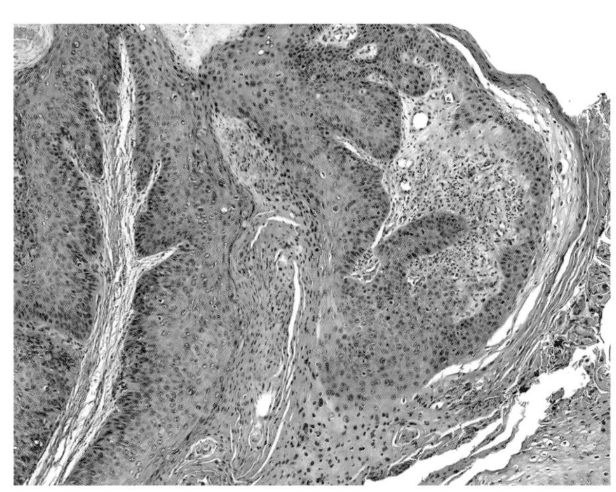

▲ 图 5–131　高倍镜下，湿疣样 – 基底细胞样阴茎上皮内瘤变表面的乳头轴心可见更多成熟、角化不全的鳞状细胞。在上皮层的下半部分更容易看到分化差的基底样细胞

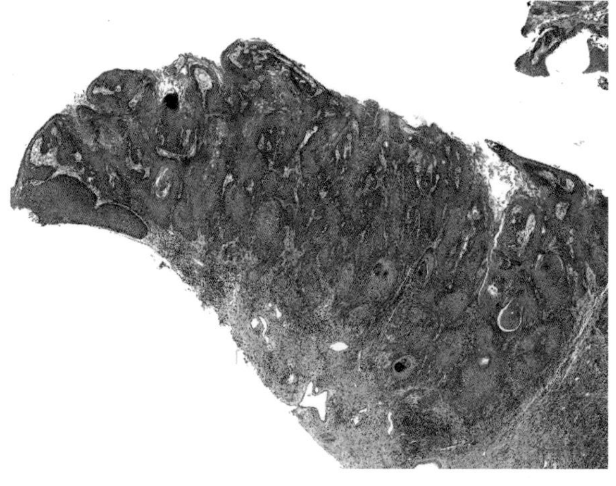

▲ 图 5–132　本例湿疣样 – 基底细胞样阴茎上皮内瘤变整体呈乳头状瘤样，伴表面角化不全。粉红色和蓝色区域交替存在，对应肿瘤分化好的区域（湿疣样）和分化差的区域（基底细胞样）

PeIN 共 74 例病例的队列研究中，作者发现鳞状上皮增生时 p16 与 p53 阴性，Ki-67 呈斑片状阳性。湿疣样与基底细胞样亚型 p16 弥漫阳性，Ki-67 增高，p53 表达不定[77]。

(2) 非 HPV 相关 PeIN 亚型 / 分化型 PeIN：分化型 PeIN 与 HPV 不相关，常发生于患有硬化性苔藓的老年男性，是最常见的 PeIN。分化型 PeIN 由阴茎鳞状上皮慢性炎症引致，最常累及包皮。受累区域表皮增厚、鳞状上皮角化，缺乏高级别基底样细胞（图 5–135 和图 5–136）。细胞胞质丰富、嗜酸性、磨玻璃样，病变整体呈粉红色（图 5–137）。核异型性易见，在基底部更明显。由于分化较好，这类癌前病变很难识别（见“备忘列表：识别分化型 PeIN”）。如果分化型 PeIN 发展为浸润性癌，最常见的是普通型角化性鳞状细胞癌。

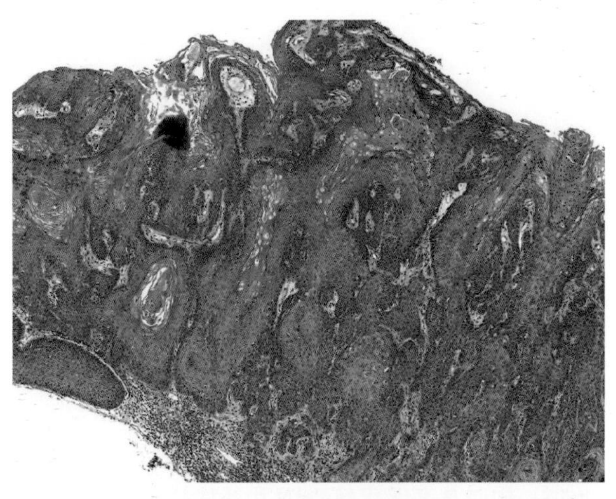

▲ 图 5–133　湿疣样 – 基底细胞样阴茎上皮内瘤变可同时见到两种细胞，包括成熟的鳞状细胞区域，胞质丰富、粉染，以及未成熟的基底细胞样区域，胞质稀少，胞核增大、伴异型性，可见核分裂象

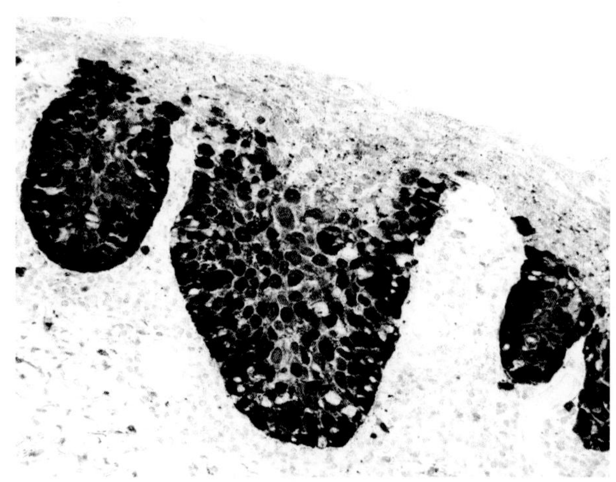

▲ 图 5–134　图示 **p16** 弥漫强阳性，符合 **HPV** 相关性阴茎上皮内瘤变

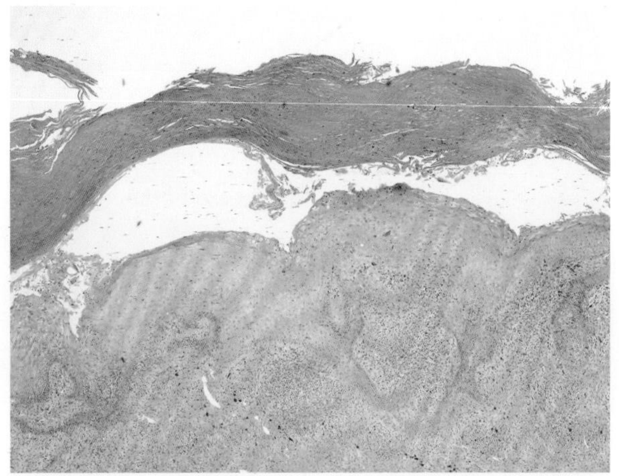

▲ 图 5–135　分化型阴茎上皮内瘤变与慢性炎症如硬化性苔藓或萎缩苔藓相关，与 **HPV** 无关。病变缺乏基底样细胞的特征，表现为分化的鳞状细胞，胞质丰富、磨玻璃样、嗜酸性。角化不全也有助于诊断该疾病

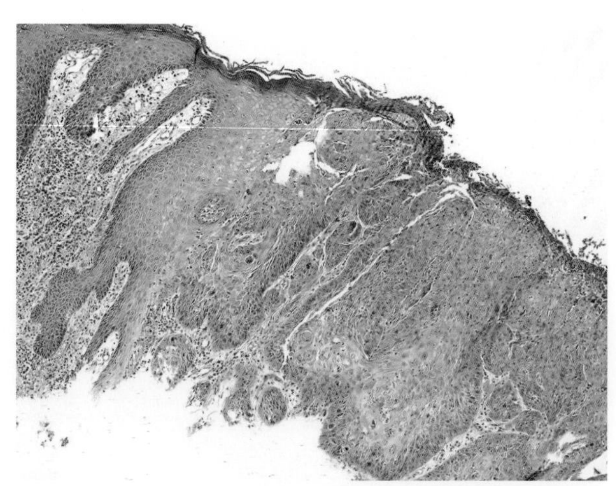

▲ 图 5–136　本例角化明显，分化型阴茎上皮内瘤变由于鳞状细胞成熟且胞质丰富红染，因此呈红染外观。低倍镜下可见细胞异型性明显，在上皮的基底侧尤为突出

备忘列表：识别分化型阴茎上皮内瘤变

- 注意是否有硬化性苔藓的病史，临床对病变的描述及病变发生部位可协助诊断
- 分化型阴茎上皮内瘤变通常发生在老年男性的包皮的黏膜面
- 通常为单发性白色或粉色的斑疹，边缘锐利，形态不规则
- 上皮增厚、角化不全
- 上皮脚延长，形态不规则
- 组织学特征为体积大、成熟的角化细胞，伴角化珠
- 无挖空细胞
- 无基底细胞样特征，底层细胞具有轻微异型性，可见核分裂象
- p16 阴性，Ki-67 增高，p53 表达不定（图 5-138）

2. 乳腺外 Paget 病

乳腺外 Paget 病（extramammary Paget disease，EMPD）是一种上皮内恶性病变，其特征为散在分布的大细胞，细胞圆形，胞质丰富淡染，可呈明显的黏液上皮特征。当 EMPD 独立出现，不伴有其他侵袭性肿瘤时，称为原发性 EMPD，肿瘤细胞起源于大汗腺。反之，当结肠癌、前列腺癌、膀胱癌等肿瘤细胞呈 Paget 样累及上皮时，称为继发性 EPMD。因此，确诊 EMPD 后，应注意排除其他浸润癌的可能。大体上，病变呈红色斑块状，类似湿疹，渗出稀薄的液体。

诊断 EMPD 需在上皮内发现异常的单个细胞或小团细胞簇，这些细胞常常较周围的角质细胞体积更大，胞质更淡染。异型细胞可见于上皮全层，但一般聚集在基底侧。细胞胞质透亮或空泡状，可呈现明显的黏液性特征。细胞核大，空泡状，核仁明显（图 5-139）。重要的是，这些细胞缺乏细胞间桥和角化这类鳞状细胞特征，与周围的角质细胞截然不同。

在原发 EMPD 中，黏液特殊染色如黏液洋红（mucicarmine，MUC）染色和阿尔辛蓝（Alcian blue）染色可显示细胞中的黏液成分。由于 EMPD 有继发于其他腺癌的可能，可使用一组免疫组化标记来鉴别原发及继发 EMPD。EMPD 常表达 CK7、EMA、癌胚抗原和囊肿病液体蛋白 15（gross cystic disease fluid protein，GCDFP-15）[78, 79]（图 5-140）。MUC5AC 是一种特异性的顶泌黏蛋白，在大多数 EMPD 中表达，但在乳腺 Paget 病中阴性。鉴别诊断中免疫组化的项目需涵盖鳞状细胞原位癌，以及从结直肠、尿路上皮、前列腺原发的腺癌到黑色素瘤。需要注意，EMPD 能表达 GATA3，可能会与尿路上皮癌上皮内播散相混淆[80]。

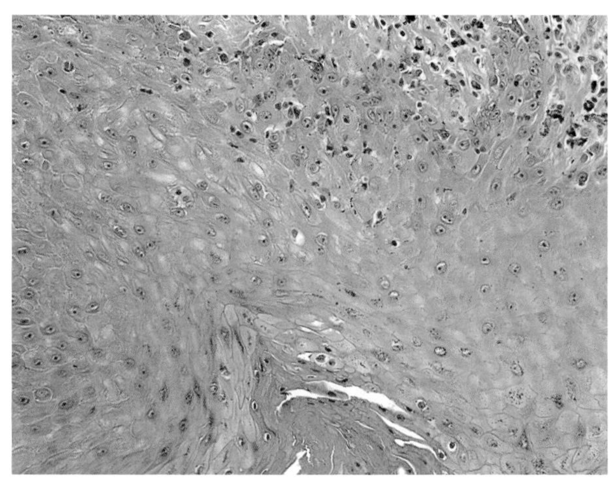

▲ 图 5-137　分化型阴茎上皮内瘤变的细胞胞质丰富、嗜酸性、磨玻璃样；细胞间桥明显，泡状核，异型性明显，核仁显著

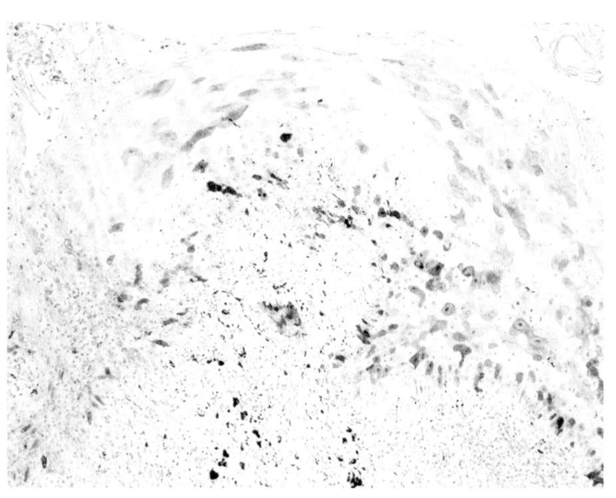

▲ **图 5-138　与 HPV 相关性阴茎上皮内瘤变（PeIN）相比，分化型 PeIN 与 HPV 无关。因此，p16 呈斑片状弱阳性，应判读为阴性**

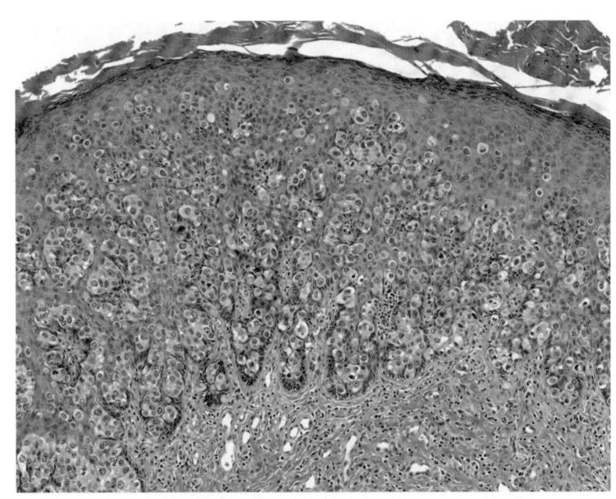

▲ 图 5-139　乳腺外 Paget 病于鳞状上皮全层中可见散在分布的异型细胞。Paget 细胞胞质丰富，淡红染，与周围的鳞状上皮背景差异明显，细胞核异型性明显，核分裂象易见

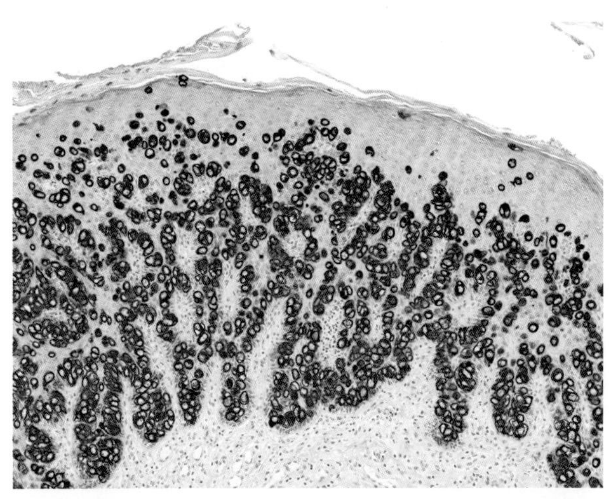

▲ 图 5-140　CK7 显示 Paget 细胞，可见其分布于上皮全层

常见问题：鉴别原发和继发乳腺外 Paget 病最有用的标记是什么[81]

- GCDFP-15 表达于绝大多数原发性乳腺外 Paget 病（EMPD），但很少在继发性 EMPD 中表达
- CK20 在大多数继发性 EMPD 表达，但在原发性 EMPD 中表达较少
- 特异性标志物有助于确认继发性 EMPD 的原发灶，如 p40/p63 可提示鳞状上皮来源，CDX-2 提示结直肠来源，NKX3.1 提示前列腺来源
- GATA3 可表达于原发性 EPMD，在鉴别诊断中作用有限

（六）高分化 / 角化型病变

普通型浸润性鳞状细胞癌

阴茎浸润性鳞状细胞癌通常发生于 40—50 岁的男性。危险因素包括慢性感染和各类刺激，比如包茎、硬化性苔藓或 HPV。与其癌前病变一样，HPV 相关性鳞状细胞癌具有独特的形态学特征，将会在后面讨论。阴茎鳞状细胞癌最常累及的部位依次是龟头、包皮、冠状沟和阴茎轴。

常见问题：阴茎鳞状细胞癌最常见转移的淋巴结

- 阴茎鳞状细胞癌最先转移到腹股沟淋巴结
- 腹股沟淋巴结转移可能是阴茎鳞状细胞癌最初的表现

阴茎鳞状细胞癌最常见的亚型是普通型。普通型分化相对较好，有着明显的鳞状上皮特征，角化常见。组织学上，肿瘤细胞呈巢团状，伴有不规则浸润性边界（图 5-141）。肿瘤细胞有丰富、致密的嗜酸性的胞质，可见细胞间桥，符合鳞状细胞起源。

WHO/ISUP 共识建议使用三分法对普通型鳞癌进行分级[82]。高分化鳞状细胞癌（Ⅰ级）是

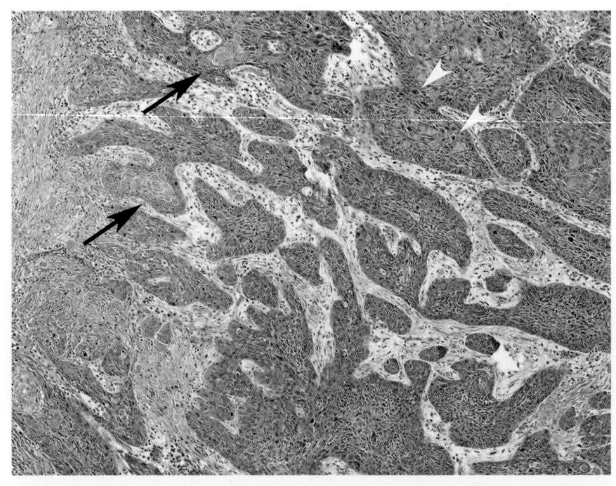

▲ 图 5-141　普通型浸润性鳞状细胞癌是一种分化较好的非 HPV 相关肿瘤，通常可见一定程度的角化。本例可见单个角化细胞（白箭头）及角化珠（黑箭）。促纤维组织增生间质内可见不规则和锯齿状的肿瘤巢团，提示浸润

最常见的“鳞状”肿瘤，具有明显的角化现象和角化珠。中分化鳞状细胞癌（Ⅱ级）肿瘤可见小型、不规则的肿瘤细胞巢团位于促结缔组织增生的间质内（图 5-142），细胞角化不明显，细胞异型性增高，核分裂象易见。低分化鳞状细胞癌（Ⅲ级）为高级别、多形性肿瘤，尽管可见个别角化的细胞，但其他鳞状分化特征几乎没有（图 5-143）。

尽管一项研究[83]显示高达 20% 的普通型鳞状细胞癌患者 HPV 阳性，但是该病与 HPV 相关性不强（表 5-3）。

常见问题：阴囊鳞状上皮肿瘤的共同特征是什么

- 在过去常与清扫烟囱有关，致癌物直接接触阴囊皮肤
- 在现代，阴囊鳞状细胞肿瘤与 HPV 感染、免疫减弱和炎症状态有关[84]
- 大多数阴囊鳞状细胞癌表现为普通型（仅少数 HPV 阳性）
- 其余阴囊鳞状细胞癌为基底细胞样或湿疣样（与 HPV 相关）
- 在一组病例中，约 50% 阴囊 HPV 相关鳞状细胞癌与 HPV16/18 型无关，提示使用高危型 HPV 原位杂交进行判断可能存在误区[85]

备忘列表：阴茎癌分期

- 阴茎鳞状细胞癌分期使用美国癌症联合委员会（AJCC）pTNM 体系[86]
- 分期取决于阴茎组织（包括尿道海绵体和阴茎海绵体）的受累程度和浸润深度
- 浸润深度指相邻正常上皮的上皮 - 间质连接处到浸润最深处
- pT_1 分期因原发病变的解剖区域而异
  - 龟头：肿瘤浸润到固有层
  - 包皮：肿瘤浸润真皮、固有层或肉膜筋膜
  - 阴茎体：肿瘤浸润超过真皮，累及真皮下的结缔组织，但不累及海绵体
  - 诊断为 pT_{1a} 期时，肿瘤细胞必须为低级别，无周围神经侵犯，无淋巴血管侵犯
  - 若存在细胞高级别、周围神经侵犯或淋巴血管侵犯中的任何一个，则分期为 pT_{1b} 期
- pT_2 期，肿瘤累及尿道海绵体
- pT_3 期，肿瘤累及阴茎海绵体或白膜
- pT_4 期，阴囊、前列腺、耻骨或其他邻近结构受累

（七）基底细胞样 / 未分化病变

1. 基底细胞样鳞状细胞癌

基底细胞样鳞状细胞癌是 HPV 相关的浸润性鳞状细胞癌[75]，具有高度侵袭性，易复发，常局部转移[71]。肿瘤呈实性巢团状生长，可见粉刺

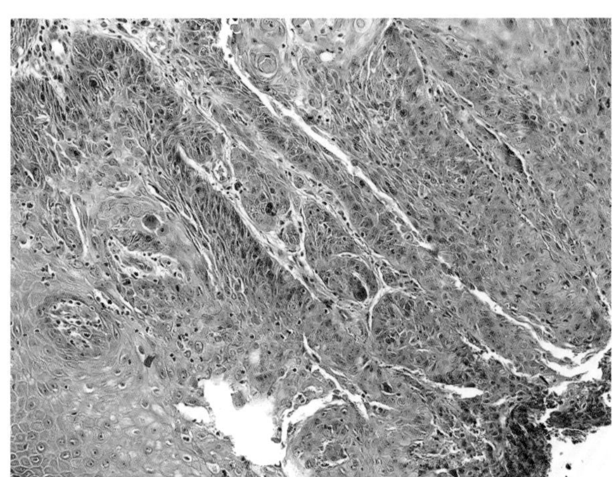

▲ 图 5-142 高倍镜下，成熟的鳞状细胞具有丰富的磨玻璃样胞质和明显的细胞间桥，符合普通型浸润性鳞状细胞癌

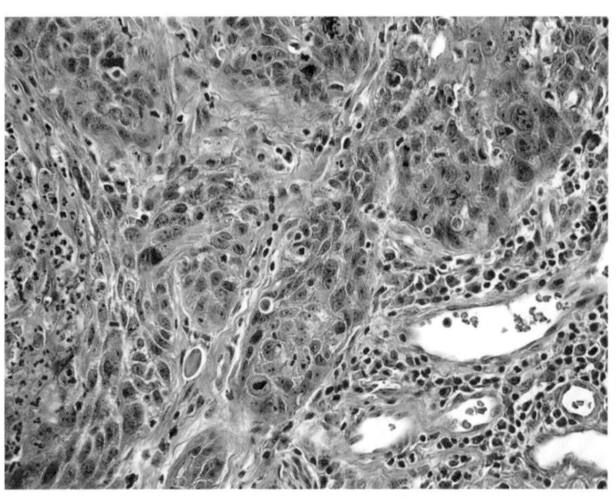

▲ 图 5-143 普通型浸润性鳞状细胞癌分为三级。本例为低分化鳞状细胞癌（Ⅲ级），可见高级别细胞特征，无弥漫性角化

表 5-3 WHO 2016 年阴茎鳞状细胞癌（SCC）分类[82]

非 HPV 相关	• 鳞状细胞癌，普通型 • 假腺样鳞状细胞癌 • 疣状癌 • 单纯型疣状癌 – 隧道型癌（图 5–144 和图 5–145） – 假增生性癌（图 5–146 和图 5–147） • 乳头状癌，非特指型 • 腺鳞癌 • 肉瘤样鳞状细胞癌 • 混合性癌
HPV 相关	• 基底细胞样癌 – 乳头状基底细胞样癌 • 湿疣性癌 – 湿疣样 – 基底细胞样癌 – 透明细胞癌 • 淋巴上皮瘤样癌
其他罕见癌	• 神经内分泌癌 • 基底细胞癌 • 皮脂腺癌

注：人乳头瘤病毒（HPV）的感染情况对临床预后意义重大

状坏死[87]（图 5–148）。肿瘤细胞为典型的基底样细胞，细胞形态大小一致，小至中等大，核质比高，呈片状分布，整体呈深蓝色（图 5–149），核分裂象、凋亡小体和核碎裂易见（图 5–150）。肿瘤细胞巢团中央的骤然角化少见，若出现可能预后更好[88]。本病由 HPV 感染所致，因此 p16 弥漫强阳性（图 5–151）。鉴于基底细胞样鳞状细胞癌形态上相对未分化，鉴别诊断需包括尿路上皮癌、小细胞癌和基底细胞癌。

2. 基底细胞癌

阴茎皮肤的基底细胞癌归于本文讨论的理由是其形态上与其他基底细胞样肿瘤有重叠。尽管基底细胞癌是皮肤最常见的肿瘤，但罕见于阴茎。作为一种原发性皮肤肿瘤，其更容易发生于阴茎体而不是龟头，后者最常发生鳞状细胞癌[89]。典型的基底细胞癌呈栅栏状排列、巢周可见裂

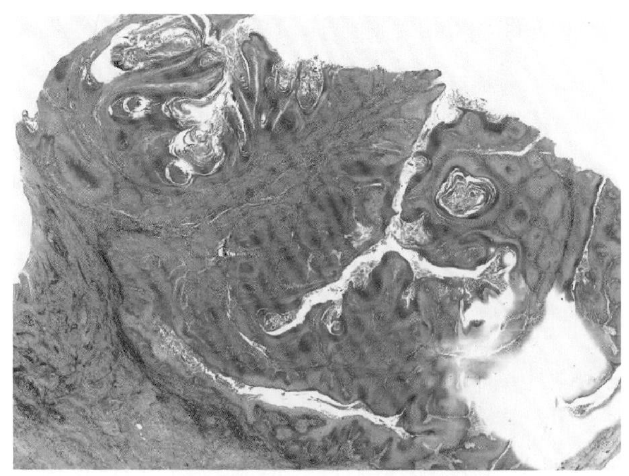

▲ 图 5–144 隧道型癌 / 疣状癌是鳞状细胞癌的一种高分化亚型，具有独特的生长方式和良好的预后。肿瘤呈疣状生长，表面角化过度，形成含有角质碎片的囊肿

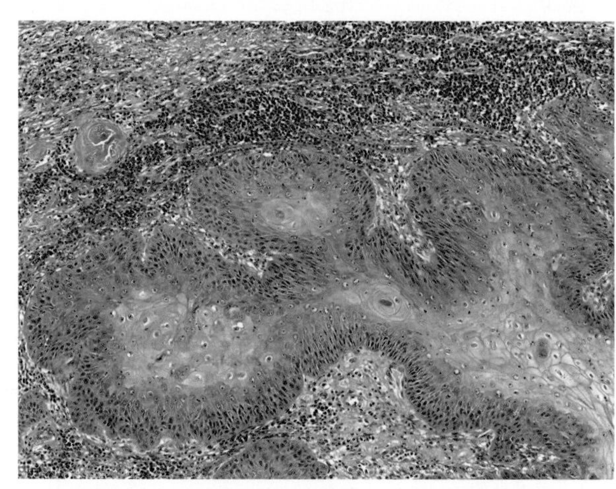

▲ 图 5–145 高倍镜下，可见疣状癌的隧道样浸润。鳞状细胞分化好，胞质丰富、粉染

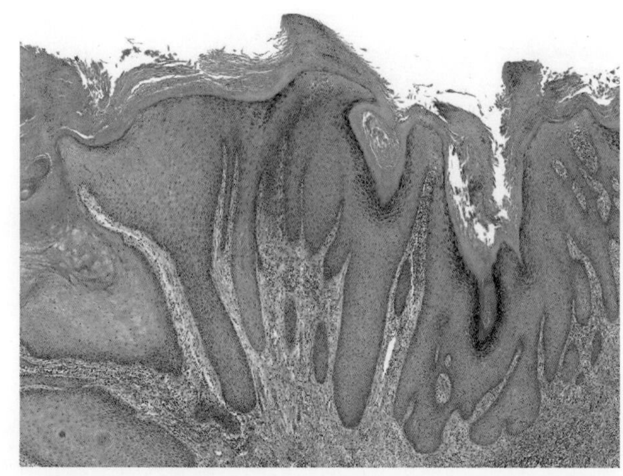

▲ 图 5–146 假增生性癌是非 HPV 相关性鳞状细胞癌的一个亚型，肿瘤分化好，角化明显

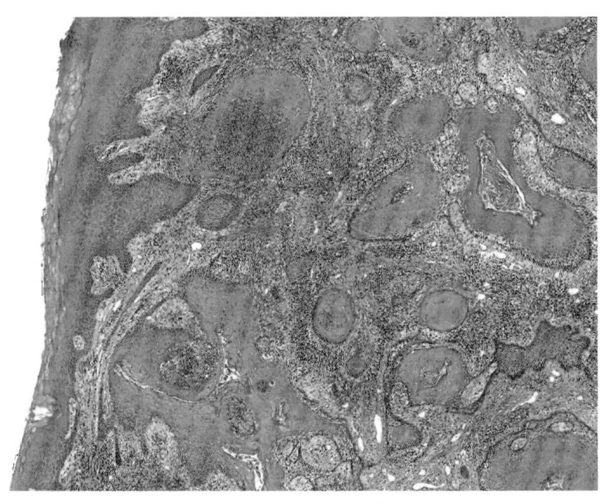

▲ 图 5-147　假增生性癌向下生长，鳞状细胞巢不规则，不伴有显著的纤维组织反应。本例瘤巢由高分化鳞状细胞组成，呈不规则巢状浸润，缺乏促纤维组织反应

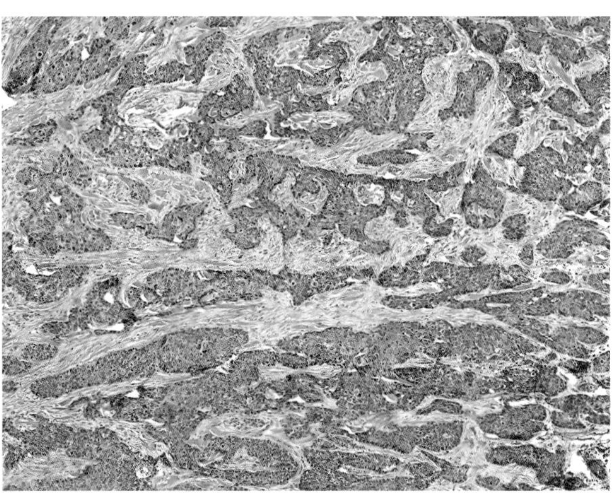

▲ 图 5-148　浸润性基底细胞样鳞状细胞癌是一种高级别未分化肿瘤，低倍镜下为深蓝色

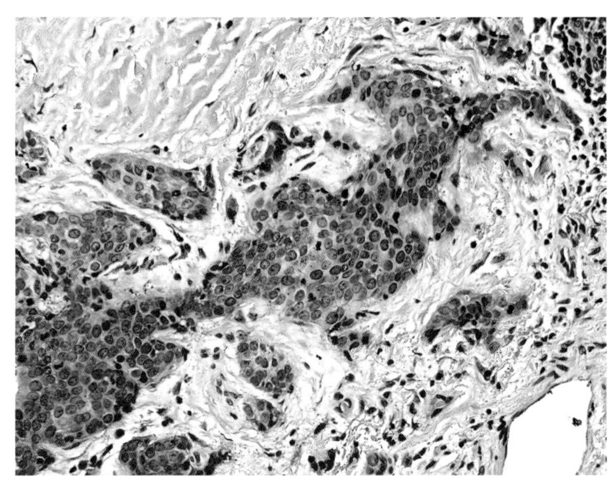

▲ 图 5-149　基底细胞样细胞的胞质少，细胞核大，整体呈深嗜碱性，细胞核呈空泡状，伴块状染色质

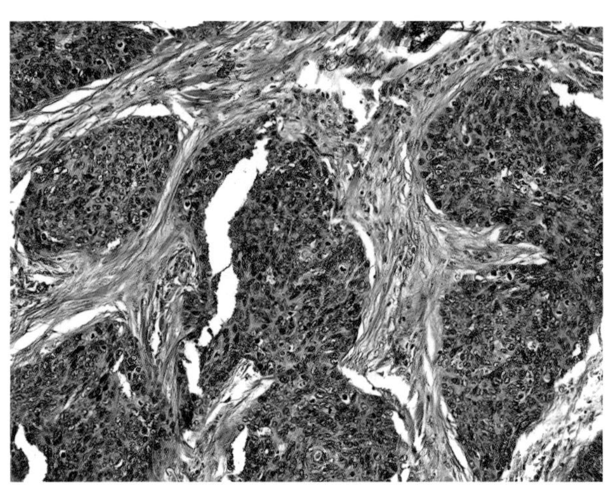

▲ 图 5-150　在基底细胞样鳞状细胞癌中，由于细胞更替快，可见凋亡小体、核碎裂，且核分裂象活跃。浸润灶可见粉刺样坏死（本图未显示）

隙、黏液样间质，这些特征有助于与基底细胞样鳞状细胞癌相鉴别。

3. 淋巴瘤

阴茎可发生原发性淋巴瘤，也可以作为淋巴瘤播散的其中一个受累器官。阴茎原发淋巴瘤极其罕见，一般只作排除性诊断。大多数原发性阴茎淋巴瘤都是弥漫大 B 细胞性淋巴瘤（图 5-152）。阴茎的任何区域均可受累，但黏膜部位更易发生黏膜相关淋巴瘤[90]。在阴茎发现未分化肿瘤时，应注意鉴别淋巴瘤，并进行合适的免疫组化检查。

4. 黑色素瘤

阴茎原发恶性黑色素瘤罕见，只约占阴茎恶性肿瘤的 1.5%。多数黑色素瘤发生在龟头，但也可累及包皮或阴茎体。病变平坦，边界不规则，常可见溃疡。其生长方式与发生于皮肤的黑色素瘤类似，包括浅表扩散型、结节型及雀斑型。组织学上，黑色素瘤由异型黑素细胞组成，可同时具有上皮内生长和浸润成分。细胞体积大、多形，可含有黑色素颗粒，核分裂象易见[32]。典型的黑色素瘤细胞核高度异型性、核仁明显、可见核内包涵体，以及双核和多核瘤细胞（图 5–153 至图 5–155）。

（八）转移性疾病

尽管罕见，阴茎也存在转移性肿瘤。其中尿路上皮癌和前列腺腺癌最常转移至阴茎（图 5–156 至图 5–158）。其他肿瘤相对少见，文献报道可见肾、睾丸生殖细胞肿瘤和胃肠来源的腺癌[32]。阴茎继发性受累通常见于癌症广泛转移的患者，很少作为首发转移部位，因此临床病史通常是诊断阴茎转移癌最有用的线索。临床上，患者可能表现为阴茎包块或异常勃起，但后者不太常见[91]。

三、易错病变

中年男性，阴囊附睾头部可触及无痛性肿块。患者称肿物逐渐增大，因考虑存在恶性可能，遂进行手术探查。冰冻切片示大部分组织由

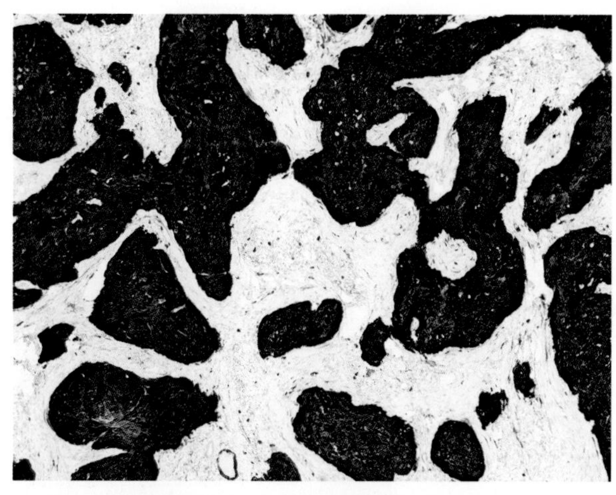

▲ 图 5–151　基底细胞样鳞状细胞癌与 HPV 相关，本图显示 p16 弥漫强阳性

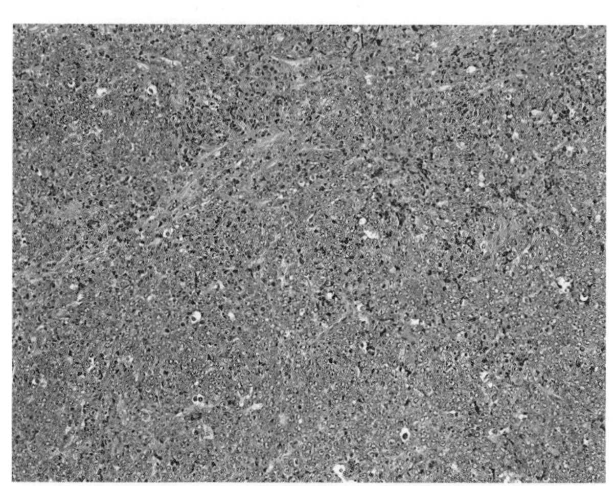

▲ 图 5–152　片状增生的高级别未分化细胞需要鉴别的多种疾病，包括淋巴瘤。大多数原发于阴茎的淋巴瘤为弥漫性大 B 细胞性淋巴瘤，初始免疫组化标记应包括 CD3 和 CD20

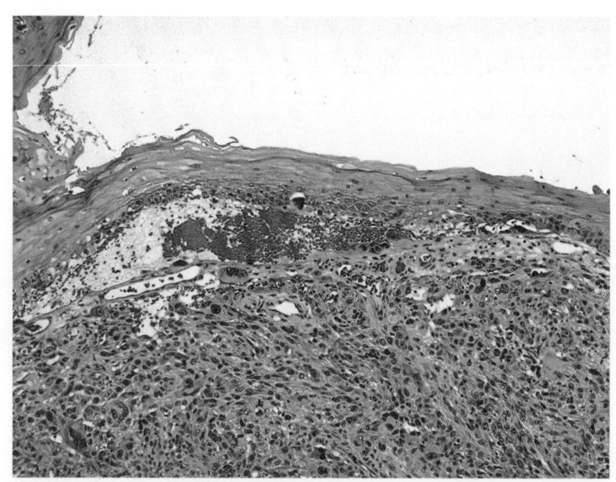

▲ 图 5–153　阴茎恶性黑色素瘤罕见，形态上与其他部位的黑色素瘤相同。本例高级别未分化肿瘤位于上皮下，上皮内可见散在分布的异型黑素细胞，可作为诊断线索

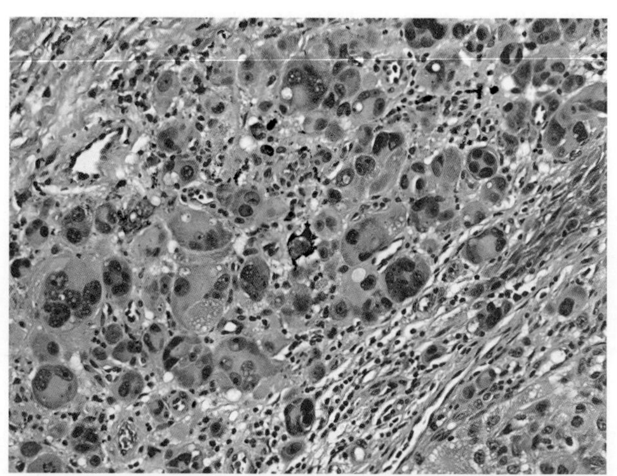

▲ 图 5–154　若存在胞质内黑色素，则高度提示恶性黑色素瘤。黑色素瘤的细胞特征包括核高度异型性、核仁明显、核内包涵体、双核和多核细胞

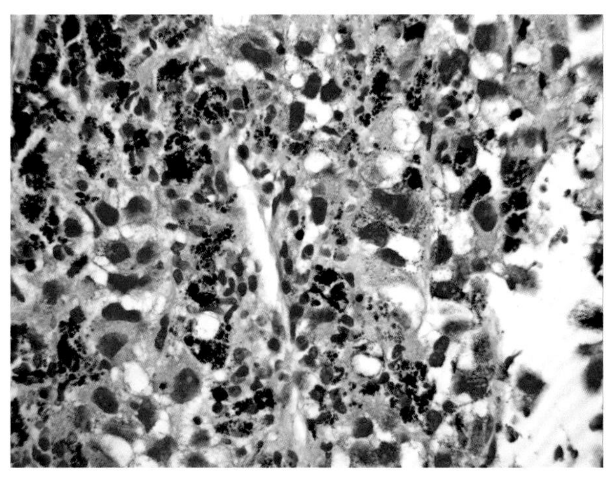

▲ 图 5-155　本例恶性黑色素瘤中，细胞胞质内可见大量粗颗粒状的黑色素。需要注意的是，恶性细胞胞质也可透亮，这是黑色素瘤不常见的形态学改变，可能会混淆诊断

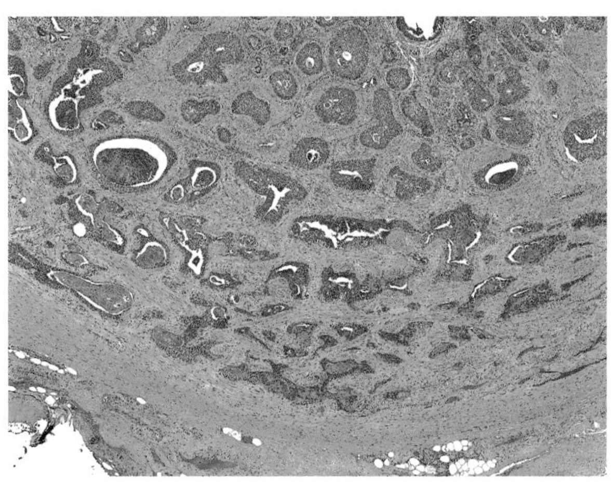

▲ 图 5-156　转移性尿路上皮癌弥漫浸润阴茎的血管。海绵体内血管组织广泛受累，可以解释阴茎异常勃起

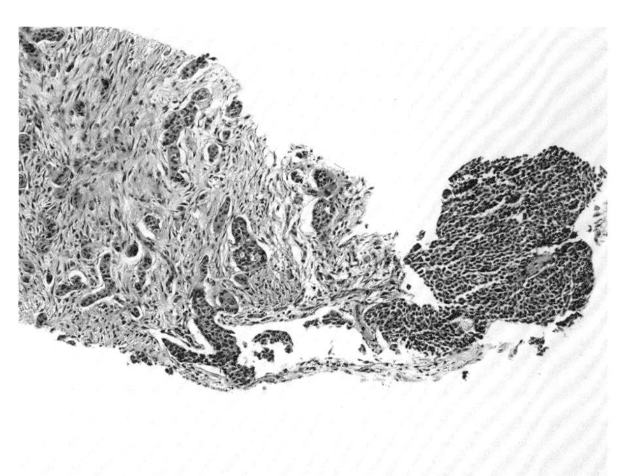

▲ 图 5-157　阴茎活检可见浸润性肿瘤的实性巢团和邻近的不规则小巢团，其中一些可能是脉管侵犯。转移到阴茎的疾病很少见，常见的是尿路上皮和前列腺来源的肿瘤

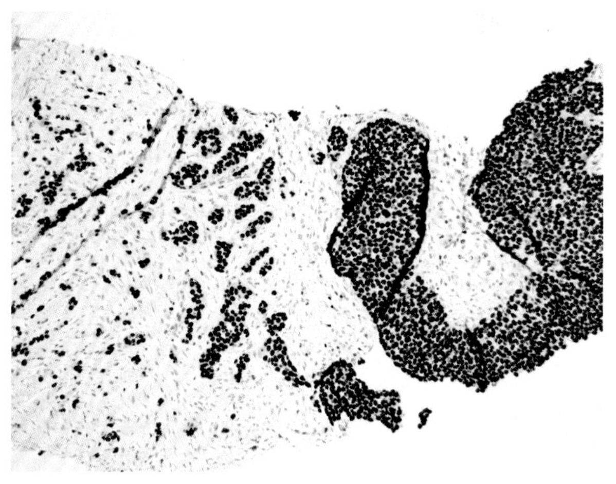

▲ 图 5-158　GATA3 显示转移病灶内细胞核弥漫强阳性，符合尿路上皮癌侵犯

梭形细胞构成，初步诊断为“梭形细胞增生，未能排除恶性可能”。最后，外科医生决定进行根治性睾丸切除术。大体观察，肿物位于附睾，未累及睾丸实质。切面可见一个边界不清的灰白色结节。术后病理与冰冻切片相同，肿物主要由梭形细胞组成；但肿瘤组织间发现小管结构，管腔内衬覆扁平的嗜酸性细胞，异型性极小，未观察到坏死或核分裂象（图 5-159 和图 5-160）。

结合镜下表现与肿物所在位置，首先需要鉴别以平滑肌成分为主的腺瘤样瘤。平滑肌增生导致管状成分不易观察，但后者仍然是诊断腺瘤样瘤的特征。一组包括 WT-1 和钙视网膜蛋白的免疫组化将有助于确定小管内衬的细胞是否为间皮来源。注意不要单独使用平滑肌标志物，比如 SMA，因为平滑肌成分会弥漫性强阳性，可能会因此误诊为平滑肌瘤或平滑肌瘤肉瘤。找出淹没于平滑肌中的小管至关重要，当小管成分太少，可用间皮标志物协助标出小管。

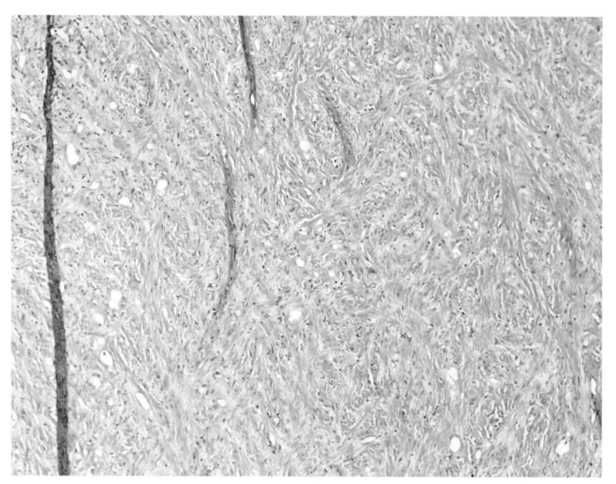

▲ 图 5-159 腺瘤样瘤可有大量的平滑肌成分，类似梭形细胞肿瘤。仔细寻找间皮性小管可协助确诊

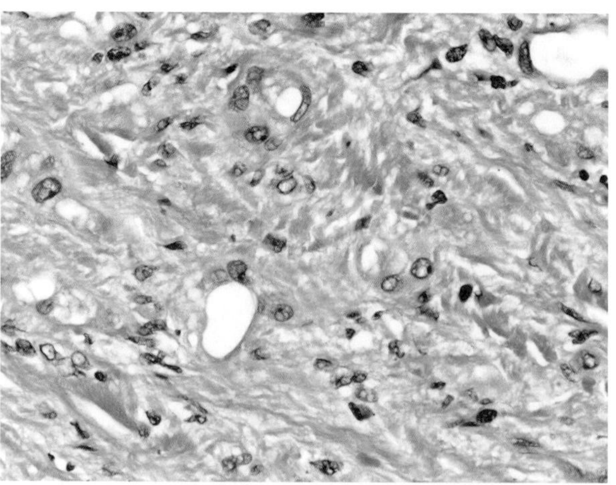

▲ 图 5-160 高倍镜下，腺瘤样瘤中可见散在分布的小管，及少见的类似于印戒细胞的空泡状细胞。管状或腺样结构呈浸润性生长，可类似腺癌。免疫组化标志物如钙视网膜蛋白和 **D2-40** 能证实其为间皮起源

参考文献

[1] Lane ZL, Epstein JI. Small blue cells mimicking small cell carcinoma in spermatocele and hydrocele specimens: a report of 5 cases. *Hum Pathol*. 2010;41(1):88-93. doi:10.1016/j.humpath.2009.06.018.

[2] Goldman RL, Azzopardi JG. Benign neural invasion in vasitis nodosa. *Histopathology*. 1982;6(3):309-315. doi:10.1111/j.1365-2559.1982.tb02725.x.

[3] Kezlarian BE, Cheng L, Gupta NS, Williamson SR. Vasitis nodosa and related lesions: a modern immunohistochemical staining profile with special emphasis on novel diagnostic dilemmas. *Hum Pathol*. 2018;73:164-170. doi:10.1016/j.humpath.2017.12.001.

[4] Hes O, Perez-Montiel DM, Cabrero IA, et al. Thread-like bridging strands: a morphologic feature present in all adenomatoid tumors. *Ann Diagn Pathol*. 2003;7(5):273-277. doi:10.1016/S1092-9134(03)00085-6.

[5] Schwartz EJ, Longacre TA. Adenomatoid tumors of the female and male genital tracts express WT1. *Int J Gynecol Pathol*. 2004;23(2):123-128. doi:10.1097/00004347-200404000-00006.

[6] Amin W, Parwani AV. Adenomatoid tumor of testis. *Clin Med Pathol*. 2009;2009(2):17-22. doi:10.4137/cpath.s3091.

[7] Skinnider BF, Young RH. Infarcted adenomatoid tumor: a report of five cases of a facet of a benign neoplasm that may cause diagnostic difficulty. *Am J Surg Pathol*. 2004;28(1):77-83. doi:10.1097/00000478-200401000-00008.

[8] Algaba F, Mikuz G, Boccon-Gibod L, et al. Pseudoneoplastic lesions of the testis and paratesticular structures. *Virchows Arch*. 2007;451(6):987-997. doi:10.1007/s00428-007-0502-8.

[9] Ulbright TM, Gersell DJ. Rete testis hyperplasia with hyaline globule formation: a lesion simulating yolk sac tumor. *Am J Surg Pathol*. 1991;15(1):66-74. doi:10.1097/00000478-199101000-00008.

[10] Al-Obaidy KI, Idrees MT, Grignon DJ, Ulbright TM. Adenocarcinoma of the rete testis: clinicopathologic and immunohistochemical characterization of 6 cases and review of the literature. *Am J Surg Pathol*. 2019;43(5):670-681. doi:10.1097/PAS.0000000000001219.

[11] Amin MB. Selected other problematic testicular and paratesticular lesions: rete testis neoplasms and pseudotumors, mesothelial lesions and secondary tumors. *Mod Pathol*. 2005;18(suppl 2):S131-S145. doi:10.1038/modpathol. 3800314.

[12] Jones MA, Young RH, Scully RE. Adenocarcinoma of the epididymis: a report of four cases and review of the literature. *Am J Surg Pathol*. 1997;21(12):1474-1480. doi:10.1097/00000478-199712000-00010.

[13] Ulbright TM, Young RH. *AFIP atlas of tumor pathology*. In: *Fourth Series, Fascicle 18*. Washington, DC: American Registry of Pathology; 2013.

[14] Mrinakova B, Kajo K, Ondrusova M, Simo J, Ondrus D. Malignant mesothelioma of the tunica vaginalis testis. A clinicopathologic analysis of two cases with a review of the literature. *Klin Onkol*. 2016;29(5):369-374. doi:10.14735/amko2016369.

[15] Chekol SS, Sun CC. Malignant mesothelioma of the tunica vaginalis testis: diagnostic studies and differential. *Arch Pathol Lab Med*. 2012;136(1):113-117. doi:10.5858/arpa.2010-0550-RS.

[16] Gilcrease MZ, Schmidt L, Zbar B, Truong L, Rutledge M, Wheeler TM. Somatic von hippel-lindau mutation in clear cell papillary cystadenoma of the epididymis. *Hum Pathol*. 1995;26(12):1341-1346. doi:10.1016/0046-8177(95)90299-6.

[17] Odrzywolski KJ, Mukhopadhyay S. Papillary cystadenoma of the epididymis. *Arch Pathol Lab Med*. 2010;134(4):630-633. doi:10.12771/emj.1980.3.2.87.

[18] Cox R, Vang R, Epstein JI. Papillary cystadenoma of the epididymis and broad ligament: morphologic and immunohistochemical overlap with clear cell papillary renal cell carcinoma. *Am J Surg Pathol*. 2014;38(5):713-718. doi:10.1097/PAS.0000000000000152.

[19] Xiao S-Y, Rizzo P, Carbone M. Benign papillary mesothelioma of the tunica vaginalis testis. *Arch Pathol Lab Med*. 2000;124(1):143-147.

[20] Brimo F, Illei PB, Epstein JI. Mesothelioma of the tunica vaginalis: a series of eight cases with uncertain malignant potential. *Mod Pathol*. 2010;23(8):1165-1172. doi:10.1038/modpathol.2010.113.

[21] Bürger T, Schildhaus HU, Inniger R, et al. Ovarian-type epithelial tumours of the testis: immunohistochemical and molecular analysis of two serous borderline tumours of the testis. *Diagn Pathol*. 2015;10(1):118. doi:10.1186/s13000-015-0342-9.

[22] Michal M, Kazakov DV, Kacerovska D, et al. Paratesticular cystadenomas with ovarian stroma, metaplastic serous müllerian epithelium, and male adnexal tumor of probable wolffian origin: a series of 5 hitherto poorly recognized testicular tumors. *Ann Diagn Pathol*. 2013;17(2):151-158. doi:10.1016/j.anndiagpath.2012.09.002.

[23] McClure RF, Keeney GL, Sebo TJ, Cheville JC. Serous borderline tumor of the paratestis: a report of seven cases. *Am J Surg Pathol*. 2001;25(3):373-378. doi:10. 1097/00000478-200103000-00012.

[24] Ulbright TM, Young RH. Primary mucinous tumors of the testis and paratestis: a report of nine cases. *Am J Surg Pathol*. 2003;27(9):1221-1228. doi:10.1097/00000478-200309000-00005.

[25] Clay MR, Martinez AP, Weiss SW, Edgar MA. MDM2 amplification in problematic lipomatous tumors: analysis of FISH testing criteria. *Am J Surg Pathol*. 2015;39(10):1433-1439. doi:10.1097/PAS.0000000000000468.

[26] Miyamoto H, Montgomery EA, Epstein JI. Paratesticular fibrous pseudotumor: a morphologic and immunohistochemical study of 13 cases. *Am J Surg Pathol*. 2010;34(4):569-574. doi:10.1097/PAS.0b013e3181d438cb.

[27] Alruwaii F, Grignon DJ, Idrees MT. Smooth muscle hyperplasia of the testicular adnexa: a clinicopathologic study of 12 cases. *Hum Pathol*. 2020;99:27-35. doi:10.1016/j.humpath.2020.03.003.

[28] Barton JH, Davis CJ, Sesterhenn IA, Mostofi FK. Smooth muscle hyperplasia of the testicular adnexa clinically mimicking neoplasia: clinicopathologic study of sixteen cases. *Am J Surg Pathol*. 1999;23(8):903-909. doi:10.1097/00000478-199908000-00007.

[29] Fisher C, Goldblum JR, Epstein JI, Montgomery E. Leiomyosarcoma of the paratesticular region. A clinicopathologic study. *Am J Surg Pathol*. 2001;25(9):1143-1149. doi: 10. 1097/00000478-200109000-00004.

[30] Leuschner I, Newton WA, Schmidt D, et al. Spindle cell variants of embryonal rhabdomyosarcoma in the paratesticular region: a report of the intergroup rhabdomyosarcoma study. *Am J Surg Pathol*. 1993;17(3):221-230. doi: 10. 1097/00000478-199303000-00002.

[31] Priemer DS, Trevino K, Chen S, Ulbright TM, Idrees MT. Paratesticular soft-tissue masses in orchiectomy specimens: a 17-year survey of primary and incidental cases from one institution. *Int J Surg Pathol*. 2017;25(6):480-487. doi:10.1177/1066896917707040.

[32] Epstein J, Cubilla A, Humphrey P; American Registry of Pathology, Armed Forces Institute of Pathology (US). *Tumors of the prostate gland, seminal vesicles, penis, and scrotum*. In: *AFIP Atlas of Tumor Pathology ; 4th Ser. Fasc. 14*. Washington, DC: American Registry of Pathology in collaboration with the Armed Forces Institute of Pathology; 2011:675.

[33] Shah V, Shet T. Scrotal calcinosis results from calcification of cysts derived from hair follicles: a series of 20 cases evaluating the spectrum of changes resulting in scrotal calcinosis. *Am J Dermatopathol*. 2007;29(2):172-175. doi:10.1097/01.dad.0000246465.25986.68.

[34] Velazquez EF, Cubilla AL. Lichen sclerosus in 68 patients with squamous cell carcinoma of the penis: frequent atypias and correlation with special carcinoma variants suggests a precancerous role. *Am J Surg Pathol*. 2003;27(11):1448-1453. doi:10.1097/00000478-200311000-00007.

[35] Oertell J, Caballero C, Iglesias M, et al. Differentiated precursor lesions and low-grade variants of squamous cell carcinomas are frequent findings in foreskins of patients from a region of high penile cancer incidence. *Histopathology*. 2011;58(6):925-933. doi:10.1111/j.1365-2559.2011.03816.x.

[36] Nasca MR, Innocenzi D, Micali G. Penile cancer among patients with genital lichen sclerosus. *J Am Acad Dermatol*. 1999;41(6):911-914. doi:10.1016/S0190-9622(99)70245-8.

[37] Weyers W, Ende Y, Schalla W, Diaz-Cascajo C. Balanitis of Zoon: a clinicopathologic study of 45 cases. *Am J Dermatopathol*. 2002;24(6):459-467. doi:10.1097/00000372-200212000-00001.

[38] Lezcano C, Chaux A, Velazquez EF, Cubilla AL. Clinicopathological features and histogenesis of penile cysts. *Semin Diagn Pathol*. 2015;32(3):245-248. doi:10.1053/j.semdp.2014.12.014.

[39] Suwa M, Takeda M, Bilim V, Takahashi K. Epidermoid cyst of the penis: a case report and review of the literature. *Int J Urol*. 2000;7(11):431-433. doi:10.1046/j.1442-2042.2000.00219.x.

[40] Cole LA, Helwig EB. Mucoid cysts of the penile skin. *J Urol*. 1976;115(4):397-400. doi:10.1016/S0022-5347 (17) 59215-0.

[41] Tomasini C, Aloi A, Puiatti P, Caliendo V. Dermoid cyst of the penis. *Dermatology*. 1997;194(2):188-190. doi:10.1159/000246096.

[42] Brooks SG, Williams RED. Lymphatic cyst of the penis. *Br J Urol*. 1989;63(3):329-330. doi:10.1111/j.1464-410X.1989.tb05206.x.

[43] Mulhall JP, Creech SD, Boorjian SA, et al. Subjective and objective analysis of the prevalence of Peyronie's disease in a population of men presenting for prostate cancer screening. *J Urol*. 2004;171(6 pt 1):2350-2353. doi:10.1097/01.ju.0000127744.18878.f1.

[44] Hatfield BS, King CR, Udager AM, et al. Peyronie disease: clinicopathologic study of 71 cases with emphasis on histopathologic patterns and prevalent metaplastic ossification. *Hum Pathol*. July 2020. In press. doi:10.1016/j.humpath.2020.07.013.

[45] Davis CJ. The microscopic pathology of Peyronie's disease. *J Urol*. 1997;157(1):282-284. http://www.ncbi.nlm.nih.gov/pubmed/8976280. Accessed April 30, 2020.

[46] Farshid G, Weiss SW. Massive localized lymphedema in the morbidly obese: a histologically distinct reactive lesion simulating liposarcoma. *Am J Surg Pathol*. 1998;22(10):1277-1283. doi:10.1097/00000478-199810000-00013.

[47] Lee S, Han JS, Ross HM, Epstein JI. Massive localized lymphedema of the male external genitalia: a clinicopathologic study of 6 cases. *Hum Pathol*. 2013;44(2):277-281. doi: 10.1016/j.humpath.2012.05.023.

[48] Oertel YC, Johnson FB. Sclerosing lipogranuloma of male genitalia. Review of 23 cases. *Arch Pathol Lab Med*. 1977;101(6):321-326. http://www.ncbi.nlm.nih.gov/pubmed/577132. Accessed June 20, 2020.

[49] Bjurlin MA, Carlsen J, Grevious M, et al. Mineral oil-induced sclerosing lipogranuloma of the penis. *J Clin Aesthet Dermatol*. 2010;3(9):41-44. http://www.ncbi.nlm.nih.gov/pubmed/20877525. Accessed June 20, 2020.

[50] Nucci MR, Granter SR, Fletcher CDM. Cellular angiofibroma: a benign neoplasm distinct from angiomyofibroblastoma and spindle cell lipoma. *Am J Surg Pathol*. 1997;21(6):636-644. doi:10.1097/00000478-199706000-00002.

[51] Iwasa Y, Fletcher CDM. Cellular angiofibroma: clinicopathologic and immunohistochemical analysis of 51 cases. *Am J Surg Pathol*. 2004;28(11):1426-1435. doi:10.1097/01.pas.0000138002.46650.95.

[52] Tsang WY, Chan JK, Lee KC, Fisher C, Fletcher CD. Aggressive angiomyxoma. A report of four cases occurring in men. *Am J Surg Pathol*. 1992;16(11):1059-1065.

[53] Matoso A, Chen S, Plaza JA, Osunkoya AO, Epstein JI. Symplastic leiomyomas of the scrotum: a comparative study to usual leiomyomas and leiomyosarcomas. *Am J Surg Pathol*. 2014;38(10):1410-1417. doi:10.1097/PAS.0000000000000228.

[54] McKenney JK, Collins MH, Carretero AP, Boyd TK, Redman JF, Parham DM. Penile myointimoma in children and adolescents: a clinicopathologic study of 5 cases supporting a distinct entity. *Am J Surg Pathol*. 2007;31(10):1622-1626. doi:10.1097/PAS.0b013e31804ea443.

[55] Fetsch JF, Brinsko RW, Davis CJ, Mostofi FK, Sesterhenn IA. A distinctive myointimal proliferation ("myointimoma") involving the corpus spongiosum of the glans penis: a clinicopathologic and immunohistochemical analysis of 10 cases. *Am J Surg Pathol*. 2000;24(11):1524-1530. doi:10.1097/00000478-200011000-00008.

[56] Velazquez EF, Melamed J, Barreto JE, Aguero F, Cubilla AL. Sarcomatoid carcinoma of the penis. *Am J Surg Pathol*. 2005;29(9):1152-1158. doi:10.1097/01.pas.0000160440.46394.a8.

[57] Turgut M, Yenilmez A, Can C, Bildirici K, Erkul A, Özyürek Y. Fibroepithelial polyp of glans penis. *Urology*. 2005;65(3):593. doi:10.1016/j.urology.2004.09.071.

[58] Yan H, Treacy A, Yousef G, Stewart R. Giant fibroepithelial polyp of the glans penis not associated with condom-catheter use: a case report and literature review. *J Can Urol Assoc*. 2013;7(9-10):E621-E624. doi:10.5489/cuaj.506.

[59] Schiller PI, Itin PH. Angiokeratomas: an update. *Dermatology*. 1996;193(4):275-282. doi:10.1159/000246270.

[60] Fabry H. Angiokeratoma corporis diffusum - fabry disease: historical review from the original description to the introduction of enzyme replacement therapy. *Acta Paediatr*. 2007;91(439):3-5. doi:10.1111/j.1651-2227.2002.tb03102.x.

[61] Bai H, Cviko A, Granter S, Yuan L, Betensky RA, Crum CP. Immunophenotypic and viral (human papillomavirus) correlates of vulvar seborrheic keratosis. *Hum Pathol*. 2003;34(6):559-564. doi:10.1016/S0046-8177(03)00184-9.

[62] Talia KL, McCluggage WG. Seborrheic keratosis-like lesions of the cervix and vagina: report of a new entity possibly related to low-risk human papillomavirus infection. *Am J Surg Pathol*. 2017;41(4):517-524. doi:10.1097/PAS.0000000000000762.

[63] Chan MP. Verruciform and condyloma-like squamous proliferations in the Anogenital Region. *Arch Pathol Lab Med*. 2019;143(7):821-831. doi:10.5858/arpa.2018-0039-RA.

[64] Patterson JW, Kao GF, Graham JH, Helwig EB. Bowenoid papulosis: a clinicopathologic study with ultrastructural observations. *Cancer*. 1986;57(4):823-836. doi:10.1002/1097-0142(19860215)57:4<823::AID-CNCR2820570424>3.0.CO;2-3.

[65] Cubilla AL, Meijer CJLM, Young RH. Morphological features of epithelial abnormalities and precancerous lesions of the penis. *Scand J Urol Nephrol*. 2000;34:215-219. doi:10.1080/003655900750016652.

[66] Liu H, Urabe K, Moroi Y, et al. Expression of p16 and hTERT protein is associated with the presence of high-risk human papillomavirus in Bowenoid papulosis. *J Cutan Pathol*. 2006;33(8):551-558. doi:10.1111/j.1600-0560.2006.00438.x.

[67] Moch H, Cubilla AL, Humphrey PA, Reuter VE, Ulbright TM. The 2016 WHO classification of tumours of the urinary system and male genital organs—Part A: renal, penile, and testicular tumours. *Eur Urol*. 2016;70(1):93-105. doi:10.1016/j.eururo.2016.02.029.

[68] Masih AS, Stoler MH, Farrow GM, Wooldridge TN, Johansson SL. Penile verrucous carcinoma: a clinicopathologic, human papillomavirus typing and flow cytometric analysis. *Mod Pathol*. 1992;5(1):48-55.

[69] Del Pino M, Bleeker MCG, Quint WG, Snijders PJF, Meijer CJLM, Steenbergen RDM. Comprehensive analysis of human papillomavirus prevalence and the potential role of low-risk types in verrucous carcinoma. *Mod Pathol*. 2012;25(10):1354-1363. doi:10.1038/modpathol.2012.91.

[70] Zidar N, Langner C, Odar K, et al. Anal verrucous carcinoma is not related to infection with human papillomaviruses and should be distinguished from giant condyloma (Buschke–Löwenstein tumour). *Histopathology*. 2017;70(6):938-945. doi:10.1111/his.13158.

[71] Chaux A, Reuter V, Lezcano C, Velazquez EF, Torres J, Cubilla AL. Comparison of morphologic features and outcome of resected recurrent and nonrecurrent squamous cell carcinoma of the penis: a study of 81 cases. *Am J Surg Pathol*. 2009;33(9):1299-1306. doi:10.1097/PAS.0b013e3181a418ae.

[72] Chaux A, Soares F, Rodríguez I, et al. Papillary squamous cell carcinoma, Not Otherwise Specified (NOS) of the penis: clinicopathologic features, differential diagnosis, and outcome of 35 cases. *Am J Surg Pathol*. 2010;34(2):223-230. doi:10.1097/PAS.0b013e3181c7666e.

[73] Chaux A, Tamboli P, Ayala A, et al. Warty-basaloid carcinoma: clinicopathological features of a distinctive penile neoplasm. Report of 45 cases. *Mod Pathol*. 2010;23(6):896-904. doi:10.1038/modpathol.2010.69.

[74] Cubilla AL, Lloveras B, Alemany L, et al. Basaloid squamous cell carcinoma of the penis with papillary features: a clinicopathologic study of 12 cases. *Am J Surg Pathol*. 2012;36(6):869-875. doi:10.1097/PAS.0b013e318249c6f3.

[75] Cubilla AL, Lloveras B, Alejo M, et al. The basaloid cell is the best tissue marker for human papillomavirus in invasive penile squamous cell carcinoma: a study of 202 cases from Paraguay. *Am J Surg Pathol*. 2010;34(1):104-114. doi:10.1097/PAS.0b013e3181c76a49.

[76] Chaux A, Pfannl R, Lloveras B, et al. Distinctive association of p16INK4a overexpression with penile intraepithelial neoplasia depicting warty and/or basaloid features: a study of 141 cases evaluating a new nomenclature. *Am J Surg Pathol*. 2010;34(3):385-392. doi:10.1097/PAS.0b013e3181cdad23.

[77] Chaux A, Pfannl R, Rodríguez IM, et al. Distinctive immunohistochemical profile of penile intraepithelial lesions: a study of 74 cases. *Am J Surg Pathol*. 2011;35(4):553-562. doi:10.1097/PAS.0b013e3182113402.

[78] Kuan SF, Montag AG, Hart J, Krausz T, Recant W. Differential expression of mucin genes in mammary and extramammary Paget's disease. *Am J Surg Pathol*. 2001;25(12):1469-1477. doi:10.1097/00000478-200112000-00001.

[79] Liegl B, Leibl S, Gogg-Kamerer M, Tessaro B, Horn L-C, Moinfar F. Mammary and extramammary Paget's disease: an immunohistochemical study of 83 cases. *Histopathology*. 2007;50(4):439-447. doi:10.1111/j.1365-2559.2007.02633.x.

[80] Zhao M, Zhou L, Sun L, et al. GATA3 is a sensitive marker for primary genital extramammary paget disease: an immunohistochemical study of 72 cases with comparison to gross cystic disease fluid protein 15. *Diagn Pathol*. 2017;12(1). doi:10.1186/s13000-017-0638-z.

[81] Nowak MA, Guerriere-Kovach P, Pathan A, Campbell TE, Deppisch LM. Perianal Paget's disease: distinguishing primary and secondary lesions using immunohistochemical studies including gross cystic disease fluid protein-15 and cytokeratin 20 expression. *Arch Pathol Lab Med*. 1998;122(12):1077-1081. http://www.ncbi.nlm.nih.gov/pubmed/9870855. Accessed June 21, 2020.

[82] Moch H, Humphrey PA, Ulbright T, Reuter VE. *WHO Classification of Tumours of the Urinary System and Male Genital Organs*. 4th ed.. Lyon, France: International Agency for Research on Cancer; 2016.

[83] Cubilla AL, Lloveras B, Alejo M, et al. Value of p16INK4a in the pathology of invasive penile Squamous cell carcinomas: a report of 202 cases. *Am J Surg Pathol*. 2011;35(2):253-261. doi:10.1097/PAS.0b013e318203cdba.

[84] Matoso A, Ross HM, Chen S, Allbritton J, Epstein JI. Squamous neoplasia of the scrotum: a series of 29 cases. *Am J Surg Pathol*. 2014;38(7):973-981. doi:10.1097/PAS.0000000000000192.

[85] Matoso A, Fabre V, Quddus MR, et al. Prevalence and distribution of 15 high-risk human papillomavirus types in squamous cell carcinoma of the scrotum. *Hum Pathol*.

2016;53:130-136. doi:10.1016/j.humpath.2016.02.013.
[86] Amin MB, Edge SB, Greene FL, et al, eds. *AJCC Cancer Staging Manual*. 8th ed.. New York, NY: Springer; 2017.
[87] Cubilla AL, Reuter VE, Gregoire L, et al. Basaloid squamous cell carcinoma: a distinctive human papilloma virus- related penile neoplasm. A report of 20 cases. *Am J Surg Pathol*. 1998;22(6):755-761. doi:10.1097/00000478-199806000-00014.
[88] Alvarado-Cabrero I, Sanchez DF, Piedras D, et al. The variable morphological spectrum of penile basaloid carcinomas: differential diagnosis, prognostic factors and outcome report in 27 cases classified as classic and mixed variants. *Appl Cancer Res*. 2017;37(1):3. doi:10.1186/s41241-017-0010-3.
[89] McGregor DH, Tanimura A, Eigel JW. Basal cell carcinoma of penis. *Urology*. 1982;20(3):320-323. doi:10.1016/0090-4295(82)90653-7.
[90] Haque S, Noble J, Wotherspoon A, Woodhouse C, Cunningham D. MALT lymphoma of the foreskin. *Leuk Lymphoma*. 2004;45(8):1699-1701. doi:10.1080/10428190410001683813.
[91] Chaux A, Amin M, Cubilla AL, Young RH. Metastatic tumors to the penis: a report of 17 cases and review of the literature. *Int J Surg Pathol*. 2011;19(5):597-606. doi:10.1177/1066896909350468.
[92] Teichman JMH, Mannas M, Elston DM. Noninfectious penile lesions. *Am Fam Physician*. 2018;97(2):102-110.

附录　自测题及答案

SELF TEST QUESTIONS AND ANSWERS

自测题

第 1 章　前列腺

1. 下列哪一项属于前列腺外播散

A. 前列腺腺癌位于骨骼肌

B. 前列腺腺癌位于前列腺内射精管

C. “膀胱颈”切片中可见前列腺腺癌，紧邻正常的良性前列腺腺体

D. 前列腺腺癌位于脂肪同一水平面但不触及脂肪细胞

2. 下列说法正确的是

A. 单色多抗体标记用于判断小灶前列腺腺癌时效果不佳，应避免使用

B. 前列腺活检标本免疫组化 ERG 阴性不支持前列腺腺癌的诊断

C. 基底细胞缺失且 AMACR 阳性并不绝对是前列腺腺癌的特异性表现

D. 许多前列腺癌免疫组化 p63 和高分子量 CK 异常阳性

3. 下列关于腺病（非典型腺瘤样增生）的说法正确的是

A. 是前列腺腺癌的癌前病变

B. 通常发生于移行区

C. 基底细胞层应该完整且连续

D. 无腔内结晶样结构

4. 下列关于部分性萎缩说法正确的是

A. 基底细胞始终存在

B. 胞质几乎与细胞核等高，但细胞两侧较宽

C. 腺体轮廓成角或簇状排列

D. 常可见 *ERG* 重排，与前列腺腺癌重叠

5. 下列免疫组化标志物在诊断肾源性腺瘤累及尿道前列腺部时最有用的是

A. PAX8

B. AMACR

C. p63

D. 高分子量 CK

6. 下列哪项是前列腺腺癌的特征性病理改变

A. 肾小球样结构 / 肾小球化

B. 核仁

C. 双嗜性胞质

D. 小、圆形腺样结构

7. 下列哪项评级不正确

A. 分散，形态良好，圆形的腺体 =3 级

B. 腺体形成较差 =4 级

C. 筛状腺体 =4 级

D. 前列腺导管腺癌亚型 =5 级

8. 下列关于伴有粉刺样坏死的前列腺腺癌说法正确的是

A. 通常只见于浸润癌

B. 腺腔内存在嗜酸性物质足以诊断
C. 与低级别浸润癌关系密切
D. 当在导管内癌中出现时，对预后的意义尚不明确

9. 下列哪种形态不会出现于前列腺腺癌伴治疗效应（放疗或雄激素阻断治疗）
A. 腺体形成不良
B. 单个细胞
C. 萎缩样癌
D. 大的筛状癌

10. 您报告了一份形态典型的前列腺腺癌，Gleason 评分 4+4=8 分（分级分组 4），由于存在广泛转移，肿瘤科医生要求加做神经内分泌标记，癌细胞可见局灶、斑片状阳性。最佳做法是
A. 修改诊断为小细胞性神经内分泌癌
B. 修改诊断为大细胞性神经内分泌癌
C. 报告斑片状阳性，但不符合神经内分泌癌的标准
D. 补充报告“具有神经内分泌特征的前列腺癌”

第 2 章　膀胱

1. 下列说法正确的是
A. 尿路上皮癌分期基于肿瘤大小
B. 尿路上皮癌分期包括肿瘤分级
C. 乳头状和平坦型肿瘤的分期没有差别
D. 尿路上皮癌分期基于浸润的程度

2. 下列说法正确的是
A. CK20 阳性细胞限于伞状细胞层，支持 CIS 的诊断
B. Ki-67 增殖指数仅在肿瘤病变如 CIS 中增加
C. CD44 全层阳性支持反应性 / 非肿瘤性病变
D. p53 为野生型（即表达强弱不等）诊断为 CIS

3. 下列哪种情况累及固有肌层时需考虑恶性
A. 脐尿管残余
B. 苗勒管黏膜异位
C. 肾源性腺瘤
D. 形态温和的尿路上皮细胞巢

4. 判断题：GATA3 可用于鉴别尿路上皮癌和副神经节瘤

5. 判断题：在经尿道切除的膀胱标本中观察到脂肪时需立即联系临床医生警惕膀胱穿孔

6. 下列说法错误的是
A. 在肿瘤细胞周围发现收缩假象提示早期固有层侵犯
B. 内翻性生长仅见于浸润性尿路上皮肿瘤
C. 与覆盖表面的肿瘤相比，肿瘤细胞的胞质更嗜酸且表现出成熟特征时，提示“反常成熟”及肿瘤浸润
D. 固有层的“局灶性”与“非局灶性”浸润对患者预后有影响，需在报告中提及

7. 判断题：识别并报告尿路上皮癌的组织学变异对临床的准确诊断、预后以及治疗方案非常关键

8. Lynch 综合征与下列哪些有关（多选）
A. 错配修复缺陷
B. 上尿路和膀胱尿路上皮癌
C. 多发性恶性肿瘤的风险降低
D. 内翻性生长

9. 下列哪组免疫组化最适于鉴别前列腺和膀胱起源肿瘤
A. AE1/3、CK7 和 CK20

B. NKX3.1、PSA、GATA3 和 p40
C. INSM1、CgA、Syn 和 CD56
D. MOC31 和 BerEp4

10. 下列哪项特征不支持内翻性尿路上皮乳头状瘤
A. 外周尿路上皮细胞栅栏状排列
B. 微囊形成，腔内可见嗜酸性物质
C. 多个形态良好的外生性乳头分支
D. 排列紧密的尿路上皮细胞条带呈拼图样排列

第 3 章 肾脏

1. 关于正常肾脏解剖 / 组织学下列哪一项是正确的
A. 静脉分支总是包含厚的平滑肌束
B. 每个肾小球系膜区出现 4～6 个细胞是正常的
C. 肾窦是肾门部疏松的纤维和脂肪组织
D. 远端小管 AMACR 呈强阳性且较近端小管更嗜酸性

2. 一名 65 岁女性的骨转移灶活检显示肿瘤符合肾细胞癌，影像可见一个大的肾脏肿物。免疫组化示 PAX8 阳性，CK7 阴性，AMACR 弱阳性，碳酸酐酶Ⅸ阴性。哪项结论最为准确
A. 此表型高度提示为乳头状肾细胞癌
B. 此表型说明这是一种（与原发肿瘤）无关的妇科来源的癌
C. 尽管碳酸酐酶Ⅸ阴性，仍需鉴别透明细胞肾细胞癌
D. 应高度怀疑为综合征类型肾细胞癌

3. 哪种结果组合最符合透明细胞肾细胞癌
A. CK7 微弱阳 / 阴性，AMACR 中等强度阳性，CD117 阴性，*VHL* 突变
B. CK7 弥漫阳性，CD117 阳性，染色体 3p25 正常
C. CK7 微弱阳 / 阴性，碳酸酐酶Ⅸ阴性，*FH* 突变
D. AMACR 阴性，CD117 阴性，7 号和 17 号染色体三体

4. 假设有一例肾肿瘤，类似 1 型乳头状肾细胞癌，伴有乳头状结构及泡沫巨噬细胞，但也出现了具有透明胞质的区域。免疫组化显示 CK7 弥漫阳性，AMACR 强阳性，碳酸酐酶Ⅸ阴性。针对 TFE3/TFEB 易位的荧光原位杂交阴性。哪项说法最准确
A. 基于其透明胞质及乳头状结构应诊断透明细胞乳头状肾细胞癌
B. 根据透明细胞与乳头状特征混合存在，应诊断未定类肾细胞癌
C. 这是一种乳头状肾细胞癌的形态学变异，可以报告为 1 型乳头状肾细胞癌
D. 基于其特征与透明细胞肾细胞癌及乳头状肾细胞癌重叠，应诊断 Xp11.2 肾细胞癌

5. 当一例肾肿物活检疑为肾嫌色细胞癌时，下列哪项能够支持诊断
A. 免疫组化波形蛋白阳性
B. 免疫组化 CD117 阳性
C. 免疫组化 CK7 阴性
D. 胶体铁染色阴性

6. 以下哪一项能够支持透明细胞乳头状肾细胞癌的诊断
A. 高分子量 CK 阴性
B. 肿瘤坏死
C. 明显的分支状腺体样结构
D. 直径＞10cm

7. 判断题：一例肿瘤表现出了明显的能够支持 MiT 家族易位性肾细胞癌的特征；然而，对 TFE3 和 TFEB 进行的分离探针荧光原位杂交均报告为阴性。此情况下诊断为 MITF 家族易位性

肾细胞癌仍是有可能的

8. 一例肾肿瘤标本中显示形态学呈梭形细胞样，部分细胞胞质透明，具有轻度不典型性。你怀疑为血管平滑肌瘤。免疫组化显示肿瘤细胞 SMA 多数阳性，CK 阴性，PAX8 阴性。黑素细胞标志物在大部分肿瘤中呈阴性，极少数散在的细胞呈阳性。最好的解释是

A. 血管平滑肌脂肪瘤，因为就算有极少数细胞黑素细胞标志物阳性也可以支持此诊断

B. 平滑肌瘤，因为平滑肌标志物阳性，仅极少数黑素细胞标志物阳性

C. 肉瘤样肾细胞癌，上皮标志物表达可减弱或缺失

D. 平滑肌肉瘤，因为这是一例伴有不典型性的平滑肌肿瘤

9. 下列哪项在 FH 缺陷型肾细胞癌 / 遗传性平滑肌瘤病和肾细胞癌综合征中是最为特异的

A. 显著的核仁

B. 子宫平滑肌瘤病史

C. FH 免疫组化阴性（缺失）

D. 肉瘤样去分化

10. 下列哪项特征最能支持嗜酸细胞腺瘤的诊断

A. CK7 在极少数单个细胞阳性，占肿瘤 1% 以下

B. CD117 免疫组化呈阴性

C. 琥珀酸脱氢酶 B（SDHB）免疫组化阴性

D. 细胞质胶体铁染色强阳性

第 4 章　睾丸

1. 下列说法正确的是

A. 睾丸节段性梗死最常见与睾丸扭转有关

B. 生精小管残影仅见于节段性梗死

C. 结节性多动脉炎样血管炎是睾丸血管炎最常见的病因

D. 孤立性血管炎累及睾丸比系统性血管炎累及睾丸更常见

2. 下列说法错误的是

A. 精母细胞性肿瘤是原位生殖细胞肿瘤相关性肿瘤

B. 青春期后型畸胎瘤是原位生殖细胞肿瘤相关性肿瘤

C. 起源于原位生殖细胞肿瘤的肿瘤中，经常存在 12p 等臂染色体

D. 皮样囊肿及上皮样囊肿与原位生殖细胞肿瘤无关

3. 判断题：睾丸肉芽肿性炎仅与感染性病变有关

4. 下列说法正确的是

A. 卵黄囊瘤具有单一的经典结构模式

B. 肉瘤样去分化改变常见于转移性卵黄囊瘤，造成诊断困难

C. Call-Exner 小体是一个有助于诊断卵黄囊瘤的特征

D. GATA3 是一项有助于诊断卵黄囊瘤的免疫组化标志物

5. 判断题：在精索软组织内发现睾丸间质细胞（Leydig）支持诊断恶性间质细胞肿瘤

6. 下列说法错误的是

A. 原位生殖细胞肿瘤（GCNIS）是一种恶性生殖细胞的小管内生长模式

B. GCNIS 与精原细胞瘤具有相同的免疫表达谱

C. GCNIS 细胞呈斑片状分布在生精小管的基底侧
D. GCNIS 绝不可能出现在包含成熟精子的生精小管内

7. 判断题：精索 / 附睾基底部的睾丸旁软组织受累分期为 pT_3 期

8. 诊断退行性生殖细胞肿瘤时的特异性组织学特征包括（多选题）
A. 原位生殖细胞肿瘤
B. 瘢痕
C. 粗糙的小管内钙化
D. 睾丸间质（Leydig）细胞增生

9. 下列哪种免疫组化套餐对于鉴别精原细胞瘤和胚胎性癌是最佳的选择
A. SF1，抑制素 inhibin 以及钙网膜蛋白 calretinin
B. GATA3，hCG，AFP 以及 glypican3
C. D2-40，CD117，CD30 以及 AE1/3
D. MOC31 及 BerEp4

10. 下列哪种改变与隐睾症无关
A. 睾丸支持细胞结节
B. 不育症
C. 小管增生伴管径增大
D. 含铁血黄素沉积

第 5 章　睾丸旁及外生殖器

1. 伴有间皮增生的睾丸旁囊肿通常最好被分类为
A. 精液囊肿
B. 鞘膜积液
C. 精索静脉曲张
D. 血肿

2. 下列说法正确的是
A. 腺瘤样瘤间皮标志物应为阴性，与间皮瘤相反
B. 出现玻璃样小球提示诊断为卵黄囊瘤，而不是睾丸网增生
C. 出现呈局限性条带状的间皮增生时，更倾向于间皮增生，而非间皮瘤
D. 附睾乳头状囊腺瘤中碳酸酐酶Ⅸ（CA Ⅸ）为阴性，与转移性透明细胞肾细胞癌相反

3. 下列哪项关于睾丸旁软组织肿瘤的描述最为准确
A. 一个 3cm 的“精索脂肪瘤”，无明显异型性，应当进行免疫组化 MDM2 检查以排除非典型脂肪瘤性肿瘤 / 高分化脂肪肉瘤
B. 一个 15cm 的“精索脂肪瘤”应当同腹膜后脂肪瘤性肿瘤一样进行评估
C. 纤维性假瘤通常免疫组化 ALK 呈阳性，提示其为炎性肌成纤维细胞瘤
D. 平滑肌增生，细胞形态温和呈“袖套状”包绕附睾的小管，最有可能为平滑肌肉瘤

4. 判断题：阴囊钙质沉着被认为与系统性高钙血症有关

5. 关于男性外生殖道的炎症性病变，下列哪项表述最为准确
A. 伴有大量浆细胞的致密苔藓样炎症模式是浆细胞性龟头炎的高度特异性改变
B. 闭塞性干燥性龟头炎与硬化萎缩性苔藓是同义词
C. 在组织切片中螺旋体免疫组化为阴性可排除梅毒的诊断
D. 硬化性苔藓与阴茎癌没有明显的关联

6. 下列关于阴茎和阴囊梭形细胞病变最准确的表述是

A. 阴茎纤维性海绵体炎（Peyronie 病）常富于细胞，仿似肉瘤

B. 巨大局限性淋巴水肿可出现在病态肥胖患者的阴囊，病灶较大，类似脂肪肉瘤

C. 硬化性脂肪肉芽肿是一种累及男性外生殖器部位的特发性病变

D. 肌性内膜瘤是一种特殊的病变，仅发生于阴囊

7. 下列关于阴茎乳头状增生最准确的是

A. 阴囊血管角皮瘤需考虑 Fabry 病

B. 生殖器的脂溢性角化病与其他皮肤部位的发病机制相似

C. 湿疣样 – 基底细胞样 PeIN 与 HPV 相关

D. 疣状癌与 HPV 有关

8. 下列关于阴茎 / 阴囊的乳腺外 Paget 病说法正确的是

A. GATA3 阳性提示继发于尿路上皮癌

B. 原发性乳腺外 Paget 病的肿瘤细胞 CK7 通常阴性

C. 原发性乳腺外 Paget 病的肿瘤细胞 p63 通常阳性

D. NKX3.1 阳性提示继发于前列腺腺癌播散

9. 下列关于第 8 版 AJCC 阴茎癌分级最准确的是

A. 累及尿道，分期为 pT_3 期

B. pT_{1a} 期是指侵犯固有层，伴有或不伴有淋巴血管侵犯、高级别细胞或周围神经侵犯

C. 累及前列腺，分期为 pT_3 期

D. 累及尿道海绵体与阴茎海绵体分期不同

10. 判断题：阴茎异常勃起是阴茎转移癌的一个临床表现

自测题答案

第 1 章　前列腺

1. 答案：D。前列腺的尖部和前叶常混有骨骼肌，所以累及骨骼肌不一定是前列腺外播散。同理，前列腺癌累及射精管仍属于前列腺内，但此时肿瘤累及精囊腺的风险增加。在当前的分期系统中，侵及膀胱颈归为 pT_{3a} 期，需注意累及的应该是大型肌束，不能是与前列腺间质融合的肌肉。若在膀胱颈切面见到正常良性前列腺腺体邻近癌灶，则常常是不支持膀胱颈浸润的。癌灶侵及脂肪平面通常提示前列腺外播散，无论肿瘤细胞是否直接接触脂肪细胞。

2. 答案：C。评估前列腺活检标本中的不典型腺体可采用多种免疫组化组合。虽然双重染色更加直观，但棕色单色标记 p63 和 AMACR 也是可行的，且技术室更易于执行。如果没有 AMACR 阳性表达作为参考，单一抗体（如 p63 或高分子量 CK）的结果判读比较困难。仅 40%～50% 的前列腺腺癌存在 *ERG* 重排，因此，阴性结果不能排除前列腺腺癌；若为阳性结果，则高度提示为癌。不能单凭基底细胞缺失且 AMACR 阳性就直接诊断恶性肿瘤，一些“高仿”病变如非典型腺瘤样增生（腺病），良性结直肠组织和部分性萎缩也可表现为基底细胞斑片状阳性甚至缺失，以及 AMACR 表达增加。前列腺腺癌细胞偶可异常表达 p63 或高分子量 CK，但这种情况罕见，两者同时表达的前列腺癌更为罕见。

3. 答案：B。腺病形似前列腺腺癌。尽管其部分特征与前列腺腺癌重叠，如基底细胞部分缺失，AMACR 阳性以及呈小腺体样排列，但目前认为其不会增加癌症的风险。作为结节性增生的一部分，腺病常出现于移行区。尽管腺病应该存在基底细胞，但基底细胞层常常斑驳分布且不连续，有些腺体表现为基底细胞完全缺失。腺病可以有结晶样物质，这一点与癌相似。

4. 答案：B。前列腺部分性萎缩形态类似前

列腺腺癌。与其他类似腺癌的病变一样，基底细胞可能斑驳分布，甚至在部分腺体中缺失。典型的萎缩细胞胞质几乎与胞核等高，但细胞两侧则胞质丰富，细胞境界不清。部分性萎缩常见小圆腺体，类似癌，与正常的良性腺体（簇状）和单纯性萎缩（成角）不同。前列腺腺癌的高仿良性病变，如部分性萎缩，免疫组化 ERG 蛋白阴性。

5. 答案：A。现认为肾源性腺瘤来自于脱落的肾小管细胞，种植于尿道黏膜并增生。因此，该病变一致表达 PAX8。正常肾小管和前列腺癌 AMACR 均呈阳性，因此 AMACR 阳性有时可导致误诊。与前列腺腺癌相似，肾源性腺瘤高分子量 CK 和 p63 未见基底细胞表达，又与前列腺癌的免疫组化重叠。当使用免疫组化组套时，有时可发现肿瘤细胞表达高分子量 CK，这是鉴别前列腺腺癌的一个诊断线索。

6. 答案：A。所有这些特征都会在前列腺腺癌中出现，但是除了肾小球化，其他的特征也可出现于良性的类似病变中。真性肾小球样结构，是指在腺腔内形成由小圆形腺体组成的筛状突起（Gleason 评分 4 级）。神经侵犯和黏液性纤维增生 / 胶原微结节也是前列腺腺癌有诊断意义的病理特征。

7. 答案：D。前列腺导管腺癌的评级一直为 4 级。有一种例外是前列腺高级别上皮内瘤变（PIN）样癌，由小的簇状腺体构成，类似 PIN。这种情况可以分为 3 级。一些学者认为这种情况为导管癌，其他学者则认为应独立分类为 PIN 样癌。

8. 答案：D。最近研究表明粉刺样坏死在导管内癌中常见。与高级别浸润性癌相关。诊断导管内癌需要观察到管腔内颗粒状嗜酸性碎片与核碎裂。关于用免疫组化来确认粉刺样坏死是否为导管内癌尚存争议，但尚无证据显示导管内癌伴有粉刺样坏死比浸润性癌伴有粉刺样坏死预后更好。这个领域仍有待探索。

9. 答案：D。放疗或雄激素阻断治疗后的前列腺腺癌腺体常萎缩、胞质稀少、腺体形成欠佳或呈单个细胞。细胞核与治疗前典型的前列腺腺癌相比，显著缩小，形似组织细胞。这种形态不宜分级，因为肿瘤或多或少对治疗有反应。治疗效应中不会出现大片筛状生长的腺体，若该结构存在，可以报告为治疗效应轻微或提示有治疗效应的证据有限。

10. 答案：C。在典型的前列腺腺癌中，神经内分泌标志物呈局灶或斑片状阳性并不罕见。目前，神经内分泌标志物阳性的意义未明。不建议仅凭借免疫组化就诊断为大细胞或小细胞性神经内分泌癌，除非肿瘤表现出明显神经内分泌的组织学特征，包括高增殖指数、前列腺标志物阴性或伴有 TTF1 阳性。

第 2 章　膀胱

1. 答案：D。尿路上皮癌的分期基于浸润的范围。非浸润性肿瘤根据组织学生长方式进行分期。非浸润性乳头状肿瘤分期为 pT_a 期，非浸润的平坦型肿瘤或 CIS 分期为 pTis 期。无论何种生长方式，出现固有层侵犯则分期为 pT_1 期，浸润至固有肌层分期为 pT_2 期。对于 TURBT 标本，pT_2 期不再细分；对于膀胱切除的标本，侵及浅肌层分期为 pT_{2a} 期，侵及外肌层分期为 pT_{2b} 期。膀胱外脂肪受累为 pT_3 期。分期时不考虑肿瘤的大小以及组织学分级。

2. 答案：C。CD44 在正常或反应性的尿路上皮全层均可表达。CIS 的诊断应尽可能基于 HE 形态来完成。CIS 的特征为细胞核深染、多形、细胞核体积约为静息淋巴细胞的 4～5 倍，组织结构紊乱，核分裂象常见。当 HE 诊断 CIS 证据不足时，可进行免疫组化以鉴别反应性上皮与 CIS。CK20 全层阳性，或者是 CD44 全层缺失均支持 CIS。正常尿路上皮 p53 呈野生型，而 CIS 的 p53 应为弥漫强阳性（常见）或完全缺失（少见）。反应性尿路上皮的增殖指数也可增加，因此使用 Ki-67 评估 CIS 时应谨慎。

3. 答案：D。固有肌层内不应出现形态温和的尿路上皮细胞巢。多种良性腺上皮病变可累及膀胱固有肌层，包括脐尿管残余、苗勒管黏膜异位和肾源性腺瘤。但是固有肌层中不存在良性尿路上皮病变。若在固有肌层观察到形态温和的尿路上皮细胞巢，应诊断为浸润性尿路上皮癌，巢状亚型，该亚型肿瘤细胞形态温和。辨别细胞的轻度异型性、尽量找出核分裂象和其他浸润性征象可协助证实肿瘤的恶性特征。

4. 答案：×。GATA3 在副神经节瘤和尿路上皮癌中均为阳性，不能鉴别这两种肿瘤。应使用广谱角蛋白、p40、Syn 和 CgA 进行鉴别。尿路上皮癌广谱角蛋白和p40 阳性，副神经节瘤阴性。反之，副神经节瘤 Syn 和 CgA 阳性，而在尿路上皮癌阴性。这两种肿瘤均可出现在固有肌层，且形态学上有明显的重叠；因此，辨别形态学特征和免疫组化表型十分关键。

5. 答案：×。膀胱的固有层及以下任何层面均可见脂肪组织。在 TURBT 的标本中见到脂肪不需要通知临床医生，甚至不用在报告中提及。与在结肠或子宫内膜活检不同，在膀胱中发现脂肪是可以接受的。

6. 答案：**B**。内翻性生长方式在良性病变（良性内翻性尿路上皮乳头状瘤）和尿路上皮癌中常见。下行性生长或膨胀性生长提示内翻性生长方式，注意避免诊断为浸润。肿瘤巢团边界平滑、体积大，则提示为非浸润性内翻生长方式。与之相反，浸润性生长的特征为单个细胞或小的细胞巢团、收缩假象、反常成熟和间质的促纤维反应。当固有层浸润明确时，建议进一步描述浸润灶是“局灶”还是“非局灶”。

7. 答案：√。尿路上皮癌的亚型共有 10 种，常与普通型尿路上皮癌并存，它们的形态迥异，可能导致误诊。所以必须熟悉不同亚型的组织形态，才能在报告中描述亚型的形态学改变并最终得出尿路上皮癌的结论。某些组织学亚型的预后更差，辨认出不同的亚型有助于临床医生制订治疗方案。

8. 答案：**ABD**。Lynch 综合征是一种错配修复缺陷，可导致多种恶性肿瘤的发生风险增加，包括上尿路的尿路上皮癌（Lynch 综合征中第三常见肿瘤类型）和膀胱尿路上皮癌。上尿路肿瘤通常表现为内翻性生长且有丰富的淋巴组织浸润。

9. 答案：**B**。鉴别膀胱及前列腺病变，至少需要用到的免疫组化包括 NKX3.1 和 GATA3。NKX3.1 是一个对前列腺癌高度敏感与特异的指标。PSA 在低分化肿瘤中敏感性稍差，但阳性时仍然是一个有用的指标。GATA3 是尿路上皮来源最特异的标志物，p40/p63 阳性也支持膀胱原发肿瘤。当膀胱颈 / 前列腺出现低分化肿瘤，且缺乏任何一类肿瘤的形态学特征时（如表层尿路上皮病变，或者明显的腺泡及筛状结构，伴有典型的前列腺癌细胞学特征），可通过使用简要的免疫组化组合协助鉴别诊断。

10. 答案：**C**。在良性（内翻性）尿路上皮乳头状瘤中不能出现分化好的乳头状轴心。良性内翻性尿路上皮乳头状瘤主要呈内翻生长、尿路上皮细胞呈条带状交错分布，巢周细胞栅栏状排列。常形成微囊，内含嗜酸性物质。虽说内翻性乳头状瘤偶尔见到乳头分支，但分化良好的外生性成分并不支持该诊断，而应该根据细胞的特征将其归类为良性乳头状瘤或尿路上皮乳头状癌。

第 3 章　肾脏

1. 答案：**C**。肾静脉分支有时很小，这时管壁内平滑肌不明显。识别到成对存在的动脉可作为定位小静脉分支的线索，这对于癌的分期也很重要。系膜区多于 4 个细胞核则为异常，这可能是肾小球肾炎或糖尿病肾病所致。肾窦是包裹肾血管系统及肾盂的疏松组织及脂肪组织。这同样是肾癌分期的关键区域。近端肾小管 AMACR 呈强阳性，且较其远端小管嗜酸性更强。

2. 答案：**C**。此例中 AMACR 的弱阳性并不十分支持乳头状肾细胞癌，CK7 阴性同理，但是在嗜酸性乳头状肿瘤中 CK7 可仅有微弱阳性或呈阴性。患者病史提示有大的肾脏肿物，可能有肾细胞癌转移，因此基于所提供的信息没有理由怀疑这是另一个部位的原发性癌转移。尽管碳酸酐酶Ⅸ是阴性，仍需要考虑透明细胞肾细胞癌，因为这是肾癌最为常见的亚型，其他免疫组化结果也可支持这一诊断。有时在低分化或者高级别透明细胞肾细胞癌区域，碳酸酐酶Ⅸ的表达可减弱。在此病例中，并没有强烈怀疑其为遗传综合征的理由，因为患者的年龄是肾癌的常见年龄，且并没有提供诸如多发病灶或家族史等信息。

3. 答案：A。透明细胞肾细胞癌通常 CK7 呈阴性或微弱阳性（但偶尔也会出现 CK7 弥漫阳性的情况，而这并不能排除此诊断），AMACR 阴性或阳性程度强弱不等，CD117 阴性（与嗜酸细胞腺瘤或肾嫌色细胞癌相反），碳酸酐酶Ⅸ弥漫膜阳性，以及伴有 *VHL* 突变 / 染色体 3p25 缺失。*FH* 突变与遗传性平滑肌瘤病和肾细胞癌综合征相关，而 7/17 三倍体则与 1 型乳头状肾细胞癌相关。

4. 答案：C。在 1 型乳头状肾细胞癌中可出现透明胞质改变。与之相比，透明细胞乳头状肾细胞癌是一种明确的病变类型，具有特异性形态结构及免疫组化特征，预后良好（碳酸酐酶Ⅸ阳性，AMACR 阴性 / 弱阳性，CK7 弥漫阳性，CD10 通常阴性，GATA3/ 高分子量 CK 经常阳性）。透明细胞乳头状肾细胞癌一般不包含明显的泡沫样巨噬细胞。荧光原位杂交结果阴性也不支持易位性肾细胞癌（Xp11.2 易位，包括 *TFE3*）。此病例应避免诊断为未定类肾细胞癌，因为这可能给予临床错误的信息，认为这是一种侵袭性肿瘤，而实际上该肿瘤的特征与乳头状肾细胞癌也是相符的。

5. 答案：B。尽管特殊染色和免疫组化并不总是理想的，但嗜酸细胞腺瘤和肾嫌色细胞癌中都常见 CD117 阳性，可以帮助鉴别透明细胞及其他类型的肾细胞癌。在嗜酸细胞腺瘤和肾嫌色细胞癌中波形蛋白一般都是阴性，“中央瘢痕”区域除外，尤其是在嗜酸细胞腺瘤。CK7 的表达各异，尤其是在嗜酸细胞型肾嫌色细胞癌中，而 CK7 弥漫阳性是经典型肾嫌色细胞癌的典型表达模式。胶体铁染色在技术操作上有难度，在肾嫌色细胞癌中其典型的表现是呈弥漫胞质着色。

6. 答案：C。透明细胞乳头状肾细胞癌是典型的非侵袭性肿瘤，在未来的分类中有可能会考虑将其重新分类为一种低度恶性潜能的肿瘤。绝大多数＜4cm（pT_{1a} 期），肿瘤坏死极其少见。高分子量 CK 通常阳性，碳酸酐酶Ⅸ及 CK7 阳性，GATA3 有时阳性，而 AMACR 和 CD10 通常阴性 / 微弱阳性。分支状腺体而非圆形癌巢是诊断的线索。

7. 答案：√。最近有研究发现一些 *TFE3* 融合是 X 染色体内染色体倒位的结果，因此，由于同一染色体上的两个基因非常接近，荧光原位杂交可能仅出现微弱的阳性或呈假阴性。在这些病例中，尽管荧光原位杂交的结果是阴性，仍可以用其他分子技术来检测这种融合。并且，近来零星报道显示个别肿瘤具有 *MITF* 重排，而非 *TFE3* 或 *TFEB* 重排。

8. 答案：A。血管平滑肌脂肪瘤是肾脏中一种相对常见的梭形细胞肿瘤。显著的平滑肌标志物阳性伴有散在黑素细胞标志物阳性并不少见。和黑素细胞标志物相反，组织蛋白酶 K 通常呈弥漫强阳性。在鉴别平滑肌肿瘤与血管平滑肌脂肪瘤时，不应忽视局灶的黑素细胞标志物阳性。在肾脏确实偶可发生平滑肌瘤，女性常见，这类肿瘤雌激素受体与孕激素受体通常是阳性的。平滑肌肉瘤可以在肾脏周围发生，尤其是与肾静脉或下腔静脉有关。将血管平滑肌脂肪瘤报告为平滑肌肉瘤会导致治疗上出现严重的失误；因此，在肾脏的梭形细胞肿瘤的鉴别诊断中，常规要考虑到血管平滑肌脂肪瘤。

9. 答案：C。所有改变都可以出现在 FH 缺陷型肾细胞癌 / 遗传性平滑肌瘤病和肾细胞癌综合征；然而，FH 免疫组化的异常阴性（有时被称为“缺失”）在 FH 缺陷型肾细胞癌中是高度特异的。值得注意的是，偶有突变型肿瘤 FH 表达正常，可能是因为功能异常的蛋白仍可被抗体识别。因此，FH 表达正常并不总是能排除此综合征。许多类型的肾细胞癌均可出现显著的核仁。非常明显的核仁伴有核仁周围空晕是这类肿瘤的典型改变；然而，单独出现这种改变并非高度特异。同样道理，子宫平滑肌瘤很常见。如果患者在非常年轻时就发生平滑肌瘤，可能提示该综合征，但确切的年龄界限尚未确定。多种类型的肾细胞癌同样可出现肉瘤样去分化改变。

10. 答案：A。肾嗜酸细胞腺瘤特征性表现为仅有散在细胞 CK7 阳性，一些学者偶尔可能会判读为阴性。例外情况在于肿瘤的中央瘢痕区域，CK7 阳性细胞数量会增加。CD117 常常阳性，可协助鉴别嗜酸细胞腺瘤与透明细胞及其他类型的肾细胞癌（但无法区分肾嫌色细胞癌，后者 CD117 也是阳性）。琥珀酸脱氢酶 B 阴性（蛋白质异常缺乏 / "丢失"）提示琥珀酸脱氢酶缺陷性肾细胞癌，该肿瘤目前被认为是一种独立的肿瘤类型。与肾嫌色细胞癌相反，胶体铁染色在嗜酸细胞腺瘤中通常阴性，该染色在一些实验室的技术操作上可能存在困难。

第 4 章　睾丸

1. 答案：C。睾丸血管炎最常见的原因是 PAN 样系统性血管炎并累及睾丸血管。所有的梗死，包括节段性或完全性梗死，最终都会导致残余生精小管形成坏死性"小管残影"。累及整个睾丸的完全性梗死是睾丸扭转后的典型改变。如果睾丸扭转仅仅持续很短一段时间，血流就有可能在小管坏死之前恢复，弥漫性出血伴血管充血可能是主要的形态学模式。

2. 答案：A。精母细胞性肿瘤并不起源于原位生殖细胞肿瘤（GCNIS）。这类肿瘤起源于未转化的生殖细胞，可能来自分化的精原细胞。因此，如果发现 GCNIS 则不符合精母细胞性精原细胞瘤的诊断。青春期后型畸胎瘤是 GCNIS 来源的恶性生殖细胞肿瘤，即便纯粹的畸胎瘤也是如此。GCNIS 更常出现在混合性生殖细胞肿瘤中，且诊断比较明确。在单纯的畸胎瘤中，发现 12p 等臂染色体提示其为青春期后型，性质为恶性。此外，睾丸皮样囊肿及表皮样囊肿均不来源于生殖细胞肿瘤，且不会存在 12p 等臂染色体。

3. 答案：×。睾丸出现富于组织细胞的肉芽肿性炎时，应当进行全面评估是否有精原细胞瘤的存在。精原细胞瘤可能会出现显著的肉芽肿性反应，真正的恶性肿瘤细胞占比很少而可能被忽略。其他提示恶性病变的特征包括识别到原位生殖细胞肿瘤，异型细胞表达 OCT4、CD117 及 D2-40。如果未见精原细胞瘤，则肉芽肿性炎可以是真菌感染、结核、结节病、血管炎、软斑病等，也可以是精子肉芽肿等反应性改变。

4. 答案：B。肉瘤样去分化常见于转移性卵黄囊瘤，从而导致诊断困难。当患者具有患生殖细胞肿瘤的危险因素，或者是有相关病史，出现未知来源的梭形细胞肿瘤时，应当考虑肉瘤样卵黄囊瘤，当梭形肿瘤细胞表达 AE1/3 及 glypican3 时，可支持卵黄囊瘤的诊断。卵黄囊瘤具有多种结构形态，需要识别这些表现才能准确诊断。出现 Schiller-Duval 小体有助于诊断卵黄囊瘤；Call-Exner 小体则与颗粒细胞瘤有关。少数情况下 GATA3 在卵黄囊瘤弱阳性，但可能有助于其他生殖细胞肿瘤的诊断。

5. 答案：×。良性睾丸间质细胞也可见于精索软组织内，通常位于神经附近。睾丸纵隔、白膜及附睾也可以包含良性睾丸间质细胞。判断恶性睾丸间质细胞肿瘤（及所有性索间质肿瘤）的唯一确定的诊断特征就是发生转移。然而，也有学者提出了一些需要警惕可能为恶性的特征，包括肿瘤体积大（>5cm）、浸润性边界、睾丸外播散（除去上述部位）、细胞异型性、核分裂象增多或不典型、脉管侵犯、坏死及 Ki-67 增殖指数增高等。

6. 答案：D。原位生殖细胞肿瘤（GCNIS）是位于生精小管内精原细胞小龛（沿基底膜）的恶性生殖细胞增生。其免疫组化表达谱与精原细胞瘤相同。尽管 GCNIS 通常出现在精子发生障碍的小管内（这类小管是寻找 GCNIS 的最佳部位），其也有可能会在精子发生功能正常的生精小管内出现。这被认为是 GCNIS 逆行性扩散至正常小管所致。

7. 答案：√。病理分期 3 期的睾丸肿瘤直接侵犯精索软组织。这包括了精索的基底部，即精索与附睾会合的部位。大体检查及切片都应针对睾丸此区域专门进行描述，并充分取材。然而，需要注意的是当发现精索内脉管侵犯，但未见软组织受累时，并非为 pT_3 期。

8. 答案：AC。生殖细胞肿瘤的自发性退变可以发生在任何生殖细胞肿瘤，但大多数与精原细胞瘤相关。临床通常表现为首先发现转移性生殖细胞肿瘤而不伴明显的睾丸肿物。在睾丸切除标本中，可能会存在睾丸瘢痕，这并不是退行性变的特异改变，也可发生于其他情况。退行性生殖细胞肿瘤最具特征性的表现是在其周围的小管内发现 GCNIS 及小管内粗颗粒钙化。

9. 答案：C。AE1/3、CD30、CD117 和 D2-40 的免疫组化套餐比较有用，胚胎性癌表达 AE1/3 和 CD10，缺乏 CD117 及 D2-40 表达。精原细胞瘤的免疫表达谱相反，即 CD117 和 D2-40 阳性，而 AE1/3 和 CD30 阴性或弱阳性。SF1、inhibin 及 calretinin 是针对性索间质肿瘤的有用标志物，但在区别生殖细胞肿瘤中作用不大。GATA3、HCG、AFP 和 glypican 则是识别绒毛膜癌（GATA3 及 HCG 阳性）与卵黄囊瘤（AFP 及 glypican 阳性）的有用免疫组化套餐。MOC31 和 BerEp4 是一般的癌标志物，在任何生殖细胞肿瘤检查中都无特别作用。

10. 答案：C。与隐睾症有关的改变为生精小管萎缩伴管径减小，而不是小管增生。睾丸支持细胞结节、含铁血黄素沉积，以及与不育症都是隐睾症的改变。其他的改变还包括小管内微结石、管周纤维化伴明显的睾丸间质细胞增生，并可能出现精子成熟阻滞、唯支持细胞综合征、精子生成不足等混合存在的情况。

第 5 章 睾丸旁及外生殖器

1. 答案：B。鞘膜积液是睾丸与阴囊壁间被覆间皮的囊腔内液体聚积。囊壁可包含骨骼肌。间皮增生更常见于鞘膜积液的标本。反之，精子囊肿则是射精管，尤其是附睾小管等结构的扩张。鉴别鞘膜积液与精子囊肿可能会有困难，因为精子囊肿被覆的细胞可呈扁平状，类似于间皮；然而，当发现管腔内精子、出现附睾结构或发现被覆柱状细胞等改变时，则倾向于精子囊肿。精索静脉曲张则是扩张的静脉，而血肿是阴囊内积血。

2. 答案：C。间皮增生有一条“假想线”，即局限于浅表的带状区域，支持间皮增生而不是间皮瘤。同时，间皮增生一般来说不形成肉眼可见的包块且不应出现间质浸润、细胞异型性、促纤维组织增生及坏死。腺瘤样瘤是一种良性间皮增生，因此间皮标志物并不能区分此类疾病和间皮瘤。反之，腺样结构伴有腺腔内搭桥状细胞带才是诊断腺瘤样瘤的诊断特征。玻璃样小球在睾丸网腺瘤性增生及卵黄囊瘤中均可出现。因此，胚胎性癌浸润至睾丸网内并伴有睾丸网增生可能会导致误诊为混合性胚胎性癌并卵黄囊瘤。附睾（透明细胞）乳头状囊腺瘤与透明细胞乳头状肾细胞癌相似，包括免疫组化表现，如碳酸酐酶Ⅸ及 CK7 阳性，而 CD10 和 AMACR 为阴性，原因未明。透明细胞乳头状肾细胞癌为非侵袭性肿瘤，故不大可能发生转移；然而，转移性经典型透明细胞肾细胞癌通常可见细胞异型性，且 CD10 和 RCC 为阳性。透明细胞肾细胞癌通常缺乏乳头状结构，CA Ⅸ阳性，但 CK7 仅微弱阳性或阴性；但偶有例外情况。

3. 答案：B。精索的大的脂肪性肿瘤（>10cm）严格意义上说是腹膜后的，需要除外非典型脂肪瘤性肿瘤 / 高分化脂肪肉瘤。在做出良性诊断之前，进行 MDM2 的免疫组化或 FISH 是有必要的。相反，小的“精索脂肪瘤”可能并不是真正的脂肪瘤性肿瘤，而是精索或腹股沟管内延续的脂肪组织。因此，在大多数情况下可能不必要对无异型性的小标本进行扩大评估，尤其是当病变大体外观并不是圆形或卵圆形肿物时。睾丸旁纤维假瘤（结节性睾丸旁炎、增生性精索炎或其他命名）中 ALK 免疫组化通常呈阴性，提示其与炎性肌成纤维细胞瘤是不同的病变。温和的平滑肌环绕附睾导管增生是睾丸附件平滑肌增生的一种典型模式，这是一种病因不明的良性过程。相反，平滑肌肉瘤则在睾丸旁病变中十分罕见。哪怕是出现了伴有异型性的肌样梭形细胞病变，在考虑诊断为睾丸旁平滑肌肉瘤之前，也应当要先评估去分化脂肪肉瘤的可能。

4. 答案：×。阴囊钙质沉着被认为可能起源于表皮包涵囊肿的破裂和钙化，目前尚不清楚为什么这种以钙化结节为主的模式常见于阴囊，而不常见于其他表皮包涵囊肿发生的部位。

5. 答案：B。闭塞性干燥性龟头炎与硬化萎缩性苔藓是一对同义术语，后者因在妇科有相应病变而更为人熟知。该病变与分化型阴茎上皮内瘤变（PeIN）及非 HPV 相关性浸润性鳞状细胞癌有关（与分化型外阴鳞状细胞癌的病因相同）。尽管出现致密的富浆细胞性炎症浸润可能代表着浆细胞性龟头炎（Zoon 龟头炎），但应常规排除梅毒，由于针对病原体的免疫组化及特殊染色，两者的敏感性均不及血清学检测，因此即使检查结果为阴性，仍需考虑梅毒的可能性。

6. 答案：B。纤维性海绵体炎（Peyronie 病）细胞稀疏，由胶原和梭形纤维母细胞组成，有时可见明显的骨化。该病属于表浅纤维瘤病（包括掌跖纤维瘤病）中的一种，但 Peyronie 病的细胞成分较其他表浅纤维瘤病少，且甚少被误诊为肉瘤。巨大局限性淋巴水肿是一种罕见疾病，在病变的皮肤表面可形成瘤样病变，常发生于病态肥胖或由于某些原因导致淋巴管阻塞的患者。因为其体积大，脂肪和疏松的结缔组织之间可见轻度异型的细胞，这类病变可类似脂肪肉瘤。了解患者的肥胖病史、病变缺乏脂肪肉瘤可见的明确恶性的核深染细胞，可协助辨别本病。硬化性脂肪肉芽肿不是特发性病变，而是对注入外生殖器的外源性物质（比如油、石蜡或塑料）的反应。肌性内膜瘤目前只见于阴茎，未见发生于阴囊的报道，其与血管性筋膜炎相似，可能有相关性。

7. 答案：C。湿疣样 – 基底细胞样 PeIN 和其他具有基底细胞样形态的阴茎癌均与 HPV 相关。相反，疣状癌和分化型阴茎癌通常与 HPV 不相关。尽管弥漫性躯体血管角皮瘤与 Fabry 病相关，但局限于阴囊的血管角皮瘤一般不考虑该疾病。生殖器中类似脂溢性角化病的病变通常与 HPV 相关，故多数情况下考虑湿疣比较妥当。

8. 答案：D。NKX3.1 阳性提示病变继发于前列腺腺癌。尽管 GATA3 是尿路上皮癌的标志物，但它几乎表达于在所有原发性乳腺外 Paget 病，因此无法鉴别原发性乳腺外 Paget 病是否继发于尿路上皮癌。p63 阳性提示鳞状细胞癌的 Paget 样播散，而不是起源于皮肤附属腺体的原发性 Paget 病。CK7 在原发性乳腺外 Paget 病中通常呈阳性。

9. 答案：D。第 8 版 AJCC 阴茎癌分期有多处改动。第 7 版中累及阴茎海绵体或尿道海绵体的阴茎癌分期相同，第 8 版中已修改为不同分期（侵犯尿道海绵体者为 pT_2 期，侵犯阴茎海绵体者为 pT_3 期）。累及尿道先前分期为 pT_3 期，第 8 版则分期为 pT_2 期或 pT_3 期，可能是因为累及尿道口更为常见，且相比起自阴茎体侵犯尿道，其严重程度较轻。累及前列腺（邻近器官）则分期为 pT_4 期。

10. 答案：√。前列腺腺癌和尿路上皮癌是最常见转移至阴茎的肿瘤。阴茎异常勃起可为疾病的首发表现，可能是由于癌栓阻塞勃起组织引起。